编 委 会

鞠躬尽瘁 治病救人

张奇文同志

一九八九年七月

陆定一八十三岁

原中共中央宣传部部长、国务院副总理陆定一同志题词

仁心仁術德藝雙馨

從醫涯政眾口皆碑

奇文老友 屬書 即正

二〇〇四年 二月十五日

英奇

原中华人民共和国卫生部副部长
原中国红十字会常务副会长　　顾英奇同志题词

主编简介

张奇文，男，1935 年生，主任医师、教授、全国劳模。历任潍坊市中医院院长、山东中医学院（今山东中医药大学）中医系主任及党委书记、山东省中医药研究所所长、山东省卫生厅副厅长（正厅级）。出身于中医世家，从 10 岁始，跟祖父学习中医，毕业于昌潍医校（今潍坊医学院），为中华中医学会儿科分会创始人之一。临证 50 余年，笔耕不辍，发表学术论文 81 篇，先后主编《幼科条辨》，获得山东科技进步一等奖；主编《实用中医儿科学》，获全国"康莱特"优秀中医药科技图书评选一等奖；主编《实用中医保健学》，获全国"康莱特"优秀中医药科技图书评选三等奖；主编《中医养生法》，获首届中医科普图书评选二等奖；主编《中国灸法大全》，获北方十一省市优秀科技图书一等奖；主编《儿科医籍辑要丛书》（共六册），获北方十一省市优秀科技图书一等奖。

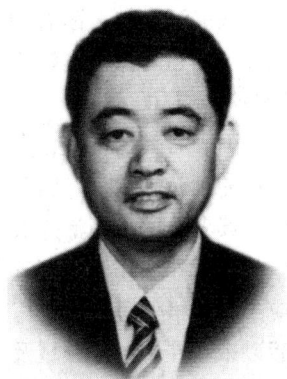

主编张奇文始终坚持"为医者，临床乃第一生命，不可一日无临床"的信念，日诊患者 50 余人，体恤患者，与患者交朋友，"见彼有疾，如己有之"，向患者学习，向书本学习，向有经验的老前辈学习，敢于走前人未走过的路。在学术探讨中，"师古而不泥古，创新而不离宗"，为群众所爱戴和拥护。抱此夙愿，三进三出泉城，被评为全国劳动模范，全国卫生科技先进工作者，受到党和国家领导人的多次接见。1996 年被英国剑桥名人中心收录于《世界名人辞典》；2003 年被评为山东省名中医药专家；2011 年被评为中华中医药学会终身理事并获得中华中医药学会特殊贡献奖。至今，沉潜社区，问病乡里，被群众称为"厅级郎中"，为心系民生，治病救人，经常废寝忘食，通宵达旦，著书立说，在实践中带教学生，取得了显著的成效。

再 版 前 言

2012 年，在中国医药科技出版社的鼎力支持下，笔者出版了《中国膏敷疗法》。这 4 年多来，该书深受广大读者的欢迎，并且不断收到了广大读者的电话反馈。尽管 4 年多过去了，但本书仍始终保持良好的销售势头，得到社会和市场的青睐，据统计，该书共重印 6 次，累计销量近 15000 册。

随着时代的发展，人们的生活水平的不断提高，越来越多的人开始关注膏敷疗法，重视疾病的预防和治疗。因此，为了满足更多读者的需求，笔者决定对本书进行修订，希望能为广大读者在中医药治疗疾病方面提供更全面准确的帮助。

膏敷疗法作为中医五大剂型之首，具有使用方便、药效持久、疗效确切、毒性和不良反应小、价格便宜、使用广泛等优点，是治病、保健的常用方法。因此，《中国膏敷疗法》自出版以来，在中医药领域及外治疗法方面发挥了巨大的作用，受到了广大读者的欢迎。

首先，为了方便读者阅读，此次修订对每首膏敷方内容中的条目进行了调整，如将"疗效观察"改为"临床疗效"，并且将条目的顺序统一改为方剂名称、方剂来源、适应病证、药物组成、配制方法、使用方法、注意事项、临床疗效、典型病例、按语等，从而使本书内容更加有条理。同时，为了让读者学习和了解到更准确的膏敷疗法，本次修订对书中的一些中医学和西医学方面的专业名词进行了规范地修改和调整，使本书内容更加具有科学性。此外，本次修订还对原书中一些信息不准确的内容进行了删减，从而避免读者对内容的误解。希望通过此次修订，能使《中国膏敷疗法》以一个全新的面貌答谢社会和读者。

由于水平所限，这次再版工作肯定会有一些不足甚至失误的地方，希望读者一如既往地提出宝贵意见。

编　者
2017 年 10 月

前　言

山东省首届膏贴（敷）疗法学术经验交流会议，于 1991 年 10 月 12 日在安丘县（今改市）召开。此次会议虽然是一次学术会议，但就会议要解决的问题，是一次迫在眉睫、刻不容缓地为振兴中医事业、弘扬民族医药的务实会议。出席会议的代表，有年逾古稀乃至耄耋之年的我省著名的老中医药师，也有中青年中医药界的后起之秀，大家为了一个共同的目标——抢救濒于失传的中国膏敷疗法，共同研究如何发展膏敷疗法的措施，这在我省来讲，有史以来还是第一次。会议受到了卫生部、山东省卫生厅、潍坊市委、市政府、原安丘县委、原县政府等各级领导的关怀和重视。潍坊市卫生局、潍坊医药公司、原安丘县卫生局、原安丘县中医院等单位对此次会议给予了多方面的支持和关怀。会上，我代表山东省卫生厅向出席会议的卫生部原药政局局长（现为医药信息报社社长）李超进同志，以及省、市、县各级领导同志和全体与会专家和代表，表示热烈的欢迎！并向为此次会议筹备工作付出辛勤劳动和给予支持与赞助的所有单位的领导同志表示衷心的感谢！

众所周知，中国医药学是几千年来人民群众与疾病做斗争的经验总结，她是我国优秀传统文化的重要组成部分，有着深奥的理论基础和丰富的治疗经验和方法，膏敷疗法就是很重要的一个方面。由于膏敷其药性直接"从毛孔而入其腠理"不刺激肠胃，避免了肝肾的损害，减少了药物的代谢过程，且药物的有效成分避免了胃酸、酶类、细菌化合物分解而降低疗效，所以日益引起人们的关注。目前世界上的发达国家正在进行透皮给药的研究，并取得了可喜的进展，如美国推出的硝酸甘油贴敷剂，可以持续 24 小时释放药物，对药源性疾病的控制，起到合力的作用。在北京召开的国际传统医药大会，受到了党和国家领导人的高度重视。来自世界各国的政府官员和专家、学者，云集北京，就多个方面探讨和研究，如何发展传统医药，开展国际性的学术交流，这也是有史以来第一次。山东省首届膏敷疗法学术经验交流会，在国际传统医药大会之前召开，更有着现实和深远的意义。因为传统医学，就其世界范围来讲，世界上没有任何一个国家能与中国相比，从理论到实践，从文献到临床，从继承到发扬，中国医药学有着独特的理论体系和广阔的发展前景，党和国家为发展中医药事业制订了一系列的方针政策，特别是十一届三中全会以来，采取了一系列的措施，把发展传统医药写进了我国的宪法，成立了国家中医药管理局，各级中医院如雨后春笋相继建起。山东省与全国一样，在省委、省政府的正确领导下，召开了振兴中医大会，名医带高徒的拜师大会，绝大多数的县（市）区都相继建起了中医院。目前正在按照国家中医药管理局的要求，分期分批地进行分级管理达标试点验收，从内涵建设上使之真正成为名副其实的中医院。我们之所以说膏敷疗法学术会议是一次迫在眉睫的、刻不容缓的务实会议，其理由是：

1. 膏敷疗法，历史悠久，世代相传，是一种深受广大人民群众欢迎的、疗效确切的疗法，被列为中医五大剂型之首。它的应用范围很广，内、外、妇、儿，内病外病，急病慢病，从上到下，可以说是无一病不涉及。且其药效作用时间长，能节约和降低医疗费用，符合发展中国家人民"人人享有卫生保健"的要求。从湖南马王堆出土的《五十二病方》，到甘肃武威旱滩坡发掘的竹简《百病膏药方》，从《黄帝内经》到张仲景的《伤寒杂病论》，乃至隋、唐、宋、元、明、清，历代医家都记载了膏敷疗法治疗多种疾病的丰富资料，其应用之广，种类之多，可以说是数以万计。对这样一份宝贵的历史文化遗产至今缺乏系统的整理，实属一件刻不容缓的憾事。

2. 膏敷疗法，使用方便，且较少有毒性及不良反应，但制作工艺复杂，到目前真正掌握熬制各种膏药的医师、药师已为数不多，我之所以说已到濒于失传的境地，并非危言耸听，而是确实如此。我走到哪里，调查到哪里，包括我们省级中医院，有自己熬制者甚少，与历代医籍记载相比，百无一用。即使用者，也多半是购进几种胶布膏，如伤湿止痛膏、虎骨麝香膏等，黑膏药也只有镇江膏、狗皮膏等。连20世纪60年代常用的阳和解凝膏（《外科全生集》）、拔毒膏、牵正膏、哮喘膏、安胃膏、暖脐膏、阿魏化痞膏、桃叶膏、柳叶膏、筋骨痛膏，以及骨伤科各种接骨膏、活血膏都已不复再见。是膏药无效？还是制作复杂？是秘而不传？还是传无学人？是技术问题？还是政策问题？这都需要我们认真加以研究。

3. 膏敷疗法的研究工作尚未引起医药部门的重视。传统的膏敷疗法，在制作工艺方面有很多环节需要进行研究和探讨，为什么要用麻油、猪脂油？为什么要用樟丹、醋？什么叫炸枯存性？什么叫滴水成珠？什么叫滴水不散？为什么要去火毒，怎样去火毒？是悬井中？还是冷水浸泡？膏药的治病机制是通过体表药物吸收起作用，还是通过经络穴位起作用？传统的继承不够，新科技的应用自然就难以发扬。就拿伤湿止痛膏与麝香虎骨膏来讲，应该说是对膏敷疗法的发展，二者均是用橡胶及配合剂（如松香、氧化锌、凡士林、羊毛脂等）组成基质，再加上由中药提炼出的挥发油或浸膏制成，我承认用起来方便，但这样一种薄贴膏药，究竟有多少散风祛湿的挥发油？又究竟有多少麝香和虎骨？其疗效如何判定，质量如何控制？与传统的黑膏药疗效有无对比？这都是值得我们认真研究的。另外，凝胶膏剂（原巴布剂）如关节镇痛膏，是以水溶性高分子化合物为基质材料，再加入中药制成的一种新型硬膏剂，其特点在于基质的水溶性，它含有一定的水分，其湿度对正常皮肤非常适宜，有助于表皮的水合作用和角质软化，而加速药物的渗入，对软组织损伤、风湿痹痛有很好的疗效。其他如膜剂是近年来发展起来的一种新型外治剂型，它是将药物溶解或分解在成膜材料中而制成的薄膜状固体制剂，成膜材料属高分子材料，如羧甲基纤维素钠、聚乙烯醇、乙烯－醋酸乙烯脂共聚物等，使用时黏附于局部，缓放释药，可治疗局部病变，如痤疮药膜、烧伤药膜等，也可用于全身疾病，如制成斑蝥发泡膜，穴位贴敷，5~6小时发泡后揭去，用以治疗哮喘等病。总之，膏敷疗法的研究，要从透皮给药治疗研究入手，使药物透过皮肤屏障，在预定的时间内以恒定的速度释放出一种或数种活性成分到血液循环系统中，从而达到治疗的目的，这是我们的研究方向。我们必须在继承的基础上创新、发展，把以前用之有效的膏敷方法，先发掘出来，广泛应用起来，再认真加以科学地总结，探讨新的方法。没有继承，就很难谈得上发扬，吴尚先的《理瀹骈文》，可以说是我国第一部膏药专著，他在论述膏药的治病机制中指出："一是拔、二是截。凡病所结聚之处，拔之则病自出，无深入内陷之患；病所经由之处，截之则邪自断，无妄行传变之虞。""为了达到拔和截的目的，方中往往加猛药、生药、香药使之"，"率领群药，开结行滞，直达病所"。从吴尚先的这段话中，我们可以看出，膏药的作用机制，不单纯是皮肤吸收通过血液循环发挥药效的问题，还有经络的作用。如常州研制的复方洋金花止咳平喘膏，采用穴位贴敷，具有防护膜活性胶质、控制释放的微孔膜和含药黏附层等结构，可使药物控制释放持续72小时，既应用了经络的穴位作用，又促进了药物的吸收，维持了血液浓度的稳定，是膏贴疗法深入研究的一个重要方向。

4. 关于发展膏敷疗法的政策问题。要继承和发扬膏敷疗法，不但要在学术上深入研究，还必须要有政策的保证。有的同志说："大锅饭、铁饭碗，不会长，只会短。"这是值得我们深思的问题。由于膏药熬制工艺复杂，又接触有毒的铅丹及油烟、药烟，或许也是造成熬膏药濒于失传的原因。膏敷疗法学术会议请来了药政局老局长李超进同志、省卫生厅药政处周付生处长到会，就是为了共同研究，认为应该给膏敷疗法的发展以宽松的政策，要让膏药经久不衰，得以发展，除了单位负责的同志，鼓励熬制膏药的同志安心本职工作外，还有在健康方面给予关照，尽量完善工作条件，给予一定的健康补贴和自制膏药销售后的提成，对单位药房自用膏药应该少加限制。对药厂生产膏药，我建议凡是历代应用的成方不应再列为新药审批，如阳和解凝膏、阿魏化痞膏、暖脐膏、拔毒膏等，要让药厂严格按工艺流程，遵古炮制，货真价实。不能因为"膏丹丸散，神仙难辨"而限制了膏药的发展。当然，对那些以骗钱为目的的游医药贩，应该予以取缔，对图谋害人、吹嘘骗钱的制造假冒伪劣者要绳之以国法。

　　另外，搞好协作，建立基地，经常不断地开展交流，总结、建立起一系列的鼓励政策，对开展好的单位和个人都要予以奖励，要把膏敷疗法这一有效的治疗方法推向世界，发扬光大。要继承好老大夫、老药师在熬制膏药方面的丰富经验，本着学以致用和务实的精神，少说空话，多办实事，把每一位老大夫、老药师的经验收集整理，编写《中国膏敷疗法》一书，广传当今，造福后世，这就是我们的目的。

2012 年 12 月于鸢都百寿堂求是斋

　　注：山东省膏贴（敷）疗法学术经验交流会于 1991 年 10 月 12 日～14 日在潍坊安丘市（前为县）召开，出席会议的代表 120 余人。此时，作者任山东省卫生厅副厅长（正厅级）、中华医学会山东分会（今已改山东省医学会）会长。此文系作者在会议第一天开幕式上的讲话稿，略有修改，以讲明本书的来龙去脉。

编写说明

膏敷疗法，历史悠久，世代相传，为中医五大剂型之首，具有使用方便、药效持久、疗效确切、毒性及不良反应小、价格便宜、使用广泛等优点，是一种深受广大人民群众欢迎的治病、保健疗法。由于熬制膏药的工艺复杂，多属口传心授的传承技艺，出于经济利益的驱使，致使掌握、使用膏敷疗法的医师（药师）少之又少，好多宝贵的方剂、制法等几近失传。为拯救膏敷疗法这一中华民族的瑰宝，系统挖掘、整理膏敷疗法的方剂、制法、使用等经验，造福于广大人民群众，适应新农合、新城合全民保健医疗的需要，特编著《中国膏敷疗法》一书。为便于广大读者阅读，作者对本书的编写体例作如下说明。

一、为编写《中国膏敷疗法》一书，该书的主编与作者历时 20 余年，广泛查阅了历代中医医籍和现代医药期刊，较为广泛地收集了古今有关膏敷疗法的资料，加以去粗存精的筛选始成此书。

二、本书分总论和各论两大部分。总论简述了膏敷疗法的起源、功效、机制、膏敷分类、熬制膏药的常用药物和器具、制作工艺、敷贴方法、注意事项。各论按照中医外科、伤科、内科、妇科、儿科、皮肤科、五官科、冬病夏治、中医保健九个章节对病种进行分类，将所收集的膏敷方剂在上述九个章节病种中分别进行系统地论述，以方便广大读者查阅。

三、对治疗同一病种的膏敷方，归类在相应的病种中，对每一个膏敷方以【方剂名称】【方剂来源】【适应病证】【药物组成】【配制方法】【使用方法】【临床疗效】【典型病例】【注意事项】【按语】等体例进行论述。

四、对部分同名药异的膏敷方，因其方剂的组成、制法、使用方法、治疗病证等各不相同，必须进行区别。为此，作者将其方名后面加了（一）、（二）、（三）、（四）……。例如大青膏（一）、大青膏（二）等。

五、方中凡涉及芳香开窍及树脂类药物如麝香、冰片、薄荷冰、乳香、没药、血竭、儿茶、轻粉、樟脑、雄黄等细料药，必须另研细离火后掺入。

六、因部分稀有药物属国家禁用药品，无法使用。为此，可使用疗效相近、取之即得的药物代替。例如麝香可用冰片或人工麝香代替，虎骨可用狗骨代替等。

七、因篇幅所限，只列举了部分参考文献，请读者谅解。

八、因作者水平及条件所限，本书的编写难免有一些错误和不妥之处，敬请广大读者批评指正。

九、作者在编写本书的过程中，受到了各级领导和各界朋友的关心、支持和帮助，在此特向其表示感谢。

编　者

2017 年 10 月

目录

总 论

各 论

总论

第一章　膏敷 （药） 的起源与发展

膏药是中国传统医药剂型之一，以外敷为主，它位居汤、丸、散、膏、丹、酒、醪诸剂型之四。在各种剂型中，以它的历史最为悠久。关于膏药的历史，从保守的数字估计也有五千年之久，经历了一个极其漫长的发展过程，是我国劳动人民从长期的生活实践中创造出来的一种剂型。数千年来，它从保健到治疗，应用范围十分广泛。特别是晋代黑膏药问世以来，它常在汤、丸、散、丹诸内服药难以奏效之际，贴于皮肤，出奇制胜，攻克诸多顽症痼疾，独建奇功，为人们的健康事业做出了重大贡献。但近几年来，由于种种原因，在药材公司、药店、药房和医师们的处方上，膏敷所见无几，几乎消声匿迹。如果其失传，这对中医药学无疑是一个很大的损失。在国内膏药的处境如此，在国外则不尽然，出国考察的专家们涉足于一些华人经办的诊所和药店里，膏药依然有一席之地，既往国内常用的几种膏药几乎应有尽有，而且很受患者青睐，销路颇佳，可见膏药在异国他乡还有"土壤"和"生机"。为了使这种传统剂型"兴灭""继绝"，因此我们编写了这部《中国膏敷疗法》专著，旨在追溯它的历史，了解它的发展，宏扬它的功绩，博采古今膏敷方剂，集其大成。让人们重新认识它、重视它、研究它、推广它、使用它。让这种经济、安全、方便的疗法再放光彩，为今人和后人乃至世人的健康服务。

疾病是人类健康的大敌，药物是战胜疾病的武器，武器如克敌，即授药的方式有两种——内服、外敷。清代末年又从国外引进了一种注射剂。经实验证实内服和注射两种给药方式都有不同程度的弊端，或影响药效，或产生毒副反应，或损害脏器，或潜伏危机，有时甚至弊大于利。此时只有革除这些弊端，开辟新的给药方式，才能更好地发挥药物的效力，这就必须改变给药途径。目前，医药学家们正在着手这方面的工作，而且取得了一定的成效。如今在世界范围内兴起的控制释放系统中的透皮给药，被誉为下世纪用药佳法，它就是膏敷剂的继承和发展，为膏敷疗法的研究展现了蔚为壮观的前景。膏敷疗法必逢"忽如一朝春风来，千树万树梨花开"的盛时佳期。

膏药的起源极为久远，大概始于原始社会的畜牧时期，又经过了一个漫长的发展史，是我们的祖先在长期的生活实践中创造的一种剂型，它比其他剂型都要早。

第一节　膏敷的起源

膏药是一个广义的剂型，包括内服和外敷两大类。膏敷即用膏药外敷祛除疾病，是临床上常用的外治方法。外用膏又分软膏和硬膏两种。本书所载的是外用膏药，不包括内服的药膏。

一、软膏的起源

软膏的起源十分久远，它比已知的夏末、殷初伊尹发明的汤液还要早二千多年。从我国传统的历史看，它当始自三皇之首的太昊伏羲氏时期；从现代历史分期来讲，它当缘起于原始社会的父系氏族时期；若以时计，大约有五千年至六千年的历史。这不是推测，而是科学的结论，这个结论是在丰富的考古资料的基础上产生的。

膏药是以膏为基础发展起来的。膏字，从肉从高，即膏字是高、肉二字的合体。会意有二，一是指动物腹部高凸的肥肉，以其高凸故名膏；二是指肉类的精良部分，常称肥美，古人以肥为美，以肥为膏。总之它是指动物的脂肪，但从古代的字书上看，膏和脂是有区别的。《说文》："戴角者脂，无角者膏。"即牛、羊等有角动物的脂肪称脂，猪、狗等无角动物的肥肉称膏。又《正字通》称："凝者为脂，释者为膏。"即动物的肥肉未经加工热炼前的凝固体称脂，已经热炼熔化的稀液为膏。从历史医学书籍上看，制作膏药所用的动物油基本上以猪膏脂为主。

三皇之首的太昊伏羲氏，又称庖牺氏，他的名称表示他是把"以畋以渔"猎获所得的野兽驯服为家畜共食用时期的代表人物。此时距今已有七千年之久。这不但是古籍文字的记载，而且也得到地下出土文物的证实。1973 年考古工作者在广西桂林南部独秀山西南麓发掘距今九千至一万年的甑皮岩洞穴遗址，在这处新石器时代的遗址中清理出 67 头猪骨骼，经专家鉴定属家庭饲养。它说明早在一万年之前我们的祖先就开始了养猪活动。在距今六七千年的陕西半坡和临潼姜寨遗址中发现有饲养家畜的栏圈遗址和家畜粪便的堆积。河北磁山以及河南新郑裴里岗遗址都发现较早（七千年前）的家猪遗骨。考古学家指出："就现在所知，家猪的驯化以我国为最早。"汉字的"家"字，上"穴"下"豕"，是"穴"和"豕"二字的合体，可见"豕"是我们的祖先在从树上下来脱离巢居野处的生活建立家庭的物质基础和象征。古人把猪作为家庭的主要财产来显示自己的富有，如大汶口一座古墓中发现猪骨 14 件，大河庄 26 件，秦魏家 68 件。可见早在五千年之前，六畜之首的猪已成为人们日常生活的食品之一。

从猪脂到猪膏有个热加工的过程，将脂肪煎熬成膏油需要有金属器具。金属在我国以铜的使用为最早，考古工作者从陕西临潼仰韶文化遗址发现一块铜锌合金的黄铜片，说明六千年前我国先民即能冶炼黄铜。

我国"钻木取火，以化腥臊"的用火历史为时久远，从云南上那蚌村元谋遗址挖掘出大量炭屑，可见早在一百七十万年前已开始用火。广西桂林市南郊独秀山西南麓的甑皮岩遗址，是距今约九千至一万年的新石器时代遗址。在其曾发掘出炊煮遗迹。

有了加工膏的材料脂肪，又有了可供炼膏用的金属器具，人们又经历了百万年的用火历史，膏在日常厨房烹饪时顺手可得。

古人对膏药药用价值的认识大约是围着锅台转的家妇们发现的，也有可能是先从手部开始的。在没有发明勺、匙、叉、筷等进食工具之前的原始时期，加工和进食时必然是用手直接抓取，油腻的脂肪和滑腻的膏油附着满手。以往粗糙皲裂的手，经膏油的润泽后油润细腻，从而人们认识到猪膏有治疗手足皲裂和滋润皮肤的功能。这时人们从实践中认识到猪膏不仅是食料，而且有保健和治疗的药用价值。这种发明比发明针刺火灸都要容易。

猪膏的用途很多，它的另一种保健作用是御寒。远在三千年前的周王朝初期，息慎人即向周王朝进贡归附，他们是居住在今松花江流域以东俄境内的一少数民族。那里气候十分寒冷，息慎人冬季穴居，周身涂猪脂御寒。

猪膏加药混合使用，时下最早见于长沙马王堆出土的春秋战国时的帛书《五十二病方》，书中载有"……冶（研）蓝夷（黄）、苦瓠瓣、并彘职（职）膏弁，傅之……"。"金伤者，以方（防）膏、乌象（喙）……，皆相煎、鈚（施）之"。文中的"彘"字，音滞，是猪的古称。"彘职"，即猪脂。《灵枢·痈疽》篇曰："砭之，涂以豕膏。"《内经知要》注："豕膏者，即猪油煎当归，以蜡收者也。"这种用猪膏和药物混合配伍的复方剂型，称膏药，更为确切地说应该称为药膏。

除猪膏之外，《山海经》中有用"羊脂"制膏治手足皲裂的记载。以上是软膏的起源。

二、硬膏药的起源

硬膏是与软膏的用料、工艺、质地完全不同的另一类膏药。它的用料以麻油和铅丹为主，以其质地坚硬，故称硬膏药，以其色黑，又称黑膏药。是由秦汉时期道家"方士"炼丹过程中发明的。最早记载硬膏药的用料和制作工艺的书，是晋代葛洪著的《肘后救卒方》。葛洪是道家学者，故问鼎硬膏药，尚须再扣道家门扉。

黑膏药源于晋代葛洪的《肘后救卒方》，书中曰："清麻油十三两，菜油亦得，黄丹七两，二物铁铛文火煎，粗湿柳批篦，搅不停，至黑也，加武火，仍以扇扇之，搅不停，烟断绝尽，看渐稠膏成。"这是我国首部记载熬膏药的书。油、丹用量"麻油十三两，黄丹七两"，完全符合现代标准"一丹二油"的用量比例，操作的方法也与现代相同。因此，我们认为在没有发现更早的资料记载之前，葛洪当为铅硬膏药的发明者。葛洪（约公元 281～341），东晋道教学者、医药学家、炼丹术家。字稚川，自号抱朴子。丹阳句容（今属江苏）人，葛玄之侄孙。少好神仙导引之法，从葛玄的弟子郑隐受炼丹术。任掾、咨议参军等职，赐爵关内侯。听闻交趾出产丹砂，求任勾漏令。携子侄至广州，止于罗浮山炼丹。在山积年而卒，把道家术语附会到金丹，神仙的教理，使道教思想系统化、理论化，并和儒家的名教纲常思想相结合。以神仙养生为内，以儒术应世为外。提出以"玄"为"自然之始祖"。他对化学、医药的发展有一定的贡献，记载了当时流行的炼丹方法，保存了中国早期的医学

典籍和民间方剂，其中有天花、恙虫病的世界最早记载。著有《抱朴子内篇》《抱朴子外篇》《肘后救卒方》《神仙传》等书。葛洪从祖葛玄"三国时吴人，字孝先，从左慈学得九丹液仙经，遂得号葛仙翁"。左慈，三国吴人，《三国志》记其事，左慈以上不可考究。从葛洪著书名《抱朴子》为索考之，秦时有安期生者，自号"抱朴子"。安期生此人，正史未见，从汉代方士口中可得知一二。《史记·孝武本纪》曰："少君言于上曰：'祠灶则致物，致物而丹砂可化为黄金，黄金成为饮器则益寿，益寿而海中蓬莱仙者可见。臣尝游海上，见安期生，食巨枣，大如瓜。安期生者，通蓬莱中，和则见人，不和则隐。于是天子始亲祠灶，而遗方士入海求蓬莱安期生之属，而事化丹砂诸药剂为黄金矣。'"上文是汉代方士李少君给汉武帝讲述的安期生炼丹致长生不死的记载。〔索隐〕引《列仙传》："安期生，琅琊人，卖药东海边，时人言千岁也。"〔正义〕引《列仙传》："安期生，琅琊阜乡亭人也，卖药东海边。秦始皇请语三日夜，赐金数千万，出于东乡亭，皆置去。留书曰：'后千岁求之于蓬莱山。'"从《史记·孝武本纪》李少君所言和〔正义〕、〔索隐〕引《列仙传》所载，可知安期生是秦代琅琊人，隐士，游医，以卖药为生。秦始皇东游时曾召见过他，向他求长生不死之术，他曾给秦始皇讲述过长生不死之法，秦始皇赐予重金。他不求名，不求利，自号"抱朴子"。安期生取"抱朴子"为号，盖取《老子》中"见素抱朴，少私寡欲"之义。老子是道家鼻祖，故本节开章便称"膏药源自古代道家的炼丹术"。

炼丹术始于周末，盛于秦、汉，及至晋、隋服丹风始衰。丹的含义是"药剂精炼配合者曰丹"。如炼金石为药，称"金丹"。炼丹又称炼药，是指道家修炼丹药。炼丹的目的是为了服食成仙，长生不死。阴长生《周易参同契注·序》曰："此之二宝，天地

至灵，七十二石之尊，莫过于铅汞也，变化为丹，服之长生。"这是道家的理想。所以称他们为"道家""道士"，或"方士"。古代所称的"方士"，是"方术之士"的简称。他们所使用的法术有求神仙、烧金丹、禁咒祈禳等。炼丹是方士的法术之一。《抱朴子》曰："道士炼五石服之，以为长生之术。"郭璞诗"安期炼五石"。因此，炼丹术又可上溯至秦时东海游医安期生。

炼丹术和服石药在秦、汉风靡一时，秦始皇多次东巡和汉武帝的祭泰山封禅的目的之一在于寻求方士，取得长生不死术和药。秦始皇见的安期生，是炼丹术的发明者。汉武帝召见的李少君是炼丹术的继承者。由于秦皇、汉武的宠遇，所以当时朝野之士竞尚服食。《史记·扁鹊仓公列传》有："齐王侍医遂曰'扁鹊曰：阴石以治阴病，阳石以治阳病，夫药有阴阳水火之剂，故中热，即为阴石柔剂治之；中寒，即用阳石刚剂治之。'"东汉中晚期以《易纬》为基础陆续写成的《周易参同契》为历代丹家所崇尚，后世锡为"万古丹经王"。在有关药物、火候的理论和实践中奉为圭臬。

炼丹术和服石药在我国历史上贻害惨烈。所谓服食，是服一种由丹砂、雄黄、白矾、曾青、磁石五种金石类药物配制的药物，所以又称"五石散""寒食散"。其服法为"服寒石散二两为剂，分作三贴，清旦醇酒服一贴，移日一丈服一贴，移日二丈服一贴，如此三贴尽。须臾以寒水洗手足，药气两行者，当小痹，便因脱衣以冷水极浴，药势益行，周身凉了。心意开朗。所患即差，虽病困着床，皆不终日而愈。……常当寒衣、寒食、寒饮、寒卧，极寒益善。"兴尽悲来。关于服石药的危害，早在两汉时期即被发现，淳于意说："刚药入则动阳，阴病益衰，阳病益著，邪气流行，为重困于愈，忿发为疽。"此后隋代巢元方在《诸病源候论·寒石散发候》中说："近世尚书何晏，耽声好色，始服此药，心加开朗，体力转

增，京师翕然，传以相授，历岁之困，皆不终朝而愈。众人喜于近利，未后患，晏死后服者弥繁，于时不辍。余亦预焉，好景不长，夭害年命，是以族弟长亘舌缩入喉，东海王良痈疮发背，陇西辛长绪脊肉溃烂，蜀中赵公裂中表之丧，悉寒石散之所为也。"

关于炼丹，丹有"九丹""九还丹""九转金丹"等称。"九丹"之义，《云笈七签》云："人禀九天之气，降阴阳之精，名曰九丹，合成人身。""九还丹"之义，《隐丹经》曰："九还丹合九转，有九遍循环也。"《抱朴子·金丹篇》曰："第一转名丹华，第二转名神符，第三转名神丹，第四转名还丹，第五转名饵丹，第六转名炼丹，第七转名柔丹，第八转名伏丹，第九转名寒丹。""九转金丹"之义，《抱朴子》云："道家炼金丹，以九转为贵。转循环变化之谓也，如丹砂烧之成水银，积变还成丹砂是也。烧炼之时愈久，则转数越多，药力愈足，成仙愈速。"《茅君内转》云："九转还丹，九十昼夜而成。"关于炼"铅丹"之义，《丹论诀旨心鉴》云："夫铅者大丹之根，五行之本，八石之主。"《古文龙虎经注疏·序》曰："外丹莫以铅汞为宗。"南唐谭峭的《化书》中有："火炼铅丹以代谷食"之说。无疑"黑铅膏"就是炼铅丹的产物。《抱朴子·金丹篇》中"一转名丹华"之"丹华"，即今通称的黄丹，因黄丹是用铅和硝黄等炼制而成的黄色之丹故名。"二转名神符"之"神符"，即通称的铅白霜。李时珍说："铅白霜，道家谓之神符。"九丹的基本原料是铅，为铅的化合物。铅一转化合物黄丹是硬膏药的基本原料。知此，熬膏药与炼丹的关系自明。葛洪常用的炼丹药物有丹砂、雄黄、雌黄、硫黄、胆矾、矾石、硝石、磁石等。他做过许多化学实验方法，有升华、蒸馏等。现在外科常用的升降二药及一般蒸馏操作，就是炼丹的方法。

关于葛洪发明黑膏药的渊源，从《晋书·葛洪传》可见，三国时吴人左慈将一部

《九丹液仙经》传给葛玄，玄传郑隐，隐传葛洪，这就是葛洪炼丹秘术的来源，也是他发明黑膏药熬制法的来源。除此之外，葛洪也认真地研究过被历代丹家誉为"万古丹经王"的《参同契》，他的理论与其相矛盾，但在实践上是属于同路的。

我国历史上对炼丹术的评价，是利弊互存，褒贬不一。弊，是秦、汉、晋、隋时期部分人为求长生不死，服食丹药，贻害性命，因而受到医学家的反对。利，是发明了一部分新药，当今中医外科用的升药、降药和膏药都是炼丹的产物，可以说他们是化学科学的先驱，应该说利大于弊，受到当今科技界的褒扬，港人张友绳氏在他著的《历代科技人物传》中说："古代的'方士'，以现今的观点来说，无疑是属于迷信和封建的代表阶级。但在历史上，确实有他们的地位，也曾得到社会的重视。因为有些方士对人类确有贡献，尤其是在他们炼丹的过程中，发现了许多化学变化，对后世人类的生活，有着极大的影响。大胆地说，现代的科学技术，几乎与古代的'方士'都扯得上关系，称他们为科技界的先驱，并非夸大之词。"因此，对古代"方士"的评价也影响到对黑膏药的评价。

第二节　膏敷在西周的典章里

《周礼》是我国周朝时期国家的重要典籍，在该书的《天官·医师》中载："疡医掌肿疡、溃疡、金疡、折疡之祝药，刮杀之剂。"〔注〕："肿疡痈上而创者，溃疡痈上而舍脓血者，金疡刃创者，折疡碗跌者。祝当为注，以药附之也。刮，刮去脓血也，杀以食恶肉也。"又说："凡疗疡以五毒攻之，以五气养之，以五药疗之，以五味节之。"〔郑注〕："止病曰疗，五毒，五药之有毒者，今医方中有五毒之药。作之，合黄垫、置石胆、丹砂、雄黄、矾石、磁石其中。烧之三昼夜，其烟上著，以鸡羽扫之，以注创，恶血破则骨尽出。刮谓刮去败血，杀谓蚀去恶肉。盖肿者欲散，溃者欲合，伤者欲复，断者欲续。故必先攻之以五毒，而后养之以五谷，疗之以五药，节之以五味。"

上文可见，五毒药是含有汞、砷、铅、铁五种成分的药物，经过火制加工、升华提炼制成的。其功效具有蚀恶肉、生新肉、消肿、收敛、续筋、接骨等综合性疗效，是膏药的理想药物。从历代中医外科书籍内的膏药方中可见，雄黄、丹砂、白矾最为常见。因此，膏药中的药应源于《周礼·疡医》中的刮、杀之剂，归为注药类。

在《周礼》中，石胆、丹砂、雄黄、磁石称为"五毒""杀剂"。但时至周末及秦、汉时期丹砂、雄黄、白矾、曾青、磁石诸药在道家炼丹者手中都成了延年益寿、升天成仙的"五石散"。此误匪浅，且令人费解。

膏药是液化丹，所以说膏药是道家炼丹的产物。

第三节　膏敷的发展

一、软膏的发展

据地下挖掘出土文物资料记载，用膏剂治病盖始于春秋战国时期，从长沙马王堆汉墓中出土的成于春秋战国时代的帛书《五十二病方》中有40首外敷软膏方，说明软膏是当时治病的主要剂型，制作以各种动物脂肪为基质，以猪脂为主。用以治疗痈疽疮疥及金伤。《灵枢·痈疽》有"……砭之，涂之豕膏"的记载。《内经知要》注："豕膏者，即猪油煎当归，以腊收者也"。这是早期的软膏。

1931年出土的《居延汉简》中记录了汉代军医以膏药为主治疗各种损伤的方法和药方。可见我国在秦汉时期应用敷贴疗法治疗损伤已很普遍。东汉时张仲景在《伤寒杂病论》中说："四肢才觉重滞，即导引吐纳针灸膏摩勿令九窍闭塞。"仲景的这种膏摩盖即唐代《千金要方》中的"五物甘草生摩膏"和宋代《圣济总录》中治疗着痹、痛痹用的"摩风膏""当归摩膏"之类。其用法为医者搓手令热，取膏溶化，摩病者患处或周身，使之肌肤温热如火。有和营卫、通经络、散风寒等功效。以其膏摩并行，故后世衍为摩膏。《后汉书·华佗传》云："若疾病发结于内，针药不能及者……除之疾秽，既而缝合，敷以神膏，四五日创愈。"这是一种用于手术后保护创口，促进愈合的膏药，是正史记载的第一膏。

晋代葛洪对膏剂的主要贡献是发明黑铅膏。他对软膏也有发展，即扩大了膏剂的使用范围，《肘后救卒方》中载有以猪脂为基质的膏药方10首，其中有治百病、中风恶气及头面诸疾的"神明白膏"，治疗痹证用的"丹参膏"等。葛氏已将膏药的使用范围扩大到痈疽疮疖及金刃伤之外的周身病证，促进了膏剂的发展。

南北朝时期龚庆宣所著的《刘涓子鬼遗方》记载了外用膏药方79首，该书将膏剂称作"薄""贴""膏"三称。清代医家徐灵胎说："今所用之膏药，古人谓之薄贴。"近代医家冉小峰对此别有新解，他说："薄是由药物粉末用液体黏合剂调成的软膏，摊于布或纸上，贴薄患处。这种黏合剂是非油脂性的，才能称'薄'。如果是油脂性的，则称为'贴'，二者是有区别的。在换药方面，膏一般一日一换或数日一换，而'薄'则一日数换，甚至数十换。"书内的79首

中，称"薄"的有3首，称"贴"的有3首，称"膏"的有73首，都是软膏。治疗病种仍以痈疽疮疖等外科及皮肤科疾病为主。后世所谓的"千槌膏"也是此时的新产品。《鬼遗方》中的"青龙膏"，其制法是："右四味，于铜器中，猛火投之，磨细末，乃合猪脂捣一千杵。"后世将用槌杵捣成的膏，称为千槌膏。

由于膏剂在晋代及南北朝时期的使用已较普遍，所以《隋书·经籍志》载南朝医药书部分里，药物剂型分类中有膏剂。膏剂作为一种剂型首次列入国史。

唐代药王孙思邈对膏剂的发展贡献很大，在他所著的《备急千金要方》和《千金翼方》中收集的膏药方数量之多是前所未有的。在应用范围上，他将膏剂扩大应用到内、外、妇、儿、五官、皮肤等各科。不仅用于已病的治疗，也开始应用于未病的预防，如《千金要方·少小婴孺方上》的"五物甘草生摩膏"，治小儿新生肌肤柔弱，喜为风邪所中，取膏手心暖化，晨起常以膏摩囟及手足心，甚辟风寒。孙氏的膏药基本上还是以治外科和皮肤科病为主，但尚无治骨伤的接骨膏药。孙思邈对膏剂的加工工艺贡献颇大，他在《鬼遗方》的基础上发明了用醋为溶剂提取出药物的有效成分。醋的主要成分是乙酸，是植物成分提取的良好溶剂，特别是对含有生物碱的乌头、天雄、附子等可促进其溶解，提取效果极佳，使成品能更好地发挥药效。先将药物浸泡24小时，然后加热提取，也符合现代制药标准。另外，热敏药物不加热，采用直接粉碎加入的工艺也很先进。关于膏药的称号，《千金要方》和《千金翼方》中沿用《鬼遗方》的称号，以"薄""贴""膏"三称共存。

王焘的《外台秘要》中选用的膏剂方甚少，多取自《千金要方》和《千金翼方》两书。王氏对膏剂的使用也有了一定的发展，他已开始将膏剂使用于骨伤科。他的加工制作工艺与孙思邈不同，不经醋提取，而是将

药物粗末直接同猪脂煎熬成膏。

《新唐书·艺文志》中有《百病膏药方》十卷，这盖是一部最早的膏剂专著。

宋代国家编纂的《圣济总录》《太平圣惠方》和《太平惠民和剂局方》三部书，是集宋前医药学之大成，从中可见宋代膏剂发展之一斑。《太平圣惠方》是历代膏药记载最多的一部药书，有外用的软、硬膏药百余方之多。宋代膏药在临床上基本还是以治外科病和皮肤科病为主。其较唐代显著发展的是膏剂已广泛应用于骨伤科。《圣济总录·伤折》中有"接骨膏""接骨桂芸膏""续筋膏"等接骨续筋药方。方中用药多用狗脊骨、狗头骨、虎头骨、雄鸡、土元、自然铜等骨类药和矿物类药，与现代用药基本相似。临床使用范围也在逐步扩大，在内科方面，《圣惠方》中用"神验摩风膏"治血脉不宣通，腹内百病。"摩风膏"治胁下积聚如杯者，摩之涂之即差。在妇科方面，用"如圣膏"贴足心，治难产和死胎不下。《妇科良方》中载有用"阿魏膏"治一切痞块。是后世用膏敷法治疗癥瘕积聚的开端。在儿科方面，"蛇蜕膏"治小儿囟门不合。用膏剂外敷治疗传染病已见端倪，《圣济总录》载用"扼虎膏"贴虎口治疗疟疾，是开先例的。关于膏药的名称，此时只称膏，不再称"薄"和"贴"。

金元时期的张子和、李东垣、朱丹溪等都有自己发明的膏药方传世，数量不多，以外治疮疡为主。描绘此时用膏剂治病的历史真迹犹存，如永乐宫是元代皇帝在山西省芮城永乐镇为道教全真派道士吕洞宾建造的供奉寺，寺中壁画主要反映吕洞宾、王哲成仙的故事，其中五幅壁画与医药知识有关。在纯阳殿的北壁西侧，绘有身穿白袍的吕洞宾为孝子沈子真的母亲治疗发背的故事。在这幅画的题记中记载着一个治疗发背的药方，处方是瓜蒌、白蜜、乳香同煎成膏。

明代，从《普济方》中可见此时用膏剂的概况，大多是继承前朝《千金要方》《千

金翼方》《圣济总录》《太平圣惠方》和《太平惠民和剂局方》中的膏药方剂。明代医家们自创的方剂不多。明代对膏剂的研究和应用贡献较突出的，首推陈实功，陈氏在他著的《外科正宗》中载膏方26首，有陈氏自创的，有继承前人的，也有在继承的基础上加以改进的。陈氏的膏药以其效果显著对近代影响较大，大多沿用至今。同时汪机著的《外科理例》中有膏药方11首。同时代的薛己、李梴、王肯堂等人也都善于用膏剂治病。明代膏剂多用麻油、牛皮胶、白蜡、松香为基质，猪脂已很少使用。

清代对膏剂的研究和应用有所贡献的当推疡医《外科大成》的作者祁坤。《疡医大全》的作者顾世澄及《外科全生集》作者王洪绪等人。祁氏的"绀珠膏"可内服，也可外敷，用于治疗痈疽、臁疮、内疽、鹅掌风、风寒湿痹、风寒咳嗽、头痛，内、外、皮肤科七种疾病。《医宗金鉴·外科心法要诀》膏药类内共膏药方22首，以软膏为多，多用麻油、黄蜡、白蜡、醋、酒、水为基质。

清代对膏药的发展，当推在理论上的建树。膏剂虽经两千多年的临床应用和发展，但对机制的研究一直空白。时至清代，人们在总结前人经验的基础上，将膏药的机制上升到理论的高度。徐灵胎在《医学源流论·薄贴论》中说："今所用之膏药，古人谓之薄贴。其用大端有二，一以治表，一以治里。治表者如呼脓去腐，止痛生肌，并摊风护肉之类，其膏宜轻薄而日换，此理人所易知；治里者，或祛风散寒，或和气血，或消痰痞，或壮筋骨，其方甚多。药亦随病加减，其膏宜重厚而久贴，此理人所难知。何也？盖人之疾病一由外以入内，其流行于经络脏腑者，必服药乃能驱之。若其病既有定所，在皮肤筋骨之间，可按而得之者，用膏贴之，闭塞其气，使药性从毛孔而入其腠理，通经贯络，或提而出之，或攻而散之，较之内服尤有力，此至妙之法也。故凡病之气聚血结而有形者，薄贴之方为良。"徐氏

是阐述膏剂治病机制的第一人。继徐氏之后，吴尚先在其所著的《理瀹骈文·略言》中说："外治之理，即内治之理；外治之药，亦即内治之药，所异者，法耳！医理药性无二，而法则神奇变幻。"关于膏药的治病机制，他说："膏药功用，一是拔，二是截。凡病所结聚之处，拔之则病自出，无内陷深入之患；病所经由之处截之，则邪自断，无妄行传变之虞。"对膏药的用药，吴氏说："膏中所用药味，必得通经贯络，开窍透骨，拔之外出之品，如姜、葱、韭、蒜、白芥子、花椒……轻粉、穿山甲之类，更不可少，不独冰麝也。膏中用药味，必得气味俱厚，方能得力。"徐、吴二氏的理论虽不尽完善，但已粗备大体，补前人之空白，是后世研究和使用膏剂的理论指导。《理瀹骈文》下卷载膏药方 158 首，其中内科用方 109 首，外科用方 21 首，妇科用方 18 首，儿科用方 7 首，五官科用方 3 首。吴氏第一次扭转了膏药以治外科病为主的长达两千多年的历史。

膏剂作为一种药物剂型，在现代受到重视，《中国医学百科全书·方剂学》中载外科用剂 268 首，膏药方 78 首，占 29.4%。可见膏药在中医外科学中已占有一定地位。其所选的方剂，宋代 8 首，元代 2 首，明代 21 首，清代 42 首，现代 6 首。《中国医学百科全书·中医外科学》中共收编古今方剂 473 首，膏剂 60 首，占 12.6%，其中有 32 首是选自现代书籍中，占 50%。《中国医学百科全书·中医骨伤科学》共收载历代骨伤科方 327 首，膏方 35 首，占 10%，其中 60% 以上方剂选自现代院校教材。从以上数字可见，膏剂在中医外科和骨伤科中依然是主要剂型，而且有了很大的发展。在其他科中则所选甚少，《中医内科学》中只选了《丹溪心法》中的"摩腰膏"这 1 首。《中医妇科学》中载有膏剂方 11 首，大多是用于治乳痈、乳癖的方剂。这些载入典籍的膏药方剂，将象《局方》《普济方》《医部全录》一样，流传后世，为人们解除疾苦。

全国各地对膏药的研究取得了一些可喜的成果，据《全国中西医结合科研成果汇编》第二集载，湖南省中医研究院詹永康等人用"代温灸膏"治疗慢性风湿性关节炎（虚寒型痹证）484 例，贴膏 6 小时局部皮温平均升高 2.26℃，且能维持 24 小时之久，总有效率达 90% 以上，与艾条温和灸疗效近似，但比艾灸安全，操作简便，节约时间。上海中医学院附属龙华医院刘嘉湘等人用自制蟾酥膏治疗恶性肿瘤疼痛具有良好疗效，有效率高达 89.6%，有效病例均在贴治 15 ~ 30 分钟时起效，虽系端倪，可嘉可喜。

二、硬膏药的发展

晋代葛洪在《肘后备急方》中第一次记载了硬膏药的用料、用量及制作方法。其后南北朝时期齐人龚庆宣的《刘涓子鬼遗方》中有"薄贴"的记载。清人徐灵胎在《医学源流·薄贴论》中说："今所用之膏药，古人谓之薄贴。"今人与徐氏说有异，认为"薄"（音敷）指外敷软膏，"贴"指膏药。但都不是黑铅膏。在炼制工艺上已经提到熬膏药的术语"三上三下"，如"先煎脂蜡，下松脂烊尽，内诸药三上三下"。由于膏剂在晋代应用比较普遍，所以《隋书·经籍志》记载了南朝医药书部分，药物剂型分类中有膏剂。膏剂首次列入国史，它不专指黑膏药，但其中也包括黑膏药。

时至唐代硬膏药的制作和使用仍不普遍，《千金要方》《千金翼方》和《外台秘要》三书，可称是唐代以前方药之大成，书中仅有"乌麻膏"和"乌膏"二方。方中有乌麻油、黄丹及制作方法。乌麻膏，《千金翼方》载："生乌麻油一斤，黄丹四两，蜡四分。右三味以腊日前从午，内油铜器中微火煎之，至明旦看油减一分，下黄丹消尽，下蜡令沫消，药成至午时下之。"冉小峰的《历代名医良方注释》说："乌麻膏是我国也是世界最早的铅膏。"《外台秘要》也记载了"乌膏"。其处方为"乌麻油一斤生清者，黄丹二两，罗之，熏陆香一两，乳头者，松脂半两，蜡半两。"其制法为"右五味先空煎油三分减一，停待冷，次内黄丹。更上火缓煎，又三分减一，又停冷，次纳熏陆香末，不冷即下恐溢沸出，煎候香消尽。次下松脂及蜡，看膏稍稠，即以点铁物试之，斟酌硬软适中，乃黑。"这是唐代传世的两张铅硬膏方。以上两方的制作工艺各有千秋，孙氏的乌麻膏在煎熬时以时间为客观指标，而王氏的乌膏是以油的耗量为指标，后者较前者更具标准量化。甄权的《药性本草》载："黄丹煎膏，止痛生肌。"《新唐书·艺文志·四十九》中有《百病膏方》十卷，这是一部最早的膏剂专著。

宋代铅硬膏的研究与应用较唐代有较大的发展。著名画家张择端的《清明上河图》中有开封市井上的膏药摊。可见此时膏药已在市井上公开操作。此时由国家编纂的《圣济总录》《太平圣惠方》及《太平惠民和剂局方》等医药书籍中都有铅硬膏的记载。如"雄黄膏""通神膏""抵当膏""麝香膏"以及沿用迄今的"暖脐膏"即创于宋代。膏药治疗范围从敷贴疮疡扩大到治疗骨伤科，《圣济总录·折伤门》中有"接骨膏"的记载。

金人著的《疮疡经验全书》也有铅膏药记载，如"万应膏"即金人窦汉卿所创。齐东义在《外科精义》中对膏贴疗法的机制进行了浅显的阐述。他说："若至脓溃之后，即贴温肌生肉膏药，要在逐臭腐，排恶汁，生良肉，全借温热膏剂之力也。……夫血脉喜热而恶寒，若着冷气遏之，即血滞难差矣。"此时硬膏药已从以前的从属地位上升到与软膏药并肩同步。

太平惠民和济局对膏药的加工制作已达到规范化，特举"万金膏"为例。"上药除黄丹外，银石器中将药于油内慢火煎紫赤色，出药不用，却入黄丹一半，放油内不住手搅令微黑，便入余黄丹不住手搅，须用慢火熬至紫黑，滴在水上不散不粘手，然后

更别入黄丹少许，再熬数沸，如硬时，却更入油少许，以不粘手为度"。《太平惠民和剂局方》熬膏法较唐代有了很大的发展，唐代孙思邈以熬炼时间为指标，王焘则以油的耗量为指标。《太平惠民和剂局方》煎药以药色紫赤为度。下丹半量时熬至微黑，全部下丹后熬至紫黑为度。成膏时的火候以"滴在水上不散及不粘手"为度。且提出了火候过大（硬）的补救办法，如下丹由以往的一次下改为两次下。这些十分宝贵的经验都是长期实践的总结，是后世加工膏药的重要依据。南宋时的太平惠民和剂局是世界上最早的国营药厂，在全国设有七个分厂，药剂生产已具备大型手工业的规模，对我国制药工业的发展具有巨大的促进作用。该方工艺记述详备，一直沿用至今。

明代膏药的应用更为普遍。薛己、李梴、王肯堂、陈实功等人都善用膏药治病。薛己的《薛氏医案》用"麦饭石膏""神异膏"治疗痈疽。李梴的《医学入门》用"琥珀膏"治流注日久不收。王肯堂的《证治准绳》载有治疗痈疽的"拔毒膏""追风膏""长肉膏"；治疗附骨疽的"冲和膏"；治疗跌打损伤用的"紫金膏""补肉膏""散血膏""消肿膏""定痛膏"；接骨用的"接骨定痛膏"等。陈实功的《外科正宗》中有治疗痈疽的"太乙膏""化腐紫霞膏""铁桶膏"，以及治疗杖伤的"清凉拈痛膏"，治疗痞疾的"阿魏化痞膏"等。李时珍对膏药的制作有丰富的实践经验，他对膏药的药料配伍，熬制及操作工艺都非常严格。

清代王洪绪、吴谦、顾世澄等人对硬膏药的发展是有贡献的。《医宗金鉴·外科心法》中有膏药类，共收入膏药22首，但以软膏为主，硬膏甚少。《外科全生集》中载有膏药11首，其中"阳和解凝膏"至今沿用。尤其是后来的吴尚先，曾著的《外治医说》是一部外治法专著，内有多种膏药，其中以铅膏药为主。吴氏在三十年的医疗实践中，体会到贴膏药能治疗多种疾病，不只限

于外科，也可用于治疗内、妇、儿科疾病。但又因当时上层社会人士对膏敷疗法尚有怀疑，或者仅知其然而不知其所以然，半信半疑。所以吴氏将其《外治医说》于 1864 年改版时，更名为《理瀹骈文》，本着"医者理也，药者瀹（疏通）也"之意。反复强调"外治（外贴膏药）与内治（内服药剂）有殊途同归之妙"。《理瀹骈文》下卷载膏药 158 首，其中内科 109 首，外科 21 首，妇科 18 首，儿科 7 首，五官科 3 首。吴氏扭转了膏药长期以治外科病为主的局面。吴氏在该书的《略言》中谈到其治则是"外治必如内治者，先治其本，本者何？明阴阳，识五脏也"。又说："外治可以与内治并行，而能补内治之不及。"吴氏还创有"截""拔"之说。"凡病所聚之处，拔之则病自出，无深入内陷之患；病所经由之处，截之则邪自断，无妄行传变之虞。"又叙述了膏药疗效特点，他说："膏药热者易效，凉者次之，热性急而凉性缓也；攻者易效，补者次之，攻力猛而补力宽也。"较为精辟地介绍了膏药作用的机制与特点。为了达到拔和截的治疗目的，于传说的膏药方中往往加入猛药、生药、香药，使之"率领群药，开启行滞，直达病所"。《理瀹骈文》是一部理论与实践相结合的著作，充分说明了吴氏既重视中医理论的研究，又博采民间验方，开拓了广泛的疗法新途径。

现代，黑膏药依然受到国家和广大医药工作者的重视。如《中华人民共和国药典》1990 年版本中收录了"阳和解凝膏""阿魏化痞膏""狗皮膏"和"暖脐膏"四方，作为国家法定的黑膏药制品。近年来，又有部分新膏药相继问世，如《中医伤科讲义》中的"化坚膏""坚骨壮筋膏""跌打膏"；《天津中成药手册》中的"追风膏"等。部分传统膏药的声誉经久不衰，如"镇江膏""狗皮膏"等。山东省肥城"梁氏接骨膏"，已传世 260 余年，至今饮誉日隆，并远销新加坡、中国香港、澳门及台湾等地，深受患者信赖。

目前我国开发的炎痛宁磁性贴膏，是一种集药效和磁力相结合的制剂，既增加局部抗炎镇痛作用，又可使药物不良反应减少；硝酸甘油护心贴片能显著预防和治疗心绞痛，特别可用于夜间心绞痛的发作。这是一种介于硬膏和软膏之间的新剂型。

随着科学技术的发展，黑膏药的生产设备和制作工艺有了很大的进步，大批量生产使用的"膏药提出炼油器""膏药生产取合装置"等较先进的设备都已研制成功。数十年来膏药的生产和质量都有了一定的提高。

第四节　膏敷成为中药剂型之一

膏药的应用是随着医学的发展而变化扩大的。最初的膏和药是一分为二的，即膏是膏，药是药。膏最初是用动物脂肪炼制而成的黏腻状物质，多用来润泽皮肤，如《山海经》中有用"羊脂"治疗手足皲裂的记载。药是指用石胆、丹砂、雄黄、矾石、磁石等金石类毒药炼制成的杀剂，疡医用于蚀痈疽疮疡恶肉。盖自春秋战国时期膏和药已合二为一，即将药物掺合于膏中，从剂型上被称"膏"，从用法上被称为"薄"（今作敷）。从地下出土的成书于春秋战国之际的帛书《五十二病方》上可见，当时这种膏药已广泛使用，多用于治疗痈疽疮疖及金疮。后汉时期著名的外科医师华佗使用膏药外敷保护术后刀口，可加速愈合。晋代葛洪扩大了膏药的使用范围，他在《肘后救卒方》中载有用猪脂为基质的膏药方 10 首，其中有用作治疗妇人乳痈用的"黄鼠膏"，治疗痹证用的"丹参膏"以及治疗百病、中风恶气及头面诸病的"神明白膏"。葛氏已将膏药使用范围扩大到疮疡、金伤之外，促进了膏药的发展。《刘涓子鬼遗方》是我国古代的一部外科专著，内载有膏药方79首，用以治疗外科的痈疽、金疮、瘰疬及妇人乳肿、皮肤科的疥癣等，其中以金疮居多。

唐代孙思邈对膏剂的发展贡献很大，在他著的《千金要方》中《妇人方》《少小婴孺方》《七窍病》《风毒脚气》《伤寒》《肝病》《心病》《水肿》《疔肿痈疽》《痔漏》《备急》等11门，包含内、外、妇、儿、五官、传染病等各科均有膏药方。其中尤有使用和研究价值的是治小儿解颅的"三物细辛傅方"，治新生儿肌肤柔弱，喜感风寒的"五物甘草生摩膏"，治咳嗽、吐乳久治不愈的"涂唇膏"等，可免除小儿服药困难之虞。孙氏的"乌麻膏"，仅用生乌麻油、黄丹、蜡三味，"治诸漏恶疮，十三般疔肿，五色游肿痈疖毒热，狐刺蛇毒，狂犬虫狼六畜所伤，二十年漏金疮，中风皆以此膏贴之"。麻油、黄丹、蜡三味，通常熬药时只作基质使用，可见这些基质的本身即具有诸多功效，不可只作赋型剂等闲视之。王焘的《外台秘要》中已有记载用膏剂治疗骨外伤，此盖是用膏剂续筋接骨的开端。此外，《千金要方》中的"乌麻膏"可贴治狂犬咬伤，应引起重视并有待开展实验验证。

宋代，膏药的临床应用范围继续扩大，从《圣济总录·伤折门》可见，此时膏药已广泛用于治疗骨外伤，书中有治疗骨折用的"接骨膏""接骨桂芸膏""黄蜡膏"等。用"扼虎膏"治疗疟疾，是新的创举，开膏敷疗法治疗传染病之先河。《妇人良方》中的"阿魏膏"治疗一切痞块，是后世用膏敷疗法治疗癥瘕积聚的开端。此时创制的"暖脐膏"，是膏药从治疗肌肤病转向治疗脏腑病的萌芽。它不仅扩大了膏药的治疗范围，同时也开拓了新的敷贴部位。金人窦汉卿创制的"金丝万应膏"，从名称上可知，它是一种治疗多种疾病的膏药。此膏药除用于治疗痈疽疮疖外，还可用于"小儿痞疾、痢疾、咳嗽不肯服药者"。其用法为"脾疾贴患处，泻痢贴肚上，咳嗽贴背上"。其改变了膏药的传统贴法。

明代，陈实功《外科正宗》中载有"秘传敛瘤膏"和"阿魏化痞膏"。这是古人用膏敷疗法治疗肿块的较早记载。龚廷贤著的《寿世保元》中的"千金封脐膏"，主治肾阳衰弱，阳痿早泄，腰膝冷痛，手足麻木，半身不遂；或下元虚冷，小肠疝气，腹痛泄泻，妇人宫寒不孕，久无子嗣，带下淋浊，腰尻冷痛等。《增补万病回春》的"益寿比天膏"，功能填补精髓，保固真精，善助元阳，滋润皮肤，壮筋骨，理腰膝。主治下元虚冷，虚痨不足，脚膝酸麻，阳事不举，及妇人淋浊带下，肾虚咳喘等。从以上两张膏药处方的功效主治可见，膏药趋于向多功能、多疗效方向发展，达到一膏多用。

清代，膏药的应用和推广有了空前的发展。吴尚先撰的《理瀹骈文》下卷收载膏药处方158首，其中内科用109首，外科用21首，妇科用18首，儿科用7首，五官科用3首。此时膏药已趋向以治内科病为主，如"纳气膏""脾肾双补膏""涌泉膏"等。尤其可嘉的是，此时已开始用膏药治疗危症、急症，如"亡阳膏""回阳救急膏"。《清太医院方》中的"十香暖脐膏"，主治"阴寒腹痛，水泻痢疾，下坠脱肛，肝胃不和，腹痛胁胀；男子淋浊寒疝，女子带下癥瘕；小儿痞块疳积；兼治风寒感冒"。可见此时膏药不单"只是寻常百姓家"，已跻身于朝堂后宫，攀龙附凤。

现代，膏药虽然在城市、医院使用不多，但在基层、农村应用依然很普遍，而且带有一定的地方性和传统性。从1991年10月"山东省膏贴疗法学术经验交流会议"《资料汇编》上看，可见目前基层和农村使用膏药的概况，仍然偏重于治疗外科疾病，尤其以治骨外伤的接骨膏使用最广。因为它具有经济、安全、简便、效捷等多方面的优点。在山东乃至全国以历史悠久可称道的有滕州"生氏接骨膏"和肥城"梁氏接骨膏"。"生氏接骨膏"早在清代康熙年间在鲁南和东北地区即享盛誉。"梁氏接骨膏"始营于清代乾隆年间，迄今以有260多年历史，远销新加坡、中国香港、澳门及台湾等地。

膏贴疗法已跨出国门走向世界，并被列入控制释放给药系统。据朱文钦报道，我国很重视控释制剂研究，已列为"八·五"公关项目。目前我国开展的透皮制剂有"炎痛宁磁性贴膏"，是一种药效和磁力线相结合的制剂，既增强局部抗炎镇痛作用，又可使副作用减少；"硝酸甘油护心贴片"，能显著预防和治疗心绞痛，特别适用于夜间心绞痛的发作；近期出现的"左旋咪唑涂布剂"，是一种膜储库型经皮给药制剂，用于治疗乙型肝炎病毒感染、肿瘤、类风湿关节炎等，均有一定疗效，这是脱胎换骨的新一代膏敷剂。

第五节　膏敷疗法在民间广泛流传

炼丹术的发明人之一安期生，是秦代一位游医卖药东海之滨的方士；黑膏药的发明者，是晋代弃官修道的葛洪；软膏药的推广者是南北朝时弃官从医的"刘涓子"。从安期生、葛洪、刘涓子三者的志向和处境似乎决定了膏药的在野地位。膏药多随从铃医走街串户。煎熬膏药烟火缭绕，稍有不慎又易起火，所以熬膏药不适宜于城镇闹市，多在郊区山野荒僻之处操作。所以膏药的根子扎在广大的农村。

膏药具有简、便、验、廉、经济等优点，常是农村经济不富裕的疔毒疮疡和跌打损伤患者的首选药物。其往往一贴着肤，可不针、不药而愈。现在城市医院的外科对痈疽疮疡和跌打损伤的治疗，多以各种抗感染的抗生素和石膏、纱布为主。石膏，中医本草中列为大寒之品。气血之性得热则行，得寒则凝。对生肌长肉，续筋接骨不利，斟酌为宜。

长期被实践证实的一些"灵丹妙药"多被拒之门外，膏药被城市人遗忘。疗效即是信誉，膏药将经久不衰地流传于民间，并衍生新的一代。

第六节　膏敷疗法方兴未艾

成书于春秋战国时期的帛书《五十二病方》中载有以猪脂为基质的软膏方40首，可见当时膏药已为一种常用的剂型。历时两千多年来一直沿用至今。黑膏药自晋代葛洪发明以来，经过逾千年的漫长历史，其发展是缓慢的，时至宋、明两代使用范围始有扩大。清代是鼎盛时期，吴尚先的《理瀹骈文》是这个时期的代表。按事物的正常发展规律，现在应是这个鼎盛时期的继续。但形势却迫使它并非如此，随着西方文化的进入，膏敷疗法和中医药学一样，是东方文化被冲击的一部分，在巨大的冲击波中，它跌入深谷，几乎为人们所遗忘。在城市、医院已近绝迹。不管如何冲击，它的疗效依然令人深信不疑。在缺医少药的广大农村中，膏敷疗法依然占有一席之地，这是它的顽强生命力。它以疗效真实、经济、方便、安全而赢得信誉。

近年来，膏药渐渐地得到专家们的重视，对它进行了试用、观察和研究，发现膏药有它独特的疗效和微妙的机制，尤其是对某些针药疗效欠佳的绝症顽疾，往往一贴着肤，频显奇迹。如骨结核、骨髓炎，是中西医学公认的难治之症，用膏药外敷效果十分满意。肿毒疮疖是中西药物和膏药都有效的病证，但膏药又以效捷而领先一筹。

随着化学工业的发展，大批的化学药物源源不断地涌进医院，用于治疗各种疾病。

这些化学药物虽曾取效一时，但大多好景不长，经过临床实用，少则几年，多则十几年，甚至几十年，大多因对人体有害而被淘汰出局。而某些名牌和独家经营的膏药却能流传使用长达数百年乃至上千年，这是任何现代药物所不能比拟的。它的顽强生命力来自它的信誉，它的良好社会信誉来自它令人信服的疗效。社会是产品的土壤，信誉是产品的种子。随着传统医药的振兴，膏敷疗法必将重逢"野火烧不尽，春风吹又生"的三春盛时。现已初露端倪，如上海中医药大学附属龙华医院，用自制的"蟾酥膏"治疗各种恶性肿瘤疼痛取得了良好的效果，有效率达89.6%，有效病例均在15～30分钟时起效。徐崇祥研制的"湿润烧伤膏"，经过十多年的临床使用证实，它比当今国内外所使用的传统疗法和药物都优异。本膏药已走向世界，已有18个国家引进该项技术，应用于临床。它突破了传统的干燥疗法的局限，使烧伤创面组织在湿润的环境中得以再生，并能在早期阻止烧伤部位的继续损伤。"湿润烧伤膏"是传统医药和实践相结合的产物，是挖掘中医药学伟大宝库的收获。如果继续坚持探索，必将有更新、更高、更精的成果面世。

美国人卡尔·萨根在其著的《外星球文明》一书中说："还有一个相关的问题，有些非西方的、非技术的社会看到西方的力量和巨大的物质财富，正在迈开大步追赶我们，在竭力仿效过程中，抛弃了许多国有的古代传统、世界观和生活方式。就我们所知，正在被抛弃的一些方案恰巧就包容着我们正在寻求的替代方案中的因素。在学习现代技术的同时，我们一定要找到某种方法保存我们社会中某些适应性强的因素，他们是

经历了几千年痛苦的社会进化过程才积累起来的，当务之急是在推广技术成就的同时维护文化上的多样性。"正是如此，被誉为21世纪用药佳法——透皮给药，目前已在世界上一些先进国家临床试用成功。如美国首先推出的硝酸甘油贴剂，可以连续24小时释放药物；一种东莨菪碱透皮制剂治疗晕动病，药效可持续12小时；一种降血压的透皮制剂可乐定，一周给药一次。均显示出了其优越性。传统的给药途径，有不同的毒副反应，主要是胃肠反应和肝、肾损害。朱钦文称："近年来在药代动力学和高分子科学发展的基础上，先进国家普遍进行了给药系统开发。逐步向微型化、控制释放等方向发展。以达到常规剂型难于达到的疗效和方便患者的目的。"膏敷疗法就是控制释放给药系统中的透皮给药。

朱氏认为透皮给药具有以下优点：

1. 不像口服药那样受消化道酸碱度、细菌、酶的影响，药物吸收速度和吸收量变化较小，能够提供较恒定持久的血药浓度。

2. 可避免肝脏的首过作用，大幅度减少药物代谢过程。

3. 避免了口服药产生胃肠道刺激的副作用。避免了注射给药，特别是静脉给药的潜在危险。

4. 可以减少给药次数，方便患者使用。

尽管透皮给药与膏敷疗法的名称不同，但它们的使用方法和药物吸收途径是完全一致的。透皮给药是膏敷疗法的延伸和发展，也是世界范围继承和发扬中医事业的一部分。虽然药物不同，但给药的方式方法是完全相同的。膏敷疗法的前景十分壮观，目前，我国很重视控释制剂的研究，已列为"八·五"公关项目。

第二章 膏敷的功效与机制

本章分三节叙述，即膏敷的外治功效、内治功效和机制研究。

第一节 膏敷的外治功效

本节根据膏敷的药理功能和临床疗效归纳为消肿、止痛、合溃、复伤、续筋和防风护肉等部分。

一、使肿者消

肿是外科病的常见症状之一，尤其是痈疽疮疖的主要症状。与其相伴的症状是红、肿、热、痛。肿者，毒也。毒气乘风寒之邪中入肌表，寒性收引，致气聚血凝，不得泄越于外而蕴积于内故肿起。用外敷药物消肿的由来已久。《周礼·天官·医师注》载有："盖肿者欲散，故必先攻之以五毒。"外敷膏药消肿，辨证应注意以疮肿初起轻小者为宜。《证治准绳·敷贴》曰："疮肿初生，似有头而未起，即当贴温热药引出其毒。"《医学入门·痈疽证治》云："膏药多热，轻小疮疖贴之即消。"肿本热象，理当用寒凉药治之为宜，今反用温热药消肿，其理何在？肿毒疮疖，是皮肤肌肉部分的病症，外邪之中人，多挟风寒为使，寒性收引，内热不得外泄，热郁于内，故红肿热痛。用温性药外敷，取热性发散，引热外出，即经所谓热在外者引而发之之意，《内经》称之为"热因热用"，《周易》则谓"火就燥"。此理必知，若不明此意，用寒凉性药物敷之，寒性收引，必致热郁于内，肿痛益剧。用于消肿的常用膏药，以"拔毒膏""神异膏""太乙膏""消肿膏"为佳。贴膏药亦须得法，《千金要方·总论脉证治法》曰："凡用贴法，皆当疮头处，其药开孔，令泄热气。"即在膏药的中央处剪一小口，口当疮头处。如有条件，可于膏药撒麝香少许，消肿更速。疮疖初起时用膏药贴敷较内服效果更佳。

二、使痛者止

疼痛是疾病的主要自觉症状之一，也是疾病向患者发出的求救讯号。尤其外科金刃伤的撕裂性痛，跌打损伤的刺痛，肿毒疮疡初期的胀痛、中期的灼热痛、欲作脓时的跳痛等，常使患者心神不宁，坐卧不安，寝食俱废或呼天喊地，唏嘘不已。因此膏敷可从速而有效地消除或减轻疼痛，是医生治病的主要措施之一，很多中药中含有良好的止痛成分，如川乌、草乌、附子、细辛、元胡、洋金花、蟾酥等，不仅内服可止痛，外敷同样也可止痛。古籍载"神效当归膏"消痈疽疮毒，烫火杖疮，最能止痛；"金丝万应膏"治跌扑损伤手足及肩背，疼痛不可忍者，多有良验；"消肿止痛膏"和"消瘀止痛膏"亦可辨证选用。凡膏药多兼止痛功效。痛因气者，宜于膏药方中加调气药，如木香、香附之类。痛甚者，可于膏药上撒乳香、没药末少许，收效更速。跌扑损伤疼痛者，先用温白酒淋洗局部，洗净揩干后再敷贴膏药尤宜。膏药的止痛机制为凡气血之性，遇寒则滞，滞而不通则痛。用温热药物制膏药，气血得热则通，通则不痛。

近年来，用中药外敷止痛的研究发展很快，如上海中医药大学附属龙华医院用自制蟾酥膏治疗各种恶性肿瘤疼痛取得了良好效果。北京中日友好医院李佩文研究证实："常用的止痛药物有元胡、细辛、米壳、白屈菜等。乳香、没药、血竭、姜黄、骨碎补、红花都是易溶于乙醇的外用止痛药。透骨草、骨碎补、补骨脂三味中药对骨痛有效。肝癌的剧痛，用蟾酥、元胡、穿山甲、青皮煎浓汁外敷肝区，可加强止痛效果。"

三、使溃者合

溃者，是《周礼·疡医》中的四疡之一，其本意是指痈疮含脓血者，泛指疮疖等化脓开口。用药物治疗溃疡，最早见于《周礼·天官·医师注》，书中曰："溃者欲合，必先攻之以五毒。"其意是用毒药附注于痈疡之上，使之腐烂破溃，刮去脓血腐肉，以推陈致新。膏药能生肌、长肉、收敛，故能使溃者合。膏药方中常用的生肌药有白芷、黄芪、生地黄、当归、芍药等；常用的收敛药有血竭、秦艽、白蔹、龙骨、五倍子等。使用修复溃疡的膏药，须脓毒已尽，腐肉尽除，新肉齐平，方可贴敛口膏药；反之，用之过早，反增其害。痈溃久不愈合，其肉白而脓稀者，是气血俱虚之象，不能滋润而疮口冷涩，可每日用艾叶一把煎汤，于无风处热洗，再用"神异膏"敷贴。若痈疽脓成，手术切开排脓，刀口不合者，不可用收涩药外敷，宜用猪蹄煎汤和北艾叶煎汤，交替温洗，再敷贴"神异膏"。使用收敛膏药，慎勿过早，如肿势未平，毒气未尽，过早用收口药，使毒气内伏，后必复发，为害匪浅。故须视肿势已去，疮根渐收，方可用"神异膏"敛之，"万应膏"收口效果良好。

现代外科手术后刀口难以愈合者，多属气血亏虚所致，治当内外兼顾为宜，内治当用"托里法"，古方"托里散""托里清中汤""托里定中汤""托里和中汤"等方内服，外治用"神异膏""万应膏"贴之。

痈疽疮疡脓溃之后，贴温肌生肉膏药，要在逐臭肉、排脓血、取死肌、生良肉时借

助温热之力，切勿用寒凉之品。盖血脉之性喜热而恶寒，若着冷气遏之，即气积血滞而难愈。

经现代实验证实，收敛药与创面或黏膜接触时，能使表层细胞蛋白质凝固，形成保护膜，使局部免受刺激，且可使局部血管收缩减少充血，减少渗出。其常用药有明矾、铅粉、儿茶、五倍子、炉甘石等。已报道明矾有很强的收敛作用。

四、使伤者复

跌打损伤，是外科常见的病症。这里所谓的"伤"，是指皮未开，骨未折的或红肿，或青紫的皮肉伤。在现代外科分类中，它属于闭合性外伤的挫伤和扭伤，临床较多见。《周礼·天官·医师注》曰："伤者欲复，必先攻之以五毒。"凡闭合性外伤皮下出血，局部症状以青紫肿硬为主，多是由瘀血所致。治疗时，若见伤处青紫者，须先用大葱去根叶，制成粗末，炒热，布包外熨，待瘀血散尽，再贴"当归膏"或"理伤膏"。若伤势轻者，不必先熨，直接贴"当归膏"或"理伤膏"即可。"秘传膏"专治打伤，"乳腺膏""万应膏"善治杖伤。面目伤青黑者，可贴"紫金膏"。需注意的是治跌打损伤膏药以温热药物为宜，寒凉性药物当忌，以血性得热则行，得寒则凝之故。祛瘀生新，瘀血祛，新血生，筋肉自然平复。

五、使断者续

"断"，是《周礼·天官·疡医》中的"断疡"，包括骨折和筋断。用膏敷疗法治疗骨折是中医外科的一大优势。凡骨折整理复位后，皮开肉绽者，先用"补肉散"填满创口，再用"散血膏"敷贴；若皮破而肉未损者，用"补肉膏"敷贴；骨折皮未破者，敷贴"接骨膏"或"定痛膏"。重者于膏药外用夹板固定。

治疗筋伤，先用金沸草汁调枫香末涂敷，再用"理伤膏"外贴。敷贴"接骨膏"

疼痛不止者，可用乳香、没药、枫香、白芷、肉桂、南星、独活等药研末，取适量撒于膏药上敷贴，其肉温暖则痛即止。

骨伤敷贴膏药，春、秋三日，夏二日，冬四日一换。换药时先用艾叶煎汤，趁热浸洗，或用毛巾放汤内浸渍，取出轻扭去水，干湿适宜时，敷于膏药上温润之，待膏药软化，再从一角轻轻揭下，慎勿猛浪从事。

古代整骨方中常用接骨药有土元、自然铜、铜屑、续断、骨碎补、白及、五灵脂、苏木、黍米、狗头骨等，其中以土元为首选。《本草经疏》云："土鳖虫生下湿地，以刀断之，中有白汁如浆，凑接即连，复能行走，故今人用之治跌打损伤。"自然铜是接骨膏中必备药物，亦须辨证用药。骨折、骨碎者方可用；骨未折、骨未碎者，勿用；脱臼者，初时不可用，久后方可用。自然铜必须火煅，必赖气濡血润，气血之性喜温暖而恶寒冷，故接骨膏方中亦须伍以温热药。

六、防风护肉

凡痈疽疮疖等病，大多须经破溃、脓尽、新肉平复，始可结痂而愈。当疮疖破溃之后，皮开肉绽，失去肌肤卫外而卫固的保护。疮口或大或小，或深或浅，向外开放。风吹、尘染、蝇叮、挫碰，均能影响生肌收口。古代疡医的经验认为，凡疮口，最忌风寒侵袭，冷风一吹，气滞血凝，多致疮口紫硬，脓难化，肉难生，口难收，若用膏药贴敷，可保无虞。凡伤口，夏日莫当窗口，勿用电扇吹风，换药时尤须注意。

治外伤，贵在辨证施药。初伤之时，当先行安神、镇惊、止痛之法为治。用法之意，凡外伤降临之际，患者多神飞魂散，心惊胆战，惊惧不已，夜多恶梦，或从梦中惊醒，哭叫不已。当此之时，神不宁则气血难和，故当以镇静止痛法为先。继则用祛瘀活血法，凡伤口，多肉色青紫，由瘀血所致，瘀血不去，新血难生，推陈所以致新。最后用补肾法，肾主骨，补肾气，可加速骨痂生成。"有胃气则生""得谷则昌"，故各期用药勿忘顾护胃气，以保后天之本。

临床常治重度开放性骨折，日久骨痂难生，新肉不长，伤口紫暗，缺乏生机。当此之时，拟以黄芪、党参、白术、当归、熟地黄、陈皮、甘草等益气养血药内服，仅十余剂，可立显生机。是以外治亦当配合内治。

膏敷疗法当注意辨证用药。疮破而难溃者，用蜈蚣少许敷疮上，再贴膏药；恶肉难腐者，用雄黄、轻粉末少许敷疮上，再贴膏药；脓多者，用当归、川芎末敷疮上，再贴膏药；湿多者，加燥湿药，苍术、茯苓之类；新肉迟迟不生者，加白蔹、官桂之类。辨证加减，大能提高疗效。

第二节　膏敷的治疗功效

关于膏敷的治疗功效，清代徐灵胎在《医学源流论》中说："治里者，或驱风寒，或和气血，或消痰痞，或壮筋骨，其方甚多，药亦随病加减，其膏宜厚重而久贴，此理人所难知。"宗徐氏认为，膏敷的治疗功效，即散风寒、和气血、消痰痞、壮筋骨、通经络、祛风湿。

一、散风寒

风、寒皆为六淫之邪。其中人也，多经腠理而入。其为病也，或热，或肿，或麻木，或疼痛，或口眼歪斜，症状多端。其治也，或服药由内向外驱之，或敷贴药由外引之。当风寒中人，邪在肌表，入里未深之时，择用麻黄、桂枝、羌活、独活、白芷、附子、川乌、草乌等祛风散寒药物制膏药外敷，引风寒由腠理外散，较内服药取效更速。用膏敷疗法治风寒，当辨证选穴敷贴，如伤风感冒等全身性疾病，可选用风府、大椎、太阳等穴位敷贴；如肿痛、口眼歪斜等有定位性局部病，可贴于病位上，上肢可贴敷肩俞、曲池，下肢可贴敷环跳、阳陵泉。发散风寒膏药，敷贴之前，当先用姜片、蒜片或葱汁涂擦病所或穴位，再贴膏药；舒筋活血者，可用白酒涂，再敷贴，疗效弥佳。

二、和气血

人赖气血而生。气血者，人之神也；脉者，气血之神也。血行脉中，气行脉外，气为血之帅，血为气之母，气行则血行，气止血亦止。气血和则平安，气血逆则病生。气滞则生胀满痞闷，血瘀则病青紫肿痛。气血之所以不和，究其缘由，不外情志不调和六淫外袭两端。气血之性，喜流畅而恶瘀滞，喜温暖而恶寒冷，故得热则行，遇寒则滞。膏药之性多温热，功善化瘀散滞，瘀化则血通，滞散则气行，故膏敷疗法可和气血。理气药以木香、香附、枳壳为上，和血药以当归、桃仁、红花为先。

三、消痰核

痰乃阴湿之物，脾失运化所生。脾为阴土，性喜燥而恶湿，为生痰之源。若痰贮积中焦，发为痞满，其症以呕吐痰涎、心下满闷为主。治当选用苍术、白术、陈皮、半夏、南星等健脾化痰药熬膏，敷贴于中脘、脾俞、足三里等穴位上。用温药和之，健脾燥湿，脾土健运则痰痞自除。此治湿痰之法，若遇量少质黏的燥痰，则须于上方中加全瓜蒌、知母、天冬等养阴化痰之品佐之。

四、壮筋骨

肝主筋，肾主骨。主者，养也。肝藏血，筋依肝血为润；肾藏精，骨赖肾精为养。肝血虚则筋疲，肾精亏则骨酸。此病由内生，治当养血益精为法，血盛精足，则筋骨自壮。若因久行伤筋，久立伤骨而致筋疲骨酸者，是劳伤所致。治当选用当归、川芎、芍药、地黄、肉苁蓉、巴戟天、杜仲、续断、秦艽等养血补精，舒筋壮骨药物熬膏，贴敷肝俞、肾俞、命门诸穴，可补肝益肾。肝血盛则筋壮，肾精足则骨强。

五、通经络

经络是内起五脏，外达体表，联系五脏、六腑、肌肉、皮毛、九窍的网络，有运行气血、输布荣卫的功能。若外受风寒侵袭，或内因痰瘀阻塞，则经络不通，气血荣卫不行。其发病或麻，或痛，或痉挛，或喎僻，或偏废等。徐灵胎说："若其病既有定所，在于皮肤筋骨之间，可按而得之者，用膏药贴之，闭塞其气，使药性从毛孔而入腠理，通经贯络，或提而出之，或攻而散之，较服药尤为有力。"

临床实践证实，膏药的效果与敷贴的部位密切相关。如把膏药贴在与疾病相关的腧穴，比贴于非腧穴效果更佳。因此，膏药治病并不是单纯就近病所而贴之，应根据经络的循行及穴位而定贴敷之处。吴尚先说："膏中用药味，必得通经走络。"如桃仁、红花、丝瓜络、土元、地龙、穿山甲之类可选而用之。经络通，诸药始能循经直达病所。

第三节 膏敷的机制研究

膏敷的机制研究，时至目前，仍停留在传统的研究上，用现代科学的手段进行研究者仍较少。传统研究的材料也不多。

一、传统机制探讨

关于膏敷的机制研究，较其他剂型颇

晚。从目前拥有的材料考证，时至清朝末年始有人研究。吴师机在《理瀹骈文》中说："膏药功用，一是拔，二是截。凡病所结之处，拔之则病自出，无深入内陷之患；病所经由之处，截之则邪自断，无妄行传变之虞。"徐大椿在《医学源流论》中也说："外治法，用膏贴之，闭塞其气，使药性由毛孔而入其腠理，通经贯络，或提而出之，或攻而散之，较服药尤力。"吴、徐二氏的所谓"拔""截""提""攻"四法，可归纳为"拔""截""攻"三法，因为"提""拔"二法其实为一。吴氏所谓的"拔""截"是功用。徐氏所谓的"使药性由毛孔而入其腠理，通经贯络"才是机制。由此可见，膏药的作用机制，不外乎毛孔透入的局部作用和经络传导的远端作用两端，前者以非穴位用药为主，后者以穴位敷贴为主。

1. 毛孔透入的局部作用机制

人体皮肤上的汗毛孔，具有排泄和吸收双重功能。膏药贴于皮肤之所以能治病，就是由于药物的有效成分通过汗毛孔的吸收而发挥作用的。诚如清人徐大椿所言："人之疾病由外以入内，其流行经络脏腑者，必服药乃能驱之；若其病既有定所，在皮肤筋骨之间可按而得之者，用膏贴之，使药性从毛孔而入其腠理，通经贯络，或提而出之，或攻而散之。较服药尤有力。"药物的有效成分从汗毛孔吸收后，由外而入散布在皮肤筋骨之间的病邪，浅者被拔出，深者被攻散。

徐氏所谓的"使药性从毛孔而入其腠理……较服药尤有力"之说，也已得到科学实验的证实。现代实验研究表明，膏贴剂与口服混悬剂相比（以 H 吲哚美辛为标记），全身药物浓度上升慢，浓度低，维持时间长；而局部组织的浓度，则远高于口服组。给药 8 小时测定，关节液浓度高 19 倍，韧带内高 12 倍，皮肤高 10 倍（《浙江中医杂志》1988年第 3 期）。局部血药浓度高，必然提高药物的局部疗效；而全身血药浓度低，决定了药物的代谢、排泄较慢，从而延长了药物的作用时间，提高了药物的利用度。

膏敷疗法这一作用专长，在外科疾病的治疗中得到了广泛的应用。如治疗一切疮毒的"百应膏"，治疗疔毒诸疮的"拔毒膏"，治疗瘰疬的"金银膏"等，都能拔毒外出，有可靠的疗效。

2. 经络传导的远端作用机制

经络是人体组织结构的重要组成部分，虽看不见摸不到，但古人描绘得十分详实，功能也很显著，为举世生理学家所瞩目。它内属脏腑，外络肢节，沟通人体表里、上下、内外，是气血运行的通路，也是病邪借以传变的途径。腧穴则是脏腑经络之气输注于体表的特定部位，隶属于经络系统，是"神气所游行出入之处"，又是疾病的外在反应点，也是药物功效通过的门户。膏药贴敷于某些特定的穴位，直接作用于人体的经络系统，通过腧穴的吸收、透入和经络的传导、转输，从而激发调节经络之气血运行和脏腑功能，疏通气血，纠正阴阳的偏盛偏衰使之平衡，达到祛除病邪和防病治病的目的。

外治法专著《理瀹骈文》下卷收编膏药方百余张，在用法中明确注明贴于穴位者占大多数，特别是用于治疗外感病和内科杂症的膏药，更是如此。如治疗外感初起，邪在太阳之表，用膏药贴太阳、风池、风门、膻中等穴；若病在脏腑，则根据疾病的部位选穴，病在上则贴心口，病在中则贴神阙，病在下则贴丹田，或心俞与心口对贴，或足心与丹田相应。膏药穴位敷贴的优势在于，通过经络系统的吸收、透入和传导、转输，可达到远距离的调节作用。特别是神阙穴（肚脐眼），属任脉，又为冲脉循行之处。冲脉为经脉之海，任督表里相接，冲、任、督"一源而三歧"。可以通经贯络而作用于周身。因此，膏药贴脐能治疗诸多疾病，如腹痛、泻痢、虫积、阴水、鼓胀及虚劳诸疾等，均可用膏药敷贴肚脐治疗，故有"神阙主百病"之说，足见其治疗范围之广。

膏药敷贴穴位的远距离效应,有赖于引经药物的引导,故膏药处方中多配有引经报使之品。经过引经药的引导,药物可直接作用于某一经络,力专功宏。吴师机在论述膏药的制作时说:"制膏行道……当于古汤中求之。"但必须"就中去其平淡无力之味,易以他方力厚之品,加以引药"。"或更以药肆中丸散方,取其峻厉者,亦加引经药合而为膏,更通行也。"在膏药方中,引经药是必不可缺少的,足见其重要性。引经药的选择依据是药物的性味和归经。如足太阳膀胱经在上者用羌活,在下者用黄柏;少阳胆经与三焦经在上者用柴胡、川芎,在下者用青皮;阳明胃经与大肠经用升麻、白芷等。

膏敷疗法经临床使用,治疗内科疾病多取远道作用,如《理瀹骈文》所载的"亡阳膏""回阳救急膏""纳气膏""脾肾双补膏""涌泉膏"等治疗内科疾病的膏药,都是取穴位敷贴而达到调节全身的作用。

二、现代机制研究

膏药的吸收和利用,其机制是一个非常复杂的课题。西医学主要通过以下4个方面进行解释的。

1. 改变皮肤透通性,提高药物穿透力

经西医学研究表明,药物的透皮吸收主要是通过表皮角质细胞、细胞间隙及汗腺、毛囊、皮脂腺(即中医学所谓毛窍、腠理)等吸收。少数药物通过一种途径,多数药物同时通过数种途径吸收,而通过表皮途径吸收是主要的吸收途径(《中药通报》)。有许多中药或膏中的基质能改变皮肤的透通性,提高药物的穿透力,促进药物的吸收。如膏药中的冰片、麝香、沉香、檀香、花椒、白芥子、生姜、肉桂等辛香走窜之品,可使皮脂类固醇透皮能力提高6~8倍;膏药中所含的铅皂(是一种表面活性剂)可促进被动扩散的吸收动作,增加表皮类脂膜对药物的透皮率;二甲亚砜等助溶剂,不仅可促进药物有效成分的溶解,且可增强透皮吸收能力。

另外,膏药外贴,局部形成一种汗水难以蒸发扩散的密闭状态,使角质层含水量由5%~15%,增加至50%,角质层经水化合作用后,可膨胀成多孔状态,易于药物穿透,药物的透皮率可因此而增加4~5倍。同时,还能使皮温从36℃增至37℃,起到加快透皮的作用。湖南中医药研究院"代温灸膏"外贴,贴膏6小时后局部皮温升高平均2.26℃,且可维持24小时。受热的皮肤腠理扩张,为药物透入洞开门户。

2. 改善微循环,加速药物吸收利用

膏药中所含的葱、姜、蒜、肉桂以及许多活血化瘀通经之品(如穿山甲)和酒、醋等,可使局部血管明显扩张,皮肤充血,血流量增加,一方面有利于药物的吸收,更重要的是加快药物的运转和利用,对提高疗效起着十分重要的作用。

3. 促进细胞增生、分化,增强创面抗感染

南开大学生物系通过生肌橡皮膏对开放性损伤的实验,认为其可促进细胞的增生、分化,增强创面的抗感染,加速创面的血液循环。这3个方面的作用,均为加速创面愈合的重要因素(《中华骨科杂志》)。为揭示中医学"煨脓长肉"的机制,他们对生肌膏治疗感染伤口的创面中的脓液进行观察,结果表明,外用中药后可使创面中巨噬细胞表面Fc受体数量增多,活性加强。这对加强脓汁中巨噬细胞功能起着不可忽视的作用(《中西医结合杂志》)。生肌玉红膏外敷大白鼠急性炎症的伤口后,明显抑制伤口炎症灶血管通透性升高反应,有祛腐生肌、胜湿敛疮、活血止痛的功效。外敷家兔实验性体表溃疡,坏死组织较多时,发现与大量渗出的年轻的吞噬活跃的白细胞有关(《上海中医杂志》)。姜兆俊氏认为,外用膏药治疗体表溃疡的机制有:抗感染作用与增强巨噬细胞免疫功能和年轻吞噬活跃的白细胞有关;抑制伤口炎症灶血管通透性升高,降低创面脓液pH,使创面呈酸性化;促进细胞增生、分化;加速创面血液循环等。均为中医学"煨

脓长肉""祛腐生肌""活血止痛""扶正祛邪"的理论和治疗原则提供了理论依据。

4. 调整免疫功能

据专家分析，主要机制是可激活和增加人体的免疫细胞，调整免疫功能，也就是中医学所谓的调整阴阳失衡。众所周知，人体免疫的主要作用是通过胸腺和淋巴细胞来调节，而淋巴细胞的主要作用是吞噬浸入人体的各种细菌、病毒。当各类细菌、病毒"填饱"了淋巴细胞的"肚子"时，人体的免疫功能自然也开始下降。有毒物质和细菌、病毒也就容易滞留在体内。造成血液黏稠度增高，新陈代谢降低，血液循环改变，某些组织器官发病。在此种情况下，中药外敷、洗浴，避开了肠胃对药效的降低功能和肝脏的"解药"功能，除可以增加和帮助淋巴细胞恢复活力外，还可以降低血液的黏稠度，改善人体血液循环和经络循环，进而使疾病痊愈。

敷药后，病灶周围的皮肤毛孔在皮肤滤膜作用下，去除了有害物质，有效成分直接渗入病灶。在中药内托外拔、舒筋通络、活血祛瘀、消炎止痛、清热解毒的作用达到后，病灶部位的正常生理功能开始恢复，使沉积在病灶部位的细菌、病毒、免疫复合物、血脂和胆固醇得以杀灭和消除。

第三章　膏药的剂型分类

膏药的剂型，可分为软膏、硬膏和橡皮膏等。

第一节　软　膏

软膏，又称药膏。它是用动物脂肪、黄蜡、松香、蜂蜜、凡士林或酒、醋等物为基质配以药物加工制作成的一种外用剂型。在常温下呈半凝固状态，以其质地濡软，故称为软膏。它先于硬膏，早在春秋战国时期的医籍中即有记载，至今仍很常用。软膏的加工制作工艺分3种：一种是将药物放油脂中煎熬提炼而成；一种是将药物粉末与油脂混合调剂而成；另一种是将含有油脂成分的药物，如蓖麻子、杏仁等与其他药物粉末混合槌捣而成，称"千槌膏"，它比硬膏的制作工艺简便。在使用上，软膏可直接涂敷于病体局部的皮肤上，也可摊于布或油纸上贴于患处皮肤上。

第二节　硬膏药

硬膏药，简称膏药，是以麻油（香油）和黄丹为基质加热炼制而成的，在常温下呈固体状态，以其质地硬，故称硬膏药。它是继软膏之后，秦汉时期方士们在炼丹过程中发明的一种剂型。它的制作工艺较软膏复杂且要求严格。硬膏的成品是将膏药涂在布和纸裱背的材料上，临床用时稍加火烤熔化敷贴于患处或穴位上。硬膏较软膏效力持久故敷贴时间长。以其加工制作时使用的基质不同，所以其颜色有黑、白、红之异，故通常又有黑膏药、白膏药、红膏药之分。

一、黑膏药

黑膏药是用黄丹为基质制作成的。黄丹，又名铅丹，是用黑铅为主要原料加入硝、磺、矾、盐锻炼而成的黄色物。铅色乌黑，故称黑铅、膏铅。煎膏时，黄丹投入油中遇热，又恢复其本——黑色。从现代药理来讲，系黄丹分解产生的氧和热能将部分聚合物变为树脂样物质，从而将膏药变为黑色。黑膏药是硬膏药中最常见的一种。

二、白膏药

白膏药是用黄蜡、白蜡、猪油等为基质。所用药物是炉甘石、白石脂、龙骨、乳香、没药、枫香、樟脑、光粉等无色的药物熬制成的，成品呈白色，故称白膏药。是一种用于治疗杖伤及臁疮的膏药。

三、红膏药

红膏药是以猪油、黄蜡、黄丹为基质加工制作成的膏药。其药物中含有红色的血竭、朱砂等物，故呈红色。常用于治疗杖伤及臁疮。

第三节　橡皮膏药

橡皮膏是以橡胶为主，外加氧化锌、凡士林、石蜡为基质熬制而成的膏药，故称橡皮膏。工艺较铅硬膏药简便，且易控制。其特点是色白，质地轻薄、柔软，黏和性强，不经预热可直接贴于患处，不污染，携带和使用方便。橡皮膏是目前很受患者青睐的一种膏药，但其效力较黑膏药大为逊色。若能进一步提高效力，其发展前景可嘉。

第四章 熬制膏药常用的药物及器具

第一节 常用的药物

一、基质用料

1. 软膏基质用料

（1）猪脂

原名：猪油。处方用名：炼猪油、板油、猪膏。

形态：白色，味微甘，热至35℃~40℃即溶解为无色透明之油。

性味：味甘，性微寒，无毒。

功效：杀虫、凉血、解毒，润皮肤干燥，生毛发。又能益血脉，为缓和滋养药，破冷结，散宿血。

主治：痈疽，恶疮，脱发，手足皲裂等。

本品是猪腹网膜及肾脏周围的脂肪。猪脂是最早用作软膏基质的物质，帛书《五十二病方》中称"彘肪"。"彘"是猪的古名；"肪"，盖即今之脂字。《灵枢》中称"豕膏"。取腊月猪脂炼油，收容器内，勿着冷水，经年不变质。取腊月猪脂装新瓶内埋地下百日，炼油，名膃脂，《刘涓子鬼遗方》中制膏多用。合面脂则别有制法，《千金要方》云："凡合面脂，先须知炼法，以腊月极肥大猪脂水浸七八日，日一易水，煎，取清脂，没水中"即成。用猪脂为溶剂提取药物的有效成分，是我国人民的一大发明。动物脂肪在人体皮肤上吸收最好，猪脂系动物脂肪，与人体脂肪比较相近，皮肤吸收较好，是理想的软膏基质，皮肤对药物的吸收大大高于植物油和矿物油脂。自春秋战国至清代配制软膏的基质基本上以猪脂为主，现

代多用凡士林或松节油代替。凡士林是矿物油的提取物，松节油是植物制品，二者都可以用作药膏基质，但在皮肤细胞吸收上远不及猪脂理想。前者只能润滑治标，后者经细胞吸收可起到治本的效果。

这些古老的传统工艺，失传已久，而今以化学制品防腐剂取而代之，防腐剂虽有防腐的功效，但也有损伤皮肤之弊，论安全、治本，还推传统工艺。

（2）黄蜡

原名：蜜蜡。处方用名：黄蜡、黄蜂蜡、蜂蜡、黄蜜蜡。

性味：性温，味甘，无毒。

功效：止血，定痛，生肌，补中，续绝伤金疮。又作赋型药。润泽皮肤。

作用：能直接凝固血液，并能防腐灭菌。

主治：下利脓血，妇人胎动下血，专治创伤金疮、跌打、烫火伤、蛇咬、冻裂，诸疮。乳头嫩热肿痛及坼裂等涂之，极效。

本品是由工蜂腹部轮节状处分泌物，遇空气凝结而成，是用于制造蜂房及蜜槽的材料。其制法为将蜂房切碎，压取蜂蜜，将余质放沸水中熔化，加热若干时，待其异质或消化或分开，候冷，其蜡凝固成块。再溶化，过滤去渣，待冷却，凝结成块状或饼形，色暗黄。遇乙醇微溶，遇热松香则全化。

外科用作蜡膏、硬膏、油膏，用时取黄蜡一分，炼猪油四分，先将黄蜡熔化，再加猪油调匀，至冷即成，配油膏类用。用蜡作

软膏基质可以调整软硬度，提高猪脂的软化点。

（3）白蜡

原名：蜜蜡。处方用名：蜂白蜡、白蜂蜡、白蜜蜡。

性味：味甘，性微温，无毒。

功效：补中益气，大抵与黄蜡同。但多用于须清凉的病症，较黄蜡性缓和。

主治：下利脓血，续绝伤金疮。治骨折，《圣济总录·伤折门》中"续骨丸""生肌散"均用白蜡为君。古方"神效当归膏"方说明云："此方用蜡为君，前人每云蜡为外科要药，生肌定痛，续筋补血，其功不可尽述。常见善讼者，杖伤后即食蜡两许，饮酒一碗，一睡之后，血散痛止，轻者即消，重者虽溃易愈，可见蜡之功甚大，用者不可忽之。"《鬼遗方》中膏药多用白蜡。

本品是黄蜡经加工提炼成白色者，其制法为将黄蜡放温水中溶化，用好绵纸摺成数层，放入冷水中浸湿，轻贴蜡上，一吸即起，再投入冷水中，待蜡凝于纸上，即剥下。再吸再剥，以尽为度。放竹器内晒之，干则频频洒水，久则凝固，为白色或类白色块。在60℃即可溶化为无色之液。

（4）松脂

处方用名：松香、松膏、松胶。

性味：性温，味苦、甘，无毒。

功效：燥湿、祛风、杀虫，专作制膏药的原料，煎膏生肌止痛，排脓，强筋骨，利耳目，又能安五脏，润心肺，镇咳祛痰，除胃中伏热。

主治：痈疽恶疮，癣疥，风痹死肌，消渴，妇人崩带。

本品系松科植物马尾松或其同属植物中取得油树脂，经蒸馏除去挥发油后遗留物。其形鲜明色不透明或鲜褐色透明，外面多被粉尘；质脆，易于粉碎，破碎面为介壳状；溶于乙醇。

松脂是外科良药，多功效，主治范围广泛。《鬼遗方》中有松脂贴方3张，治疗痈疽肿毒。方中与猪脂、白蜡同用。松脂为松树脂，其中芳香油能溶，松脂调节猪脂的软化点，使软化点增高，成为较理想的软膏。

（5）醋

原名：米醋。处方用名：酸醋。古籍别名：酢、苦酒。

性味：味酸苦，性温，无毒。

功效：外用涂敷，散瘀血，消痈肿，散积块，配合外科药，治瘰结痰癖。本品能使局部血管明显扩张，皮肤充血。血流量增加，一方面有利于药物的吸收，更重要的是加快药物的运转和利用，对提高疗效起着十分重要的作用。

主治：痈肿，水气，邪毒。

本品是米、麦或果实以及淀粉类或酒类加酵母使之发酵变酸而酿成的黄色液体。古籍多称苦酒。早在南北朝龚庆宣著的《刘涓子鬼遗方》中就载有"生肉膏"，其制法为："以苦酒一升，合渍诸药，夏一夜，冬二夜浸，以微火煎三上三下，候苦酒尽膏成。"用醋为溶剂，提取药物的有效成分，此工艺是先进的。唐代孙思邈广泛地采用本法制作膏药。他的膏药方大多先经醋浸泡一定时间，再用猪脂煎熬成膏。醋是乙酸，是很好的溶媒，可增加乌头、天雄、附子等生物碱的溶解，使成品更好地发挥药效。唐代以后多不用醋提取法。醋还可与药末混合调剂成膏。

（6）米酒

处方用名：酒炒，酒浸。

性味：性大热，味苦、甘、辛，有毒。

功效：宣行药势，调和气血，又作兴奋剂及顺血药。酒能使局部血管明显扩张，皮肤充血，血流量增加，有利于药物的吸收和利用，对提高疗效起着十分重要的作用。

主治：宣行药势，杀百邪。

本品是米、麦、谷类蒸熟发酵酿成的黄色澄清之液体，性辛烈，味甘辛，色美如琥珀者为上，称清酒，古时中医典籍称无灰酒，供入药用佳良。若味甘有沫，或味辛而色不正者，为下品，不堪入药。

米酒调药末成软敷，多用于闭合性损伤局部青紫有瘀血者和风寒湿痹等。鸡蛋清、蜂蜜、水胶等亦可选用。

2. 硬膏基质用料

（1）芝麻油

原名：香油。古籍别名：胡麻油、清油。

性味：性微寒，味甘，无毒。杀一切虫，外敷消肿，生秃发。煎膏生肌，长肉止痛。消痈肿，补皮裂。

主治：治大肠内热结、解热毒、食毒、虫毒，外用敷一切恶疮疥癣。

芝麻油是最佳的植物油，用作黑膏药的基质最为理想。取芝麻炒熟榨取油称生油，入药并煎膏良。入药以乌麻油为上品，白麻油次之。《薛氏医案》引伍氏曰："气血闻香则行，闻臭则逆。"熬膏药麻油胜诸油，盖气血喜其香也。我国古代熬膏药以芝麻油为主，现代常用的植物油有芝麻油、线麻油、花生油、葵花籽油、菜籽油、棉籽油及混合油等，其中以芝麻油为上乘，是熬膏药最为理想的基质。芝麻油制膏药具有下列优点：麻油的凝固点为4℃～5℃，理化常数适中，制成的膏药黏度大，延展性强，硬度适宜，外观光亮，性清凉。又因麻油沸点低，油加热时不易起沫，易于操作等优点，所以芝麻油是熬膏药的首选油料。若芝麻油供量不足时，也可选用其他植物油代替。刘崇文认为，凡无强烈刺激性和毒性的半干性植物油，其碘价在100～120左右，皂化价在185～206左右即可，如棉籽、菜籽、豆及混合油均可，不可拘泥于昂贵的民用麻油。陈馥馨等人通过研究认为，芝麻油熬膏药质量最好；线麻油、花生油、葵花籽油等熬膏药质量与之接近；芥籽油、棉籽油、菜籽油等熬膏不理想，可考虑配伍应用。章桂臣等人通过研究实验表明，精选过的大槽油（含葵花籽油和生麻油）熬制膏药老嫩适宜，经贴用，黏度好，皮肤充血情况亦好，与芝麻油

制成的膏药基本一致。天津地区一般采用大槽油较多。

（2）黄丹（须知货系国产或进口）

原名：铅丹。处方用名：丹粉。

性味：性微寒，味辛。

功效：外敷拔毒生肌，用于解热毒。煎膏止痛，生肌长肉。经近人研究证实黄丹能直接灭菌，并有抑制黏液分泌的作用。

主治：外涂治金疮出血，烫火疮及疮疡。内服治吐逆反胃，惊痫癫疾，止小便，除热毒、疟疾、消渴、吐血、久积。

本品系金属矿石类，是黑铅加硝、磺、矾、盐冶炼而成的黄色粉末。其主要成分是四氧化三铅（Pb_3O_4）氧化而来。因往往氧化不完全，故黄丹没有纯品。医用黄丹为工业用的特级品，含四氧化三铅占90%～95%，一氧化铅（PbO）占5%～10%。制膏药对黄丹的质量要求较高，如丹质次，熬炼时不易成膏，制成膏灰白无光泽，增加熬膏的难度，降低了膏药疗效。因此，黄丹的质量要严格把关。

制法：古代制法：李时珍《本草纲目》引独孤滔《丹房鉴源》炒铅丹法："用铅一斤，土硫黄十两，硝石一两。熔铅成汁，下醋点之，滚沸时下硫一块，稍顷下硝、黄，待沸再点醋，依前下少许硝、黄，待为末则成矣。"此法所为硫化铅，当今已很少使用。现代制法：黑铅、白矾熔化，搅拌，经8～10小时取出冷凝，生成氧化铅块，研末，倒入缸内，加水搅动，取浮于水中之细末，另置一缸静沉，取水飞晒干，入铁锅徐徐加热烧24小时后，取出研细即成。

黄丹的传统检验法，有手试和水试两种方法。手试法又分两种，一种是用手撮丹，如掂物样测之，真品手感重，掺假者感轻；另一种是手研法，两指撮丹，轻轻揉研，光亮细腻者为真，有颗粒滞涩者为假。水沉法：将丹投入静水中，向下直沉水不浑者为真，反之浮于水面或水变浊者为假。

提高丹质量法：如丹的质量太差，可用

水飞法除去杂质。其法为将黄丹浸于水中，用木棒搅动，待杂质漂浮于水面后倒去，取丹晒干，炒去水分，过筛用。

黄丹对膏药质量影响因素有三：①纯度要高。丹内四氧化三铅（Pb_3O_4）的含量要达到 90% ~ 95%。丹的杂质是一氧化铅（PbO），它能使油中的脂肪酸、铅含量增高，使之变硬且黏度差。②用量要准。关于丹的用量，切勿拘于定数，须视丹的质量而定，据老药师们的经验认为湖南产的南丹质量为好，质地细。因此，下丹时南丹用量可少些。丹与油的传统比例是"一丹二油"，但实际用量往往低于此数（每 500 克油用丹约 195 ~ 200 克）。主要看炼油的老嫩程度，一般而言，油嫩者丹量可适当增加，油老者可适当减少，贵在临时变通。丹量过多，则膏硬而黏性差；丹量过少，则贴膏时易溃。③要无水分，熬膏前须先将丹放锅内炒干。受潮含水的丹，下锅入油后，易聚结成颗粒或小块，沉于底层，不易与油结合，使膏内含有硬结，故黄丹用前须下锅炒干过筛。

表 1　黄丹、铅、硫黄、明矾功效、主治对照表

品名	功能	主治	彼此关系
黄丹	内服坠痰镇心，外敷拔毒生肌，用作解热解毒药，专供制膏药之要品	吐逆反胃，惊痫癫疾《本草经》。小便数，脐腹拘挛，金疮血溢《别录》	本品系铅、硝石、食盐、炼制而成
黑铅	降逆气，坠痰涎，镇心安神	治癫狂，伤寒毒气，反胃呕哕，蛇咬伤，炙热熨之	解硫黄毒
硫黄	温阳散寒，破积聚，化腐肉，坚筋骨	治妇人阴蚀、疽痔、恶疮、筋骨不坚、头秃《本经》。疗心腹积聚，邪气冷痛在胁，鼻衄恶疮《别录》	能化铅为水
明矾	燥湿、收敛、止血、杀虫、止痒	治寒热泻痢、白沃、阴蚀、恶疮、目痛、齿松《本经》。除固热在骨髓，去鼻中息肉《别录》	解血中铅毒
硝石	破坚积，消瘰疬，疗霍乱，通五淋，清热利尿，通便结，除陈蓄	治五脏积热，胃胀便闭，涤去蓄结饮食，推陈致新，除邪气《本经》。疗五脏十二经中百二十种疾，利小便，瘘蚀疮，能化七十二种石《别录》	能化硫黄为水

二、治疗用药

治疗用药根据膏药常用药物分清热药、消肿药、止痛药、止血药、化腐药、排脓药、生肌药、收敛药、化痞药、续筋药、接骨药、治附骨疽药 12 类。内容只述外治功效。

（一）清热药

清热药是指性寒味苦，功能清热解毒泻火，用于治疗痈毒疮疖初起红肿热痛的药物。

1. 黄连

味苦，性寒。是热疮外用药物的首选药物。可消肿，用于疮疡初起，焮肿热痛。对金黄色葡萄球菌抗菌作用最强。有较强的抗炎作用，用于治疗外科各种急性化脓性感染，已溃、未溃均可用。还可外敷干粉末，亦可与其他药混合配软膏外敷，是黑膏药中常用之品。我国最早的外科专著《鬼遗方》中载有治热疮膏药方 7 张，其中有 6 方中用黄连，故黄连诚为治热疮之主药。但阴疽冷疮忌用。

2. 白蔹

味苦，性平。本品具有清热解毒、散结止痛、生肌长肉等多种功效，为外科要药。常用于治疗痈疽、发背、瘰疬、疔肿、刀伤、扑损等症，是硬软膏剂方中常用的药物，它较黄连的应用范围更广。

3. 生地黄

味甘苦，性大寒。有清热泻火、凉血止血的功效，为解热要药。治一切痈肿、疔毒、乳痈、堕坠腕折、瘀血出血、打扑损伤、骨碎筋折等。它不仅是清热膏药方中常用品，也是骨折伤科膏药方中的良药。

4. 大黄

味苦，性寒。能泄血分实热，下瘀血。功能消肿散结，用于疮疡初起，红肿热痛。且其抗感染作用已被证实，实验证明大黄对多种细菌均有不同程度的抑制作用，其中对葡萄球菌最为敏感。外科用于治疗疮毒。研末水调外涂治肿毒初起，痈疽焮热有良效。

5. 黄柏、升麻、苦参、蛇床子

上药均可选用。

表2　《鬼遗方》治热疮7方药物对照表

方名	生地黄	大黄	黄连	黄柏	甘草	白蔹	升麻	芍药	白及	苦参	白芷	生胡粉	蛇床子	通草	狼牙	木兰	栀子	黄芩	当归
生地黄膏一	√	√	√	√			√												
生地黄膏二	√			√			√	√	√										
黄连膏			√							√	√								
蛇床子膏	√			√								√	√						
木兰膏			√	√												√			
黄连膏			√	√								√							
甘草膏					√								√						√
合计	3	3	6	3	4	2	4	2	2	2	2	3	2	1	2	1	1	1	1

（二）消肿药

刘完素曰："肿者，由寒热毒气，使气血涩而不通，壅结成肿，风邪不作，即去头无根；寒血相搏者，即有头有根。故凡疮疖初起当视有无头根，辨属风属寒。膏药多热，发表不远热之意。"初起宜温热药外敷，引风寒之邪外散，中期焮热，则宜清热消肿为宜。

1. 黄芩

味苦，性平。能泻实火，清湿热、风热，排脓，用作清热解毒药。对葡萄球菌和绿脓杆菌抑制作用最强。其抑菌的有效成分为黄芩苷。可用治恶疮、痈疽、疔疮、乳痈、发背等，为外科要药。本品用于疮疡科，清热之功逊于黄连，而消肿之力优于黄连。古代外科专著《鬼遗方》中载痈疽消肿方，方中均用黄芩，可见黄芩是痈疽消肿的首选药物。

2. 川芎

味辛，性温。功能行气开郁，化瘀滞，开血郁，活血止痛，排脓长肉。外科用于治疗痈疽发背、瘰疬、痔瘘、疮疥等。外用功善消肿。

3. 当归

味甘辛，性温。功能补血、活血、排脓、止痛、生肌。现代实验发现当归有镇痛作用以及轻度中枢神经抑制作用。主治诸恶疮疡、金疮，为痈疽疮疡消肿药之上品，盖肿乃血滞所致，血活则肿自消。

4. 大黄

（见清热药）。

5. 白蔹

（见清热药）。

6. 芍药

（见止痛药）。

7. 白芷

（见生肌药）。

8. 细辛

（见止痛药）。

9. 防风

（见止痛药）。

10. 麝香（人工麝香代之）

（见细药）。

表3　《鬼遗方》治痈疽消肿4方药物对照表

药物	松脂膏1	松脂膏2	松脂膏3	猪脂薄方	合计
黄柏	/		/	/	3
川芎	/	/	/	/	4
白芷	/		/		2
白蔹			/	/	2
黄芪	/	/	/		3
黄芩	/	/	/	/	4
防风	/		/		2
芍药	/	/	/		3
芮草	/		/		2
白蜡	/		/		2
当归	/	/	/		3
大黄	/	/	/	/	4
细辛	/		/		2
膃脂	/	/	/		3
松香	/		/		2
黄连	/		/	/	3
蜂蜜		/			1
猪脂		/			1
龙骨				/	1
青木香				/	1
柏子仁				/	1
羚羊角				/	1
升麻				/	1
赤小豆				/	1
麻黄				/	1
犀角				/	1
生地黄				/	1

（三）止痛药

薛立斋曰："止痛之法，热者清之，寒者温之，实者损之，虚者补之，脓郁者开之，恶肉浸袭者去之，如是则痛自止。"能辨证加减者斯为上工。北京中日友好医院李佩文研究表明，乳香、没药、血竭、姜黄、红花都是易溶于乙醇的外用止痛药。透骨草、骨碎补、补骨脂对骨痛有效。肝癌剧痛者，用蟾酥、元胡、穿山甲、青皮煎浓汁外敷肝区，会加强止痛效果。

1. 芍药

味苦，性平。功能顺血脉，缓中，散恶血，逐贼血，消痈肿，蚀脓，止痛，镇痛等。主治腹痛，腰痛，积聚，疝瘕，发背，疮疥等。《鬼遗方》中载止痛膏方4张，芍药是每方必备之药，也是外科止痛之上品，故东垣先生曰："痛甚者，加芍药。"

2. 乳香

味辛，性微温。功能调气活血，伸筋定痛。可治跌打，用作消解痈疽疮疡药，疗诸疮，令内消。煎膏止痛长肉，治跌打及折伤，能活血止痛。《本草纲目》引杨清叟语："凡人筋不伸者，敷药宜加乳香，其性能伸筋。"本品用乙醇溶化外涂，可用于癌肿止痛。

3. 没药

味苦，性平。功能活血、散瘀、止痛。主治金疮打伤及诸般恶疮，筋骨疼痛。可入一切膏药，消肿、定痛、长肉。本品用乙醇溶化外涂，可止癌痛。

4. 延胡索

味辛，性温。有活血理气之功效，为止痛要药。《本草纲目》云："专治一身上下诸痛。"经现代研究已得到充分证实，延胡索碱的镇痛效价约为吗啡的40%，较复方阿司匹林为优，对于肝癌剧痛者，可配蟾酥、穿山甲、青皮煎浓汁外敷肝区，加强止痛效果。

5. 防风

味辛、甘，性温。功能祛风解热，镇痛，起痹。治偏正头痛、关节痛等。

6. 细辛

味辛，性温。功能利窍通关，搜风散寒，止痛，有局部麻醉的功效。经临床使用证实，本品口服外涂，对癌痛有效。

7. 白蜡

味甘，性微温。通行血脉，续绝伤及金疮。古方"神效当归膏"方说明云："此方用蜡为君，前人云：'蜡为外科之要药，生肌定痛，续筋补血，其功不可尽述。常见善讼者，杖后随食蜡两许，饮酒一碗，一睡之后，血散痛止，轻者即消，重者腐溃亦易愈。可见蜡之功甚大，用者不可忽之。'"蜡是硬软膏的基质，又善止痛，膏药方中多备。

8. 白芷

（见生肌药）。

9. 川芎

（见消肿药）。

表4　《鬼遗方》治金疮痈疽止痛生肌4方药物对照表

药物	甘菊膏	止痛生肌膏	鸥脂膏	甜竹叶膏	合计
芮草	/			/	2
川芎	/	/	/	/	4
甘草	/		/	/	3
防风	/		/	/	3
黄芩	/		/	/	3
大戟	/			/	2
生地黄	/				1
芍药					4
细辛					3
大黄					2
川椒				/	2
杜仲					2
黄芪		/			3
白芷	/	/			3

续表

药物	甘菊膏	止痛生肌膏	鸥脂膏	甜竹叶膏	合计
丹参		/			1
牛膝		/		/	2
槐子		/			1
独活	/				1
当归		/	/	/	3
松脂			/		1
鸥脂			/		1
白蜡			/		1
竹叶				/	1
续断				/	1

（四）止血药

当金疮或跌打损伤皮开肉绽，血流如注时，治疗应首先止血，血止后再作他治。其止血机制为在药物与创面或黏膜接触时，使表层细胞的蛋白质凝固，形成保护膜，使局部免受刺激，且可使局部血管收缩，减少充血，又可减少渗出。

1. 云母

味甘，性平。功能治疮疡痈疽，外涂愈脓疮。云母得铅丹熬膏，可贴一切痈疽疮毒，外敷止血绝妙。

2. 白蔹

味苦咸，性平。功能清凉解热。李时珍曰："治金疮出血。"《儒门事亲》云："治金疮出血，白蔹为末贴之。"

3. 五倍子

味酸，性平。功能渗湿，敛溃疡金疮，止血。入膏药治外伤出血不止及疮口不收。五倍子含鞣质 60% 左右，广泛用于收敛止血。

4. 白松香

味辛，性温。刮末外敷，可止血、止痛。

5. 乌贼骨

味咸，性温。功能通血脉，祛寒湿，止血。治金疮跌打出血不止及疮疡脓汁不燥。

6. 明矾、铅粉、儿茶、炉甘石

上药均可选用。

（五）化腐药

凡烧烫伤或疮疡破溃，日久恶肉不去，则新肉不生。治当用蚀死肉药蚀之，使腐肉化为脓水，脓尽、新肉生则愈。

1. 雄黄

味苦，性平。功能燥湿解毒，化腐排脓，用于疮疡已溃、脓汁较多者，用作腐蚀药，治鼠瘘、痔疾、恶肉、蛇毒、毒虫蜇伤。且经实验证明，雄黄对金黄色葡萄球菌、常见化脓菌及结核杆菌均有抗菌作用。戴思恭《证治要诀》云："凡诸毒用膏药，欲溃搓入雄黄。"

2. 雌黄

味辛，性平。功能杀虫、解毒、燥湿，化息肉为水，散皮肤死肌。用治息肉、恶肉、癣疥等。

3. 丁香

味辛，性平。功能消肿散结，用于疮疡初起，红肿热痛。研末外敷，蚀痈疽恶肉。

4. 巴豆

味辛，性温，有毒。功能破血，排脓，消痈肿，用治恶疮息肉。《外科精义》曰："痈疽恶肉，一切疮毒，巴豆仁炒黑研膏，点之则立解，涂瘀肉上则自化，加乳香少许亦可。"

5. 白矾

（见收敛药）。

6. 轻粉、朱砂、硼砂、冰片

上药均可选用。

附表5 《鬼遗方》治痈疽疮疖化腐3方药物对照表

药物	青龙膏	食肉膏	大黄食肉膏	合计
乌梅	／			1
食盐	／			1
大戟	／			1
松脂		／		1
雄黄		／	／	2
雌黄		／	／	2
野葛皮		／		1
猪脂		／		
漆头芦茹		／		1
巴豆		／		1
大黄			／	1
附子			／	1
芮草			／	1
川芎			／	1
珍珠			／	1
白蔹			／	1
黄芩			／	1

（六）排脓药

脓液是痈疽疮疖或外伤溃烂血肉腐烂之物，黄色者多热，白色者多寒；稠脓者实象，清稀者虚象。脓液不尽，浸淫疮口，必致日久难愈，脓尽方能生肌长肉。

1. 天花粉

味苦，性寒，无毒。功能排脓，消肿止痛，生肌长肉。用治乳痈、发背及疮疖，又治折伤肿痛。

2. 黄芪

味甘，性微温，无毒。功善托疮生肌，排脓止痛，疗痈疽久败。《本经》云："主治痈疽久败，排脓止痛。"张元素倡其为"疮家圣药"。然而，痈疽疮疖之初起，热毒炽盛，若用黄芪实表固中，反增其害。若见痈疽疮疡久败，脓汁淋漓，肌肉难生，疮口溃塌，此久病气虚脾衰，此时又非黄芪不举。

3. 松脂

味甘辛，性寒，无毒。《药性本草》云："煎膏生肌止痛排脓。"

4. 轻粉、朱砂、雄黄、冰片

上药均可选用。

（七）生肌药

薛立斋曰："夫肌肉，脾之所使也，溃后收敛迟速者，乃气血盛衰使然。世之治者，但知生肌用龙竭之属，恪守不移，予谓不然。盖生肌之法，当先理脾胃，助气血为主，则肌肉自生，岂假龙竭之属。"此生肌之大法。血脉之性喜暖而勿寒，故凡疮疡溃烂之后，即当用温肌生肉膏药，逐臭腐、排恶汁、取死肌、生良肉，全借温热膏药之力。切勿用寒凉膏药敷贴，令血滞而难愈。

1. 猪脂

味甘，微寒。功能凉血解毒，滋养润

肤，益血脉，生肌肉。外涂治恶疮。入膏药治痈疽诸疮。

2. 白芷

味辛，性温。有止痛、排脓、生肌之功效，故膏药方中多用之。善治痔瘘、疮痍、乳痈、发背等外科疾患。

3. 龙骨

味甘，性平。李时珍曰："生肌敛疮，治痈疽疮疡口久不敛。"

4. 薤白

《鬼遗方》中治痈疽金疮生肌膏有6方，5方中有薤白。其生肌之功多未记载，唯

《本草经》言主"金疮疮败"。

5. 生地黄

（见清热药）。

6. 当归

（见消肿药）。

7. 芍药

（见止痛药）。

8. 黄芪

（见排脓药）。

9. 朱砂、珍珠、琥珀、血竭、冰片、炉甘石

上药均可选用。

表6　《鬼遗方》治金疮痈疽生肌膏6方药物对照表

药物	续断生肌膏	痈疽金疮生肌膏	痈疽金疮生肉膏	生肉地黄膏	生肉黄芪膏	生肉芮草膏	合计
续断	/			/		/	3
生地黄	/	/	/	/	/	/	6
细辛	/		/		/		3
当归	/	/	/	/	/	/	6
川芎	/	/	/	/			4
黄芪	/	/	/	/	/		5
通草	/						1
芍药	/	/		/	/		5
白芷	/	/	/	/	/	/	6
牛膝	/						1
附子	/						1
人参	/						1
甘草	/		/				4
猪脂	/	/		/	/	/	6
大黄		/	/	/			4
独活		/	/	/			4
薤白		/	/			/	5
川椒		/			/		2
苁蓉		/			/		2
丹参			/	/			4
黄芩					/		1
辛夷				/			1
芮草						/	1

《鬼遗方》，全称《刘涓子鬼遗方》，是　　南齐龚庆宣撰，五卷。成书于隆昌二年至永

元元年。详载痈疽、金疮等多种病证的辨证和治疗方法，共载处方 140 首，另载软膏、膏药及痈疽的切开、穿刺、排脓等手术疗法，为中国现存最早的外科专著。以上从该书膏药方中选出清热膏药方 7 首，消肿膏药方 4 首，止痛膏药方 4 首，化腐膏药方 3 首，生肌膏药方 6 首，分类列表，以供读者用药组方参考。

（八）收敛药

李梃说："疮口不收，由于肌肉不生，肌肉不生，由于腐肉不去，腐肉不去，由于脾胃不壮，气血不旺，必以补托为主，而佐以行经活络之药治之。"

1. 血竭

味甘、咸，性平。功能活血、止血、定痛、引脓、敛疮。外敷治一切打扑损伤。对于一切金疮痈毒，恶疮口不收者，能生肌收口。用于疮疡已溃，脓汁将尽，疮口未收者。经现代实验发现，本品有抗真菌作用。

2. 石硫黄末

《外台秘要》："治痈疽不合，石硫黄末以筷蘸插入孔中，以差为度。"

3. 秦艽

味苦，性平。本品为末外掺治伤口不合。

4. 五倍子

（见止血药）。

5. 白矾、黄柏

上药均可选用。

（九）化痞药

痞，泛指癥瘕积聚各种有形的块病。当包括西医学的各种肿瘤、囊肿、颈淋巴结核、甲状腺肿大等病证。化痞药多有软坚消积、行气活血的功效。

1. 透骨草

本品多能软坚，取汁浸龟板能化为水，专用于炼膏丹。《医学指南》载："治痞，透骨草一味，贴患处，一炷香或半炷香时，即揭去，皮上起泡即愈。"外用对骨痛有效。

2. 阿魏

味辛，性平，无毒。功能消肉积，杀细虫，祛风。治痞块有积。

3. 牡蛎

味咸，微寒，无毒。功能软坚，消瘰疬结核。治疝瘕积块，结核。

4. 三棱

味苦，性平，无毒。功能化积聚，消癥瘕，消扑损瘀血。主治老癖癥瘕，积聚结块，疮肿坚硬。

5. 莪术

味苦辛，性温，无毒。功能破瘀血，散气结。治癥瘕，疗疝癖。

6. 昆布

味咸，性寒，无毒。功能消瘿瘤，破积聚痰结，用作软坚药。治瘿瘤、积聚、恶疮鼠瘘。李东垣："瘿瘤坚如石者，非此不除"。

7. 海藻

味苦咸，性寒，无毒。功能消瘿瘤，软坚结。治瘿瘤、颈下硬结、痈肿、癥瘕，疗皮间积聚。张洁古云："专消瘿瘤、马刀、瘰疬诸疮，坚而不溃者。"

（十）续筋简易方药

1. 菖蒲根

据《外台秘要》载："续筋断，菖蒲根捣汁滴疮中，再取渣敷之，日三换，半月即续。"此方有效。

2. 枫香

本品功能调气血，消痈疽，治疮疥，用作收敛药，为外科要药。《得效方》："金疮筋断，枫香研末，外敷。"

（十一）接骨简易方药

中医药对跌打损伤的治疗，具有丰富的实践经验。经现代实验研究证明中药有促进骨折愈合的作用。生肌橡皮膏对感染动物模型实验证明，骨的肉芽岛及皮岛生长较对照组快而多，且能增强机体的抗感染能力，促进细胞增长及分化，增强局部血液循环等。

1. 土鳖

味咸，性寒。功能破瘀血。《本草经疏》

曰："土鳖生地下湿地，以刀断之，中有白汁如浆，凑接即连，复能行走，故今人多用治跌打损伤。"治折伤瘀血。接骨多与自然铜、龙骨、乳香、没药、血竭、麻皮灰、狗头骨为伍合用。

2. 自然铜

功能续筋骨、止痛、散血、消积聚。治折伤，为整骨药必备之品。非煅不可用，不可多服。寇宗奭云："有人以自然铜饲养折翅胡雁，后遂飞去。今人治折扑损伤，研细，水飞过，同当归、没药各半钱，以酒调服，仍以手摩痛处，即时见效。"对于铜屑，陈藏器曰："赤铜屑能焊人骨及兽骨，有骨损伤者，细研酒服，入骨伤处，六畜死后，去骨视之，有焊痕可验。"

3. 续断

本品功能续折接骨故名。味苦，性温。有补肝肾、续筋骨、破癥结瘀血、消肿毒、通血脉、利关节、止痛、生肌肉等功效。用治筋断骨折，金疮，痈疽，痔疮，乳痈，瘰疬等症。

4. 骨碎补

味苦，性温。本品能治折伤，可补骨碎故名。功能破血、止血、补伤折。治外伤骨折。经临床实验证实，外用对骨痛有效。

5. 白及

功能敛疮生肌，化瘀止血。治痈疽、恶疮、败疽、发背、瘰疬、痔瘘、跌打、金伤、烫火伤。《永类钤方》曰："治打跌骨折，酒调白及末二钱一两，其功不减自然铜。"

6. 接骨

五灵脂一两，小茴香一钱，为末，先用乳香末于极痛处敷，再用黄米粥外涂，掺上二药末于粥上，木板夹定，三五日效。(《儒门事亲》)

7. 筋骨损伤

黍米粉四两，炒黄入乳香、没药末各五钱，酒调成膏，摊贴之。(《御药院方》)

8. 接骨

狗头一个，烧存性研末，热醋调涂，暖卧。(《简易方》)

9. 金疮接骨

凡指断及刀斧伤，用真苏木末敷之，外用蚕茧包敷完固，数日如故。(《摄生方》)

(十二) 治跗骨疽简易方药

1. 简易方

痈疽日久，败坏成跗骨疽，用龙骨末洒疮四周，厚二分，再用膏药贴疮上，日三换，虫出如发丝样，尽愈。膏方，用大蛤蟆一枚，自死者，乱发一块，鸡子大，猪脂一斤。取前二味，入脂中煎，略消尽，离火待冷，更加盐少许，搅和前药用。(《千金要方》)

2. 蜣螂

《本草纲目》疗一切痔瘘、疔肿、跗骨疽、疮疡。《鬼遗方》治跗骨疽漏，蜣螂七枚，同大麦捣敷。

3. 鲫鱼

骨疽脓出黑色，鲫鱼一枚，去肠，入白盐令满，扎定，加水一盏，石器煮至焦为末，猪油调搽，少痛勿怪。(《危氏方》)

(十三) 细药

1. 麝香

味辛，性平，无毒。功能通窍、辟秽、搜风、逐邪。《本草纲目》曰："通诸窍，开经络，透肌骨。"《药性本草》曰："蚀一切痈疮脓水。"《济生方》云："敷一切痈疽疔肿有神。"《外台秘要》云："凡诸毒用膏药欲散，搓入麝香。"上述可见，麝香外用功善消肿。且经现代实验证实其有明显的抗炎作用，对炎症早期及后期均有一定的抑制效果，而以对早期的作用更为显著。麝香水溶液可明显抑制由乙酸引起的小鼠血管通透性，增加白细胞游走，减轻炎症早期的渗出和水肿。炎症后期，麝香水剂亦可抑制肉芽组织增生。麝香抗炎有效成分为多肽。体外试管法发现麝香酊能抑制金黄色葡萄球菌生长，可用于治疗痈疽肿毒、跌打损伤等。本品辛香走窜，可使皮质类固醇透皮力提高6～8倍，提高药物穿透力。

2. 冰片

味辛苦，性微寒，无毒。《本草求真》曰："冰片辛香气窜，无往不达，能治一切风湿，不留内在，引火热之气，自外而出，然必风病在骨髓者宜之。"功能化腐排脓，用于疮疡已溃，脓敷较多者，并能生肌收口。本品以20%~50%浓度溶于乙醇，是简便而实用的外用止痛药。

冰片还可增强膏药的粘力。成品膏药经数年存放后，由于水分蒸发和氧化，会变硬、变脆以至断裂。另外，可将膏药从布上取下，放在50℃左右的温水中反复摊揉，待软化后，涂于原布上，在膏药的表面撒少许冰片末。如此，既可复原药膏的黏度，又能开窍通络，保证疗效。

此外，膏药贴敷5~6天后，会感到药效略减，再摊时可于药膏表面撒冰片少许，可增强药效。

第二节　熬制膏药的必备器具

1. 熬软膏用具

（1）生铁锅1口，熬药用。

（2）白芷片数片，验火候用。

（3）铁丝笊篱1把，捞药渣用。

（4）软膏缸，盛膏药用。

2. 熬硬膏用具

（1）生铁锅2口，一口用于熬膏，直径65厘米，另一口用于炒丹，直径约40厘米。

（2）大盆1个，盛凉水，以备膏熬成后倾入扯拨膏药用。

（3）80目铜丝笊1个，炸药后滤油用。

（4）80目普通药笊1个，筛黄丹用。

（5）铁铲1个，炒黄丹时搅拌用。

（6）碗1个，盛凉水，检验熬膏火候，滴水成珠用。

（7）鲜木棒（以柳木或槐木为好）1根，下丹时搅拌用。

（8）铁制锅盖1个，比锅口略大，以备万一起火时用，盖上即可灭火。

（9）湿麻袋2条，以防起火用。

（10）500℃温度计1支，测油温用。

（11）金属漏勺1把，炸药时捞药用。

第五章　膏药的制作工艺

第一节　软膏熬制法

一、用猪脂为溶剂的煎制法

本法将处方中的药物晒干，制成麻子或豆粒大粗末，放猪油中浸渍半日。炉火上微火煎，三上三下。油内放白芷数片，待白芷色黄，过滤去渣，油冷膏成。

二、用醋和猪脂为溶剂煎制法

本法先将方中的药物晒干，制粗末。用适量醋浸渍一宿，将药物提出物浓缩成浸膏状，与猪膏合，微火煎。另入白芷一片，视白芷色黄，去渣，油冷膏成。

三、水胶膏煎制法

生姜捣烂绞汁，放砂锅内，再放入水胶，余药研末备用。将砂锅纳姜汁、水胶用文武火煎熬，同时用竹片不停搅动，以防水胶沉底糊锅。待水胶完全溶化后，将其他药末放入锅内，搅匀。再改用细火煎熬，待浓缩至原液的 40% 左右时，取下砂锅，膏即成。

四、千槌膏制法

将蓖麻子、杏仁、松香等含油脂的药物槌捣成泥，余药制末，陆续掺入膏内，边掺边捣，槌捣千杵，置锅内隔水加热煮沸，膏即成。

五、混合膏制法

将处方中的药物制细末，贮瓶内备用。用时根据病情，或用米酒，或用醋，或用蜂蜜，或用鸡子清调合成糊状即可。

第二节　硬膏煎制法

一、备料

1. 植物油

基本材料需要质量较好的植物油，一般用香油最好，其次葵花子油亦可代用。油与黄丹的比例一般为 2∶1 左右，即 200 克油，100 克黄丹，俗称"一丹二油"，油量应以炼好的热油为准。

2. 黄丹

选用特级黄丹，放入锅内，文火炒至深红色为度，然后用 80~100 目箩过筛，除去杂质。丹须随炒随用，不可炒后放置过久，放久遇潮易凝结成块。如丹受潮含水，则丹入油后易聚成颗粒或小块，沉于底层，不易与油结合，故丹用前须炒。丹与油的比例，传统用量是一丹二油，但具体应用时可根据季节、丹的质量及油炼的火候老嫩而定，一般而言，夏季应多些，冬季可酌减；若丹的质量好，用量可减；若丹的质量差，可增加些。

3. 药物

按处方药物用量，精确地称取各药，根据药物的质地，分别将根、茎、皮、子等质硬者归为一类；将花、叶等质软者归为一类;再将矿物和树脂类药及易挥发者,如自然铜、血竭、乳香、没药、松脂、冰片等另用研盂研细备用。

二、浸泡

将需用油炸的植物根、茎、子类质地坚硬的药物投入油中浸渍,一般以浸透为度。浸泡时间根据季节灵活掌握,《医学心悟》曰:"冬九日,春秋七日,夏五日。"《验方新编》曰:"春浸五日,夏三日,秋七日,冬十日。"亦可不经浸泡直接入油炸。

三、油炸

按需要量将植物油放入铁锅内,用木柴文火烧至六七成开时(此油温以150℃~200℃左右为宜),将需炸的药物根据质地硬软,依次质地坚硬的根、茎、子类先炸,质地松软的花、叶、草、皮类药物,应在其他药物炸至枯黄色时再下锅,宜用文火,并不停地搅拌。炸至木皮深褐色,木心深红色存性即可,存性过大(木心未变色)药力未出,存性过小(木心已黑)药力已失。一说以炸枯,浮起为度,这是我国古老经验的传统指标,俗称"火候",是老药工们的经验之谈。已经浸渍药物的油置火上炸即可。

炸药的现代药理为:

(1)麻油受热,在空气中氧的催化下,分解为脂肪酸和甘油,此即脂的水解反应。

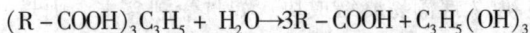

$$(R-COOH)_3C_3H_5 + H_2O \rightarrow 3R-COOH + C_3H_5(OH)_3$$

　　油脂(酯)　水　脂肪酸　　甘油

这一反应需要空气中氧的参与,故宜"徐徐加热",并要不时搅拌,以使油液受热均匀并与空气充分接触,有利于化学反应的进行。

(2)本反应中所需的水(H_2O),可能来自炸药时的水分。

(3)炸药时产生的不饱和脂肪酸,本身具有聚合的性能,故此时在药液中开始聚合,而使油液开始变得黏稠。

(4)脂的分解以及药材的煎熬,温度可达200℃~228℃,我们可用这个科学的客观

指标来代替以往观察药物颜色的传统指标。这也是制作过程中的一个技术关键。

传统的用炸药提取药物有效成分的加工方法弊端很大,首先是部分耐热性差的药物经300℃以上高温煎炸后其有效成分大部分被破坏,其次是部分亲水性成分不易被提取。为此,近年来各地都做了些试行性改革,山东省安丘县(今改市)中医院现行的新法是:

1. 一般性药料

由于中药中所含的有效成分大多为生物碱、苷类等极性成分,他们在油中的溶解度极小,而且在300℃以上热油中其成分大部分被破坏,所以油炸药物不太适宜。采用水煎煮,浓缩去汁的方法,取其浸膏直接拌入油丹膏中。

2. 毒性成分药物

如膏药中常用的生川乌、生草乌等,由于其主要成分为氨基醇类生物碱和脂类生物碱,前者为亲水性成分,后者为亲脂性成分,且后者毒性大。依其成分性质分析,以采用水煎法为宜。这样既可以充分提取有效成分以提高疗效,又可以使其毒性降低,减弱毒性成分对皮肤的刺激。

3. 动物角甲类

例如鳖甲、龟板等,由于该类药物质地坚硬,有效成分不易溶出,可将其放入油中长时间炸,炸至表面焦黑为度。

4. 挥发性成分

如樟脑、冰片及部分挥发油类,可将其研细,在膏药摊涂前拌入膏中,不可直接加入100℃以上热膏中,以防有效成分因受热而挥发散失。

四、滤渣

药物炸枯后,将锅端下,铜丝箩(或网)过滤,将药油倾入另一器中,然后称准油量。

五、熬油

将上述药油入锅加火继续熬炼,并不停

地搅拌，熬至油温上升至320℃为止。此时最易起火，要迅速端锅离火。根据老药师的传统经验，判断熬油的火候的方法为：一看油烟，开始为浅青色，逐渐转为浓黑色，继而又变为浓白色，以其白色浓烟为标准；二看油花，油初沸腾时，油花多在锅壁四周，熬油花向中央集聚时为度；三看滴水成珠，待油熬至油花由锅四周向中央聚集和起白烟时，用木条蘸药油少许滴于温水中，待油散开后又聚合成珠，取出油珠，用手指捏之，以不粘手为宜。如粘手拉丝，则表示火候偏嫩（滴水成珠，是检验水解程度，成珠提示水解彻底）。此外，也可将药油滴在桑皮纸上，以不跑油（即不向外浸润）为度。注意，撩油时宜浅不宜深，切勿触及锅底，以防起火。火候是熬膏药全过程的重要一环，古代由于没有温标，所以火候始终是个秘密。《真元妙道要略》曰："自古圣人，皆秘铅汞之妙，不行纸墨，唯口传也。"本文虽有几项温标，但在古代丹书看来，火候不是一时一点温度测定，而是应掌握内部的药物和外部的燃料，火焰强度和季节两个条件。

熬油时间不宜过长，时间过久影响药效。如用高压锅可缩短时间。

总之，熬油是熬膏药过程的关键之一，油在高温条件下氧化、聚合、增稠，使之适合于制膏的要求，对于熬油温度与时间，各地沿用方法各不相同。油温的高低、时间的长短、油增稠的程度等都会影响膏药的黏度和硬度。通过对膏药基质软化点的测定，如炼油温度高，时间长，软化点则偏高，膏药则老化。王凯良实验表明，油温不宜超过355℃，恒温时间在1～2小时内对软化点影响不大，但无节制地延长时间，其影响是十分显著的。反应温度最好在305℃～335℃之间，这样对软化点影响较小，亦不影响膏药黏度。程培之等人研究发现，用压缩空气炼油或用1/4马力压缩泵，频率为3400赫兹，功率1.5千瓦的强化器装置炼油，前者炼油只需45分钟，即可达到常规炼油"滴水成珠"的程度。压缩空气可起到撩油搅拌的作用，既安全，又不易起火。后者具有相同优点，时间更短，只需6～15分钟，使油聚合增稠反应加速，成品的"火毒"物质丙烯醛大为降低。

又据报道，用文武火熬至"滴水成珠"，其炼油时间要比用武火多20～30倍。理论上油温低对药物有效成分破坏较少，但在200℃以上的长时间加热与300℃的短时间加热，对药物的有效成分的破坏可能相差不大，用武火加热制成的膏药在质量上或许比低温长时间加热熬制的膏药要好，且疗效也未受影响。若在提取与炼油过程中，将大量空气吹入热油中，能显著缩短炼油的时间。

炼油的老嫩程度贵在适中，如熬炼过"老"则膏药质硬，黏着力差，贴于皮肤易脱落；如过"嫩"则膏药质软，黏着力亦差，贴于皮肤易溏。故炼油时应细心掌握。

炼油的现代原理为：

药油继续加热，油温升高，使油中不饱和物质进一步聚合、增稠以达到药膏黏稠度的要求。

（1）油脂水解后产生甘油，进一步分解，生成丙烯醛和水。

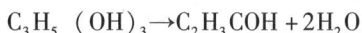

$$C_3H_5(OH)_3 \rightarrow C_2H_3COH + 2H_2O$$
　　甘油　　丙烯醛　　水

丙烯醛有特殊的臭味，此时油温已达290℃～340℃，所以在炼油时如嗅到特殊气味，即应警惕。做好下丹准备，谨防油温超限，过老。

（2）此反应中产生的水（H_2O），继续参与脂的水解反应作用。

六、下丹

在实际生产中丹与油的比例没有统一的定数，丹油的用量与许多因素有关。如丹用量过多，反应不完全，过剩的丹会给膏药中充填一些粉状固体物质，降低膏药的黏度和延展性能；若丹用量过少，则黏性增加，延展性过强，过软，贴敷时易跑膏。只要控制条件，掌握变化规律，还是可以控制的。李向高氏实验表明，丹油比例在油温345℃时不能少于6∶16，315℃时不能少于7∶16，285℃时不能少于8∶16（1∶2）。选择丹油比例1∶2时反应温度宜在285℃～345℃，恒温5～10分钟即可制成黏度适宜的成品。

另据有关资料记载，用丹量最少者为油的38%，最多者为60%。而主张夏季宜多，冬季宜少则意见一致，但用何种、油下多少丹则未提及。也有人的经验是：冬5、夏7、春秋6（16两制）。陈鸣皋认为，丹油配比为0.3～0.5∶1，但还应视丹的纯度而定。

当药油炼至300℃～320℃时，即停止加热，开始下丹。下丹分火上下丹和离火下丹两种方式。火上下丹亦称下热丹，离火下丹又称下冷丹。夏季熬膏，以老为宜，火上下丹可用；冬季熬膏，以嫩为佳，离火下丹为好。离火下丹，待药油炼至"滴水成珠"，或油温升至300℃～320℃时，将锅端下放于平稳处。下丹时须两人协同操作，一人手持药笊将炒好轧细的丹徐徐而均匀地筛入锅内，与油化合。下丹切忌过快，以防油外溢起火。另一人用柳木棒（或槐木）沿顺时针方向搅，使丹油化合，防止窝烟。下丹人应均匀、迅速，搅拌者应敏捷、快速。下丹后再上锅熬珠，视油由红紫色变为黑色时，改用小文火。待锅内白烟逐渐增多，搅锅的人要快且稳。待白烟由大变小时，再改为武火，视白烟将尽，青烟将起时，则转为文火。此时，将树脂类药物如血竭、琥珀、乳香、没药、松香等药末投入锅内（张瑞丰经验：树脂类药物应在下丹前投入，如下丹后放，锅内起沫，妨碍出烟，并且膏药粘手，不易成型），搅匀。此时用木棒蘸少许滴入冷水中，待成片，以手捞起，捏之硬软适中无油腻感时，猛折木棒，断茬的1/2以上是齐茬时则停火。又说，取出药油揉之，捏之不粘手且有力，并能随意扁圆而无硬感，则黑润而有光泽，即示老嫩适宜，停火。若粘手难脱，起丝不断，则示偏嫩，应加火再炼

至适中为止。此时，将锅端下，放于地上平稳处，搅至烟尽即投入麝香、冰片之类有挥发性药物搅匀，膏即成。离火下丹，切忌油温过低，过低不宜丹油化合，易造成"死丹"，即丹没有与油化合，凝结成块。死丹无法纠正，应注意。

火上下丹的油温与操作法与离火下丹相同，但应注意的是，下丹时要改用小火。搅膏人所用木棒必须用鲜柳木，勿触锅底，慎避起火。火上下丹虽丹油化合反应迅速，但难以掌握，容易失误。因火上下丹油温较高，丹油反应剧烈，不能均匀化合，易造成夹生丹，成品中出现红点。除此之外，火上下丹制出的膏药往往偏老，原因多为丹油化合后，在未离火时测试老嫩，待恰到好处时才离火，此时锅内油温很高，虽然离开火源，但在自然冷却前还在继续催化，冷却后易促成膏药偏老，质地硬且脆，因而以离火下丹的方式为妥。

总之，膏药的老嫩程度，油丹化合是否符合要求，是熬膏药的成败关键。一般认为，偏嫩比偏老好，因为偏嫩可以再加温（文火）熬至老嫩适度。若偏老，虽可用他法补救，但终有黏性差、疗效欠佳之不足。因此，防止膏药偏老很重要。另外还要注意，如锅内起火，虽经闷火，但不可复火再熬，油已老化。

丹油化合原理为：

（1）黄丹为金属氧化物，可促进油脂分解，并加速药油的聚合过程。

（2）黄丹在高温下，分解为一氧化铅和氧，并放出热量。

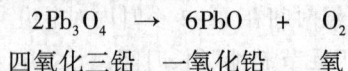

$$2Pb_3O_4 \rightarrow 6PbO + O_2$$
　　四氧化三铅　　一氧化铅　　氧

产生氧气和热，均为油脂聚合的条件，从而加速了药油的聚合过程。

（3）黄丹分解产生的一氧化铅和油脂分解产生的脂肪酸，此时结合为脂肪酸铅，他是膏药的主要成分，也是膏药黏稠度的主要决定因素之一。

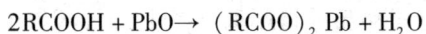

$$2RCOOH + PbO \rightarrow (RCOO)_2 Pb + H_2O$$
脂肪酸　一氧化铅　脂肪酸铅　　水

（4）黄丹分解产生的氧和热，还能将部分聚合物变为树脂样物质，从而把膏药变为暗黑色，此即药膏呈现黑色的原因。

（5）准确而熟练地把握下丹火候，是制作过程的又一关键性环节。传统经验指标是"滴水成珠而不散"和"油烟由淡青色转为白色"。客观指标可定为油温在 300℃ ~ 360℃之间。

（6）黄丹只有在高温下才能分解，若油温过高，致化学反应加剧，并产生大量氧和热，可致油液沸腾于外，甚至起火。若油温过低，反应中断。故应注意观察，熟练掌握下丹火候。

七、出膏

将下丹后的药油熬至滴入冷水中成薄片，漆黑、明亮，用手捞取后捻成团，捏之软硬适中（若稀，再熬少时），即出膏。此时将锅内药油徐徐倾入冷水盆内，用木棒搅拌，使烟出尽。然后迅速地在冷水中将成形的膏药用手扯拨至膏药内无硬结为止。此时验之，黑如漆，有光泽，贴之即黏，揭之必脱者为佳。如色浅暗、无光泽者，则为欠佳。以手捻之粘手，起丝不断为太嫩；捏之不粘手或性脆而硬者为太老。过老过嫩都不合格，不可使用。将合格的膏药制成团块，浸入清水中。

如膏药火候过老，坚硬难用，可用下法补救。其法将膏药放瓷盆内，加麻油适量，黄蜡少许，加盖封口，放锅内蒸溶，趁热搅匀，收入瓷器内，置净水盆中，除火毒一昼夜。

八、去毒

去毒即"去火毒"。所谓"火毒"，是指油脂在空气中氧的作用下产生的醛、酮、二氧化碳共同形成的一种特殊臭味，是一种对皮肤有刺激性的物质，接触人体能使皮肤起红斑、瘙痒及发疱，溃疡，故必须除去。其法：将凝结成形的膏药放于冷水中浸泡 5 ~ 7 日，每日换水 2 次，隔日拔 1 次，称"去火毒"。浸泡时间的长短，也应视膏药的性能而定，一般用于治疗虚寒病的温热性膏药不宜久泡，用于治疗各种炎症的寒凉性膏药宜久浸。

九、摊涂

用时，按病情的需要割取适量膏药放于搪瓷盘中，用文火熔化如锡状，离火，待温度降至 80℃ 左右时，将制作好的细药兑入，并搅拌均匀。待温度在 50℃ ~60℃ 左右时保温，用药刀（或竹木片）挑取一定量的药膏摊于布与纸裱背的材料上，布的四周留 1 厘米的边。膏之厚薄视病之浅深而定，病浅者宜薄，病深者宜厚。以厚薄均匀形圆为宜。

药布应选择表面密封，内里柔软、无毒、吸潮；硬挺要适度，贴用时以不卷边、折角，也不扎戳皮肤者为宜。摊涂好的成品，膏药表面覆盖上薄膜，然后再用薄膜袋密封，密封时挤出袋中空气，这样可以较长期保存。

十、贮藏

膏药合成后，应密封保存。传统保存法，将已去火毒的膏药从水中取出，分割成团块，用布揩干，表面撒滑石粉少许，用数层油纸包裹，然后用油布包好，放瓷缸内，置阴凉处避风。长久存放者，可将包好的膏药埋入湿土中，用时取出。现代工业化生产，只需将合成后的膏药用薄膜封好，置于阴凉处即可。

膏药系在高温下熬制化合而成，故性质较稳定，传统认为，严格按操作工艺熬制的膏药可存放 30 年，仍可保持其疗效。

十一、使用

膏药的正确使用，是保证疗效、延长使用期限、降低医疗费用的关键，须注意以下几点：

（1）使用时，揭去表面薄膜，将药布连药膏从中折起，用茶杯盛80℃~90℃热水放于其上，使膏药化开，将患处用乙醇棉球擦皮肤至红润，趁湿润贴之。有毛部位剃去，每4~5天重剃1遍。

（2）膏药初摊，可占药布六分；每隔2天揭下重摊1次，面积逐渐扩大。关节或肌肉活动较强部位，可另用纱布或胶布固定。揭下重摊时，需将外延之药膏向中心处摊聚，以免沾染衣物。揭下时，可用药膏沾去皮肤上残留药膏，然后用松节油类清洗剂一擦即去。松节油，无毒，且具祛风燥湿、舒筋通络之功效。

（3）贴敷5~6天后，会感到药效渐减。此时可将少许冰片撒于表面，按常规加温化开再贴，可用至感到药力下降时为止，一般可达15~20天。

（4）贴敷时，可用毛巾蘸温水略敷，使皮肤有一定湿润，特别在气候干燥季节与地区尤须注意。《医宗金鉴》曰："借湿以开窍，干则药气不入，反添拘急之苦。"西医学研究也已证明，表皮角质层含水量增加，渗透系数也相应增加。间歇贴敷期，揭下后用薄膜密封，使用前将表面滴点水，然后加温化开贴敷。如此处理，即可保证疗效，也可延长膏药的使用期限。

（5）在具体治疗时，经医生确定使用的膏贴药品，一般可直接贴患处及致累部位。浅表部位病证，根据患处面积大小，药膏要摊得比患处面积稍大些。瘤、痞、瘀阻性瘤

肿，药膏要摊得厚重点，可2~3天摊1次；疮、疡、炎肿，药膏要摊薄一点，每天可摊1~2次；如疮口较大，可将患处用双氧水类消毒药品消毒，然后把药膏揉成团块塞入疮口，表面再贴上膏药。

脏腑病证，应辨证选择穴位敷贴。如患心脏疾病者，贴膏肓、心俞；肺疾喘咳者，贴气舍、定喘，如累及心脏者，可加贴膏肓；喘息短促而不能平卧者，加贴肾俞；腹胀如鼓者，加贴中脘；口眼歪斜者，贴瞳子髎、下关、颊车、地仓，左斜贴右，右斜贴左；上肢麻木瘫痪者，贴大椎、肩髃、曲池、阳溪、合谷；下肢麻木瘫痪者，贴腰俞、环跳、阳陵泉、昆仑、太溪；腰痛者，贴肾俞；胯痛者，贴腰俞、环跳；月经不调者，贴肾俞、关元；糖尿病者，贴胰俞、神阙、足三里；骨折不连者，贴肾俞。如病证涉及有关脏腑时，可辨证选有关经穴贴敷。

（6）过敏体质者，可提前1天服用抑敏类药物。贴敷后发痒即揭下，用鲜姜汁轻擦，晾至不痒时再贴。如此间歇贴敷，可逐步延长贴敷时间，切忌等出现丘疹再揭下。

（7）疼痛及炎肿者，切勿因症状缓解即揭下，疾病的恢复需要一定的过程，要持续贴敷一段时间，以便巩固疗效。病程较长者，需多贴几个疗程。

（8）膏药外治，也要注意饮食起居宜忌，谨遵医嘱。

铅硬膏的制作须耗费昂贵的麻油，工艺繁杂，火候难以控制，稍有不慎，容易失误，散发毒气污染空气，可改革新剂型取代之。

第三节　橡皮膏制法

橡皮膏的制作是一种新工艺，资料不多，青岛市中医院的制法是：

一、提取

（1）对含有挥发性成分的饮片，如细辛、荆芥等，采用水蒸气蒸馏提取。

（2）对含有生物碱、皂苷、黄酮的生草乌、生川乌、生南星、红花等易溶于有机溶剂的药材用80%乙醇回流提取。

（3）对因高温挥发、分解或局部用药有显著效果的精料，如乳香、没药，采用高浓度醇温浸法。樟脑用少量汽油溶解。

二、制法

（1）制胶浆：将橡皮切成碎块，用汽油浸泡24小时左右，待溶胀成凝胶状，移入配料锅内，充分搅拌使之溶解，依次加入已经熔化、过滤并经冷却的松香和氧化锌的混合物，再加凡士林、石蜡，搅匀，成胶浆。

（2）和药：将药材多种有效成分提取以30%（重量/重量）比例入胶浆内，搅匀，成黏浆状物。

（3）涂胶：将黏胶状物置于涂布机滚筒前细布上摊涂，每100平方厘米布上涂1.5～1.7毫米膏料薄层，以2米/分速度经封闭蒸气加热管加热，使汽油蒸发，衬硬纱布，切片（8厘米×10厘米），包装即成。

第四节　熬膏药的注意事项

一、季节

熬膏药的季节，以春秋两季为宜，此时熬膏火候，油温及膏药的硬软度较易控制。春夏秋冬四季，熬膏的火候各不相同，冬季宜小，夏季宜大，春秋持中。

二、天气

制作膏药应选择春秋季节无风、无雨的晴朗天气操作。若刮风天气熬膏油温高易于起火，雨天丹易受潮，膏药易起硬结。

三、油温

下丹时油温以290℃～340℃之间为好。在炼油时如嗅到特殊气味，即应惊惕，立即做好下丹准备，谨防油温超限。

四、安全防护

丹是铅制品，有毒，油丹化合生成大量刺激浓烟，对人体有害，要注意防护，谨防中毒。

第六章 膏药的敷贴方法

第一节 选 择

选择膏药要注意下列事项：

1. 生产厂家

膏药的制作工艺，不单是几个客观指标，更重要的是老药师们日积月累的经验心得，它直接影响药效。一些老生产厂家，往往有一批经验丰富、掌握火候达到炉火纯青的药师，他们的经验代代相传，一般而言产品的质量是可靠的。市场上销售的一些无生产厂名的膏药，多半靠不住，要注意。目前常用的镇江膏、狗皮膏、金不换膏、追风膏、十香暖脐膏等都是久负盛名的。

2. 质地

用手触摸膏药，以厚薄均匀，厚度适宜为佳。手摸时如发现有断裂或掉渣现象，多提示膏药制作时火候偏老，敷贴时黏度差，易滑脱、效力减。夏季要注意硬软度，如捏之很软，多提示制膏时火候偏嫩，贴敷时易跑膏（外淌）。用手轻轻揭开纸裱一角，膏药黑而光泽者为好；若色浅灰无光泽者为欠佳。

第二节 加热熔化

使用时，先揭去膏药表面的薄膜，将膏药放90℃以上的热水杯上化开，也可在乙醇灯或炉火（无烟时为好）上，慢慢烘化，待膏药稀软如软膏时，用手轻轻揭开，看是否有硬结和不均匀的现象。如有未化开的硬结，可继续用上法烘化；如不均匀，手持膏药布反复闭合几次，使之沾匀。烘烤时慎勿离火太近，以防烤焦布褙。也可置锅内蒸化。

第三节 清洁皮肤

皮肤上的皮脂和灰垢，影响膏药的黏合，如不清洁皮肤即贴膏药，容易滑脱。因此，贴膏药之前，应用脱脂棉蘸温盐水，在病灶或穴位局部由内向外如消毒状涂擦数次，以局部皮肤清洁红润为宜。有毛部位将毛剃去后再行涂擦（每4~5天重剃1次）。注意涂擦已化脓或破溃疮口时，手要轻并谨防污水沾染疮口。然后用毛巾蘸温水略敷，使皮肤有一定湿润，特别在气候干燥的季节与地区尤须注意。《医宗金鉴》曰："借湿以开窍，干则药气不入，反添拘急之苦。"西医学研究也已证明，表皮角质层含水量增加，渗透系数也相应增加。

第四节 敷贴方法

膏药能否发挥其理想的疗效与敷贴时是否得法有直接关系。其法是用手捏试已温化的膏药，确认软、黏、无硬结时，迅速揭开，将膏药布进行对折摊涂，初摊时可至药布6分，然后将膏药的布面放手背上，试其温度适宜时（略高于体温），立即贴于已经清洁湿润处理的病灶或穴位的皮肤上，再用手掌轻轻地按压片刻，使之充分粘合。注意敷贴时手要快、要轻。此外，如疮已破溃流脓，可在膏药中央开一小口，供脓汁或分泌物溢出。每隔两天，揭下重新熔化、摊涂（面积较前逐渐扩大），再贴1次。揭下重摊时，如外延之药膏面积过大，需将外延之药膏向中心处摊聚，以免沾染衣物。揭下时，可用药膏沾去皮肤上残留的药膏，然后用松节油类清洗剂一擦即去。松节油，无毒，且具祛风燥湿、舒筋通络之功效。贴敷5~6天后，会感到药效渐减，此时可将少许冰片撒于表面，按常规加温化开再贴，可用至感到药力下降时为止。一贴可用15~20日。对须间歇贴敷者，间歇时可将揭下的膏药用薄膜密封，使用前将表面滴点水，然后加温化开贴敷。如此处理，即可保证疗效，也可延长膏药的使用期限。

第五节 防滑防流

膏药的滑脱通常叫"贴不住"，这种现象主要决定于膏药的质量、溶化的程度和皮肤是否清洁湿润三个环节。滑脱多由膏药熬炼过老，熔化不完全或皮肤油垢未清除所造成。除此之外，还与敷贴的部位有关，如肌肉丰厚及非活动部位一般不易滑脱。反之，肌肉菲薄或关节周围经常活动则易滑脱。因此，膏药敷贴后，稍待片刻，用手持膏药布的一角，轻轻揭下，如膏药如胶似漆般牢固，则无须防滑；反之若有松动不牢现象，可用胶布粘贴，或用布带捆扎，以防膏药滑脱或外流。

膏药经数年存放之后，由于水分丢失和氧化，会使硬膏变脆以至断裂。使用时，可将药膏从布上取下，在50℃左右的温水中反复摊揉，则可恢复黏性。如黏性仍不理想，可将药膏涂于布上，表面撒少许冰片。依常规加热化开，趁热贴之。

第七章　膏敷疗法的注意事项

第一节　辨证施贴

辨证是中医的一大特色，无论是内科疾病还是外科疾病，都要在四诊的基础上，根据疾病的不同表现，判断其阴、阳、表、里、寒、热、虚、实，只有辨证准确，才能为施治提供可靠依据。

一、痈疽疮疡辨证

1. 辨肿

肿是皮肤因感染发炎而引起的产物，其表现为局部高出皮面且硬痛。由寒热毒气客于肌络使营血滞涩不通，壅结而成，肿高而软者发于血脉，肿不高而坚者发于筋脉，肿起肉色不变者为附骨疽。

2. 辨色

观察疮疡的颜色辨寒热虚实，作为治疗用药的依据，是古人长期的实践经验总结，现代依然有其实用价值。临症常见的是凡热多则红赤散漫，热甚则紫黑，外寒拂郁亦紫，但以手扪之不温，血虚青白。又说："热疮焮痛，虚疮淡白，风寒疮口带白。"

3. 辨头根

凡疮疡无头根者，乃风邪之兆；有头根者，为寒血相搏之征。

4. 辨脓液

辨疮疡脓液的色、量、质能判断寒热虚实。壅盛则为脓，脓色黄稠者为实热；脓色白稀者多虚寒。脓多者是气血俱实，脓少者是气血双亏。

5. 辨新肉

疮疡溃腐后新肉的生长既反映了患者气血盛衰，也是恢复的主要指标。凡见新肉不生者是血气不荣，卫气不护疮；肉虽长起色紫者，是遗毒未尽。新生肉以红活为吉，深红者有热，淡白者气血虚。

6. 辨疮口

疮口是痈疽疮疡的伤口，是腐烂的脓血外流的口径，与风寒关系最为密切。凡疮破后不溃，疮口坚硬者是风，疮口色白者是风寒，痛久不合，肉白、脓汁少者，是气血虚。

7. 辨肿、痛、痒

凡疮疡肿多兼湿，痛多兼气，痒多兼风。

二、膏敷辨证

膏药用于治疗疾病的方药甚多，功效、主治及适应证各不相同，应辨证用药。

1. 御风寒膏

凡疮疡最忌风寒侵袭，初起之时宜用太乙膏贴顶上，功能拔毒，提顶透脓，防风御寒。

2. 消肿痛膏

疮痈焮痛高肿者，先用葱汤洗净，再用膏药贴之。散漫者为遗毒之征，当贴拔毒膏拔毒外出。痈疽有头者用朱砂备急膏丸，如黄豆大，按疮头上，涂软膏护之。痈疽无头者，用灵龟膏、拔毒膏贴之，即可消肿。

3. 去恶肉膏

疮疡恶肉不去者，可用金宝膏逐腐去瘀。

4. 生肌长肉膏

疮疡脓溃之后贴温肌生肉膏药，逐臭

腐，排恶汁，去死肌，生良肉，借温热膏剂之力，或用追毒膏去脓，或用白蜡膏、太乙膏、水粉膏护外。

5. 阴阳相等之证

疮肿高不大，四边焮痛，疮头亦无脓液相黏，此为阴阳相等之证，宜用化腐紫霞膏涂顶口，外盖膏药。

6. 内科病证

用膏敷疗法治疗内科病证，应辨证选择穴位敷贴。如冠状动脉粥样硬化性心脏病等心脏病者，贴膻窗、心俞；肺疾喘咳者，贴气舍、定喘，如累及心脏可加贴膻窗；喘息短促而不能平卧者，加贴肾俞；腹胀如鼓者，加贴中脘；口眼歪邪，贴瞳子髎、下关、颊车、地仓，左斜贴右，右斜贴左；上肢麻木瘫痪者，贴大椎、肩髃、曲池、阳溪、合谷；下肢麻木瘫痪者，贴腰俞、环跳、阳陵泉、昆仑、太溪；腰痛者，贴肾俞；胯痛者，贴腰俞、环跳；月经不调者，贴肾俞、关元；糖尿病者，贴胰俞、神阙、足三里；骨折不连者，贴肾俞。如病证涉及有关脏腑时，可辨证选有关经穴贴敷。

第二节 皮肤过敏

皮肤过敏是膏敷疗法中经常遇到的现象。如贴膏后出现皮肤红肿发痒或出现丘疹，即为皮肤过敏，特别是过敏体质者更易出现。贴敷后发痒即揭下，用鲜姜汁轻擦，晾至不痒时再贴。如此间歇贴敷，可逐步延长贴敷时间，切忌等出现丘疹时再揭下。过敏体质者，可提前一天服用抑敏类药物，以增强机体的抗过敏能力。

第三节 细料添加

细料添加指在针对主症辨证选定用膏的基础上，又针对某些兼症而适量添加的部分药物。可将这些药物研为细末，直接撒在贴敷部位上（开放性病灶须消毒后再用），或撒在膏药表面上按常规加温化开再贴。

1. 止痛药

凡疮疡疔毒，兼气多痛，宜加调气药，气滞加木香。痛甚者，加芍药、乳香、没药之属。

2. 渗湿药

凡痈疽疮疖，兼湿多肿，宜于膏药方中加渗湿药，如苍术、茯苓之属。

3. 祛风药

凡疮疡肿毒，兼风多痒，宜加祛风药，如独活、防风之类。

4. 腐烂药

凡疮疖已溃恶肉日久不腐，可用雄黄、轻粉少许敷疮上，再贴膏药。

5. 排脓药

疮疡溃脓后，脓多者，可用当归、川芎研末敷疮上，再外贴膏药。

6. 生肌药

疮疡溃后，肌肉迟生者，可于膏药方中加白蔹、官桂之类。或用上药研末敷疮上，外敷生肌膏。

7. 软疮药

疮疖破后不溃，疮口坚硬者属风，可用蜈蚣末少许敷疮上，外贴膏药。

第四节　饮食宜忌

一、食宜

气血之性闻香则行，闻臭则逆，大抵疮疡多因营气不从，逆于肉里，郁聚为脓，得香之味，则气血流行。

饮食香美，以养脾气，养真元，可保无虞（《证治准绳·敷贴》）。

饮食须当香燥甘甜，粥饭随其所好，勿食过饱，宜少、宜热、宜浓，方无停滞，又须易于消化（《外科正宗·调理须知》）。

外科肿毒疮疡患者的饮食之味，总以香甜为宜，但又须根据其胃口而调理。

二、时宜

凡人之气血喜温而恶寒，盖遇寒则结，得热则散，况疮疡乃肌肉破绽疾病，若不防御，则风寒最易侵袭。凡看疮时，冬要备柴炭之火，先驱尽寒气；夏宜净几明窗，外风不入，然后方可揭膏，洗净，贴疮上（《外科正宗》）。治前要使患者房室洁净，冬必温帏，夏宜凉帐，防蚊蝇之属叮咬（《外科正宗》）。卧室宜洁净清新，能使气血流畅（《薛氏医案·饮食起居戒忌》）。

三、食忌

疮疡食肉，与自杀无异，法当泄气反补之故也（《东垣十书·总论》）。

病疽之人，当戒酒面炙煿，腌腊、法酒、生冷、油腻、鸡鹅、鲜鱼之类（《薛氏医案·饮食起居戒忌》）。凡痈忌食牛、羊、鸡、鹅、酒面、煿炙之物，犯之必发热（见同上）。

牛犬腥膻腌腊重藏之物，俱能作温。生干瓜果梨柿之类，又能损胃伤脾。鸡鹅羊肉蚌蛤河肠虾蟹海腥之类，并能动风发痒。油腻煎炒烹炙咸酸厚味等物，最能助火生痰。赤豆荞面，动气发病。饮食太过，必致脾殃（《外科正宗·杂忌须知》）。

脓溃之后，生冷硬物一概禁之，不然伤脾损胃，脓必难成，致疮必陷，又难收敛（《外科正宗·调理须知》）。

四、杂忌

慎起居，节饮食，戒七情，否则虚证蜂起，多致不救，慎之（《薛氏医案·饮食起居戒忌》）。

当断绝房事，忌风冷，勿自劳烦，待血脉平复，乃可任意耳（《千金要方·总论脉证治法》）。

五、预后

疮愈之后，劳役太早，乃为赢证。入房太早，后必损寿，不避风寒，复生流毒。不减口味，后必疮痒无度。大病须忌半年，小病当忌百日（《外科正宗·杂忌须知》）。

膏敷疗法是一种简便、经济、安全、效验，值得流传和推广的传统疗法。但硬膏的配制方法太过繁锁，应改进为机械化生产。硬膏的黑、重、硬亦须改革，向白、轻、柔的橡皮膏型发展，伸手可得，揭开即贴，着肤不脱。由以治痈、疽、疮、疖等外科病为主，向治内、妇、儿、五官各科病发展。

各　论

第一章 外科膏敷集

第一节 外科感染膏敷方

一、痈

痈是一种发于皮肤与肌肉之间的急性脓性恶疮。古人以为多由气血稽留，荣卫不和所致。本病以红肿热痛为主要症状，以高起皮面为特征。犹如土从平地壅起，故名痈。"痈"字在中医的古籍中多与疽、疮、疖联用，如痈疽、痈疮、痈疖等。其实皆为由细菌性感染所引起的化脓性体表炎症。古人以其外形各异，故分别命名。

1. 金黄膏

【方剂来源】《外科正宗》。

【适应病证】主治一切阳证，如痈、疽、疗、疖等。

【药物组成】天花粉 300 克，黄柏、大黄、姜黄、白芷各 150 克，陈皮、厚朴、甘草、苍术、天南星各 60 克。

【配制方法】上药共磨细末，按药末1/5，凡士林4/5 的比例，调匀成膏。

【使用方法】局部涂敷，纱布覆盖，胶布固定。

【注意事项】疮疡属于阴证者勿用。

【典型病例】张某，男，30 岁，1985 年 3 月 21 日初诊。3 日前因牙龈发炎，引起右颌下肿痛，经用抗生素治疗，但效果不佳。诊脉象弦数，舌苔薄。拟方清热解毒，活血消肿，金黄膏外敷，每日 1 次。用药 3 次后，肿势大减，5 日后肿消痛止而愈。

【按语】此油膏原名"如意金黄散"制成散剂备用，用时根据病情调成膏剂或糊剂即可。

2. 玉露油膏

【方剂来源】《药科启秘》。

【适应病证】用于痈、疖等阳性疮疡。

【药物组成】芙蓉叶（去梗茎）细末 60 克，凡士林 240 克。

【配制方法】先将凡士林熔化冷却，再将芙蓉叶细末徐徐调制而成，另加入医用苯酚 10 滴，调匀。亦可用香油调。

【使用方法】用时将该油膏用刮子均匀地涂在消毒纱布上，贴敷于患处。

【注意事项】疮疡已破溃或疮疡半阴半阳证、阴证者，不宜使用本油膏。

【典型病例】陈某，女，19 岁，1986 年 10 月 8 日初诊。诉左腿腘窝处起肿块，疼痛，行走不便。经青霉素、鱼石脂膏等药治疗，效果不显。诊脉象数，舌苔薄黄。证属湿热下注，治以清热解毒，消肿止痛为法，经用玉露油膏外敷 5 次痊愈。

【按语】本膏药具有较好的凉血、清热、消肿的功效。近年来各地用此药治疗痈、疖、蜂窝组织炎、急性淋巴结炎等均有显效。

3. 黄玉膏（一）

【方剂来源】《北京中成药成方选集》。

【适应病证】疮疡肿毒之红肿坚硬者。

【药物组成】大黄 15 克，黄柏 15 克，黄芩 16 克，白蜡 90～120 克，麻油 500 克。

【配制方法】将麻油置锅内上火熬前三味至枯，去渣滤净，加入白蜡（夏多冬少）熔化，胶合均匀即成。

【使用方法】将油膏涂敷患处，无菌纱

布覆盖，胶布固定。每日换药1次。

【注意事项】属阴证疮疡者禁用。

【典型病例】周某，女，10岁，1988年11月3日初诊。右腋下出现红结块，疼痛3日，经用六神丸、先锋霉素等药治疗，均无效。查舌苔薄白，舌质偏红。证属热毒结聚，治以清热解毒，活血散结为法。黄玉膏外敷患处，每日1次，换药5次即告痊愈。

【按语】本膏用麻油、白蜡调和而成。尤其适用于皮肤容易过敏的患者。对黑膏药、凡士林过敏者最为适宜。

4. 搭背膏

【方剂来源】《上海中医药杂志》1983年第12期。

【适应病证】痈疽疔疖、搭背恶疮、烧伤冻伤、溃疡脓肿、痔疮外伤等感染化脓性疾患外治，对部分体表恶性肿瘤之溃烂翻花疮面，亦有一定的止痛和控制感染作用。

【药物组成】芝麻油、寒水石、铅丹、冰片、黄蜡。

【配制方法】先将寒水石、铅丹分别研为极细末，过90～100目筛。将芝麻油倒入锅内熬沸，加入黄蜡待溶解后离火，趁热过滤，倒入事先准备好的消毒带盖容器内，边搅拌边倒入寒水石、铅丹细末，并继续搅拌勿令沉淀，待冷却至40℃～50℃时，将已研好之冰片用60目筛缓缓筛入；避免直接倒入，否则冰片易粘成粒状，难以调匀；边筛边搅拌直到冷却成膏，即可收贮备用。

【按语】搭背膏具有清热解毒、消肿止痛、化腐生肌等作用。

5. 文蛤膏

【方剂来源】《浙江中医杂志》1990年第3期。

【适应病证】痈、疽、疖、肿。

【药物组成】五倍子粉（研细末）2.5千克，糯米1.5千克，红糖2.5千克，陈醋2.5千克。

【配制方法】糯米煮汁约5000毫升，去渣，把红糖、陈醋加入糯米汁内，文火煎约30分钟后，再将五倍子粉徐徐加入，不断搅拌，文火煎约1小时成黏胶状即可分装备用。

【使用方法】临用时按患处大小摊膏药，所摊膏药略大于患部，摊膏药所用材料为消毒纱布、牛皮纸均可。一般隔日或每日换药。

【注意事项】用以痈、疽、疖肿外敷治疗，未成脓或化脓溃破均可用。治疗溃破之痈、疽、疖肿，应将溃破处暴露，加用引流纱条使引流通畅。少数患者贴膏药后局部有痒感，无其他不良反应，可不作处理。

【典型病例】胡某，男，40岁。右大腿内侧脓肿溃破1天，左大腿内侧肿痛3天。检查：右大腿内侧近腹股沟处有长约7～8厘米大小肿块，中心溃破流脓，色紫红，触之边缘有波动感。左大腿内侧有长约6厘米大小红肿硬块。诊断：双侧大腿痈（脓肿）。即用文蛤膏外敷患部，每日换药1次，共换药4次，右大腿溃破愈合。换药6次，左大腿肿消而痊愈。

【按语】临床用以治疗痈、疽、疖肿患者200余例，均获良效。

6. 五枝膏 （一）

【方剂来源】《上海中医药杂志》1986年第7期。

【适应病证】外用治疗疮痈、溃疡。

【药物组成】取柳树枝、桑树枝、槐树枝、榆树枝、桃树枝各4寸（如筷子粗，截为数截），制乳香、制没药各10克（研极细末），东丹60克，香油120克。

【配制方法】铁锅内将香油先行熬开，投入5种树枝，待炸焦后把树枝与碎渣捞出，继入乳香、没药熬制滴水成珠状，始加东丹搅匀再用慢火熬3～5分钟，离火冷却，密贮备用。

【使用方法】膏药加温熔化，以无菌竹片或金属片蘸膏涂于消毒纱布上，膏药厚度为0.2～0.3毫米（分泌物多宜厚，少宜薄），其大小以刚覆盖疮面为宜，最后用胶布固定。分泌物多者每日换药1次，少者酌情 3~5 天换 1 次。

【注意事项】换药需无菌操作，动作轻柔。若药后痛剧或疮周皮肤剧痒起疹，则可能为对膏药过敏，停用该药，反应即自行消失。

【临床疗效】本组共 40 例次，除 1 例系 72 岁高龄，短期内未好转而自动出院外，余 39 例次 2~270 天疮面愈合，平均愈合时间为 57.1 天。

【按语】本方中柳枝、桑枝可除湿消肿，活血定痛；槐枝、榆枝、桃枝可疏通经脉，利湿解毒；乳香、没药有祛瘀镇痛、生肌收口之功效；东丹可拔毒止痛，收敛生肌。诸药协同，共奏殊功。

7. 加味太一膏

【方剂来源】《山东中医杂志》1992 年第 5 期。

【适应病证】肿疡初起，肿势局限者；体表急慢性感染性疾病初期的炎性肿块。

【药物组成】加味太一膏：赤芍、白芷、元参、当归、肉桂、大黄、生地黄、木鳖子各 60 克，轻粉 12 克，柳枝、槐枝各 100 段，阿魏、没药各 9 克，乳香 15 克，铅丹 1200 克，麻油 2500 克。

溃消散：乳香、没药、丁香各 3 克，草乌、山奈、儿茶、甘松各 15 克，血竭、白芷各 10 克。

【配制方法】将加味太一膏中的前 14 味药入麻油煎熬，熬至药枯，滤去渣滓，再入铅丹，充分搅匀成膏。将溃消散中的 9 味药共研极细粉，密封备用。

【使用方法】将加味太一膏隔火炖烊，摊于纸上，将溃消散撒布于摊好的加味太一膏上，贴敷于肿块之上，2 天换药 1 次。

【注意事项】加味太一膏要熬至适度，过老则不黏，过嫩易脱落。存放时间过久则作用差。溃消散研制不细，或受潮湿，或存放过久，芳香之气消散，则影响疗效。所以一般要求将溃消散放在密闭的玻璃瓶内。使用时，溃消散应与肿块中心直接接触，其周围膏油必须与皮肤黏合在一起，不得向外透气。还应注意膏药展开的面积要大于肿块，这样才能更好地发挥药力，提高治疗效果。

【典型病例】林某，女，11 岁，1992 年 1 月 16 日就诊。咽喉痛 3 天，颌下肿痛 1 天。检查可触及颌下淋巴结肿大如杏，皮肤红热，压痛明显，推之不移，扁桃体红肿，舌红脉数。诊为急性扁桃体炎并发淋巴结炎。内服六神丸，外贴加味太一膏、溃消散，4 天肿消痛止。

【按语】加味太一膏能消肿泻火解毒；溃消散是掺药类，芳香透窍，消肿解毒，活血祛瘀。两者配合作用于肿块，直接渗透病所，发挥药力，使肿消毒散，气血流畅。个别患者使用后可出现接触性皮炎，停药后可自行消散，无其他不良反应。

8. 辣椒烟丝油膏

【方剂来源】《新中医》1994 年 12 期。

【适应病证】痈疮。

【药物组成】鲜辣椒、干烟丝、红糖、茶油（或花生油）各适量。

【配制方法】将以上 4 味捣烂成油膏状，即配即用。

【使用方法】用钝器扩张脓腔后，以生理盐水清洗（不必强行去除坏死组织），填塞辣椒烟丝油膏，上面覆盖油纸或薄膜，纱布棉垫包扎固定，每天换药 1 次。

【注意事项】本油膏中的鲜辣椒是一种小辣椒，属花椒类。用本油膏后第 2 天，可停用西药。个别病例因脓腔大，填入油膏多，用药次日出现轻度头晕、恶心，多饮糖水或口服维生素 B_6，便可消除。表皮外伤不得使用本膏药。

【典型病例】文某，女，48 岁，1990 年 7 月 14 日初诊。恶寒高热，左背剧痛红肿半月，曾用青霉素、红霉素等药无效。刻下症：体温 38.8℃，左背有一约鹅蛋大痈，边界不清，色潮红，痈面见蜂窝状脓点 10 余个，并有少量流脓，即施本法治疗。次日体温降至 37.5℃，诉用药不足 1 小时已觉左背疼痛大减，并有"暖热"感，食欲恢复，能入睡。续治至第4天，体温正常，局部红肿，疼痛消除，脓头排清，肉芽生长，治至第12天痊愈。

【按语】本油膏中之主药小辣椒，属花椒类，对金黄色葡萄球菌有抑止作用，并对局部有麻醉止痛作用。经治33例，全部治愈，平均治愈天数7.3天。

9. 甘遂芫花甘草膏

【方剂来源】《新中医》1988年第7期。

【适应病证】无名肿毒（痈、阴毒等）。

【药物组成】甘遂、芫花、甘草、天仙子各适量。

【配制方法】将甘遂、芫花放入铁锅内炒干，后碾碎成末状，与天仙子拌均匀，放入一小碗内；把甘草浸泡水煎沸，待凉后倒入少许于小碗内，将药末及天仙子调拌成膏状备用。

【使用方法】根据红肿、疼痛的范围大小将药膏外敷在患处，用敷料包扎固定，待水分被吸收干后，再倒上少许甘草水，每日6~8次，保持膏药呈湿润状态。

【临床疗效】用本膏敷治37例，均治愈。

【典型病例】刘某，女，30岁，1985年10月17日就诊。因左侧臀部疼痛，继发局部红肿，左脚行走困难，全身发热4天。曾入某院肌内注射青霉素及红霉素加氨苄青霉素静脉滴注未见好转。查体：体温39.7℃，左侧臀部内上侧有一个14厘米×18厘米的红肿范围，触痛明显，尚无明显波动感，停用它药。用甘遂芫花甘草膏敷贴，18小时后，患处中央破溃，流出乳白色黏稠状脓液约100毫升，局部用药棉擦净，碘酒消毒，按上方另取一膏药外敷，第3天痊愈。

10. 松香膏（一）

【方剂来源】《新中医》1974年第2期。

【适应病证】痈疽早期，未成脓之疮疡肿块。

【药物组成】松香500克，乳香60克，没药60克，黄丹60克，葱2000克（取葱白根，捣汁滤过用），凡士林适量。

【配制方法】先将乳香、没药捣细后，与松香、葱汁置铁锅中，用文火加热同煎，待药熔化后，加入黄丹搅匀，再加凡士林调和备用。

【使用方法】视痈疽面积大小，取药膏加热软化后，贴敷患处，盖上纱布，2~3日换药1次。

【典型病例】余某，男，13岁，1969年3月就诊。患者禀体素虚，左大腿内侧有数肿块，疼痛拒按，皮色不变，不能行动，身热口渴，体温高达39℃，此为腿痈，系毒邪壅塞，气血凝滞所致。曾用青霉素3天，外贴止痛膏消炎膏效果不佳。给予外贴松香膏，内服四妙汤（生黄芪、当归、金银花、生甘草）加花粉、牛膝、木瓜。服药2剂，热减肿块亦软，疼痛减轻，有消散之象，仍以原方续治，外贴松香膏，1周后痊愈。

【按语】本膏为家传验方，对早期疮疡有活血通络、消肿散结、解毒、消炎止痛作用。同时结合具体病情，加中药内服，疗效更佳。

11. 松香膏（二）

【方剂来源】《新医药学杂志》1974年第9期。

【适应病证】痈、疖、乳腺炎、腮腺炎、扭伤、毛囊炎（特别是毛囊炎）。

【药物组成】松香9克，乙醇（或烧酒）适量。

【配制方法】将松香研为细末，加入乙醇或烧酒内，调为糊膏状备用。

【使用方法】将糊膏隔水加温，待溶解后敷于患处，以全部覆盖为度，上盖以蜡纸或油皮纸，加胶布固定，每日换1次。

【注意事项】本膏以现用现配为佳。

【典型病例】何某，男，42岁。颈项后生一毛囊炎，如豆粒大，局部积压后，以致炎症扩大，红肿范围达5厘米，疼痛难忍。使用松香膏外敷，1天后炎症好转，连敷4天红肿消失，原毛囊炎也随之排脓收口，共1周痊愈。

【按语】本膏在早中期使用可消炎散肿，在中后期使用则能排脓解毒，敷本膏松香很快干燥，为加强药效，可再滴乙醇（或烧酒）数次，以保持松香的湿润。如此疼痛可明显减轻，红肿亦随之好转，但不要轻易去掉膏药。

12. 泽漆膏

【方剂来源】《山东中医杂志》1989年第5期。

【适应病证】外科急性感染。疖痈软组织感染、丹毒、急性乳腺炎、流行性腮腺炎。

【药物组成】4~5月开花时的泽漆全草（猫儿眼睛草）适量。

【配制方法】将泽漆除掉根部，洗净，切成小段，煎沸2~3遍得棕黄色药液，过滤，再以文火浓缩成棕褐色流浸膏备用。

【使用方法】外疡初起宜用泽漆膏敷贴满整个病变部位，成脓及溃后宜敷贴于患处周围，敷盖面应超过肿势范围，每日换药1次。

【注意事项】有全身症状者，应据辨证论治原则随症加减；毒血症状较重者，可配合抗生素、补液等对症治疗。

本膏药对皮肤具有一定的刺激性，幼儿慎用。

【临床疗效】敷贴120例（流行性腮腺炎32例，急性乳腺炎37例，丹毒12例，疖痈软组织感染等39例）均痊愈。

13. 栀子膏

【方剂来源】《太平圣惠方》。

【适应病证】小儿热毒疮疖。

【药物组成】栀子仁、升麻、蛇衔草、黄芩各30克，生地黄60克，水牛角屑1克，蓝叶5克。

【配制方法】上药细锉，取猪脂750克，同入锅内，于微火上煎10余沸，滤去渣，膏成，贮瓷盒中备用。

【使用方法】取膏药适量，滩涂于无菌纱布上，贴患处，胶布固定。

【按语】小儿热毒疮，多由火毒炽盛所致。方内栀仁、升麻、蛇衔草、黄芩辛散，清解热毒；水牛角咸寒，软坚散结，清热凉血；生地黄养血凉血；诸药相配，热毒散，气血和，则热毒症趋愈。

14. 黄芩膏

【方剂来源】《太平圣惠方》。

【适应病证】小儿热疮，黄脓出。

【药物组成】黄芩45克，黄柏、黄连（去须）、栀子仁各1克，竹叶60克，生地黄70克，胡粉1克，川军30克，水银30克（少许水与胡粉同研令星尽）。

【配制方法】上药除水银、胡粉外，并锉如豆大，用新绵包好。用猪脂750克，入锅内，置慢火上煎10余沸。候药色紫，去绵，以布绞取汁，待凝，下水银、胡粉，以柳木棒搅令匀，膏成，瓷盒贮之，备用。

【使用方法】取适量膏药，涂患处。一昼夜换药3~4次。

【按语】热疮，又名"热气疮"，类似西医学所称的"单纯疱疹"。多由风热之毒客于肺、胃二经，热气蕴熏而生。黄芩膏性苦寒，清热解毒，适宜于本病使用。

15. 黄连膏（一）

【方剂来源】《太平圣惠方》。

【适应病证】小儿恶疮，燋肿疼痛。

【药物组成】黄连末、松脂、腊月猪脂各30克，硫黄（研细）、腻粉各1克。

【配制方法】先将猪脂放锅内，以慢火煎令化，去渣，次下松脂，待化，次下黄连等药末，以柳木棒不住手搅令匀，候膏成，以瓷盒收贮，备用。

【使用方法】取膏适量，涂于疮上，每日3次。

【按语】小儿恶疮，初起热毒壅盛，燋肿疼痛，治以清热解毒燥湿为法。方中黄连苦寒直折其火，松脂、硫黄、腻粉燥湿杀虫以疗疮。

16. 神水膏

【方剂来源】《太平圣惠方》。

【适应病证】小儿恶疮。

【药物组成】密陀僧15克（研细），天花粉、淀花、丁香、附子（去皮脐）、葶苈、麝香（研细）、防风（去芦头）、朱砂（研细）、沙参（去芦头）、人参（去芦头）、龙骨、槟榔、桂心各1.5克，荛茴子2克（水淘去浮者），皂荚（去皮子）5克，去花硝0.5克，清麻油500克，黄蜡60克。

【配制方法】上药为末，先将油入锅中，再下诸药末，以慢火煎2～3沸，后下黄蜡令化，最后下麝香搅令匀，膏成，贮于瓷盒。

【使用方法】取膏药适量，滩涂于消毒纱布上，贴于疮上，胶布固定。

【按语】本方寒温并用，补散兼施，盖适用于疮疡日久，脓水流漓，气血亏虚，而疮盘仍红肿不散，正虚标实者。

17. 白及膏（一）

【方剂来源】《圣济来源》。

【适应病证】小儿口唇生疮。

【药物组成】白及、白蔹、白蜡各30克，黄芪（锉碎）、乳香（研末）、牡丹皮、赤芍、丁香各0.3克，麻油60克。

【配制方法】以上9味药除麻油、白蜡外，一起捣碎。先将麻油煮沸，加入药末，以柳木枝不住手搅。滤渣后再煎，加入白蜡待熔后，其膏即成。候冷，装入银器或石器中备用。

【使用方法】每用时，不拘多少，敷于疮上。

【按语】小儿口唇生疮有实热与虚热之分，本方适用于实热型。

方中重用三白治疮。白及性涩而收，常与白蔹相须为伍，得白金之令，能清能敛，止血生肌治疮。白蜡即虫白蜡，为介壳虫科昆虫白蜡虫的雄虫，群栖于木犀科植物白蜡树、女贞及女贞属其他植物枝干上所分泌的白色蜡质精制而成。朱震亨曰："白蜡，禀受收敛坚强之气，为外科要药。与合欢皮同入长肌肉膏中用之效。"另外方中少佐牡丹皮、赤芍、乳香行气活血，丁香去风毒，黄

芪生肌散火。

本方以收敛为主，敛中有散，有动静结合之妙，能起到敛疮生肌的作用。

18. 摩风去毒神异膏

【方剂来源】《幼幼新书》。

【适应病证】痈疽疔疖，疮癣肿毒。

【药物组成】黄芪15克，零陵香0.3克，赤芍药、防风、川芎、生地黄、天麻各3克，蜡75克，清油360克。

【配制方法】将前7味药捣碎，同清油一起浸渍7日。然后同煎，候色黄，滤过去渣，加入蜡再煎成膏。

【使用方法】取膏适量，摊于油纸上，贴于患处。

【按语】零陵香即薰草，气香，除秽浊。本方重在疏风透毒，对所治诸证初起者适宜。

19. 乳香膏（一）

【方剂来源】《幼幼新书》。

【适应病证】疮痈疔疖。

【药物组成】乳香30克，腻粉、松脂、密陀僧各15克，生地黄汁0.5合，猪油30克，黄蜡60克。

【配制方法】将前4味研为细末，和后3味同煎至膏成，去渣，加入3克麝香，冷却1晚方用。

【使用方法】取膏适量摊于油纸上，贴于患处，每日换2次。

【按语】密陀僧能感铅银之气，疗疮解肿毒。腻粉即水银粉。本方重在解毒，对热毒炽盛型的疮痈疔疖适宜。

20. 神效太乙膏

【方剂来源】《保婴撮要》。

【适应病证】一切疮疽溃烂。

【药物组成】元参、白芷、当归、肉桂、赤芍、大黄、生地黄各30克。

【配制方法】将上7味药切细，用麻油1200克，一起放入铜锅内煎煮至颜色变黑，滤去药渣，徐下黄丹500克再熬，至滴水成珠，软硬适中时，其膏已成。

【使用方法】每用时取适量，摊于油纸上，贴于患处。

【按语】本方具有行气活血、利湿解毒的作用，宜用于实证。

《外科正宗》也载同名膏方，是在此方的基础上加入了行气活血药，如乳香、没药、阿魏、血余等。用治痈疽、疡疮，可供参考。

21. 长肉紫金膏

【方剂来源】《金疮经验全书》。

【适应病证】痈疽恶疮、杖疮、磕损、风痰，赤眼头痛，疰腮，头目昏痛，两耳虚鸣，腰胁痛，妇人血闭并小腹痛，乳痈，血崩，年久脚气不愈，年久臁疮，急心痛，疯犬咬伤，喘息痰盛，便毒，腹内积聚、癥瘕，肠痈内痛或余毒未尽发为毒疮。

【药物组成】没药、乳香、血竭、赤石脂各30克，珍珠6克，轻粉9克，黄占15克，沉香末15克，白占30克，孩儿茶15克，鸡内金（焙）9克，天灵盖（煅纯性）15克，凤凰窠（即卵鸡壳内嫩白软皮）6克（煅成灰）。

【配制方法】用麻油500克，上火熬沸，下飞净黄丹210克，用柳枝频搅，至不黏手，四时软硬为度。将上药研末，徐徐下入，离火，候稍温下麝香3克，冰片2.1克，搅匀，盛瓷器内，埋土中7日出火毒，停用。

【使用方法】痈疽恶疮、杖疮、磕损者，外贴患处，并取膏3克煎服。风痰者，贴患处。赤眼头痛者，贴太阳穴。疰腮者，贴肿处。头目昏痛、两耳虚鸣者，贴风府穴。腰胁痛者，贴痛处，并时时熨之。妇人血闭并小腹痛者，贴脐下小腹。乳痈者，用瓜蒌汤服膏肉50粒。妇人血崩者，贴脐下并用莲房灰加醋汤送下膏肉30粒。年久脚气不愈者，掺蟾蜍贴足三里及痛处。年久臁疮者，葱盐汤洗净，贴患处。急心痛者，用豆蔻汤送下膏肉20粒，良姜汤送下亦可。疯犬咬伤者，用冷水送下40粒。喘息痰盛者，贴肺俞穴。便毒者，瓜蒌汤送下20粒。腹内积聚、癥瘕

者，用槟榔汤送服50粒，并掺蟾酥末、麝香末贴患处。肠痈内痛者，用石膏汤送服40粒。余毒未尽发为毒疮者，用甘草汤送服50粒，并外贴患处。

【注意事项】孕妇禁贴。

【按语】膏中所用黄占即黄蜡，白占即白蜡。

22. 九物大黄薄贴

【方剂来源】《历代名医良方注释》。

【适应病证】痈疽发背。

【药物组成】大黄、黄芩各90克，白芷60克，寒水石、白蔹各150克，黄柏60克，石膏、赤石脂、黄连各90克。

【配制方法】上药共为细末过筛，加适量淀粉与水调成糊状备用。

【使用方法】将膏糊薄涂纸上，贴患处。干燥后，揭下再涂一层贴上，可连续敷至肿消。

【注意事项】贴药期间忌食生冷、辛辣热面、酒、醋。

【按语】薄贴是唐代以前外用膏剂的剂型名称。此薄贴原方载王焘的《外台秘要》卷24，《良方注释》所载为删繁方。此薄贴黄连、黄柏、大黄、黄芩四黄并用，消炎杀菌的作用显著。

23. 消炎散结膏

【方剂来源】《四川中医》2005年第11期。

【适应病证】外痈（一种发生在皮肉之间的急性化脓性疾病，相当于西医的皮肤浅表脓肿、急性化脓性淋巴结炎、蜂窝组织炎等）。

【药物组成】黄连50克，山豆根、生大黄、威灵仙、当归、干姜各30克，冰片5克，二甲基亚砜与食醋占药物总量0.5%，凡士林适量。

【配制方法】将黄连、山豆根、生大黄、威灵仙、当归、干姜烘干后磨成细末，过120目筛，再将冰片研细粉与上述药物搅拌均匀，依次加入二甲基亚砜、食醋及适量的凡士林调和成稠膏状，分装密封备用。

【使用方法】治疗前用75%的乙醇轻轻外擦肿块局部，以清洁及消毒皮肤。将消炎散结膏涂于无菌纱布上，面积超出肿块1厘米左右，敷于患处，胶布固定，每日2次，痊愈停用，最多连用10天。敷药期间严防挤压，以防毒势扩散。治疗期间如出现肿块增大、化脓或周身发热、怕冷症状时，应及时加用抗生素治疗。

【临床疗效】共治疗60例，痊愈50例，显效5例，有效4例，无效1例，总有效率98.33%。

【典型病例】王某，女，46岁，干部。因膝上10厘米处被蚊子叮咬，局部红肿，直径12厘米，来我院急诊治疗。用消炎散结膏后，第二天局部红肿减轻，并有脓头。避开脓头，周围继续用消炎散结膏，用4次痊愈。

【按语】外痈属中医学毒邪壅塞（痹）范畴，其病因病机多由于外感六淫及过食膏粱厚味，内郁湿热、火毒或外来伤害，感受毒气等引起邪毒壅塞，致使机体营卫不和，经络阻痹，气血凝滞，瘀阻化热而发生痈肿。

消炎散结膏外用，能泻火解毒，通络止痛，消肿散结。方中以黄连泻火解毒，清热燥湿；山豆根、大黄解毒祛瘀，攻积导滞，消肿定痛，现代药理研究证明大黄有抗毒素、抗炎、抑制变态反应、提高机体免疫功能等多方面的药理作用；威灵仙既能清热解毒、通经活络，又能加强冰片的消肿止痛作用；当归活血化瘀，改善微循环，增加局部血流量，促进药物的吸收及肿块的消散；干姜辛热，畅行气血，同时甲基亚砜和食醋作为皮肤透入剂，软化角层，使血管扩张，增加药物的渗透作用。诸药共用有泻火解毒、清热燥湿、活血活络、化瘀消肿之功效，能使瘀毒得解、气血得畅、营卫得和、肿结得散、外痈渐消，验之临床，取效良好。

24. 新黄膏

【方剂来源】《河北中医》2005年第6期。

【适应病证】各种炎性痈肿。

【药物组成】黄连、黄芩、大黄、天花粉、川芎、青黛、白芷、夏枯草、胆南星、冰片各等份。

【配制方法】上药按比例混合在一起，粉碎成细粉，经紫外线消毒后，与乳膏基质混合，再加入氮酮，调匀配成含有2%氮酮的新黄膏备用。

【使用方法】根据肿块面积的大小，取药膏适量，涂于纱布上，敷于患处，用胶布固定。病情重者每日2次，病情轻者每日1次。

【临床疗效】共治疗260例，治愈236例，好转19例，无效5例，总有效率98%。

【按语】局部特异性感染形成的炎性肿痛属中医学疮疡、肿疡、丹毒、瘰疬等病的范畴，多由外感六淫、火毒、热毒侵入人体，造成人体局部气血凝滞、营卫不和、经络阻塞，产生疼痛。新黄膏具有清热解毒、散瘀消肿、通络止痛的作用。膏中黄连、黄芩、大黄、青黛能清热解毒；胆南星燥湿化痰；白芷散结排脓；天花粉消肿排脓；夏枯草散郁结；冰片消肿止痛；川芎活血行气消肿；氮酮具有促进药物透皮吸收作用。本膏经济方便，疗效确切。

二、疽（蜂窝组织炎）

疽是发生于皮肤肌肉之间的急性化脓性疾患。本病的特点是初起时局部皮肤上有粟粒样脓头，焮热红肿胀痛，易向深部及周围扩散，脓头亦相继增多，溃烂后，状如莲蓬、蜂房。在中医古籍中常常痈疽并称，其实有别，区别处在于痈浅而大，疽深而恶。

1. 冲和膏

【方剂来源】《外科正宗》。

【适应病证】本方用于疮疡介于阴阳证之间的证候。

【药物组成】紫荆皮（炒）150克，独活（炒）90克，赤芍（炒）60克，白芷30克，石菖蒲45克。

【配制方法】共研细末。按药末1/5，凡士林 4/5 的比例，调匀成膏即成。

【注意事项】阳证或阴证疮疡不适宜使用，宜用于疽疮因气虚而引起的半阴半阳证。

【典型病例】赵某，男，60 岁，1987 年 3 月 4 日初诊。后项发际处肿块，疼痛 3 日。始服复方新诺明治疗，疼痛依旧。局部无红肿，稍有压痛，舌苔薄白。证属气虚，难于祛邪外出，气血瘀滞患处。冲和膏外敷 10 次后痊愈。

【按语】《证治准绳》中，此膏又名黄云膏。一方用白芷、紫荆皮酒调以内消初生痈疽，名一胜膏；又方只用赤芍、木蜡、紫荆皮作箍药，名三胜膏，均为此膏活用之方。

2. 拔毒膏（一）

【方剂来源】《北京市中药成方选集》。

【适应病证】用于痈疽肿毒，已溃未溃均宜。

【药物组成】白蔹、苍术、连翘、黄芩、白芷、木鳖子、穿山甲、赤芍、栀子、大黄、蓖麻子、金银花、地黄、当归、黄柏、黄连各 96 克，蜈蚣、乳香、没药、血竭、儿茶、轻粉、樟脑、红粉各 18 克，麻油 7500 克。

【配制方法】将前 17 味碎断后，入油内加热炸枯，过滤取油，依法炼油，下丹，去火毒，再兑入后 7 味细末配研而成的细料，搅匀即成。

【使用方法】将膏药分摊于纸裼上，用时温热化开，贴在患处。

【注意事项】贴后若局部出现丘疹、水疱，则应停止使用。

【典型病例】刘某，男，62 岁，1993 年 12 月 1 日初诊。左背一肿块，疼痛 3 日。始发现左背不适，逐渐扩大，已用中药内服，但仍感不适，肿势蔓延，患处已有多个脓头，舌苔黄腻，脉弦滑。诊断：上搭背（疽）。治拟活血解毒，排脓消肿。拔毒膏每日贴敷，共换药 10 次痊愈。

【按语】此膏为清代陈文治《疡科选粹》

中拔毒膏加减而成，对痈疽拔毒止痛，其功甚佳。

3. 万应膏

【方剂来源】《疡科经验全书》卷四金丝万应膏加减。

【适应病证】用于痈疽、肿毒、痰核、流注等坚硬疼痛未溃者。

【药物组成】川乌、草乌、地黄、白蔹、白及、象皮、肉桂、白芷、当归、赤芍、羌活、苦参、木鳖子、穿山甲、乌药、甘草、独活、元参、大黄各 15 克，麻油 2500 克。

【配制方法】上药浸油内 3～10 天（春五、夏三、秋七、冬十），再加热，慢火熬至药枯，浮起为度，依法去渣滤尽后炼油，下丹，用桃树或柳枝不断搅之，以黑如漆，亮如镜为度，膏成。

【使用方法】用时将膏熔化，用薄纸摊贴患处。

【注意事项】宜隔日换药 1 次。

【典型病例】许某，男，32 岁。左腰处肿块，疼痛 4 日。经用抗生素、金黄散等药治疗，症情无改善。刻下症：局部肿块日见扩大，已有 3 厘米×2 厘米大小，舌苔薄黄，脉数。诊断：腰疽。治拟活血消肿法。万应膏贴敷患处，5 日后痛消肿退。

【按语】此方为《中药制剂手册》引《中药成方集》方，与《医宗金鉴》方相同。另有多处万应膏与此方不同。因此功效略有差异。

4. 黑玉膏

【方剂来源】《山东中医杂志》第 19 卷 2000 年第 4 期。

【适应病证】蜂窝组织炎、疖、化脓性淋巴结炎、化脓性乳腺炎。

【药物组成】大黄 3000 克，黄柏、苦参各 1500 克。

【配制方法】将上药加水煎煮 2 次，每次 1.5 小时，合并煎液滤过，浓缩至稠膏状，备用。取羊毛脂加入 1000 克核桃油中，文火加热至全溶后，冷却至 60℃左右，兑入研细的冰片 120 克，搅匀备用。把以上两膏合并，加入适量氮酮、苯甲酸，充分搅拌均匀，分装即可。

【使用方法】将黑玉膏均匀涂于炎症局部，厚度为 0.2 ~ 0.3 厘米，膏药涂敷面积大于炎症面积。8 ~ 10 小时更换 1 次，局部急性炎症皮温较高，膏药干结后及时更换。

【注意事项】感染局部溃破后不宜再敷用。

【临床疗效】共 105 例，以黑玉膏外用为治疗组 75 例，鱼石脂软膏外用为对照组 30 例。疖 42 例，蜂窝组织炎 12 例，化脓性淋巴结炎 37 例，化脓性乳腺炎 14 例。病程均在 5 天之内，最短者 1 天。均除外气性坏疽、放射菌病及淋巴结核等特殊感染。对照组鱼石脂软膏用法同黑玉膏。用药 5 ~ 7 天后，治疗组临床治愈率 80%，总有效率 90.67%，与对照组相比有显著性差异（$P < 0.05$）。实验研究表明，黑玉膏具有明显抑制金黄色葡萄球菌、大肠杆菌等引起的创面感染及促进创面愈合作用；临床观察表明，黑玉膏具有明显的消肿止痛、祛腐生肌作用，对皮肤无明显不良反应，无明显皮肤刺激作用及皮肤过敏反应。

【按语】此膏采用现代制剂工艺，疗效发挥迅速。膏中大黄可泻热毒，破积滞，行瘀血；黄柏能清热燥湿，泻火解毒；苦参可凉血解毒，燥湿杀虫；核桃油可补肾，养血，生肌；冰片有通窍、消肿止痛之功效，易被皮下组织吸收，有引经作用。此膏对各种病毒性、非化脓性及无菌性炎症疾病也有较好效果，也可用于流行性腮腺炎、带状疱疹、丹毒、血栓性浅静脉炎及骨软骨炎等。

5. 益黄膏

【方剂来源】《中医杂志》2003 年第 12 期。

【适应病证】痈、疽、疔、疖、丹毒、痄腮等。

【药物组成】益母草、大黄、黄柏、姜黄、白芷、苍术按 10∶1∶1∶1∶1∶0.5 比例配制。

【配制方法】上药共研细末，混合均匀备用。将新鲜益母草洗净捣烂，加水煮沸后，文火再煎 2 小时左右成糊状，待其冷却后加入其他药物混匀搅拌成膏状即可。

【使用方法】患处常规消毒后，将调好的益黄膏直接均匀涂抹于上，厚度为 0.3 ~ 0.5 厘米，敷药范围略大于疮面，用消毒敷料覆盖并包扎，每日换药 1 次。

【典型病例】臧某，男，29 岁，1997 年 8 月 25 日就诊。1 周前右眉处有一米粒大小脓点，自行挤压出脓，次日，右上眼睑处焮红肿胀，疼痛加剧，伴见头晕乏力，畏寒发热，便干溲赤，体温 38.6℃，舌质红、苔微黄，脉滑数。诊为"眉棱疔"。遂给予益黄膏敷于患处，3 天后局部脓溃，疼痛大减，肿胀明显消退，体温降至 37.5℃。继用 3 天后，患处肿痛全消，体温正常，病已告愈。

夏某，女，41 岁，1991 年 10 月 13 就诊。近 4 天来右小腿前突然红肿热痛，伴有身热恶寒。曾就诊于某院，给予青霉素肌内注射，病情未见好转。刻下症：体温 37.9℃，右小腿胫前肌肤光亮，红赤如丹，灼热触痛，右腹股沟淋巴结压痛明显，舌红苔黄，脉弦数。诊为"右下肢丹毒"。按以上治疗方法外敷益黄膏 2 次，患肢肿痛减，身热渐退，连续用药 1 周，诸症悉除。

【按语】益母草，《本草纲目》谓其能解毒，"治肿毒疮疡"。《新修本草》则称其能主"诸杂毒肿，丹游等肿"，并有"捣茺蔚茎敷疔肿，……使疔肿毒内消"。益黄膏中以益母草为主药，加入大黄、黄柏等，使其具有活血化瘀和清热解毒双重功效。根据现代药理学研究，益母草作用于机体后可扩张血管，增加血管通透性和血流量，有利于药物透皮吸收，达到行血消肿的目的。

6. 绿膏药

【方剂来源】《中医外治杂志》2010 年第 5 期。

【适应病证】痈疽。

【药物组成】蓖麻油50克，松香500克，乳香、没药、儿茶、铜绿各30克，冰片15克，氮酮5毫升。

【配制方法】松香打碎成小块，余药分别研末过120目筛备用。将蓖麻油放入大铁勺内加温，不停地搅拌，先用武火，沸腾时改用文火，当油烟由青烟转为白烟，油色逐渐加深，油花由锅壁四周向锅中央集聚翻滚时，表示油快炼好了。此时可用清水1盆，将油滴入水中数滴，如果油滴入水中成珠不渗散即滴水成珠试验，表明炼油火候已到。油炼好后，加入松香，小火，不停地搅拌，直至松香全部溶化，此时要多做测试，检查膏药的老嫩。其方法是取冷水1盆，将如手指大小的膏药1条，放入水中5分钟后用手指将膏药折断，如应手而断，断端有较多粉碎状脱落膏药，同时发出折断的脆响，表示松香偏多；如应手折断，仅仅发出折断声，表示松香适中；如应手如只能将膏药扭弯，虽勉强折断，而有韧性膏丝者，表示松香不足。补救方法是松香偏多者适当加入炼好备用的药油，松香偏少者加入适量的松香。夏天天气热，添加松香偏多；冬天气温低，添加松香宜少。将测试好的膏药离火，稍凉后边搅拌边依次放入乳香、没药、儿茶、冰片、铜绿、氮酮。将膏药倾入事先准备好的清水中，温度降至不烫手时拿出膏药，反复拨动数十次。将拨动好的膏药搓成直径2厘米的长条，用剪刀剪成每段1厘米长的圆饼状，放玻璃上稍干，用蜡纸单块包好放入瓷罐内，密封埋入地下15天去火毒。

【使用方法】取出膏药，放在温水中稍软化，用手捏成饼状，厚约0.2厘米，依创面大小外敷，纱布敷盖，胶布固定，每天1次。偶有因贴膏药引起过敏性皮炎，孕妇、儿童应慎用，禁止口服。

【典型病例】于某，男，35岁。6天前项后起一痈疽，在某医院给予青霉素及外用药3天，不见好转而来诊。诊其局部焮红、灼热，肿痛范围大约在4厘米×6厘米，中央有波动感。患者神志清，口干，纳差，大便干，体温38.5℃，外敷绿膏药2天后溃破，流出大量脓液，范围缩小至3厘米×3厘米，再敷5天告愈。

【按语】绿膏药是在千锤膏、碧玉膏等传统膏药基础上发展而来的，炼出来的膏药色彩碧绿，光泽照人，贴之即黏，撕之即起，使用方便。方中蓖麻油润肤拔毒消肿；松香祛风燥湿，排脓拔毒，生肌止痛；乳香、没药、儿茶皆有活血止痛、消肿生肌之功；冰片生肌止痛；铜绿祛腐敛疮；氮酮为近年来常用的透皮剂。全方共奏消肿止痛、提脓祛腐、拔毒生肌之功。用于一切阳证，如痈、有头疽、疖、疔等，疗效确切。

三、疔疮

本病是发于颜面及手足部位的一种疮疡。因根深，形小，坚硬，状如钉故名。多由热毒炽盛所致。初起患处四周坚硬，顶部多有脓头一点，或痛，或痒，或麻，常伴有寒热、头晕、心烦、口干、精神困顿等症状。本病发展迅速，且常发生危候，故其治疗除使用膏剂外敷外，尚须配以药物内服，内外兼治为妥。外治初期宜箍毒消肿，中期宜提脓祛病，后期宜生肌收口。

1. 疮疡膏

【方剂来源】《中药通报》1988年第13期。

【适应病证】疔疮、疖痈、下肢溃疡等。

【药物组成】大黄、升麻、红花、川芎、血竭、土鳖虫。

【配制方法】用乙醇提取药材粗粉，回收乙醇，再与膏药基质混合制得疮疡膏。

【使用方法】将药膏直接涂摊于患处。

【注意事项】凡士林过敏者忌用。

【临床疗效】对100例疖、痈、疔、疮等患者全部治愈。同时观察治疗150例慢性下肢溃疡患者，治愈率为81%。治疗102例乳腺炎（炎症期和化脓期）患者，治愈率达92%。本膏具有疗效高、疗程短的特点。

【按语】疮疡膏对金黄色葡萄球菌，甲、乙型链球菌和绿脓杆菌均有一定的抑止作用，有显著的抗炎作用和镇痛作用。

2. 疔疖膏

【方剂来源】《朱仁康临床经验集》。

【适应病证】疔疮、疖肿。

【药物组成】银朱15克，章丹15克，轻粉4.5克，嫩松香125克，蓖麻油30毫升，凡士林18克。

【配制方法】先将轻粉研细，然后与银朱、章丹和在一起，另将蓖麻油入铜锅内加入松香熔化，再加入凡士林调和，最后调入上述细末即成膏。

【使用方法】挑少许膏药涂疮头，纱布固定。

【注意事项】汞过敏和疔疮已溃脓者均不宜使用。

【典型病例】周某，6岁，男，1987年3月2日初诊。左颊部肿块，疼痛3日，伴有轻度发热。因畏惧手术故转中医治疗，内服六神丸，外用疔疖膏治疗，2天后疮顶已破，脓毒外泄，经九一丹换药痊愈。

【按语】该膏药主为破头而设，若疔头已破则不能使，还需注意中病即止。

3. 千锤膏

【方剂来源】《中医外科临床手册》。

【适应病证】用于一切阳证，如疔、有头疽、疖等病。

【药物组成】蓖麻子肉150克，嫩松香粉300克，轻粉（水飞）30克，东丹60克，银朱30克，茶油（冬天为75克）48克。

【配制方法】须在大伏天配制，先将蓖麻子肉入石臼中捣烂，再缓入松香末，打匀后，再缓入轻粉、东丹、银朱，最后加入茶油，捣数千锤成膏。

【使用方法】用时隔水炖烊，摊于纸上，盖贴患处。

【注意事项】过敏体质者慎用，以免产生接触性皮炎。

【典型病例】乔某，女，23岁。左眉外侧突然红肿，疼痛3日，已用盐酸林可霉素等抗生素治疗无效，患者疼痛，肿胀日盛。刻下症：左眉外侧约有一大小约2厘米×2厘米肿块，有压痛，红肿高突，根脚紧收，舌苔黄，脉数。诊断：颜面部疔疮。内服仙方活命饮。外敷千锤膏，每日换药1次，1周后，肿胀基本消退。

【按语】千锤膏为外治常用验方之一，历代外科方书记载颇多，处方各有不同，主治亦稍异。

4. 驱毒止痛膏

【方剂来源】《新中医》1994年第7期。

【适应病证】脓性指头炎（蛇头疔，螺疔）。

【药物组成】轻粉12克，雄黄62克，煅牡蛎49克，蜈蚣20条，冰片7克，穿山甲43克。

【配制方法】上药共研细粉，过120目筛备用。

【使用方法】取药面适量，调鲜猪胆汁成膏状，涂抹患部，每日3～4次。如无猪胆，可用三黄（黄连、黄柏，大黄各等量）煎浓液加适量蜂蜜代替。

【注意事项】本病中期，热毒壅盛，患指末端呈蛇头状红肿，疼痛剧烈呈搏动性，伴有恶寒发热，食欲减退，可配合内服五味消毒饮加黄连解毒汤或抗生素治疗。

【临床疗效】本膏药外敷66例，止痛时间均在4天以内，其中2天内占83%。对脓性指头炎不同阶段均适应，如未化脓者，能使其消散；已化脓者，促起排脓，生长肉芽，修复创面。

【典型病例】姚某，女，40岁，1986年6月10日初诊。右拇指头被缝衣针刺伤。初觉痒麻不适，半月后则焮红热肿疼痛，状如蛇头，经其他医院治疗3天，红肿扩大，疼痛加剧呈搏动性，患肢下垂时尤甚，整夜不得入眠，伴恶寒发热，体温39℃，遂投用驱毒止痛膏敷贴以驱毒消肿止痛，加五味消毒饮和黄连解毒汤内服以清热解毒，当晚疼痛基本消失，第 2 天红肿消退，第 3 天所有症状完全消失，患指功能恢复正常。

【按语】脓性指头炎多由脏腑火毒凝结，常以外伤或刺伤、昆虫咬伤为诱因，从而感邪毒阻于皮肉之间，留于经络之中，引起经络阻隔，气血凝滞。

本膏药中轻粉、雄黄，可以毒攻毒；牡蛎、蜈蚣、冰片软坚消肿，解毒止痛；穿山甲祛瘀散结，托毒排脓；猪胆汁清热解毒，据现代药理研究，有消炎、抑菌作用。本膏药直接敷贴于病灶处，能迅速止痛消肿。

5. 山慈菇膏

【方剂来源】《中医杂志》1990 年第 4 期。

【适应病证】脓性指头炎（蛇头疔）。

【药物组成】鲜山慈菇 25 克，米醋 3 毫升。

【配制方法】将山慈菇洗净捣烂，加米醋和匀稍蒸温，用塑料薄膜包裹备用。

【使用方法】将患指洗净，涂敷以上药膏，然后用塑料薄膜扎，每日换药 1 次。

【典型病例】凌某，女性，21 岁。右食指赤肿焮痛，夜卧不宁发热 2 天，曾外敷鱼石脂软膏 2 天无效，诊为脓性指头炎。经用山慈菇膏治疗 1 天后焮痛若失，3 天肿消而愈。

【按语】山慈菇可清热解毒散结，米醋能消肿并引药直达病所，二药共达解毒消肿、散结止痛之功。用本膏治疗蛇头疔 7 例，均治愈。

6. 军术膏

【方剂来源】《中医杂志》1990 年第 3 期。

【适应病证】创伤感染。

【药物组成】生大黄粉 500 克，生苍术 500 克，炉甘石 500 克，蜂蜡 200～300 克（根据气候温度而加减），香油 500 克。

【配制方法】生大黄粉过 120 目筛备用。将香油放锅内熬炼 1.5 小时，待泡沫消失后加入苍术，熬制焦枯，捞出去渣，再徐徐加入炉甘石粉，用文火继续煎熬 2 小时左右，

待无大泡沫时为止。另用铝锅将蜂蜡熬至无泡沫并开始冒青烟（失去水分）时，将蜂蜡直接滤于油锅内，约 10 分钟左右将油锅取下，用 8 层以上纱布把药物滤于搪瓷容器内，待温度降至不烫手（约 50℃左右）时，徐徐加入大黄粉并不断搅拌，使其均匀成膏。

【使用方法】将药膏涂在脱脂棉上，厚度约 0.5 厘米，直接敷贴于创面上，涂药面积比创面稍大一点。若脓液较多，每日换药 1 次；若脓液较少，隔日或隔 2 日换 1 次，直至创面愈合。换药前用脱脂棉或盐水棉球清洁创面。

【注意事项】勿用碘酒、乙醇等药品消毒。

【临床疗效】用本膏贴治创伤感染 320 例（创面 407 处），总有效率为 99.7%。

320 例创伤感染者在用本膏前均用过 2 种以上抗生素等西药治疗，疗效皆不显著。其中 200 例作过细菌培养和药敏试验，多为绿脓杆菌（34.1%）和金黄色葡萄球菌（27.5%），对常用抗生素皆不敏感。本膏主药大黄之水浸液抑菌试验表明，对金黄色葡萄球菌等有明显的抑制作用。

【按语】本膏药中，生大黄有活血化瘀之功，确有推陈出新、调血、利关节的作用；生苍术燥湿、祛风、避秽；炉甘石能吸收创面分泌液，并有防腐收敛、保护皮肤的作用。三药合用具有祛腐提脓、促进肉芽新生的功能。

本膏能提高创面局部的免疫功能。用本膏后脓液增多而质变黏稠，肉芽液随之新生，创面边缘变规整，界限清楚，创面呈现迅速愈合的现象。免疫实验结果表明，本膏药局部应用有诱导巨噬细胞增生和游出的作用。

7. 骨疡拔毒膏

【方剂来源】《中医外治杂志》2004 年第 4 期。

【适应病证】疔毒恶疮。

【药物组成】冰片 25 克，蜂蜡 50 克，海浮石 75 克，白膏 75 克，铜绿 150 克，乳香、

没药各5克，樟脑3克，松香10克，生地黄10克，僵蚕12克，山甲16克，血竭10克，蜈蚣4条，红娘子25个，斑蝥25个，香油900克。

【配制方法】先将锅内香油、蜂蜡用武火熬至熔化，至油刚好滴水成珠时，将经过100~200目筛的上药（除香油、蜂蜡外）混合放入高温油内，离火待冷，放罐内凉水中，去火毒后摊敷料上外用。

【使用方法】骨疡拔毒膏外贴，3天换药1次。急性病1周1个疗程，慢性病2周1个疗程，配合清热解毒剂内服。

【临床疗效】一切急慢性疔毒恶疮外贴，疗效显著。治疗252例患者，总有效率达100%。

【典型病例】邱某，女。后颈部长疮，畏寒发热5天。检查：项后居中有一大小约7厘米×9厘米肿块，上有肿头多个，四周肿硬，发热疼痛拒按。中医诊断：对口疮。即用骨疡拔毒膏外贴，配合清热解毒、托毒外出剂内服，3次治愈。

【按语】疔毒疮是一种慢性化脓性炎症，由于过食辛辣厚腻之品，脏腑积热，火毒积聚而成。治宜用大剂量清营凉血解毒之品，急性重症应配合温病三宝内服，以防走黄危症。本方用僵蚕、山甲、蜈蚣、红娘子、冰片、斑蝥能通络解毒，散结止痛，以毒攻毒，拔毒外出；蜂蜡、生地黄可滋阴润燥，解毒生肌；海浮石、白膏、铜绿、血竭可生肌收口敛疮。

四、疖

疖，属疮疡类，但与痈疽有别，疮疡之小者为疖。本病是由金黄色葡萄球菌侵入毛囊或皮脂腺引起的急性化脓性炎症，局部红肿，有黄白色小脓头，成熟后常可自行穿破，排出脓液和坏死组织而愈合。

1. 咬头膏

【方剂来源】《外科证治全书》。

【适应病证】用于疮疡已成脓而不能自溃，或不愿开刀排脓者。

【药物组成】铜绿、制乳香、生木鳖、杏仁各3克，巴豆6克，白砒0.3克。

【配制方法】共捣成膏，丸如绿豆大。

【使用方法】每用1粒，放在膏药上，贴于疮疡中心，其脓自出。

【注意事项】口腔、鼻及眼周围慎用此药。

【典型病例】单某，女，18岁。项后有一红肿块，自觉疼痛5日。经检查局部脓已成熟，西医要求切开引流，因畏惧手术，改用咬头膏外治，3日后脓液、脓头排出而痊愈。

【按语】中医外科中咬头膏类似方药很多，如《中医外科临床手册》中的咬头膏即由此方加松香、蓖麻子各3克组成。这些方药遵法制用，对拒刀者均可选用。

2. 太乙膏（一）

【方剂来源】《外科正宗》。

【适应病证】用于疮疡阳证，已溃未溃均可选用。

【药物组成】肉桂60克，白芷60克，当归60克，元参60克，赤芍60克，生地黄60克，大黄60克，土木鳖60克，阿魏9克，轻粉12克，槐枝100段，柳枝100段，血余30克，东丹1200克，乳香末15克，没药末9克，麻油2500克。

【配制方法】除东丹、乳香、没药、轻粉外，余药入油煎，按铅膏药制备大法炸料，炼油，下丹，再兑入乳没、轻粉细末，搅匀成膏。

【使用方法】隔水炖烊，摊于纸上敷贴。

【注意事项】阴证疮疡不适用此膏。

【典型病例】李某，男，32岁，1984年8月26日初诊。近4日来，头面部遍发热疖，疼痛作胀，夜不安睡。刻下症：头额及面颊部有散在性大小不一结块，局部皮肤微红，光亮无头，按之疼痛，苔薄，脉滑数。治拟清热解毒凉血。五味消毒饮加味内服，外敷太乙膏。经换药5次后疖全部消退。

【按语】此膏是疮疡阳证的基础膏剂。在《中国膏药学》中，只有肉桂膏、鳖参膏之称，其余书中名为太乙膏的并非此膏，应予鉴别。

3. 洪宝膏（一）

【方剂来源】《外科证治全书》。

【适应病证】用于诸般热证痈肿疮疡。

【药物组成】天花粉90克，姜黄、香白芷、赤芍各30克。

【配制方法】上药共为细末，用凡士林配成30%软膏。

【使用方法】将药膏均匀摊纱布之上，盖贴患处，每日换药1次。

【注意事项】非阳热之证，用之则恐遏毒入内，有成为坏证之虑，不可不慎。

【典型病例】谭某，女，32岁，1989年10月4日初诊。左腰际结块，色红疼痛3日，睡眠时疼痛尤甚。经服用消炎解毒丸，配合洪宝膏外敷治疗2日而愈。

【按语】此方在《证治准绳》中，名洪宝丹，又称金丹、寸金、四黄散。

4. 疖疽小纸膏

【方剂来源】《江苏中医杂志》1988年第7期。

【适应病证】小儿暑疖。

【药物组成】嫩松香2500克，藤黄50克，乳香、没药各20克，辰砂（水飞）30克。

【配制方法】依法用麻油适量熬成膏药，离火候稍冷，加入飞辰砂30克调匀，乘热摊于桐油纸上，如铜钱大小，即成红色小纸膏，对折备用。

【使用方法】将小纸膏用乙醇灯或置热水杯旁烘烊开，剪成圆形外贴患处。未溃者每日更换1次，破溃脓出者每日更换2~3次，若伴有发热者，可配合内服金银花露、六神丸或五味消毒饮。

【临床疗效】用本膏药治疗小儿暑疖150例，其中未溃者47例，溃脓者103例，均在3~9天内痊愈。

5. 乳香膏（二）

【方剂来源】《太平圣惠方》。

【适应病证】小儿软疖。

【药物组成】乳香、黄蜡各0.5两，油1两，腻粉1分，松脂1分，密陀僧1分（细研）。

【配制方法】先取油煎黄蜡、松脂、乳香，涂后，再下腻粉、密陀僧，调和成膏。

【使用方法】取膏适量，摊于纱布上，贴软疖处，胶布固定。

【按语】小儿肿结，长1~2寸，名之为疖，似痈热痛，久则脓溃，脓血尽则瘥。也有因风热之气，客于皮肤，血气壅结所成。方中以乳香散壅结之血气为主，配合黄蜡、松脂等拔毒生肌，适用于小儿软疖初起，或溃后不久者。

另外，松脂一药，据《本草汇言》记载："松脂如入疡科敷贴料中，可去脓拔毒，腐秽初作或初溃者可用，如久溃脓血已尽，气虚血寒，肉泛而不敛者，用此不唯不能生新肌，反增溃烂，延流及肉，损入筋脉，不可胜言，用者当细审之。"

6. 牛芒膏

【方剂来源】《山东中医杂志》1982年第2期。

【适应病证】初期疖肿、早期乳腺炎、单纯性阑尾炎、因注射感染引起的肿块。

【药物组成】鲜牛蒡子叶150克，芒硝50克。

【配制方法】将鲜牛蒡子叶洗净捣烂，芒硝研极细末，二药混合，调匀成糊状备用。

【使用方法】洗净擦干患处皮肤，置药摊敷疮面0.5厘米厚，用布固定。每日换药2~3次，至红、肿、热、痛消失为止。

【注意事项】用药期间，注意局部清洁，防止搔抓。忌辛、辣、烟、酒等刺激物。症状严重者，需加服中药。已感染成脓者，则不宜用本膏。

【临床疗效】用本膏贴治40例，其中初期疖肿25例，早期乳腺炎7例，单纯性阑尾炎5例。注射致局部感染3例。痊愈32例，好转6例，无效2例（急性乳腺炎、单纯性阑尾炎各 1 例）。治愈天数最长 4 天，最短 2 天，平均 2～3 天。

【按语】本膏药中，牛蒡味辛苦，性寒无毒，其叶外用有显著的消炎、镇痛作用（鲜品尤良）。芒硝味咸、苦，大寒，能泄热通便，软坚散结，解毒消肿。

7. 金丝膏

【方剂来源】《山东中医杂志》第 19 卷 2000 年第 8 期 475 页。

【适应病证】小疖肿。

【药物组成】雄黄、白矾、枯矾（白矾加热煅干而成）等量。

【配制方法】将上药研成细粉，加入麻油、凡士林调和成膏，呈金黄色，盛于密闭容器中，阴凉处保存，可长期备用。长时间不用时，麻油析油于表面，用时需重新拌匀。

【使用方法】将膏药直接敷于患处，每日 1 次，直至痊愈。

【注意事项】孕妇禁用。

【临床疗效】共 438 例，病程 12～24 小时，其中疖肿红肿期 330 例，成脓期 108 例；各部位疖肿 315 例，甲沟炎、手掌间隙感染 130 例，急性脓肿 32 例，糖尿病并发疖肿 8 例。治疗结果：痊愈（疖肿消散或破溃后愈合，全身症状消失）377 例；显效（红肿热痛及伴发症状基本消失）45 例；好转（红肿热痛，肿痛减轻）16 例。总有效率 100%。在使用过程中未发现不良反应。临床观察发现，疖肿越小，此膏效果越好。

【按语】此膏具有祛毒清火、通络止痛、化瘀散结的功用，其中雄黄对疮毒的解毒作用极强，并能止痒；白矾可定痛，蚀恶肉，生好肉，治痈疽，疗恶疮；枯矾有止血除湿、敛疮之功。药理研究，雄黄、白矾、枯矾对革兰阳性菌有抑制作用。

8. 红布膏

【方剂来源】《中医皮肤科治疗学》。

【适应病证】痈疖毒未溃，或排脓不畅。

【药物组成】银珠 90 克，轻粉、雄黄、黄丹各 15 克，嫩松香 150 克，蓖麻子适量。

【配制方法】上药除蓖麻子外，研为极细粉末，然后与蓖麻子同捣为膏备用。

【使用方法】将膏涂于纸上，贴于疮顶，1～2 日换贴 1 次。

【注意事项】孕妇禁用。

【按语】此膏具有提脓拔毒的功用。

9. 清解薄贴

【方剂来源】《疡科纲要》。

【适应病证】用于阳证疮疡，无论已溃未溃，俱可通用。

【药物组成】生地黄（切薄片）500 克，当归 40 克，羌活、黄芩、川柏各 90 克，元参、甘草各 120 克，白芷、赤芍各 60 克，大黄 180 克，木鳖子 30 克，麻油 10000 克，黄丹、铅粉各 1000 克，血竭、腰黄、轻粉、银朱各 45 克（最好再加麝香、梅片，不拘多少）。

【配制方法】先将生地黄、木鳖子入油内熬 20 分钟，再加入前面的诸药煎枯，去渣取油，另入净锅，文火熬沸，筛入细铅丹、铅粉，不断搅拌，待起细泡，取少许滴入水中，以水面凝结不散、搓之成丸、不粘手为度。若粘手为太嫩，再稍稍加丹；若入水直沉底，搓之坚硬则太老，须加另备炼成之嫩药油同调。待膏成离火，兑入铅粉后将研成粉末的细料药，调匀后，倾入水中，分作数团，另入瓮中，以水养之，日久不坏。

【使用方法】油纸摊贴患处。

【注意事项】若疮疡巨大，宜用纱布掩护为佳。局部如出现红斑、丘疹、瘙痒，则立即停用。

【典型病例】张某，男，18 岁，1987 年 8 月 4 日初诊。臀部皮肤反复出现小疖肿，多时达 10 余个，发病已 1 个月。曾服用六神丸、肌内注射青霉素等药物，均未控制。检查：双侧臀部可见蚕豆大小的红色肿块，部分已经化脓，有压痛，舌苔薄白，脉细数。证属热毒入侵，气血瘀阻。拟以清热解毒，活血化瘀，解毒排脓法治之。方选消疮饮加减。外用清解薄贴。半个月后，已无新生疖肿出现。

【按语】由于本膏中含有铅丹、轻粉等有毒矿物类药，在使用过程中要密切观察皮疹局部和全身症状。

10. 金冰如意膏

【方剂来源】《中医外治杂志》2003 年第 1 期。

【适应病证】疖肿。

【药物组成】姜黄 80 克，大黄 80 克，黄柏 80 克，苍术 32 克，厚朴 32 克，陈皮 32 克，生天南星 32 克，白芷 80 克，天花粉 160 克，冰片 15 克，蜂蜡 120 克，麻油 500 毫升。

【配制方法】先将上述前 10 味药浸泡在麻油内 24 小时后，微火加热至沸，持续煎炸至白芷、生南星外焦黄而不发黑时捞出（约 1 小时左右）弃去药渣，用 3 层消毒纱布过滤麻油后，放入蜂蜡搅拌至完全溶解，至油温降至 40℃～50℃，缓慢加入冰片，边加边用玻璃棒搅拌至油蜡微结晶，倒入已灭菌的容器内封闭备用。

【使用方法】药膏涂患处。重者 1 天换 1 次，轻者隔日换药 1 次，3 次为 1 个疗程。

【临床疗效】用本膏治疗 50 例患者，经 1～3 个疗程均治愈。

【典型病例】刘某，男。右后腰部有一大小约 4.5 厘米×4.5 厘米的疖肿，伴红、肿、热、痛。遂用金冰如意膏涂患处包扎，第 2 天换药时，肿痛已减轻，体温降至 37℃，换 7 次药后痊愈。

【按语】金冰如意膏是在如意金黄散的基础上改进而成（如意金黄散见于陈实功的《外科正宗》）。方中姜黄具有破血行气、通经止痛之功效；大黄可清热通瘀，凉血解毒；黄柏能清热燥湿，泻火除蒸，解毒疗疮；白芷可通窍止痛，消肿排脓；天花粉可清热生津，消肿排脓；生天南星能镇静止痛；蜂蜡能润肤生肌；冰片可祛毒消炎，是很好的透皮促进剂。本方治疗各种疖肿疗效显著，且无毒副作用。

11. 杉芽二黄膏

【方剂来源】《中医外治杂志》2004 年第 3 期。

【适应病证】胡须疮。

【药物组成】鲜杉树嫩芽 15 克，大黄、黄连各 5 克。

【配制方法】上药共研细末，加入冰糖适量，共捣成膏状备用。

【使用方法】敷药膏前，先用生理盐水将疮面洗净，切勿挤压，以防热毒扩散。并视疮面大小，取上膏适量敷于疮面上，盖以无菌纱布，胶布固定，早、晚各换药 1 次。

【临床疗效】共治疗 37 例，5 天治愈 6 例，6 天治愈 26 例，7 天治愈 5 例。

【典型病例】杨某，男，42 岁，2003 年 5 月 3 日就诊。颈部有 3 个绿豆大丘疹，3 个如粟米大丘疹。患处发痒、灼痛 5 天，纳寐可，二便调，无寒热等症状，舌质红，苔微黄，脉缓。用生理盐水将疮面洗净，擦干后敷以杉芽二黄膏，盖上无菌纱布，用胶布固定，早、晚各换药 1 次，嘱禁食煎炸辛热之品，敷药 3 天，患处痒痛灼热大减，第 4 天脓尽，治 6 天痊愈。

【按语】须疮是男性上唇及颏部上须处化脓性皮肤病，多由湿热火毒侵袭，气血阻滞所致。膏中杉树嫩芽味辛，微温无毒，配冰糖甘平无毒，可生肌活血解毒；大黄苦寒，可凉血化瘀；黄连苦寒清热。诸药共奏清热解毒、化瘀、消肿止痛之功，用治胡须疮疗效显著。

12. 全福膏

【方剂来源】《中医外治杂志》2003 年第 3 期。

【适应病证】各种疖、痈。

【药物组成】全蝎 10 克，利福平 1.5 克，冰片 2 克，了哥王叶 20 克。

【配制方法】上药共研细末，混合均匀备用。

【使用方法】局部常规消毒，擦干，有化脓者需清洗，用上述药末拌入凡士林成膏糊状，外敷患处，纱布覆盖，胶布固定。无化脓者用陈醋调膏外敷，麝香止痛膏固定。每天换药 1 次。并发感染者加用抗生素治疗。

【临床疗效】共治疗 100 例，治愈 89 例，另 11 例配合抗生素治疗而获痊愈。

【典型病例】林某，男，42 岁，农民，1999 年 7 月 25 日来诊。8 天前背部皮肤红肿疼痛，第 3 天疼痛逐渐加重，经服西药、肌内注射药物，无好转，今以疼痛来诊。检查：背部肿块约有 10 厘米×10 厘米大，中间有多个小洞。诊断：背痈。治法：抗菌消肿，排脓。局部常规清洗消毒后，外用全福膏外敷，每天换药 1 次。治疗 5 天后，脓尽肿消，按上法再外敷 6 天后，背痈肉芽长满结疤，无疼痛，而获痊愈。

【按语】全福膏中全蝎有息风、解毒散结、生肌之功；利福平有很强的抗菌作用；冰片有消肿止痛、防腐生肌之效；了哥王叶有清热解毒、消肿散结、止痛排脓的功效。诸药合用有抗菌消炎、清热解毒、散结消肿、排脓生肌的作用，故用于治疗各种疖、痈有确切疗效。本法对利福平过敏者禁用。

13. 加味金黄膏

【方剂来源】《中医外治杂志》2010 年第 2 期。

【适应病证】一切阳证疖肿（相当于疖肿初期尚未溃破阶段）。

【药物组成】大黄、黄柏、姜黄、白芷各 2500 克，南星、陈皮、苍术、厚朴、甘草各 1000 克，天花粉 5000 克，芙蓉叶 3000 克，黄连 1500 克，冰片 300 克。

【配制方法】上药共研细末，按药末 2 份、凡士林 8 份的比例调成膏状贮瓶备用。

【使用方法】将加味金黄膏摊于无菌棉垫上外敷患处，每日换药 1 次。治疗过程中如已局限成脓或溃破者，切开引流，继续敷药换药，7 天为 1 个疗程。

【临床疗效】共治疗 150 例，治愈 143 例，好转 6 例，未愈 1 例，总有效率 99.33%。

【典型病例】李某，男，18 岁，学生，因背部结块红肿、疼痛 2 天于 2008 年 8 月 5 日就诊。检查：右背肩胛处可见两处指头大小的硬结肿块，局部灼热红肿，肿势局限，根脚浮浅，压痛明显。诊断：暑疖。此乃暑热蕴结，位在浅表，其势未加重之暑疖。治当清暑解毒，消肿止痛。予加味金黄膏外敷，每日换药 1 次。2 天后肿痛顿消，结块吸收消散，继续敷药 2 天诸症消失。1 周后随访未见复发。

【按语】疖是由葡萄球菌侵入毛囊深部和毛囊周围引起的急性化脓性感染，包括疖、皮肤脓肿、头皮穿凿性脓肿及疖病，属中医学"有头疖""无头疖""蝼蛄疖""暑疖""疖病"范畴。中医的阳证疖肿相当于疖初期尚未成脓溃破阶段，临床表现为局部红、肿、热、痛。中医学认为，疖为阳毒，位于皮肤浅表，究其所因，或由风热毒，或因暑湿，或受湿热，或由体虚。邪毒易侵，蕴结于皮肤，经络阻隔，聚结肌肤而成。治宜清热解毒，清暑利湿，消肿止痛，扶正托毒等。随症而施，贵在早治。初期易消易散，效若桴鼓。如若延误，则难获桴鼓之效，且易变生他症。

加味金黄膏专为阳证疮疡而设，主治一切疖疖、痈肿初期未溃破时，效若桴鼓，疗效卓著。本方由金黄散加芙蓉叶、川连、冰片组成，方中芙蓉叶、大黄清热解毒，活血散瘀，消肿止痛，排脓；川连、黄柏清热泻火，解毒；姜黄、白芷散湿止痛，排脓；天花粉清热化痰，解毒消肿；陈皮、苍术、厚朴、南星理气燥湿，化痰散结；冰片散热止痛，能拔一切疮毒；甘草解毒，调和诸药。诸药配合，共奏清热解毒、活血散瘀、消肿止痛之功，主治一切阳证疮疡。现代药理研究表明，芙蓉叶具有较强的抗炎作用，对溶血性链球菌及金黄色葡萄球菌有抑制作用；大黄含大黄素、大黄酸、芦荟大黄素，抗菌作用强，抗菌谱广，对细菌、真菌、病毒所致的皮肤炎症均有明显的抑制作用；川连、黄柏对金黄色葡萄球菌、溶血性链球菌均有较强的抑制作用；同时，大黄、冰片、川连局部外用，能够明显改善局部血液循环，促进炎症吸收，消除组织肿胀，减轻炎症及过敏反应；冰片还有很好的透皮作用，与大黄、川连同用，具有局部麻醉、抗菌消炎、散热镇痛的作用，促进炎症吸收消散，达到治愈疾病的目的。

14. 铁箍膏（一）

【方剂来源】《中国民间疗法》2001 年第 10 期。

【适应病证】各种疖肿，痈疽初起，发热，红肿，疼痛。

【药物组成】牛荆条嫩叶 30 克，车前草、鱼腥草、败酱草、夏枯草、蒲公英、五爪龙、蛇莓叶各 10 克，小尖刀草、紫花地丁各 5 克。

【配制方法】春夏之日将以上药物采集鲜嫩叶适量，切细晒干，共研细末，贮于大口玻璃瓶中密封备用。

【使用方法】用时取药粉适量，以冷开水或鸡蛋清调成膏糊状，敷于患处，每日换药 1 次。有条件者可采集新鲜草药嫩叶，剁碎敷于患处疗效更佳。一般初起者敷药 3 ~ 7 次即可痊愈。

【典型病例】覃某，男性，42 岁。患者于三伏天背部生 1 个小疖，红肿疼痛，伴发热及周身不适，服消炎止痛药物效果不佳而来诊。予铁箍膏外敷患处，换药 5 次而愈。

【按语】铁箍膏为祖传秘方。方中牛荆条嫩叶为主药，取其消肿止痛、活血散瘀之力，因其含有大量黏液质，粘连性较强，可将疖肿包围箍散，疔疖、痈疽初起，红肿疼痛敷之无不见效。方中车前草、鱼腥草、蛇莓草、五爪龙叶、紫花地丁能清热解毒，为治疗疖肿疔毒之要药；夏枯草、蒲公英能解毒消痈，其消痈散结之力强；败酱草、小尖刀草能消肿排脓，诸药配合使用，随症加减，能使疖肿消退。若因治疗不及时，脓已形成，则重用败酱草、小尖刀草，以加强消肿排脓之力。用此方法治疗疖肿痈疽疗效显

著，且无副作用，药价低廉，药源丰富，特别适用于农村及山区推广应用。

五、颌下淋巴结炎膏敷方

1. 全蝎膏（一）

【方剂来源】《山东中医杂志》第 15 卷 1996 年第 12 期 569 页。

【适应病证】急性颌下淋巴结炎，肌纤维炎，肌注致局部反应。

【药物组成】全蝎、冰片。

【配制方法】将全蝎、冰片按 3∶1 混合，研为细末，用凡士林调匀成软膏，装瓶密封备用。

【使用方法】用时将膏药均匀地贴于患处，纱布覆盖固定，3 天换药 1 次。一般 1 ~ 3 次即可痊愈。

【注意事项】颌下淋巴结炎局部已破溃者禁用。

【按语】此膏具有清热解毒、散结止痛、防腐疗疮的功效。

附

（1）肌纤维炎：全蝎、细辛各等份，共研细末，用凡士林调成软膏。用时取膏药适量，贴于患处，以软塑料覆盖，胶布固定。4 天换药 1 次。外敷 24 小时即可止痛，3 ~ 5 次痊愈。

（2）肌内注射致局部反应：全蝎末适量，用凡士林调匀，外敷患处，1 日 1 次。治疗 46 例，治愈 53 例，好转 9 例，因肿块化脓切开引流 2 例，总有效率 96.9%。

2. 复方藤甲膏

【方剂来源】《中医外治杂志》2000 年第 3 期。

【适应病证】小儿淋巴结炎。

【药物组成】藤黄 40 克，山甲 25 克，红花 20 克，硇砂 10 克，龙脑香 5 克。

【配制方法】上药研极细末，过 80 目筛，以该药粉 30% 的比例与凡士林制成软膏。

【使用方法】将药膏摊涂于纱布上，外敷于肿大的淋巴结处，每日换药 1 次，10 天

为 1 个疗程。

【注意事项】治疗期间对原发病灶用抗生素治疗。

【临床疗效】治疗 56 例患者中，38 例痊愈，15 例好转，3 例无效，总有效率达 94.64%。

【典型病例】顾某，男，6 岁。双下颌部各有一肿块伴疼痛 1 周余。患儿半月前在儿科诊为支气管炎，予青霉素治疗 12 天，咳嗽发热已愈，但颌下淋巴结肿大无明显缓解。予复方藤甲膏外敷，2 天后肿块明显缩小，继用 4 天，痊愈。

【按语】淋巴结炎，属于中医"痰核"范畴。急性者多见于风热痰，慢性者多见于痰凝血滞。由于肿大的淋巴结消肿需要一个过程，长期应用抗生素副作用较大，又不易消散，往往不为患儿及家长所接受。复方藤甲膏中，藤黄具有清热解毒的作用，山甲、红花、硇砂、龙脑香具有活血通经、止痛消癥的作用，诸药合用能促进肿块迅速软化而消散。用于局部外敷，具有直达病所、见效快、疗效高、无副作用等优点。

3. 黄乌膏

【方剂来源】《中国临床医生》2003 年第 3 期。

【适应病证】颈部慢性淋巴结炎。

【药物组成】大黄、芒硝各 30 克，生川乌、生草乌各 15 克。

【配制方法】上药共研细末，过 120 目筛，用 60% 的乙醇配 10% 丙二醇调成糊状备用。

【使用方法】清洁患处，用上膏敷患处（大于肿块边缘）包扎。待干后再用 60% 乙醇配 10% 丙二醇调敷，每日保证 6 ~ 12 小时，病愈为止。若有其他伴随症状，应给予对症治疗。

【临床疗效】共治疗 72 例，7 天治愈 64 例，6 天治愈 58 例，5 天治愈 48 例，4 天治愈 30 例，显效 8 例，随访 1 年无复发。

【按语】慢性淋巴结炎，多由牙源性、

口源性感染及皮肤损伤、疖、痈等继发引起，患儿多由上呼吸道感染，扁桃体炎等引起。在机体抵抗力较强，细菌毒力较轻情况下，表现为局部轻微的炎性浸润，淋巴结内结缔组织增生形成较硬而微痛的肿块。用黄乌膏外敷能清热泻火，消肿散结，通络止痛。膏中大黄、芒硝苦寒清热，泻火解毒，活血化瘀，散结消肿，据药理研究表明，其对金黄色葡萄球菌、肺炎双球菌、溶血性链球菌、痢疾杆菌、绿脓杆菌、伤寒杆菌等多种阳性及阴性球菌都有较强的抗菌作用；生川乌、生草乌有大毒，能祛风除湿，温经通络止痛，药理研究表明，其能兴奋迷走神经，兴奋垂体 - 肾上腺皮质系统，具有明显的消炎作用。四味药配合，辛开苦降，寒热并用，以毒攻毒。

4. 童肿膏

【方剂来源】《辽宁中医杂志》2003 年第 7 期。

【适应病证】小儿急性颌下淋巴结炎。

【药物组成】生石膏 50 克，玄明粉 15 克，冰片 3 克。

【配制方法】上药共研细末，混合均匀，贮瓶备用。

【使用方法】取上述药末加适量菜油调成膏糊状，均匀涂于患处，绷带包扎，每日换药 1 次，5 天为 1 个疗程。

【注意事项】用药前必须仔细询问病史，警惕皮肤过敏反应发生，如有发生可口服抗过敏药物，如氯苯那敏，每次 4mg，每天 3 次。外敷药物应现配现用，不要久置，以免药物变质失效。本膏严禁口服，治疗期间，禁食生冷、辛辣刺激及海鲜食物，饮食宜清淡，富含营养，以增强机体的防病抗病能力。

【临床疗效】共治疗 62 例，显效 52 例，有效 10 例，总有效率 100%。

【按语】小儿急性颌下淋巴结炎，属中医"颈痈"范畴，多由风温热毒结于少阳、阳明之络所致，与风、热、痰、毒有关。盖小儿脏腑娇嫩，发病迅速，用药外敷患处，能直中病所。方中石膏辛甘大寒，清气分之热，泻胃中实火；玄明粉苦咸，咸善软坚，苦能泻火；冰片微寒，香窜善走；加之菜油香润调适，共奏清热散结、软坚通闭之效，使瘰散结消、桴鼓相应。

5. 淋巴消肿膏

【方剂来源】《河南中医学院学报》2006年第3期。

【适应病证】艾滋病之淋巴结肿大。

【药物组成】胆南星、附子、香附各10克，当归、肉桂、丁香、乳香、没药、大黄各20克，灵脂、木香、陈皮、地龙各30克，防风、荆芥各40克，广丹1000克，香油2000克。

【配制方法】按膏药常规配制方法将上药制成膏药。

【使用方法】取淋巴消肿膏，用微火化开，贴在患处（颈部和腹股沟淋巴结区共4处），7～10天更换1次，每隔2～3天取下加温，对折数次后，再贴患处，2～3天也可自行脱落，随后可每日取下加温，对折数次后，再贴患处，7～14天为1个疗程。

【注意事项】膏药加温时不要用大火，不宜过热，以免烧伤皮肤。粘在皮肤上的膏药，可用膏药粘膏药的方法粘下；或棉签蘸松节油轻轻擦下；或棉签蘸食用碱水轻轻擦下。切忌用手抓下，以免损伤皮肤引起感染。皮肤过敏者可间断用药，即间隔3～5天皮疹痊愈后，再次用药。皮肤过敏者在停药后局部用皮炎平3～5天后亦可自愈。个别患者可以引起流产，孕妇忌用。

【临床疗效】共治疗35例，外敷中药治疗7天，肿大淋巴结全部恢复正常、疼痛缓解、活动自如，有效率100%。

【典型病例】曹某，男，34岁，身高180厘米，体重65公斤。1999年发现左侧耳后淋巴结肿大，左、右侧颈部淋巴结肿大伴疼痛，颈部活动受限，曾用各种抗炎、补液治疗近5年。左侧耳后淋巴结逐渐增大，大小约5厘米×4厘米，质中等硬度，活动度差，与皮下组织及周围组织有粘连，分界不清。体质消瘦，反复腹泻、发热、全身无力、不能从事生产劳动。外敷中药治疗7天后，肿大淋巴结恢复正常0.6厘米×0.8厘米，质软，可活动，已无明显粘连。90天后观察淋巴结无肿大。继之90天复查结果无明显变化。患者体重增加到70公斤，体质较前明显好转，腹泻、发热症状缓解，可从事一般生产劳动。

【按语】艾滋病病毒主要破坏机体的免疫系统，表现为淋巴结生长、繁殖。而肿大的淋巴结无疑是病毒生长、繁殖最活跃的地方，外敷淋巴消肿膏可以消除肿大的淋巴结，使其恢复正常，说明外敷中药可以杀死肿大淋巴结中的病毒，恢复患者的自身免疫力。

6. 如意金黄膏

【方剂来源】《中医外治杂志》2009年第3期。

【适应病证】小儿急性颌下淋巴结炎。

【药物组成】姜黄、大黄、黄柏、白芷各160克，苍术、厚朴、陈皮、甘草、生天南星各64克，天花粉320克。

【配制方法】上药共研细末，混合均匀备用。

【使用方法】取上述药粉适量，用凉开水调成膏糊状，外敷于肿大的淋巴结，外用无菌纱布覆盖，胶布固定，每日1次，每次贴敷5小时，7天为1个疗程。

【临床疗效】共治疗30例，治愈22例，有效7例，无效1例，总有效率96.67%。

【典型病例】李某，男，9岁，就诊于2008年5月12日。颈部肿痛3天。查体：颈部颌下可触及如黄豆大小肿大淋巴结，色红，有明显压痛感。治疗予如意金黄散局部外敷5天，并嘱清淡饮食，多饮水，每日门诊换药1次。外敷1天后，肿痛感明显减轻，3天后疼痛消失，颌下仍可触及肿大淋巴结，5天后患儿复诊肿痛感消失。检查颌下未触及肿大淋巴结。

【按语】颈部急性淋巴结炎是发生在颈部两侧淋巴结的急性炎症性疾病。轻者仅受累淋巴结肿大和局部压痛；较重者局部红肿热痛，常伴全身症状，如咽喉肿痛、咳嗽、发热等。如炎症扩展至淋巴结周围，多个淋巴结粘连成团，也可发展为脓肿，有波动感，局部疼痛加剧，甚至化脓。中医称为颈痈，属中医学"风温""痰核"范畴。系外感风温湿热毒邪挟痰，流窜经脉，壅阻少阳、阳明二经，气血瘀滞，郁结于颌下而致。用如意金黄膏外敷，经临床观察，疗效好，能及时缓解症状。本方出自明代陈实功《外科正宗》，方中天花粉、黄柏、大黄性寒味苦，外用化痰消肿，清热解毒；姜黄可行气破瘀止痛；苍术、陈皮、厚朴可理气燥湿消痰；白芷、天南星能祛风除湿，消肿止痛，排脓；甘草可补脾益气，清热解毒，消肿止痛。诸药合用，共奏清热解毒、消肿止痛之效。

7. 加味金黄敷贴膏

【方剂来源】《天津中医》2000 年第 5 期。

【适应病证】小儿急性颈部淋巴结炎。

【药物组成】大黄、黄柏、姜黄、白芷各 60 克，天花粉 120 克，蒲公英、紫花地丁、生南星、厚朴、陈皮、苍术、甘草各 30 克。

【配制方法】上药共研细末备用。

【使用方法】将上述药末用液体凡士林调成膏糊状，涂敷患处，每日换药 1 次。同时配合中药内服：金银花、连翘、芦根各 15 克，蒲公英、紫花地丁、牛蒡子、皂角刺、牡丹皮、赤芍各 10 克，芥穗 6 克。水煎服，每日 1 剂。

【临床疗效】共治疗 50 例，痊愈 25 例，显效 12 例，好转 8 例，无效 5 例，总有效率 90%。

【典型病例】赵某，男，7 岁半，1999 年 2 月 24 日初诊。患儿发热 4 天，伴颈部两侧肿大，咽痛，轻咳少痰，食欲欠佳，大便干。查体可见颈两侧淋巴结肿大，大小约 3 厘米×3 厘米，局部皮色不变，压痛明显，质地较硬，推之能动，无波动感，咽充血，扁桃体Ⅰ度肿大，心肺腹正常，舌红苔薄黄，脉滑数。结核菌素试验阴性。西医诊断：急性淋巴结炎。中医辨证：风热外感，热壅血结。治以疏风散结，清热解毒，化瘀消肿。方选银翘散加减，处方：金银花、连翘、芦根各 15 克，蒲公英、紫花地丁、牛蒡子、皂角刺、牡丹皮、赤芍各 10 克，芥穗 6 克。水煎服，每日 1 剂。外用加味金黄敷贴膏敷颈部肿大淋巴结，每日换药 1 次。3 天后复诊，患儿热退，颈部淋巴结肿大明显缩小，咽微痛，轻咳，食欲欠佳，大便正常。查体可见咽充血，扁桃体不大，颈两侧淋巴结大小约 1 厘米×1 厘米，无压痛，心肺腹正常，舌红苔薄黄，脉浮数。前方去芥穗，加白前以止咳化痰，神曲消食和胃，继服 4 剂，外用药同前。3 诊，患儿颈部淋巴结肿大消失，体温正常，咽稍红，不咳，食欲较前增强，大便调，舌红苔薄白，脉滑。继用前方 2 剂巩固疗效，病告痊愈。

【按语】小儿急性颈部淋巴结炎属于中医"颈痈"范畴。常由于风温之邪从口鼻而入，壅阻少阳经脉，足少阳之脉起于目锐眦，上抵头角下耳后，至肩上却交出手少阳之后，循颈行手少阳之前，邪入少阳，经脉壅滞，气血流行受阻，故颈部、耳后、颌下肿块疼痛。正如清代高秉钧著《疡科心得集》中所论述："颈痈生于颈之两旁，多因风温阻于少阳而发。"故治以疏风散结，清热解毒，软坚消肿。外用药加味金黄敷贴膏由金黄散加蒲公英、紫花地丁组成，金黄散清热散痈，止痛消肿，加蒲公英、紫花地丁可加强其清热解毒之效。在外用药的基础上积极配合内服药银翘散加减治疗，方中金银花、连翘疏风清热；蒲公英、紫花地丁清热解毒；芥穗、牛蒡子疏风清热，利咽解表；皂角刺活血消肿，托毒排脓；赤芍、牡丹皮清热凉血，活血散瘀；芦根清热生津。外敷加内服诸药合用，共奏疏风散结、清热解毒、软坚消肿之功，使小儿颈部淋巴结炎得以早期康复。

六、流注（附骨疽）膏敷方

流者，行也，注者，住也。流注即邪毒流窜到哪里，即停留在哪里发病的意思。它是发于肌肉深处的脓肿。临床上分为暑湿流注、湿痰流注、瘀血流注、余毒流注等。

1. 黄龙膏

【方剂来源】《证治准绳》。

【适应病证】用于阳证疮疡。

【药物组成】黄柏、黄芩、大黄各等份。

【配制方法】上药为末，蜜水调为糊饼贴纸上。

【使用方法】外敷患处。

【注意事项】本膏用蜜水调成，容易干燥，应勤换保持潮湿为宜。

【典型病例】张某，女，17岁，学生，1993年9月1日初诊。背部发疖肿1周，微痛，自行挑破挤压出脓，次日即发热，继则右肩胛、两大腿、左臂、颈部，先后出现多个肿块，疼痛较甚，高热持续不退（38℃以上），朝轻暮重，大便干结，3日1行。舌苔黄，舌质红，脉数。诊断：流注。拟凉血清热解毒为主，内服金银花解毒汤，外用黄龙膏，经半月治疗后，疾病告愈。

【按语】《疮疡外用本草》载三黄油膏验方为：黄柏10克，黄芩5克，黄连10克，共研细末后，调入蓖麻油100毫升内，厚涂于局部，用于急性皮炎。

2. 六黄油膏

【处方来源】《中医外科外治法》。

【适应病证】用于皮肤感染性疾病。如多发性疖肿、蜂窝织炎、流注等。

【药物组成】黄连、黄柏、黄芩、姜黄、大黄、蒲黄各等份。

【配制方法】将上药研为粉末，用凡士林100克调成油膏备用。

【使用方法】将上药滩涂患处，纱布盖贴，每日1换。

【注意事项】脓肿破溃后，换药宜每日2～3次。

【典型病例】王某，女，16岁，学生，1987年4月22日初诊。1周前，左手中指不慎被树枝刮破，肿胀疼痛。2日后发现左小腿红肿明显，行走不便，伴发热恶寒，已使用青霉素等药，但肿势未减。舌苔薄黄，脉弦。诊断：流注。治以清热解毒，凉血活血。消疮饮合五神汤加减。外用六黄油膏换药治疗，约10天后肿消痛止而愈。

【按语】六黄油膏中，大黄、黄芩等药苦寒，能清热解毒，燥湿；姜黄、蒲黄善活血化瘀，合用有较好的解毒消肿功能，用于流注等病，收效较为迅捷。

3. 蛛朱膏

【方剂来源】《中医外治杂志》2005年第2期。

【适应病证】脱骨疽并发溃疡。

【药物组成】活蜘蛛（焙干）、朱砂各等份。

【配制方法】上药分别研细末，混合均匀，贮瓶备用。

【使用方法】取上述药末适量，加适量香油调成膏糊状，外敷患处，纱布包扎，胶布固定，每日换药2次。

另配合中药口服：熟地黄30克，麻黄3克，炒白芥子6克，炮姜3克，肉桂6克，鹿角胶9克，丹参24克，红花12克，桃仁12克，赤芍9克，甘草3克。每日1剂，水煎，分早、晚2次口服。

【临床疗效】共治疗30例，痊愈17例，好转9例，无效4例，总有效率86.67%。

【按语】脱骨疽多系脾肾阳虚，寒邪侵袭，阳虚寒凝，脉络阻滞所致，治法当以温经散寒、回阳通络为主。蛛朱膏中蜘蛛味甘，性微寒，有祛腐生新、疗疮解毒之功；朱砂味甘，性寒，能镇心安神，清热解毒，防腐生肌；香油能祛腐生肌，保护疮面。三药合用，共奏解毒疗疮、祛腐生肌之功效，使脱骨疽溃疡疮面愈合而治标。配合内服阳和汤加味，以温补脾肾、回阳通络而治本。外敷内服并用，局部治疗与整体治疗相结合，标本兼治，可以取得较好的疗效。因朱砂主要成分为硫化汞，故对汞制剂过敏者及肝、肾功能不正常者应当慎用。

七、乳腺炎（乳痈）膏敷方

乳痈是乳房部的急性化脓性疾病，西医学称为"急性乳腺炎"。由于乳腺炎发病时期和病因不同，而有2种名称，即在哺乳期发生者称为"外吹乳痈"；在妊娠期发生者称为"内吹乳痈"。临床上以外吹乳痈为多见，内吹乳痈则较少发生。

1. 铁箍膏（二）

【方剂来源】《赵炳南临床经验集》。

【适应病证】乳腺炎化脓期等。

【药物组成】生南星、生半夏、川乌、草乌、肥白及、南白蔹、香白芷、土贝母、南薄荷、川黄柏、川大黄、广姜黄、枯黄芩、猪牙皂、荆芥穗各30克，蜂蜜900克。

【配制方法】将群药共研细末，加入蜂蜜调匀即成。

【使用方法】视患处面积大小，将膏药敷盖患处。

【注意事项】乳腺炎非化脓期不宜使用。

【按语】本方具有破瘀消肿、活血软坚之功，除适用于乳腺炎化脓期以外，对蜂窝组织炎将溃脓期，也可使之消散或促使其成脓加速破溃。

2. 玉红膏

【方剂来源】《集验良方拔萃》。

【适应病证】乳腺炎。

【药物组成】甘草、白芷、当归、紫草各30克。

【配制方法】用芝麻油500毫升，将上药炸枯，兑入白蜡105克，血竭12克，轻粉12克，即成。

【使用方法】涂抹患处。

【注意事项】哺乳期妇女不宜使用。对汞过敏者勿用。

【按语】本药膏对急性乳腺炎疗效较好，对乳内癖块也有一定疗效。

3. 乳痈膏

【方剂来源】《理瀹骈文》。

【适应病证】乳痈初成、乳癖、乳核。

【药物组成】当归、瓜蒌、甘草、泽兰、青皮、乳香、没药、白芷、贝母各等份。

【配制方法】用醋、水各半，先将上述药物水煎取浓汁，再熬入牛胶适量，成膏。

【使用方法】涂患处。

【注意事项】忌食辛辣与荤腥发物，忌郁怒。

【按语】原著指出，方中加入白及可束根。本方除适用于乳痈外，对乳房纤维腺瘤、乳腺增生病、慢性纤维性乳腺炎也有一定疗效。

4. 牛胶膏

【方剂来源】《理瀹骈文》。

【适应病证】乳痈初起。

【药物组成】柴胡、连翘、当归、枳壳、皂角各等份，牛胶适量。

【配制方法】先将前5味水煎取浓汁，再将牛胶用醋化开，合一起搅匀。

【使用方法】涂患处。

【注意事项】忌食辛辣，戒恚怒。

【按语】牛胶治"一切痈疽肿毒，活血止痛"（《本草纲目》）。在《本事方》《简便单方》等医籍中即述及用牛胶以敛疮并治疗乳疖初发。《理瀹骈文》也有单独用牛胶醋化后涂患处，治疗乳痈初起的记载。牛胶配以其他药味则解毒消肿、活血止痛之力更捷。

5. 牛胶铅粉膏

【方剂来源】《理瀹骈文》。

【适应病证】乳痈及各种疮疡溃烂。

【药物组成】牛胶360克，醋1000毫升，黄丹、铅粉各90克。

【配制方法】用醋熬开牛胶，下黄丹及

铅粉收膏，分摊布上，或贮瓷器内备用。

【使用方法】温化后贴涂患处。

【注意事项】忌荤腥、辛辣。哺乳期患者谨防乳婴入口。

【按语】方中牛胶可消肿解毒，活血止痛；铅粉、黄丹能拔毒生肌，收敛疮口。诸药用醋熬成膏，对于乳痈溃后的疮口愈合有促进作用。

6. 乳吹膏

【方剂来源】《理瀹骈文》。

【适应病证】乳痈。

【药物组成】川乌、草乌、南星、白芷各30克，生地黄、当归、白芍各60克。

【配制方法】用麻油600毫升，炸群药到枯，去渣后入铅粉200克收膏。

【使用方法】贴涂患处。

【注意事项】忌食辛辣、荤腥等发物。

【按语】本方具祛腐生肌、拔毒长肉之功，对乳疮成脓期使用较为适宜。

7. 芙蓉膏（一）

【方剂来源】《赵炳南临床经验集》。

【适应病证】乳腺炎初起等。

【药物组成】黄柏、黄芩、黄连、芙蓉叶、泽兰叶、大黄各250克。

【配制方法】以上共研细面，过重罗，用凡士林调成20%软膏。

【使用方法】外敷患处。

【注意事项】忌食辛辣及荤腥发物。

【按语】本药膏具有清热解毒、活血消肿之功，除适用于乳腺炎初起外，对丹毒（火丹）、蜂窝组织炎、疖肿等，均有一定功效。

8. 芙蓉膏（二）

【方剂来源】《疡医大全》。

【适应病证】乳痈、发背、痈疽。

【药物组成】芙蓉花适量（无花可用根，以竹刀刮去粗皮，以嫩白皮捣膏）。

【配制方法】将芙蓉花捣如泥。用芙蓉根嫩皮时亦捣如泥，入蜂蜜少许调匀。

【使用方法】未溃者敷周围，中留一孔透气，已溃者则将膏填入疮口。

【注意事项】忌食辛辣。

【按语】芙蓉花有凉血解毒、消肿排脓之功，对乳痈初起能消肿止痛，已成脓者则能排脓。芙蓉根或叶亦具有以上功效，可互相代替使用。

9. 硇呐膏

【方剂来源】《全国中药成药处方集》。

【适应病证】痈疮、瘰疬、乳毒（痈、淋巴腺结核、乳腺炎等）。

【药物组成】槐枝、杏枝、桑枝、柳枝、桃嫩枝各100厘米，生山栀600个，穿山甲180克，血余（盐水洗）120克。

【配制方法】用麻油10000毫升，先浸泡以上5种树枝3日，后入山栀、穿山甲、血余，慢火煎熬至枯去渣，入飞黄丹3000克，收成膏，候微温，加入后列细药。沉香、儿茶各60克，血竭90克，琥珀、象皮（切片微炒）各30克，硇砂20克，梅片、麝香各15克，共研极细末，和透，候膏微温，搅匀。

【使用方法】隔水炖烊摊贴，贴敷患处。

【注意事项】用时不可用火烤。

【按语】本方有清热解毒、活血散结、消肿排脓、防腐止痛、敛疮生肌之功效。对痈疮之未成脓者可使之消散，已成脓者可促其速溃，适用于各期痈疮的有效膏药方。

10. 止痛生肌甜菜膏

【方剂来源】《圣济总录》。

【适应病证】乳腺脓肿等痈疮。

【药物组成】甜菜90克，生地黄、猪脂各60克，大戟（炒）30克，当归（切焙）、续断、白芷、莽草、川芎、防风（去叉）各15克，炙甘草、芍药各1克，蜀椒（去目并合炒出汗）、细辛（去苗叶）、大黄（切炒）、杜仲（去粗皮酥炙）、炙黄芪、黄芩（去黑心）各0.3克。

【配制方法】上18味，除猪脂外均切碎，先煎脂令沸，后下诸药，煎候白芷赤色绞去渣，瓷盒盛之备用。

【使用方法】涂患处，每日3~5次。

【注意事项】忌食辛辣及荤腥发物。

【按语】方中甜菜用量最大，为主药。诸药相伍，可清热解毒，提脓消肿，生肌止痛，各期乳痈及其他痈肿均可选用。

11. 神异膏

【方剂来源】《医学正传》。

【适应病证】乳痈及诸般痈肿。

【药物组成】露蜂房（有蜂儿多者佳）30克，元参15克，黄芪23克，金蛇蜕（用盐水洗净晒干）15克，杏仁（去皮尖）30克，黄丹（飞）150克，乱发（无病少年男子者佳，皂角水洗净）如鸡子大1块，香油500毫升。

【配制方法】先将香油入乱发于铫中，文火熬，候发焦烊尽，以杏仁投入，候杏仁黑色，用真绵滤出渣，再将油入铫中，然后下黄芪、元参，文火熬1~2小时后停火，候片时火力稍息，渐入露蜂房、蛇蜕二味，以柳枝不停地搅，慢火熬至紫黑色，再用绵滤过去渣，入炉中，文武火熬，下丹急搅千余转，滴入水中成珠子，即成。

【使用方法】摊贴患处。

【注意事项】熬制膏药时，冬月略嫩些，夏月略硬些，瓷器盛贮。

【按语】本方具有解毒降火、消肿托疮、生肌止痛之功，对乳痈及诸般痈肿有神异之效，故名。

12. 大红千槌膏

【方剂来源】《成药全书》。

【适应病证】乳痈、发背等证。

【药物组成】蓖麻肉（去壳）150克，嫩松香（制研细）300克，杏仁霜（研细）60克，银珠60克，广丹（飞）60克，扫盆（飞）30克，茶油60克。

【配制方法】先将蓖麻捣烂，松香、杏仁缓缓加入打匀，再缓缓入茶油打成膏，须打数千槌之数，愈多成膏愈佳。

【使用方法】临用隔水炖化摊布上贴患处。

【注意事项】切忌入口，哺乳期妇女使用时尤需注意。对汞剂过敏者忌用。

【按语】"扫盆"即轻粉，剧毒。此膏有提毒呼脓、去腐止痛之功，对乳痈重症及成脓者疗效较好。本方对痈疽发背，及小儿热疖、蟮喷头等症，用之也有良好疗效。

13. 万槌青云膏

【方剂来源】《医学正传》。

【适应病证】诸般痈肿之未成脓或已成脓者。

【药物组成】白松香（去木屑）500克，蓖麻子（去壳）300粒，杏仁（去壳）300粒，铜青90克，乳香45克，没药45克，轻粉6克。

【配制方法】群药共作一处，用铁槌木砧于日中捣成膏，如燥可少加香油杵之，或用石臼木杵捣之也可，捣成膏状即成。

【使用方法】绵帛摊贴敷患处。

【注意事项】已制成膏药应在瓷器内盛贮。对汞剂过敏者忌用。

【按语】本方松香可生肌排脓，善治恶疮疖肿等症；蓖麻仁、杏仁可拔毒排脓，追邪外出，化腐散肿；铜绿能疗疮去腐；轻粉能攻毒医疮；乳香、没药可生肌消肿，散瘀止痛。以上诸药捣制而成的膏药，对于各期乳痈与其他痈疮均有良效。

14. 云母膏

【方剂来源】《疮疡集》。

【适应病证】乳痈及各种疮疖、折伤等症。

【药物组成】蜀椒（去目及闭口者，略炒）、白芷、没药、赤芍药、肉桂、当归、盐花、菖蒲、麒麟竭、黄芪、白及、川芎、木香、龙胆草、白敛、防风、厚朴、麝香、桔梗、柴胡、松脂、人参、苍术、黄芩、乳香、附子、茯苓、良姜、合欢皮各15克，硝石、甘草、云母各120克，柏叶、桑白皮、槐枝、柳枝、水银（以绢另包，待成膏，以手细弹铺在上，名养膏母）、陈皮各60克，清油1200毫升，黄丹600克。

【配制方法】上除云母、硝石、麒麟竭、乳香、没药、麝香、黄丹、盐花8味另研外，余药并细切，入油浸7日，文火煎，以柳枝不停地搅，候匝沸乃下火，沸定又上火，如此者3次，以药黑色为度，去渣再熬，后入丹与8味末，仍不停地以槐枝搅，滴水中成珠不软不硬为度，瓷器收贮，候温将水银弹上。

【使用方法】用时先刮去水银，取不含水银之药膏贴敷患处，本方可内服外敷并用。

【注意事项】使用时须将水银刮净，以免发生过敏或中毒。

【按语】云母膏以治疗一切痈疽疮毒之良药云母石为主药，全方用药达40味之多，具有活血祛瘀、温经通络、消肿解毒、益气敛疮等功效，是一张适应范围较广，既供外用，又可内服的膏药方，大凡各种痈疽疮疖之迤逦不愈，身体虚弱，及溃后疮口不敛者，均可斟酌选用。

15. 敷乳方

【方剂来源】《仁斋直指方》。

【适应病证】乳痈初起。

【药物组成】生南星、生半夏、皂角刺各60克，白芷、草乌、僵蚕（焙）各30克。

【配制方法】上为细末，用葱白捣取汁，入蜜调成膏。

【使用方法】视患处面积大小，将药膏覆盖患处，厚约0.5~1厘米，每日换药1次。

【注意事项】已溃者慎用。

【按语】本方有散结软坚、消肿定痛、疏通乳络之功效，凡乳痈初起能及早贴敷此膏者，经临床观察表明，确有显著疗效。

16. 生鱼薄

【方剂来源】《普济方》。

【适应病证】乳痈。

【药物组成】生鲤鱼1尾，大黄、莽草、灶心土各18克。

【配制方法】捣鱼如膏，后3味为细末，与鱼合捣，加生地黄汁合匀。

【使用方法】敷患处，每日5~6次。

【注意事项】已溃者忌用。

【按语】鲤鱼可下乳汁，消痈肿，《千金翼方》中即用该鱼烧灰后醋调外用以消痈肿；大黄可清热解毒，活血消肿；莽草祛风消肿效佳，《经效产宝》中即记载以莽草为末外敷治疗产后乳痈；灶心土外用能"消痈肿毒气"（《本草别录》）。全方共捣成膏后外敷具有显著的解毒祛风、消肿通乳作用，是治疗早期乳痈的有效方药。

17. 远志葱蜜饼

【方剂来源】《古方汇精》。

【适应病证】乳房漫肿，坚硬如石。

【药物组成】生葱30克，黄蜜9克，远志肉24克。

【配制方法】捣烂成饼，重汤蒸热。

【使用方法】贴于患处。

【注意事项】急性化脓性乳腺炎成脓后忌用。

【按语】本方有消痈散结、疏络通阳之功效。乳房漫肿，坚硬如石者局部外敷，确有良效。若在制作过程中如先将远志隔水蒸软后再捣烂为膏，其疗效益佳。

18. 四物胶薄贴

【方剂来源】《外台秘要》。

【适应病证】乳痈。

【药物组成】胶（炙）、大黄、莽草、细辛各等份。

【配制方法】共为细末，以鸡子白调和。

【使用方法】将膏涂纸上，贴患处，日数换药。如痈已成脓欲溃者，可在膏药纸上剪去一孔后贴敷。

【注意事项】乳痈已溃者，药物不宜直接接触疮口。

【按语】本方对乳痈初起疗效较好。

19. 三物桂心贴

【方剂来源】《外台秘要》。

【适应病证】乳痈。

【药物组成】桂心9克，乌头、甘草各6克。

【配制方法】共为细末，用苦酒调和。

【使用方法】涂患处，以纸覆盖。

【注意事项】局部红、肿、热、痛之实热证勿用。

【按语】本方药性偏热，有消肿散结、通络止痛之功，对乳痈日久，漫肿不溃者较适宜。

20. 化坚膏（一）

【方剂来源】《天津市固有成方统一配本》。

【适应病证】乳核疮疖，痰核瘰疬，红肿坚硬，疼痛不止。

【药物组成】夏枯草、昆布、海藻各180克，干姜、鹿角、五灵脂、甘遂、大戟、牡蛎、白芥子、雄黄、信石、肉桂各90克，麝香9克。

【配制方法】雄黄、肉桂、信石、麝香研细单包。余药酌予碎断，以麻油7200毫升煎炸至枯，过滤去滓，下丹后去火毒，取膏油加热熔化，待爆音停止，水气去尽，晾温，兑入细料搅匀。上药一料，约制成膏药油4800克。将膏药分摊于纸褙上，微晾，向内对折，每张膏药重3克。

【使用方法】温热化开，贴于患处。

【注意事项】切忌入口，谨防中毒。

【按语】本方有活血散瘀、消坚止痛之功，是治疗乳核疮疖、红肿质硬、肿块作痛的有效膏药方。使用本方的基本指征是：乳中生有硬块，形如梅李，质地较硬但不坚，局部肿胀，皮色发红或如常，触按痛甚，病程迂逦，久治不愈等。

21. 一醉膏

【方剂来源】《医学入门》。

【适应病证】乳痈初起。

【药物组成】瓜蒌1个，甘草15克，没药7.5克。

【配制方法】将瓜蒌去皮研烂，与其余2味药一起用红酒1000毫升，煎至500毫升。

【使用方法】煎得浓稠药酒液，分2次温服。

【注意事项】乳痈化脓后及不耐酒力者勿用。

【按语】方中瓜蒌清热散结，甘草泻火解毒，没药活血消肿，诸药同用，复加酒力宣散，对于消散早期乳痈确有良效。原著谓："方中加当归、白芷、乳香亦妙。"如要宣毒，加皂刺适量。

22. 猫毛灰膏

【方剂来源】《济生秘览》。

【适应病证】乳痈已溃烂者。

【药物组成】猫儿腹下毛适量，轻粉少许。

【配制方法】将猫儿腹下毛，锅内烧存性，入轻粉少许，香油调即得。

【使用方法】涂患处。

【注意事项】用药前先将溃烂处加以清洁。对汞剂过敏者勿用。

【按语】本方具有解毒去腐、消肿敛疮之功效，对于乳痈溃烂见内者涂之有良效。

23. 蒲公英膏

【方剂来源】《梅师集验方》。

【适应病证】乳汁蓄积作痛。

【药物组成】鲜蒲公英适量。

【配制方法】洗净后捣如膏状，即得。

【使用方法】贴敷患处，日易3～4次。

【注意事项】已成脓者勿用。

【按语】蒲公英是治疗乳痈的首选药，以鲜品捣膏后贴敷患处，对于乳痈初起有明显的消肿散结功效。

24. 丹参膏

【方剂来源】《外台秘要》。

【适应病证】乳痈。

【药物组成】丹参、白芷、赤芍药各60克。

【配制方法】将上3味捣碎，以苦酒淹经宿，取猪脂250克，微火煎之，至白芷发黄后去滓，即得。

【使用方法】涂患处。

【注意事项】已成脓或已溃者勿用。

【按语】方中丹参活血通络，白芷活血消肿，芍药养血止痛。3 味药以猪脂煎熬后共奏养血活血、消肿止痛之效，对于乳痈初起有较好疗效。

25. 五味雄黄间茹膏

【方剂来源】《外台秘要》。

【适应病证】乳痈。

【药物组成】雄黄、白蔹、雌黄、间茹各 1 份（3 克），乱发如鸡子大 1 团。

【配制方法】上药以猪脂 250 克，合煎 3 沸，去滓，投入乱发，发尽即成。

【使用方法】涂患处。

【注意事项】哺乳时需将药膏洗净。

【按语】本方药性较为猛烈而剧毒，适用于妇人妒乳痈疮之迟愈者，使用时应谨防母婴中毒。

26. 柏皮膏

【方剂来源】《外台秘要》。

【适应病证】乳痈。

【药物组成】柏皮（去黑皮）、猪膏各等份。

【配制方法】取多年陈猪膏煎柏皮，至柏皮黑后去滓，即成。

【使用方法】将膏药涂患处。

【按语】柏皮即柏科植物侧柏已去掉栓皮的根皮。以猪油脂煎炸而制成之药膏，对于促使疮面愈合有较好的疗效。《肘后方》中也有此膏药方，系用于治疗热油灼伤，而未论及治疗乳痈。

27. 神仙太乙膏

【方剂来源】《医学心悟》。

【适应病证】乳痈。

【药物组成】元参、白芷、当归、肉桂、生地黄、赤芍、大黄各 30 克，黄丹 390 克。

【配制方法】上药用麻油 1000 毫升，纳诸药，煎黑，滤去滓，复将油入锅，熬至滴水成珠，入黄丹再熬，滴水中，看其软硬得中，即成。如软，可再加黄丹适量。

【使用方法】贴患处。

【注意事项】未成脓者不宜用。

【按语】《医学心悟·第五卷》中说："乳痈者，如已成脓，则以神仙太乙膏贴之，吸尽脓有愈矣。"可知本膏药方系用于乳痈之成脓者。"太乙膏"在《外科正宗》中也有收载，只是名同但药异，其方中有元参、白芷、归身、肉桂、赤芍、大黄、生地黄、土木鳖、阿魏、轻粉、柳槐枝、血余、东丹、乳香、没药、麻油。此二方均为临床常用膏药。

28. 三黄膏（一）

【方剂来源】《山东中医杂志》。

【适应病证】急性乳腺炎。

【药物组成】绿豆面（炒）30 克，黄连 9 克，大黄 9 克，雄黄末 3 克，鸡蛋清 1 个。

【配制方法】将黄连、大黄共研为细末，同绿豆面、雄黄末混合后，用鸡蛋清调匀成膏样，摊新布上即成。

【使用方法】根据患处大小截取膏药布，按以上制法将膏药贴敷患处，每日更换 1 次。重者 4～5 贴，轻者 1～2 贴即愈。

【典型病例】张某，女，26 岁，1991 年 3 月 29 日就诊。产后 10 天，左侧乳房红肿热痛 3 天。诊见左侧乳房红肿，触之灼热疼痛，伴口渴心烦、恶寒发热，舌质红，苔薄黄。诊为急性乳腺炎（乳痈初期）。即取三黄膏贴敷，2 贴后症状减轻，肿块缩小，又 2 贴后痊愈。

29. 复方樟丹膏

【方剂来源】《浙江中医杂志》。

【适应病证】急性乳腺炎，烫伤日久不愈，掌跖脓疱病。

【药物组成】樟丹 30 克，黄芪、元参、杏仁、甘草各 6 克，蛇蜕、乱发、露蜂房、指甲各少许，麻油 375 克。

【配制方法】先将除樟丹外的其余药物置麻油中浸泡 24 小时，然后入铁锅中武火加热熬沸，不断地搅动药物，待药物焦煳时，滤出药液，将药渣倒掉，仍将药液倒入锅中熬沸，加入樟丹，再熬沸 30 分钟，凉后装瓶备用。

【使用方法】急性乳腺炎、掌跖脓疱病，据肿胀疼痛范围，予复方樟丹膏外贴；烫伤日久不愈，若损伤处糜烂、渗液，需将患处腐烂之表皮除去，用消毒棉签擦干渗液，取复方樟丹膏薄贴，外敷患处，以纱布包裹。

【注意事项】本膏可广泛应用于疮疡痈疽等化脓性外科疾病，不论阴证阳证均可用之，对肿疡脓未成者可消肿止痛，脓已成者可托脓外出，对于溃疡久不收口者可起到敛肌生肌之功。对外伤、烫伤久不收口者，用药愈后皮肤如常，不留瘢痕。

【典型病例】田某，男，29岁。左上肢前臂外侧被油烫伤约15天，损伤处糜烂、渗液、疼痛、颜色紫暗，经久不愈，经用其他外涂药后不见好转。今将患处腐烂之表皮除去，用消毒棉签擦干渗液，取复方樟丹膏薄贴敷患处，以纱布包裹。3日后换药时烫伤处皮肤鲜红，见正常嫩肉，已不渗液。再1贴而愈，皮肤如常。

【按语】樟丹为治疮之要药；黄芪补中益气，抗毒生肌；元参清热凉血；杏仁宣肺利表；指甲具有开破之性，疮疡脓成未破者可促其溃破；露蜂房，《名医别录》记载："合乱发、蛇蜕烧灰，……治恶疽附骨痈。"

30. 远志膏

【方剂来源】《中医外科外治法》。

【适应病证】主治早期未化脓的乳腺炎。

【药物组成】生远志500克。

【配制方法】远志洗净，置脸盆内，加水约1500毫升，淹过药面，小火煎熬5～6小时成糊状，用双层纱布过滤，取液，再放小火上浓缩约30分钟，至药液发黏即成。

【使用方法】先洗净患处，取远志膏按患处大小摊在多层纱布（或旧布）上，敷贴患处（露出乳头）。

【注意事项】乳痈破溃者不用。

【典型病例】赵某，女，26岁。右侧乳房红肿，疼痛1周。1周前哺乳时，自觉局部不适，渐肿胀，局部发硬疼痛。已用青霉素注射治疗，局部硬块未消，反而逐渐增大，疼痛，畏惧哺乳。检查：右乳房外上方可扪及一大小约2厘米×3厘米肿块，色红、压痛，质硬。舌苔薄白，脉数。诊断：急性乳腺炎。拟以疏肝清热，通乳消肿为主。用牛蒡瓜蒌汤加减内服。外用远志膏局部敷贴。1周后，肿痛消失而愈。

【按语】远志味苦、辛，可治痈、疽、发背、疔毒，不问虚实寒热皆用之。如《三因方》用远志末，用酒调敷治痈疽发背等。

31. 解毒软膏

【方剂来源】《中医外科外治法》。

【适应病证】用于阳证红肿热痛者，不论已溃，未溃均可。

【药物组成】绿豆粉240克，雄黄15克，紫花地丁150克，败酱草150克，紫草90克，冰片9克，生石膏120克，赤芍75克，黄连75克，马齿苋60克，黄柏150克，大黄150克。

【配制方法】上药共为细末，用麻油3市斤，锅内煮沸后，以微火下黄蜡1市斤熔化，再入药面搅匀成膏。

【使用方法】外敷患处，每天换药。

【注意事项】乳痈破溃后脓液较多者，应加用去腐排脓药。

【典型病例】曹某，女，24岁。左乳房近来疼痛，局部破溃已历时3周。曾用中西药物治疗，但局部肿块未消，疼痛，伴有轻度发热，食欲不振，舌苔薄白，脉细数。诊断：急性化脓性乳腺炎。拟以清热解毒，托里透脓为主，用透脓散加味。局部外用解毒膏加九一丹，经换药2周后，脓液减少，继用解毒软膏治疗1周，溃口愈合。

【按语】本膏为雄黄、绿豆粉等清热解毒药组成，有较强的清热解毒、活血消肿功能，如疮疡中后期脓液较多者，尚须配合排脓药，方能取效快捷。

32. 生肌玉红膏（一）

【方剂来源】《外科正宗》。

【适应病证】用于疮疡后期，脓水将尽，

或烫伤肉芽生长缓慢者。

【药物组成】当归60克，白芷15克，甘草36克，血竭12克，轻粉12克，白蜡60克，紫草6克，麻油500克。

【配制方法】先用当归、甘草、紫草、白芷入油内浸3日，再以慢火熬药微枯色，细绢滤净，复煎药油滚下血竭，化尽下白蜡，化尽离火，候冷下极细轻粉末，搅匀即成。

【使用方法】用时涂油纸或消毒纱布上外贴患处。

【注意事项】溃疡处脓水未尽或有红肿热痛等炎症时，应配合清热解毒药使用。

【典型病例】史某，女，25岁。左侧乳房溃破2周，溃破前局部曾有红肿疼痛，经用抗生素、中药等治疗后，目前疼痛已止，但溃口处未愈。检查：溃疡处肉芽较为新鲜，周围无红肿，舌苔薄白，脉细数。拟以活血生肌法。内服五味消毒饮加黄芪、当归、红花等药。外用生肌玉红膏。1周后，溃口愈合。

【按语】此膏从组方来看，实为润肌膏中加入白芷、甘草、轻粉、血竭而成收口名膏，历来疗效显著，备受推崇。

33. 枫香膏

【方剂来源】《中国膏药学》。

【适应病证】乳痈等痈疮。

【药物组成】枫香脂45克，麻油500毫升，樟丹180克，麝香（研）3克，腻粉（研）3克，黄蜡1克，肉桂（去粗皮切碎）、川芎（切碎）、藁本（去苗土切碎）、细辛（去苗叶切碎）、白芷（切碎）、乳香（研）、当归、密陀僧（研）各30克，丹砂（研细）、盐各15克。

【配制方法】先将油煎令沸，次下白芷等6味药，煎候白芷赤黑色滤出，下蜡、枫香脂候熔尽，以绵滤去渣，下铅丹、密陀僧、乳香，以柳棍搅煎候变成黑色，即下盐、朱砂、麝香、腻粉等搅匀，倾入瓷盆内，安净地上一宿除火毒，分摊布上。

【使用方法】贴患处，每日2次。

【注意事项】对汞剂过敏者勿用，哺乳期患者慎用。

【按语】枫香脂即白胶香，为金缕梅科植物枫香的树脂，具有活血止痛、生肌解毒之功效。枫香脂与诸药配伍，共奏解毒活血、消肿排脓、祛风散寒、止痛敛疮之功效。对痈疮之成脓期及溃破后均较为适宜。

34. 一膏效

【方剂来源】《历代名医良方注释》。

【适应病证】乳痈。

【药物组成】滑石粉500克，煅炉甘石90克，朱砂、冰片各30克，淀粉60克，香油适量。

【配制方法】上药共研极细粉末，用香油调和成膏。

【使用方法】外敷患处。

【注意事项】乳痈初起，红肿热痛，尚未溃脓，先勿切开，可敷此膏内消。

【按语】此膏具有消肿解毒、排脓化腐、生肌作用，敷后乳头糜烂愈合，乳房肿消，身热渐退。

35. 新金黄药膏

【方剂来源】《中国民间疗法》2000年第6期。

【适应病证】急性乳腺炎。

【药物组成】生大黄、黄连、黄柏、黄芩、姜黄、白芷各300克，天南星、苍术、甘草各120克，天花粉600克。

【配制方法】将上药烘干，共研细末，混合均匀，加凡士林（比例为3：7）调成药膏，贮瓶备用。

【使用方法】将上膏均匀摊在无菌纱布上，外敷乳房肿块处，可在纱布中层夹一塑料薄膜，以防止药膏外渗，外用胶布固定。每日换药1次，3~7天为1个疗程。治疗期间忌食辛辣及油腻食物，伴有高热者可适当应用抗生素。

【临床疗效】共治疗65例，治愈58例，好转7例。

【典型案例】王某，25 岁，1998 年 8 月 25 日初诊。患者产后 12 天，右侧乳房肿胀疼痛 2 天，诊见右侧乳房红肿灼热，其外上限可触及一大小约 4 厘米×6 厘米的硬肿块，触痛明显，无波动感，乳汁不通畅，伴发热、恶寒、乏力、口干苦，舌质红，苔黄厚，脉数。即用新金黄药膏外敷，当夜肿痛明显减轻。每日换药 1 次，3 日后肿块消失，乳汁通畅，诸症悉除，血象正常而痊愈。1 个月后随访未复发。

【按语】急性乳腺炎属于中医"乳痈"范畴，多因乳汁瘀积，邪毒内侵，气血壅滞，瘀结化热，阻滞乳络，不通则痛。新金黄药膏用大黄、黄柏、黄连、黄芩清热泻火，解毒散瘀；姜黄、白芷、天南星、天花粉活血散瘀，消肿止痛；配苍术燥湿解毒，甘草清火解毒。用膏外敷，可使药力直达病所，起到清热解毒、消肿散结、活血止痛的作用。

36. 代针膏

【方剂来源】《中医外治杂志》2004 年第 1 期。

【适应病证】急性乳腺炎。

【药物组成】吴茱萸、五倍子、丁香、磁石、白芥子各等份，冰片、麝香少许。

【配制方法】上药分别研极细末并过筛，混合均匀，加入冰片、麝香，用油膏调成稠膏糊状，制成黄豆粒大小的药丸，密封备用。

【使用方法】选穴：膺窗、梁丘、足三里、丰隆、天池、内关、期门、肩井、膈俞、病灶局部。选定穴位后用乙醇或温开水擦净取穴部位的皮肤，然后将药丸置于四分之一的伤湿膏中央，敷于穴位上，使药丸和皮肤接触，松紧适中，每日换药 1 次，5 次为 1 个疗程。

【临床疗效】共治疗 44 例，治愈 34 例，显效 6 例，好转 4 例，总有效率 100%。

【典型病例】陈某，女，24 岁。患者因左侧乳房肿痛 1 天就诊。主诉产后已 2 个月，近 2 天发现左侧乳房肿胀疼痛，不能喂奶。

查体：体温正常，左侧乳房有一个 15 毫米× 13 毫米×12 毫米肿块，局部红肿按之疼痛，无波动感，舌淡红，苔薄白，脉弦。诊断为左侧急性乳腺炎，使用代针膏敷于肩井、膺窗、天池、期门、膈俞、天井、丰隆、足三里、病灶局部。每日 1 次，共敷 5 天，乳房疼痛消失，按之柔软，肿块消失。随访 1 个月未复发。

【按语】急性乳腺炎属中医"乳痈"范畴，多由产妇分娩精神紧张，情志内伤，肝失疏泄，乳汁分泌不畅，壅滞结块所致；或恣食厚味，脾胃运化失司，胃热壅盛，乳络阻塞而发乳痈。在治疗上前者侧重于疏肝理气，以通为主；后者侧重于清泻胃火，以清为主，或可通、清并用。因乳痈具有痈证的共性，在不同病理阶段可分别采用通法和清法或通清结合。一般乳痈多发于青年女性，多有畏针心理，故用代针膏治疗，方法简单，见效较快，患者易于接受。

37. 三黄贴膏

【方剂来源】《中国民间疗法》2003 年第 10 期。

【适应病证】急性乳腺炎。

【药物组成】黄连 9 克，大黄 9 克，雄黄 9 克，仙人掌 30 克。

【配制方法】上药共研细末，将仙人掌取刺皮捣烂，与药末混合成膏备用。

【使用方法】将三黄膏敷在乳腺包块处，外用纱布覆盖，胶布固定，每日换药 1 次。

【典型病例】徐某，女性，27 岁，2003 年 2 月 16 日初诊。产后 2 周，以发现右侧乳房红、肿、热、痛 3 日来诊。检查见右乳房红肿，乳头右下方可触及鸡蛋大肿块，触之灼热、疼痛，伴口渴、心烦、恶寒发热，舌质红，苔薄黄。诊为急性乳腺炎。即予三黄膏外敷，2 贴后症状减轻，肿块缩小，再 2 贴而愈。

【按语】三黄贴膏外敷，能通过皮肤渗透，具有清热解毒、软坚散结、消肿通乳的功效，可快速消除炎症以防化脓。本方疗程短，见效快，值得临床推广应用。

38. 五倍消痈膏

【方剂来源】《实用医技》2001 年第 6 期。

【适应病证】急性乳腺炎。

【药物组成】五倍子适量。

【配制方法】将五倍子研细末备用。

【使用方法】以蒲公英汁或食醋调成膏糊状，外敷患处，3～4 天换药 1 次，直至肿块消散或脓液排净。

【临床疗效】共治疗 100 例，痊愈 98 例，无效 2 例，总有效率 98%。

【按语】急性乳腺炎，多由金黄色葡萄球菌、链球菌、结核球菌等感染所致，中医称之为"乳痈"，多为产后乳汁分泌较多，不能及时排出或外伤挤压，气血瘀滞，瘀而化热，热盛肉腐，肉腐成脓所致。五倍子酸平，具有解毒止血之功效，用于一切痈肿疮疖。现代研究证明，对金黄色葡萄球菌有明显的杀灭或抑制作用。故用于治疗急性乳腺炎疗效确切。

八、手部感染膏敷方

手部感染是指发生在手部的炎症或化脓性炎症，如手部肌腱炎、甲沟炎等。以甲沟炎较为多见，中医又称"沿爪疗"，常由于轻度损伤，如拔倒刺、修指甲等引起感染。初起限于指甲一侧边缘有轻度疼痛及红、肿、发热，若处理不当或不及时，炎症可侵及对侧或甲下。

1. 提吊膏

【方剂来源】《江苏中医杂志》。

【适应病证】指部急性甲沟炎，对已形成较完整的甲下脓肿无效。

【药物组成】轻粉 4 克，铜绿 4 克，巴豆霜 3 克，黄蜡 40 克，松香 30 克，凡士林 10 克。

【配制方法】将轻粉、铜绿、巴豆霜共研细末，过 80 目筛；把黄蜡、松香、凡士林置锅内，在文火下熔化，倾入纸盒内（盒内层用麻油涂刷过），最后将药末缓缓调入待凝的基质中，至冷却凝固，剥脱纸盒，即

得膏。

【使用方法】取略比黄豆大膏药一块，搓圆捏扁，贴盖于患处，外用胶布固定，隔 2 日换药 1 次。

【临床疗效】治疗 85 例，结果治愈 76 例，无效 9 例（转为手术处理），治愈率为 89.4%。

2. 白公膏

【方剂来源】《赤脚医生手册》。

【适应病证】甲沟炎。

【药物组成】白矾 0.5 克，鲜蒲公英 1 棵。

【配制方法】先将蒲公英洗净与白矾共捣成膏状。

【使用方法】将上药敷患甲上，再用消毒纱布包好，胶布固定即可，每日换药 1 次，现用现捣。

【注意事项】无鲜品，药店买干品亦可，用蛋清调膏。

3. 栀子乳没膏

【方剂来源】《新中医》。

【适应病证】桡侧腕伸肌腱周围炎。

【药物组成】生栀子、生乳膏、生没药、血竭各等份。

【配制方法】将以上 4 味研为细末，用食醋调和成膏状备用。

【使用方法】将以上药膏，敷于患处，厚度约 0.7 厘米，范围超出病变 2 厘米以上，然后绷带固定，热水袋或热水瓶热敷局部，每日 1～2 小时，时间长些更好，注意及时滴入食醋，保持中药湿度，3 天更换 1 次。患肢用三角巾悬吊胸前。

【注意事项】局部有皮肤破损或炎症忌用食盐，有过敏者应立即将药物洗净，改用其他治法。愈后避免腕及拇指过度活动，预防复发。

【临床疗效】敷治 40 例患者，敷药 24 小时痛和压痛明显减轻，39 例均于 6～9 天内症状消失，功能恢复，未发现并发症。

【典型病例】朱某，男，42 岁。挖地后右前臂肿痛，右腕不能活动一天，于 1980 年

6月5日来诊。检查：右前臂伸侧有一斜形10厘米×3厘米范围肿胀，压痛，按之有握雪感，主动、被动活动患腕及拇指时疼痛加重，并有捻发音。随按上述方法敷治2次痊愈，随访6年复发。

【按语】桡侧腕伸肌腱周围炎主要特征为前臂远端桡侧有斜条样肿胀、疼痛，腕伸屈时加重伴捻发音，按压有握雪感。中年男性农民多见，右侧多于左侧，未见老幼患者。本病主因是腕部及拇指的过度活动，致桡侧腕伸长、短肌腱和交叉于其表的外展拇长肌及拇伸短肌腱相互磨擦，损伤腱周组织产生炎症，局部组织渗出肿胀及粘连所造成。方中栀子散瘀，乳香消肿，没药活血祛瘀，血竭散瘀止痛止血，配合醋离子可热敷透入。

4. 康复膏

【方剂来源】《中医外治杂志》1998年第5期。

【适应病证】指端毁损。

【药物组成】一组：珍珠粉1克，血竭1克，东丹3克，月石2克，滑石10克，氧化锌30克。二组：丹参2克，当归2克，川芎2克。三组：麻油10克，凡士林40克，维生素AD液10克。

【配制方法】先将第一组药各碾成过100目筛的粉末并拌和均匀，然后将切碎的第二组药与第三组药一起置入锅内，用武火煎沸，转以文火煎15分钟后离火，用单层纱布过滤后即得纯净基质，再把第一组的粉末倒入纯净基质内，在文火上搅拌15分钟后倒入盛器内调和至冷即成膏。

【使用方法】伤指缝合包扎后，将药膏摊涂创面，包扎。一般3天更换1次。

【注意事项】初次换药时，创面有血块黏附，不必清除，续敷后会液化，不宜过多揩去渗液。

【典型病例】徐某，男。左手食指、中指末节轧伤1小时。查体：食指末节1/3、中指末节1/2远毁损，残端较整齐，指骨残

露。但与周围软组织齐平，创周皮肤如"袖口"样松散，不能作闭口缝合，出血不止。即在指根阻滞麻醉下清创、止血。用"4"号线将骨端处靠拢，用康复膏外敷包扎伤指，每3天换1次药。第1次换药见创面有瘀血样胶状物附着，第5次换药已见珠红肉芽，将残骨端"窝"在里面，肉芽外周上皮呈银白色生长。中指经20天，食指经29天治疗而1级愈合。

【按语】本膏涂布后能在创面及其周围形成一层既能与空气隔开又有一定的向外渗透和挥发性的松适"隔膜"，这对改善血循环、促进组织新生、促进药能释放起着积极作用，并克服了其他剂型所存在的一些缺点。创口存在分泌物，为效用药物在糊膏剂的作用下所形成的湿润状态，中医称之为"煨脓"。顾伯华说："脓为气血所化，长肉要赖气血充足，才容易收口。"

一般在敷药1周后即可见肉芽鲜红如珠粒，创口周围有银白色上皮向创面中央爬行生长。

5. 蜈蚣膏

【方剂来源】《人民军医》2004年第1期。

【适应病证】化脓性指头炎。

【药物组成】蜈蚣1条。

【配制方法】将蜈蚣研细末，用适量猪胆汁（或鱼胆汁）调成膏糊状备用。

【使用方法】清洁消毒患指，均匀涂敷上膏，无菌纱布包扎，24～36小时换药1次。

【临床疗效】共治疗42例，1次治愈2例，2次治愈21例，3次治愈14例，4次治愈5例，治愈率100%。未出现不良反应。

【按语】蜈蚣膏中蜈蚣辛温、有毒，入肝经，具有祛风镇痉、攻毒散结之功效；猪胆汁苦寒，入肝、胆、心经，具有清热、消炎、镇痛和镇静等作用。二药配伍，治疗化脓性指头炎，效果较好。

6. 复方黄芪膏

【方剂来源】《中国民间疗法》2000年第

1 期。

【适应病证】甲沟炎。

【药物组成】黄芪、土鳖虫各 10 克，地榆、白芷各 2 克，血竭 8 克，川芎、大黄、红藤、当归各 6 克。

【配制方法】上药共研细末，加凡士林煎熬而成。

【使用方法】用时局部用 75% 乙醇消毒后，有脓液者用生理盐水将脓液洗去，使伤口清洁，再用药膏涂布整个手指，外用无菌纱布包扎，隔天换药 1 次。

【典型病例】李某，男，24 岁，1999 年 6 月，无明显诱因左脚姆趾因患甲沟炎，走路时疼痛，影响日常生活和训练，经他院予抗生素治疗后效果不佳。诊见左姆趾红肿，内侧及甲下明显隆起，质软，有波动感，局部触痛，范围 0.4～1.0 毫米。诊断为左姆趾化脓性甲沟炎，用上法治疗，1 次后疼痛明显减轻，再敷 3 次后治愈，至今未复发。

【按语】甲沟炎多因鞋子较小局部损伤感染后引起，临床多表现为局部红、肿、热、痛，西医主要应用抗生素治疗，笔者采用本法治疗，屡治屡验。

九、下肢感染（臁疮）膏敷方

发生于小腿下部外侧的慢性溃疡，称为臁疮，又称为"裙边疮""裤口毒"。其特点是经久难以收口，或虽经收口，每易因损伤而复发，俗称"老烂脚"。

1. 生肌膏（一）

【方剂来源】《中医外科概要》。

【适应病证】用于一切溃疡毒尽不敛，尤以发背等溃疡面大者，效果显著。

【药物组成】广丹 30 克，白及 60 克，黄蜡 150 克，麻油 300 克。

【配制方法】先将白及研细末，然后将油熬透，入蜡熔化候冷，以药末加入拌匀。

【使用方法】创面洗净后，用消毒纱布涂本油膏，敷贴患处，每日 1 换。

【注意事项】溃疡毒未尽，不宜使用。

【典型病例】洪某，72 岁，男。右小腿内侧溃破，历时 2 年。患者因职业（厨师）关系，长久站立，下肢静脉曲张，引起下肢瘙痒，搔破后破溃流脓水，经多种药物治疗未愈，溃疡不断扩大。检查：右下肢内侧溃疡 3 处，约蚕豆到黄豆大小，溃口边缘皮肤呈紫暗色，舌苔薄白，脉沉涩。证属湿瘀互结，筋络失畅，拟以活血化瘀，通络生肌法。内服补中益气汤合四物汤加减，外用生肌膏换药治疗，1 个月后，溃疡面全部愈合。

【按语】本膏亦可用凡士林调成。若遇局部肿胀，或脓液未尽者，应同时运用九一丹等祛腐生新药。

2. 冰川软膏

【方剂来源】《全国中药成药处方集》。

【适应病证】用于疮疡后拔毒。

【药物组成】冰片 9 克，川贝 30 克，当归 60 克，紫草 15 克，血竭 15 克，乳香 15 克，白芷 30 克，生地黄 30 克，黄花 30 克，红花 15 克，没药 15 克，甘草 15 克。黄蜡 15 克，白蜡 15 克，猪油 2500 毫升。

【配制方法】上药入油内浸 3 日，再熬至枯，去渣滤净，再下血竭及蜡，化尽膏成。

【使用方法】将药涂布于纱布之上，外贴患处。

【注意事项】本膏药使用时宜勤换，保持清洁。

【典型病例】李某，女，54 岁。右小腿破溃 1 年。右小腿 1 年前蚊虫叮咬后，局部破溃，逐渐发展，曾用多种中、西药物治疗，溃口终未愈合。刻下症：局部轻度肿胀，时有疼痛，少许脓液。诊断：下肢溃疡（臁疮）。内服四妙丸加桃红四物汤。外用冰川膏去腐生肌，始则每日换药 2 次，脓尽肿消后，改用生肌膏收口。

【按语】本膏药注重清腐去脓，生肌之力稍显不足，故后期毒尽后可用本膏与生肌膏配合使用，亦可单用生肌玉红膏换药收口。

3. 梁氏臁疮膏

【方剂来源】《中医外科外治法》。

【适应病证】主治臁疮（下肢慢性溃疡），缠绵难愈，甚至溃烂见骨，皮肉乌黑者。

【药物组成】净轻粉25克，铅丹25克，真铜绿15克，炙乳香15克，炙没药15克，血余50克（净水洗净后晒干），蜂蜡50克，香油100克。

【配制方法】前5味药共为细末；将香油倒入锅内，用炭火熔化。待开滚时，将血余零星投入油中，并取1市尺长的新柳枝回旋搅拌，以防冒烟着火。待血余炸至白丝丝状，油色也变红，即捞去余滓，并将药锅离火至于地上，趁热撒下药末，仍用新柳枝用力搅拌。随即立即把已割成小块的蜂蜡，边搅边入油内。待药油能滴水成珠而不散，即可放置冷水中凝膏。若膏尚稀，还可再放入少许蜂蜡。

【使用方法】用时先将患处洗净，再敷药膏适量。

【注意事项】敷药后宜安静坐卧，敷药时忌食辛辣刺激食品。愈后仍需休息一段时间，并忌房事2～3个月。

【典型病例】赵某，男，76岁。左下肢小腿溃疡，时已4年。宿疾下肢静脉曲张，曾发生溃疡，后静脉曲张经手术治愈后，原溃疡消失而愈。近1年，下肢静脉曲张重新出现。左小腿外伤后形成溃疡，不断扩大，经庆大霉素、生肌散等多种药物治疗均不能愈合。检查：左下肢小腿内侧，可见3处大小约3厘米×2厘米的溃疡，皮肤呈紫黑色，肉芽灰暗。舌苔薄，舌质紫。脉弦涩。拟以活血通络，养血健脾生肌法。予补中益气汤合六味地黄汤加鸡血藤、络石藤等药内服调理。外用梁氏臁疮膏，经反复换药至4个月后，溃疡渐趋缩小，最终溃口全部消失。

【按语】本方系辽宁省梁静山祖传验方，对于顽固性、经久难愈的臁疮，用之能收到较好的疗效。

4. 枯矾猪甲膏

【方剂来源】《新中医》。

【适应病证】下肢溃疡，臁疮。

【药物组成】新鲜猪蹄甲，枯矾，海螵蛸，冰片，麻油。

【配制方法】取新鲜猪蹄甲放锅中炒黄研成粉，按枯矾1份、猪甲粉3份、海螵蛸粉1份、冰片少许，用麻油或蜂蜜调成膏状备用。

【使用方法】将溃疡面用双氧水清洗，去除脓性物，将药膏均匀敷于疮面上，外用纱布包扎。1周后换药，此时可见新生肉芽组织，第2次3天换药1次，后每日1次，直至痊愈。一般5～10次即可。

【注意事项】首次敷贴药膏可出现疼痛，不需作其他处理。

【典型病例】李某，女，42岁。左下肢象皮肿10余年，因砍柴刺伤小腿前侧形成慢性溃疡，经外用中、西药治疗2年未愈，创面恶化，溃疡面积达20厘米×6厘米。深处达骨膜，腐烂，恶臭，边缘不整，周围皮肤变硬呈紫红色，又至上级医院治疗，因不愿手术而来就诊。经用枯矾猪甲膏敷治10次痊愈，2年后走访未见复发。

【临床疗效】用本膏敷治下肢溃疡16例，均治愈，未见复发。

5. 四黄膏合生肌膏

【方剂来源】《新中医》。

【适应病证】慢性溃疡。

【药物组成】四黄膏：黄连、黄芩、黄柏、大黄乳香、没药各等量，冰片适量，凡士林适量。

生肌膏（广东省中医院制剂）：氧化锌、硼酸、黄丹、冰片、苯酚、凡士林等。

【配制方法】四黄膏：将前6味研为细末，加入冰片，调制成20%凡士林软膏备用。

生肌膏：将氧化锌等与凡士林调制成膏备用。

【使用方法】用时先将四黄膏置于消毒棉垫上，加生肌膏少许（注意生肌膏不宜过厚，约1～2毫米，以防过厚造成肉芽过长）。伤口常规消毒后，外敷药膏，每日换药1次。

【注意事项】有并发症者，配合中药内服。

【临床疗效】用本膏敷治慢性溃疡65例，痊愈（溃疡口完全愈合，临床症状消失）47例，好转（溃疡口缩小50%以上，临床症状基本消失）18例。

【典型病例】蔡某，男，80岁，1992年4月20日初诊。患者于1991年8月被摩托车撞伤，致右股骨胫骨折，后一直在家卧床不起。4个月前右小腿出现一小溃疡，曾用红霉素软膏、头孢菌素粉湿敷及内服抗生素等，反复治疗效果不佳，于1992年4月20日来诊。患者右小腿外踝上缘见一溃疡口大小约4厘米×4厘米，深约0.5厘米，边缘较硬，溃疡周围皮肤色素加深，有少许渗液，即以四黄膏合生肌膏外敷，每日1次，连敷4天，溃疡基底肉芽转红活，溃疡口缩小，敷药12天，伤口愈合。

6. 蜂蜜珍珠膏

【方剂来源】《山东中医杂志》。

【适应病证】下肢慢性溃疡，臁疮。

【药物组成】蜂蜜100毫升，珍珠粉20克。

【配制方法】将以上2味药物，调成膏状，置恒温箱中，温度60℃持续消毒2小时后备用。

【使用方法】用3%双氧水消毒后，再用生理盐水冲洗干净，敷贴上适量蜂蜜珍珠膏，视溃疡面情况每日换药2~3次。治疗期间相对卧床休息，抬高患肢20°~30°。

【典型病例】罗某，54岁。左下肢溃烂3年，于1991年7月20日就诊。初诊时见左下肢胫前皮肤溃烂，溃疡面5厘米×4厘米，其上附有大量腐肉及腥臭味分泌物，患处四周皮肤呈暗紫色，有凹陷性水肿。曾在外院治疗3年，效果欠佳，在本院改用蜂蜜珍珠膏敷贴，每日2次，7天后腐肉逐渐脱落，分泌物减少，后改每日1次，换药24天，疮

面逐渐长出新鲜肉芽组织及上皮组织，共换药31天痊愈。

【按语】本膏中的蜂蜜是一种胶质状高渗性溶液，有消炎收敛作用，能减轻患处组织细胞水肿，有利于溃疡面肉芽组织生长。珍珠粉味甘咸，性寒，入心、肝二经，能生肌敛疮，现代药理研究证明其含有多种氨基酸，外用能供给局部组织营养，促使疮面愈合。蜂蜜、珍珠粉合用，更能生肌敛疮。

7. 解毒生肌膏（一）

【方剂来源】《山东中医杂志》。

【适应病证】臁疮胫骨外露。

【药物组成】当归60克，白芷15克，大黄20克，紫草10克，甘草30克，炮山甲粉10克，轻粉10克，冰片10克，炉甘石30克，熟石膏60克，血竭10克，黄蜡60克，麻油500克。

【配制方法】将当归、白芷、大黄、紫草、甘草入麻油，慢火熬至微枯，纱布过滤弃去药渣，入血竭、穿山甲粉、炉甘石、熟石膏、冰片、轻粉化开调匀，入黄蜡微火化开即成药膏备用。

【使用方法】将药膏摊在纱布上，或制油纱敷在溃疡面上，外用纱布包好。开始每日换药1次，换药时可用生理盐水轻轻冲洗，但不可冲洗太净。待肉芽增生较多，创面分泌物较多时，可隔日换药1次，至创面愈合。

【注意事项】用本膏敷贴治疗时，可根据患者全身情况，给予抗生素或内服清热解毒、行气活血的中药汤丸配合治疗；如全身情况较好，局部炎症反应轻者可单用本膏药治疗。

【临床疗效】用本敷贴治疗内臁骨外露32例全部愈合。愈合时间最短11天，最长45天。溃疡面越大，病程越长愈合越慢。经2~10年随访，仅1例于愈合1年半后复发，经再次治疗愈合，随访2年未复发。

【典型病例】（1）张某，男，36岁，1974年5月因外伤致右小腿前内侧溃疡，时轻时重，经常流脓水，多方治疗未愈。8月

16 日诊，查右小腿内臁溃疡面约 2 厘米 × 4 厘米，胫骨外露约 1 厘米 × 1.5 厘米。用解毒生肌膏敷贴，停用其他一切药物。隔日换药 1 次，敷贴 5 次，治疗 11 天，溃疡面愈合。随访 10 年，未复发。

（2）赵某，男，39 岁。3 个半月前双足 Ⅳ 度冻伤，双足十趾干性坏死并感染。曾在某医院欲行双踝关节离断术，患者不同意。于 1988 年 7 月 2 日来诊，收住院，7 月 6 日行双足坏疽清理术。术后双足跖骨远端外露，予解毒生肌膏敷贴，每日换药 1 次。1 周后隔日换药 1 次。敷膏 35 天，双足跖骨远端完全被肉芽包埋，溃疡面愈合。随访 2 年未复发。

【按语】本膏药中白芷、大黄、紫草、穿山甲、轻粉、冰片清热解毒祛湿；当归、大黄、紫草、穿山甲活血祛瘀；当归、甘草、炉甘石、血竭、黄蜡收敛生肌。合而共奏解毒祛湿、活血收敛生肌之效。

8. 臁疮膏（一）

【方剂来源】《山东中医杂志》。

【适应病证】臁疮。

【药物组成】官粉 30 克，铜绿 30 克，黄蜡 30 克，血余 1 团，香油 100 毫升。

【配制方法】除黄蜡外，余品入香油内，文火煎熬，时时以槐枝搅拌，待血余成炭时离火，入黄蜡溶化收膏备用。

【使用方法】将药膏涂于消毒纱布上，取生理盐水清洁疮面，尔后敷药，外加固定。24 小时再换 1 贴，7 日后痊愈去药。

9. 甘占膏

【方剂来源】《山东中医杂志》。

【适应病证】臁疮。

【药物组成】炉甘石粉、川占（蜂蜡）各 15 克，生杏仁（捣碎）、全蝎（研细）各 3 克，猪板油（熬炼）120 克。

【配制方法】将上药调匀，共捣烂成糊状，取火纸（方型烧纸）10 余张，把药糊分别薄薄地涂于火纸上，再将药纸卷成筒状，用铁棒挟住，点火烧之，使其药物油滴于瓷器中（或玻璃瓶内），冷后备用。

【使用方法】将药膏涂于纱布上，敷于患处，外用绷带缠紧，每日换药 1 次。

【注意事项】在贴敷本膏药治疗臁疮期间，一般不宜用内服药。

【按语】在毒邪壅盛的急性发作阶段，可适当服用清热解毒或清热利湿之剂。若罹患臁疮日久，疮口周围肌肉发黑，甚至孔深露骨者，可配合溃疡洗药汤洗：忍冬花、当归、白薇、白蔹、黄柏、苦参各 30 克，乳香、没药、煅石决明、甘草各 12 克，白及、赤芍、连翘、大黄各 15 克，用米泔水煎熬，纱布过滤去滓，烫洗患处 2 小时，每日 1～2 次。痒甚者可用止痒洗药：地肤子、蛇床子、苦参、黄柏、鹤虱各 30 克，蜂房、枯矾各 9 克，白鲜皮、大枫子、朴硝各 24 克，蝉蜕、牡丹皮、大黄、生杏仁各 12 克，水煎后过滤去滓，烫洗患处 2 小时，每日 1～2 次。

用上述 2 种洗药洗后，外涂甘占膏，效果更佳。

10. 治臁膏

【方剂来源】《中国乡村医生杂志》。

【适应病证】下肢慢性溃疡（臁疮）。

【药物组成】制炉甘石 60 克，密陀僧 60 克，黄柏 20 克，冰片 15 克，鲜猪油（猪板油）200 克。

【配制方法】将以上前 4 味药共研细末，用猪板油调为膏，备用。

【使用方法】先将下肢溃疡处用双氧水清洗干净，撒上少许散剂（即上 4 味药共研的细末），再将膏药贴敷其上，用纱布覆盖，胶布固定，7 天更换 1 次，一般用 1～2 次，最多不超过 6 次即获痊愈。

【典型病例】王某，男，42 岁，1984 年 7 月 20 日诊。患右下肢溃疡 4 年余，初起痒痛难忍，焮红漫肿，继则破溃，脓水淋漓，渐成溃疡，日久不愈，边缘下陷，渗液恶臭，溃疡周围皮肤紫黑，因脓水浸润并发感染以致行动困难，昼夜难寐，经用本膏贴治 4 个疗程，临床治愈。随访 4 年，未见复发。

11. 生肌膏（二）

【方剂来源】《江苏中医杂志》1991 年，第 9 期。

【适应病证】小腿慢性溃疡。

【药物组成】象皮 90 克（无象皮可用驴马蹄甲 120 克代替），全当归、血余各 60 克，生地黄、龟板各 120 克，真麻油 1500 克。黄、白蜡各 180 克，生炉甘石粉、生石膏粉各 150 克。

【配制方法】先用麻油煎生地黄、龟板及象皮，后入血余、当归，熬枯去渣，加黄、白蜡，改文火煎，再入生炉甘石粉、生石膏粉，边煎边搅，拌成膏为止。

【使用方法】将创面消毒后，用甲硝唑溶液冲洗，清除创缘坏死组织及创面分泌物，然后用甲硝唑纱条敷盖，3~4 天后始敷生肌膏，将生肌膏均匀涂于脱脂棉上，范围与创面大小相当，药厚 0.1~0.2 厘米，外加 3~4 层纱布，以胶布固定之，据创面分泌物多少更换，切忌擦伤新生肉芽。

【临床疗效】本组病例经治后，平均 28 天治愈（17~36 天），平均换药次数 18.6 次（14~30 次）。

【按语】小腿慢性溃疡即中医所指"臁疮"。根据中医"腐不去，肌不生，煨脓生肌"的理论，应用生肌膏祛腐生肌之功效，治疗经久不愈的小腿慢性溃疡效果显著。

12. 蜂雄膏

【方剂来源】《中医杂志》1963 年第 3 期。

【适应病证】慢性溃疡。

【药物组成】蜂胶、雄黄、麝香、红花、儿茶各 250 克，没药、乳香、血竭、黄连、黄柏、黄芩、白芷各 120 克，独角莲、自然铜、冰片各 60 克，香油 5000 克，广丹 1000 克。

【配制方法】除蜂胶、没药、乳香、血竭、冰片、广丹外，其他药物放入香油中煎沸数 10 次，除去药渣，放入蜂胶、没药、乳香、血竭、冰片，煎熬至滴水成珠时下广丹，制成黑色膏药（每块 5 克重）。

【使用方法】将溃疡面清洗干净，将膏药放入温水内浸泡片时，待温化变软时取出，捏成薄片，贴于溃疡面，外用纱布胶布固定。每日贴敷 1 次，连续贴敷 20 次左右。

【临床疗效】经用本膏贴治 12 例，痊愈 6 例，好转 4 例，无效 2 例，疗程除结核性及癌性溃疡各 1 例，经治 30 次外，其余病例治疗次数均在 20 次以内。

【典型病例】夏某，男，于 1962 年 2 月 4 日来初诊。左小腿溃破化脓已 2 年余，经常疼痛。被机器车轮碰伤后化脓扩大，经某医院注射青霉素、换药、封闭等治疗未愈。皮肤科检查：左小腿外侧下 1/3 段有溃疡，3 厘米×5 厘米大小，环绕小腿，形状不规则，边缘呈堤状隆起，周围组织颇硬，溃疡底部有不良的增殖性肉芽，复以脂肪或纤维样苔状物，易出血，经常流出少许脓性分泌物，轻度疼痛。经清洗溃疡面，外贴蜂雄膏，每日 1 次，共贴 25 次后检查，溃疡面已全部愈合。

13. 臁疮膏（二）

【方剂来源】《浙江中医杂志》1985 年第 5 期。

【适应病证】下肢溃疡。

【药物组成】炉甘石 250 克，铅粉 125 克，血竭 30 克，龙骨 10 克，轻粉、冰片各 15 克，白蜡 90 克，香油 1000 克。

【配制方法】将香油倒入锅内，煮沸后，用新柳枝不时搅拌，以防外溢。同时陆续放入白蜡。待滴水成珠不散时，放入炉甘石、龙骨、血竭、铅粉，用力搅拌均匀；放置冷处，再下轻粉、冰片，搅匀后，投入冷水中去火毒，备用。

【使用方法】患处清创后，外敷此膏包扎，4~8 天更换，一般 3~4 次即愈。

【典型病例】郑某，下肢溃疡，病起 2 年，用药 5 次即愈。

【按语】本方有收湿去腐、生肌敛疮之功，用于臁疮久不收口。

14. 圣芳膏

【方剂来源】《上海中医药杂志》1995 年第 3 期。

【适应病证】臁疮。

【药物组成】全蝎尾 10 克，蜈蚣 10 克，僵蚕 15 克，象皮粉 5 克等。

【配制方法】将上述药各研极细末（150 目筛子过筛），后共研数分钟，装瓶密封备用。

【使用方法】用 1∶1000 的苯扎溴铵溶液清洁疮口，严重者用三黄洗剂（黄连、黄柏、大黄）湿敷 15 分钟，后撒圣芳膏于疮面，覆盖无菌纱布或油布，绷带加压固定。一般每 7 天换药 1 次。

【注意事项】治疗期间禁忌生冷、辛辣刺激性食物。

【临床疗效】本组 230 例中，痊愈 229 例（99.6%），显效 1 例，无效 0 例。治愈天数 10～300 天（平均 43.9 天）。

【按语】圣芳膏系许永新等自拟方，治疗中未发现不良反应。

15. 龙骨红升膏

【方剂来源】《江苏中医》1964 年第 5 期。

【适应病证】臁疮。

【药物组成】龙骨 60 克，红升 15 克，炉甘石 60 克，石膏 125 克，血竭 30 克，轻粉 15 克，没药 45 克，甘草 15 克。

【配制方法】先将没药置瓦上，炭火焙脆去净油，待冷，研为极细末，继而把余药混合放入瓶中，勿令走气。用时加适量凡士林调成膏状，呈咖啡色。

【使用方法】清洁疮周，常规消毒，继用消毒干棉球揩擦，有少许微出血，然后视其疮面大小，用消毒纱布涂上薄薄一层软膏，贴于疮面固定，间日 1 次，以愈为度。

【注意事项】孕妇禁用。

【按语】此膏方于 1986 年被《常见病中草药外治疗法》收录。

16. 消疡膏

【方剂来源】《中医外治杂志》1995 年第 4 期。

【适应病证】下肢溃疡。

【药物组成】生石膏 60 克，煅滑石 60 克，生黄柏 30 克，血竭 6 克，生月石 6 克，冰片 2 克。

【配制方法】以上药研末，过 120 目筛，用凡士林（烊化）500 克，调匀成消疡膏。

【使用方法】将药膏均匀涂在已消毒过的溃疡面上，视创面情况，脓水多者，换药 1 日 2 次或 1 日 1 次；脓水少者，2 日 1 次或 3～4 日 1 次。

【临床疗效】共治疗 60 例，痊愈 46 例，好转 12 例，无效 2 例。

【典型病例】梁某，男，46 岁。左小腿外侧溃疡 2 年余，大小约 4 厘米×5 厘米，伤口周围皮肤暗黑色，溃疡面有坏死组织，脓液较多，腐臭难闻。清理创面后，涂溃疡膏，每天换药 1 次，连用 5 天。10 天后创面出现薄薄一层痂苔，改为 3 天换药 1 次，共治疗 20 天痊愈。

【按语】临床应用消疡膏治疗过程中，发现其提脓祛腐之力颇强，可使创口及腔内之脓腐皆拔贴于药膏之上，或使脓液从创口流出，尤其对较深之创口，经加压后，更显优势；随着脓腐的消除，创口日益缩小，周围皮肤组织肿胀消失，色泽较活，疼痛缓解。当药膏上无脓腐附着而创口出现痂苔之时，创面开始愈合。愈合后创面平整，无高出于皮肤之硬结瘢块。一般在 20 天左右愈合。无任何不良反应出现。

17. 复方黄连膏

【方剂来源】《中医外治杂志》2001 年第 6 期。

【适应病证】臁疮。

【药物组成】黄连 10 克，黄柏 10 克，归尾 15 克，紫草 10 克，生地黄 10 克，麻油 500 克，黄蜡适量。

【配制方法】将前 5 味药置于麻油中浸泡 7 天后，文火煎开 1 小时，过滤后高压消毒，再加入液化的黄蜡调节硬度后，即可分装使用。

【使用方法】疮面周围正常皮肤乙醇消毒，疮面较干净、肉芽红润者，使用庆大盐水清洗后，将复方黄连膏均匀涂拭于疮面上。如疮面有脓性分泌物、痂皮应采用蚕蚀法逐渐清除，以免损伤正常组织，并使用双氧水、生理盐水清洗后，再涂敷复方黄连膏，外盖敷料。

【临床疗效】治疗36例患者，治愈20例，好转13例，另有3例疮面较大，经处理疮面肉芽转红润，但疮面未见缩小，后改植皮治疗后痊愈。

【典型病例】陈某，女。因左踝部瘙痒，搔抓后破溃，自行涂药，反而出现感染，溃疡不断扩大加深，肉芽欠红润，有脓性分泌物，部分痂皮附着，溃疡面大小约10厘米×6厘米×0.5厘米，采用上述方法治疗1个月后痊愈。

【按语】中医学认为，臁疮多由久站或负重而致小腿筋脉横解，青筋显露，瘀停脉络，久而化热，或小腿皮肤破损蕴毒，湿热下注而成，疮口经久不愈。临床分湿热下注、脾虚湿盛、气虚血瘀3型。黄连、黄柏有清热燥湿解毒的功效；归尾活血消肿止痛；生地黄凉血化瘀；紫草凉血活血，解毒透疹；麻油、黄蜡有保护疮面的作用。上述诸药合用，药效直接作用于疮面，共奏良效。

18. 龙血树脂膏

【方剂来源】《中医外治杂志》1999年第3期。

【适应病证】下肢溃疡。

【药物组成】血竭（龙血树脂）25克，紫草30克，蒲公英30克，金银花20克，当归20克，黄芪20克，枳壳15克，乳香15克，没药15克，蜂房30克，玄明粉20克，蜂蜡200克。

【配制方法】先将血竭、乳没、玄明粉研细末，再将蜂蜡切碎，上药共放一大碗内，香油入锅熬开，将紫草、蒲公英、金银花、当归、黄芪、枳壳、蜂房入锅内炸枯，趁热过滤去渣，将油倒入盛药之大碗内，使蜂蜡溶化，以棒搅匀，候冷成膏。

【使用方法】将溃疡面用双氧水和生理盐水冲洗，将药膏涂于患处，然后用无菌纱布包扎，48小时换药1次，一般2周痊愈，重者3~4周痊愈。

【临床疗效】治疗48例，全部治愈，未留瘢痕。

【典型病例】于某，男。右腿内侧下1/3处有一约8.5厘米×4厘米大小的溃疡面5月余，经多处求治无效，而来就诊。查体：创口凹陷边缘形如缸口，创面肉色灰白，流溢灰黑色秽臭脓水，创面周围皮肤青紫。即予清洗后，用"龙血树脂膏"外敷于患处，48小时换药1次。1周后，局部的坏死组织已大部分脱落，新鲜肉芽组织不断隆起，续用此膏2周，局部创面已修复，无瘢痕。

【按语】中医学认为，下肢溃疡多由湿热下注，瘀血凝滞经络局部气血运行失畅而致溃疡面经久难愈。本方中血竭有活血祛瘀、消肿止痛、收敛止血之功效；蒲公英、金银花、蜂房清热解毒，凉血消肿；当归补血活血；黄芪补气升阳，托毒生肌，利水消肿；枳壳破气消积，化痰除痞；没药、玄明粉协同上药消肿、止痛、生肌。诸药合用，增强了解毒、祛腐、生肌之效。此法操作简单，药源充分，经济方便，临床无任何毒副作用。

十、体表慢性溃疡及结核膏敷方

（一）体表慢性溃疡膏敷方

因皮肤肌肉受损伤而皮开肉绽，治疗不当或复经感染致溃烂，久不收口，脓水淋漓，腐肉暗红，溃疡日久者深可至骨，可见白骨外露，多致骨髓炎。

1. 龙石膏

【方剂来源】《山东中医杂志》1993年第1期。

【适应病证】体表溃疡。体表不同部位

可见大小不等的溃烂皮损面，多有脓性分泌物覆盖，周边或紫暗，或红润。

【药物组成】乳香30克，没药30克，黄柏20克，煅龙骨30克，赤石脂30克，血竭15克，儿茶15克，樟丹15克，冰片6克，轻粉10克。

【配制方法】将黄柏、儿茶烘干，与乳香、没药、冰片、血竭、樟丹、煅龙骨、赤石脂共研细末，加适量麻油调成软膏备用。

【使用方法】将皮损处常规消毒，清除周边坏死组织及创面分泌物，用生理盐水冲洗干净后，将龙石膏均匀涂其上，上盖消毒纱布，溃疡面较大、分泌物较多者，每日换药1次；溃疡面较小、分泌物较少者，隔日换药1次即可。

【注意事项】用本膏药期间，应停用其他药物及疗法。若感染重、白细胞数量高者，可配以梅花点舌丹口服。经大量临床验证，本膏药无毒性及不良反应。

【临床疗效】经用本膏药敷贴368例，年龄最小者8岁，最大者76岁，病程最短7天，最长23年，多数为1个月~1年。其中破溃疖肿133例，创伤继发感染117例（均排除骨折及急性骨髓炎、慢性骨髓炎），烧烫伤感染75例，术后刀口感染24例，接种卡介苗感染19例，就诊前均接受抗菌消炎等法治疗，用本膏敷贴后均获治愈，创面平复。治疗天数最短者5天，最长25天。

【典型病例】（1）刘某，男，15岁，1987年2月29日初诊。患者于10天前因玩火不慎将右手背烧伤，在本村卫生室治疗，3天后烧伤处感染化脓，经外涂红霉素软膏等药效果不佳。现诊见右手背肿胀，溃烂面大小约4.5厘米×5厘米，上有大量脓性分泌物附着，周边红润。舌质红，苔黄厚，脉弦数。诊为浅Ⅱ度烧伤并感染。按上法处理，并内服梅花点舌丹，经8次换药病愈。

（2）张某，女，5岁，1989年5月7日初诊。3个月前因注射卡介苗致右上臂感染肿胀，继而化脓溃破，经多方医治，创面难

以愈合。诊见右上臂三角肌处漫肿，边界不清，肿胀中央约有一大小约2厘米×3厘米的黑色坏死溃烂面，分泌物不多，舌淡红，苔薄黄，脉细数。予常规消毒后，清除坏死组织，贴敷龙石膏，经13次换药而病愈。治疗期间未用其他药物。

【按语】体表溃疡属外科疮疡范畴。本膏药主要用于汞过敏及头面部疮疡，能弥补丹药不能用于头面之不足。膏中樟丹拔毒化瘀，排脓生肌；冰片、轻粉、黄柏、煅龙骨、赤石脂消肿止痛，燥湿敛疮；乳香、没药、血竭、儿茶活血散瘀，祛腐生肌。

2. 红药膏

【方剂来源】《新中医》1994年11期。

【适应病证】感染性创面。

【药物组成】本药膏由乳香、松香、血竭、没药、冰片各12克，孩儿茶30克，麝香1.6克，樟脑60克，黄蜡180克，猪板油（炼好去渣）560克组成。

【配制方法】先将松香、孩儿茶、血竭、乳香、没药研细粉。猪板油与黄蜡放入锅内小火溶化。将上述药粉倒入油蜡液中，不断搅匀，待冷投入麝香、冰片拌均匀即成，置于瓷缸内盖严自然冷却后备用。

【使用方法】将感染性创面之局部消毒，清洁创面后将红药膏均匀地涂在无菌纱布上，敷于患处，根据感染程度，可每日换药1~2次或隔日换药1次。

【注意事项】表皮外伤不宜使用红膏药，以免影响上皮生长或造成肉芽组织生长过盛而延期愈合。

【典型病例】陈某，男，29岁。左手中指被钝物撞击致末节开放性骨折，行指骨末节切除术后感染10天，局部疼痛，肿胀明显，创面可见脓性分泌物，部分骨质外露，经清洁创面，外敷红药膏，每日1次，2小时后疼痛减轻，3天后肿消，脓性分泌物明显减少，后隔日换药1次，2周后痊愈。

【按语】本药膏有活血散瘀、消肿止痛、祛腐生肌之功，临床证明治疗感染性创面无

局部刺激不良反应，可使创面早期愈合。敷药后创面表面形成一层黏液样保护膜层，下面为新生的肉芽组织，二者不粘连，为早期愈合征象，可继续换药，见效很快。如有感染扩散、发热、白细胞明显升高等全身症状，在局部换药的同时应兼顾全身情况具体处理。

3. 绛珠膏

【方剂来源】《中医杂志》1962 年第 11 期。

【适应病证】皮肤慢性溃疡。

【药物组成】轻粉、红升、血竭、乳香、没药、珍珠、黄丹各 9 克，辰砂 3 克，冰片 1 克，血余 9 克，蓖麻子 12 克，豆油或菜油 240 克，麻油 120 克，黄蜡 60 克，白蜡 60 克，鸡子黄 10 克。

【配制方法】将轻粉、红升、血竭、乳香、没药、珍珠、黄丹、辰砂、冰片共研细末。将鸡子黄取油（取油方法：将鸡蛋去清取黄，放入小碗内用文火煎熬，只要见有点油，就要即刻倒出来，直至无油可取而止）。再将血余、蓖麻子放入油内熬至烟尽去渣，加蜡与油等一同熔化，倾入瓷罐内，再下以上药搅成膏，贮于瓷瓶中备用。

【使用方法】清洁溃疡面，敷上药膏，上盖消毒纱布，胶布固定。隔日换敷 1 次。

【注意事项】溃疡腐肉去尽，新肉芽已生，则停用本膏。

【典型病例】陈某，男，34 岁。因尿血尿频 1 年多及右掌溃烂已 9 年，于 1961 年 10 月 31 日入院。患者 1948 年右足第 2、3 趾生疮破溃。曾手术截趾，唯右足掌有一个 1.2 厘米× 0.5 厘米大小的溃疡。足掌溃疡经 1 月余的一般外科处理效果不著，于 12 月 7 日请中医会诊治疗，在患处上涂三仙丹、马前子粉，贴敷绛珠膏，隔日换敷 1 次，共 6 次，11 天即愈合。随访 2 个月未复发。

【按语】本膏药具有提脓拔毒、祛腐生肌、活血、消肿止痛、收口润皮之功，曾用其治疗数十例皮肤溃疡，疗效均佳。

4. 蜂蜜膏

【方剂来源】《新中医》1994 年第 3 期。

【适应病证】创伤性溃疡，疮疡。

【药物组成】蜂蜜、纱布各适量。

【配制方法】用大小适中的单层纱布放于饭盒或纱布缸内，经高压消毒后，再把适量的蜂蜜加入纱布上即可使用。

【使用方法】先将创口的溃疡面常规消毒后，再用乙醇消毒创口周围，然后用蜂蜜膏外敷于上，再用无菌纱布块覆盖包扎固定，每日换药 1 次，至愈为止。溃疡面积大，长久不愈，脓液较多者可 1 日换药 2 次。

【注意事项】创口周围红肿、感染较重者，可加用抗生素。

【临床疗效】经治 108 例患者，全部治愈。愈合后的创面平整，未发现组织增生现象。

【典型病例】（1）杨某，男，38 岁。因被汽车撞伤左小腿部感染化脓 1 个月。曾在当地医院治疗不效。检查：左小腿前外侧有一大小约 4.5 厘米×10 厘米溃疡面，脓液较多，呈黄略带绿色，创口边缘苍白，周围无红肿现象。入院后经用利凡诺尔湿敷 1 周后无效而改用蜂蜜膏，方法同上述，每日换药 2 次。2 天后已控制渗出，脓液减少，12 天后坏死组织分离脱落，脓液明显减少，创缘嫩红，创口变窄，改用每日换药 1 次，23 天后伤口愈合平整。

（2）颜某，男，57 岁。因患强直性脊椎炎 3 年，自用火灸腰部而不慎烧伤。曾用鸡蛋清、普通生肌膏外敷 1 周后未见疗效。检查：左侧腰部有一大小约 11.5 厘米×12 厘米的烧伤伤口（肾区下），对称右侧有一大小约 3.5 厘米×5 厘米的伤口，创面呈黄绿色，脓液及分泌物较多，照上述方法用蜂蜜膏外敷，每日换药 2 次，4 天有脓液渗出，10 天后脓液明显减少，创口变窄，换药 31 天后伤口愈合平整。

【按语】创伤性溃疡属于疮疡。方中蜂蜜性平味甘，外用具有解毒杀虫、收敛生肌和保护创面的作用。现代药理研究，蜂蜜呈弱酸性，具有很强的吸水性，能够从水肿组织中吸收水分，净化创面，并防止伤口进一步感染，它还含有一种杀菌的成分抑制素，能较有效地杀灭绿脓杆菌及化脓性球菌。

5. 生肌膏（三）

【方剂来源】《新中医》1988年第12期。

【适应病证】疮疡。

【药物组成】象皮90克（无象皮可以驴马蹄代用，120克），全当归、血余各60克，生地黄、龟板各120克，真麻油1500克。

【配制方法】先油煎生地黄、龟板、象皮，后入血余、当归，熬枯去渣，加黄、白蜡各120克，改文火，再入生甘石粉、生石膏粉各150克，边熬边搅，色深褐色成膏为止。

【使用方法】敷膏前先以75%乙醇消毒疮周健康皮肤，然后将生肌膏均匀涂于脱脂棉上，范围与创面大小相当，涂药厚度为1~2毫米。根据创面分泌物多少，每日或隔日换药1次。分泌物多或创底深者用生理盐水冲洗，或干棉球蘸吸，切记擦伤新肉芽组织。同时剪除浮起的坏死组织，清理创面内异物如线结、碎骨片、干酪组织等。药膏贴敷创面后外加几层纱布，稍加压包扎（脉管炎患者除外），不便包扎部位，胶布固定即可。坏死组织脱落后，改敷生肌膏直至创面愈合。创面过大者，适时植皮，同时加强整体及病因治疗。

【注意事项】用于烧伤脱痂一般在伤后10天左右。开放性骨折先行开窗，石膏或小夹板固定，将创面充分暴露，污染重者简单清创，伤后3~5天开始敷生肌膏。血栓闭塞性脉管炎者，待坏死界线分清后方可敷膏脱痂，早期不宜用。颈部化脓性淋巴结核，先切开扩创后敷生肌膏。其他疮疡敷膏时间及条件不限。

【临床疗效】用本膏敷治112例外科疮疡患者，平均51.4天治愈。

【按语】生肌膏具有较强的祛腐生肌功能，促使肉芽生长快，大大缩短创面愈合时间。

6. 加味生肌玉红膏（一）

【方剂来源】《江苏中医杂志》1987年第9期。

【适应病证】多种急、慢性外科（包括皮肤科）疾患各阶段，如肿疡、瘘管、带状疱疹、甲沟炎。

【药物组成】白芷、川黄连各15克，生大黄50克，甘草56克，血竭、轻粉各12克，麻油500克。

【配制方法】据《外科正宗》记载，生肌玉红膏的制法是："先用当归、甘草、紫草、白芷4味入油内浸3日，大勺内慢火熬药微枯色，细绢滤清后将油入勺内煎滚，下血竭化尽，次下白蜡微火化开，用茶盅4个，预炖水中，将膏分作4处，倾入盅内，候片时，下研细轻粉，每盅一钱搅匀，候至一伏时取起。"笔者介绍其家父实践经验，在炼制过程中，宜抓住4个要点：其一，麻油以慢火熬半小时为宜，久煎既耗油，又能使白芷走泄香气；药物熬至焦黄为度，不宜太枯；紫草应在煎熬至最后3分钟前投入，过早易致焦枯成炭。其二，过滤药渣要用120目铁丝筛，沉淀必须2小时；亦可取其药油熬滚，投放血竭细末烊化。其三，白蜡的用量，因视季节、地区的不同而有所增减，如夏季增蜡，冬季减蜡，南方气候热增蜡，北方气候冷减蜡，这是确保药膏不过干过稀之关键。其四，轻粉是本方祛腐生新之要药，必须研成极细末，即用手指捻药无异物感即成，或过120目筛再研；待下蜡后药膏呈糊状时，再慢慢倒入轻粉和匀。

【使用方法】外涂患处，每日换药1次。

【按语】临床上还用本方治疗鹅掌风，脓疱疮，水火烫伤，慢性下肢溃疡，血栓闭塞性脉管炎，酒齄鼻等症，临证略加配伍，均收到良好的治疗效果。

7. 搭手发背膏

【方剂来源】《江苏医药》（中医分册），1979年第4期。

【适应病证】蚀恶肉，息肉，解毒生肌。

用于外疡肿毒，金刃出血，汤火灼伤，搭手发背等症。

【药物组成】芝麻油（即香油）500 克，黄丹 240 克，官粉 30 克，铜绿 15 克，槐树枝 9 克，人头发 1 团（洗净），铁锈钉 7 个（洗净土）。

【配制方法】先将黄丹、官粉、铜绿分别研细末和匀再研极细粉备用。再将芝麻油烧滚，入铁锈钉数滚。去铁锈钉，入槐树枝，熬至槐枝枯。去槐树枝，入人头发，至发焦去发，入黄丹、官粉、铜绿成膏药即得。

【注意事项】下黄丹、官粉、铜绿时，须待停火后油不滚而定时下之。勿再烧，以柳枝搅之成膏。置水中隔夜，出火毒后，次日早晨取出收贮。

【使用方法】用时以疮之大小，取膏药适量，摊于布或纸上，贴于患处。

【按语】黄丹外用解毒止痒，收敛生肌；铜绿止金疮之血。

8. 创伤膏

【方剂来源】《山东中医学院学报》1992 年第 4 期。

【适应病证】一切常见慢性感染性伤口，如伤口感染长期不愈合、骨髓炎、慢性溃疡以及烧伤、烫伤等。

【药物组成】天麻、羌活、桂枝、独活、白芷、防风、苍术、木瓜、五加皮、透骨草、艾叶、土鳖虫、川椒、威灵仙、川乌、草乌、秦艽、地风藤、千年健、乳香、没药、杜仲、儿茶、续断、血竭、自然铜、当归、赤芍、红花、鸡血藤、海风藤、青风藤、全蝎、毛姜、荆芥、生地黄、牛膝、麻黄、象皮、冰片（后入），共 41 味，蜂蜡 75 克，香油 500 克。

【配制方法】将上药（冰片、蜂蜡除外）一起倒入锅内，用火煎熬，并用鲜柳枝（或鲜槐枝）不停搅动，待锅内之油有黄沫并冒烟时，改文火继熬。待象皮溶化后，将药渣滤出，然后将蜂蜡置锅内溶化，即离火。等油温降至 60℃ 左右时，再将冰片放入搅匀，

冷却后置于无菌器皿内备用。

【使用方法】用盐水棉球轻擦伤口周围皮肤，用盐水棉球蘸去创面脓液，将适量的药膏均匀地涂在纱布上，敷于伤口，如有窦道时，可将药膏微加温熔化后制成纱布条纳入窦道，再敷盖一层油纱布包扎即可，一般每隔 2～3 天换药 1 次，如果分泌物太多或有腐败组织时，可每日换药 1 次。

【注意事项】本膏药新鲜伤口不能使用。

【临床疗效】用本膏治疗 110 例周身不同程度感染伤口，均获痊愈。

【典型病例】孙某，男，5 岁。1987 年 2 月 2 日乘自行车不慎右足伸入自行车轮内绞伤，当时小腿内侧有伤口，立即去当地医院清创缝合，后经检查诊为胫腓骨粉碎性骨折，两天后因肿胀严重、有水泡，去医院行切开减胀以防坏死，局部换药，并用大量抗生素治疗，时隔半个月伤口明显感染，来院求治。检查：患儿低烧，右小腿肿胀，内侧下段有一大小约 8 厘米×6 厘米伤面，且有大小约 5 厘米×3 厘米胫骨外露，伤口肉芽组织不新鲜，脓液外溢。当即给清洁伤口，使用创伤膏换药，并同时内服补气养血、清热解毒之中药，每隔 2 天换药 1 次，经 56 天的治疗，共换药 29 次，服中药 17 剂，伤口完全愈合，经复查下肢功能正常，伤口未再复发。

【按语】本膏药中当归、赤芍、牛膝、鸡血藤、续断、杜仲、红花等能活血祛瘀止痛，消肿排脓生肌；乳香、没药、血竭、自然铜、冰片等消肿祛腐，止痛生肌；生地黄以清热凉血；儿茶、象皮止血生肌敛疮；其他诸药均为祛风胜湿、通络止痛之品。本品重用蜂蜡，具有解毒生肌定痛之功效，善疗疮痈等症。全方具有祛风胜湿、活血止痛、消肿排脓祛腐、解毒生肌收口之功效。

9. 溃疡解毒膏

【方剂来源】《中医外治杂志》1997 年第 4 期。

【适应病证】损伤溃疡，疮痈溃疡。

【药物组成】乳香 20 克，没药 20 克，铅

粉 36 克，血竭 16 克，轻粉 5 克，冰片 15 克，蜂蜡 70 克，麻油 500 克。

【配制方法】先用麻油煎乳香、没药至焦滤渣，入血竭、蜂蜡化尽，离火，再入铅粉，下研细轻粉、冰片充分搅拌冷却，装瓶备用。

【使用方法】涂患处包扎，2～3 天换药 1 次。

【典型病例】黄某，男。双小腿被水蛭咬伤溃烂已 2 月余，经多方医治无效。症见双侧小腿下端内侧溃烂，疮面均如鹅卵大，脓水淋漓，腥臭难闻。用溃疡解毒膏贴敷包扎，隔日换药 1 次。治疗初期配合活血利湿中药内服数剂，40 余天痊愈，随访 2 月未复发。

【按语】本方对损伤溃疡、各种痈疮溃疡疗效确实，临床运用 10 余年，屡用屡效。方中乳香、没药、血竭活血化瘀，促进疮面愈合；轻粉杀虫攻毒，祛腐肉，生新肉；冰片消肿止痛；铅粉、蜂蜜解毒敛疮，用于治疗疮疡溃烂。诸药合用共奏活血祛腐、解毒生肌之效。一般损伤溃疡、痈疮溃疡者，单用溃疡解毒膏即可治愈；如毒深邪重者，可按中医辨证配合内治。具体运用时还可根据溃疡局部情况，掺提脓祛腐膏同用。有瘘管者，可用上升丹或红升丹药捻插入瘘管内效果更佳。

10. 祛腐生肌膏（一）

【方剂来源】《中医外治杂志》2000 年第 5 期。

【适应病证】慢性溃疡。

【药物组成】当归 50 克，丹参、甘草各 30 克，白芷、紫草、煅龙骨、熟石膏各 15 克，轻粉、制没药、蜈蚣各 10 克，冰片、珍珠粉各 2 克，白蜡 45 克，麻油 500 毫升。

【配制方法】先将当归、紫草、白芷、丹参、甘草 5 味药浸于麻油内 48 小时，然后倾入锅内慢火熬至药枯，过滤去渣，次加没药搅拌，待溶解后，纱布过滤，再加入白蜡，微火熔化后徐徐加入轻粉、蜈蚣、熟石膏、冰片、珍珠粉、煅龙骨（此 6 味药需先研细末），不停地搅拌，离火隔水冷凝成膏，备用。

【使用方法】先将疮面用生理盐水洗净，再将药膏均匀地涂于消毒纱布上贴之，夏天每日 1 换，冬季可隔日 1 换。溃疡愈合后减少药量，但仍需上药数次，以巩固疗效。

【注意事项】对于脓腐较多者可加祛腐之品，脓腐已尽，可用此膏。

【典型病例】李某，男，50 岁。左下肢慢性溃疡反复发作 10 余年，溃疡面分别为 5 厘米×4 厘米和 3 厘米×4 厘米大小，疮面肉芽尚新，其色暗淡，脓少味腥，予以服清热利湿之剂，外敷本膏，初用脓多，1 个月后疮面愈合。

【按语】临床运用本膏外治慢性溃疡以改善局部血液循环，祛除腐败脓血及感染源，促进组织代谢和修复，营养创面，获得显效。本方组成以丹参、当归、紫草活血通络，消肿止痛，且有抗菌消炎作用；白芷有祛风燥湿、消肿止痛、排脓生肌等作用；轻粉主要含氯化亚汞，具有祛腐肉、生新肉之功；甘草具有抗炎、抗变态反应样作用，又有解毒、调和诸药等功效；煅龙骨除湿收敛生肌，减少组织渗出，促进组织修复；蜈蚣主要含组胺样物质、溶血性蛋白质，具有止痉、抗真菌作用；珍珠粉为解毒生肌之要药；没药有散宿血、消肿毒、定痛生肌之功；冰片有消肿止痛和温和防腐之效。诸药配伍共奏活血化瘀、解毒祛腐、生肌敛疮之效。临床上多用于脓液较少而新肉生长迟缓，难以愈合的疮面，对于脓腐多而不易脱者可掺入祛腐之品，外贴此膏。

（二）褥疮膏敷方

褥疮又称"席疮"，是指因久卧床褥使某些部位受压而引起的溃疡。常发于腰骶、背脊、肩胛、足跟等骨骼隆起的部位。多由久病体虚、局部受压，气血运行失常，不能营养肌肉所致。初起出现紫斑，继则坏死溃烂，腐肉脱落，形成溃疡，较难愈合。

1. 生肌膏（四）

【方剂来源】《新中医》1995 年第 5 期。

【适应病证】褥疮。

【药物组成】生地黄 30 克，当归 50 克，白芷、紫草各 15 克，川黄连 10 克，姜黄 6 克，凡士林 500 克，血竭 15 克，蜂蜡 30 克。

【配制方法】将生地黄、当归、白芷、紫草、黄连、姜黄、凡士林置锅内文火煎至焦枯为度，去渣，加血竭，煎沸片刻，用 8 层纱布过滤于容器中，加蜂蜡微火熔解，不断搅拌至完全混合，冷却备用。

【使用方法】先清创：用镊子夹乙醇棉球由内向外环行消毒褥疮溃疡面周围皮肤，脓液多者用盐水棉球擦净后再用乙醇棉球消毒皮肤，更换镊子夹盐水棉球或双氧水洗拭溃疡面，如有溃疡洞腔，则挟棉球伸入腔洞内擦洗。然后敷以生肌膏，每日 1 次。

【注意事项】单纯外敷本膏而不进行清创，也不利于溃疡的愈合，因为腐肉不去，新肉不生，清创后再敷本膏有助于新肉生长。

【典型病例】易某，女，65 岁，1992 年 8 月 13 日入院。中风后遗症，左侧肢体偏瘫，入院检查发现骶尾部有一个大小约 10 厘米×8 厘米×2 厘米大的褥疮，溃疡皮肤黑褐色，溃疡中心有坏死组织，跟脚散漫，渗液白色臭秽，基底肉芽苍白。予每天清创后加敷生肌膏，3 天后脓白黏稠，臭秽消失，继用 2 周，周围皮肤转鲜活，跟脚较前紧束，肉芽增加，转红，继续用药 16 天，肉芽生长良好，愈合。

【按语】本膏中川黄连、姜黄、白芷清热解毒，祛腐排脓；紫草、生地黄凉血解毒；当归、血竭活血养血，祛腐生肌。全方合用，具有解毒排脓、润肤生肌之功用，能有效地加速溃疡愈合。

2. 榆黄油膏

【方剂来源】《山东中医杂志》第 18 卷 1999 年第 10 期。

【适应病证】褥疮。

【药物组成】地榆、黄连、黄芩、黄柏、紫草各 15 克，麻油 250 克。

【配制方法】用麻油将上药用文火炸枯，用纱布过滤去渣，冷却后即成油膏，装入无菌容器内备用。

【使用方法】首先彻底清创，用无菌干棉球蘸榆黄油膏轻轻涂敷创面，使之覆盖创面。如肉芽水肿明显者，可用 3% 高渗盐水纱布湿敷；如严重营养不良、创面经久不愈者，可在敷此油膏前用复合结晶氨基酸溶液洒于创面。创面修复展平后，用无菌纱布蘸此膏外敷，每 3 日更换油纱 1 次，直至痊愈。

【注意事项】感染控制后，创面形成的油痂切勿除去，可让其自行脱落。

【临床疗效】用榆黄油膏治疗 26 例，褥疮 41 处，其中 Ⅱ 期褥疮 21 处，Ⅲ 期褥疮 18 处，Ⅳ 期褥疮 2 处。面积最大为 8 厘米×8 厘米，最小为 3 厘米×3 厘米。治疗结果：除 1 例大面积脑梗死患者因脑出血并发脑疝死亡外，其余 25 例全部治愈，治愈天数为 20～90 天。

【按语】此膏疗效确切。膏中黄连、黄芩、黄柏清热泻火，抗炎解毒；地榆凉血泻火，消肿止痛，解毒敛疮；紫草凉血活血，解毒疗疮。

3. 复方紫草油膏

【方剂来源】《山东中医杂志》第 18 卷 1999 年第 4 期。

【适应病证】Ⅲ 期褥疮。

【药物组成】紫草 40 克，黄柏 20 克，白芷 20 克，地榆 30 克，青黛 2 克，冰片 4 克，香油 1000 克。

【配制方法】香油加热至 180℃，将黄柏、白芷、地榆洗净后下入沸油中榨取成分，至白芷断面由白变棕黄色时捞出药渣，再放入紫草继续榨取成分，至松脆色黑，捞出药渣后过滤，待油温降至 120℃，将冰片、青黛下入。根据创面将大小不等的无菌纱布浸于紫草油中，制成油膏纱布，收贮备用。

【使用方法】清洁创面后，将油膏纱布敷

于褥疮上，外用无菌纱布覆盖，胶布固定，3天换药1次，分泌物多者则隔天换药1次。

【注意事项】应勤给患者翻身，不要挤压褥疮处。

【临床疗效】治疗10例，年龄50～85岁；创面小于3厘米者5例，创面为3～5厘米者3例，创面大于5厘米者2例，其中感染性创面有3处。治疗结果：创面小于3厘米者3～5天愈合，创面为3～5厘米者10～12天愈合，创面大于5厘米者15天愈合，总有效率为100%。

【按语】膏中紫草凉血活血，解毒疗疮；地榆凉血消肿，收敛止痛；青黛凉血清热，解毒疗疮，外敷有吸湿作用；冰片宣毒止痛，防腐消肿。

4. 玉红膏、生肌象皮膏

【方剂来源】《中医外治杂志》2000年第4期。

【适应病证】褥疮。

【药物组成】玉红膏：当归30克，生地黄36克，合欢皮15克，紫草9克，乳香9克，没药9克，血竭6克，象皮粉18克，生甘草6克，蜡90克，香油500克。

生肌象皮膏：当归12克，生地黄24克，生龟板24克，生石膏30克，生炉甘石48克，象皮粉18克，蜡90克，生血余12克，香油500克。

【配制方法】玉红膏：将香油入锅熬开后，把当归、生地黄、合欢皮、生甘草放入锅内，待炸到炭化状态，捞出弃之，放入紫草待呈红色后捞出弃之，再将乳香、没药入锅炸45分钟，将油过滤，把蜡熔化过滤后入锅，待锅内稍降温后将血竭粉、象皮粉加入，冷却后将锅内物装入容器备用。

生肌象皮膏：先将香油入锅熬开10分钟后，将生血余下锅内炸炭化捞出存放待用，再将当归、生地黄入锅炸，经观察呈黄褐色、捞出弃之。将龟板入锅炸至栗子色，捞出弃之，将药油过滤后继续熬，将生石膏、炉甘石粉加入锅内熬2～3小时，将熔化石蜡

加入锅内，最后将血余炭、象皮粉加入锅内，凉却后装瓶备用。

【使用方法】Ⅰ期、Ⅱ期褥疮局部血液循环障碍、红肿宜选用生肌象皮膏；Ⅲ期、Ⅳ期局部溃疡、破溃、组织坏死等，早期选用玉红膏，待坏死组织脱落后，见有新的肉芽组织时，再选用生肌象皮膏。临用时，应先将创面用干棉球蘸净渗出物，清洁周围皮肤。将药膏均匀地涂约1毫米厚，覆盖脱脂棉片包扎。每日换药1次，及时清洗坏死组织。

【典型病例】张某，男。骨盆骨折术后并发褥疮。查体：骶骨部有一长约7～10厘米的褥疮，表面渗出物多，坏死组织呈黑色，味臭。诊断为Ⅳ期坏死溃疡期。先将疮面坏死组织清除干净，外用玉红膏6天后，大部分坏死组织脱落，有新的肉芽组织形成，改用生肌象皮膏治疗，15天后疮面愈合。

【按语】褥疮属中医"席疮"范畴，因久着席褥生疮而得名，治疗方法较多，如红外线照射或局部换药等，但大多治愈期长。而应用玉红膏、生肌象皮膏具有操作方便、无刺激、易接受、无须严格的无菌条件和易掌握等优点。玉红膏具有祛腐、生肌、活血之功效，而生肌象皮膏则有润肤、生肌、收敛之功效。

5. 回生膏

【方剂来源】《中医外治杂志》2003年第3期。

【适应病证】褥疮。

【药物组成】当归30克，象皮粉30克，雏鸡200克，桑寄生18克，续断18克，红花30克，水蛭粉18克，清油1000克，广丹100克。

【配制方法】先用清油将当归、雏鸡、桑寄生、续断、红花浸泡2周后，放入锅内炸熬约2小时，待药成黄焦色为度，过滤取液，将广丹纳入熬至滴水成珠，待温度降至约70℃以下，再入象皮粉，水蛭粉搅匀

备用。

【使用方法】将回生膏摊涂于无菌牛皮纸上，严密敷盖创面，每日换药1次。

【临床疗效】用回生膏治疗40例褥疮患者中，32例疮面痊愈，8例显效，平均治愈时间为17.5天。

【典型病例】易某，男。脑中风致右半身瘫痪并发褥疮。查体：双臀部有长约5~8厘米的褥疮，表皮部分脱落，有明显渗出物，部分组织坏死呈黑色，味臭。先将坏死组织清除后，即用回生膏外敷治疗，17天后疮面愈合。

【按语】褥疮多发生于易受压迫及摩擦部位如尾骶部、臀部等。长期以来，虽治疗方法颇多，但疗效皆不佳。回生膏治疗褥疮有见效快、疗效好、疗程短等特点。回生膏中水蛭、红花、当归可活血，改善微循环，并可抗感染；桑寄生、续断、雏鸡、象皮等可补肝肾，通经络，促使气血生化旺盛，促进创面愈合。

6. 生肌愈合膏

【方剂来源】《中医外治杂志》2000年第2期。

【适应病证】褥疮。

【药物组成】大黄50克，金银花30克，生地黄50克，紫草50克，黄连50克，黄柏50克，白芷50克，冰片25克，珍珠粉15克，凡士林1000克。

【配制方法】先将凡士林置于锅内加热至沸后，将大黄、金银花、生地黄、黄柏、黄连、白芷、当归倾入锅内熬至枯黄，将药渣捞出，再入紫草炸枯，药液过滤后，离火冷却，入研细的冰片、珍珠粉不停搅拌，冷凝成膏备用。

【使用方法】用1‰新洁尔灭消毒创面，再用生理盐水清理，将膏涂于无菌纱布上贴敷患处，包扎，每日换药1次。病情好转后，隔日换药1次。疮面愈合后，仍用3~5天，以资巩固。

【注意事项】疮面有坏死组织时需去除，避免局部受压。

【临床疗效】所有患者用本膏4天后疮面均有明显肉芽组织增生，炎性分泌物减少。疮面愈合最短7天，最长43天，在治疗50例中，39例痊愈，9例显效，2例有效。

【典型病例】李某，男。患脑出血卧床4个月。褥疮深部溃烂，变黑坏死，骶部疮面大小约为8厘米×5厘米，髋关节疮面大小约为3厘米×4厘米，剪掉坏死组织，外敷生肌愈合膏21天后，两处疮面变浅，无分泌物，肉芽新鲜，43天痊愈。

【按语】褥疮，中医学认为，久病气血亏损，挤压部位气滞血瘀，血脉不通，肌肉筋骨失养，则溃腐成疮，因其虚实错杂，故缠绵难愈。因此治疗宜活血通络，清热利湿，祛腐生肌，从而达到愈合的目的。生肌愈合膏方中紫草、金银花、黄连清热解毒，活血化瘀通络；白芷消肿止痛；生地黄、黄柏、大黄清热利湿以营养肌肤；当归化瘀祛腐生新；冰片、珍珠粉生肌敛疮；凡士林保护疮面，以助皮肤生长。在治疗中，对于表皮溃烂的坏死组织清创尤为重要，否则不仅阻碍药物吸收，而且影响局部肉芽组织增生。

7. 大黄生肌膏

【方剂来源】《中医外治杂志》1998年第4期。

【适应病证】褥疮。

【药物组成】大黄100克，轻粉1克，五倍子130克，铜绿1.5克。

【配制方法】取生大黄，加水300毫升，煎沸20分钟，过滤。再加水300毫升，煎沸15分钟，过滤。两次滤液浓缩成100毫升，即为所用之大黄煎出液。然后以100克凡士林中加入30毫升大黄浓缩液，使其成为30%大黄膏，再将轻粉、五倍子、铜绿研成细末，掺入大黄膏内，即为大黄生肌膏。

【使用方法】先消毒创面，后将药膏涂上，无菌敷料包扎，每12小时更换1次。

【临床疗效】治愈16例中，治愈时间最长24天，最短5天，平均治愈时间为12天。

【典型病例】王某，女，83 岁。骶骨部有一大小约 8 厘米 ×6 厘米的 III 期褥疮，水疱破溃，创面大量脓性渗出液，用 2% 碘酊彻底清洗创面后，将大黄生肌膏摊于消毒纱布上，贴于创面，胶布固定好，每 12 小时更换 1 次。次日创面渗出液明显减少，连续用 24 天，骶尾部褥疮痊愈。

【按语】大黄生肌膏治疗褥疮，利用大黄对金黄色葡萄球菌、链球菌、绿脓杆菌等有不同程度的抑制作用的原理，对褥疮局部清热解毒、祛腐排脓；轻粉、五倍子等有收敛生肌作用，促进局部组织尽快修复。

8. 防褥疮贴膏

【方剂来源】《中国药物与临床》2007 年第 12 期。

【适应病证】褥疮。

【药物组成】象皮粉 50 克，黄柏、大黄、苍术、白芷、檀香各 30 克，血竭 20 克，珍珠粉 40 克，冰片 10 克，氮酮 20 克，羟苯乙酯 3 克，贴膏基质 700 克。

基质：按聚丙烯酸钠：聚乙烯醇 125：聚乙烯吡咯烷酮 K_{30}：丙三醇为 4.0：3.0：1.0：7.0 的比例配制。

【配制方法】取处方中黄柏、大黄、苍术、白芷、檀香制成粗粉。置于渗漉筒内，再用 65% 乙醇湿润 48 小时后，再用 65% 乙醇按 3 毫升/分钟的速度渗漉，上面随加 65% 乙醇渗漉。收集渗漉液减压低温浓缩至稠膏状，加入象皮粉、珍珠粉、血竭、冰片研磨均匀，备用。取氮酮、羟苯乙酯溶于甘油中备用。按处方量称取聚乙烯醇 125、聚乙烯吡咯烷酮、聚丙烯酸钠，加适量水于水浴上加热溶胀，待水温降至室温时取甘油混合液、珍珠粉等加入溶胀液中搅拌混匀，均匀涂布于无纺布上，低温真空干燥，盖上薄膜，封装即得。

【使用方法】先用生理盐水冲洗疮面，然后用 0.5% 碘伏涂搽，再用远红外线灯照射 15～20 分钟，最后用防褥愈疮贴膏外贴患处，每日 1 贴，7～10 天为 1 个疗程。治疗期间勤换体位，注意营养，加强个人卫生。

【临床疗效】共治疗 31 例，治愈 24 例，显效 4 例，有效 3 例，总有效率 100%。

【按语】褥疮是由外因和内因引起的复合性溃疡，是一个长期慢性的发病过程，对褥疮应防治结合，对症处理。本膏以象皮、珍珠合用，对外祛腐敛疮，对内生肌收口，起解毒生肌的效用；配白芷、檀香、冰片行气和络；大黄、黄柏清热解毒；苍术祛风燥湿，润滑肌肤；血竭活血散瘀，消肿。全方寒热并用，共奏清热解毒、活血散瘀、祛腐生肌之功效。对因病久卧的 II 期、III 期褥疮患者治疗，防止褥疮恶化具有较好疗效。

（三）皮肤结核膏敷方

1. 蜂房膏（一）

【方剂来源】《中医杂志》。

【适应病证】皮肤结核。

【药物组成】炙露蜂房、炙蛇蜕、元参、蛇床子、黄芪各 1 克，杏仁 45 克，乱发如鸡子大 1 团，铅丹、蜡各 60 克。

【配制方法】先将蜂房、蛇蜕、元参、蛇床子、黄芪锉细，用酒浸泡 24 小时。用芝麻油 250 克，放入杏仁、乱发煎沸多次，待乱发消尽，下丹、蜡及浸液，煎沸多次，放入瓷药缸内备用。

【使用方法】外贴皮疹处，每日 1 次，直至皮疹痊愈为止。

【临床疗效】用本膏贴治皮肤结核 3 例，均治愈。

【典型病例】李某，男，31 岁，1962 年 3 月 16 日就诊。面部起粟粒大红色皮疹 4 月余，无任何自觉不适。4 个月前在两侧下眼睑起小皮疹，迅速增多，发展至上眼睑、颊部及耳前。数个丘疹融合成堤状，对称分布。丘疹表面光滑，顶部有针头大小的脓点。X 线胸透示：心肺（－）。实验室检查：血沉 8 毫米/小时，红细胞计数 5.2×10^{12}/升，白细胞计数 7.3×10^{9}/升，脓液涂片未找到结核杆菌。活体组织检查（病理号 62－6307）：镜下示结核结构，中央可见少数朗格汉斯巨细胞,并有上皮样细胞,四周有多数淋巴细胞浸润,表皮有萎缩。曾用异烟肼、对氨水杨酸等长期服用,效果不佳。同年10月4日停用一切抗结核药,采用蜂房膏贴治,经10次贴敷后,皮疹颜色由鲜红变成淡棕红色,后渐变平。再经27次贴敷后皮疹消退。至1963年1月复查未复发。

【按语】本方原出自明代王肯堂《六科准绳·卷三·痈疽》项部。

2. 蜂房膏(二)

【方剂来源】《历代名医良方注释》。

【适应病证】皮肤结核。

【药物组成】露蜂房、蛇蜕各3克,轻粉4.5克,雄黄3克,黄丹60克,珍珠母9克,杏仁30克,头发9克,蛇床子6克,黄连9克,麻油300克,冰片3克,蜂蜡60克。

【配制方法】将蜂房、蛇蜕放锅中炒微黄,研为细末,过100目筛。珍珠母去贝壳层,取带亮光的珍珠层备用,剂量按珍珠层计算,先捣成粗末,于球磨机内研成细粉,过120目筛。雄黄、轻粉、冰片、黄连共研细末,过80~100目筛。蛇床子研为粗末,用95%乙醇提取,提取液减压浓缩,回收乙醇,使呈暗绿色软膏样团块。杏仁去皮,用石磨或研船研为泥状。头发洗净,剪成3~5厘米短节,放麻油中加热,至头发化尽,加入黄丹,不断搅拌,至铅化尽为度(本工序应在露天操作,下丹后如沸腾立即将锅离火,原料在锅中的体积应在锅容积的1/3以下)。放冷至60℃左右时加入其余药料,搅拌均匀,用铅管或浅广口瓶分装。

【使用方法】视患处大小,每次用9~15克涂纱布上外贴患处,每日换药1次,以愈为度。

【注意事项】密闭贮存,置放阴凉处。孕妇禁用。

【按语】此膏方原载于明代王肯堂《六科准绳》中,再小峰将其进行加减,并对剂型有所改进,使其成为介于硬膏和软膏之间的一种剂型,具有杀菌、排脓、去腐、软化角质、腐蚀瘘管的作用,为治疗皮肤结核较为有效的药物。

(四)糖尿病坏疽膏敷方

1. 双黄膏

【方剂来源】《中医外治杂志》1998年第3期。

【适应病证】糖尿病坏疽。

【药物组成】黄连、黄柏、当归各30克,白芷20克,血竭5克,冰片3克,樟丹5克,蜂蜡(黄)50克,麻油500克。

【配制方法】先将前4味药浸泡麻油中3昼夜,然后用文火将药物炸至黄褐色,过滤去渣,然后放蜂蜡,待此油偏温时放冰片、血竭、樟丹细粉拌匀,即成膏,装消毒瓶中备用。

【使用方法】先用双氧水清洗溃疡面,用蚕食法清除坏死,再用生理盐水洗干净,将药膏涂于溃疡面上,敷盖无菌纱布包扎,1日或隔日,或隔3日换药,可按分泌物多少而定。

【临床疗效】治疗68例患者全部治愈,其中换药3次以内有12人,换药10次以内有25人,换药15次以内有20人,换药20次以内有11人。

【典型病例】张某,男。左脚第5趾、第4趾、第3趾均有不同程度的溃烂,至脚面大小约为4厘米×3厘米,深0.4厘米,分泌物很多,周围稍红肿,患者疼痛不止。用上法治疗,15次痊愈。

【按语】双黄膏具有良好的止痛、抗感染、化腐生肌、促进溃疡面愈合的作用。膏中黄连、当归、黄柏、血竭具有活血化瘀、清热解毒、消肿止痛、祛腐生肌、收敛的作用;白芷散瘀祛湿;樟丹拔毒生肌;冰片通窍散火。该药膏止痛快,可控制感染,溃疡面愈合效率高。

2. 苍竭膏

【方剂来源】《湖南中医药导报》2004年第5期。

【适应病证】糖尿病坏疽。

【药物组成】苍术 50 克，血竭、川芎、黄连各 30 克，三七、当归各 20 克，紫草 10 克，大黄、轻粉各 15 克。

【配制方法】上药除血竭、轻粉外，入麻油浸泡数日，文火熬至微枯、过滤，将净油置入锅内煮沸，加入血竭，使其溶化，再下白蜡少许，溶化后离火，稍冷后加入研细的轻粉，搅拌均匀，冷却成膏备用。

【使用方法】用生理盐水和矾冰液常规消毒，创面用蚕食法清除坏死组织，将苍竭膏均匀涂于一层无菌纱布上，贴敷在创面上，外用无菌敷料覆盖并包扎固定，每日换药 1 次，用药 7 天为 1 个疗程。

【临床疗效】共治疗 30 例，痊愈 13 例，显效 11 例，有效 4 例，无效 2 例，总有效率 93.3%。

【按语】中医学认为，糖尿病坏疽的发生主要是由于气阴两虚，日久出现血脉瘀滞，致使肢端失养所致，属本虚标实之证。其中以气阴两虚为本，血脉瘀滞为标，同时可兼见热毒、湿热、寒湿等实邪。苍竭膏中苍术苦温燥湿，减少创面炎性渗出；紫草清热解毒，活血止血；现代药理研究表明有体外抑菌作用；血竭、黄连、大黄、川芎、当归具有活血化瘀、清热解毒、消肿止痛、祛腐生肌、收敛的作用；冰片清热解毒，消肿止痛；轻粉具有祛腐收敛之功；麻油、蜂蜡使局部湿润并参与局部营养作用，能控制感染扩散，促进溃疡创面愈合。全方具有清热解毒、活血化瘀、祛腐生肌的功效，具有方便易行、疗效可靠的特点。值得注意的是，在治疗本病的同时，要控制好患者的血糖；注意足部的保温，穿鞋尺寸要合适，要经常变换体位，抬高患肢，以促进静脉回流。饮食宜清淡，给予高蛋白、高维生素饮食，忌食辛辣刺激海鲜等发物。

3. 愈疽膏

【方剂来源】《中医药学报》2005 年第 3 期。

【适应病证】糖尿病足。

【药物组成】黄连、黄柏各 30 克，白芷 20 克，血竭、铅丹各 5 克，乳香 10 克，冰片 3 克，蜂蜡 50 克，麻油 450 克。

【配制方法】按传统方法制膏。

【使用方法】在控制血糖、改善微循环、抗感染等综合治疗的基础上，清洁患处，局部外敷 "愈疽膏"。1 个月为 1 个疗程。

【临床疗效】共治疗 46 例，治愈 26 例，有效 17 例，无效 3 例，总有效率 93.5%。

【按语】目前认为糖尿病足的发生是血管病变和神经病变的共同结果。血管病变导致循环障碍，引起局部缺血缺氧，神经病变导致各种感觉丧失而易致损伤合并感染而形成糖尿病足。糖尿病足属中医 "脱疽" "阴疽" 等范畴。以气阴不足为其本，邪热瘀滞、血瘀络阻为其标。治以清热解毒，活血止痛，祛腐生肌。药膏中黄连、黄柏、乳香、血竭具有活血化瘀、清热解毒、消肿止痛、祛腐生肌、收湿敛疮的作用；白芷散瘀祛湿；铅丹解毒防腐，收敛生肌；冰片通窍散火；蜂蜡具有生肌润肤、止血缓痛之功效；麻油具有使局部保持湿润、促进溃疡愈合的作用。临床观察 "愈疽膏" 外用，止痛及控制感染迅速，促进疮面愈合疗效显著。

4. 煨脓长肉膏

【方剂来源】《中药杂志》2011 年第 8 期。

【适应病证】糖尿病足溃疡。

【药物组成】每 100 克煨脓长肉膏粉含冰片 8 克，朱砂 15 克，血竭 15 克，紫草 15 克，黄芪 20 克，阿胶 10 克等。

【配制方法】上药共研细末，过 80 目筛，与 3500 克凡士林混合均匀，冷却存放。

【使用方法】将局部创面清创消毒处理，外敷煨脓长肉膏，每日换药 1 次。同时口服解毒通脉散（主要成分：茵陈、金银花、泽兰），每次 1 包，每日 3 次。

【临床疗效】共治疗 24 例，痊愈 11 例，显效 12 例，好转 1 例，总有效率 95.8%

【按语】糖尿病足发病机制复杂，主要

与神经病变、周围血管病变、感染有关，是多种危险因素共同作用的结果。高血糖、胰岛素抵抗、脂类代谢紊乱导致血管内皮功能障碍、血液流变学异常，加之易合并各种感染而难以控制，最终引起足部溃疡、坏死。应用解毒通脉散、煨脓长肉膏联合治疗能明显降低糖尿病足患者血糖，有效控制感染，加快创面生长，以促进创面愈合。

解毒通脉散主要由茵陈、泽兰、金银花等组成。茵陈苦寒，有清热利湿之功，能"消遍身疮疥"，具有较强的抗病原微生物及解热、镇痛、抗炎作用；泽兰具有活血化瘀、利水消肿之效，能改善血液流变性，抑制血小板聚集，抗血栓形成，改善微循环，降低血脂；金银花有清热解毒、消散痈肿功效，具有广谱抗菌作用，能抗内毒素，抗炎解热，提高机体免疫功能，同时还具有降血脂和降糖作用。诸药合用，共收清热利湿、解毒化瘀之功，同奏降糖、抗炎、调脂之效。煨脓长肉膏具有抗炎镇痛、敛疮排脓、祛腐生肌之功效。其渗入作用较强，有利于保持创面的湿度，有利于"煨脓"。"煨脓长肉"法系中医外治法中的独特经验，通过提脓祛腐拔毒，液化坏死组织，增加局部脓液的渗出，有助于创面肉芽、表皮的生长，其机制是增强创面抗感染能力。改善局部微循环，促进创面血管再生及细胞增生、分化。

十一、骨与关节病膏敷方

（一）骨与关节结核膏敷方

附骨疽是一种病邪深沉，附着于骨的化脓性疾病。《千金方》曰："以其无破，附骨成脓，故名附骨疽。"其特征是好发于儿童，多发于四肢长骨，局部胖肿，附筋着骨，推之不移，疼痛彻骨，溃后脓水淋漓，不易收口，可成窦道，损伤筋骨。

1. 蟾蜍膏

【方剂来源】《中国膏药学》。

【适应病证】骨痨（骨结核）。

【药物组成】大蛤蟆1个，马鞭草15克，

猪脂油30克（炼）。

【配制方法】上药炼枯，去渣收用，先以桑白皮，乌豆煎汤淋洗创口，拭干搽之。

【使用方法】治骨痨及瘰疬用密陀僧末，生桐油调敷。

【注意事项】溃破局部糜烂、渗液勿用。

【典型病例】仇某，男，29岁，1983年5月6日初诊。左下肢宿疾骨结核，经多家医院治疗，溃破处未愈合，疼痛时作，脓水淋漓，舌苔薄腻，脉细滑。外用蟾蜍膏，隔日换药1次，经治2月后，溃口愈合。

【按语】局部应用本膏时，若患处红肿热痛者，应加用金黄软膏等药以助清热解毒之功。

2. 小燕膏（毒镖膏）

【方剂来源】《中国膏药学》。

【适应病证】骨痨（骨结核）阴疮、乳疮、痔疮。

【药物组成】小燕9克，乳香18克，没药18克，轻粉18克，甘草粉18克，血竭18克，芙蓉草18克，汉三七18克，五倍子18克，樟丹180克，朱砂6克，红花9克，咸鸭蛋7个，香油500毫升，台寸3克。

【配制方法】先将香油熬开，将小燕、咸鸭蛋整个入油内炸之。再将甘草粉、朱砂、血竭、汉三七、红花、芙蓉草、五倍子各研为细末，共入油内，以火炸为黑黄色为度。去渣不用，用油汁。然后再将乳香末、没药末、轻粉末共同放入锅内，起锅再入樟丹，再搅起锅至膏见黑色时，用水1盆，不粘手时此膏正好，再下（台寸）调匀，最后再将全膏药一起倾入凉水中刺激，黑烟即出腾空，大毒已无。膏药泡水中即变成灰白色。

【使用方法】将膏药用水浸泡，冬用热水，夏用凉水，将其熔化，膏药入水后即软，从水中取出，再用手拢干，视病灶大小而决定用膏多少，贴疮上。

【注意事项】此药贴上若有脓水时，用盐水洗净，再贴。

【典型病例】赵某，女，28岁，1985年4月17日就诊。左大腿处肿胀疼痛，渐破溃流脓水，经其他医院诊断为骨结核，曾经手术治疗未效。近来局部脓水较多，给以活血化瘀，解毒排脓法。小燕膏外敷，经3个月治疗后痊愈。

【按语】芙蓉草即芙蓉叶。小燕即夏天房内的鸟类燕，以在卵皮出来不过10余日者最好。台寸（麝香）成粒者佳，研为细末，最后用之。咸鸭蛋最好是用臭的，无臭的用咸的，且要生用。

3. 克痨膏

【方剂来源】《上海中医药杂志》1981年第2期。

【适应病证】骨与关节结核。

【药物组成】大黄20克，青黛30克，白芥子、乳香、没药、姜黄各90克，肉桂60克，麝香6克。

【配制方法】上药研成细末和匀后加入樟脑油60克、凡士林108克调和成膏。

【使用方法】取药膏摊于纱布上约0.5厘米厚，先将患处进行热敷，再将药膏敷患处，隔日1次。

【临床疗效】本组共85例，痊愈59例，好转25例，无效1例。

【按语】治疗骨与关节结核内外兼治，以内为主。病程发展至第2、3阶段尤重视外治。本方外敷，有温经散寒、活血通络的作用。

4. 伸筋止痛膏

【方剂来源】《山东省膏贴疗法学术交流会资料汇编》。

【适应病证】骨结核，腰椎结核，腰椎、颈椎骨质增生，腰肌劳损，跌打损伤，骨折，肌腱断裂以及风湿性关节炎、类风湿关节炎等。

【药物组成】马钱子、地龙、红娘、威灵仙、全蝎、川军、当归尾、生川乌、生草乌、生南星、麻黄、防风、透骨草、穿山甲、五加皮、豨莶草、乳香、土元、独活、细辛、血余、牛蒡子、王不留行、桂枝、蜈蚣、干姜（剂量未载）。

【配制方法】上药，乳香研细另入，马钱子、生川乌、生草乌、生南星、麻黄先入麻油内炸枯，再入其他药物炸枯。余依法制做。

【使用方法】取膏药温化，揭开，贴于已清洗的病灶或伤处即可。每周换1次。

【按语】本膏是山东省安丘县（今改市）中医院张瑞丰主任医师临床常用的膏药之一，功能活血化瘀止痛，软坚散结，续筋接骨。

5. 五毒还阳膏

【方剂来源】《山东省膏贴疗法学术交流会资料汇编》。

【适应病证】淋巴结核、骨髓炎、骨结核等属于隐性疮疡者。

【药物组成】巴豆50克，乳香45克，蓖麻子9克，血余36克，蛤蟆1只，鲫鱼1条，蟾酥3克，蜈蚣10条，全蝎25克，白花蛇2条，血竭6克，香油1500克，铅粉600克。（如无蛤蟆，可只用蟾酥）

【配制方法】先研血竭为末。熬油，先武火，后文火。将诸药投入油中炸枯（血竭、蟾酥除外）。再将炸枯的药物捞取，用鲜槐枝搅油，继续用文火熬之。待油熬至滴水成珠时下丹，继续搅匀并下蟾酥及血竭。此时注意火候，勿老勿嫩。成膏后，将膏投入新汲水中浸泡并揉搓，以去火毒。适量摊布上备用。

【使用方法】适度温化，敷贴患处，半月更换1次。

【典型病例】魏某，男，44岁。因右腿股部下端疼痛，局部皮肤紫暗而就诊。自诉经当地医院诊断为骨髓炎。治疗取五毒还阳膏，如法贴之。历时半年，症状体征完全消失，经当地医院复查告愈。随访五年未复发。

【按语】五毒还阳膏是山东省寿光县（今改市）田马医院刘洪喜等人采集民间验方所得，本方是在金蟾膏的原方基础上又增加 7 味药物组成的。适应证与金蟾膏同。刘氏等人曾用此膏治疗骨髓炎、骨结核 400 余例，疗效卓著。轻者 2 贴即愈，重者不过半年。

6. 四虎膏

【方剂来源】《圣济总录》。

【适应病证】鹤膝风。

【药物组成】生南星、生半夏、生川乌、生草乌各 15 克。

【配制方法】上药共研细末，用陈酒、蜜糖调和，用油纸包起备用。

【使用方法】取膏搽敷患处。

【注意事项】孕妇禁贴。

【按语】此膏可用于膝关节炎、膝关节结核。

（二）骨髓炎膏敷方

本病是骨髓、骨和骨膜化脓性感染。多数是血源性的，由疮、疖或其他病灶内的化脓菌进入血液循环而达骨组织，少数由开放性骨折引起。四肢骨两端最易受侵，尤以膝关节周围较常见。早期有高热、局部疼痛等症状。

1. 骨康膏

【方剂来源】《新中医》1989 年第 1 期。

【适应病证】骨髓炎骨质破坏或并发病理性骨折。

【药物组成】公鸡 1 只，乳香、没药各 15 克，血竭 4 克，骨碎补、五加皮各 12 克。

【配制方法】将上药共研细末混匀，将公鸡拧死（勿见铁器）去羽毛、内脏，剥取整只鸡皮备用，另用石臼将鸡肉、鸡血捣烂为泥，掺入药细末调匀备用。

【使用方法】将药膏摊于鸡皮上，直接敷于骨折或骨折破坏周围，外加绷带包扎，小夹板固定，24 小时后取出，隔 5~7 天敷 1 次。

【按语】本膏具有消肿止痛、续筋接骨的功效。

2. 祛腐生肌膏（二）

【方剂来源】《新中医》1989 年第 1 期。

【适应病证】骨髓炎溃后腐肉不去，脓液不尽，伤口不愈者。

【药物组成】阿胶 30 克，露蜂房 1 个（直径约 15 厘米），血余 1 团（如鸡蛋大），白酒 120 克。

【配制方法】先将血余入碱水中泡洗干净，与蜂房同入白酒中浸泡 24 小时，小火加热 5 分钟，捞出药渣，再将阿胶加入药酒中泡软，以小火熬至滴水成珠，摊于布上，备用。

【使用方法】将膏药直接贴于疮口上，每日或隔日 1 换。

【按语】本膏药具有祛腐、提脓、生肌的功效。

3. 胆矾膏

【方剂来源】《新中医》1989 年第 1 期。

【适应病证】骨髓炎初起，局部红、肿、热、痛未溃者。

【药物组成】猪苦胆 30 克，明矾 15 克。

【配制方法】将明矾研细末，用胆汁调成膏状即成。

【使用方法】将膏药摊于布上，直接敷患处，每日换 1 次。

【按语】本膏具有清热消肿的功效。

4. 消核膏（一）

【方剂来源】《新中医》1989 年第 1 期。

【适应病证】骨髓炎急性期，未溃肿胀而疼痛者。

【药物组成】大戟、芫花、甘遂、甘草、海藻各 30 克，香油 500 克，黄丹 250 克。

【配制方法】上药除黄丹外，浸入香油中 5~7 天，入锅内慢火煎熬，至药枯浮起为度，离火片刻，去渣，再将黄丹逐渐加入，边加边搅，至乌黑漆亮、滴水成珠为度，摊于纸上备用。

【使用方法】将膏药加热后，贴于患处，每日或隔日 1 换。

【按语】本膏药具消肿止痛、软坚散结的功效。

5. 紫色生肌膏

【方剂来源】《上海中医药杂志》1984 年

第5期。

【适应病证】开放性骨折并发骨髓炎、溃疡创面或瘘管。

【药物组成】紫草、白芷、当归、甘草、麻油。

【配制方法】将上药如法熬膏备用。

【使用方法】本组病例入院后经抗感染1周左右，待局部炎症静止，即行病灶清除手术。对感染的骨髓行搔刮髓腔，清除死骨，切除坏死组织，并视骨折愈合情况，如已畸形愈合，行切开复位，植骨，克氏钢针交叉固定。对溃疡疮口或瘘管行搔刮，切除坏死至出血，术后放置引流，24小时拔除，然后用紫色生肌膏外敷或瘘管填灌，每天更换1次。术后伤肢的固定，视情况行石膏托或小夹板加创口侧拱桥或夹板固定。如属骨不连，也同样作上述处理。

【临床疗效】41例共42个肢体的溃疡创面或瘘管，不用植皮，全部愈合。

【按语】本方汲取明代外科大师陈实功的经验，从他的"生肌玉红膏"去掉原方的矿物类收敛药制成。紫色生肌膏的作用主要是补气血、促生肌，可治疗陈旧性开放性骨折并骨髓炎手术后的溃疡创口或瘘管。

6. 萍鳅膏

【方剂来源】《浙江中医杂志》1987年第6期。

【适应病证】骨髓炎。

【药物组成】鲜萍全草30克，活泥鳅2条。

【配制方法】泥鳅用水养24小时，保留体表黏滑物质，洗净后再用冷开水浸洗1次。将萍、鳅一起捣烂成膏。

【使用方法】敷患处，每日1次，2周为1个疗程。

【注意事项】对骨髓炎早期，指（趾）、跖骨骨髓炎及青少年患者的疗效较满意，对成人四肢长骨慢性骨髓炎有死骨残留者疗效欠佳。

【临床疗效】56例经用本方后，痊愈51例（症状消失，疮口愈合），无效5例（其中肱骨3例，股骨2例）。痊愈病例中，疮口愈合最早的为12日，最长的为43日，一般为23~32日。多数患者经5~9日治疗，疮口很快缩小，肿胀疼痛消失。有死骨11例，2例手术取出死骨，9例换药时取出死骨。

【典型病例】骆某，男，29岁，1982年9月6日诊。左拇指脓疡切开排脓后一直不愈，已27日。X线片示左拇指末节急性骨髓炎。用青霉素、链霉素治疗1周无效，遂来就诊。用本膏外敷治疗2个疗程，疮口愈合。3个月随访，X线片示骨质正常，6个月后能参加劳动。

【按语】萍，属萍科，有清热解毒、活血消肿的作用。泥鳅的胶状物质对疮口有保护作用，亦可能有刺激组织细胞新陈代谢的作用。因此，本方治疗骨髓炎，有控制炎症，使死骨向外游离，促使疮口愈合的良好效果。

7. 保全膏

【方剂来源】《浙江中医杂志》1993年第8期。

【适应病证】骨髓炎。

【药物组成】地牯牛100个，蜣螂头（大将军）40个，露蜂房2个，蛴螬40个，冰片少许。

【配制方法】将地牯牛、蜣螂头（大将军）、露蜂房分别在瓦上焙黄，蛴螬阴干，用糯米炒后，与冰片少许共研为细粉，掺入猪油内调匀为膏。

【使用方法】涂于患处，用纱布包扎，7天为1个疗程，间隔3日后，可再用第2个疗程。

【注意事项】用药过程中偶见局部发痒，去除敷膏后即可消除。

【临床疗效】本组144例，经上述治疗1~2个疗程后，其中120例痊愈（局部肿痛、流脓消失，瘘管愈合，X线片示骨质修复，追访1年无复发）；24例好转（近期肿痛、流脓消失，瘘管开始愈合，X线片示骨质正在修复），是为全部有效。

【典型病例】魏某，女，22岁。1987年8月因持续高热，伴左侧大腿红肿胀痛，行动困难，半月后住入当地医院治疗，经抗生素及患部切开排脓治疗后，局部症状缓解，但低热不退，切口流清稀脓水，久治不愈，之后虽又到外地多家医院就医，仍效果不佳。于12月改来我院门诊求治。刻下症：慢性病容，面色苍白，肢冷畏寒，患肢功能受限，局部隐痛，疮口色白，流脓清稀。X线片示：左侧股骨中上段斑片状骨质破坏，周围新骨包壳形成，大小约10厘米×2.5厘米，大片死骨位于其中，骨之边缘不齐。诊断：左股骨慢性化脓性骨髓炎。即予保全膏外敷，1个疗程后死骨渐除，2个疗程后伤口愈合，诸症消失。3个月后复查，X线片示：左侧股骨上段骨髓腔中死骨已无，骨质破坏修复，髓腔密度均匀，骨干轮廓整齐。1年后追访无复发。

8. 金蟾膏

【方剂来源】《山东省膏贴疗法学术经验交流会资料汇编》。

【适应病证】慢性骨髓炎、骨结核及疔疮恶毒等。

【药物组成】蟾蜍1个，鲜鲫鱼1尾，蓖麻子12克，香油150克，铅粉60克，乳香9克。

【配制方法】按方中比例备好药物，用铁锅将香油熬沸，把诸药（铅粉除外）放入锅内，继续加热，待药物呈半焦状，过滤去渣。再加入铅粉，文火加热熬至滴水成珠为度，倾入冷水盆中浸泡去火毒，取出备用。

【使用方法】取药膏熔化摊于布上，擦洗干净患处，再用鲜生姜片擦一擦，贴上即可。2~3周换药1次，必要时每周换药1次。分泌物多者可每天清洗1次。膏药可继续使用。

【注意事项】用药期间忌食无鳞鱼及虾酱。个别患者贴后可能出现湿疹，不妨继续用药，可外涂脱敏药膏。伤口小者局麻下扩

大伤口，保持引流畅通。较大死骨者先行手术治疗后再贴膏药。慢性骨髓炎合并发热时，可配合抗生素及一般对症治疗。骨结核并发其他部位结核者，均全程用抗结核药物治疗。

【临床疗效】金蟾膏是流传于高密、潍坊等地的民间验方，与《医宗金鉴》的"白膏药"相类似。由山东省高密县（今改市）康庄医院王桂莲等人挖掘整理而得。自1972年以来试治并总结慢性骨髓炎、骨结核2176例。其中骨髓炎1711例，治愈1536例，占89.8%，好转175例，占10.2%，总有效率100%；骨结核465例，治愈395例，占84.9%，好转21例，占4.5%，无效49例，占10.5%，总有效率为89.5%。潍坊市人民医院唐智业等人亦报道，自制金蟾膏，处方较高密方多血余、巴豆两味药。临床观察骨结核24例，有效率占83%，骨髓炎36例，有效率95%。证实本膏疗效确切。

【典型病例】王洪喜，男，27岁。因进行性截瘫，大便失禁，高烧20天，于1978年11月18日入院。入院前1个月因脊柱间暴力伤而腰背痛，继感双下肢麻木，行走不便，发烧渐至40度以上，并有盗汗，大、小便失禁，曾在某医院治疗无效而自动出院，病情日趋恶化。检查：高热，体质消瘦，被动仰卧体位，温觉消失，双下肢迟缓性完全性瘫痪。腹壁提睾反射、提肛反射、膝腱反射、跟腱反射均消失。总瘫痪指数为6。X线片示：第4、5、6、7胸椎椎体骨质明显破坏，相应椎间隙消失。诊断：胸椎5、6、7结核并椎旁脓肿形成；弛缓性截瘫。

遂给予外敷"金蟾膏"。肌注链霉素，口服异烟肼。2周后体温基本正常，饮食明显增加，截瘫平面降至脐和耻骨连线中点，大、小便已有知觉但不能用力。总瘫痪指数降为5。又过了2周，大、小便已能自行控制，双下肢开始恢复痛觉、温觉。住院70天后，感觉和浅反射恢复，双下肢能伸屈，总瘫痪指数降为1。又1个月后，能自己挂杖

挪步。共住院 11 个月，最后可自己步行出院。

【按语】本膏药疗效高，用药少，经济、安全、方便，且愈后不易复发，大有推广应用价值。

9. 蜜冰膏

【方剂来源】《中医外治杂志》2002 年第 6 期。

【适应病证】慢性化脓性骨髓炎，症见局部窦道形成，经久不愈，或时溃时愈，有死骨排出史。X 线片上可见致密硬化的细碎死骨影。

【药物组成】密陀僧 30 克，冰片 0.3 克，优质桐油 100～150 毫升。

【配制方法】先将密陀僧研极细末，再加入冰片，稍研磨后，装入茶色玻璃瓶中密闭保存。

【使用方法】按外科常规换药方法清洗窦道及其周围。取适量密冰药末放在 50 毫升搪瓷杯中，倒入适量桐油，搅拌成膏糊状，涂敷在窦道口上及其周围，然后依次覆盖高压消毒过的白棉布、牛皮纸，绷带包扎，用胶布固定。脓性分泌物多者，每日外敷 1 次；脓液少时，隔日外敷 1 次。同时全身应用敏感抗生素。待窦道肉芽新鲜、无脓液流出时，按外科常规换药方法处理，直到伤口愈合。

【临床疗效】共治疗 33 例，痊愈 28 例，好转 3 例，无效 2 例，总有效率 93.94%。

【典型病例】李某，男，12 岁，学生。右小腿溃烂流脓 8 个月。此前有右胫骨中、上段开放性骨折史及高热寒战史。检查：右小腿中、上段前外侧有一窦道，内有脓性分泌物溢出，恶臭，周围皮肤色素沉着，并布满湿疹。X 线片示：右胫骨中、上段骨干增粗变形，皮质增厚、硬化，骨髓腔变窄，内有圆形、椭圆形透亮区，周围见大小不等致密死骨影。诊断：右胫骨中、上段慢性化脓性骨髓炎。治疗予补液，少量多次输血，全身应用先锋霉素 V 治疗，清洗伤口，隔日用密冰膏外敷。初换 5 次均见敷料上及窦道周围有大量稠厚脓液，腥臭味，其中杂有若干细碎或条状死骨块。2 周后脓液逐渐稀淡。3 周后肉芽红润新鲜，窦道渐愈合。X 线复查未见死骨影。随访 1 年半无复发。

【按语】慢性化脓性骨髓炎通常是由急性化脓性骨髓炎治疗不当或不及时演变而来，患肢长期红、肿、疼痛、窦道形成、反复流脓，有时排出死骨，窦道时溃时愈，应用抗生素治疗，难以控制症状，中医称之为"附骨疽"。用密冰膏治疗疗效突出，主药密陀僧，系粗制之氧化铅，味咸辛平，有小毒，具有消肿杀虫、收敛防腐、坠痰镇惊等作用。《寿域神方》云密陀僧"治多骨疮，不时出细骨；以密陀僧末，桐油调匀，摊贴之"。冰片"辛香之气，固无不达"，性微寒，可清热止痛，"开塞通利，使经络条达，……疮毒能出"（《纲目》）。桐油，甘辛寒，有毒。可"涂胫疮，汤火伤疮"等。上述 3 药组方，功能相得益彰，外敷后，患处有清凉、舒适感，其药力直接作用于窦道内外，渗透至深层，起到活血祛瘀、清热消炎、消除腐肉、收敛止痒之功效。每次换药，均可见窦道口周围及白棉布上有大量脓液积聚，并夹杂细碎或条形死骨块，足见该方有吸附脓液和死骨之作用。反复外敷后，脓液逐渐减少和稀淡，窦道内肉芽组织生长，窦道周围上皮细胞逐渐向中间生长，覆盖肉芽面，直至愈合。

十二、淋巴结核（瘰疬）膏敷方

本病多生于颈项，甚至连及胸、腋，常结块成串，累累如贯珠之状，故名瘰疬，即西医学所称的颈部淋巴结核。

1. 阳和解凝膏

【方剂来源】《外科全生集》。

【适应病证】用于瘰疬等一切阴证疮疡。

【药物组成】鲜大力子梗叶根 1500 克，鲜白凤仙花梗 120 克，川芎、续断、防风、荆芥、五灵脂、木香、香橼、陈皮各 30 克，桂枝、大黄、当归、肉桂、官桂、草乌、川乌、地龙、僵蚕、赤芍、白芷、白蔹、白及各60克，麝香30克，乳香60克，没药60克，苏合香油120克，麻油5000克。

【配制方法】先将牛蒡、白凤仙入油中熬枯去渣，次日除乳没、麝香、苏合油外，余药俱入锅内煎枯，去渣滤净，按每斤油加烘透黄丹210克，搅和均匀，半日后可用。

【使用方法】用时摊贴患处。

【注意事项】疮面红肿热痛者勿用。

【典型病例】赵某，女，19岁。左颈发现结块半年余，近年来不断增大，在某医院诊断为颈部淋巴结核，经用异烟肼、利福平等药治疗，肿块消退不明显。刻下症见左颈侧扪及数枚肿大淋巴结，累累如串珠。舌苔薄白，舌质偏红，脉细数。拟化痰散结法。阳和汤加味内服，配合阳和解凝膏敷贴患处，隔日换药，1月后，局部肿块慢慢消失。

【按语】阳和解凝膏为治疗阴证疮疡的外用膏药，确有"益火之源，以消阴翳"之功能，不论阴疽已溃还是未溃，敷贴都有良好效果。

2. 消核膏（二）

【处方来源】许楣方。

【适应病证】用于皮色不变，肿痛不明显的一切痰核及结核性包块。

【药物组成】制甘遂60克，红芽大戟60克，白芥子24克，麻黄12克，生南星45克，生半夏45克，僵蚕30克，藤黄30克，朴硝45克，清油1000克。

【配制方法】先将甘遂、南星及半夏入油内熬枯后去渣，再依次下僵蚕、大戟、白芥子、藤黄，逐次熬枯，先后捞出，后下朴硝，熬至不爆，用细绢将油过滤，再下锅熬滚，徐徐加入炒黄丹（其量以膏药老嫩得中为度，夏宜稍老，冬宜稍嫩），熬成倾入冷水中扯拔数10次以退火性。

【使用方法】摊膏应用时，宜厚勿薄，贴患处，3~5天换1次。

【注意事项】膏贴处出现丘疹、水疱等

过敏现象应及时揭去。

【典型病例】翟某，男，31岁，1982年6月19日初诊。左颈部生一肿块，疼痛2月余。始在左颈侧下部生一肿物如杏核大小，轻微疼痛。实验室检查提示血沉快，确诊为"淋巴结结核"。注射链霉素，口服异烟肼等药物，肿块未消，反而逐渐增大，疼痛加剧，脉细，苔薄白，药用消瘰丸加味，外用消核膏外敷。前后治疗40余日，肿块全部消退。

【按语】此膏重在消痰软坚，在多本书中作为验方介绍，《中国外科概要》则认为是许连所创，用于结核流注等症，呈白色坚肿症状者，确有良好疗效，为目前外科界所常用。

3. 琥珀膏（一）

【方剂来源】《校注妇人良方》。

【适应病证】用于瘰疬结肿，或溃破流脓不绝，渐成漏证者。

【药物组成】琥珀30克，丁香、桂心、朱砂、木香、松香、白芷、防风、当归、木鳖子、木通各15克，麻油1000克，黄丹240克。

【配制方法】先将琥珀、丁香、桂心、朱砂、木香研为细末，其余碾碎后，浸油内7日，入锅内文火熬至群药焦黄为度，去渣滤净，徐下黄丹，搅拌，待膏浸入水中，软硬得宜，入上药末搅匀即成。

【使用方法】用时取少许摊贴患处。

【注意事项】使用本膏药要勤换，保持局部清洁。

【典型病例】祝某，女，24岁，1981年6月24日初诊。右颈部生一肿物1个月。始在右颈部出现肿块，如黄豆大小，逐渐增大如杏核，疼痛。经检查诊断为"颈淋巴结结核。"曾用抗结核药治疗无效。刻下症：局部颌下淋巴结肿大，大小约为3厘米×5厘米，坚硬，可活动，稍有压痛，脉缓，苔白，内服夏枯草膏。外用琥珀膏贴敷，隔日换药，经治疗40余日，肿块消散。

【按语】琥珀膏多辛味消散药，其中伍

以活血通络之品，故具有良好的散结消肿之功，用于治疗阴证结节之证尤为适宜。

4. 回蒸膏

【方剂来源】《先醒斋医学广笔记》。

【适应病证】瘰疬。

【药物组成】真芝麻油 1000 克，胎发120 克，穿山甲 15 克，白矾（飞过）30 克，黄蜡 120 克，飞丹 60 克，松香 180 克，轻粉（研）15 克，乳香、没药 15 克（另研），燕窝泥（微炒）60 克，五灵脂（淘净）15 克，麝香（另研）15 克，密陀僧 15 克。

【配制方法】先将穿山甲、五灵脂、麻油同煎数沸，下胎发熬熔，滤过去渣。称净熟油 720 克，仍入锅内，下白矾，煎 2～3沸，下黄蜡、黄丹，煎 1 沸，下松香、官粉180 克，再煎 1 沸，下燕窝泥。候滴水成珠，如沉香色时，停止煎熬。下乳香、没药、搅匀。少顷，下轻粉，搅匀。待温可入手时，方投入麝香，搅匀，水浸去毒 7 日。

【使用方法】取适量膏摊于油纸上，贴瘰疬，同时内服夏枯草汤。

夏枯草汤方：金银花 15 克，夏枯草 60克，柴胡 2 克，贝母 6 克，土茯苓（白色者）60 克，牛蒡子（微炒）3 克，胡麻仁（微炒）3 克，酸枣仁 6 克，瓜蒌仁（略炒）6 克，陈皮 3 克，皂荚子 3 克，白芍药（酒炒）3 克，粉甘草 3 克，当归身 6 克，荆芥穗 3 克，连翘 5 克，何首乌 15 克，漏芦 6克。每日 1 剂，早、晚水煎，饭后服。

【按语】《先醒斋医学广笔记》的作者为明代的缪希雍，江苏常熟人，精通医术，治病每奏良效，并善于搜集良方，精求药道。此方出自该书第 3 卷，对瘰疬未溃、已溃者，均为适宜，能使未破者软，已溃者干。缪希雍本人屡试之有效。方中飞丹即水飞过的黄丹。

5. 紫霞膏

【方剂来源】《幼幼集成》。

【适应病证】瘰疬初起。

【药物组成】明净松香 500 克，鲜色铜绿60 克。

【配制方法】将明净松香、鲜色铜绿均研为细末，以真麻油 4 两，入锅内先煎至滴水不散时，下松香熬化，再下铜绿末。煎至白烟将尽，膏即成，待冷却后倾入瓷罐内收藏。

【使用方法】使用时，倾出适量炖熔，摊于油纸上，随即贴于患处。

【注意事项】宜充分炖熔后趁热贴于患处。

【按语】据《幼幼集成》作者陈复正记载："此膏功效如神。"陈复正临证 40 余载，精于幼科，治学严谨，注重实践，临床经验丰富，善于收集和应用民间疗法。此方为《幼幼集成》瘰疬证治的附方。方中铜绿专入肝胆经，疗恶疮疳疮；松香拔毒生肌。据该书记载：此膏能使瘰疬未成者贴之自消，已成者贴之自溃，已溃但核存者贴之自脱。并能治疗多种顽疮，溃烂不愈，疼痛难忍者。但本方毕竟重在攻邪，对于气虚血寒者慎用。

6. 生肌膏（五）

【方剂来源】《太平圣惠方》。

【适应病证】小儿瘰疬，溃后。

【药物组成】黄丹、黄蜡各 15 克，杏仁30 克（汤浸去皮），乱发 30 克，菜籽油 90克，皂荚 3 个（水浸去黑皮子），蛇蜕皮1 条。

【配制方法】上药先取杏仁、蛇蜕皮、皂荚捣碎，后以菜油于铫子内，煎乱发令消，次下杏仁等 3 味同煎，三上三下，以绵滤去渣，下黄蜡，次下黄丹，以柳木篦子，不停地搅匀，候膏成，以瓷器盛。

【使用方法】取膏药适量，摊涂于纱布上，贴溃之后之瘰疬上，胶布固定。

【按语】瘰疬溃后，既要清余毒，又要燥湿敛疮，方中蛇蜕祛风止痒，燥湿敛疮，效果甚佳。

7. 斑蝥膏

【方剂来源】《太平圣惠方》。

【适应病证】小儿瘰疬不溃。

【药物组成】斑蝥 2 枚（去翅足），松脂 90 克，巴豆 10 枚（去皮心，以浆水煮过与斑蝥研令细），雄雀粪 30 克（研细为末）。

【配制方法】先取松脂，入锅内溶化，入斑蝥、巴豆，熬成膏，捏成饼子。

【使用方法】膏饼热贴于瘰疬上，溃后再用生肌膏贴之，每日 2 次，愈后止。

【按语】斑蝥、巴豆破血散结，攻毒蚀疮为主，《本经》云："斑蝥寒热邪痉，蛊毒，鼠瘘，恶疮疽，蚀死肌，破石癃。"促使已成脓之瘰疬早溃。雄雀粪清热解毒散结。溃后，再用生肌膏贴之。

8. 五香膏

【方剂来源】《太平圣惠方》。

【适应病证】小儿瘰疬。

【药物组成】沉香、笺香、木香、丁香各 15 克，麝香 0.15 克（细研）、熊胆、芦荟各 0.3 克，黄丹 60 克，黄蜡 60 克，乱发 30 克，油 250 克。

【配制方法】上药细剉，先以慢火煎油令沸，下乱发，煎令消，即下诸药，煎三上三下，以绵滤去渣，下黄蜡，次下黄丹、麝香，搅拌匀，膏成，以瓷盒盛。

【使用方法】先以米泔水洗净，拭干。取适量膏药摊于纱布上，贴于瘰疬上，胶布固定。

【按语】小儿身体生热疮，久不瘥者，必生瘰疬，生于皮肉之间，或 2～3 个相连，乃因风邪搏于血气，燃结所生。方中多用辛香散结之麝香、木香、丁香、沉香、笺香等配清凉之熊胆、芦荟、黄丹以解皮肉之间的热毒。

9. 沉香膏

【方剂来源】《太平圣惠方》。

【适应病证】小儿无辜疳核。

【药物组成】剉沉香 30 克，黄丹 180 克。

【配制方法】上药以清麻油 1 升，先下沉香煎，候香焦黑，滤出，下黄丹。不停地搅匀，以慢火煎之。候滴于纸上如黑锡，膏即成。

【使用方法】每用时，取膏药适量，摊涂于油纸上，贴于患处，每日 1 次。

【注意事项】涂膏宜薄，避风寒。

【按语】小儿无辜疳，为脑后及颈项部位有核，如杏仁大。初生时软而不痛，逐渐增大，则硬痛而固定。伴有小儿头干发竖、身无滋润、头露骨出、脑热腹胀、鼻中多痒、好食酱肉、数渴饮水。病久则小儿渐黄瘦、手足细弱、肌肉作疮，或大便脓血。用此膏之前，医生以手固定疳核，以烧针烙之，可刺入 1 寸左右，再贴沉香膏。

10. 蜈蚣油膏

【方剂来源】《新医药学杂志》。

【适应病证】颈淋巴结结核。

【药物组成】蜈蚣 1 条，植物油 20 毫升。

【配制方法】将蜈蚣焙干，去头足，研成细末，用植物油搅拌均匀成膏状备用。

【使用方法】将药膏外敷于肿大之淋巴结处，每日 1 次，10 次为 1 个疗程。

【典型病例】唐某，男，因患肺结核入院。查体时发现颈部淋巴结肿大，如核桃大小，疼痛明显，外敷蜈蚣油膏 8 次，肿大之淋巴结缩小至黄豆大，疼痛消失。

【按语】蜈蚣有较强的解毒散结作用，可敷治瘰疬溃烂。

11. 蜂房膏（三）

【方剂来源】《新中医》。

【适应病证】颈淋巴结结核。

【药物组成】露蜂房 1 个（瓦赔存性），血竭 3 克，麝香 0.4 克，山慈菇 6 克，明矾 40 克。

【配制方法】将上药共研细成粉，用香油调成膏状备用。

【使用方法】将药膏敷贴患部。

【注意事项】以敷贴本膏为主，可兼服疏肝理气、软坚散结的应证汤方，取效更捷。

【典型病例】王某，女，34 岁。左颈部生一大一小 2 个肿块，大者有 2 厘米×3 厘米如桃核大，小者为 1 厘米 ×2 厘米如杏核大。诊为颈部淋巴结结核。查边界清楚，皮色未变，推之不移，按之轻痛。经服异烟肼、维生素 B₆、肌注链霉素月余未效，改敷贴蜂房膏 14 次，（每 3 天换药 1 次），兼服内消瘰疬丸，共 42 天，均已消失。

【按语】颈部淋巴结结核，多因情志不舒，肝气郁结，气郁化火，煎熬成痰，阻滞经络而成。但未溃者难消，已溃者难愈。本膏药经临床多例实用，疗效可靠。

12. 软坚散结膏

【方剂来源】《浙江中医杂志》1990 年第 6 期。

【适应病证】颈淋巴结结核，烧伤瘢痕，慢性粒细胞白血病脾肿大等多种疾病。

【药物组成】青黛、精盐各 10 克，仙人掌 100 克，生卷柏粉 25 克。

【配制方法】先将仙人掌洗净切碎，捣如泥糊状后，加入其余诸药，拌匀即成。

【使用方法】用时取适量敷于患处，范围稍大于病灶，用塑料薄膜覆盖，外用敷料固定。干燥时可取下，加水再捣如糊状，如前法敷之。隔日换新药，连用至痊愈。

【注意事项】炎热季节外敷时，有少数病例出现局部皮疹，可暂停使用，待疹退再敷，不必作特殊处理。

【典型病例】吴某，女，50 岁，1983 年 12 月 24 日诊。近 1 年来不明原因出现身体逐渐消瘦，经检查确诊为慢性粒细胞白血病。经治疗后缓解。临床症状改善，唯脾肿大不见缩小。超声波探查：脾脏厚 6.1 厘米，达左脐下 1.5 厘米。加用本方外敷，1 个月后，脾脏回缩至肋下 3 厘米。随防 8 个月，疗效巩固。

【按语】软坚散结膏具有清热解毒、软坚散结、消肿止痛之功。用于局部，直接作用于病灶，故能效如桴鼓。

13. 消核灵敷药

【方剂来源】《浙江中医杂志》1982 年第 11 期。

【适应病证】颈淋巴结结核。

【药物组成】琥珀、黄柏、青黛各 12 克，枯矾、明矾、月石各 10 克，麝香 1 克，生砒 9 克等。

【配制方法】分别碾成细末过筛后拌匀，贮瓶备用。

【使用方法】用时将此粉调在任何一种抗生素油膏中，涂在常用的白纸上，或者取黑药油适量加热熔化，待稍冷即将粉拌入，用竹筷徐徐调匀，摊在油纸或厚布上，涂摊面按肿块大小而定，大致是每个病灶每次用 0.3～2 克左右，局部有轻微反应可适当减量。贴敷时间一般是 12～24 小时，隔日 1 次，3 次为 1 个疗程。

【注意事项】贴敷时如局部疼痛，四周及全身出现皮疹，可揭掉，待皮疹消退或疼痛减轻时再试行贴敷。如局部仍有疱疹出现，可待疱疹减退，消失后再贴。

【按语】此方根据经验方结合西医学研制而成，治疗颈淋巴结结核，效果良好。

14. 白玉膏（一）

【方剂来源】《浙江中医杂志》1985 年第 9 期。

【适应病证】瘰疬溃脓。

【药物组成】新石灰 1 小块。

【配制方法】用新石灰 1 小块，洒以少许冷水，使其崩解成粉状，用 3 倍量菜油调成稀糊状即成。

【使用方法】清疮后将膏厚涂疮面上，盖以纱布，用绷带包扎。每日或隔日换 1 次，一般半个月左右即愈。

【典型病例】顾某，男，65 岁。右颈部生 2 处瘰疬，腐烂流脓不止，血水浸淫已 3 年多，其形如粟，身体消瘦，低热乏力。用本法治疗半个月后，疮面收口而愈，随访至今，未再复发。

【按语】石灰，辛，温，有毒。有较强的解毒和止血作用。需在医师指导下使用。

15. 圆芪膏

【方剂来源】《江苏中医杂志》1989 年第

2 期。

【适应病证】颈淋巴结核。

【药物组成】圆芪膏 1 号：红娘子、硇砂、生半夏、生川乌、生草乌、生南星、肉桂、麝香、圆芪鲜根等。

圆芪膏 2 号：皂刺、生半夏、生南星、浙贝母、白芷、僵蚕、白蔹、麝香、圆芪鲜根等。

圆芪膏 3 号：生半夏、白及、白蔹、龟板、象皮、龙骨、圆芪鲜根等。

【配制方法】圆芪膏 1 号：红娘子、硇砂、生半夏、生川乌、生南星、肉桂、麝香等为末，圆芪鲜根熬膏调匀。

圆芪膏 2 号：皂刺、生半夏、生南星、浙贝母、白芷、僵蚕、白蔹、麝香等为末，圆芪鲜根熬膏调匀。

圆芪膏 3 号：生半夏、白及、白蔹、龟板、象皮、龙骨等为末，圆芪鲜根熬膏调匀。

【使用方法】（1）硬结期：颈淋巴结肿大，初起或单个或成串，可活动，一般无疼痛，继而粘连硬结，不易推动。外贴圆芪膏 1 号，3～7 天换药 1 次，贴至硬结消散或成脓。2 个月为 1 个疗程。

（2）成脓期：颈淋巴结化脓而未溃。外贴圆芪膏 2 号，3～5 天换药 1 次，贴至脓液吸收或脓肿破溃。

（3）破溃期：颈淋巴结脓肿破溃，流出混有干酪样碎屑的稀薄脓液。外贴圆芪膏 3 号，脓腐不多者，单贴圆芪膏 3 号，2～3 天换药 1 次，直至疮口收敛后 1 个月，而后改贴圆芪膏 2 号 2～3 个月，7 天换药 1 次，以巩固疗效。

【临床疗效】采用自制"瘰疬丸"内服及"圆芪膏"外贴，治疗颈淋巴结核 131 例，获临床治愈者 113 例，占 86%；有效 15 例，占 11.7%；无效 3 例，占 2.3%。总有效率为 97.7%。

【按语】圆芪为锦葵科植物圆叶锦葵，又名烧饼花、土黄芪。有补气活血、清热解毒、托里排脓、生肌敛疮的功效，为疡科之要药。

16. 消退膏

【方剂来源】《山东省膏贴疗法学术交流会资料汇编》。

【适应病证】淋巴结核，慢性淋巴结炎，胸壁肿块，腹部癥块，静脉炎结节，乳房小叶增生和纤维瘤等。

【药物组成】由 4 个部分的方药合成。

（1）太乙膏：方见《外科正宗》。药店有成品出售（药膏）。

（2）黑退消粉：生川乌、生草乌、生南星、生半夏、生磁石、公丁香、肉桂、制乳香、制没药各 15 克，制松香 9 克。硇砂 9 克，冰片 6 克，麝香 6 克（如无，可用冰片加倍代替）。

（3）红灵丹：雄黄、乳香、没药、火硝各 18 克，青礞石、冰片各 9 克，煅月石 30 克，冰片 9 克，朱砂 60 克，麝香 3 克（如无，再加冰片 6 克代替）。

（4）黑红退消粉：黑退消粉与红灵丹各占 50%，共研细末合成。

【制作方法】（1）粉丹制作：先将冰片、麝香研成细末，余药按方单研极细末，再按方混合调匀，装瓶密封备用。

（2）膏药制作：先将太乙膏之药炖烊，再加入药膏量 1/10 的黑消退粉，搅匀，趁热摊于软布上，晾干，擦少许滑石粉即成软布膏备用。

【使用方法】将软布膏烤烊，上撒一薄层黑红退消粉，待温度适宜时贴患处。3～5 日换 1 次。

【典型病例】付某，男，50 岁，出差乘车 4 天，腰痛如折，外科诊为"急性腰肌损伤"。经用各种方法治疗疼痛不减，后改为消退膏贴敷，1 贴痛减，2 贴去其大半，3 贴痊愈。1 年后复发，再贴仍效。

【按语】本消退膏是上海名医顾筱岩先生验方。经山东省平阴县中医院李建新医师等人临床应用 18 年，疗效卓著。本膏药具有

消肿解毒、活血止痛、破坚化结、舒筋活络
之功效。

17. 砒霜巴豆膏

【方剂来源】《江苏中医》1960 年第
4 期。

【适应病证】颈淋巴结核。

【药物组成】金顶砒 1.5 克，樟脑、轻粉
各 9 克，血竭 6 克，巴豆仁 9 克，蓖麻仁 9
克，田螺蛳肉 60 克。

【配制方法】上药共研细末，调和成膏
备用。

【使用方法】取药膏 1.5～3 克，放在膏
药中心，贴于患处。整个疗程期间，要换贴
3 张膏药。热天每 3 日换贴 1 次，冷天每 5
日换贴 1 次。贴第 1 张膏药后，结核部起水
泡；贴第 2 张膏药后水泡破裂；贴第 3 张膏
药后，结核腐蚀脱落（局部如有痛感，可用
普鲁卡因麻醉止痛），再用生肌散敷上，过
20～30 天，溃疡可全部愈合。

【注意事项】孕妇禁贴。

【按语】此膏方 1986 年被《常见病中草
药外治疗法》收载。

附

生肌散：石膏、赤石脂、轻粉各 30 克，
樟脑 9 克，制乳香 3 克，血竭、龙骨各 9 克。
上药共研末，外掺疮口。

18. 化核膏

【方剂来源】《外科全生集》。

【适应病证】用于瘰疬结核，肿坚不消。

【药物组成】连翘 12 克，苦参 12 克，白
蔹 122 克，白芥子 12 克，僵蚕 12 克，柏子
仁 12 克，大黄 12 克，荆芥 12 克，防风 12
克，木鳖子 30 克，藿香 60 克，壁虎 14 个，
蜘蛛 28 个，蜗牛 36 个，菊花根 24 克，牛蒡
子 24 克，首乌藤叶 24 克，苍耳子 24 克，丁
香 12 克。

【配制方法】将连翘、藿香等 12 味药浸
麻油 2000 克内一夜，置铁锅内加热，加入壁
虎、蜘蛛、蜗牛炸黄，再放入碎断的首乌藤
叶、菊花根、牛蒡子、苍耳子共炸枯。取油

过滤，再按前膏药制备大法炼油、下丹、去
火毒。取膏药加热熔化，水气去尽后兑入丁
香、麝香细料，搅匀即成。

【使用方法】将膏药分摊于纸或布褙上，
用时再温热化开，贴于患处。

【注意事项】如发现膏药过敏，则停止
使用。

【典型病例】邵丽丽，女，31 岁，1997
年 12 月 8 日初诊。左颈侧出现数枚肿块，时
有疼痛，已有 3 个月（家中有人患肺结核病
2 年）。曾经在上海某医院诊断为"淋巴结
核"，服用异烟肼，注射链霉素等药物，肿
块未见缩小，并且不断发现新肿大的淋巴
结。检查：左颈侧可扪及肿大的淋巴结，累
累如串珠状，轻度压痛，约黄豆到蚕豆大
小。无波动感，无破溃肿块。诊断：颈淋巴
结核。治拟化痰软坚，活血化瘀。消瘰丸加
减。外用化核膏敷贴，约治疗半年后，局部
肿块全部消失。

【按语】本方含有木鳖子、蜗牛、壁虎、
蜘蛛、僵蚕等药物有良好的软坚散结作用。
对于未破溃结块和肿块最为适宜。

19. 红信消瘰膏

【方剂来源】《中医外治杂志》1994 年第
2 期。

【适应病证】淋巴结核。

【药物组成】红信（红砒）3 克，麝香 3
克，红皮蓖麻子 100 粒，普鲁卡因 2 克，凡
士林 2 克。

【配制方法】将红信、麝香及普鲁卡因
研为细末，加凡士林调成软膏；再把红皮
蓖麻子捣成泥浆；然后把两膏混合拌成均
匀泥膏。另备银珠粉（丹砂）5 克，换药
时用。

【使用方法】将患处常规消毒后，敷以
红信消瘰膏，纱布覆盖胶布固定。数日后当
疮口出现良性反应时，可在换药时向疮面撒
少许银珠粉，在敷药膏包扎。

【注意事项】药膏不可涂在健康皮肤上。

【临床疗效】临床治疗 48 例，治愈率达

87.5%。疗效肯定，复发率低，安全可靠，无副作用。

【典型病例】梁某，男，20岁。主诉：颈部生疮流脓3年。在别处久治效果不佳。查体：一般情况可，颈部可见2个约2厘米×1.5厘米×1厘米的破溃结节，有乳酪样分泌物。外敷红信消瘰膏后12天出现良性反应，换药撒银珠粉13天疮口愈合，随访3年未复发。

【按语】淋巴结结核属瘰疬性皮肤结核，俗称"鼠疮"，多发于颈项，易破溃，形成瘘管，常有稀薄乳酪样分泌物排出。中医学认为，此病证多由于肝气郁结或肝肾阴虚引起。本膏中红信祛腐杀虫，消瘰疬，伍以蓖麻子拔毒排脓；麝香走窜飞扬，内透骨髓，外彻皮毛，三药合用达到祛腐生新、拔毒排脓、活血通络、软坚散结之功效。配合银珠粉解毒医疮，帮助肉芽新生，疮口愈合。

20. 雄矾牡蛎膏

【方剂来源】《中医外治杂志》1998年第6期。

【适应病证】瘰疬未溃疡期。

【药物组成】雄黄、明矾、枯矾、牡蛎各等份。

【配制方法】上药研末，用凡士林适量调成膏。

【使用方法】药膏外敷患处，每日1次，7天为1个疗程。

【临床疗效】所治患者中，一般1个疗程即可消退，极个别患者3个疗程全部消退。

【典型病例】骆某，女。诊见右耳后项侧有数枚结核，大如弹子，小如黄豆大小，皮色不变，按之坚硬，大者推之不动，小者推之可移，按之疼痛，自觉常有低热，舌苔薄黄，脉弦滑。拟诊：瘰疬。用雄矾牡蛎膏外敷局部，每日1次，连用1周，核肿全消而愈。

【按语】"无痰不成核"，本病的病理不外乎痰热内生，痰火凝结，结聚成核。雄矾牡蛎膏为《医宗金鉴》"二味拔毒散"加味而成。膏中雄黄性味辛苦温、有毒，有破血祛痰、燥湿杀虫、解毒散结之功效；明矾性酸涩寒、有毒，能消痰化积，燥湿解毒，祛风杀虫；枯矾性较收敛；牡蛎味咸涩能敛阴潜阳，化痰软坚。本膏只作外用，适用于未破溃者，破溃者未曾用过。

十三、腹股沟淋巴结核膏敷方

腹股沟淋巴结核（股阴疽），又名赤施。《外科大成》曰："生股内阴囊之侧，形长微赤痛甚。"相当于西医学的腹股沟淋巴结核，患者以成年人较为多见，发病前足腿部可有破伤，生疮史。

绀珠膏

【处方来源】《外科大成》。

【适应病证】用于一切痈疽肿毒，流注顽臁，瘰疬痰核等症。

【药物组成】制麻油120克，制松香500克，乳香、没药各15克，明雄黄12克，血竭15克，麝香3克，轻粉6克（上药共为细末，加入膏内用），乳香、没药、血竭各等份，阿魏、麝香各减半（4药共为末，名魏香散，随证外掺用）。

【配制方法】制麻油法：麻油500克，用当归、木鳖子肉、知母、细辛、白芷、巴豆肉、文蛤（打碎）、山慈菇（打碎）、红芽大戟、续断各30克，槐枝、柳枝各28寸，入油锅内浸21日，煎枯去渣，取油听用。据朝鲜琥珀膏，多用续随子，此方宜用之。

制松香法：择净嫩松香末5000克，取槐、柳、桃、桑、芙蓉等5种枝，各2500克，锉碎，用大锅水煎浓汁，滤净，再煮1次各收之，各分5份，每用初次汁1份煎滚，入松香末1000克，以柳、槐枝搅之，煎至松香沉下底为度，即倾入2次汁内，趁热拔扯数10次，以不断为佳，待温作饼收之。余香如法。

先将麻油制成后煎滚，入制松香温火熔化，柳枝搅候化尽，离火下细药末69克，搅动匀，即倾入水内，拔扯数10次，易水浸之。

【使用方法】患在平处，用纸摊贴。患在弯曲处，用绢帛摊贴。

【注意事项】用于瘀血肿毒、瘰疬等证，但未破者，再加魏香散，随患之轻重、大小，每加0.15～0.9克。

【典型病例】张某，男，32岁。左侧腹股沟如指头大肿块数枚，历时半年。局部皮色不变，按之坚实，无疼痛不适。宿疾肺结核。曾用抗结核药异胭肼、链霉素治疗，肿块未消。舌苔薄白，脉细。拟方疏肝养血，解郁利湿化痰法。逍遥散合石吊兰片内服。外用绀珠膏，治疗2个月后肿块消失。

【按语】绀珠膏中集中了活血化瘀、解毒散结、辛香通络之品，能活血理气，化痰软坚，对一切阴疽、痰瘀互结、凝滞经络之结块，均能取效。

十四、睾丸疾病膏敷方

1. 三黄乳没膏

【方剂来源】《中医外治杂志》2002年第2期。

【适应病证】急性附睾炎。

【药物组成】黄芩、黄连、黄柏各2份，乳香、没药各1份。

【配制方法】上药共研细末，混合均匀备用。

【使用方法】清洁患处，取上述药末适量，用米醋调成膏糊状，摊涂在纱布上厚约0.3～0.5厘米，外敷患侧阴囊，每日换药1次。结合病情可适当应用抗生素，并嘱患者垫高患侧阴囊。

【临床疗效】共治疗37例，显效14例，有效23例。所有病例均在5～7天附睾炎性浸润消退，10～14天附睾恢复正常，无1例附睾睾丸化脓而需手术治疗者。

【按语】急性附睾炎是常见的男性生殖系统非特异性感染性疾病，属中医"子痈"范畴。《外科证治全书》载："肾子作痈，下坠不能升上，外观红色者，子痈也。或左或右，故俗名偏坠，迟则溃烂莫治。"本病由于湿热下注厥阴之络，以致气血凝滞而成。治宜清热利湿、理气活血。方中以大黄泻火解毒，祛瘀通络；黄连、黄柏清热燥湿，泻火解毒；乳香、没药活血行气，消肿止痛。且阴囊皮肤血液循环丰富，药物通过皮肤吸收直达病所。故以三黄二香散外敷治疗急性附睾炎，能取得较为满意的效果。

2. 地龙蒲黄膏

【方剂来源】《陕西中医》2005年第9期。

【适应病证】慢性附睾炎。

【药物组成】地龙30克，生蒲黄、延胡索各20克，川芎10克。肾阳虚寒者，加小茴香、炮附子各10克；下焦湿热者，加大黄、黄柏各10克。

【配制方法】上药共为细末备用。

【使用方法】取上述药末30克，加米醋适量调成膏糊状，置于纱布上，持续敷贴于附睾处，若局部出现灼热者，则间断4～6小时后继敷。2天换药1次，10天为1个疗程。肾阳虚寒者，加服金匮肾气丸6克，每日2次；下焦湿热者，服清热利淋颗粒10克，1天2次。

【临床疗效】共治疗63例，治愈55例，有效5例，无效4例，总有效率93.7%。

【典型病例】宋某，31岁，未婚，2004年11月6日初诊。主诉：左侧附睾疼痛不适2年，伴有腰痛，下肢畏寒，时有滑精，小便清长，舌淡苔白，脉沉细。B超示：左侧睾丸头见一3厘米×2厘米×1.5厘米大小的肿块。初起有左侧附睾红肿、疼痛，体温39.1℃，诊断为急性附睾炎，曾先后经左氧氟沙星注射液及头孢噻肟钠注射液治疗共18天，阴囊红肿发热消失，但左侧附睾肿大，疼痛不愈。辨证为肾阳虚弱，寒凝血瘀。予地龙蒲黄膏外敷。地龙30克，生蒲黄、延胡索各20克，川芎、小茴香、炮附子各10克。共为细末，取30克用米醋适量调成膏糊状，敷左侧附睾处，同时口服金匮肾气丸6克，早、晚各1次。2天后附睾疼痛减轻，4天后肿块减小，10 天后附睾疼痛消除，肿块消散，B 超示左侧附睾不肿大。

【按语】本病是因寒湿热毒聚注，阻滞经络，瘀血停滞而成。治疗当以活血祛瘀，通络散结为主。地龙蒲黄膏选地龙以通络活血，散结止痛。《小儿药证直诀·阎氏小儿方论》有"治外肾硬肿成疝，干蚯蚓为细末，上用唾调涂"的记载。现代实验研究表明地龙有溶栓、局部麻醉止痛等作用，说明地龙有良好的通络活血、散结止痛功能。以生蒲黄活血祛瘀、散结消肿，外用尚能除湿，保持阴囊干燥，《千金方》有"治丈夫阴下湿痒，蒲黄末敷之"的论述。以延胡索、川芎加强活血祛瘀、通络散结止痛之功。以米醋调和，除能粘和诸药外，尚有活血之功。偏寒者加小茴香、炮附子以温阳散寒，有下焦湿热者加大黄、黄柏以清热除湿。本方药虽简单，但功专力大，且直敷患处，药力持久，是故活血散瘀、通络散结力彰，治疗慢性附睾炎有较好疗效。

3. 桂神疝气膏

【方剂来源】《中国民间疗法》2003 年第 1 期。

【适应病证】疝气（小肠疝）、鞘膜积液、睾丸肿痛、寒性胃痛、腹痛、痛经、遗尿、尿失禁、子宫脱垂、阴部湿痒、带下过多、脱肛等。

【药物组成】桂根皮、神蛙腿茎、百药祖叶、桑钱各 15 克，苎麻根、韭菜根（3 年以上者）、丝瓜叶各 12 克，楝树皮、小桃（树上自干者）、蜘蛛各 10 克，麝香 3 克。

【配制方法】上药共研细末，熬成黑膏药。

【使用方法】清洁脐部，取膏药适量外敷，外用无菌纱布覆盖，胶布固定。每日换药 1 次。

【临床疗效】一般疝气、鞘膜积液、子宫脱垂 7～20 贴可愈；其他病 1～10 贴可愈。

【按语】本膏为辽宁省康平县东关屯镇泡子沿村李氏家传膏药。

4. 五味敷贴膏

【方剂来源】《中医药导报》2007 年第 2 期。

【适应病证】前列腺痛。

【药物组成】柴胡、三七、延胡索各 30 克，红花 20 克，冰片 10 克，麻油 500 克，噻酮 5 克。

【配制方法】上药除冰片研成细粉、噻酮配成乙醇溶液外，其余诸药予粉碎，与麻油共同置锅中炸枯、去渣、滤过，炼至滴水成珠。另取红丹 180～260 克加入油内搅匀、收膏，浸泡于水中。取膏用文火熔化，加入冰片细粉与噻酮乙醇溶液搅匀，分摊于纸上即得。

【使用方法】取五味敷贴膏加温软化后，贴于神阙及会阴二穴，每日 1 次，4 周为 1 个疗程。

【临床疗效】共治疗 40 例，4 周后痊愈 9 例，显效 6 例，有效 20 例，无效 5 例，总有效率 87.5%；8 周后痊愈 21 例，显效 11 例，有效 6 例，无效 2 例，总有效率 97.5%。

【按语】前列腺痛是指具有前列腺感染症状，但无泌尿系感染病史，微生物培养未发现致病菌，前列腺液检查也正常的一组临床综合征，又称类前列腺炎综合征。由于过去一般将其视为前列腺炎，按感染性疾病治疗，疗效不理想。在中医学无此名称，当代中医有人将其列为"腰痛""腹痛""睾痛"等，很难统一。多数人认为本病为各种原因使前列腺及其相邻组织器官气血运行不畅，气滞血瘀，充血水肿，且互为因果，恶性循环，使经络之气闭而不通，不通则痛。且本病常虚实夹杂，标本同病。患者身体素质差，情绪不稳定，性生活不协调，机体抵抗力下降，此为正气亏虚为本；其病理因素为气滞、瘀血、水肿、败精、寒湿或湿热等，此为邪气亢盛为标。总的病理机制是气血运行不畅，经络阻滞，不通则痛。本膏以柴胡、红花、三七、延胡索、冰片 5 味中药结合现代促皮剂制成外用敷贴药物，作用于神阙、会阴治疗前列腺痛，可谓经济实用、方便易行，且取得了较好的疗效。组方中柴胡归肝、胆二经，为本方的引经药，且具有疏散退热、疏肝解郁、升阳举陷的功效；红花活血通络，祛瘀止痛；三七化瘀止血，活血定痛；延胡索活血、行气、止痛；冰片芳香开窍，清热止痛。诸药同用，共奏行气活血、化瘀通络、止痛的功效。

5. 茯苓仙人膏

【方剂来源】《中医杂志》2001 年第 11 期。

【适应病证】急性睾丸炎。

【药物组成】土茯苓 2 份，仙人掌 1 份。

【配制方法】将土茯苓研碎，与仙人掌混合捣烂，加少许鸡蛋清调成膏状备用。

【使用方法】清洁外阴，将上膏敷于睾丸红肿部位，用纱布固定，每日换药 1 次。

【临床疗效】共治疗 26 例，全部治愈。

【典型病例】段某，男，39 岁，1998 年 3 月初诊。近 2 天来，小腹坠胀，腹股沟热痛，随之左侧阴囊红肿，触之灼手，睾丸大如鹅蛋，质地硬，压痛明显，左侧精索增粗，有压痛。曾注射青霉素 2 次，未见好转。刻下症：红苔黄厚，脉滑数，体温 38.5℃。嘱将土茯苓、仙人掌按上法敷于患处，用纱布固定，每日 2 次，2 天后疼痛大减，阴囊红肿消退，体温降至 37.8℃，触之睾丸质地变软，压痛缓解。守法继用 3 次后，双侧睾丸正常，压痛消失，体温正常。追访 1 个月未见复发。

【按语】急性睾丸炎是指睾丸或附睾的急性感染性疾病，是男性泌尿系统多发病。本病属中医学的"子痈""疝痛"范畴，为厥阴经脉失其调达，湿毒蕴热积聚，疫毒侵袭，气血壅滞，经络阻隔而成。方中土茯苓杀虫解毒，利湿避疫；仙人掌清热解毒，凉血散瘀；鸡蛋清轻爽透达，引经使药直达病所。三者共奏杀虫解毒、散瘀止痛、清透热毒、凉血避疫之效。

第二节 肛门病膏敷方

一、外痔膏敷方

外痔是发生于肛管齿线以下，是痔外静脉丛扩大曲张或反复发炎而成，其表面被皮肤覆盖，不易出血，其形状大小不规则。本病多因湿热下注或肛门裂伤，毒邪外侵等，致气血运行不畅，经脉阻滞，或因热迫血下行，瘀结不散而成。

1. 九华膏

【方剂来源】《中医外科学》。

【适应病证】用于内、外痔发炎及内痔术后。

【药物组成】滑石 600 克，月石 90 克，龙骨 120 克，川贝 18 克，朱砂 18 克。

【配制方法】上药共研细末，放凡士林油中调匀便成 20% 的软膏，冬季可适当加入香油。

【使用方法】将此药膏均匀摊涂于纱布之上，外贴患处。

【注意事项】如外痔合并肛门湿疹等病勿用。

【典型病例】赵某，男，45 岁，工人，1985 年 7 月 13 日初诊。肛门边缘处赘生皮瓣，逐渐增大，质地柔软，无疼痛，历时年余。自觉有异物不适感，经用多种痔疮药及手术治疗均未能彻底。舌苔薄黄，脉弦。拟方活血化瘀，解毒消肿法。局部运用九华膏外贴，隔日换药，局部肿块逐渐缩小，消失而愈。

【按语】此膏药中月石、冰片、朱砂等药具有良好的解毒消肿之功；生石膏、川贝母可清热软坚，诸药合用能达消肿解毒之效。

2. 消痔膏（一）

【方剂来源】（经验方）。

【适应病证】用于外痔、内痔脱出，直肠脱垂等。

【药物组成】煅田螺 30 克，煅咸橄榄核 30 克，冰片 1.5 克。

【配制方法】上药共研细末，用香油调匀即成，装瓶消毒后备用。

【使用方法】将上述油膏涂于患处，纱布盖贴。

【注意事项】患处有红肿热痛等炎症时，应合并使用金黄软膏等药。痔核较大时不宜。

【典型病例】陈某，男，53 岁，农民，1993 年 8 月 4 日初诊。肛门时感突然疼痛，用手触及时，疼痛明显，时约半年。每遇排便、行走、咳嗽等动作时均可加重疼痛。检查：肛门处可触及肛门皮肤表面隆起一暗紫色圆形硬结节，与周围皮肤分界明显，疼痛较甚，舌苔薄黄，脉弦紧。诊断：血栓性外痔。治拟清热凉血解毒法。外用消痔膏外贴，经 2 个月治疗，局部痔核消失。

3. 消痔膏（二）

【方剂来源】《中医外治杂志》2000 年第 3 期。

【适应病证】痔疮。

【药物组成】冰片 10 克，芒硝 15 克，栀子 30 克，大黄 30 克，苍术 30 克，金银花 30 克，地榆炭 60 克，槐角炭 60 克，白芷 30 克，黄柏 30 克，五倍子 15 克。

【配制方法】将上药研细，过 80 目筛，用茶水和少量凡士林调成膏状。

【使用方法】涂于肛门周围，纱布包扎固定。每日 2 次换药，10 天为 1 个疗程。

【临床疗效】治疗 43 例中，9 例 1 个疗程治愈，显效 23 例，有效 8 例，无效 3 例。一般多在 2 ~ 3 天见效，1 周左右好转。

【典型病例】孙某，男。肛门肿痛，伴瘙痒，舌质暗红，苔薄黄，脉象弦滑。查见右前右后位肛内肿物脱出，不能还纳，水肿明显，

初诊为外痔。外敷消痔膏，5 天后症状明显好转，10 天后，症状、体征完全消失。

【按语】中医学认为，痔多属湿热、风燥。由于湿热下注，致气血瘀滞，局部经络阻塞，血脉不行，脉络瘀阻。治以清热解毒、除湿敛疮、消肿止痛。方中地榆炭、槐角炭有凉血止血之效；栀子、大黄、芒硝、金银花等性味多苦寒，归肺、胃、大肠经，既有清热解毒、泻火凉血，又有祛瘀消肿止痛之功；苍术、白芷、黄柏、五倍子等有清热燥湿、生肌敛疮、祛风止痒之效。诸药相配，达到治愈之目的。

4. 消痔膏（三）

【方剂来源】《中医外治杂志》2008 年第 2 期。

【适应病证】痔疮。

【药物组成】黄芩、黄连、黄柏、生大黄各 10 克，生蒲黄、白术、苍术、防己、葶苈子、生半夏、甘遂、大戟、芫花、木通、胆草、芒硝、牵牛子、桑皮、栀子、泽泻、当归、川芎、芍药、郁金、郁李仁、苦参、防风、花粉、苏子、独活、白芷、升麻、瓜蒌仁、莱菔子、乌药、穿山甲、附子、商陆各 6 克，浮萍、车前草、生石膏各 15 克，明矾、铅粉、轻粉各 3 克，黄丹 2000 克，麻油 3000 克。

【配制方法】将上述药物浸泡入香油中，3 天后依法熬制成膏，摊在蜡纸或布上备用。

【使用方法】临用时将膏药用微火烘热软化，贴于脐上。每次贴 10 天为 1 个疗程，休息 1 周再贴第 2 个疗程。

【临床疗效】共治疗 568 例，治愈 351 例，好转 142 例，无效 75 例，总有效率 86.8%。

【按语】中医学认为，痔疮的发生多因湿热下注，迫血下行或阻滞经脉，瘀结不散而成。笔者选用苦寒燥湿、清利湿热及活血化瘀、通络散结等药物依法熬制成膏，贴脐治疗易于药物吸收，患者易于接受，以期达到瘀去、结散、络通、疮愈的目的。

5. 活血消肿膏

【方剂来源】《浙江中医杂志》1986 年第 1 期。

【适应病证】炎性外痔。

【药物组成】生大黄、黄柏、炒山栀、紫金皮、芙蓉叶、冰片。

【配制方法】上药分别研细过筛，用凡士林调成 30% 软膏。

【使用方法】1 天 2 次熏洗后，用活血消肿膏外敷。

【按语】此膏有消肿止痛作用。

6. 象皮膏

【方剂来源】《新医药学杂志》1978 年第 12 期。

【适应病证】血栓性外痔。

【药物组成】干燥象皮粉 1 克，冷开水 100 毫升，蜂蜜 30 毫升。

【配制方法】将象皮粉、冷开水、蜂蜜一起混合搅匀成膏。

【使用方法】用消毒棉球浸渍药膏后，涂敷于痔核表面，每 2 小时 1 次。用药首次会感觉患部有阴凉、松动感，然后觉疼痛减轻，活动改善。

【注意事项】用膏期间多卧床，少活动。本膏只适用于单纯性血栓性外痔，并发感染者无效。

【临床疗效】用本膏敷治血栓性外痔 27 例，其中症状及痔核消失者 15 例；症状显著减轻、痔核缩小者 10 例；症状及痔核无改变者 2 例。用药时间最短 1 天，最长 6 天，多数为 3 天。

7. 解毒生肌膏（二）

【方剂来源】《山东中医杂志》1993 年第 1 期。

【适应病证】痔瘘术后创面，褥疮及外科感染。

【药物组成】血余 24 克，川椒 15 粒，琥珀 15 克，炉甘石 2 克，血竭 6 克，红升丹 10 克，银珠 24 克，铅粉 50 克，黄蜡 80 克，香油 800 克。

【配制方法】将血余、川椒、香油同置锅内加热至 260℃ 时，将其余药粉（过 100 目筛）加入油中，随加随搅，搅至凝固为止，收膏备用。

【使用方法】痔瘘术后创面每日用 1：5000 高锰酸钾溶液坐浴后，将制好的药膏视创面大小均匀地涂抹在消毒的棉花上（棉花大小根据创面大小确定），然后敷于创面上，最后用纱布敷盖，每日 1 次。

【注意事项】经临床 415 例观察和基础药理实验表明，本膏无毒副作用。

【典型病例】王某，男，66 岁，1988 年 4 月 17 日入院。自述肛门周围流脓水，反复发作 5 年，便后无出血，脓多且黏稠、腥臭。查体：老年男性，发育正常，营养良好，体温 36.8℃，呼吸 18 次/分，血压 20/11kPa，心肺正常。腹平软，无压痛，肝脾未触及，舌质淡红，苔黄腻，脉象滑数。实验室检查：RBC 4.20×10^9/L，WBC 9.00×10^9/L，N 0.72×10^9/L，L 0.28×10^9/L，PC 1.1×10^9/L，HB 13 克/L，BT 1 分钟，CT 3 分钟，尿常规正常。肛门检查：肛门截石位 3、5、6、7、8、9、10 点距肛缘 3～12 厘米处可见 7 处外口，呈陷凹性，压之有脓稠分泌物溢出，诊为低位复杂性肛瘘。治疗予局麻下切除瘘管，每日用 1：5000 高锰酸钾溶液坐浴。然后用解毒生肌膏敷贴，37 天痊愈出院。随访至今未复发。

【按语】本膏药中的香油不刺激皮肤，渗透能力强，具有滋润性，与黄蜡混为一体制成稠度适宜的基质，便于发挥其局部的治疗作用。铅粉活血化瘀止血，消肿止痛，生肌；银珠解毒消肿，收敛生肌；血余在 260℃ 的温度下成为血余炭，具有活血化瘀、收敛止血的作用；川椒辛温，有杀虫、止痛之功；红升丹能祛腐生新、解毒生肌；血竭收敛止血，活血化瘀，止痛生肌；炉甘石止血消肿，祛腐生肌。诸药共奏解毒生肌、收敛止血、活血化瘀、消肿止痛之效。

8. 生肌玉红膏（二）

【方剂来源】《中医外治杂志》1997 年第

11 期。

【适应病证】痔瘘术后。

【药物组成】当归 60 克，白芷 15 克，白醋 60 克，轻粉 12 克，甘草 6 克，血竭 12 克，麻油 50 毫升。

【配制方法】先将白芷、当归、紫草、甘草入油内浸 3 天，大勺内慢火熬微枯，细绢滤清，复入勺内煎滚，入血竭化尽，次入白蜡，微火化开。用茶盅 4 个，预炖水中，将膏分作 4 处，倾入盅内，候片时，下研细轻粉，每盅 3 克搅匀成膏。将制成的生肌玉红膏涂在已剪好的纱布条上，高压灭菌后备用。

【使用方法】在切口处填塞生肌玉红膏纱布条，且术后每日用五倍子汤坐浴，肛门切口处用生肌玉红膏纱布条覆盖包扎，每日 1 次，直至切口愈合。

【典型病例】赵某，男。高位肛瘘术后，外切伤口约 6 厘米×3 厘米大小，予生肌玉红膏纱布条填塞加压包扎。术后每日大便后用五倍子汤坐浴，切口处继以生肌玉红膏纱布条覆盖包扎。经 2 天换药，切口愈合。

【按语】生肌玉红膏应用于术后切口和换药，使药物浸润覆盖创面，保持了创面持续稳定和清洁，不论外环境如何变化，创面组织不受影响，实际上给创面创造了一个恒定的相对无菌环境，且该药物使用安全、无毒副作用，术后患者痛苦小、疗效高，使疗程缩短，优于其他的肛门外用药，值得临床上应用。

二、肛裂膏敷方

1. 生肌膏（六）

【方剂来源】《中医杂志》1963 年第 6 期。

【适应病证】肛裂。

【药物组成】冰片、煅龙骨粉各 6 克，朱砂 2.5 克，煅甘石 60 克，煅石膏、凡士林 360 克，麻油适量。

【配制方法】将冰片及少许煅甘石共研细末，再入煅龙骨粉、朱砂及余下的煅甘石混合，掺入煅石膏，拌匀后倾入凡士林内，充分搅拌，最后加适量麻油调成软膏状备用。

【使用方法】肛门局部用红汞消毒后，根据肛裂大小，用探针挑生肌膏涂满肛裂面，然后用干棉球覆盖表面，借探针把部分干棉球推入肌内，最后用纱布盖于肛门口，胶布固定。上药后 12 小时内暂不大便，次日排便后用高锰酸钾水坐浴，复查创面再换药。

【临床疗效】用本膏治疗肛裂 74 例，一般上药 3～5 次，同时适当应用大便软化剂，肛裂完全愈合，且无任何不良反应。

2. 生肌象皮膏

【方剂来源】《山东中医学院学报》1993 年第 1 期。

【适应病证】肛门敞开性创面，如肛裂、外痔切除创面，肛瘘切开、切除创面，肛周脓肿一期切开后创面等。肛门敞开半缝合性创面，如混合痔内痔部分结扎注射切除缝合、外痔部分切除引流创面，肛瘘切除缝合内口引流创面，肛管整形术创面等。

【药物组成】生地黄 40 克，生龟板 40 克，生血余 20 克，全当归 20 克，生炉甘石粉 80 克，生石膏粉 50 克，制象皮粉 30 克，黄蜡 75 克，白蜡 75 克，香油 800 克。

【配制方法】以上 7 味，生血余拣净杂质，用碱水洗 1 次，再用清水洗净、晒干；生龟板、当归、地黄酌予粉碎。将香油置锅内加热至 250℃ 左右，加入生血余，继续加热至 300℃ 以上，待血余成粥状，开始降温，弃去残渣。加入生龟板成栗色，生地黄炸成焦枯色，再加当归炸枯，过滤去渣。将油再加热至 150℃，加入生炉甘石粉与生石膏粉，恒温在 200℃ 左右，持续 2～3 小时，待油变为黑褐色，将黄蜡与白蜡熬至无泡沫，过滤，入油锅内。约 10 分钟后离火，降温至 100℃ 左右，加入制象皮粉搅匀至冷凝即得褐色油膏。

制橡皮粉制法：制皮切片，用滑石粉或砂子炒脆（以手拎碎为准），粉碎成细粉，过筛即得。

生肌橡皮油纱布制法：取生肌橡皮膏400克加入凡士林100克搅匀，平摊于50块20厘米×6厘米的纱布上，置方盒内蒸煮均匀即得。

【使用方法】一般术后第2天大便后开始换药，以后每日1次或隔日1次。换药前以1：5000高锰酸钾溶液或1：1000新洁尔灭溶液坐浴。换药时取患侧卧位，充分暴露肛创口区，先用盐水棉球擦挣污物、清洁创面，继以干棉球擦干，用75%乙醇棉球消毒创口缘皮肤，然后根据创面的大小、浅深，选择使用生肌象皮膏或生肌象皮油纱布条进行换药。如肛门创面较小而浅者，剪取比创面稍大的生肌象皮油纱条平铺于创面，外以敷料固定，肛内的创口必须有较好的引流。肛门创面较大而深者，用棉签挑取生肌象皮膏适量，薄薄地涂敷于创面，剪取与创面等大之凡士林纱条或生肌象皮油纱条覆盖引流，外以纱布封贴。肛门周围创面，不论大小浅深，皆以生肌象皮膏平摊于脱脂药棉上，直接敷贴患处。

【注意事项】有红、肿、热、痛等急性炎症表现者忌用。

【临床疗效】临床住院观察治疗320例，创面最大达6厘米×5厘米，创口全部甲级愈合，无药物过敏者，换药后无任何不适。经与同期住院以生肌散、凡士林油纱布换药的211例对比，统计学有显著差异（$P < 0.01$），本膏优于生肌凡士林油纱布。此外，使用本膏药，不需要严格的无菌条件。

【按语】用生肌象皮膏换药有一个显著特点，即创面脓性分泌物增多，脓液越多，肉芽生长就越快，创面愈合也越快，这就是中医学的"煨脓长肉"。该脓液内含有大量吞噬活力增强的巨噬细胞及溶菌酶，从而增强了创面的抗感染能力。因此，换药时不需要严格的无菌条件。

由于肛门的特殊结构和功能，手术后很易污染，使肉芽生长缓慢，创面延迟愈合。本膏药能促进组织细胞增生、分化，加速创面的血液循环，使创面愈合加速。

3. 白及膏（二）

【方剂来源】《江苏中医杂志》，1980年第6期。

【适应病证】肛门破裂。

【药物组成】白及200克。

【配制方法】将白及置铝锅内，放入适量的清水（约药物体积的3倍），在煤炉上煮沸，待药汁呈黏稠状时，将白及滤出，用文火将药汁浓缩至糊状，离火，再用煮沸去沫的蜂蜜50克兑在一起搅拌均匀，待冷后放入膏缸内即成。

【使用方法】每日大便后用温水坐浴，取侧卧位，再用千分之一的新洁尔灭溶液清洗肛门及裂口处，用小药签将白及膏涂在患处，盖敷料胶布固定，每天换药1次。如有便秘情况，还须服用通便润肠药物纠正便秘。

【临床疗效】用此法治疗50例肛门破裂患者，其中男性21例，女性29例，病史最短的15天，最长的达3年之久。初期肛裂27例，Ⅱ期肛裂23例，用药后疼痛逐渐减轻，一般涂用5~10次后肛裂全部愈合。

4. 加味生肌玉红膏（二）

【方剂来源】《浙江中医杂志》1982年第5期。

【适应病证】直肠溃疡、溃疡性结肠炎，肛窦炎以及痔科手术后出现的便秘、肛裂、疼痛、出血、发炎等病证。

【药物组成】当归、紫草、生地黄各60克，地榆、五倍子各30克，白芷、乳香、没药、甘草各15克，鲜槐枝7节（每节1寸长）。

【配制方法】上10味药浸泡在1500毫升麻油内，以锅盛取，3天后放置慢火上熬（煤火、炭火、柴火都可以），熬至生地黄微干为度，再用3层新纱布过滤去渣，净存油液煎滚，加入90克白蜡。待熔化后，再加入

90 克凡士林。搅匀化开后，再加入轻粉面、白矾面、黄连面各 15 克搅匀。待药膏不太热（约 20℃左右）时最后加入冰片 15 克搅匀，收起备用。

【使用方法】用时患者须先排空大便，洗净肛门，侧卧于床上。将肛门常规消毒后，用 30 毫升甘油灌肠器吸取加味生肌玉红膏 15～20 毫升，令患者张口吐气，将甘油灌肠器乳突徐徐插入。推完药后，慢慢拔出甘油灌肠器，侧卧休息 20 分钟。如患处病位较高（在结肠部），药量可增至 30 毫升左右，注入时患者取后仰卧，臀部下垫 1 个枕头，使药液达于病所。

【按语】生肌玉红膏系《医宗金鉴》外科主治方之一，此膏加味，治疗肛肠疾患，经长期临床观察证明，其方法简便，疗效满意。

5. 油蜡膏

【方剂来源】《中医外治杂志》1996 年第 3 期。

【适应病证】肛裂。

【药物组成】当归、壮年头发（洗净后）、紫草、白芷、乌梅、川楝子各 10 克，生地黄、龟板各 30 克，黄、白蜡各 10 克。

【配制方法】用芝麻油 250 毫升，先炸龟板、头发 20 分钟后，入当归、乌梅、生地黄、川楝子、白芷、紫草熬枯去渣，用 120 目铜筛过滤，剩药油约 200 毫升，入黄、白蜡，文火上调匀，勿煎沸，贮瓶备用。

【使用方法】用 1‰新洁尔灭液冲洗净肛裂创面，将油膏涂嵌于肛裂创面，敷纱布固定，每日 1 次。

【典型病例】王某，女，31 岁。肛门疼痛伴有便血 5 个月，每次大便时疼痛剧烈，持续达 1 小时之久，伴大便干而便血。查体：胸膝位肛周 12 点处见一棱形裂口，基底较深，溃疡边缘隆起肥厚。诊断：Ⅱ期肛裂。予外敷油蜡膏 6 次痊愈。

【按语】中药油蜡膏对Ⅰ期肛裂可在 5～7 天内治愈，Ⅱ期肛裂可在 6～12 天内治愈。膏中的乌梅有较强的祛腐生肌之功效；人

发、当归、白芷长肉和血，润肤止痛；紫草、川楝子凉血解毒，除湿敛疮；龟板据古验方记载可"治疗诸疮溃疡久不收口"；香油、蜂蜡有明显的润肤生肌止痛作用。故中药油蜡膏具有清热解毒、活血消肿、软坚生肌、润肤止痛等功能，并能促进炎症消退、解除括约肌痉挛、加快坏死组织脱落等，能更好地促进创面愈合。

6. 白云膏

【方剂来源】《中国社区医师》2002 年第 15 期。

【适应病证】痔疮、肛裂等。

【药物组成】白矾、白糖各 25 克，云南白药 2 克，冰片 5 克。

【配制方法】上药共研细末，混合均匀，用生麻油 30 克调成膏糊状，贮瓶备用。

【使用方法】先用生理盐水清洁肛周，然后用棉球蘸药涂在痔核上，再把浸药棉球塞在肛门处，每日用药 2 次。病程严重者可同时口服云南白药 0.5 克，每日 2 次。

【临床疗效】共治疗 40 例，全部治愈。

【典型病例】患者，女，28 岁，内痔反复出血 5 年余，脱出 1 年余。于 1999 年 12 月 10 日来诊，诊见一般情况尚好，贫血貌，营养中等，截石位，于肛门 8 点及 10 点处各有 1 个痔栓脱出，呈暗红色，正后方见肛裂，舌红苔黄，脉弦数。诊断为Ⅳ期内痔伴肛裂。经上法治疗 5 天而愈，随访 1 年未见复发。

【按语】痔疮主要是由肛肠气血失调，络脉瘀滞，聚而为肿，瘀而不通所致。方中云南白药可起活血散瘀、消肿定痛、解毒止血的功用，可以改善肛肠局部血液循环，使肛肠气血通畅、祛瘀生新；白糖、白矾清热解毒，防腐烂、止血，能化瘀血，促进气血运行，还可收敛，使痔核表面形成包膜；冰片有凉血止痛、润肤生肌的功效。本法收效快，简便易行，无痛苦，疗效理想，不易复发。

三、肛门手术后疼痛膏敷方

1. 消炎镇痛膏

【方剂来源】《湖南中医药导报》第 4 卷

1998 年第 4 期。

【适应病证】肛门病手术后创面疼痛、水肿、渗血。

【药物组成】滑石 100 克，龙骨 15 克，地榆炭、当归、川贝母、冰片、芒硝各 50 克，朱砂、乳香、没药各 10 克。

【配制方法】将以上药物研极细末，混合均匀，过 100 ~ 200 目筛，取凡士林置少量水中加热溶化，将药末缓缓加入，搅拌均匀，制成 30% 软膏，然后放入纱布，高压灭菌后备用。

【使用方法】肛门病手术后，在切口充填消炎镇痛膏纱条，肛门部用无菌纱布覆盖，胶布固定。术后 24 小时大便后，用温热水坐浴，洗净擦干后，用球头探针肛内上消炎镇痛纱条 1 个，每日 1 次，切口不另换药，直至切口愈合。

【注意事项】忌食辛辣醇酒之物。

【临床疗效】104 例均为住院手术患者，按入院顺序单号为观察组用消炎镇痛膏，双号为对照组用生肌玉红膏。观察组痔手术患者 27 例，肛裂手术 18 例，肛瘘手术 7 例。对照组相仿。治疗结果：消炎镇痛膏对术后疼痛、创面渗血及创面水肿的疗效，观察组均优于对照组，而且创面愈合时间观察组比对照组明显加快，差异性显著。

【按语】此膏有清热解毒、消肿止痛、收敛止血、祛腐生肌的功效。膏中滑石清热祛湿；龙骨收敛固涩，能保护创面正常生长；当归活血补血，消肿止痛；地榆凉血止血，解毒敛疮，使创面渗出减少；朱砂、冰片泻火解毒，消肿止痛；芒硝、川贝消肿，软坚散结；乳香、没药活血止痛，消肿生肌。

2. 消炎膏（一）

【方剂来源】《中医外治杂志》2001 年第 2 期。

【适应病证】肛裂、痔及肛瘘术后。

【药物组成】飞甘石 15 克，滑石 15 克，血竭 3 克，朱砂 3 克，儿茶 3 克，乳香 1.5 克，铅丹 6 克，梅片 0.9 克。

【配制方法】以上药物共研细末，用凡士林调成 20% ~ 30% 的油膏。

【使用方法】术后 2 天患者排便后，每日常规清洁创面，用消炎膏单独直接外敷创面，每天 1 ~ 2 次。

【临床疗效】治疗 110 例病，治愈率达 100%，病程 12 ~ 21 天，平均 16.5 天。

【典型病例】张某，男。环状混合痔术后，肛缘右侧水肿，疼痛剧烈，创面清洗消毒后外敷消炎膏，另配合温水坐浴，4 天后水肿消散，19 天后治愈出院。

【按语】消炎膏乃丁氏祖传之方，历史悠久，疗效可靠，具有活血散瘀、消炎止痛、滋润创面之效，其中飞甘石收敛生肌；滑石清热收敛；血竭生肌敛疮，散瘀止痛；朱砂清热解毒；乳香消肿生肌，活血止痛；梅片通窍散郁火。

3. 消炎镇痛贴膏

【方剂来源】《中医外治杂志》2004 年第 3 期。

【适应病证】用于炎性外痔、血栓外痔、嵌顿痔、肛门手术后肛缘水肿、肛裂、内痔出血等。

【药物组成】滑石、炉甘石各 45 克，血竭、朱砂各 9 克，乳香 4.5 克，京丹 18 克，冰片 3 克，凡士林 475 克。

【配制方法】上药除凡士林外，共研成细末，过 80 目筛，再加入熔化后的凡士林内，搅拌至冷，最后经高压消毒后备用。将药棉搓成条状，消炎镇痛膏加热熔化后，趁热将棉条投入药液，使药液完全渗入药棉中，冷却后备用。

【使用方法】治疗时嘱患者排空大便，用温水洗净肛门，取侧卧位，局部用生理盐水棉球清洁患处，然后将消炎镇痛膏均匀地涂在消毒纱布块上，轻轻贴敷于患处，最后用胶布固定，内痔便血患者则用配制好的药条，用无菌镊将药条塞入肛管内即可，一般每天用 1 ~ 2 次。

【临床疗效】共治疗 3675 例，治愈 3573 例，好转 7 例，无效 27 例，其中炎性外痔、血栓外痔、内痔便血全部治愈，嵌顿痔有 15 例，肛裂有 12 例无效，治愈率达 97.22%。

【按语】膏中炉甘石、滑石有清热、收敛、除湿、生肌之功；乳香、冰片行气血，消肿胀，止疼痛；儿茶清热止血；京丹解毒止痒，祛腐；血竭活血祛瘀，止痛生肌；朱砂杀虫毒，祛恶疮，疗疮疡。西医学认为这些药物有解除血管痉挛，改善局部血液循环，缓解组织缺氧，促进组织修复作用，同时还具有抑菌、减少创面渗出、保护创面的功效。中医学认为肛肠疾病，多因脏腑功能失常或外伤风湿，内蕴热毒，以致气血下坠，结聚肛门，或湿热下注，复因染毒，热毒熏灼，而发生肛门肿痛、便血，外敷消炎镇痛膏药后立即有舒适、清凉感，肛门灼痛顿时减轻，对内痔肛裂者本品有保护、清洁黏膜的作用，能加速组织修复，临床使用无副作用，是一种理想的治疗肛门疾病的外用药。

4. 紫榆伤宁膏

【方剂来源】《中华现代护理杂志》2009 年第 28 期。

【适应病证】痔疮术后外敷药。

【药物组成】红紫草 1000 克，田七、黄柏、黄芩、地榆、大黄、侧柏叶 250 克。

【配制方法】先将红紫草用麻油浸泡 1 个月，然后将上药用清水（浸过药面）煎水至半量，过滤去渣，将药汁煎至滴水成珠状，盛在一消毒器皿内，再将紫草油煮沸，然后倒入盛有浓缩药汁的消毒器皿，加珍珠末及苯甲酸适量，充分搅拌成膏状。

【使用方法】痔疮术后按常规应用抗生素，每天用 1：5000 高锰酸钾溶液坐浴 2 次，水温 40℃～41℃，时间 20 分钟。然后用适量的紫榆伤宁膏外敷切口，再用消毒棉垫覆盖，胶布固定。

【按语】痔疮等肛门疾病多因风湿燥火诸邪乘虚而入，郁久化热，蕴积于肛肠，致肛门局部气滞血瘀，经络不和而成。治疗的目的在于减轻、消除主要症状，最大限度地保护肛门主要功能。紫榆伤宁膏组方中侧柏叶凉血止血，散肿痛；大黄外敷清热解毒，消水肿，对大多数革兰阳性及某些阴性菌在试管中均有抗菌作用；黄芩清热燥湿，泻火解毒，止血；黄柏清热燥湿，泻火除蒸，解毒疗疮；地榆凉血止血，解毒敛疮；珍珠外敷解毒生肌；紫草凉血活血。诸药配伍，凉血止血，消肿止痛，解毒敛疮。切口外敷地榆伤宁膏，能保持伤口生理环境，防止干燥；有利于坏死组织脱落，保持基底洁净，减少感染危险；能保护创面而不伤肉芽组织。地榆伤宁膏外敷，局部吸收迅速，有效地减轻了术后切口疼痛，渗血等情况，在止血、消肿止痛、防止伤口感染方面效果显著，促进了伤口愈合。

第三节　瘿、瘤、癌膏敷方

一、甲状腺肿（气瘿）膏敷方

气瘿是发于颈前两侧的结核，呈弥漫性肿大，边缘不清，皮色不变，按之柔软，偶有结块的非化脓性疾病。"大脖子"即本病的俗称，相当于西医学所称的单纯性甲状腺肿。

1. 回阳玉龙膏

【处方来源】《外科正宗》。

【适应病证】用于疮疡阴证。

【药物组成】草乌（炒）90 克，军姜（煨）90 克，赤芍（炒）、白芷、南星（煨）各 30 克，肉桂 15 克。

【配制方法】共研细末，按药粉 1/5、凡士林 4/5 的比例，调匀成膏。亦可热酒调敷，或直接掺于膏内贴之。

【使用方法】将上膏摊于纱布，敷在患处。

【注意事项】宜5～7日换药1次。

【典型病例】曹某，女，38岁。颈部一侧呈弥漫性肿大，皮色如常，逐渐增大，历时1年。无明显疼痛，按之如绵。时有肿大不适感，以情绪较差时为甚。经医院诊断为单纯性甲状腺肿。经消瘤丸治疗数月，未效。舌苔薄腻，脉弦。拟疏肝理气，活血化痰软坚法，内服四海舒郁丸，外用回阳玉龙膏，治疗2月，肿胀消失。

【按语】此膏治一切寒湿流注、冷痛风痹、皮色不变的阴证疮疡，确有功效，故又称抑阴散。

2. 化结膏

【方剂来源】《福建中医学院学报》2002年第1期。

【适应病证】肉瘿（甲状腺腺瘤、囊肿）。

【药物组成】樟脑、蒲黄各15克，天南星、木香各12克，面粉100克，食醋150毫升。

【配制方法】取天南星、木香研细末，与樟脑、蒲黄、面粉搅拌均匀，用米醋调成膏糊状备用。

【使用方法】清洁局部，将上膏外敷患处，每日2次，早、晚换药。

另可配合内服中药汤剂，方用海藻玉壶汤加减：海藻、连翘、浙贝母、海带各15克，陈皮、青皮、独活、川芎、当归、甘草各6克，制半夏12克，每日1剂，水煎，分2次服。以上为基本方，胸闷喜叹息者为情志抑郁、肝失条达，可加柴胡12克，白芍15克；眩晕者为痰气交阻，可加白芥子12克，天麻12克；舌紫暗者，为久病血瘀，可加蜈蚣2条，全蝎6克；烦躁易怒、口苦、舌红者为肝火炽盛，可去独活、川芎，加黄芩15克，龙胆草12克；易汗消瘦者为气阴两虚，可去独活、川芎、当归，加麦冬、黄芪各15克。

【临床疗效】共治疗32例，治愈16例，好转13例，无效3例，总有效率90%。

【典型病例】郑某，女，34岁，1993年5月28日初诊。自述1992年3月无意中发现颈部肿物如球状，曾前往某医院行同位素碘－131扫描及B超检查，提示"甲状腺腺瘤"，直径约20毫米。近2个月患者发现肿物增大，并有胸闷、头晕等症状，遂前来就诊。检查：右侧甲状腺部可触及一肿块，柔韧而圆，如肉团，表面光滑，边界清楚，活动，直径约25毫米，可随吞咽动作而上下移动，无疼痛和压痛，面色如常，胸闷，深呼吸和叹息后减轻，头晕，口苦，舌质淡红，舌苔白腻，脉沉弦滑。诊断：肉瘿。辨证：肝气郁结，气滞痰凝。治法：疏肝理气，化痰散结。方选海藻玉壶汤加减：海藻、连翘、浙贝母、海带各15克，陈皮、青皮、川芎、当归各6克，法半夏、白芥子、天麻、柴胡各12克，白芍15克，水煎，每日1剂，分2次服。外敷化结膏，每日2次。6月26日复诊：服上方20剂，颈部肿块缩小，无胸闷、头晕、口苦。上方去柴胡、天麻，加蜈蚣2条，全蝎6克。继续外敷化结膏。1个月后肿块消失，并以B超证实甲状腺无实质性肿块。

【按语】肉瘿为患，多为气郁、痰浊、瘀血留注于任督二脉所辖之结喉部位，气血为之壅滞，积久聚而成形。化结膏中樟脑芳香走窜，逐瘀散结消肿；蒲黄行血滞，消瘀血，破气结，通经脉；天南星散风涤痰，通经走络，攻坚散结；木香、醋开壅导滞，升降诸气，疏理任督二脉，破积消瘿。配合内服海藻玉壶汤理气活血，化痰软坚。内外并举，使气行、痰化、瘀消。

二、气瘤膏敷方

本病是发于皮肤间的多发性肿瘤。其特点是肿块浮浅柔软而有弹性，宛如气在瘤中，挤压后随手弹起，故名气瘤，相当于西医学中的神经性纤维瘤等病。

1. 消瘤二及膏

【方剂来源】《外科大成》。

【适应病证】治气瘤、内瘤、痰核等病。

【药物组成】甘草、大戟、芫花、甘遂各等份。

【配制方法】上药共研细粉。

【使用方法】用醋或姜汁将上药调成糊状，摊于纱布上敷患处，胶布固定。

【注意事项】患处破溃时勿用。

【典型病例】徐某，男，36岁，1994年8月3日初诊。躯干四肢处出现大小不等柔软肿块3年，无明显不适，伴有咖啡斑数处，经医院诊为神经纤维瘤，运用小金丹等药治疗无效。近来肿块有增多趋势。查体：躯干及四肢皮肤可触及数枚大小不等疝囊样肿块，压迫后凹陷，放松后隆起，无压痛，约黄豆到蚕豆大小，舌苔薄白，脉弦。拟方宣肺调气，解郁散结，内服十全流气饮。外敷消瘤二及膏，经半年调理，肿块消失过半。

【按语】运用该膏治疗气瘤等病，疗程要相对较长，方能达到消肿溃坚目的。

2. 阿魏消痞膏

【方剂来源】《景岳全书》。

【适应病证】用于治疗气瘤、瘿、岩等病证。

【药物组成】羌活、独活、元参、官桂、赤芍、穿山甲、生地黄、两头尖、大黄、白芷、天麻、红花各15克，木鳖10枚去壳，乱发1团，槐、柳、桃枝各15克。

【配制方法】上药用麻油1120克，煎药至黑去渣，入发再煎，至发化，入黄丹收膏，以软硬适中为度。取阿魏、芒硝、苏合油、乳香、没药各15克，麝香9克，细末，入膏，退火，摊布上。

【使用方法】将膏药烘热贴患处，7天换1次药。

【典型病例】张某，男，36岁，干部，1989年12月4日初诊。耳后、背部出现豆粒大小肿块历时半年余，无明显不适，瘤体柔软，表面与皮肤粘连，中心可见一蓝黑色小点，用力挤压，有臭味的脂浆样物溢出，偶尔有疼痛，舌苔薄黄腻，脉滑数。诊断：脂瘤（皮脂腺囊肿）。拟方化痰活血，软坚散结利湿法。外用阿魏消痞膏，经2月治疗，瘤体大部分消散。

【按语】该膏消痞散结功能良好。方中主以阿魏、芒硝软坚散结，配以苏合油、木鳖、麝香等药活血化瘀，伍以炮山甲破瘀。故取得结能散，块能消之良效，不失为消痞软坚、利湿消肿的要药。

三、血瘤膏敷方

血瘤，近似于西医学的海绵状血管瘤，是一种以皮肤生瘤赘，色红或紫，形似草莓，揩破出血为特征的疾病。

1. 七仙膏

【方剂来源】《中医外科外治方》。

【适应病证】用于血管瘤。

【药物组成】牙硝、明矾、青矾各150克，砒石、斑蝥各100克，食盐75克，水银150克。

【配制方法】将前6味药研末放入罐内加适量清水拌匀，然后加入水银，慢慢加热熔化，并用竹筷不断搅拌，使水银不见星点，如发现罐内药物鼓起，则将罐移开热源，使药物慢慢下沉，如此反复至药物快干时（达到滴水成珠的程度），将罐移开热源，加入50~70克米粥调成糊状即成。

【使用方法】用时先行常规消毒，然后根据血管瘤的部位及大小涂药，片刻即用冷开水或生理盐水轻轻擦掉药膏。患处变白，5~10分钟后，再继续进行第2、第3次涂药，直到患处变黑或少许渗液时，不再涂药。

【注意事项】应使患处自然暴露，不宜用纱布包扎。7~10天为1个疗程。一般只需1个疗程血管瘤即开始结痂脱落，然后视其消失状况，再决定是否继续第2或第3个疗程，治疗结束后基本不留瘢痕和色素沉着斑。

【临床疗效】曾治54例各类型血管瘤，治愈率70.3%，有效率86.9%。

【按语】本药有毒，不能流于正常皮肤，严禁口服。口、眼、鼻及大血管等重要部位禁用。此方为湖南周高龙经验方。

2. 加味黄连膏

【方剂来源】《陕西中医》2001 年第 9 期。

【适应病证】血管瘤。

【药物组成】黄连、黄柏、姜黄各 9 克，生地黄 30 克，当归尾、独角莲、山慈菇各 15 克，香油 500 克。

【配制方法】将上药浸泡在香油中 1 天，上锅榨枯去渣，下黄蜡 150 克溶化尽，用纱布滤净倾入瓷碗内，以柳枝不时搅之候凝为度。

【使用方法】取膏适量外敷患处，纱布覆盖，胶布固定，每日换 1 次。如瘤部换药 3 次不溃烂，于药膏上加山慈菇、独角莲粉剂少许，烂后不加。如有出血，停药膏改用消炎膏加三七粉，血止后瘤体未消失再外敷药膏，直至瘤体全消失。

【临床疗效】共治疗 500 例，痊愈 398 例，显效 90 例，无效 12 例，总有效率 97.6%，治愈率 79.6%。

【典型病例】任某，男，半岁，1998 年 6 月初诊。患儿出生后即发现左耳垂部有一扁豆大红色皮肤，伴随肿胀，发展迅速，1 个月后即到当地各大医院先后用冷冻、激光、注射硬化剂等治疗半年不愈。来我科就诊时检查瘤体大小约 3.5 厘米×2.5 厘米×2 厘米，色红质软，诊断为块状形细血管瘤，予外敷加味黄连膏治疗 6 个月，瘤体消失，耳部完整，经随访半年未复发。治疗中曾发生少量出血 5 次无感染。

【按语】此证属中医学的红丝瘤，全身均可发生。是因先天肾中伏火，精有血丝，以气相传，生子故有此疾，终变火证。目前，治疗血管瘤的方法包括手术切除、放射线照射、冷冻、电灼激光、硬化剂注射等，但大多数血管瘤因发展快，面积较大，累及面容，术中出血多易复发等原因而不宜手术。其他治疗均需一定设备，副作用较大，且只能治疗一些表浅的小型毛细血管瘤，使医生和家长均有后顾之忧，本疗法"敷者，化也，乃化其毒，不令壅滞也。"方中山慈菇、独角莲能泄热、散结、消肿、破皮攻毒；当归活血生肌；黄连、黄柏清血热除湿火，消肿解毒。血管瘤应早发现、早治疗、早诊疗，疗程短，治愈率高，愈后不留瘢痕。

四、乳腺增生（乳癖）膏敷方

乳癖是指乳房中出现形状、大小数量不一的硬结肿块，为乳中结核之一。本病主要是指西医学中的"乳房囊性增生病"，俗称"乳腺小叶增生""乳房纤维腺瘤"。

1. 花草膏

【方剂来源】《中国膏药学》。

【适应病证】乳癖。

【药物组成】水红花子、透骨草、三棱、大黄、莱菔子、穿山甲、全当归、大蒜头、杏仁、莪术、木鳖子各 90 克，蜈蚣、全蝎各 45 克。

【配制方法】用麻油 3500 毫升，熬枯去渣，加樟丹 1800 克，阿胶 90 克，熬搅收膏。临摊时，每净药膏 500 克，再加麝香 1.2 克，芦荟、乳香、没药各 9 克，阿魏 30 克，冰片 1.5 克，共研细末，入膏药内搅匀，摊于狗皮上。

【使用方法】用时在温水茶壶上烘热烊熔，贴患处，并用暖手敷熨。

【注意事项】忌酒色、气恼、劳役、发物。

【按语】乳癖的形成系由肾虚肝郁，气血不畅，脉络失和，痰浊与气血凝结于乳房而致。花草膏具有活血化瘀、化痰软坚、散结止痛之功，符合本病的主要病机，故乳癖患者适宜贴敷此膏。

2. 散结止痛膏

【方剂来源】《中国基本中成药》二部。

【适应病证】乳癖、乳疬（乳腺囊性增

生及乳房内各种良性肿块）。

【药物组成】重楼、冰片、生川乌、夏枯草、生南星、白花蛇舌草。

【配制方法】本膏药有市售，广东省药品标准（1985 年）收入。

【使用方法】贴患处，每 1～2 天换药 1 次。

【注意事项】孕妇慎用。

【按语】本方具有软坚散结、消肿止痛之功。对于乳房肿块，或无疼痛，或红肿热痛等症均有一定疗效。另外，男性乳腺增生症也可用本膏药治疗。

3. 飞龙阿魏化坚膏

【方剂来源】《外科正宗》。

【适应病证】乳岩、瘿瘤、瘰疬等结毒初起，坚硬如石，皮色不红，日久渐大，或痛或不痛，但未溃破者。

【药物组成】蟾酥（酒化）、雄黄各 6 克，轻粉 1.5 克，铜绿、枯矾、煅寒水石、胆矾、乳香、没药、麝香各 3 克，朱砂 9 克，蜗牛 21 个，炙蜈蚣 5 条。

【配制方法】上药共为细末，同熬，入乾坤一气膏 720 克，化开搅和隔水炖化，以红缎分摊。

【使用方法】贴患处，半个月换药 1 次。

【注意事项】患处溃破者忌用。

【按语】飞龙阿魏坚膏，在《医宗金鉴·外科心法要诀》中亦有收载，但不用乾坤一气膏，而用加味太乙膏和调。乾坤一气膏亦系《外科正宗》方，其药物组成与配制方法见"瘿瘤"一节。

4. 季芝鲫鱼膏

【方剂来源】《医宗金鉴·外科心法要诀》。

【适应病证】乳岩初起、结核隐痛。

【药物组成】活鲫鱼肉、鲜山药各等份。

【配制方法】以上 2 味共捣如泥，加麝香少许，即成。

【使用方法】涂贴核上，7 日换药 1 次。

【注意事项】觉痒极勿搔抓，按时换药。

【按语】活鲫鱼外用消肿，山药"生捣贴肿硬毒，能消散"（朱震享语）。二药合捣外贴乳癖，制作简便，安全有效。尤其以生山药捣膏后贴治乳癖结块，在《普济方》《本草逢原》等古医籍中早已述及，在《外科大成》一书中也曾介绍此方，方名为"瑞龙膏"。

5. 碧玉膏

【方剂来源】《疡医大全》。

【适应病证】乳痈、乳岩、痈疽、发背、瘰疬、流毒等。

【药物组成】蓖麻仁（去皮尖，捣烂）、杏仁（去皮，捣烂）各 49 粒，铜绿 80 克，松香 2500 克，麻油 600 毫升。

【配制方法】先将麻油热滚，次下蓖麻、杏仁，熬制滴水成珠为度，去渣，将油再用文武火熬滚，徐徐入松香末，同时用桃、槐枝搅匀，收瓷盆内，待膏将凝时，加入铜绿水，搅匀，然后用水浸之，去火毒后收贮磁罐内数月后再用。用热汤炖化摊贴。

【使用方法】取膏适量，用热汤炖化摊于纱布上，贴敷患处。

【注意事项】忌食辛辣、荤腥，忌郁怒。

【按语】本方具有活血止痛、去腐生新之功，对急性乳腺炎、乳腺增生、乳房纤维腺瘤、早期乳癌等病证，均有一定疗效。

6. 夏枯草膏

【方剂来源】《中华人民共和国药典》1995 年版一部。

【适应病证】乳腺增生症、乳痈肿痛、甲状腺肿大、瘰疬、瘿瘤等。

【药物组成】夏枯草适量。

【配制方法】取夏枯草加水煮 3 遍，每次 2 小时，合并煎液，过滤，滤液浓缩成相对密度为 1.21～1.25g/cm³（80℃～85℃）的清膏。每 100 克清膏加炼蜜 200 克或蔗糖 200 克，加热溶化，混匀，浓缩至规定的相对密度即得。

【使用方法】口服每次 9 克，日服 2 次。

【注意事项】阴寒内盛者忌用。

【按语】夏枯草清肝火，散郁结，是治疗结块类疾病的一味常用药物。本药所主治的大都是肝经的病证，乳房正属肝经，以此治疗乳腺增生、乳痈肿痛等尤为适宜。

7. 化坚膏（二）

【处方来源】《天津市固有成方统一配本》。

【适应病证】用于乳核疮疖，痰核瘰疬，红肿坚硬，疼痛不止。

【药物组成】夏枯草 180 克，昆布 180 克，海藻 180 克，干姜 90 克，鹿角 90 克，五灵脂 90 克，甘遂 90 克，大戟 90 克，牡蛎 90 克，白芥子 90 克，雄黄 90 克，肉桂 90 克，麝香 9 克，信石 90 克。

【配制方法】将前 10 味药酌予碎断，加入麻油 7500 克，置于锅内炸枯，过滤取油，按铅膏药配制大法下丹，去火毒。再将雄黄、肉桂、信石、麝香分别轧为细末混匀，兑入熔化的膏油内，搅匀即成。

【使用方法】将膏分摊于纸上，用时温热化开，贴于患处。

【注意事项】用本膏治疗乳癖时，如局部再现瘙痒、流水应及时剥去，换药以 5～7 天为宜。

【典型病例】苏某，女，32 岁。左乳房时有疼痛，尤以经期为甚。经某医院诊断为乳腺小叶增生，服用小金丹、逍遥丸治疗效果不明显，疼痛加重，舌苔薄白，脉弦涩。拟疏肝理气，化痰软坚法。小柴胡汤合海藻玉壶汤内服，外用化坚膏，治疗月余，肿块消失。

【按语】乳癖病因多由肝郁气滞，痰瘀互阻而成。本膏主以夏枯草、昆布、海藻等化痰软坚散结药，配伍五灵脂等药活血化瘀，兼用麝香等药通乳窍，各药相合，可奏理气散结、活血化瘀、消肿止痛之功。

8. 结乳膏（一）

【处方来源】《全国中成药处方集》。

【适应病证】用于乳痈肿痛，瘰疬结块，以及乳岩等证。

【药物组成】韭菜汁 113 克，铜绿 113 克，没药 113 克，乳香 113 克，信石 68 克，麝香 14 克，香油 7500 克，铅丹 2800 克。

【配制方法】先将油熬至滴水成珠，加入铅丹搅成膏油，即倾入冷水中，以去火毒。另将铜绿、血竭、乳香、没药、信石分别轧为细粉。再将麝香置于乳钵内研细，同铜绿等细末混合均匀，取膏油熔化，兑入韭菜汁，微炼，晾温，加入细料药末，搅匀即成。

【使用方法】将膏油摊涂纸褙上，用时温热化开，贴于患处。

【注意事项】已破者勿贴。

【典型事例】汪某，男，32 岁。左乳房近来疼痛不适，经某医院诊断为男子乳房异常增生症（乳癖）。曾用多种药物治疗，肿块未见消退。刻下症：左乳房可触及黄豆大肿块，稍有压痛，舌苔薄，脉弦。拟方疏肝理气，活血化痰，软坚散结法。内服柴胡疏肝汤，外用结乳膏，月余后肿消痛止而愈。

【按语】本膏药用韭菜汁、麝香等开乳窍，乳香、没药活血化瘀；铜绿、信石善能解毒散结；各药组成，能通乳窍散结消肿，解毒化痰软坚。

9. 乳癖四生膏

【方剂来源】《中医外治杂志》1998 年第 6 期。

【适应病证】妇女乳房疾病。

【药物组成】王不留行、穿山甲、地龙、全虫、木鳖子、昆布、山慈菇、郁金、丝瓜络、土贝母、莪术、乳香、没药、血竭、牙皂、南星、橘核、当归、细辛、元胡、甘遂各 10 克，柴胡、香附、蒲公英、夏枯草、瓜蒌、赤芍、黄芩、连翘、白花蛇舌草各 20 克，纯正芝麻油 1000 克，樟丹 500 克。

【配制方法】以上药物，除乳香、没药、血竭研成细粉单放外，将其余 27 种药物一起放入盛有 1000 克香油的锅中，浸泡 24 小时，文水煎炸，并不断用国槐树枝搅拌，直至将药物炸枯表面呈深褐色时，过滤去渣，继续煎熬药油，至滴水成珠时，缓下樟丹 500 克，同时不停地向一方向搅拌，待白烟冒尽时，将乳香、没药、血竭的细粉放入搅匀，后取出少量滴入凉水中，数秒钟取出，以膏不粘手为度。然后将膏药徐徐倒入冷水中，不断搅拌，使成带状，以去其火毒，凝结后反复捏压揉成团结，再置冷水中浸泡，每天换水 1 次，1 周后取出，阴干表面水分，放入容器隔火烊化。摊于白棉布或牛皮纸上，膏药厚 2～3 毫米，直径 3～6 厘米。

【使用方法】局部贴药：膏药微火烤热，贴在乳房肿块部位，每贴使用 7 天，3 贴为 1 个疗程。穴位贴药：乳痈者选肩井、天枢、足三里穴；乳癖者选天溪、大横、三阴交穴；乳痨者选章门、足五里、涌泉穴；乳疬者选气冲、关元穴；乳腺增生者选气冲、足五里、关元、腰俞、神阙、膻中穴。

【注意事项】本膏药适用于乳房疾病的初起治疗，对成脓期和溃烂期的患者禁用。

【临床疗效】治疗 44 例患者，其中乳痈 20 例痊愈；乳腺增生 24 例，痊愈 22 例，有效 2 例。

【典型病例】刘某，女。经期双侧乳房肿痛 3 年，在经前 1 周或情志不遂时发生，于经后缓解。服乳癖消症状减轻，但不能根除。查体：双侧乳房上方有不规则肿块 5 个，不与皮肤粘连，推之移动，腋窝及锁骨下淋巴结未触及，伴心烦易怒，失眠多梦，40 天左右行经 1 次，且经血少而色暗，夹血块，舌质红暗，脉沉涩。诊为乳腺增生病，属肝瘀痰凝，冲任失调。治疗以乳癖回生膏贴敷乳房肿块处，选足五里、关元、腰俞穴，贴药 1 个疗程后二诊：双侧乳房肿块明显缩小，经前微觉不适，经 28 天来潮，色红、无血块、量中等，心烦多梦消失，舌质淡红，苔薄白，脉滑。继用膏药 2 个疗程后愈。

【按语】乳房疾病的发生，主要由于肝气郁结，或胃热壅盛，或肝肾不足，或痰瘀凝结，或乳汁蓄积，或外邪侵袭等因素形成。乳癖回生膏具有清热解毒、攻毒散结，

舒肝解郁、行气散结，通经活络、软坚散结，消肿止痛之功。局部贴药和循经取穴贴药相结合，使药物有效成分通过皮肤吸收，直达病所，起到药物与腧穴同用，脏腑经络同调的治疗效果，达到标本兼治的目的。

10. 乳癖膏

【方剂来源】《中医外治杂志》2000 年第 5 期。

【适应病证】乳腺增生。

【药物组成】生川乌、生草乌、天南星、半夏、三棱、莪术、桃仁、乳香、没药、浙贝母、郁金、元胡、白芥子各 30 克，黄丹 1500 克，香油 3000 克，白芷粉 500 克另置做掺药。

【配制方法】将上药前 13 味浸泡于香油中，春五、夏三、秋七、冬十天。然后用铁锅上火煎熬，至药外深褐内焦黄色，滤出药渣，继续以 310℃～320℃之温度熬炼药油，待油黏稠，滴水成珠，吹而不散的程度，离火徐徐撒入黄丹，木棒搅拌，使之充分混合不沉淀，继续熬至泡沫消失，上冒青烟，黑如油墨，光亮柔腻，滴入水中不粘手为度，若拉丝不断为太嫩，拉丝不成而脆为老。离火以后以细流入水中，静置 4～7 天去火毒，同时将去火毒之团块膏药微温熔化约 70℃～100℃，摊涂于白布上，备用。

【使用方法】在膏药上撒白芷粉少许，贴敷患处，5～7 天换药 1 次，1 个月经周期可贴 3 次，为 1 个疗程。

【临床疗效】治疗 100 例患者，治愈 59 例，好转 38 例，无效 3 例，总有效率达 97%。

【典型病例】骈某，女。两乳胀痛，经前加重年余，发现内有肿块 2 月余，经红外线扫描及针吸活检均诊为双侧乳腺囊性增生。曾服乳癖消，显效甚微。查其两乳胀硬，内有多个结块，大小形态不一，大者约 3 厘米×3 厘米×3 厘米，小者约 0.5 厘米×0.5 厘米×0.5 厘米，表面光滑、压痛，左乳较重，尤以外上象限为甚，痛牵肩臂，腋下

无硬结，兼心烦易怒。遂贴乳癖膏 2 张。1 周后复诊：局部、肩臂疼痛消失，肿块明显减少及缩小，继用 2 个疗程，痊愈，随访 1 年未复发。

【按语】中医学认为，本病多由于郁怒伤肝，肝郁气滞，络脉不畅，或思虑伤脾，冲任失调，气血失和，致痰凝血瘀而成结块，属"乳癖"范畴。西药治疗本病多采用激素替代疗法，因其副作用大，多无法坚持。而膏药贴敷，直达病所，副作用小，无痛苦，患者愿意接受。方中川乌、草乌、天南星、半夏具有辛辣温热之性，直接刺激局部，激发经气；三棱、莪术、桃仁、乳香、没药活血化瘀，通利血脉；郁金、元胡疏理壅气，通滞止痛；浙贝母、白芥子配伍南星、半夏搜化留痰，软坚散结；白芷粉辛香透窜，有冲破屏障、引诸药透里之功效。诸药共投，共奏通经气、活瘀血、消留痰、化滞气、散结肿、除疼痛之效。

11. 乳康贴膏

【方剂来源】《中医外治杂志》2001 年第 3 期。

【适应病证】乳腺增生症。

【药物组成】丹参 15 克，益母草、郁金、莪术、乳香、没药、延胡索各 10 克，橘核、王不留行、丁香、川楝子、皂角刺各 12 克，细辛、麝香各 5 克，冰片 3 克。

【配制方法】将丹参、橘核、川楝子用乙醇回流提取 2 次，过滤，合并滤液，回收乙醇，滤液备用；乳香、没药、元胡、丁香、串料粉碎成细粉，麝香、冰片研为细末，与上述细粉混匀备用；莪术加水蒸馏提油备用，药渣与益母草、郁金、皂角刺、细辛等 5 味药加水煎煮 2 次，滤液与前药液合并，浓缩至稠膏，烘干，粉碎成细粉，再与上述细末及月桂氮唑酮、丙二醇、挥发油等混匀，制成 100 贴（每贴 0.1 克）即得。

【使用方法】先确定痛点，然后清洁皮肤，选用神阙穴（肚脐）加痛点的外贴方法，每 2 天更换 1 次。连续用药 4 周为 1 个疗程，治疗期间停用其他任何治疗乳腺病的药物。

【临床疗效】共治疗 70 例，治愈 10 例，显效 26 例，有效 30 例，无效 4 例，总有效率 94.29%。

【典型病例】任某，女，26 岁，两乳房隐痛，呈现周期性加剧 1 年多。患者近 1 年来，常觉两乳房隐痛，每次月经来潮前 10 天左右乳痛明显加剧，呈胀痛，行路快跑亦感两乳坠痛不适，疼痛持续至月经来潮则自行减轻，伴烦躁易怒、胸闷口干、少寐，月经量少色暗红，伴少腹疼痛。检查：两乳房外观、发育正常，两乳房外上象限分别可扪及 2~3 个花生米大小之结节，乳腺管增粗呈条索状，质韧、活动，与皮肤无粘连，压痛明显，红外光乳腺诊断仪检查示：乳腺增生。舌质红，苔薄黄，脉弦。诊断：乳腺增生症。辨证为肝气郁结型。治疗以乳康贴膏分别贴于两乳房外上象限结节处和神阙穴，每处隔天更换 1 次。贴敷 3 天后乳痛明显消失，继续敷贴，至月经来潮也未再发生疼痛，连用 1 个疗程，两乳房肿块消失，随访 3 个月未见复发。

【按语】乳腺增生症属于中医"乳癖"范畴，其形成以肾虚，冲任不调为发病基础，肝气郁结为诱因，痰瘀互结为结果，冲任二脉下起胞宫，上连乳房，乳房为肝、胃二经所过；冲任不调，势必影响乳房的生理功能而发病。"肝肾同源"，肝失所养，肝气郁结而致血瘀，痰瘀互结，循经凝滞乳房，故使乳房结块疼痛。用乳康贴膏外敷一方面使药物直达病所，达到止痛散结之功；另一方面外敷神阙穴，通过对脐部的持续刺激作用达到疏通经络、调理气血、扶正祛邪、调整阴阳等作用，通过神阙穴通络散瘀、促进增生的乳腺组织复原。方中丹参、益母草活血祛瘀；莪术、王不留行、橘核破血行气，消积止痛；川楝子、延胡索活血行气，止痛；细辛、丁香辛散走窜，通经入里，散结止痛；麝香、冰片开窍散郁，消肿止痛，使药物直达乳房病所。诸药合用，共奏疏肝理气、活血散结、消肿止痛之功。

12. 开结通络膏

【方剂来源】《陕西中医学院学报》2009年第6期。

【适应病证】乳腺增生症。辨证可分4型：肝郁型：表现为乳房肿块的胀痛随情绪变化而改变，伴有胸胁胀满，喜郁善怒，纳差，青中年妇女多见。舌质不红，脉弦。肝火型：表现为乳房胀痛灼烧难耐，口苦，咽干，烦躁易怒，便干，舌红，苔黄，脉弦数。肝肾阴虚型：表现为中年妇女多见，平时乳房疼痛，肿块无明显变化，月经前加重，伴有月经周期紊乱，腰膝无力，头晕目眩，神疲体倦，舌红少苔，脉细数。气血两虚型：表现为乳房肿块疼痛，伴有全身乏力、纳差、心悸怔忡、面色不华、舌淡、苔薄、脉细弱或沉细无力。

【药物组成】穿山甲25克，土元、三七、乳香、没药各18克，三棱、牛膝各9克，全蝎、蜈蚣各21克，生地黄12克，鹿角胶30克，轻粉3克，黄丹420克。

【配制方法】先将穿山甲、土元、三棱、三七、全蝎、蜈蚣、牛膝、生地黄、鹿角胶浸泡于麻子油1000克内，夏天浸7天，冬天浸15天，春秋天浸10天；浸泡后以文火煎熬，至药枯为度，过滤除渣后，武火熬油至滴入水中为珠则成；油温稍低后，徐徐加入黄丹粉，用桑木棍搅拌不停，武火熬，使烟尽出，减火待油温稍凉，加入乳香、没药、轻粉等掺药，继续搅拌，膏冷为度；将膏药浸泡于冷水中一昼夜拔毒，取出加热摊于膏药布上备用。

【使用方法】按辨证分型治疗。肝郁型：单用膏药贴于病灶部位。肝火型：将膏药贴于乳根部位，内服清肝散：白芍30克，栀子12克，夏枯草15克，甘草15克，研末冲服，5克/次，2次/天。肝肾阴虚型：将膏药贴于病灶部位，内服双滋解毒散：金银花20克，鳖甲8克，白芍30克，甘草15克，研末冲服，2次/天，5克/次。气血两虚型：将膏药贴于乳根部位，内服黄芪当归加味散：黄芪100克，当归20克，陈皮30克，研末冲服，2次/天，5克/次。膏药于经前10天贴敷，同时内服散剂，连用10天。

【临床疗效】共治疗300例。其中肝郁型237例，痊愈198例，显效10例，有效5例，无效24例，总有效率89.87%；肝火型32例，痊愈21例，显效5例，有效3例，无效3例，总有效率90.62%；肝肾阴虚型16例，痊愈9例，显效3例，有效2例，无效2例，总有效率87.5%；气血两虚型15例，痊愈8例，显效4例，有效1例，无效2例，总有效率86.67%。

【按语】乳腺增生症属中医学"乳癖""乳岩"等范畴，多因长期的情志抑郁，加之过度劳累，使肝气郁而不舒，横克脾土，脾胃功能失调，气机升降失常，进而影响全身气机失常，出现肝郁证型较多；此外，脾胃又为气血生化之源，气血生化不足，肝郁脾虚则气血失运，经络瘀阻，从而导致本病的发生。本病采用外治方法，可使气血恢复，归以常态，达到消除增生的目的。开结通络膏选用穿山甲、土元、三七、全虫、蜈蚣、牛膝以疏通经络，活血化瘀；生地黄、鹿角胶以补其不足，行气活血，促进乳房部位的气血流畅，使经络通畅，乳腺增生肿块消除。肝火型兼服夏枯草配伍栀子、甘草以清热解毒，红肿热痛现象自解；白芍敛肝阴，肝阴足而郁火自消。肝肾阴虚型兼服鳖甲、白芍滋补肝肾阴血，阴血足本元复；金银花、甘草清热解毒，则虚火自除。气血两虚型兼服黄芪、当归，可使气旺血生，加以陈皮疏理气机，使气顺血行。三型加以兼服之药，共助黑膏药之力，则能加速乳腺增生的治愈。

第四节　软组织与关节疾病膏敷方

一、风寒湿痹膏敷方

痹证，是感受风、寒、湿热所引起以痛为主要症状的疾病，以其感受的外邪不同，症状各异。风痹，发无定处，呈游走性疼痛；寒痹，痛有定处，受寒则剧，得热则减；湿痹，痛处肿胀，肢体沉重，阴雨天尤剧，多发于年老体弱及劳动人民，缠绵难愈。对症选用膏剂外敷，常获良效。

1. 姜胶膏

【方剂来源】《浙江中医杂志》1988 年第 8 期。

【适应病证】风寒湿痹。

【药物组成】鲜生姜自然汁 500 克，明亮水胶 120 克，肉桂、细辛。

【配制方法】将鲜生姜自然汁、明亮水胶，用文火同熬成稀膏，摊涂于布上，临用时将研细的肉桂、细辛末适量掺于膏药中即成。

【使用方法】外敷患处相关穴位。

【典型病例】张某，因长期弯腰工作，致右下肢行走困难，自右臀部而下至足跟呈放射性疼痛，曾经中西医治疗及梨状肌综合征局部封闭治疗，均乏疗效，查右下肢肌肉较健侧萎缩约 2 厘米，肌腱拘急紧束，屈伸受限，右环跳穴压痛明显，直腿抬高试验阳性。即以姜胶膏外敷环跳、委中、承山穴，每日换药 1 次，敷后局部发热，深透肌肉，疼痛明显减轻，共用 5 日，疼痛消失。

【按语】姜胶膏出于张锡纯《医学衷中参西录》，其云："凡因受寒肢体疼痛，或因受寒肌肉麻木不仁者，贴之皆可治愈。即因受风而筋骨疼痛，或肌肉麻木者，贴之亦可治愈。唯有热肿疼者，则断不可用。"

2. 伤科敷涂膏

【方剂来源】《浙江中医杂志》1984 年第 1 期。

【适应病证】慢性腰痛、漏肩风以及各关节陈伤、骨折、脱臼手术后遗症，风湿痹痛、麻木等。

【药物组成】生川乌、生草乌、生南星、威灵仙各 150 克，附子、生半夏、地龙、桂枝、红花、紫荆皮、桃仁、穿山甲、木瓜、牛膝、赤芍、甘松各 100 克，归尾、川芎各 200 克，苏木、独活、青皮、防风、王不留行、莪术、羌活各 50 克，黄荆子 40 克、乳香、白芥子、没药各 30 克。

【配制方法】上药用青油 10000 克浸 10 天（冬季浸 20 天），然后连油和药倾入铁锅，用文火熬枯去渣，再入炒铅粉 3000 克，用桃木棍边熬边搅匀，直至滴水成珠（稍熬老一点为宜），最后拌入老碱适量，和匀后即成涂膏候用。

【使用方法】敷涂时，先将涂膏放入铁锅内加热溶解，用桃木棍搅匀，据患部的面积搅起适量的涂膏，马上浸入冷开水内，捞起药膏，挤捏成饼（厚约 2 厘米），用湿毛巾揩干后，贴敷已用温开水清洗过的患部，用浴巾遮盖以保持温度，约 5 分钟调换 1 次药膏，使患者感到温暖舒适为宜。每天敷 2～3 次，7～8 天为 1 个疗程。用过的药膏可清洗后，投入铁锅内熬煮消毒，以备再用。

【注意事项】若外伤患部有皮肤病或溃疡，骨关节结核病、肿瘤及皮肤过敏者，本法忌用。

【按语】本方具有温通经络、调和气血、祛瘀生新、消肿止痛、逐风散寒、软坚散结之功。

3. 白芥子膏（一）

【方剂来源】《新中医》1987 年第 7 期。

【适应病证】痹痛，如背痛、腰痛、上肢痛、下肢痛、肩痛、膝痛。

【药物组成】白芥子、元胡各 30 克，甘遂、细辛各 15 克，麝香 1 克，姜汁适量。

【配制方法】将前 4 味共研细末，入麝香，以姜汁调匀成膏备用。

【使用方法】将药膏摊于 4 厘米×4 厘米玻璃纸上，膏重 3 克，贴于被选的穴位上，胶布四周固定。每贴 4～6 小时，5 天再贴，3 次为 1 个疗程。

选穴：背痛选用临近的华佗夹脊穴三对；腰痛选肾俞、秩边、委中；上肢痛选曲池、臂臑、外关；下肢痛选阳陵泉、环跳、承山；肩痛配肩髃；膝痛配膝眼；酌情使用阿是穴。

【注意事项】热痹及孕妇忌用。

【典型病例】韩某，女，40 岁，1985 年 8 月初诊。咳嗽、背疼年余，逢阴雨寒冷加剧。曾诊为咳嗽、痛痹。屡经中西药、针灸多治不效。以白芥子膏贴于心俞、肺俞、膈俞 3 次，于 1986 年 8 月再诊时，喜悦而诉，咳嗽大减，背痛已愈。

【按语】膏中白芥子、甘遂、姜汁散寒逐湿；细辛祛风通阳；元胡、麝香活血、通络止痛、共奏温阳散寒、祛风通络、活血止痛之功。

4. 乌头外敷膏

【方剂来源】《山东省膏贴疗法学术经验交流会资料汇编》。

【适应病证】纤维组织炎。

【方药组成】当归、川芎、桃仁、红花、乳香、没药、牛膝、五灵脂、穿山甲、防风、白芷、羌活、土元各 15 克，乌头 20 克，细辛、僵蚕各 6 克，铁粉、食醋等量。

【配制方法】将上药研成细末，加适量铁粉、食醋混合调匀成糊，摊于伤湿止痛膏上即成。

【使用方法】在患处用手按摩 15～20 分钟，再将膏药贴于阿是穴及背俞穴等处。每 2 日换 1 次，3 次为 1 个疗程。休息 3 天再行下 1 个疗程。

【临床疗效】孟氏等人用此膏治疗本症 60 例，痊愈 39 例，占 78%，临证可试用之。

【典型病例】隋某，男，45 岁，农民。

自述腰背疼痛 1 年半。患者 1 年半前因受寒后感腰背部痛，转侧不利，背部尤甚。遇劳累，气候突变及情绪波动时诱发或加重。口服吲哚美辛、局封后可得稍缓，但效欠佳。疼至今故来求诊。检查：舌质淡、苔薄白，脉象弦滑。血沉及抗"O"正常，腰胸椎片示无异常发现。诊为腰背纤维组织炎。取乌头外敷膏按上法治疗 3 次痊愈。随访年余未见复发。

【按语】本方是东营市牛庄中心医院孟凡奎等人自拟处方。纤维组织炎属中医痹证范畴，本病常见。

5. 灵仙三甲膏

【方剂来源】《中医外治杂志》2008 年第 6 期。

【适应病证】骨痹。

【药物组成】威灵仙 2 份，醋制穿山甲 1 份。

【配制方法】上药共研细末，混合均匀，用陈醋、面粉适量调成膏糊状备用。

【使用方法】将上膏敷于患处，敷药范围比疼痛部位稍大，厚薄适宜，一般 12 小时更换 1 次。

【注意事项】对于极少数过敏体质者，适当缩短外敷时间，并且适当延长敷药时间间隔，一旦患处皮肤出现发红、瘙痒等症状，停止用药则上述症状会逐渐消失。

【临床疗效】共治疗 26 例，治愈 4 例，显效 7 例，有效 10 例，无效 5 例，总有效率 80.76%。

【典型病例】温某，女，73 岁，2006 年 8 月 16 日初诊。主诉：左膝关节疼痛，伴活动障碍 3 个月余。现病史：3 个月前无明显诱因出现左膝关节疼痛，活动障碍，上下楼时可闻及骨擦音。行血沉、抗"O"、黏蛋白、类风湿因子检查，排除风湿、类风湿关节炎；X 线检查示：骨质疏松，关节间隙狭窄，软骨下骨质硬化，边缘唇样改变，骨赘形成。西医治疗 1 个月效果不显，再予针灸、按摩治疗半个月余亦无明显效果，遂求中医治疗。症见左膝关节疼痛，活动障碍。查体：左膝关节伸面有压痛区。舌暗边有瘀点，苔薄白，脉细沉。诊断：骨痹。予灵仙三甲膏治疗1个月，痊愈。

【按语】骨痹以关节疼痛、活动受限为主要临床表现，是因局部风湿痹阻，气血不活，经络阻滞，不通则痛。灵仙三甲膏中威灵仙性味辛、咸、温，归膀胱经，能祛风湿、通经络、消骨鲠。因其味辛，性猛善走，通行十二经脉，既能祛风湿，又能通经止痹痛。穿山甲味咸，性微寒，归肝、胃经，能活血消癥，通经下乳，消肿排脓。本品性善走窜，内达脏腑经络，能活血化瘀，消癥积，通经脉。两者配伍外治骨痹，疗效显著。但理论上骨质增生属于骨刺，非手术治疗不能使其软化或消失，因此目前临床多以症状消失、功能恢复、近期不复发为治愈标准。

6. 祛寒膏

【方剂来源】《国医论坛》年2004第2期。

【适应病证】痛痹（膝关节炎）。

【药物组成】白芥子30克，元胡、细辛各15克，川乌、草乌、桂枝、川芎、独活各10克。

【配制方法】上药共为细末备用。

【使用方法】选膝眼（双）、血海、梁丘、足三里穴，清洁局部。取药末（每穴2克）用生姜汁调膏，摊于4厘米×4厘米的塑料薄膜上，贴于所选俞穴，胶布固定。每次贴敷2～4小时，每周贴敷1次，连贴6次为1个疗程。

若贴后局部热辣烧灼感明显者，可提前祛药，以防烧伤皮肤；如贴后局部微热舒适者可适当延长贴敷时间，但以不烧伤皮肤为宜。对年老体弱者可适当减少贴敷时间。

【典型病例】王某，男，45岁，农民，2002年6月8日初诊。述双膝关节疼痛3年余，逢阴雨天加重，曾用中西药及针灸、理疗等方法未效，冬季尤甚。查双膝关节不红不肿，触之发凉，关节屈伸不利。诊为痛痹。遂用上药如法贴敷。6月15日复诊：双膝关节凉感消失，疼痛减轻，继用上法贴敷。至7月18日共治疗6次，关节疼痛消失，双膝屈伸自如，活动正常。半年后随访，虽时至寒冬，但双膝关节不凉不痛，病告痊愈。

【按语】《素问·痹论》云："风寒湿三气杂至，合而为痹也……寒气胜者为痛痹。"痛痹由于体虚，阳气不足，腠理空疏，卫阳不固，寒邪乘虚侵袭，流走脉络，而致气血、痰浊凝滞所致。治法应以祛寒、活血、化痰、通络、止痛为主。方中川乌、草乌、桂枝、细辛等祛寒蠲痹，通络止痛；川芎、元胡活血化瘀止痛；白芥子、生姜温化寒痰。诸药合用，与痛痹病机契合，故疗效可靠。

7. 蠲痹膏

【方剂来源】《四川中医》2000年第7期。

【适应病证】风寒湿痹证。

【药物组成】生川乌、生草乌、山奈、甘松、乳香、没药各20克，北细辛15克，威灵仙、香白芷、川芎、樟脑各30克，乌贼骨、煅石膏各50克，60度白酒、陈醋各100克，鸡蛋清2个。另备防风、桂枝、姜黄、羌活、独活、薏苡仁、牛膝、防己各30克以随证加减。病灶如生上焦且为行痹，加防风、姜黄、桂枝、羌活末；如在中焦为着痹者，加牛膝、薏苡仁末；若在下焦加牛膝、独活末；肿胀明显加防己、薏苡仁末。

【配制方法】先将生川乌、生草乌、细辛、威灵仙、白芷、乳香、没药、川芎、樟脑、山奈、甘松共同研末（乌贼骨、煅石膏另研末备用），放入预备的瓷罐中，加酒、醋浸泡12小时后，取出加鸡蛋清适量调乌贼骨煅石膏末，使之成为膏糊状备用。

【使用方法】外敷病灶处，绷带外缠。36小时换药1次，10日为1个疗程。

【临床疗效】共治疗60例，治愈33例，有效24例，无效3例，总有效率95%。

【典型病例】陈某，男，47 岁，农民，1996 年 11 月 17 日诊。反复双膝关节酸痛、重着 2 年。患者长期以捕鱼为生，两年来时有双膝关节重着、酸痛，痛时微有肿胀、麻木，活动不便，西医诊断为"双膝关节炎"。曾口服布洛芬、芬必得等消炎镇痛药治疗，疗效欠佳。近期症状加重，求中医治疗。诊见体微胖，面色无华，双膝关节轻度肿胀、麻木，屈伸不利，影响行走，苔白腻，脉濡缓。证属着痹，治以除湿通络、祛风散寒。方用蠲痹膏加防己、独活、薏苡仁各 30 克研末制膏，外敷双膝关节。换药 4 次后，双膝关节酸痛、重着明显减轻，能行走。续用 1 周，症状、体征完全消失，功能恢复，嘱其劳逸结合，避风寒，防潮湿，随访至今未复发。

【按语】风寒湿痹证是由于风、寒、湿等外邪侵袭人体，闭阻经络，气血运行不畅所导致的以肌肉、筋骨关节发生酸痛、麻木、重着、屈伸不利，甚或关节肿大等主要临床表现的病症。治疗以祛风、除湿、散寒为治疗原则。用蠲痹膏外敷，以求祛风、除湿、散寒而直接作用于患部。其特点是药源足、作用快、疗效好、副作用少。方中生川乌、生草乌味辛、性大热，能入骨搜风，通行十二经，走而不守，温经散寒止痛，专治风寒湿痹痛；细辛味辛、性温，辛香浓烈，可上行亦可横走，祛风邪、散寒邪无处不到，宣络脉、通百节无微不至；白芷辛温香气浓烈，味辛力厚，解表散邪，祛风邪、散寒气、通肌肤、透毛窍、通脉行窍；威灵仙辛散而通，性急善走，通行十二经脉，其性走而不守，能祛风除湿、通经活络、宣壅导滞、散寒止痛；川芎、乳香、没药性温、味辛，辛香行散，性善疏通，能散能升，上至巅顶，下行血海，旁达四肢肌肤，走而不守，为活血祛瘀、消肿止痛之良药；甘松、樟脑、山柰三药性味辛温、芳香，温经散寒通络止痛，辛香走窜化湿，行气止痛；石膏、乌贼骨煅后其性由凉转温且涩，能收湿

敛湿，和上药合用能固其他药性不外泄，乌贼骨除收敛固涩，尚有通血脉、活经络之功。方用酒醋调是借其性味，辛窜善行，引药归经，透肌肤。鸡蛋清调敷是取其帮固黏滞作用。方中备用药物防风、桂枝、姜黄、羌活善治上焦风寒湿痹，行痹尤宜，能祛风、散寒、解肌、引药归经；牛膝、独活善祛中下焦风寒湿痹；防己、薏苡仁利湿除肿，对着痹引起的关节肿胀疗效卓著。以上药物配伍，共奏温经散寒、活血化瘀、芳香化湿之功。

8. 威灵桃红膏

【方剂来源】《中国民间疗法》2001 年第 9 期。

【适应病证】风寒湿痹证。

【药物组成】威灵仙、桃仁、乳香、没药、木瓜、五加皮、大黄、延胡索各 15 克，生草乌、生川乌、川芎、赤芍各 20 克，红花、全蝎各 10 克。

【配制方法】上药共研细末备用。

【使用方法】取上述药末 20 ~ 40 克，用陈醋或白酒调成膏状，外敷于病灶处，绷带固定。每 24 小时换药 1 次，10 日为 1 个疗程。敷时要将膏调匀、调黏，不宜过湿、过干。绷带缠绕的松紧要适当。治疗期间注意休息、保暖、防潮湿。外敷后个别患者用药部位皮肤会感觉瘙痒，或起红疹。若难以忍受，可取下外敷药，用清水洗净即可，无须特殊处理。

【临床疗效】共治疗 120 例，治愈 68 例，有效 40 例，无效 12 例，总有效率 90%。

【典型病例】董某，男，70 岁，农民。因膝关节反复发作酸痛重着 2 年，近半月来加重而入院。患者长期务农，2 年来时感膝关节重着、酸痛，有时伴肿胀、麻木，活动不便。每因天气变化或遇寒冷、劳累则疼痛加剧。曾口服布洛芬、芬必得等药物及用普鲁卡因、泼尼松进行封闭治疗，疗效均欠佳。近半月来因天气阴雨而症状加重。诊见患者体微胖，面色少华，双膝关节及下肢肌

肉轻度肿胀，屈伸不利，行走困难。舌质淡，苔白腻，脉弦紧。证属风寒湿痹，治以温经散寒，祛风除湿，活血化瘀，通络止痛。方用威灵桃红膏外敷。换药 3 次后，双膝关节疼痛、肿胀明显减轻，能行走。再用 1 周而症状、体征完全消失，下肢功能恢复而出院。随访至今未复发。

【按语】威灵桃红膏方中威灵仙性温，味辛咸，性急善走，通行十二经脉，有祛风除湿、通络止痛、逐饮消积、行气化滞之功；生川乌、生草乌味辛，性大热，能入骨搜风，通行十二经，温经散寒止痛；桃仁、红花、大黄、赤芍、元胡具有活血祛瘀、消肿止痛之功；川芎、乳香、没药性温味辛，辛香行散，性善疏通，能散能升，上至巅顶，下行血海，旁达四肢肌肤，走而不守，为活血祛瘀、消肿止痛之良药；木瓜、五加皮具有舒筋活络、祛风除湿之功；全蝎辛散，窜透攻毒，具逐湿祛风、通络散结之功。用酒或醋调是借其固涩之性及通血脉、活络之作用。诸药配伍，共奏温经散寒、祛风除湿、活血化瘀、通络止痛之功。

二、颈椎病膏敷方

1. 骨质增生膏（一）

【方剂来源】《山东中医杂志》1991 年第 1 期。

【适应病证】颈椎增生血瘀型：症见颈部强直，转动不利，头颈部活动时有响声，伴有头痛头晕，眼花，咽闷，肩背胀痛及上肢麻木刺痛，头颈活动时加剧，唇舌紫暗或有瘀斑，脉象弦涩。

【药物组成】鹿角胶 20 克，龟板胶 10 克，黄芪 20 克，象牙屑、乳香、没药、地龙、穿山甲各 10 克，血竭、冰片各 1 克，蟾酥、麝香各 0.2 克。

【配制方法】将以上药物，除麝香、蟾酥、血竭、冰片外，共为细末。每贴膏药用米醋 500 毫升，放小铝盆内熬开后，将上药细末放入醋内和匀，用文火熬到用筷子挑起

不向下流为宜。趁热摊到已缝好的双层布上（布长 26 厘米×20 厘米），然后把已研好的冰片、蟾酥、麝香、血竭均匀地撒在膏药上。

【使用方法】将以上膏药，趁热贴颈部，用胶布固定，每 3 天更换 1 次，6 次为 1 个疗程。

【注意事项】一般贴第 2 次时即可出现许多如麦粒大的白点和红点，刺痒难忍。这既不是熨伤，也不是过敏或感染，可暂停两天，等白点消失后再贴，直至不再出白点及无刺痒感时即愈。

【临床疗效】用本膏药治疗血瘀型颈椎增生 236 例，痊愈 191 例，显效 20 例，有效 17 例，无效 8 例，有效率为 96.6%。

【按语】诊断标准：①有颈椎增生的典型症状：头痛头晕，颈项强直，转动困难，肩背及上肢麻木沉痛，上肢抬举及关节活动不利；②经县级以上的医院 X 线或 CT 拍片诊断为颈椎增生者。

疗效标准：痊愈：症状消失，颈部及受累关节活动自如，追访两年内未复发者。显效：症状基本消失。有效：症状有所减轻，但仍有轻度疼痛及关节不利。无效：症状无明显变化。

肾阳虚损是颈椎增生的主要原因，而外伤劳损和风寒外袭等则是其主要外因。内外因相加，导致局部瘀血阻络、经络不通而发病。本膏以补肾消增治其本，通络化瘀治其标。重用鹿角胶、龟板胶，温补肾阳兼补肾阴，含有阴中求阳之义；配黄芪大补元气，使气旺促血行；血竭、川芎、乳香、没药活血化瘀，消肿止痛；穿山甲、地龙疏通经络；伍蟾酥、象牙屑、冰片以其辛散之力，促使瘀血结聚由内外出，又妙在用米醋活血化瘀、软坚散结；麝香通络开窍，助诸药透骨消增，直捣病所。

2. 麝香鹿茸膏

【方剂来源】《山东中医杂志》1991 年第 1 期。

【适应病证】颈椎增生风寒型：症见颈部强直，转动不便，伴有响声，肩臂与上肢酸麻冷痛，畏寒怕风，每遇风寒及阴雨时症状加剧，舌质淡胖或舌边有齿痕，苔白，脉象浮紧。

【药物组成】鹿茸、全蝎、马钱子各6克，防风、川乌、草乌、乌蛇各20克，黄明胶、透骨草各10克，蜈蚣、苍耳虫各3条，樟脑2克，麝香0.2克。

【配制方法】上药除麝香、樟脑、苍耳虫外，共为细末，配制方法同骨质增生膏。

【使用方法】同骨质增生膏。

【注意事项】同骨质增生膏。

【临床疗效】风寒型40例中，痊愈33例，显效7例，有效率100%。

【按语】诊断标准、疗效标准同骨质增生膏。

风寒型治则：祛风散寒，通络止痛，补肾消增。本膏药重用鹿茸、黄明胶温补肾阳、强筋健骨，配川乌、草乌、防风、透骨草祛风寒，乌蛇、蜈蚣、全蝎通经活络，伍马钱子、苍耳虫散结消增。又妙用麝香、樟脑以其辛温走窜之性活血止痛，引药直达病所。

3. 活络镇痛膏

【方剂来源】《中医外治杂志》1995年第1期。

【适应病证】颈椎病。

【药物组成】川乌150克，草乌150克，威灵仙150克，川芎150克，当归200克，乳香150克，没药150克，三棱250克，赤芍200克，白芷100克，全虫150克，白花蛇150克，桃仁150克，麻黄50克，桂枝200克，续断150，狗脊200克，樟丹1250克，香油2500毫升。

【配制方法】以上药物放锅内香油浸2天，煎至深红色时去渣，用纱布5层过滤后，放入樟丹搅匀，然后将膏药摊在约5厘米×5厘米大小布上备用。

【使用方法】以颈部疼痛为主者，贴阿是穴、大椎穴；颈部疼痛伴上肢疼痛麻木者，贴大椎穴、肩井穴。5天换药1次，10天为1个疗程。

【临床疗效】治疗330例，痊愈232例，有效84例，无效14例。

【按语】中医学认为，颈椎病是因颈部疲劳过度，或受风寒湿邪，或外伤跌扑，致经脉闭阻、气滞血瘀而出现疼痛麻木等症状。运用活血化瘀的当归、川芎、乳香、没药、三棱、赤芍、桂枝、白芷、桃仁和祛风散寒通络止痛的川乌、草乌、全虫、威灵仙、白花蛇、狗脊、川断、麻黄熬制成膏，直接贴于病变部位，取得满意疗效。该疗法与常规治疗比较，具有见效快，疗效好，复发率低，简、便、廉、验等特点，具有实用和推广价值。但仅从X线片作为治疗前后疗效比较，不能完全反映客观实际。在临床中发现部分病例，治疗后症状完全消失，活动功能正常，且不复发，而X线片上的骨质增生并未改善，应予以注意。

4. 五龙威灵膏

【方剂来源】《中医外治杂志》1999年第1期。

【适应病证】颈椎病。

【药物组成】威灵仙、穿山甲、穿山龙、凤仙草、伸筋草、乳香、没药、秦艽各30克，川乌、草乌、羌活、独活各20克，山楂60克，五味子40克，血竭25克，麝香10克，黄丹适量。

【配制方法】药方中除麝香、血竭、没药、乳香外，其余药物全部浸入油内（植物油），浸泡1周；然后把药和油全部置入锅内，用文火熬，熬至药物枯焦至黑色，滤去药渣；再把药油倒入锅内，文火熬制药油滴水成珠不散时，再下黄丹，熬至药油呈黑色，离火，降温至60℃左右时，再把麝香、乳香、没药、血竭研细末，加入油内拌匀，冷却后捏成条，浸入水中1周左右（每天换1次凉水）以除去火毒，取一定量摊于牛皮纸或厚布上对折起来即成。

【使用方法】先将膏药加温软化，乙醇棉球擦洗患处，再用生姜片擦至皮肤略发红色，即可贴敷。每贴贴敷 10 天左右，3 贴为 1 个疗程。

【临床疗效】共治疗 918 例，痊愈 589 例，显效 212 例，好转 105 例，无效 12 例。

【典型病例】杨某，女。患颈椎疼痛并伴左上肢麻木、胀痛半年余。查颈椎 5～6 棘突左侧 2 厘米处压痛剧烈，神经根牵拉试验阳性，X 线片示：颈椎 5～6 椎体后缘骨质增生，5～6 椎间孔变窄。诊断：颈椎病。用五龙威灵膏 2 贴后症状、体征全部消失。为巩固疗效又予 3 贴，至今未复发。

【按语】颈椎病，近似中医的"痹证""痿证"等。在病因学上通常认为是慢性劳损、外伤、炎症以及寒湿诸邪之侵袭，阻塞经络，使气血运行不畅所致。方中穿地龙、威灵仙、凤仙草、羌活、独活、秦艽等祛风胜湿散寒，活血化瘀通经，消肿止痛，为主药；川乌、草乌祛寒湿、散风邪、温经通络，消肿止痛；山楂、五味子、乳没、血竭等活血化瘀，消肿止痛。全方共奏祛风胜湿散寒、活血化瘀通经、散结消肿止痛之功。

5. 复方灵仙膏

【方剂来源】《中医外治杂志》2010 年第 4 期。

【适应病证】颈椎病，腰椎病。

【药物组成】威灵仙、马钱子各 60 克，地龙、土元、姜黄、大黄各 50 克，乳香、没药、川乌、草乌、鸡血藤、川芎、羌活、独活、白花蛇、石菖蒲、芒硝、雄黄、阿魏、薄荷冰、樟脑各 45 克，血竭、甘遂、苍术、全蝎、半夏、蜈蚣、干姜、骨碎补、肉桂、延胡索、防风、艾叶、蓖麻籽、老鹤草、伸筋草、透骨草、鹿含草、穿山甲、桃仁、细辛、红花、胡椒各 30 克，冰片 15 克。

基质：麻油 280 毫升，松香 2000 克，黄丹 400 克，远红外陶瓷粉 60 克，氮酮 45 毫升。

【配制方法】煎药及浓缩：将配方中不需要保持生药药性的药物置于砂锅内，用水浸泡 24 小时，水煎 2 次。第 1 次煎煮时水量高出药料 4～6 寸，先以文火加热，待药料充分膨胀，再加大火力煮沸，用文火煎煮 1 小时。水量因蒸发减少时，可适量加水。过滤取汁。药渣加水再煮，第 2 次加水量一般高出药料 2～3 寸或淹没药料即可。煮至药料已透无硬心，煎液气味淡薄为度，过滤取汁。将 2 次药汁合并，用 100 目筛过滤，一次滤不干净可反复过滤，尽量减少滤液中的杂质。将过滤好的煎液置于锅内，先以武火加热煮沸，药汁转浓时降低火力，改用文火加热，徐徐蒸发浓缩，间时用毛刷不断搅动，以防药汁焦化，直至浓缩成 500 毫升稠膏，备用。

研压细粉：将处方中的细料药及需要保持生药药性的药物分别压细，过 100 目筛，分装密封备用。

炼膏：取电炉 1 个，电炉上置一铁架，铁架上置一不锈钢锅。将上述 500 毫升浸膏倒入锅内，然后加入松香 2000 克煮沸，直至松香完全融化并将中药浸膏全部收净。加入麻油 280 毫升，不停搅拌，再加入配方中药细粉，依次搅拌均匀，加入配方中芒硝、雄黄、阿魏细粉搅拌均匀，然后加入黄丹 400 克，加黄丹时应徐徐加入，不停搅拌，直至膏药变成鲜红色，最后加入冰片、樟脑、薄荷冰、氮酮、远红外陶瓷粉，依次搅拌均匀后离火，待凉到 70℃再摊膏，所用的裱褙材料以背面不透油为好，一般选用无纺膏药布，其规格 16 厘米×16 厘米，然后压膜、熟成。做好的膏药要装袋密封，放置阴凉、干燥处储存。

【使用方法】贴敷前先用生姜片或姜汁涂擦患部皮肤，然后剪去膏药的 4 个角，揭去药面上的玻璃纸，低温加热，使膏药微熔，直接贴于病变部位，用手按压片刻即可。每贴可贴用 7 天，可重复揭贴使用，如需洗浴可揭下，浴后擦干患处皮肤即可再贴。3 贴为 1 个疗程。一般治疗 2～3 个疗程。

【典型病例】杨某，女，48岁。主诉：腰痛3年余，加重2周，活动不利，不能弯腰，无下肢放射痛。X线片检查示：腰椎退行改变。诊断为腰肌劳损。曾针灸、理疗，腰痛时轻时重。遂予复方灵仙红膏药局部贴敷治疗3个疗程后，腰痛消失。腰椎活动恢复正常，随访2年无复发。

【按语】腰椎疾病多属中医学"痹证"范畴。该类疾病多为因虚致病或闪病致虚。虚则为肝肾亏损、骨弱筋衰，实则为风寒湿邪内侵、气滞血瘀。故当以祛除风寒湿邪治其标，补益肝肾、活血通络治其本为组方原则。外邪除而筋骨得养，经络通则疼痛自平。复方灵仙红膏药正是在中医外治理论指导下，运用药物局部贴敷，使药性从毛孔而入腠理，改善局部气血运行，调整脏腑功能，消除局部肌肉痉挛。通过经络的作用，舒经通络，行气活血，畅通经脉，以求"通则不痛"。

复方灵仙红膏药中的药料，必须气味俱厚者方能得力，故配方中的药物多为辛温走窜之品，具有较强的穿透力。虽有苍术、半夏之燥，入麻油则润；甘遂、川乌、草乌之毒，入麻油则化。处方中的红花、桃仁破血祛瘀；川乌、草乌、细辛、肉桂祛风除湿，温散寒邪，宣通经络；乳香、没药活血止痛；大黄清热凉血；胡椒行气；菖蒲、冰片一温一凉，芳香通窍；威灵仙软化骨刺。又因该类疾病多为久痛入络之顽疾，故辅以蜈蚣、白花蛇、地龙、地鳖虫、全蝎等血肉有情之物以活血通瘀，搜风解痉止痛；延胡索行气活血，消散瘀血，以收通则不痛之效；鹿含草祛风湿，补肝肾；骨碎补疗伤补肾坚骨；马钱子通络止痛。尤其是根据现代科学技术，在膏药中加入了一定量的远红外陶瓷粉，提高了人体生物膜活性，促进局部组织的血液循环和新陈代谢。提高了人体免疫能力，与药物相辅相成，不仅增强了药物的渗透性，也增强了病变组织的自身修复能力。

同时在膏药中加入了氮酮，增加了药物的透皮吸收，使之取效更速。综观全方，有补肝肾、强筋骨、散寒除湿、活血化瘀、软坚消肿、疏通经络之功效。

6. 骨质增生贴膏

【方剂来源】《中医外治杂志》2009年第3期。

【适应病证】颈、腰椎骨质增生症。

【药物组成】淫羊藿、熟地黄、海藻、甘草、甘遂、大戟、昆布、樟脑各50克，杜仲、补骨脂、巴戟天、续断、独活、麻黄、桂枝、乌梢蛇、制川乌、制草乌、制南星、制马钱子、莪术、炮山甲各30克，红花、细辛、全蝎各20克，生牡蛎100克，半枝莲60克，麝香6克，广丹1000克。

【配制方法】将生牡蛎、海藻、甘草、甘遂、大戟、昆布、莪术、半枝莲、麝香、樟丹10味共研细末，过80～100目筛，装瓶备用。其他药物按膏药常规制备成膏。

【使用方法】取基础膏药3份加热软化，加入药粉1份，搅拌均匀，摊制成厚2毫米、长75毫米、宽55毫米大小，置于稍大一些的柔软革面上，趁热贴于骨质增生部位与明显疼痛处。每贴膏药反复使用10天后更换，1个月为1疗程。

【临床疗效】共治疗75例，1～3个疗程，治愈61例，好转21例，无效3例，总有效率96%。

【按语】西医学认为，骨质增生症引起的颈肩腰腿痛系因中老年人骨质疏松、骨细胞退行性变化、软骨边缘附着处发生保护性增生，其所形成的唇状或刺样增生新骨对相关神经形成压迫刺激，引起神经根充血、水肿、炎症所致。本病属中医学"痛痹""骨痹"等范畴。中医学认为，本病内因年迈肾虚，久劳损骨，生痰积瘀；外因风寒湿邪入侵，共致机体经络痹阻，不通不荣而为痛。本病与一般风湿痹痛的不同点在于多了一个特殊致病因素——骨质增生，该增生新骨既是肾虚之骨质疏松所产生的病理产物，又是引起疼痛的根本原因。因此，在确定本病治则时应将补肾以壮老骨、散结以消新骨作为重点。本膏药即由补肾壮骨、软坚散结、祛风散寒、通络止痛、毒副作用小的药物所组成，而又特别注重骨质疏松与骨质增生这两个病理环节的用药。方以生牡蛎配淫羊藿、熟地黄、杜仲、补骨脂、巴戟天等药补肾壮骨；再以生牡蛎配海藻、甘草、甘遂、大戟、昆布、莪术、半枝莲等药软坚散结；用麻黄、桂枝、独活、细辛、制川乌、制草乌、制马钱子、乌梢蛇等药共奏祛风散寒止痛之效；而红花、炮山甲、全蝎、麝香等药齐奏化瘀通络止痛之功。

现代研究表明，本膏所用淫羊藿、杜仲、补骨脂等补肾壮骨药，具有抗骨质疏松的作用；而生牡蛎、海藻等软坚散结药，古今赞赏有加。经检测牡蛎含碳酸钙80%～90%，不仅是一味软坚散结的妙药，还是补钙坚骨之佳品。海藻与甘草相反为伍，能增强软坚散结作用。在《本草新编》早已有"海藻，专能消坚硬之病，盖咸能软坚也，然而单用此一味，正未能取效，随所生之病，加入引经药，则无坚不散也"之说，而《本草纲目》则明确指出："海藻，甘草两用之，盖以坚积之病，非平和之药所能取捷，必令反夺，以成其功也。"总之，对骨质增生症这类疑难病症，只有坚持长期治疗，才能阻断病情发展，从而控制疾病，提高生存质量。

7. 马氏膏药

【方剂来源】《中国民间疗法》2003年第4期。

【适应病证】颈腰椎骨质增生、椎间盘突出。

【药物组成】伸筋草、豨莶草、威灵仙、独活、海桐皮、鸡血藤、骨碎补、海风藤、木瓜、牛膝、杜仲、当归各50克，乳香、没药各30克。

【配制方法】将上药稍加粉碎，入麻油3000克内浸泡7天，上锅炸枯去渣，再熬至

滴水成珠时，将樟丹1300克慢慢倒入，不断搅匀成膏，再将血竭50克研为细末，加入膏中掺匀备用。

【使用方法】治疗时将膏药化开，均匀摊于膏药布上，贴于增生或突出部位，6天换药1次，1个月为1个疗程，一般连续贴用1～2个疗程。

【临床疗效】共治疗136例，痊愈95例，显效31例，有效10例，总有效率100%。

【按语】颈腰椎骨质增生、椎间盘突出为中老年人常见病、多发病，主要症状为颈腰及肢体麻木疼痛，每于劳累及受寒后加重。本方中伸筋草、豨莶草、威灵仙、独活、海桐皮、木瓜、海风藤、鸡血藤舒筋活络、散寒通痹；骨碎补、杜仲补肝肾、强筋骨、活血续筋；牛膝、当归、乳香、没药、血竭活血通络祛痛，并能直达病所。临床观察结果显示其疗效较好。

8. 复颈膏

【方剂来源】《中医临床研究》2011年第3期。

【适应病证】颈椎病。

【药物组成】生川乌、生草乌、防风、羌活、苏木、僵蚕、全蝎、地龙、生穿山甲各10克，䗪虫、虻虫、乳香、没药、细辛、血竭、三七粉各6克，桑寄生20克，威灵仙15克，麝香、冰片各5克，桑枝30克，丝瓜络15克。

【配制方法】把以上药物除麝香、冰片、三七粉、乳香、没药外，均用麻油1000克，浸泡1周，加入锅中熬枯去渣，在熬至滴水成珠，停火后加入樟丹340克收膏，加入乳香、没药、三七粉、冰片的粉末溶化，再放凉水中浸泡7天，以去火毒，贮藏。用时每10克为1贴，摊于布上备用。

【使用方法】将本膏药溶化后加入麝香0.5克撒于药膏上，分别贴在大椎穴、颈椎夹脊，共3张，10天更换1次，1个月为1个疗程。忌生冷、辛辣、油腻食物、避风寒。皮肤破损、局部皮肤疖肿及皮肤过敏者

禁用。

【临床疗效】共治疗60例，显效49例，有效11例，总有效率100%。

【按语】颈椎病是中老年人的常见病、多发病，是由颈椎增生、颈椎间盘脱出及颈椎间关节、韧带等组织的退性改变，刺激和压迫颈神经根、脊髓、椎动脉或颈交感神经等而产生的颈、肩、臂、手指麻木疼痛，甚至上、下肢功能障碍等症状的临床症候群，又称"颈椎综合征"。中医学多属于"颈强""颈痛""头痛""眩晕"等病证，多因年老体衰，肝肾不足，风寒湿瘀，痹阻经络，经脉失养，不通则痛，属本虚标实症。治宜祛风散寒，温经通络，活血止痛。复颈膏用生川乌、生草乌散寒通络；防风、全蝎、僵蚕、地龙祛风通络；生穿山甲、乳香、没药、血竭、虻虫、三七粉活血化瘀；桑寄生、威灵仙、羌活、细辛、桑枝、苏木、丝瓜络温经祛湿通络，冰片辛散苦泄芳香走窜，麝香辛温芳香，通十二经，为引经药。诸药合用，祛风散寒，活血化瘀，直达病所。

9. 骨刺停贴膏

【方剂来源】《山西中医》2003年第3期。

【适应病证】颈椎病。

【药物组成】一组：猪牙皂400克，生川乌、生草乌、威灵仙、羌活、独活各300克，淫羊藿200克。

二组：麝香5克，珍珠、香白芷各15克，炮山甲10克，冰片2克。

【配制方法】将一组药按常规制备成膏；二组共研细末备用。

【使用方法】将绿豆大小膏药置于胶布上，压平，撒二组药末少许为1贴，贴于增生椎体部位脊柱旁开5分，及肩井、肩髃、手三里、曲池穴，每处1贴，再用胶布密封固定。每周换药1次，10次为1个疗程。糖尿病、骨结核、恶性肿瘤骨髓炎患者禁用。

【典型病例】薛某，女，46岁。2002年3月16日初诊。症见颈部僵硬，眩晕，双肩疼痛1年，加重1个月。查局部无红肿，血压17.3/12kPa，双臂丛神经牵拉试验阳性，双侧前斜角肌挤压试验阳性，类风湿因子阴性，X线示：颈6~7椎体前缘骨质增生，颈椎生理曲度消失。舌淡、苔腻，脉沉缓。辨证为寒湿凝滞，筋脉痹阻。治以祛风除湿，温经通脉。外用骨刺停贴膏6块，其中颈6~7椎旁开各1贴，双肩井、肩髃各1贴，嘱避风寒。每周换药1次，用药2次后，自觉局部发痒发热，颈部活动略感舒适，舌脉无变化，守上法继贴。用药6次后，颈部僵硬、眩晕、双肩疼痛明显减轻，颈部活动较灵活。继贴9次后，症状消失。

【按语】颈椎病属于中医学"痹证"范畴，多因肝肾不足，风寒湿三邪侵袭，气血运行不畅所致。本膏选用生川乌、生草乌长于祛风除湿通痹，疏通经络气血；淫羊藿内壮肾阳而强筋骨，外散风寒而通痹痛；威灵仙性温通利，通行十二经，祛风湿通经络，善治疼痛麻木，其味咸可以软坚散结，有利于骨刺的软化；羌活、独活祛风散寒、除湿通痹；取猪牙皂消风止痒之功，珍珠收敛生肌之用，合而可缓解和降低贴药后皮肤发痒、起泡的药物反应。炮山甲行散入血，白芷辛散香疏、温燥除湿，增强疏通气血作用；麝香通达十二经，引诸药直达病所。全方共奏祛风寒湿邪，温通经络气血，软化骨刺，活血止痛之功。

10. 骨痛宁膏

【方剂来源】《中医外治杂志》2009年第5期。

【适应病证】颈肩腰腿痛。

【药物组成】制川乌、制草乌、威灵仙、生栀子、白芍、胡椒、白芷各10克，天南星、猪牙皂、细辛、生乳香、葛根、黄柏、枳实、防风、生地黄、生没药各5克。

【配制方法】上药共研细末，分每包30克密封备用。

【使用方法】用时加适量白酒和凡士林

50 克调匀成稠糊状，亦可加热调成膏状，涂在两块 20 厘米×20 厘米大小的纱布上，置于局部疼痛处，外用一次性软塑料薄膜方便袋包裹（防止药液外漏），用胶布固定，每次 8～12 小时。时间过长易出水疱，甚至导致皮肤过敏，一般小水疱不必处理，可自愈，水疱大者可将局部消毒后放出疱液，外涂紫药水即可，1 天 1 次，2～3 次为 1 个疗程，每疗程间隔 3～4 天，可以行下 1 个疗程。

【临床疗效】共治疗 85 例，治愈 27 例，好转 55 例，无效 3 例，总有效率 96.47%。

【典型病例】卢某，男，48 岁，工人，2008 年 12 月 25 日就诊。主诉：腰痛 1 年，弯腰及运动时疼痛加重 1 周。查体：13、14 椎体压痛，直腿抬高试验阴性，腰椎 X 线片示：13、14、15 椎体骨质唇样增生。经中医门诊针灸、拔罐、中频、推拿治疗 1 周症状无改善。改用骨痛宁外敷痛点，2 次后痛减，3 次后症状基本消失。随访 3 个月未复发。

【按语】颈肩腰腿痛是一种以疼痛为主要症状的常见多发综合征。本病多因肝肾亏虚，气血瘀滞，外患风寒湿邪致经络痹阻所致。治疗上宜补肝益肾，活血化瘀，通经活络，理气止痛，祛风散寒。骨痛宁膏以草乌、川乌、南星等大辛大热之品为君，祛风逐湿，温经通络，散寒止痛，三药对病程较长，局部疼痛固定不移者，有缓解疼痛、减轻局部痉挛、松解肌肉粘连、恢复肢体活动的作用；以乳香、没药、白芍、栀子等活血祛瘀之品为臣，活血祛风通络，消肿散瘀，化瘀止痛；白胡椒、白芷、细辛有辛香走窜之性，既可助活血祛瘀药增强活血通络止痛之功，又能引导全方药力由皮肤表面渗透于肌肉、筋脉，以疗伤止痛；防风、黄柏、生地黄为佐药，有防止川乌、草乌、南星等大辛大热之品刺激皮肤的作用；白芷、葛根具有走窜扩张局部血管的作用，既可增加活血化瘀药物的功效，又能引导全方药力由表皮渗透于肌肉、筋脉。诸药合用，共奏软坚散

结、消肿止痛、活血化瘀、通利经脉之功效。经现代药理学证实，以上诸药均具有明显的扩张局部血管、改善局部血液循环、促进局部新陈代谢、缓解神经根水肿、明显止痛、缓解局部肌肉痉挛的作用，有益于疾病的恢复。

经临床观察，该方对颈椎病、腰椎病、膝关节骨刺、跟骨骨刺疗效尤为突出，对肩周炎疗效欠佳。应用该方治疗颈肩腰腿痛安全价廉，简便易行，疗效理想。

三、各类关节炎膏敷方

（一）肩关节周围炎膏敷方

本病又称五十肩、冻结肩，俗称"漏肩风"，是肩关节周围软组织如肌腱、滑囊等多处同时发生病变。多见于 50 岁左右的中年人，女性多于男性。

本病的原因常与受寒、外伤、感染等有关，如未及时治疗或功能锻炼，拖延日久，可使关节粘连，活动受限，甚至不能梳头、穿衣。

1. 全蝎二乌膏

【方剂来源】《山东中医杂志》1995 年第 3 期。

【适应病证】肩关节周围炎。

【药物组成】全蝎尾、血竭、川乌、草乌、白芷、骨碎补。

【配制方法】将上述药物按 2∶3∶5∶5∶4∶6 的比例混合，共为细末，用医用凡士林调匀成膏，贮瓶备用。

【使用方法】将膏药直接均匀地涂布在患处或主要疼痛部位，用胶布覆盖固定，5 天换药 1 次，5 次为 1 个疗程。疗程结束后让患者尽力做肩关节旋转、抬举锻炼 2 天，再行下 1 个疗程。

【注意事项】局部破损、溃烂者禁用。

【临床疗效】曾治疗 54 例，均采用中医、西药双重诊断确诊，病史 1 个月～4 年，有肩部外伤史者 7 例，单侧发病 51 例，双侧发病 3 例。贴治后，痊愈 46 例，有效 7 例，有

效率为 98.1%。

2. 散寒祛痰膏

【方剂来源】《浙江中医杂志》1994 年第 9 期。

【适应病证】肩周炎。

【药物组成】制川乌、制草乌、白芥子、姜黄各 30 克，羌活、桂枝、天南星各 15 克。

【配制方法】将上药粉碎过 80 目筛，装瓷缸备用。用时取药末 16 克，陈醋适量调为膏。

【使用方法】摊于 4 张 4 厘米×5 厘米的塑料薄膜上，分别贴敷在肩髃、肩髎、肩外俞、肩髎穴。每次 6～12 小时（夏季 6 小时，其余 3 季 12 小时），每周贴 1 次，连贴 4 次为 1 个疗程，1～3 个疗程后停药观察。

【临床疗效】本组 63 例，痊愈 33 例，显效 14 例，有效 10 例，无效 6 例，总有效率为 90.48%。

【典型病例】王某，女，59 岁，1991 年 10 月 9 日初诊。自述 3 个月前右肩部被电扇吹后酸沉疼痛，逐渐加重，活动受限，得暖痛减，遇冷及夜间加重。舌质淡、苔薄白，脉弦紧。证属风寒外袭，痰凝血滞。拟用散寒祛痰膏贴敷，并嘱其勿受凉及劳累。贴药 2 次后右肩凉痛减轻。1 个疗程后疼痛基本消失，唯右肩上抬时稍有疼痛。为巩固疗程，再治 1 个疗程，右肩疼痛完全消失，功能完全恢复。随访 1 年未复发。

【按语】制川乌、制草乌、羌活、桂枝散寒祛风，通络止痛为主药；辅以白芥子、天南星温化寒痰，利气散结；姜黄破血行气，通经止痛；陈醋化瘀止痛，透药入肤为佐使。

3. 温络膏

【方剂来源】《中国民间疗法》2003 年第 8 期。

【适应病证】肱骨外上髁炎（网球肘）。

【药物组成】生南星、黑附子、细辛、干姜各等份，全蝎 1/3 份。

【配制方法】上药共研细末，混合均匀

备用。

【使用方法】取上述药粉 3 克，以葱白汁适量调成稠膏糊状，压成直径 2 厘米的圆形薄片，敷于肘关节外侧压痛点处，上贴伤湿止痛膏 1 张，封严，1 小时后取下，每日用药 1 次。

【临床疗效】共治疗 80 例，治愈 38 例，好转 30 例，无效 12 例，总有效率 85%。

【按语】肱骨外上髁炎按中医辨证属气滞血瘀，寒湿阻络，用温络膏治疗效果较好。本膏以干姜、附片、细辛温经通脉为主，配以全蝎、生南星活血止痛通络，葱汁引药达内使之发挥药效。孕妇及胶布过敏等不能使用伤湿止痛膏者禁用。

4. 斑蝥芥寻膏

【方剂来源】《江苏中医药》2003 年第 2 期。

【适应病证】肱骨外上髁炎，又名"网球肘"。

【药物组成】斑蝥、白芥子、寻骨风各等份。

【配制方法】上药分别研极细末，过 100 目筛后，等份混合，密封备用。

【使用方法】取上药适量，用 50% 乙醇调成糊状敷于肱骨外上髁痛点处，以 4 厘米×4 厘米医用胶布贴敷固定，待 6～10 小时局部起一小水泡（外见胶布中央部分隆起，触之有波动感）后，揭去胶布，水泡无需处理，一般 5～7 天自行愈合，若水泡破损，用消毒棉签挤干淡黄色液体后，外以无菌纱布覆盖。每周治疗 1 次，3 次为 1 个疗程，2 个疗程后观察疗效。治疗期间避免患肢负重或过度活动。

【临床疗效】共治疗 41 例，治愈 31 例，显效 6 例，好转 4 例。

【按语】本病多为慢性损伤引起伸腕肌腱在肱骨外上髁着力点部分撕裂或反复损伤引起慢性无菌性炎症导致局部的滑囊和骨膜损伤。中医学认为，不通则痛，痛则不通。故治疗上以培补气血、通经活络、散寒除湿为主。方中斑蝥主要为发疱作用，可使发肤发赤起疱；白芥子具有利气豁痰、散经止痛之功；寻骨风善于祛风除湿、行气止痛；用50%乙醇调和又可增强温通之力，且有消炎灭菌作用。全方配合，具有温通经络、行气活血、祛湿逐寒、消肿散结、通络止痛之效。临床治疗中发现，病程越短，疗效越好，本法发泡表浅，不留痕及色素沉着，且操作方便，痛苦较少。

5. 追风活血止痛膏

【方剂来源】《江西中医药》2005 年第 9 期。

【适应病证】肩周炎。

【药物组成】威灵仙 30 克，防风 20 克，川乌 15 克，草乌 15 克，乳香末 10 克，没药末 10 克，血竭末 10 克，红花 10 克，栀子 15 克，白芥子 15 克，黄丹 250 克，香油 600 克。

【配制方法】上药除乳香、没药、血竭、黄丹外，其他药用香油浸泡 5~7 天，置铁锅中用火炸枯去渣，滤净炼至滴水成珠后加黄丹搅匀收膏，再加入乳香末、没药末、血竭末。将熬好的膏冷却凝固后浸于冷水中 1 天，去其火毒，用时烊化，摊于纸上待用。

【使用方法】清洁患肩皮肤，将药膏加热后贴患处，每日或隔日 1 次，10 天为 1 个疗程。

【临床疗效】共治疗 56 例，痊愈 41 例，显效 11 例，好转 4 例，总有效率 100%。

【典型病例】张某，男，58 岁，工人，2003 年 3 月 8 日来诊。主诉：右肩关节疼痛半年多，时轻时重，最近持续疼痛，久治未效，先后内服过中西药及理疗、针灸等治疗，夜间常因痛甚不能入睡，梳头穿衣困难。检查：肩外侧及肩胛部压痛，上举、内收、外展、外旋均受限，右肩关节活动前屈抬高 100 度，外展上举 90 度，内收搭肩困难，X 线未见骨质病变。诊断为肩周炎，局部贴敷追风活血止痛膏，次日疼痛稍有缓解，嘱继续贴敷，1 周后病情减轻，2 周后病告愈，至今未再复发。

【按语】肩周炎，为中老人常见病、多发病，俗称"五十肩""漏肩风"等。人过 5 旬，气血渐亏，血不养筋，加之长期劳累或肩部露卧受风寒湿邪侵袭，寒凝筋脉，气血凝滞，不通则痛。筋脉肌肉拘急，关节活动不利，治以祛风散寒、活血通络止痛为主，故采用威灵仙、防风、川乌、草乌祛风散寒止痛；乳香、没药、血竭、红花、栀子活血通络、消肿止痛；白芥子善除腠理膜内之痰，对治疗肌膜、筋膜粘连有独到之处。此膏还可用于关节炎、筋骨扭伤、网球肘及颈腰椎骨质增生所致的疼痛。西医学认为，肩周炎是肩关节囊和肩关节周围组织的慢性无菌性炎症及肩周围软组织粘连所致，其粘连为本，疼痛为标，通过外敷此膏能松解粘连，减轻炎症，缓解甚至消除疼痛。

6. 凤仙花膏

【方剂来源】《中医杂志》2005 年第 4 期。

【适应病证】肩周炎。

【药物组成】葱汁、蒜汁、生姜汁各 150 毫升，凤仙花汁 50 毫升，米醋 150 毫升，面粉 30 克，牛皮胶 60 克。

【配制方法】先将葱汁、蒜汁、生姜汁、凤仙花汁、米醋混合入锅内加热，熬至极浓时加入牛皮胶溶化，再入面粉搅匀，略熬成膏。

【使用方法】取 8 厘米×8 厘米胶布数块，将膏摊涂在中央部位，分别贴于肩髃、肩髎、曲池穴，每日换药 1 次，10 次为 1 个疗程。另可配合内服独活寄生汤加减。

【按语】肩周炎主要表现为一侧或双侧肩周疼痛，肩关节外展、外旋功效受限。中医学认为，本病与肾气不足，气血亏虚，加之长期劳累，或肩部露卧受凉，寒凝筋膜所致。伏天人体阳气充盛，筋膜松弛，药物易于深入病所，故以补气血、益肝肾、温经络、祛风湿为主，冬病夏治。

（二）肱骨外上髁炎（网球肘）膏敷方

1. 中药外敷治疗网球肘

【方剂来源】《上海中医药杂志》1995 年

第 4 期。

【适应病证】网球肘。

【药物组成】黄荆子、紫荆皮、当归、木瓜、丹参、羌活、赤芍、白芍、独活、川芎、秦艽、木防己、防风、马钱子等。

【配制方法】诸药共研细末，用饴糖调拌成厚糊状，备用。

【使用方法】局部痛处外敷，3 天换药 1 次。

【临床疗效】Ⅰ组：病程 3 天～6 个月；外敷中药组 42 例；治愈 10 例，显效 15 例，有效 11 例，无效 6 例，有效率 85.7%。Ⅱ组：病程 6 个月以上；外敷中药组 32 例，治愈 3 例，显效 7 例，有效 10 例，无效 12 例，有效率 62.3%。

【按语】网球肘常顽固难愈，外敷中药有较好疗效，其中以病程短者的疗效更好。

2. 归马膏

【方剂来源】《河南中医》2002 年第 4 期。

【适应病证】肱骨外上髁炎（网球肘）。

【药物组成】当归、姜黄、伸筋草、透骨草、威灵仙、木瓜、三七、血竭各 15 克，制马钱子、细辛、制川乌、制草乌、桂枝、川芎、红花、土鳖虫各 10 克，枳实 12 克，蜈蚣 1 条。

【配制方法】上药共研细末备用。

【使用方法】用时取 50～100 克，以蜂蜜及蛋清调成膏糊状，敷于患处，以适当药棉缠绕。屈肘 90 度，颈腕带悬吊，每 5 天换药 1 次，1 个月为 1 个疗程。

【临床疗效】共治疗 300 例，痊愈 266 例，好转 34 例，总有效率 100%。

【典型病例】王某，女，46 岁。长期做家务劳动，不明原因逐渐出现右侧肱骨外髁处疼痛、屈伸旋转活动受限，曾到多家医院诊治都诊断为"网球肘"或"肱骨外上髁炎"，采用封闭、理疗、休息等处理，效果不佳。于 2000 年 6 月到我院治疗，就诊时病程已 6 个月，右肱骨外髁处轻度肿胀、疼痛、压痛。用归马膏外敷治疗，每 5 天换药 1 次。治疗 10 天，症状开始减轻，20 天明显减轻，治疗 1 疗程，症状、体征全部消失，无肿胀、疼痛及压痛，肘关节屈伸、旋转功能恢复正常，能从事一般的家务劳动，临床治愈。

【按语】网球肘的诊断主要根据职业、临床表现及特有体征。特有体征为 Mill's 征阳性。患者在前臂旋前位状态下，做对抗外力的旋后运动，肱骨外上髁处疼痛即为 Mill's 征阳性；或伸肘位并握拳、屈腕，然后主动将前臂旋前，若引起肱骨外髁处疼痛，也为 Mill's 征阳性。笔者认为，只要患者从事肘关节经常屈伸的职业，再加肱骨外髁处疼痛、压痛、活动受限，查体 Mill's 征阳性，即可确诊。在治疗上应突出温经散寒、行气活血、舒筋化瘀、宣痹止痛。归马膏中马钱子、制川乌、草乌、桂枝、细辛温经散寒止痛；当归、川芎、红花、血竭、三七活血化瘀，除瘀散结；土鳖虫、蜈蚣通络搜风止痛；伸筋草、透骨草、威灵仙、木瓜舒筋活络，通畅血流；枳实有行气之功，姜黄有引诸药归经之妙。诸药合用，共奏温经散寒、行气活血、舒筋散结、宣痹止痛之功效。

（三）风湿性关节炎膏敷方

风湿病是一种全身性疾病，发病原因尚不十分明确，但与溶血性链球菌感染有关。多数患者膝、踝、肘、腕等大关节处红、肿、热、痛，活动困难，呈游走性发作。急性期过后，关节完全恢复正常。应与类风湿关节炎鉴别，后者多发生于小关节，常对称发作，且多次发作后，常引起关节棱状畸形。

1. 消痛膏（一）

【方剂来源】《山东中医学院学报》1993 年第 4 期。

【适应病证】痹痛，各种疾病引起的关节痛，尤其是免疫性疾病所致者。

【药物组成】马钱子 9 克，乳香 9 克，麻黄 12 克，透骨草 30 克，细辛 10 克，甘草 9 克。

【配制方法】将以上药物研成细粉，装瓶备用。用时以香油调成糊状。

【使用方法】临用时将药粉用香油调成糊状，敷于患处（敷药厚度2~3毫米），然后用纱布或塑料布等物覆盖，以绷带固定。每次敷药24小时，3次为1个疗程。选1~2个痛肿及功能障碍最甚的关节贴敷，以贴敷指、趾、腕、膝、踝等关节为多。

【注意事项】本膏药外贴不经过胃，于脾胃无伤，对久病顽痹、衰老稚弱及胃不纳药者尤为适宜。

【典型病例】孙某，男，70岁，1992年4月12日初诊。双膝、腕关节肿痛1年，双手掌指关节、近端指间关节肿胀，粗大变形，痛不可触，双手不能握拳，晨僵时间3小时，关节痛度为Ⅲ级，关节功能为1/5。血沉84毫米/小时，胶乳试验阳性。确诊为类风湿关节炎。因患者脾胃不好，胃不纳药，故单用本膏外敷。第1次用药60分钟后疼痛即明显减轻，用药20小时后查关节痛度为0级，关节功能为4/5~正常，晨僵时间缩短至30分钟，连用3次病情得以控制。

【按语】本膏药中马钱子解毒散结，活血止痛，药理学研究认为其还有免疫调节作用；乳香辛温走窜，调气活血定痛，其主要成分为游离乳香酸及结合乳香酸，药理有镇痛消炎作用，可减轻炎症水肿，改善局部血液循环，使痛肿迅速减轻；麻黄、细辛、透骨草祛风胜湿，通络止痛，其中细辛药理有较强的镇痛作用，且对溶血性链球菌有抑制作用，故对风湿性关节炎的病情控制甚为有益；甘草次酸及其衍生物有抗炎、抗变态反应的作用。用本膏治疗75例由多种疾病引起的关节痛，总有效率97.3%，平均显效时间18.3小时。

2. 追风逐湿膏

【方剂来源】《外科正宗》。

【适应病证】风湿寒痹，筋脉挛痛。

【药物组成】豨莶草、麻黄、川乌、草乌、风藤、半夏、南星、羌活、蓖麻子（打碎）、桂枝各90克，独活、细辛、当归、白芷、苍术、大黄各60克。

【配制方法】上药切片，用葱汁、姜汁各180克拌药，浸1宿，用香油250克同药入锅，慢火熬至葱姜汁将干、药枯为度，离火。用细绢滤清，秤药油，每药油500克，下飞过炒黄丹180克为准。再将药油入锅内上火煎滚，方下黄丹，徐徐搅入，待膏成，再下碾净松香末620克，熬化，取下锅来，放盆上坐稳，再下乳香、木香、胡椒、轻粉（俱为末）各60克，白芥子末120克，搅匀，入瓷器盛贮。

【使用方法】将膏用热水炖化，绫缎或布摊贴，贴于患处。

【注意事项】孕妇禁贴。

【按语】此膏可用于风湿性关节炎，血管痉挛疼痛。

3. 湿毒膏

【方剂来源】《丹方精华》。

【适应病证】风寒湿痹毒。

【药物组成】麻油300克，当归6克，白芷3克，独活3克，山甲2片，蜈蚣1条，血余15克。

【配制方法】用麻油将上药熬枯去滓，熬油至滴水成珠，下红丹、杭粉各60克，轻粉5克，铜绿0.6克，白蜡（刮）4.5克，搅匀收膏。

【使用方法】用时将膏摊贴于布或油纸上，贴患处。

【注意事项】孕妇禁贴。

【按语】此膏可用于风湿性关节炎发烧。

4. 七制松香膏

【方剂来源】《串雅内编》。

【适应病证】风湿寒痹。

【药物组成】松香2500克，（第1次姜汁煮，第2次葱汁煮，第3次白凤仙汁煮，第4次烧酒煮，第5次闹羊花煮，第6次商陆根煮，第7次醋煮），桐油1500克，川乌120克，草乌、白芥子、蓖麻子、干姜、官桂、苍术各120克。

【配制方法】用桐油将药熬枯，滤去滓，下牛皮 120 克，烊化，用七制松香渐渐收之，离火，加樟脑 9 克，拌匀备用。

【使用方法】将膏化开，摊贴于厚纸上，贴于患处。

【注意事项】孕妇禁贴。

【按语】此膏可用于风湿性关节炎。

5. 透骨膏

【方剂来源】《瑞竹堂经验方》。

【适应病证】风湿寒痹。

【药物组成】马鞭草 250 克，生熟地黄各 45 克，吴茱萸、白面各 90 克，骨碎补、干姜各 120 克，炙鳖甲 1500 克，蒲黄 60 克。

【配制方法】上药共研细末，用醋调成膏备用。

【使用方法】将膏于火上温热，涂于痛处，上面用纸裹盖，药冷，揭去纸，再用膏涂其上，如此 7 次，于避风处用药。

【注意事项】孕妇禁贴。

【按语】此膏具有祛风散寒的功用，可用于风湿性关节炎。

6. 涂摩膏

【方剂来源】《圣济总录》。

【适应病证】风湿寒痹，四肢抽筋。

【药物组成】雷丸、牛膝（去苗）、白芍、川芎、当归、白芷、白术、蜀椒（去自合口者）、厚朴（去粗皮）、半夏、炒桔梗、细辛（去苗叶）、吴茱萸、肉桂（去粗皮）、附子（炮制去皮脐）、木香、大腹皮、槟榔各 30 克，牛酥 60 克，猪脂 1500 克。

【配制方法】上 15 味，除后 2 味外，均切细，以酒浸渍 1 宿，先炼猪脂去滓，再下群药，用慢火从早熬至晚，膏成，用绵裹滤去滓，再入锅中下牛酥，候清搅匀，盛瓷器内备用。

【使用方法】用膏摩患处，摩 7 日，休息 2~3 日再摩。

【注意事项】孕妇禁用。

【按语】此膏可用于风湿性关节炎，四肢疼挛。

7. 羌活胜湿汤膏（一）

【方剂来源】《实用中医内科大膏药手册》。

【适应病证】风湿在表，头痛头重，一身尽痛，难以转侧，恶寒微热，苔白，脉浮。

【药物组成】羌活、独活各 30 克，藁本、防风、炙甘草、川芎各 15 克，蔓荆子 10 克。辅药：生姜、韭白、葱白、榆白、桃枝各 6 克，苍耳草、益母草、诸葛菜、车前草、马齿苋、黄花地丁各 90 克，凤仙草 3 克，石菖蒲、花椒、白芥子各 1.5 克，皂角、赤小豆各 3 克。

【配制方法】用麻油 1870 克，将上药浸泡，上锅熬枯，去滓，熬油至滴水成珠，下丹搅匀，再下炒铅粉 15 克，松香 12 克，轻粉 3 克，官桂、木香各 1.5 克，牛胶 6 克（酒蒸化）兑入拌药，收膏备用。

【使用方法】将膏药化开，贴于大椎穴、阿是穴上。

【注意事项】孕妇禁贴。

【按语】此膏具有祛风除湿的功效，系抗风湿、镇痛药，治疗外感风湿的筋骨疼痛、头痛，可用于感冒、风湿性关节炎、神经性头痛的微热恶寒，无汗脉浮者。

8. 加味回阳玉龙膏

【方剂来源】《中医杂志》。

【适应病证】风湿性关节炎。

【药物组成】川乌 30 克，草乌 30 克，炮姜 90 克，生南星 30 克，肉桂 15 克，赤勺 90 克，细辛 12 克，附子 30 克，白芷 15 克，白酒适量。

【配制方法】将上药共为极细末，根据患部大小及病情需要而决定取药多少。

【使用方法】用加热的上好白酒调药，使成糊膏状，敷于患处，厚约 0.5 厘米，用油纸包，外用布裹，最外层用绷带包扎。每晚换药 1 次，重者早、晚各换药 1 次。每次换药时，可在用过已干的药上，陆续加些新药末，用热酒调后再敷，直至 1 剂药用完为度。

【注意事项】敷贴本膏药2～3贴时，有的局部可出现米粒样之小丘疹，色红而痒，此时，往往病去大半，为邪出肌腠之征，可不必停药，必要时也可停药1～2天，其疹即可自行消失。由火邪实热，或湿热内蕴，攻注作痛者，当禁用本膏。在敷药期间，可以根据辨证施治原则，加用汤剂作为辅助治疗。常用方剂为五积散、当归拈痛汤、羌活胜湿汤等加减为主。

【按语】本膏由《医宗金鉴》卷六十二肿疡敷则类方门回阳玉龙膏加减化裁而成。本膏具有温经通络、祛风散寒而化痰湿之功，对风寒湿痹急性发作者颇有效验，对麻木不仁隐痛绵绵的慢性患者效果较差。

9. 治痹膏

【方剂来源】《江苏中医杂志》1990年第8期。

【适应病证】风湿性关节炎、类风湿关节炎、骨关节炎等属于寒痹范畴的疾病。

【药物组成】斑蝥50克，血竭、重楼、肉桂各10克，梅片、炮山甲、细辛、雄黄、生川乌、升麻各5克。

【配制方法】上药共研细末和匀，避光瓶封装备用。需要时取部分药粉用蜂乳调成糊状软膏外贴穴位。

【使用方法】先按压肌表，找出痛点，明确属何经络何穴位，并标记清楚。然后准备好小方形胶布块，在痛点穴位处涂敷"治痹膏"，直径以1厘米为宜，膏上再撒适当干药粉，以防止膏剂粘在胶布上不易发挥药效。一般24小时可形成药疱，若未破损，在1周后药疱可自行吸收干瘪；若发疱后周围瘙痒或微胀隐痛，用消毒针灸针刺破疱，流尽内液不去疱皮，外涂龙胆紫覆盖消毒纱布，1周内不能沾生水，保持局部清洁，防止继发感染。

【注意事项】此法夏季不宜使用。手掌、足底、手指、足趾部外贴此膏无效。不能误入口内、眼内。肝炎、肾炎患者，需待肝肾功能恢复正常后方可使用。

【临床疗效】经治300例，总有效率达94.3%。

【典型病例】刘某，女，46岁，高邮湖渔民。初诊日期：1985年10月18日。

患者长期涉水感受寒湿，腰部酸痛且板，阴雨天气则更剧，迁延日久，屡治不效。近日腰部酸痛沉重，俯仰受限。检查：脊柱未发现明显侧弯，腰两侧肾俞穴压痛明显，直腿抬高试验阳性，血沉30毫米/小时，尿常规正常，舌苔白腻，脉象濡缓。此系风湿邪侵袭足太阳膀胱经脉，经气不利，络脉失和，气血运行失畅。治拟祛风寒，温经脉，调气血。双侧肾俞穴外贴治痹膏。

10月25日复诊：两肾俞穴处酸痛明显减轻，加贴两侧膀胱俞穴。11月10日复查血沉12毫米/小时，腰部酸痛消失，活动自如，局部起疱已干瘪无瘢痕，未继发感染，随访2年未复发。

【按语】治痹膏组方温经散寒，祛风除湿，活血化瘀，通络止痛，加之临床强调辨证，明确诊断，对证施法。

10. 皂矾粉握手心治疗风湿性关节炎

【方剂来源】高允旺著《偏方治大病》续编2005年1月第1版58页。

【适应病证】风湿性关节炎。

【药物组成】皂矾粉150克，铅粉15克，白胡椒150克，五倍子50克。

【配制方法】上药共研细末备用。

【使用方法】用食醋将药末调成泥状，令患者手掌展开，把皂矾粉放在两掌心后握住或用塑料布包扎，使全身出汗后取出药物（若无汗可连续24小时后再取下）。

【注意事项】皂矾粉握手心出汗是常见的反应。身上某部分发热，或关节出现严重疼痛，或有发凉感觉，或取下药后周身疲乏，这些都是正常反应，标志预后良好，不必惊慌。

【临床疗效】用1～2次见效，若无效隔日再用1次。

【按语】皂矾粉调食醋握手心，治疗风

湿性关节炎其效快，方法简单，效果好，对服用抗风湿药有胃肠反应者，增加了施治的办法，特别适用于小儿患者，手握皂矾粉出汗后，则疼痛立消，深受患者欢迎。

（四）类风湿关节炎膏敷方

1. 善救万金膏

【方剂来源】《外科枢要》。

【适应病证】一切风气走注疼痛，白虎历节风、鹤膝风，寒湿流注痈疽发背，疔疮、瘰疬、跌打损伤，腹中痞块，顽痰瘀血，腹痛泄泻，小儿疳积，女子癥瘕，咳嗽、疟疾。

【药物组成】藿香、木香、白芷、白蔹、乌药、大生地、贝母、丁香、白及、当归尾、僵蚕、檀香、蜂房、苦参、五加皮、细辛、秦艽、防风、肉桂、大枫子、蝉蜕、丁香、羌活、桂枝、莱菔子、全蝎、赤芍、元参、南星、蓖麻子、鳖甲、独活、枳壳、艾绒、白鲜皮、荆芥、苏木、连翘、红花、川芎、藁本、高良姜、桃仁、杏仁、香附、牛膝、苍术、威灵仙、川乌、草乌、续断、黄芩、麻黄、牙皂、金银花、甘草、附子、半夏、紫荆皮、骨碎补、海风藤、黑山栀各45克，大黄90克，蜈蚣35条，蛇蜕5条，槐枝、桃枝、柳枝、桑枝、楝枝、榆枝、楮枝各35寸，血余（男人黑发）90克，松香（棕皮滤过）50000克，百草霜5000克（研细筛过）。

【配制方法】用麻油10000克，除松香、百草霜外，余药俱浸泡油中，冬9宿，春秋7宿，夏5宿。分数次下锅文武火熬，以药枯油黑滴水成珠为度。滤去滓重秤，每药油360克，下滤净片子松香2000克，熬至滴水不散。每锅下百草霜细末180克，不住手搅，候火候成时，倾入水缸内，用棒搅和成块，扯拔数次，收贮。

【使用方法】咳嗽、疟疾，摊贴膏药贴背第7椎，其余诸症贴患处。

【注意事项】孕妇禁贴。

【按语】此膏可用于类风湿关节炎。

2. 生乌头膏

【方剂来源】高允旺著《偏方治大病》续编2005年1月第1版57页。

【适应病证】类风湿关节炎。

【药物组成】生乌头30克。

【配制方法】生乌头研为细末。

【使用方法】用食醋50毫升和乌头细末调成膏，敷在患处，外用纱布包裹，胶布固定，每日更换1次。

【注意事项】孕妇禁用。外敷时，可同时服用乌头汤：麻黄6克，白芍10克，黄芪10克，甘草6克，川乌6克，用蜂蜜60克水煎服，每日1剂。

【临床疗效】治疗3个月可见效。

【按语】类风湿关节炎和"金匮"历节风相似，中医学称之为"顽痹"。其症顽缠，久治难愈。为风、寒、湿邪侵袭，流滞经脉关节所致。此病多属阳气先虚，病邪乘虚侵入经髓，气血为邪所阻，壅滞经脉，留滞于内，深入骨髓，胶着不去，痰瘀交阻，凝滞不通，邪正混淆，如油入面，治疗棘手，不易速愈。诸家以益肾壮骨治其本，祛痹通络治其标，乌头膏治之效果佳。

3. 桂仙风湿膏

【方剂来源】《中国民间疗法》2003年第1期。

【适应病证】风湿、类风湿关节炎、颈椎病、肩周炎、肱骨外上髁炎、坐骨神经痛、骨质增生、腰椎间盘突出症、强直性脊柱炎、风湿瘫痪、偏瘫、静脉曲张、腰腿痛、跌打损伤、骨折后遗疼痛。

【药物组成】桂枝、威灵仙、穿山甲各20克，三七、刘寄奴、神蛙腿叶、透骨草、建水草、田母草各15克，杜仲根、自然铜、乌蛇、蟾蜍各10克，麝香3克。

【配制方法】上药共研细末，熬成黑膏药。

【使用方法】清洁患处或适当穴位，取膏药适量外敷，外用无菌纱布覆盖，胶布固定。每日换药1次。

【临床疗效】一般 3 ~ 5 贴可获显效或痊愈。

【按语】本膏为辽宁省康平县东关屯镇泡子沿村李氏家传膏药。

（五）骨性关节炎膏敷方

1. 乌鸡膏

【方剂来源】《山东中医杂志》第 20 卷 2001 年第 2 期 94 ~ 95 页。

【适应病证】膝关节骨性关节炎：肿胀、疼痛、功能活动受限，X 线拍片：胫骨髁间棘突变尖，髌骨上、下极增生变尖，胫、股关节面边缘增生变尖，关节间隙变窄。

【药物组成】乌鸡 1 只，白花蛇 2 条，蛤蚧 1 对，蜈蚣 30 条，甲鱼 1 个，穿山甲、海桐皮、千年健、贯众、当归、川乌、天麻、红花、细辛、枸杞子、地骨皮、苍耳子、枳实、五灵脂、海马、秦艽、荆芥、良姜、乌药、阿魏、桔梗、威灵仙、桃仁、五味子、皂角刺、生地黄、补骨脂、阿胶、藁本、牛膝、土鳖虫、钩藤、公丁香、血余炭、儿茶、狗骨、沉香、象皮、熟附子各 60 克，商陆、鹿茸、琥珀、三七、马钱子各 30 克，干姜、乳香、没药、陈皮、全蝎、桂枝、肉苁蓉、川芎、防风、防己、透骨草、巴戟天、地风子、杜仲、紫草、五加皮、血竭、苍术、木瓜、苏木、自然铜各 90 克。

【配制方法】以上药物按《中药制剂手册》规范制成固体硬膏约 30 公斤备用。

【使用方法】每次每膝应用 100 克膏药，放入 80℃ ~ 90℃ 水中烫 5 ~ 10 分钟，待膏药黏软后摊于白布上，厚约 0.3 厘米，面积约为 20 厘米×25 厘米，包裹患膝，2 周更换 1 次，少者只用 1 次，最多不超过 3 次。

【注意事项】孕妇禁贴用。

【临床疗效】用乌鸡膏贴敷膝关节骨性关节炎 260 例，临床缓解（全部症状和体征消失，恢复原工作）106 例，占 40.7%；显效（疼痛消失，可以正常行走，只能从事较轻劳动）87 例，占 33.5%；有效（疼痛减轻，运动后加重，可短时间行走，不能参加劳动）35 例，占 12.3%。总有效率 87.7%。

【按语】膝关节骨性关节炎病因复杂。乌鸡膏有补气血、强筋骨、活血化瘀、消炎止痛、温经通脉、散寒祛湿、舒筋通络的作用。膏中以乌鸡、蛤蚧、鹿茸、天麻为主药，补肝肾益气血、强壮筋骨、壮阳益精血；蜈蚣、穿山甲、三七等活血化瘀、通经活络、消肿生肌为辅；白花蛇、川乌、千年健等祛风胜湿、舒筋活络、温经散寒止痛为佐。膏中芳香类药物可刺激神经末梢，使皮肤通透性增强，皮脂腺分泌的皮脂使膏药中的脂溶性、挥发性和刺激性药物溶解、吸收，充分发挥药物的治疗作用。

2. 二乌膏

【方剂来源】《中国民间疗法》2008 年第 2 期。

【适应病证】骨性关节炎。

【药物组成】川乌、草乌、马钱子、穿山甲珠、白芷、天南星各 10 克，木鳖子、藿香、冰片各 20 克，桃仁、红花、五灵脂各 15 克，松香 1500 克，麻油 300 克。

【配制方法】将川乌、草乌、马钱子、木鳖子、穿山甲珠、桃仁、红花、五灵脂、白芷、天南星、藿香放入麻油中，浸泡 7 天后，用文火煎炸，至药物变黑黄为度。然后过滤、去渣，再加入松香，煎至滴水成珠。再加冰片搅匀成膏。然后将膏药徐徐倒入凉水中，不断搅动，使成带状，以去其火毒，凝结后捏制成团块，每块 6 克左右，浸于冷水中，去火毒，1 天后备用。

【使用方法】视患处部位大小，取膏药适量。浸于温水中，待其软化后，摊涂在纱布上，敷于患处。每 2 日换药 1 次，10 天为 1 个疗程。

【临床疗效】共治疗 100 例，治愈 52 例，显效 40 例，有效 6 例，无效 2 例，总有效率 98%。

【按语】本膏药以川乌、草乌、马钱子祛风除湿、通络止痛为君；木鳖子、穿山甲珠、桃仁、红花、五灵脂、白芷加强活血化瘀止痛之功为臣；天南星、藿香化痰开结，去久病之痰结为佐；冰片、松香促进药物渗透吸收为使。全方具有消肿止痛、活血化瘀、除湿通络之功效。

3. 骨刺贴膏

【方剂来源】《辽宁中医杂志》2001 年第 1 期。

【适应病证】膝关节增生性关节炎。

【药物组成】川芎、丹参、牛膝、乳香、没药、鸡血藤、红花、泽兰、小茴香、细辛、川乌各等量。

【配制方法】将上药干燥粉碎，过 100 目筛备用。

【使用方法】清洁患处，将上药用蜂蜜或鸡蛋清调成膏糊状，贴敷患处，外用无菌纱布覆盖，胶布固定。每次贴敷 12 小时，每日换药 1 次，两次用药间隔 12 小时，连敷 2 周。膝关节积液较多者，亦可先行无菌穿刺抽液，加压包扎，3 日后外敷本膏。治疗期间不使用其他药物。尽量减少患膝活动。在治疗过程中有部分患者出现皮肤瘙痒，有少许红疹，应当去掉本膏，一般在 12 小时内皮肤瘙痒、红疹均消失，不影响下次治疗。

【临床疗效】共治疗 60 例，显效 22 例，有效 32 例，好转 6 例，总有效率 100%。

【按语】膝部骨性关节病，是由于膝关节部位的骨、软骨、韧带、关节囊、肌腱等发生退行性变化所致。局部组织呈无菌性炎性改变，充血、水肿、渗出，静脉瘀滞，回流受阻，供氧不足，酸性代谢产物积聚而产生一系列症状。属于中医痹证范畴，是因急性损伤、慢性损伤或七情失调导致全身或局部气机功能紊乱，气血运行不畅，气滞血瘀，不通则痛；血为有形，形伤则肿；久瘀不化，血不充筋骨，筋骨失去濡养，则筋挛骨痿，关节屈伸不利。血脉瘀滞，营卫不和，腠理空疏，易感外邪。寒为阴邪，易伤阳气，阳气虚损，气血无以温煦鼓动，脉道涩滞，血行不畅；寒邪侵袭，阻于经络，客于筋骨，留于肌肉关节，导致疼痛、肿胀、屈伸不利等诸多症状。本

膏方中川芎、牛膝、丹参、乳香、没药功擅通行血脉，活血祛瘀；红花、鸡血藤、泽兰温经活络；小茴香、细辛、川乌温经散寒止痛。诸药合用，共奏活血化瘀、温经散寒、行气止痛之功，能使血脉流通，气机顺畅，经络得以温煦，筋骨得以濡养，故疼痛、肿胀、关节屈伸不利诸症可随之减轻。

4. 温通膏

【方剂来源】《按摩与康复医学》2010 年第 6 期。

【适应病证】膝关节骨性关节炎。

【药物组成】生川乌、生草乌、细辛各150 克，羌活 200 克，威灵仙、透骨草、大黄、川芎、当归、鸡血藤、海桐皮、桑枝各250 克。

【配制方法】将上药共研细末，过 45 目筛，取蜂蜜 1000 克，凡士林 300 克，加热至70℃搅拌溶化后待温度降至 30℃左右，加热药末 500 克，逐渐搅拌混合至冷却，装入药罐，密封备用。

【使用方法】治疗时将配制好的药膏摊涂在油纸上敷于患处，绷带固定，每日换药1 次。

【临床疗效】共治疗 64 例，治愈 17 例，显效 23 例，有效 18 例，无效 6 例，总有效率 90.6%。

【典型病例】李某，女，60 岁。因"右膝关节肿痛 5 个月"来诊，患者无外伤史，有高血压、糖尿病病史，体质较差。曾服用芬必得等药物治疗，但致上腹部不适，恶心呕吐反应，改寻中医治疗，症见右膝关节外观轻微肿胀，肤温不高，双膝眼处可扪及疼痛，浮髌试验、侧向试验、抽屉试验阴性，X 光照片示关节间隙无变窄，髁间隆突突起，予本法治疗 1 周后症状明显减轻，之后坚持治疗 3 周，症状消失，随访 6 个月无复发。

【按语】膝关节骨性关节炎属中医学"筋痹""骨痹"范畴。中医学认为，本病是由于肝肾不足无以濡养筋骨，阳虚寒凝，瘀

滞不行，筋骨失于温煦，复因过度负重、慢性劳损、久居潮湿、寒冷之地，汗出受淋、受风，风寒湿邪气乘虚侵入筋骨，气血瘀滞不行，阻滞不通，正虚邪恋，伤及筋骨，久而成骨痹。本膏用生草乌、生川乌、细辛祛风散寒，温经通络；大黄、鸡血藤、当归、川芎活血祛瘀，温经止痛；羌活、独活、透骨草、海桐皮、桑枝祛风湿，利关节；威灵仙通十二经脉，共奏温经通络，散寒除湿，消肿止痛之功。

（六）鹤膝风膏敷方

1. 白芥子膏（二）

【方剂来源】高允旺著《偏方治大病》续编2005年1月第1版62页。

【适应病证】鹤膝风。

【药物组成】白芥子120克。

【配制方法】将白芥子研为细末，加入小麦粉和匀，用白酒适量调成膏状。

【使用方法】取调和好的白芥子膏贴敷于两膝盖肿处，外衬油纸，用布包裹一昼夜，以局部发疱为度。

【注意事项】局部有水疱时，可用针刺破，流出黄水，防止感染。

【临床疗效】轻者贴敷1次可愈，重症间隔15天可如法再贴1次，贴敷时内服阳和汤：熟地黄30克，白芥子6克，鹿角胶10克，干姜1.5克，麻黄1.5克，肉桂3克，甘草3克，水煎服，每日1剂，效果更满意。

【按语】鹤膝风又名膝游风，多见膝关节肿大，疼痛，难于步行，久治不愈或关节积液，膝关节周围肌萎缩，甚至破溃出脓。偏方白芥子膏治鹤膝风1次即可治愈。

2. 复方蚂蚁膏

【方剂来源】《中医外治杂志》2001年第1期。

【适应病证】痛风性关节炎。

【药物组成】蚂蚁100克，秦皮100克，草薢50克，虎杖50克，六轴子30克，川芎30克，赤芍30克，桂枝20克，甘草10克。

【配制方法】将上药研细，取适量，加

薄荷油2～5毫升，用凡士林调成膏状。

【使用方法】将药膏涂患处，包扎，2天换药1次，3次为1个疗程。

【临床疗效】用本药膏治疗45例患者中，显效35例，好转6例，无效4例，总有效率达91.11%。

【典型病例】陈某，男。自诉夜间突发右膝关节肿痛，伴发热，怕冷，全身酸楚，发病前有饮酒受凉史，半年前有右足背疼痛史。查体：右膝关节红肿，触之剧痛，皮温比对侧高，膝关节屈曲30度，伸直欠10度。化验：血尿酸480毫升/升，肾功能正常。诊断为痛风性关节炎。用复方蚂蚁膏外敷治疗1个疗程后疼痛消失，红肿消退，巩固治疗2个疗程后，症状消失，血尿酸正常。

【按语】痛风是长期嘌呤代谢障碍，血尿酸增高，尿酸盐沉积于关节、关节周围组织和皮下组织，引起关节炎的反复发作。现代药理研究显示，蚂蚁有抗炎消肿镇静及解痉之功；秦皮能促进利尿及尿酸的排泄，并能消炎镇痛；草薢能降低血尿酸值；大黄、川芎消炎镇静，可降低血管通透性，改善微循环；桂枝解痉镇痛；六轴子镇静作用强而持久；甘草具有抗炎镇静作用，可降低血管通透性，改善微循环；薄荷渗透皮肤、解热止痛。痛风性关节炎患者在外敷本膏治疗的同时，可配合内服清热利湿、通络祛风的汤剂，效果更佳。

3. 消肿膏（一）

【方剂来源】《中医外治杂志》。

【适应病证】膝关节创伤性滑膜炎。

【药物组成】黑老虎、虎杖、苍术、木瓜、海桐皮、续断、栀子、透骨香、鱼腥草（上药均可粉末）、四生散（生川乌1份，生南星6份，生白附子4份，生半夏14份）各120克，医用凡士林4千克。

【配制方法】将上药粉混合，过筛多次致均匀后与医用凡士林煮沸，不断搅拌约5分钟，即可熄火，分罐，隔天膏凝后即可使用。

【使用方法】将消肿膏摊于牛皮纸上，周边用棉花围1圈，外盖油纸，缚扎在患膝上，2天换药1次。

【典型病例】陈某，女，35岁。患者6天前晨跑因路不平整而扭伤右膝关节，晚冲凉时觉右膝肿胀，因疼痛不甚明显，便自行擦药酒处理，2天右膝肿胀渐增，且有右膝关节活动不灵便感，去看正骨科，经推拿按摩及外敷中药散2次后患部肿胀未减轻而跛行不能上班。检查见右膝肿胀显著，膝关节活动受限，浮髌试验阳性，因患者首次扭伤右膝而致肿胀，符合膝关节创伤性滑膜炎的病证。予外敷自制消肿膏处理。2天1次换药，嘱暂减少膝关节活动，共敷消肿膏4次而肿消，恢复患膝关节活动功能。

【按语】膝关节创伤性滑膜炎是伤及膝关节的筋脉而致该部瘀湿滞留而成肿胀；又因筋脉受损，进而肿胀便更使该部气血流通受阻，膝部筋腱的正常功能受影响而使关节活动受限，所以此病之本在膝关节筋脉受损，祸在瘀湿滞留。故选用透骨草、续断、虎杖、栀子、鱼腥草以凉血活血，祛瘀利湿；苍术、木瓜、海桐皮以舒筋；黑老虎、四生散行气祛湿，散寒止痛。此方寒温并用，十分有利于瘀阻湿滞的消除。自制消肿膏外敷，既可发挥缓而持久的药渗作用，又可减轻酒酊剂对患部皮肤的不良刺激作用。

4. 黑敷药

【方剂来源】《江苏中医药》2010年第8期。

【适应病证】急性痛风性关节炎。

【药物组成】川乌、草乌、青黛、红花、大黄、黄柏各100克，芙蓉叶、落得打、蒲公英、自然铜各300克，薄荷油、桉叶油各250克，甘油、蜂蜜各500克。

【配制方法】将上述固体药物制成细末，用薄荷油、桉叶油、甘油、蜂蜜混合调和成膏状备用。

【使用方法】取膏适量敷于患处皮肤，盖双层卫生纸后用绷带包扎，2天后清洗，

停药1~2天继续贴敷，敷药4次为1个疗程。在敷药期间，停止其他治疗方法。若患者局部出现发痒或皮疹等皮肤刺激现象，则待刺激现象消失后继续贴敷，如反应严重，停止使用。

【临床疗效】共治疗60例，临床治愈17例，显效37例，有效5例，无效1例，总有效率98.3%。

【按语】急性痛风性关节炎是由于嘌呤代谢紊乱而导致尿酸盐的生成与排泄失衡，尿酸盐在关节及其周围组织沉积而引起的红、肿、热、痛的急性炎症反应，属中医学"热痹"范畴。中医学认为，其发病与肝肾亏虚，风寒湿邪侵袭，或劳累过度，导致瘀与痰湿内聚，痹阻经络，关节失于濡养有关。本膏以红花、落得打、自然铜活血化瘀；大黄、黄柏、蒲公英、芙蓉叶、青黛除热消肿；川乌草乌温经除湿止痛；以薄荷油、桉叶油、蜂蜜芳香渗透消肿。全方有活血化瘀、清热解毒、消肿止痛的功能。通过外敷患处，渗入关节，达到缓解、减轻或消除临床症状，改善功能的目的。

5. 痛风消炎膏

【方剂来源】《医药信息》2010年第11期。

【适应病证】痛风性关节炎。

【药物组成】姜黄、大黄、黄柏、白芷各250克，南星、陈皮、苍术、厚朴、甘草各100克，天花粉500克。

【配制方法】上药共研细末备用。

【使用方法】清洁患处，将上述药末用蜂蜜和水调成膏状，涂敷在无菌纱布上（比患处稍大），敷贴患处，外用绷带固定。每天换药1次。

【临床疗效】共治疗30例，显效12例，有效16例，无效2例，总有效率93%。

【按语】消炎膏治疗痛风性关节炎，可有效缩短疼痛时间，减少全身用药和局部用药，副作用小，疗效迅速、确切，安全可靠。

6. 虎杖膏

【方剂来源】《浙江中医杂志》1995 年第 5 期。

【适应病证】痛风性关节炎。

【药物组成】虎杖、樟脑和医用凡士林。

【配制方法】先将虎杖打粉过 80 目筛，樟脑用适量 50% 乙醇溶化后倒入虎杖粉中。凡士林加热融化成液状，把上虎杖粉倒入，同时不断搅拌均匀，加盖放置冷却成膏状即成。

【使用方法】用时依据患关节的大小形态，裁剪合适的敷料，将药膏涂在敷料上约 2~3 毫米厚，敷在患处，纱布绷带包扎，隔日换药 1 次，直到痊愈。

【注意事项】本膏外敷同时可内服降低血尿酸类药物，并节制饮食。

【典型病例】张某，男，45 岁，干部，1994 年 3 月 15 日初诊。3 月前突然夜间发病，出现左踝关节红肿剧痛，内踝为重，不能行走。在他院诊断为痛风性关节炎，即予别嘌呤醇、吲哚美辛常规口服，血尿酸降至正常范围，左踝红痛有所减轻，但夜间仍痛重不能入睡，左小腿亦复出现肿胀至膝，跛行。又予局部肾上腺糖皮质激素类药物封闭治疗。如此 3 月，症仍不减，患者十分痛苦，经介绍来我处就诊。予虎杖膏外敷，3 日后左小腿肿胀消退，左踝关节痛明显减轻，跛行消失。后又因饮食未节制而复发，继续用药膏外敷，节制饮食而愈。

【按语】本药膏之主药虎杖，具有清利湿热、活血化瘀、消肿止痛之功；樟脑辛香走窜，通关行滞，利湿消肿，为佐使，共起清利湿热、通经活络、化瘀行滞的作用。

（七）各种关节炎膏敷方

1. 消肿止痛膏（一）

【方剂来源】《中医外治杂志》1999 年第 3 期。

【适应病证】各种关节炎。

【药物组成】马钱子 100 克，生川乌 100 克，生草乌 100 克，乳香 100 克，没药 100 克，甘遂 100 克，皂刺 100 克，麻黄 50 克，细辛 30 克，苍耳子油 2000 克，黄丹适量。

【配制方法】苍耳子油于铁锅内烧沸，上述药物分粗、细两组，分别炸枯并滤去残渣，然后文火慢烧。药油熬至搅动有微黏感时，取几滴滴入 30℃ 左右的清水中，以入水成珠，稍散复聚为准。将铁锅离火，缓缓加入黄丹，边加边搅，每 1000 克药油加入 250 克黄丹为宜。加完后即试用：以小铁杵蘸取少许药膏，摊于牛皮纸上，若纸背面有油迹渗出，为入丹前药油火候不够，可文火补熬；若黏度不够，药油火候已老，熬膏失败。

【使用方法】将膏贴均匀加热，贴敷于关节的压痛点，72 小时更换 1 次，10 天为 1 个疗程。

【临床疗效】100 例各类关节炎，近期控制 50 例，显效 30 例，有效 20 例。

2. 921 镇痛膏

【方剂来源】《中医外治杂志》2001 年第 2 期。

【适应病证】非癌性疼痛。

【药物组成】血竭 80 克，阿魏 150 克，生乳香 150 克，生没药 150 克，生五灵脂 150 克，生南星 120 克，生大黄 200 克。

【配制方法】先将生药饮片晒干、研细，各过 100 目筛，然后将所有药粉混合，并用均筛混合法充分和匀，再按药粉的 3% 比例加入桂氮酮和 6% 比例加入丙二醇，均匀研入药研中，制膏时，按黑药油的 25% 比例将药物投入溶解的药油中，充分搅拌均匀，然后按每张大号 25 克、中号 20 克、小号 15 克分摊于事先准备好的膏药底衬上，晾干封装备用。

【使用方法】先确定疼痛点，继以 75% 乙醇擦拭皮肤，然后根据痛点范围大小，选择不同规格的"921"置小火上烘烤烊开，使膏药面积摊大，随即对准痛点贴牢，3 天换 1 次，连用 3~5 次。

【临床疗效】114 例非癌性疼痛患者，在使用"921"期间均停用其他所有镇痛药。结果全部有效,起效时间最快的 5 分钟,最慢的 45 分钟,平均 24 分钟。临床观察发现,病程长,疼痛程度重者起效慢,反之则起效快。

【典型病例】陈某,男。自诉腰部疼痛如锥刺,痛处定着不移,难以转侧已 3 个月。查体:第 4、5 腰椎右侧有深压痛;右下肢直腿抬高试验阳性。X 线摄片见第 4、5 腰椎间隙变窄,提示腰椎间盘突出症。舌质淡紫,苔薄白,脉沉涩。予 921 镇痛膏外敷痛点及病灶处。诉敷药后约 10 分钟疼痛即减轻,30 分钟疼痛消失,刻诊疼痛已瘥,唯觉右腰部发麻伴乏力。查舌脉如前,以"921"换敷巩固疗效,12 天再诊,诸症均愈,改服复方丹参片,每次 3 片,呋喃硫胺每次 2 片,每日 3 次,以固本善后。

【按语】"921"是针对气滞血瘀、热毒蕴结、痰浊凝聚,不通则痛等癌痛病因病机,立足行气活血、涤痰化瘀、排毒散结等治则治法设计而成,用于治疗多种癌症疼痛的贴敷剂。该药抗癌镇痛的疗效确切,已被国家高层次专家认定和国家中药现代化工程技术研究中心反复测试验证所证实。现适值新药开发之际,为探索其对非癌性疼痛的作用,将该药移用于以上 5 个病种的非癌性疼痛(腰椎间盘突出症、急性腰扭伤、颈椎综合征、肩周炎、肱骨外上髁炎),同样取得了起效快、镇痛力强、止痛持久、无毒副反应的良好效果。

3. 活血镇痛膏 (一)

【方剂来源】《河北中医》2006 年第 5 期。

【适应病证】关节僵硬疼痛。

【药物组成】乳香、没药、血竭、麝香、生香附、穿山甲珠、煅自然铜、独活、川芎、木瓜各 50 克,浙贝母、炒小茴香、厚朴、桂枝各 30 克,羌活 40 克,木香、制川乌、制草乌、制马钱子、延胡索各 20 克,生白芷、生紫荆皮、酒当归各 80 克,东丹、樟脑、氮酮、苯二甲酸二丁酯等适量。

【配制方法】将前 23 味药共研细末,取 200 克备用。将香油 1000 克熬至滴水成珠,入东丹 420 克制膏,稍冷却即加入药末 200 克,混合均匀,入冷水中去火毒。取出烊化,加樟脑、氮酮等软化剂、透皮剂、增塑剂适量。冷置 7 日使充分反应、混合、去火毒,再取出烊化,摊涂在富有弹性的裱褙材料上。

【使用方法】首先针对病变关节做手法按摩,主、被动功能锻炼。后以活血膏外敷。用时以痛点为中心,膏药长轴与关节活动轴水平位。3～5 日换药 1 次,平时自行功能锻炼。

【临床疗效】共治疗 328 例,痊愈 280 例,好转 40 例,无效 8 例,总有效率 97.5%。

【按语】关节僵硬疼痛多为创伤、受寒等引起局部气血运行不畅,关节活动受限。本膏是在名老中医杜自明"活血膏"的基础上加减并改变剂型,结合现代技术制成。膏中乳香、没药、血竭、穿山甲珠、川芎、延胡索等可活血通络止痛;制川乌、制草乌、桂枝、制马钱子等活络止痛;羌活、独活、生紫荆皮、生白芷、木瓜等祛风胜湿止痛;煅自然铜、续断、酒当归等补肝肾壮筋骨;厚朴、木香、炒小茴香、生香附等理气止痛。诸药合用,行气活血镇痛、滑利关节。氮酮为高效透皮剂,可加速中药渗透,樟脑可使膏药软化,同时具有镇痛作用。苯二甲酸二丁酯等可增强膏药弹性,加上富有弹性的裱褙材料,椭圆形膏药造型专为关节部位贴敷,舒筋活血,理气镇痛,主治关节僵硬。对芝麻过敏者禁用,上焦有热、口干舌燥者慎用。

4. 通经化瘀止痛膏

【方剂来源】《光明中医》2002 年第 1 期。

【适应病证】外伤陈旧性关节炎。

【药物组成】石菖蒲、乳香、白芷各

10 克。

【配制方法】上药共研细末，用香油调成膏糊状备用。

【使用方法】清洁局部，将上膏涂敷于患处，外用纱布覆盖，胶布固定。隔日 1 贴，2 周为 1 个疗程。

【临床疗效】共治疗 53 例，治愈 31 例，有效 20 例，无效 2 例，总有效率 96.2%。

【典型病例】高某，女，56 岁，1998 年 5 月 2 日初诊。自述左侧膝关节疼痛半年，常服治疗风湿性关节炎的药物，疗效较差，曾在本地县医院拍 X 线片，未见异常。细问 10 年前左侧膝关节有过外伤史，随用化瘀止痛膏外敷，1 个疗程痊愈，随访半年未见复发。

【按语】外伤陈旧性关节炎，为外伤后瘀血滞留不去日久，阻碍了经气运行，不通则痛。西医学认为，外伤后损伤肌纤维发炎，多无特效疗法，中医运用活血化瘀、通调经气之法，常能治愈。化瘀止痛膏中乳香活血止痛，伸筋活络；白芷祛风止痛；石菖蒲开窍行郁，增加药物吸收；香油调和药性。诸药合用，能达到活血化瘀，开窍通络作用，故用之有效。

5. 骨刺宁膏

【方剂来源】《广州中医药大学学报》2000 年第 1 期。

【适应病证】各类退行性骨关节病。

【药物组成】川续断、骨碎补、淫羊藿、熟地黄各 24 克，白芥子、生草乌、田七、威灵仙、樟脑各 15 克，乳香、没药各 30 克，血竭 10 克，麝香 1 克。

【配制方法】按黑膏药传统配制方法，制成每贴重 2 克，内含生药 1 克的硬膏药贴剂。

【使用方法】贴前用文火将黑膏药熏烤至柔软为度，然后贴于所选穴位处。每天换药 1 次，10 次为 1 个疗程。

【典型病例】池某，男，75 岁，1992 年 9 月 16 日来诊。反复颈部酸痛不适，伴向左肩胛放射性疼痛 10 余年。近期伴有头痛、眩晕、右上肢麻木、颈项肌紧张、转侧不利，舌质淡少苔，脉细数。X 线摄片检查示：第 4、5、6 颈椎椎体前侧缘骨质唇样增生。遂用穴位贴药治疗，选穴：肝俞（双）、大肠俞（双）、大椎（单）、百劳（双），隔天 1 次。经治疗 3 次，诸症减少。经 10 次治疗后，临床症状完全消失，颈部活动自如。嘱其继续贴药 1 个疗程，病告痊愈。

【按语】从退行性骨关节病发病机制来看，目前仍沿用内源性（骨骼）稳定与外源性（骨骼周围肌肉肌腱）的平衡，即"内外平衡"学说。这些观点支持采用中医药治疗该病的可行性。中医学认为"肾主骨藏精生髓"，故肾亏则骨痿；肝主筋，筋属骨，筋靠肝血濡养，肝血不足则筋失所养，说明肝肾有维持"内外平衡"的功能。如肝血肾精衰弱时，筋骨也随之衰弱，并出现气滞血瘀，不通则痛的各种临床症状。而本方用药能调补肝肾，活血化瘀，通经止痛，故治疗效果明显。

6. 舒痛膏

【方剂来源】《中医药导报》2010 年第 7 期。

【适应病证】桡骨茎突狭窄性腱鞘炎。

【药物组成】黄柏 30 克，大黄 30 克，肿节风 30 克，路路通 30 克，没药 20 克，细辛 10 克，乳香 30 克，王不留行 30 克，白芷 20 克，麝香 2 克，独活 20 克，羌活 20 克，草乌 20 克，川乌 20 克。

【配制方法】上药共研细末，混合均匀备用，加入少量凡士林，用温开水调成膏状备用。

【使用方法】根据肿痛部位大小，将其均匀涂抹在纱布上，敷于患处，再用绷带包扎固定，3 天换药 1 次，5 次为 1 个疗程。

【临床疗效】共治疗 45 例，痊愈 17 例，好转 20 例，无效 8 例，总有效率 82.2%。

【按语】桡骨茎突狭窄性腱鞘炎是骨伤科常见病、多发病，是由于桡骨茎突的骨沟与其覆盖的腕背侧韧带形成一纤维鞘管，拇长展肌腱和拇短伸肌腱通过此鞘管折成一定角度，拇指和腕关节活动时，折角加大，增加了肌腱滑动时的摩擦力，久之便形成了腱鞘炎，鞘管壁变厚，肌腱局部变粗，逐渐产生狭窄。发病早期或症状较轻者应尽可能减少手部活动，随着反复发作，病情加重，将影响患者工作以及日常生活。

本病属中医学"筋伤""痹证"的范畴。多因素体气血亏虚，复感风、寒、湿邪，导致经络受阻，气血瘀滞，不通则痛。故在治疗时采用川乌、草乌温经通脉，散寒止痛，祛风除湿，为本方的君药；乳香、没药，相须为用，具有活血化瘀、消肿止痛之效，肿节风、路路通能共同达到祛风除湿之功，共为臣药；佐以大黄、黄柏清热燥湿，通利关节；羌活、独活增加祛风除湿之功。诸药共奏活血化瘀、消肿止痛、祛风除湿、通利关节之效。

7. 复方蟾蜍膏

【方剂来源】《中医外治杂志》2001 年第 5 期。

【适应病证】创伤性关节炎。

【药物组成】蟾蜍、当归、路路通、松节各 80 克，苏木、红花各 10 克，生川乌 25 克，生草乌、麻黄、防风各 20 克，细辛、樟脑各 10 克，桂枝、地龙、透骨草各 50 克。

【配制方法】先将活蟾蜍腹部剖开，去除内脏，用瓦片烘干切碎与上药共研为细末，装瓶备用。

【使用方法】根据病变部位的大小取药末适量，用生蜜调成膏糊状。均匀涂在油纸上，药膏厚约 2～3 毫米，敷于患处，用绷带加压包扎固定，2 天换药 1 次，7 次为 1 个疗程。

【临床疗效】共治疗 368 例，治愈 163 例，显效 107 例，好转 82 例，无效 16 例，总有效率 95.6%。

【典型病例】王某，女，60 岁，1998 年 6 月就诊。自诉 2 个月前跌伤左肘关节，肿胀、疼痛活动受限，当时经摄 X 线片示：左肘关节脱位，经私人医生手法整复屈肘固定外敷药治疗。查体：左肘关节轻肿，轻压痛，屈 90 度，伸直欠 30 度，X 线片示：肘关节正常。诊断为肘关节创伤性关节炎，用复方蟾蜍膏外敷 2 个疗程后，肘关节肿痛症状消失，活动功能正常。

【按语】创伤性关节炎是临床上常见多发病，属中医学"伤筋"范畴。是因跌打损伤，扭伤关节，风寒湿邪乘机侵袭，使气滞血瘀，脉络受阻所致。方中蟾蜍有清热解毒、托瘀外达、通络逐风、攻坚破积的作用。现代药理研究验证其含有肾上腺素，有抗炎作用，而其抗炎作用与激素相似，外用局部镇痛力较强，以消除关节肿痛；当归、红花、苏木、路路通活血化瘀通络，使血液黏度降低、扩张血管、促进血液循环；生川乌、生草乌、桂枝、麻黄、细辛、松节温经通络，更有止痛之功；透骨草、地龙、防风、樟脑祛风通络，活血，利关节。全方具有活血化瘀、祛风湿通络、消肿止痛、利关节之功效。此法无不良反应、疗效确切。

8. 疏通膏

【方剂来源】《浙江中医杂志》1991 年第 6 期。

【适应病证】化脓性膝关节炎。

【药物组成】黄柏、苍术、元参、栀子、赤芍、丹参、当归、蒲公英、鱼腥草、穿心莲各 30 克，牛膝、红花、白及、生甘草、泽泻、威灵仙、防己各 16 克，金银花 50 克，元胡 25 克。

【配制方法】共为细末，装入瓶中备用。

【使用方法】将疏通散用醋调成糊状，敷在膝关节部位，外用塑料布盖在药物的上面，以防药液外渗，然后用绷带固定。每日 1 次。

【注意事项】如关节腔内有大量积液时，先用 50 毫升注射器，12 号针头，刺入关节腔内，抽出部分液体，保留少许，以防治疗后关节强直。

【典型病例】王某，男，41 岁。左膝关

节肿疼，发热，逐渐加重1月余。坐卧均疼，屈伸不利，功能受限，夜间疼痛加重。左膝关节肿大部有波动感。关节积液镜检：脓球＋＋＋。血沉41毫米/小时。诊断为化脓性关节炎。抽出关节腔积液后用疏通散外敷3次即愈。

【按语】诸药合用，有清热化湿、活血通络作用。

四、足跟痛膏敷方

本病轻者仅活动受限，重者足跟疼痛不能着地，有单侧痛，亦有双侧痛者。发病原因有跟部滑囊炎、跟腱炎、跟垫炎及跟骨骨折等。

1. 酒大黄乳没膏

【方剂来源】《山东中医杂志》1993年第3期。

【适应病证】足跟痛，包括跟骨刺、跟部滑囊炎、跟腱炎、跟垫炎、跟骨骨折后疼痛。

【药物组成】酒大黄、乳香、没药、乌梢蛇、桑寄生各10克，细辛20克。

【配制方法】将上药共研细末，与市售吲哚美辛搽剂、黄酒少许调成糊状备用。

【使用方法】睡前敷于足跟处，用消毒纱布包好，再用塑料布外裹牢固，次日早晨去掉。以上药量可用3～4次，但每次用药前均放少量黄酒。

【临床疗效】用本膏药敷贴足跟痛26例，男16例，女10例，年龄24～68岁，病程10天～12年。X线片示：双侧跟骨刺形成11例，跟部滑囊炎6例，跟腱炎5例，跟垫炎3例，跟骨骨折后疼痛1例。重者足跟疼痛不能着地，轻者活动受限。贴治结果：治愈（站立、行走与顿足时足跟部疼痛消失，半年未复发者）15例，显效（站立、行走足跟疼痛基本消失者）5例，好转（疼痛有所减轻，但行走过劳可诱发）4例，无效（疼痛无任何改变者）2例。总有效率92.3%。

2. 小活络丹膏（一）

【方剂来源】《山东中医杂志》第19卷2000年第12期748页。

【适应病证】跟骨痛。

【药物组成】小活络丸2丸，蜂蜜适量。

【配制方法】将小活络丹研碎，加入蜂蜜调和成膏。

【使用方法】将患处洗净、擦干，涂敷膏药，用纱布覆盖，绷带固定。白天行走不限，2天换药1次，6天为1个疗程，共治疗2～3个疗程。敷膏期间，同时内服六味地黄丸，每日2次，每次9克。

【注意事项】孕妇禁用。

【临床疗效】治疗观察130例，男55例，女75例；病程10天～15年；年龄25～35岁8例，35～50岁32例，50～73岁90例；双足跟痛32例，余均为单足跟痛。治疗结果：治愈（经1个疗程治疗症状全部消失）77例；好转（经1个疗程治疗，临床症状减轻，但尚须进行第2个疗程治疗）50例；无效3例。

【按语】跟骨痛是常见病，多见于老年肥胖者。常见的病因为跟骨脂肪垫萎缩、跟腱周围炎、跟骨骨刺等。中医学认为，本病多为年老体弱，肝肾亏虚，外感风寒湿邪，阻闭经脉，血瘀气滞所致。小活络丹中川乌、草乌温经散寒，活血止痛；乳香、没药活血祛瘀、通络止痛；胆南星、地龙散结消肿止痛。配合内服六味地黄丸，滋补肾阴收效尤佳。

3. 三仙膏

【方剂来源】《中医外治杂志》2003年第2期。

【适应病证】老年足跟痛。

【药物组成】川芎、枯矾各6克，威灵仙、仙灵脾各12克。

【配制方法】上药共研细末，再将仙人掌12克捣烂后合上药末混合均匀，调成稠备用。

【使用方法】在患者足跟疼痛处鞋底部剪去一块，将药膏放入后穿用，每3日换1次药膏，连用3个月。

【临床疗效】共治疗92例，67例显效

（用药 1 月内疼痛消失），21 例有效（用药 3 个月内疼痛消失），4 例无效（用药 3 个月后症状无好转）。

【典型病例】李某，女，65 岁。足跟痛 2 个月，主诉：足跟痛为上山砍柴后引起，跟部疼痛，行走则加重，伴眼花腰酸，予以三仙膏如法外敷，并予以左归丸、六味地黄丸口服，半月后来诉足跟疼痛明显减轻，已能上山行走，再用原法治疗半月，症状消失，至今未再复发。

【按语】老年性足跟痛多与肝肾阴虚、筋血不和、中气不足等因素有关，故在治疗时可根据病情，辨证加服中成药。足跟疼痛牵及足心属肾阴虚者，予六味地黄丸口服；遇阴雨天加剧者，予三妙丸口服；中气不足者，予补中益气丸口服。

4. 跟骨消痛膏

【方剂来源】《山东中医杂志》2005 年第 9 期。

【适应病证】足跟痛（跟骨刺）。

【药物组成】当归、川芎、乳香、没药、羌活、独活、白芷、水蛭各 15 克，皂角刺、雄黄各 30 克，甘草 10 克。

【配制方法】上药共研细末，贮瓶备用。

【使用方法】用时取上述药末 10 克左右，加醋或水适量，调成膏糊状，均匀摊于纱布或胶布上，贴敷患处，白天活动行走不限，2 天换药 1 次，疼痛可缓解，且渐痛止。

【临床疗效】共治疗 48 例，1 料显效 45 例，2 料显效 3 例，总有效率 100%。

【按语】膏中当归、川芎、白芷活血祛风、胜湿止痛，兼有通经活络、祛风湿治痹痛之功效；羌活、独活发表搜风、除风湿阻痹；乳香、没药舒筋活血、行气止痛；皂角行气血、散瘀阻；雄黄解毒；甘草调和诸药。诸药共奏软坚散瘀、通经活络、行气活血、消痹止痛之效。

5. 熨风散

【方剂来源】《山东中医杂志》2010 年第 4 期。

【适应病证】足跟痛。

【药物组成】羌活、白芷、当归、细辛、芫花、白芍、吴茱萸、肉桂各 20 克。

【配制方法】上药共研细末备用。

【使用方法】每次取适量药末，与适量的连须赤皮葱捣烂混合，用醋炒热，布包，热熨患处，每日 2 次，每次 30 分钟，10 天为 1 个疗程。

【临床疗效】共治疗 60 例，痊愈 42 例，好转 16 例，无效 2 例，总有效率 96.7%。

【按语】足跟痛多发于 40~60 岁中老年人，此乃老年人跟垫萎缩、变薄所致。《诸病源候论》云："夫老上之人，肾气虚损，而肾主腰脚。"说明劳累过度与肾气不足可引起腰脚疼痛。由于长期、持续的牵拉，可在跖腱膜的跟骨结节附着处发生慢性损伤或跟骨跖面摩擦跖腱膜，引起局部肿胀疼痛。熨风散出自《疡科选粹》，此方具有养血舒筋、温经止痛的作用。方中当归、白芍、芫花养血活血，舒筋止痛；羌活、白芷、细辛祛风湿止痛；吴茱萸、肉桂、连须赤皮葱温经散寒，鼓舞气血运行。用醋炒热一方面增加温经活血作用，另一方面可增加皮肤对药物的吸收作用。

6. 跟痛膏

【方剂来源】《陕西中医》2011 年第 4 期。

【适应病证】足跟痛。

【药物组成】生南星、生草乌、生川乌各 10 克，生半夏、红花各 5 克。

【配制方法】上药焙干混合研碎过筛，分成 7 份备用。

【使用方法】使用时，将上述药粉用鸡蛋清调成膏糊状，涂在一般的麝香止痛膏上，在火上烤化后趁热贴于患处，再用绷带或胶布固定，卧床休息，每日换药 1 次，7 天为 1 个疗程，1~3 个疗程即可控制疼痛。

【注意事项】本膏所用中药为剧毒药物，只可外用，禁止内服。用药前要先将患处用温水洗净、擦干。用手按摩患处，可加强局部血液循环功能。治疗期间尽量少走路和久站立，不能穿高跟鞋。

【临床疗效】共治疗 86 例，痊愈 76 例，有效 7 例，无效 3 例，总有效率 97%。

【按语】足跟痛病是临床上常见的外科疾病，属跟骨滑囊及跟骨结节处一种无菌性炎症，属于中医血瘀证的范畴。根据中医活血化瘀行气止痛原则，选用生川乌、生草乌、生半夏、生南星、红花活血通络、镇静止痛、解毒消肿，配制成跟痛膏外敷患足，效果较好。中药外敷疗效优于西医封闭，其原因是中药外敷药有活血通络止痛之功效，可调节代谢，改善微循环功能。该方法使用方便，配制简单且价格低，疗效可靠，无明显的副作用。

7. 川麻膏

【方剂来源】《实用中医药杂志》2001 年第 6 期。

【适应病证】足跟痛。

【药物组成】制川乌 10 克，麻黄 5 克，川牛膝 15 克。

【配制方法】上药共研细末备用。

【使用方法】用时将上述药末上锅微炒，加入黄酒适量调成膏糊状，涂在纱布上，趁热敷于疼痛处，外用胶布固定，敷 24 小时后取掉，中间隔 12 小时再敷贴，不影响活动，连贴 10 次为 1 个疗程，共 2 个疗程。

【临床疗效】共治疗 38 例，治愈 23 例，显效 12 例，有效 2 例，无效 1 例，总有效率 97.37%。

【典型病例】王某，女，62 岁。因右侧足跟痛达 10 年有余，加重 5 天，于 1998 年 11 月 7 日就诊。查足跟部压痛。拍片示右足跟骨质增生。查抗 "O" 及血沉正常，类风湿因子阴性。经用上法治疗 1 周，症状明显减轻；再治 1 周症状消失，功能恢复，随访至今未复发。

【按语】中年以后肝血肾气渐亏，气血不足致筋膜失养，因而易受风寒湿邪侵入，外邪客于足部，脉络不通，气血痹阻而引起

足跟痛。采用制川乌温经止痛，祛风除湿，麻黄辛温与其相伍，能搜剔入骨之伏邪；加之川牛膝补肝肾，通经脉，扶正祛邪，直达病所。风祛寒散，筋脉通畅则痛止。

8. 跟骨刺膏

【方剂来源】《中国民间疗法》2000 年第 5 期。

【适应病证】跟骨骨刺。

【药物组成】威灵仙、透骨草各 30 克，血竭 6 克。

【配制方法】将威灵仙、透骨草焙干，与血竭共研细末加适量食醋调成膏糊状备用。

【使用方法】将上膏摊于白布上敷患处，2 小时后取下，每日 1 次，7 日为 1 个疗程。

【临床疗效】共治疗 50 例，1 个疗程治愈 8 例，2 个疗程治愈 22 例，3 个疗程治愈 18 例，无效 2 例，总有效率 96%。

【典型病例】李某，女，41 岁，1998 年 4 月 12 日初诊。患者双足跟行走疼痛，3 个月来逐渐加重。X 线摄片示双足跟骨骨质增生，有骨刺形成。予骨刺膏外敷治疗，1 周后疼痛明显减轻，能顺利行走。继续治疗 2 周，行走时疼痛消失，X 线摄片示无明显骨刺。

【按语】跟骨骨刺多由外伤刺激或风寒湿邪内侵，致局部气血凝滞不通，骨膜受损所致。方中威灵仙味辛性温，有祛风湿、止痹痛之功效，并善治鱼骨鲠喉；透骨草辛温，能祛风胜湿、活血止痛、软坚消瘀，对于新久风湿筋骨疼痛，跌打瘀血肿痛，积聚痞块均有疗效，血竭能行瘀止痛；醋味酸，有收敛之功。全方共奏祛风胜湿、活血化瘀、软坚散结、通痹止痛之功，对骨质增生、骨刺有良效。

五、白血病细胞浸润所致关节炎膏敷方

大青膏（一）

【方剂来源】《山东中医学院学报》1992

年第 6 期。

【适应病证】白血病细胞浸润所致的关节痛。

【药物组成】大青叶 60 克,乳香、没药、黄柏、生大黄、明矾、樟丹、黄连、铜绿、芙蓉叶、五倍子各 30 克。

【配制方法】将上述诸药共研细末,加 50%～70% 的凡士林调成膏状,贮存备用。

【使用方法】将大青膏敷贴于患处,上盖纱布敷料,胶布固定。每日换药 1 次,直到红肿热痛消退。

【注意事项】白血病细胞浸润所致的关节痛临床多见,其治疗多用化疗药和止痛药,但维持止痛时间短,且不良反应大;中医外治法治疗该病报道甚少。

【典型病例】刘某,女,48 岁。因急性单核细胞性白血病复发于 1990 年 6 月收入院。用 HOAP、DA 方案配合益气养阴等中药治疗效果差,血象、骨髓象一直处于未缓解状态。1991 年 1 月突然出现左膝关节疼痛、局部红肿、屈伸不利,不能行走,伴高热、乏力、头晕等。查体:中年女性,营养发育可,轻度贫血貌,全身皮肤无黄染,无出血斑点,全身表浅淋巴结无肿大。胸骨压痛,双肺(-),心率 90 次/分,律整,各瓣膜听诊区未闻及病理性杂音,腹软,肝脾未及。左膝关节及周围红肿,区域约 15 厘米×10 厘米,压痛明显,扪之有灼热感,被动伸屈。关节腔穿刺未抽出液体及血性物质,血象、骨髓象、理化检查符合急性单核细胞性白血病表现。疼痛当日用小剂量阿糖胞苷局部注射,配合布桂嗪肌内注射数次,效差。维持止痛时间约 1 小时左右。次日改用大青膏外敷局部,晚上自觉疼痛减轻,隔日换 1 次药,1 周后疼痛基本消失,表面不红略热,2 周后红肿热痛完全消退,患处脱皮,略痒,可以自行伸屈,下床走动。

【按语】白血病细胞浸润所致的关节痛,大多具有红肿热痛阳性症状,属热痹范畴。热痹之因不外乎热,故曰:"热痹者,闭热于内也。"《景岳全书·痹论》又认为其与瘀血有关:"痹者闭也。以气血为邪所闭,不得通行而为病也。"治疗上针对病因应清,针对症状应通。本膏药中大青叶、生大黄清热解毒,黄连、黄柏清热燥湿,乳香、没药活血破瘀,使脉络通而痛止。近年来,国内外实验证明白血病的发病与病毒有关,而中药清热解毒类具有良好的抗病毒作用,且对癌细胞及白血病细胞具有杀伤作用,故用本膏药收效明显。

六、骨质增生(骨刺)膏敷方

本病是中老年人的骨骼经受几十年运动磨损的刺激,在持重大的部位如足跟部位和转动较频繁的部位如颈椎、腰椎处产生类似老树干上的疙瘩样的增生物。因而增生处的骨质失掉既往的滑利性,运动时骨与骨,骨与筋肉之间互相摩擦、牵拉,故出现疼痛、麻木甚至活动时受限等症状。

1. 骨刺膏

【方剂来源】《河南中医》1982 年第 5 期。

【适应病证】骨质增生。

【药物组成】生马前子 240 克,生川乌、生草乌、生香附各 60 克,生山甲 30 克,威灵仙、五加皮、姜黄、三棱、莪术、羌活、独活、辽细辛、秦艽、紫葳各 30 克,生桃仁 60 克,牛膝、皂刺、蒺藜、乳香、没药、茜草、透骨草、赤芍各 15 克,木瓜、川芎各 12 克,红花、五灵脂、防己、白芥子、路路通各 9 克,冰片 60 克,血竭 15 克,漆 9 克,麝香 1 克。

【配制方法】用生马前子、生川乌、生草乌、生香附、生山甲,置香油(1500 克)锅中浸泡 1 周,然后用慢火煎熬,待药渣呈灰黑色捞出,再入威灵仙、五加皮、姜黄、三棱、莪术、羌活、独活、辽细辛、秦艽、紫葳、生桃仁、牛膝、皂刺、蒺藜、乳香、没药、茜草、透骨草、赤芍、木瓜、川芎、红花、五灵脂、防己、白芥子、路路通于锅内，改用小火，待药物煎焦后捞出，过滤；慢火煎至滴水成珠，加入广丹750克（冬减10克，夏加10克），不停搅拌，待油色由红变绛，锅内烟雾弥漫，速撤离火炉，继续快速搅拌，待油温至60℃左右，再放入冰片、血竭、漆、麝香（均预先研细），继续拌搅至油完全冷却凝固，摊于较密布上，厚约0.2厘米。

【使用方法】临用时熏热揭开，撒入少许冰片末，贴于患处。每张可贴5~7天，每贴5~10张为1个疗程。

【按语】历经9年，随访188例，其中31例痊愈，（疼痛完全消失，活动功能恢复正常，2年无复发者），69例显效（疼痛显著减轻或基本消失，活动功能显著好转，有1年以上远期疗效者），60例进步（疼痛有所减轻，活动幅度较前有所改善，有近期疗效者），28例无效。

本方具活血软坚作用。

2. 麝乳膏

【方剂来源】《山东中医杂志》1991年第2期。

【适应病证】骨质增生。

【药物组成】麝香1克，乳香20克，血竭20克，冰片1克，没药10克，羌活5克，独活4克，炼猪油40克。

【配制方法】将前7味共为细粉，加入炼猪油调成膏剂备用。

【使用方法】将患处皮肤洗净，把药膏敷于疼痛明显处，每日1剂，30天为1个疗程。

【注意事项】敷药期间禁用其他药物。

【按语】轻症需1个疗程即可痊愈，重症需2个疗程。

3. 增生膏（一）

【方剂来源】《山东中医杂志》1993年第3期。

【适应病证】骨质增生。

【药物组成】鹿茸20克，血竭30克，生乳香15克，生没药15克，壁虎10条，朱砂

10克，冰片30克，麝香6克。

【配制方法】将以上药物分别研为细末，再混合在一起搅拌均匀，为增生粉，装瓶内密封备用。

【使用方法】（1）患者平卧于床上，医者将病变部位的皮肤擦洗干净，做出记号。

（2）根据增生部位的大小，剪取12厘米×8厘米的长方形细白布1块，取增生粉10克均匀的摊于其上，略加温，待微熔后压实，贴于增生的部位，四周用胶布密封固定勿漏气。胶布贴得不可太紧，以免影响局部活动。

（3）贴好后，嘱患者勿变动体位，用热水袋在膏药上加热20~30分钟，目的使药粉逐渐溶化成膏状。膏药贴敷后，第1~2天早、中、晚各加热1次，以后每日加热1次，促进药力渗透。

（4）药粉溶化后可能会从敷贴布内流出少许药膏，此时要增贴胶布，防止透气漏药。

（5）膏药揭去后，折合起来保存1周后，再取出打开，于原膏药上加增生粉5克，仍按上法贴于患处。

【注意事项】敷贴本膏药后2~3天内个别患者略有困倦感。敷贴3天除感到局部皮肤发痒外，病情不会好转。一般第4天开始见效，自觉症状减轻，第5天患处皮肤微痛，第6天即可除掉膏药，最多不超过7天。

当揭去膏药时，局部皮肤出现一些米粒大的小白点，此为正常现象，可用乙醇棉球涂擦1~2次即可消失。

80%以上的患者，贴1次即有显效，个别病程长或病情较重者，贴2次才有显效。每位患者每贴1次，病情即明显减轻。发病1年左右者需贴1张膏药，5年者需贴2张，10年则需贴3张。

本膏药除对增生部位的皮肤有破损者暂不适宜敷贴外，无其他禁忌证。

【临床疗效】用本膏贴敷骨质增生56例，其中颈椎增生31例，腰椎增生9例，跟骨刺

16 例，均经 X 线拍片确诊。病程 1~3 年 46
例，4~8 年 7 例，9~10 年 3 例。56 例均临
床治愈，随访 3 年未复发。

【按语】本病的发生是在肾虚的基础上，
复感风寒湿邪，或外伤，致使局部气血瘀阻
而发病。故治以补肾壮腰、活血行瘀、消肿
止痛法，用温补肾阳、益精血、强筋骨的鹿
茸以大补肝肾、温养督脉，重用入骨而能疗
骨痛的冰片，又加用活血化瘀、搜风消肿止
痛力强的乳香、没药、壁虎、朱砂、血竭，
并配用通九窍、透肌骨的麝香，引导诸药直
达病所。组方周全，配伍合理。

4. 抑增生膏

【方剂来源】高允旺著《偏方治大病》
续编 2005 年 1 月第 1 版 61 页。

【适应病证】骨质增生。

【药物组成】牛胫骨 100 克，牛脾脏 1
个，红花 50 克，阿胶 50 克，血竭 50 克，骨
碎补 60 克，乳香 100 克，当归 100 克，土鳖
100 克，冰片 15 克，黄丹 1200 克，棉油
1000 克。

【配制方法】将牛胫骨砸碎成小块，放
入油内熬炼，视其牛胫骨炼成褐焦黄色为
度，将胫骨全捞出，除黄丹、冰片外，余药
全放入油内熬炼，以药黑为度，再将油离火
炉，待冷却后用铁筛过滤，以滴油入凉水内
成块为度，这时徐徐加入黄丹，不断搅拌，
使滴水成珠，最后加入冰片拌匀即成。

【使用方法】取膏药 4 克，放置水中泡软
后取出摊开，贴敷在患处，纱布覆盖，胶布
固定，7 天换药 1 次，3 个月为 1 个疗程。

【注意事项】胶布固定处如有发痒，过
敏者可改用绷带固定。

【临床疗效】1 个疗程见效。

【按语】骨质增生俗称"骨刺痛"，多发
生在颈、腰椎、膝关节、跟骨等处，中医学
认为，本病属肾阳亏虚，血阻经络，感受风
寒，受伤或负重过久所致，多以补肾助阳、
活血化瘀、祛风止痛、通经活络为治疗原
则，根据原则研制出的抑增生膏取得一定临
床效果。

5. 增生膏（二）

【方剂来源】《中医外治杂志》2000 年第
5 期。

【适应病证】骨质增生。

【药物组成】蓖麻子 980 克，槐枝十余
枝，香油 6 千克，樟丹 1.5 千克。

【配制方法】香油烧至 200℃，加入蓖麻
子，炸油至壳变焦黄，滤去残渣，加入槐
枝，继续加热，至槐枝变焦黄，去槐枝继续
加热至药油中白烟变青烟时，离火，慢慢加
入樟丹，不断快速搅拌，至油膏由红变黑
时，停止搅拌，倒入冷水中，去火毒，即成
增生膏。

【使用方法】在纱布上平摊一层增生膏，
敷患处，3 天换药 1 次，3 次为 1 个疗程。

【临床疗效】增生膏在临床的使用中，
约 20% 的患者，上药 1 次即可完全止痛。治
疗 360 例患者中，显效 181 例，有效 147 例，
总有效率达 91.11%。

【典型病例】王某，男，57 岁。膝关节
骨质增生 5 年。逐渐加重，双膝关节肿胀，
疼痛难忍。用增生膏 1 次，3 天后换药时，
疼痛已消失，肿胀明显减轻，共换药 3 次
治愈。

【按语】骨质增生属中医学"骨痹"范
畴，主要由于正气虚损，风寒湿邪停滞于经
络，使气血不畅，经脉闭阻，久则气血瘀阻，
运行不畅而发生增生。蓖麻子具有拔毒排脓、
祛风通络作用；槐枝清热凉血、解毒消肿，与
蓖麻油合用，通过透皮吸收，直达病所，达到
镇痛消肿和软化骨质的作用。

6. 中药膏（一）

【方剂来源】《中医外治杂志》2001 年第
5 期。

【适应病证】骨质增生。

【药物组成】水蛭 150 克，猪牙皂 150
克，肉桂 30 克，白花蛇 5 条，冰片 20 克，
血竭 30 克，麝香 5 克。

【配制方法】上药除麝香研末备用外，

将肉桂、白花蛇、冰片、血竭研成细粉，过筛混匀，成药粉末。水蛭、牙皂碎断，与食用植物油 2000 毫升同掷锅内，炸枯、去渣、滤过，炼油至滴水成珠，另取黄丹 750 克加入油内搅拌均匀，收膏，将膏徐徐倒入冷水中，按常规法去火毒。同时取膏用文火融化，将上述药粉末加入搅匀，分摊于牛皮纸或布上即可，麝香粉在治疗前临时撒在膏药表面少许即可。

【使用方法】贴膏药前先用乙醇棉球消毒局部皮肤，再将膏药加热软化，撒上少量麝香粉贴于患处。3 天更换 1 贴，4 贴为 1 个疗程。

【临床疗效】应用本膏治疗 96 例患者，临床治愈 65 例，显效 28 例，无效 3 例。总有效率达 96.87%。

【典型病例】张某，女。头晕，双上肢麻木，下肢无力半年余。加重 2 个月。血压 135/85mmHg；颈部拍片示：颈椎增生；颅脑 CT 未见异常。予本膏药贴敷，3 天后症状减轻，15 天后症状消失，1 个月后治愈，随访 1 年无复发。

【按语】骨质增生属中医学"痛证""痹证"范畴。该膏具有祛风胜湿散寒、活血化瘀通络、散结消肿止痛之功。应用本膏可迅速改善软骨细胞和组织的血液供应，较快地解除肌肉痉挛，松解软组织粘连，减轻或消除增生骨质对神经根和周围血管的刺激与压迫。

7. 黑膏药

【方剂来源】《陕西中医》2009 年第 4 期。

【适应病证】骨质增生。

【药物组成】当归 360 克，防风 300 克，连翘、威灵仙各 240 克，续断、枳壳、栀子、蒲公英、川芎、穿山甲各 150 克，骨碎补、木瓜、五加皮、木绵皮、牛膝、白芍、杜仲、海藻、厚朴、大腹皮、桃仁、桔梗各 75 克，甘草 30 克等。

【配制方法】上药粉碎后，在麻油中熬炼，加适量章丹制成膏药。

【使用方法】把膏药从布上取下来，蘸着温水，用手慢慢捏成大薄片（以大、薄、匀为佳），再放在布上，洗净局部皮肤，贴在患处。每 5 天换膏 1 次，6 贴为 1 个疗程，配合补钙。治疗期间不需卧床休息，还可适量运动或做些力所能及的体力劳动。治疗结束后嘱患者注意保暖。

【典型病例】张某，女，71 岁，退休干部，2006 年 9 月 21 日就诊。主诉：右膝关节疼痛近 20 年，近 1 年疼痛加剧，行走、蹲起困难，不能自理，多方求医未果。检查：右膝关节有敏感压痛点。X 线摄影显示右膝关节间隙内侧变窄，髁间嵴变尖，余骨质未见异常。诊为右膝关节退行性病变。依病情调处方专为其配制黑膏药，第 2 贴显著见效，12 贴后基本痊愈，后又巩固 1 个疗程。X 线摄影显示右膝关节面光滑，髁间嵴钝化，关节面下骨密度增高，随访 1 年未见复发。

【按语】本方以补肾通络、活血化瘀、祛风止痛为治疗原则。肾为先天之本，肾主骨、生髓。肾精足，则骨骼生化有源。故方用骨碎补、续断、杜仲等补肾通络；桃仁、川芎、穿山甲等活血化瘀药持续作用于患处，使局部气血运营通畅，郁积钙化点逐渐自行吸收，局部的新陈代谢得以恢复；威灵仙、木瓜、五加皮、木棉皮、白头翁等祛风止痛药刺激神经末梢，通过反射，扩张血管，促进局部血液循环，改善周围组织营养，达到消肿、消炎和镇痛的目的。

8. 白色膏药

【方剂来源】《中医外治杂志》2002 年第 5 期。

【适应病证】颈椎增生、腰椎增生、强直性脊柱炎、股骨头坏死等。

【药物组成】金毛狗脊 2 份，络石藤 2 份，伸筋草 2 份，京大戟 2 份，穿山甲 2 份，乳香 1 份，没药 1 份等。

【配制方法】用植物油煎枯、过滤，东丹收膏备用。

【使用方法】在脊椎病变相应部位贴敷白色膏药，一般颈部每次1~3贴。腰椎部每次1~5贴，每次贴敷7天，1个月为1个疗程。

【临床疗效】共治疗70例，显效39例，有效25例，无效6例，总有效率91.43%。

【按语】方中金毛狗脊、络石藤、伸筋草、京大戟具有强腰脊、舒筋骨、通经脉、散瘀结、消肿痛的作用，为其主药。金毛狗脊偏于补肝肾、强腰脊，并有祛风湿、利关节、镇痛的作用，对肝肾亏虚兼有风寒湿邪之腰脊强痛，不能俯仰，足膝软弱最为适宜；络石藤，别名"爬山虎"，穿透力强，祛风通络，化瘀止血，以治经脉拘挛为主，辅助狗脊舒展腰脊；伸筋草能祛风湿、通经络、舒筋骨、蠲痹痛，为久风顽痹，筋骨拘急之要药，与络石藤共同辅佐狗脊强腰脊，通经脉；京大戟为峻下逐水药，这里外用，取其消肿散结之功，主治热毒壅滞、痰凝结聚之重症，与甘草配伍，取其相反之意，增加峻猛之势，使药物深入骨部，故收到显著效果。

部分患者治疗局部可出现不同程度的红色丘疹，瘙痒等过敏反应，停药后会很快消失。

9. 活血镇痛膏（二）

【方剂来源】《中医外治杂志》2009年第5期。

【适应病证】腰椎增生。

【药物组成】熬膏处方：补骨脂、枳壳、青皮、川楝子、大枫子、赤石脂、蛇床子、甘草、牛膝、杜仲、白芷、僵蚕、当归、赤芍、肉桂、天麻、小茴香、川断、川羌活、威灵仙、生川乌、生草乌、木香、细辛、菟丝子、桃仁、生附子、川芎、穿山甲、香附、透骨草、青风藤、何首乌、木瓜、红花、防风各30克。

撒药处方：轻粉、儿茶、丁香、冰片、樟脑、乳香、没药、血竭各15克。

【配制方法】熬膏处方药用麻油8000毫升炸枯去渣，炼油至滴水成珠，熬至沸由青烟变白色并带有清香药味时下黄丹2000克，搅匀成膏，冷水浸泡7天，每日换水1次，分成每块20克，贮藏备用。撒药处方中8味药共研细末，装瓶备用。

把轻粉、儿茶、丁香、冰片、樟脑、乳香、没药、血竭各15克研细末，用时撒在膏药上少许。

【使用方法】取膏药加热溶化，均匀摊于无菌纱布上，将上述撒药少许撒在膏药上外敷患处，外用胶布固定每贴外敷5天，3贴为1个疗程。疼痛剧烈者可在撒药后，再加蟾蜍5克，火酒烊化，涂于膏药表面，效果更佳。

【临床疗效】共治疗100例，分别治疗1~4个疗程，痊愈55例，显效27例，有效15例，无效3例，总有效率97%。

【按语】腰椎骨质增生是增生性骨关节病的主要临床表现之一，多因扭伤、过劳、受凉等诱因而发作，属中医学"腰痛""骨痹"等范畴。本病多由年老体衰、肾精亏虚、髓腔不充、骨失所养、关节边缘生骨疣，压迫经络，气血运行不畅，不通则痛，而致腰腿疼痛、屈伸不利、麻木酸沉诸症。方用补骨脂、川断、杜仲补骨壮骨；威灵仙、穿山甲软坚散结；木瓜、僵蚕、牛膝通经活络；青皮、枳壳、香附理气；当归、红花、赤芍、桃仁、白芷活血止痛；透骨草引药直达病灶。上述药物熬制成膏，外贴患处，内病外治，使药效直达病所，可收气行血行、通则不痛之效。本方安全可靠有效，无痛苦，深受患者的称赞。

10. 骨质增生膏（二）

【方剂来源】《中医外治杂志》2001年第5期。

【适应病证】颈椎、腰椎、跟骨等处骨质增生。

【药物组成】水蛭150克，猪牙皂150克，肉桂30克，白花蛇5条，冰片20克，血竭30克，麝香5克。

【配制方法】将肉桂、白花蛇、冰片、血竭研成细粉，过筛混匀；水蛭、猪牙皂碎断，与食用植物油2000克同掷锅内，炸枯、去渣、滤过、炼至滴水成珠，另取黄丹750克加入油内搅拌均匀，收膏，将膏徐徐倒入冷水中，按常规法去火毒。用时取膏用文火融化，将上述药粉末加入搅匀。分摊于牛皮纸或布上，麝香粉在治疗前临时撒在膏药表面少许即可。

【使用方法】凡颈椎增生、腰椎增生及其他部位增生者，不管其临床症状如何，都可取膏药贴于患处。贴膏药前先用乙醇棉球消毒局部皮肤，再将膏药加热软化，撒上少量麝香粉贴于患处。3天更换1贴，4贴为1个疗程。

【临床疗效】共治疗96例，治愈65例，显效28例，无效3例，总有效率96.87%。

【典型病例】张某，女，62岁。头晕、双上肢麻木、下肢无力半年余，加重2个月，血压135/85mmHg。颈部拍片示：颈椎增生，颅脑T正常。1999年8月曾住某院针灸科综合治疗月余，效果不佳，出院后来我院就诊。给自制膏药贴敷，3天后症状减轻，15天后症状基本消失，1个月后治愈，随访1年无复发。

【按语】骨质增生属中医学"痛证""痹证"等范畴，是中老年人的常见病、多发病，多由年老脾肾亏虚，气血不足所致。气血不足则精脉失养，脉道不通，故痛；肢体失养则麻木；肾亏则精血不足，骨骼脑髓失养，骨失所养则痿，脑失所养则眩晕，脾虚则运化无力，气血来源不足，且生湿生痰。方中麝香、冰片芳香走窜，活血消肿，通经达络止痛；水蛭破瘀血，逐瘀通经，扩散外周血管，改善血液流变；猪牙皂祛痰开窍，软坚；白花蛇祛风活络，镇痛攻毒，"内走脏腑，外达皮肤"；血竭、肉桂活血祛瘀，消肿止痛。综观全方，具有祛风胜湿散寒、活血化瘀通络、散结消肿止痛之功，该膏可迅速改善软骨细胞和组织的血液供应，较快地解除肌肉痉挛，松解软组织粘连，减轻或

消除增生骨质对神经根和周围血管的刺激与压迫。另外，该膏是通过皮肤直接渗透于病变部位发挥其药理作用。局部药物的堆积，能使药力集中，大大提高了药物通过病变部位的浓度，以激发经气，疏通经络，结散瘀化，气血得畅，病则愈矣。

11. 骨刺消膏

【方剂来源】《中医药临床杂志》2005年第3期。

【适应病证】骨质增生。

【药物组成】麝香2.5克，藤黄10克，马钱子100克，生川乌100克，生草乌100克，细辛30克，穿山甲10克，杜仲50克，乳香50克，没药50克，木瓜50克，威灵仙50克，川断50克，红花50克，当归50克，川芎50克，麻黄30克，樟脑10克，冰片10克，补骨脂50克，独活50克，血竭30克，土鳖虫50克，全蝎30克，地龙50克，黄丹2000克，麻油5000克。

【配制方法】按比例选好药物，除麝香、冰片、血竭、没药、乳香、樟脑外，其他药物断碎，置植物油中5~7天，然后置锅内炸枯后去渣、过滤，慢火熬至"滴水成珠"，加入适量黄丹，同时用木棒不停地向一个方向搅拌，以防丹沉聚于锅底，直至白烟散尽，油色由红色变为绛色为止。将锅离火搅匀，再取余下的药物，研细过筛，置放油锅内搅匀。取出少量滴于冷水中，若最后几滴能沉入水底，取出后膏不黏手，且稠度适当，即熬制完成。最后去"火毒"，摊涂膏药，待冷却后备用。

【使用方法】取膏温热软化，贴患处或病变部位，7天换药1次，为1个疗程，可连用2个月。

【临床疗效】共治疗326例，治愈182例，有效132例，无效12例，总有效率96.32%。

【按语】骨质增生属中医学"痹证"范畴，本方温经通络，尤擅祛风寒湿邪顽痹，并有很强的麻醉镇痛作用。细辛温经散寒，

与川乌、草乌有协同作用，可增强局部血液循环，达到通则不痛的目的。藤黄、乳香、没药、红花、穿山甲能活血祛瘀、消肿散结、通络止痛。木瓜、威灵仙、川断、当归、川芎舒筋活络，行气活血，除湿宣痹。麝香、樟脑辛温走窜，活血定痛，可引药直达病所，助诸药透骨消肿。与麻黄、独活、土鳖、全蝎、地龙等多种中药有机配合，有攻有补，攻以治标，消除症状解除疼痛；补以治本，促进血液流通，改善血液和淋巴循环，增加局部新陈代谢，调节和改善骨骼组织的营养状态，抑制骨质增生。

12. 骨质增生膏（三）

【方剂来源】《山东中医杂志》2009年第9期。

【适应病证】腰椎、膝关节骨质增生。

【药物组成】生川乌15克，生草乌15克，羌活20克，独活20克，肉桂15克，赤芍15克，穿山甲15克，生地黄30克，大黄15克，白芷20克，天麻20克，红花20克，木鳖子10克，槐枝20克，柳枝20克，桃枝20克，三七粉15克，乳香15克，没药15克，麝香10克，金银花15克，狗脊15克，露蜂房15克，血竭15克等。

【配制方法】除三七粉、乳香、没药、麝香外，余药俱入锅熬枯，去渣滤净，熬至滴水成珠，将乳香、没药、三七粉、麝香加入搅匀，每1000毫升加黄丹420克收膏，放入凉水中浸泡7天以上，以去火毒，半月后摊于布上备用。

【使用方法】腰椎增生者，贴第1~5腰椎椎体部，5天换药1次，忌生冷辛辣油腻食物。1个月为1个疗程。

【临床疗效】共治疗260例，痊愈78例，显效130例，有效42例，无效10例，总有效率96%。

【典型病例】某，男，65岁，2005年3月10日就诊。主诉：反复腰痛并向右下肢放射3年余，每遇阴雨天加重。经常服用消炎镇痛药，病情时有缓解。近2天来腰痛加重，并放射至右下肢，咳嗽、喷嚏、负重时疼痛加剧，喜温畏寒。查体：左下肢腓肠肌萎缩，腰椎棘突压痛，直腿抬高试验（＋），"4"字试验（－），腱反射减弱。辅助检查：CT示第3~5腰椎椎体增生。用本药治疗，并用腰围制动，配合推拿、针灸、卧床休息，5天换药1次，连续治疗4周，临床症状消失，CT示腰椎病变显著改善。

【按语】骨质增生属中医学"痹证"范畴，多发生于中老年人。是因肝肾不足，气血亏虚，感受风寒湿邪，导致气滞血瘀、痰湿阻滞经络而致。本膏中川乌、草乌辛热，能祛经络中寒邪；露蜂房、白芷、羌活、独活、木鳖子祛风除湿止痛；生地黄、白芍、杜仲、狗脊、骨碎补、巴戟天、淫羊藿补肾壮骨强筋；乳香、没药、血竭、红花、穿山甲、川芎活血化瘀；全蝎、地龙、蜈蚣搜风通络；金银花清热解毒；麝香、冰片开窍；槐枝、柳枝、桃枝舒筋通络。诸药相合，共奏补肝肾强筋骨、补血活血、祛风除湿止痛之效。

七、静脉炎膏敷方

静脉炎是静脉滴注过程中常见的病证，以局部红肿热痛为主要症状。

1. 通络止痛膏

【方剂来源】《山东中医杂志》1992年第2期。

【适应病证】静脉滴注血管走行疼痛，静脉滴注后静脉炎。

【药物组成】威灵仙、山豆根、连翘、水蛭、冰片。

【配制方法】将上述前4味药（按2.5：2.5：2.5：0.5比例）粉碎混匀研细粉，过80目筛。每次取药粉150克，加入凡士林内（其比例为1.5：2.5）加温搅匀，待温度降至60℃左右时加入冰片25克再搅匀，冷却后入瓷瓶内，置阴凉处保存备用。

【使用方法】使用时视静脉炎的红肿范围，用超过发炎部位1厘米之消毒纱布或卫生纸，将膏药涂其上，厚约 1 毫米，敷贴于患处。

【注意事项】静脉滴注患者使用本膏越早越好，未成静脉炎者起预防作用，已成者能治。对静脉滴注不久即出现沿静脉滴注血管疼痛者，绝大多数敷贴本膏后可立即止痛。静脉滴注氯化钾、红霉素等药物多数患者有疼痛感，再输再疼，再贴敷本膏仍有效。

【典型病例】刘某，男，54 岁，1988 年 5 月 5 日入院。因冠状动脉粥样硬化性心脏病伴房颤，在本单位医务室给予 10% 葡萄糖加 ATP、辅酶 A、10% 氯化钾静脉点滴 3 天，因静脉滴注部位疼痛难忍而中止治疗转我院内科病房。入院后仍给予上述药物静脉滴注。患者静脉滴注后 10 分钟又觉沿静脉滴注血管疼痛，有热感。检查：沿穿刺静脉走向处之静脉发红增粗，诊为静脉炎。随即外敷通络止痛膏，10 分钟后疼痛消失，此后每次静脉滴注的同时，外敷通络止痛膏，结果未再出现疼痛、红肿、发热症状，直至病情好转出院。

【按语】静脉炎是静脉静脉滴注过程中常见的病证，以其局部红肿热痛为主症。本膏对静脉炎已成者能治，未成者能防。方中山豆根性苦寒，能清热解毒；威灵仙辛散温通，能祛风湿、通经络、消肿止痛；冰片苦凉，功能清热止痛止痒。诸药合用有清热消肿、通络止痛之功。

2. 复通灵膏

【方剂来源】《新中医》1992 年第 7 期。

【适应病证】理化性静脉炎。

【药物组成】丹参、莪术各 1500 克，当归 5000 克，川芎 1000 克，细辛、莨菪各 500 克，皮硝 800 克，三棱 600 克，红花 300 克，冰片 50 克（后入）。

【配制方法】将以上药物加水煎煮浓缩成汤剂，过滤，再浓缩成膏，依次加入二甲基亚砜 150 克，亚硝酸异戊酯 8 克，氧化锌、乳化黏胶适量，拌匀加入黏合剂制备成胶布状，厚度略比白胶布厚 1 倍，其黏度、拉力等各种性能指标适合临床使用要求，以备局部外敷。

【使用方法】根据病变的范围，选用相应面积的复通灵膏贴敷，如在冬天，在贴膏处用热水袋熨敷，效果更佳，每贴敷 24 小时更换 1 次，3 天为 1 个疗程。

【注意事项】个别患者贴敷后有痒感，但未再现丘疹及皮损。

【临床疗效】用本膏贴敷 489 例因静脉滴注所致的化学性、物理性静脉炎患者，总有效率为 89.44%。另外，为了保持血管长期使用，每次化疗后的小静脉血管，贴上本膏预防静脉炎可达 100%。

【按语】本膏药利用亚硝酸异戊酯为主，以扩张血管，缓解痉挛；二甲基亚砜有较强的渗透药物作用，可把其他药物的成分携带到皮下，使病变部位有更多的药效。膏中当归辛温，破恶血，养新血，活血止痛，有明显抑菌作用，并通过缓解血管平滑肌痉挛抑制血管壁炎性渗出和防止针刺所致的血管渗出性血肿机化继发性感染，从而使血管软化再通；川芎行气止痛，破癥结，散宿血，有调众脉之作用；细辛具有局部麻醉、抗菌、行气血的功能，又能驱逐寒气，疏散上下之风邪。本膏药扩张表浅血管，在敷贴后 1 分钟即起作用，在冬季静脉滴注前几分钟贴用，对小静脉扩张充盈不良的患者，小静脉穿刺的成功率可大大提高，而且患者无明显的进针疼痛。

3. 化瘀解毒膏

【方剂来源】《中医外治杂志》2003 年第 3 期。

【适应病证】静脉滴注引起的静脉炎。

【药物组成】生大黄 30 克，红花 30 克，鸡血藤 30 克，丁香 10 克，防风 10 克，薄荷 10 克，冰片 5 克，血竭 2 克。

【配制方法】将大黄、红花、鸡血藤、丁香、防风水提 2 次，薄荷后下，药液浓缩至 120 毫升，加入甘油、十二烷基硫酸钠为水相，凡士林、十八醇、液状石蜡、对羟基苯甲醇乙酯为油相，将水相、油相分别加热溶解，80℃时，水相加入油相乳化，得膏。

【使用方法】将膏涂于患处，用手按摩，以利用药物吸收。每日3次，7天为1个疗程。

【典型病例】白某，女。右手腕静脉滴注榄香烯4天后，出现4厘米×4厘米大小红肿及疼痛，局部硬结，外敷活血化瘀膏，4小时后疼痛减轻，第2天红肿、疼痛消失，第3天硬结消失。

【按语】中医学认为，静脉滴注穿刺使局部脉络血行不畅，瘀血阻滞，不通则痛；气血不畅，凝聚肌肤，津液输布受阻则肿胀。对此化瘀解毒膏能起到活血解毒，消肿止痛之功。由于此剂型为油包水型，故多数药物成分可通过角质层间隙，经毛囊皮脂腺进入真皮层，通过毛细血管网进入血液循环而起到治疗作用。

4. 大青乳没膏

【方剂来源】《山东中医杂志》2005年第7期。

【适应病证】血栓性浅静脉炎。

【药物组成】大青叶30克，乳香、没药、黄柏、大黄、白矾、黄连各15克，芙蓉叶、五倍子、胆矾各9克，樟丹、铜绿各3克。

【配制方法】将樟丹、铜绿分别研成极细粉，余药共为细粉，配研法将上2种粉混匀。另将香油置铜锅内加热至起青烟时，加入凡士林使熔融，待温度降至60℃~80℃时加入细药粉，搅拌至冷却，装入无菌器皿中备用。

【使用方法】清洁消毒局部，根据患部面积大小取大青膏适量外敷患处，纱布覆盖，胶布固定。每日1次，7天为1个疗程。

【临床疗效】共治疗60例，1个疗程痊愈13例，好转17例；2个疗程痊愈8例，好转9例；2个疗程后，共痊愈21例，好转39例。总有效率100%。

【按语】血栓性浅静脉炎属中医学"恶脉""赤脉""青蛇毒"等范畴，治疗以清热利湿、活血化瘀、通络散结为法。大青膏

具有清热解毒、燥湿泻火、祛瘀通络、消肿止痛、敛疮散结等功效，主要用于疮疡初起，具有红、肿、热、痛等表现的阳证。方中大青叶、芙蓉叶清热解毒为主药；辅以黄连、黄柏、大黄燥湿泻火，逐痰通络，以清气血痰湿之瘀滞；佐以乳香、没药活血消肿止痛；铜绿、白矾、胆矾、樟丹、五倍子等以敛疮，疗肿毒。诸药合用外敷，将药物直接作用于患处，使药效直达病所。

5. 加味四妙勇安膏

【方剂来源】《中国乡村医药杂志》2010年第12期。

【适应病证】静脉留置针致静脉炎。

【药物组成】元参、金银花各3份，全当归2份，生甘草、生大黄各1份。

【配制方法】上药共研细末，加入冰片少许，用凡士林调成膏糊状备用。

【使用方法】先用75%乙醇消毒静脉炎处皮肤，将上膏平摊于塑料薄膜上，厚约2毫米，敷于患处，12小时换药1次。

【注意事项】尽早敷药。敷药后要注意观察局部皮肤情况，如出现红疹、发痒等异常应立即停止使用。使用时避开穿刺点。敷药的范围应大于炎症面积。敷药厚薄要均匀，太薄则药力不够，效果差，容易干；太厚则浪费药物，且受热后常外溢，污染衣物。敷药的表面可覆盖一层棉纸，以避免药物直接接触皮肤，黏滞不适，阻塞汗孔或引起接触性皮炎，也便于下一次换药时一揭而下。治愈的局部血管近期内避免重复穿刺。

【临床疗效】共治疗34例，痊愈25例，有效6例，无效3例，总有效率91.7%。

【按语】放置留置针就等于保留了一条开放的静脉通路，保证了各种需静脉输注的药物及时安全可靠的应用，减轻了患者由于反复穿刺而造成的痛苦，同时也解决了护士穿刺难的问题，避免重复穿刺。静脉炎的发生很大程度上是因静脉血栓形成，导致非炎症性血栓性静脉炎。治疗当以清湿热、化瘀

血、散结为主。本膏由四妙勇安汤加大黄组成。方中金银花清香透达，可宣散风热、清热解毒；元参凉血滋阴，泻火解毒；当归辛香善行，既能活血，又有行气止痛之功；甘草泻火解毒；加入大黄泻火凉血，活血散瘀生新。全方有清热解毒、活血通脉、和营止痛的作用。加入少许冰片，增加药物经皮吸收的渗透作用，用于浅静脉留置针静脉滴注导致的非炎症性血栓性静脉炎，方证相符，疗效较好，且成本低、操作简单，患者易于接受。

6. 四黄消炎膏

【方剂来源】《光明中医》2011 年第5 期。

【适应病证】外周性静脉炎。

【药物组成】大黄、黄连、黄柏、黄芩各 80 克，冰片 20 克，凡士林膏 500 毫升。

【配制方法】先将前 4 味主药炮制干净，晾干，研磨成粉末状待用，再将凡士林油膏放入容器中加热熔化，而后将制好的 4 味混合中药粉剂和冰片一起加入到凡士林溶剂中混合搅拌成膏状，在室温中自然放凉即可使用。

【使用方法】取熬制好的膏药适量，均匀涂于患肢静脉炎局部，并用无菌纱布覆盖，患肢制动，每日换药 1 次，连用 3 ～ 5 天。

【临床疗效】共治疗 52 例，痊愈 48 例，显效 4 例，总有效率 100%。

【按语】外周静脉炎是由于长期输入高浓度、刺激性较强的药液或静脉内长时间放置刺激性大的塑料管，引起局部静脉壁的化学性炎症反应；静脉滴注过程中未严格执行无菌技术操作而导致的局部静脉感染。

中医学认为，本病是由于反复穿刺以及药物刺激等多种原因导致局部脉络血行不畅，血瘀阻滞，不通则痛，气血不畅，津液输布受阻肿胀；瘀血内蕴，蕴久化热，则局部发热；脉络损伤，血溢肌肤或血热内蕴则局部发红。治疗应以凉血解毒、逐瘀通经、

消肿散结为主。大黄，药性苦寒，具有凉血解毒、逐瘀通经的作用；黄连、黄芩、黄柏外用均具有泻火解毒、消肿散结之功用；冰片清热止痛。本方具有疗程短、效果好、经济方便、无毒性及不良反应等优点，适合临床广泛应用。

八、肌内注射引起局部硬结膏敷方

1. 全蝎膏（二）

【方剂来源】《山东中医杂志》1995 年第5 期。

【适应病证】肌内注射所致局部反应：疼痛无肿块、疼痛兼有肿块、无痛性肿块。

【药物组成】全蝎 40 克，凡士林适量。

【配制方法】将全蝎研为细末，用凡士林调制成 100 克药膏，装瓶密封备用。

【使用方法】用时将适量药膏均匀地涂于患处，纱布覆盖固定，2 天换药 1 次。

【注意事项】局部已破损，溃烂者禁用。

【临床疗效】曾贴治 64 例，总有效率为 96.9%。

【按语】肌内注射引起的局部反应是由于瘀热内阻所致。全蝎具有活血通络、散结止痛、解毒疗疮的作用。古人赞其能"穿筋透骨"，故用之能直达病所，使瘀热除，经脉通而病愈。

2. 松黄膏

【方剂来源】《中医杂志》1990 年第3 期。

【适应病证】肌内注射引起的局部硬结。

【药物组成】松香、黄连各等份，75% 乙醇适量。

【配制方法】将以上 2 味药研成粉末，贮瓶备用。

【使用方法】临用时用食用白酒或 75% 乙醇调成泥状，立即摊于纱布上贴敷患处，隔日换药 1 次，敷贴 5 ~ 7 天。

【注意事项】若出现松黄膏和皮肤粘连时，可用温水湿敷即可自脱。

【临床疗效】50 例患者多数因注射链霉

素引起的局部硬结，硬结直径2～8厘米，平均为4厘米。经用本膏贴敷后，硬结完全消散35例，硬结缩小11例，无变化4例。患者局部贴敷后均未出现过敏现象。

3. 散结膏

【方剂来源】《浙江中医杂志》1989年第3期。

【适应病证】肌内注射后肿块。

【药物组成】菊叶三七（又名见肿消）、金钱草、松香各100克，辣蓼草（又名散血草）50克，雄黄20克。

【配制方法】共研细末。

【使用方法】用时以白酒调敷，包扎固定，2日换1次。

【临床疗效】64例经治痊愈。

【典型病例】刘某，女，37岁。患肺结核5年余，长期肌内注射治疗，致两臀部肌肉硬结肿痛。2年来生活起居十分不便，热敷等处理无效。经用散结膏敷治，连用8次痊愈。

【按语】本方诸药，有祛瘀活血、消肿散结、止痛止痒的功效。

4. 消结贴膏

【方剂来源】《四川中医》2007年第8期。

【适应病证】百白破所致局部硬结。

【药物组成】三棱、莪术、海藻、浙贝母、川芎、红花、土茯苓各30克，蜈蚣3条，土鳖虫10克，冰片5克，蜂蜜适量。

【配制方法】上药除蜂蜜外，共研细末，过100～150目筛，混匀备用。

【使用方法】取已配制好的中药散剂，加入适量蜂蜜调成糊状（以不淌为宜）即成消结膏。同时将幼儿硬结处皮肤清洗干净，取消结膏2～3克涂于纱布上，厚约2毫米，面积略大于硬结范围，然后将其贴敷于硬结皮肤上，保持6～10小时，每日1次，贴敷7天观察疗效。

【临床疗效】共治疗36例，显效22例，有效14例，总有效率100%。

【按语】中医学认为，硬结是由外邪侵入体内，毒邪客居所致，属"痰核"范畴。热毒壅结，痰瘀留滞是其主要病机。治疗应清热解毒，祛瘀通络，化痰软坚散结。方选土茯苓、冰片清热解毒；三棱、莪术破积消癥；川芎、红花、蜈蚣、土鳖虫活血化瘀、通络；浙贝母、海藻化痰软坚散结；蜂蜜清热解毒，具有保护创面之效。局部贴敷消结膏能直接改善循环，增加局部血流量，促进药物吸收，从而达到消除硬结的目的。

5. 活血通络膏

【方剂来源】《现代中西医结合杂志》2003年第3期。

【适应病证】肿瘤患者长期肌内注射后皮下硬结。

【药物组成】大黄、苦参、乳香、没药、血竭、冰片、伸筋草、透骨草各等份。

【配制方法】上药共研细末，加入60℃～70℃凡士林中搅拌（药粉与凡士林比例为1∶1），调成糊状即成活血通络膏。

【使用方法】清洁消毒硬结局部，将活血通络膏均匀地涂在患处厚约2毫米，外用纱布覆盖，胶布固定，每日贴敷10小时左右。

【临床疗效】共治疗94例，痊愈79例，好转12例，无效3例，总有效率96.81%。

【按语】肿瘤患者因长期卧床，局部血液循环障碍，营养状况欠佳，机体组织修复能力差，免疫力低下等原因，出现针眼处感染等，是硬结形成的主要原因。活血通络膏中的大黄可活血祛瘀，消肿止痛，抑菌消炎；乳香功专活血止痛，没药散血而消肿，二者同用，可破瘀散结；血竭可生肌敛疮，现代药理学研究证明，它具有抗炎、抑菌作用；冰片、苦参清热解毒，行气理滞；透骨草、伸筋草能疏通脉络，增加皮肤通透性，促进药物的吸收。诸药合用，有活血通脉、消炎止痛、行气理滞、软坚散结之功效。所以用活血通络膏贴敷硬结处，可促进局部血液循环，改善硬结处的营养状况，使萎缩变性的肌纤维得到滋润和营养而逐步恢复弹性，使硬结逐渐变软直至完全吸收，使疼痛逐渐减轻直至消失。

6. 二花膏

【方剂来源】《中国民间疗法》2011 年第 3 期。

【适应病证】注射后硬结。

【药物组成】金银花 200 克（鲜品 500 克），红花 100 克。

【配制方法】将生姜、马铃薯（以新鲜为佳）洗净去皮，分别打碎过滤取汁，分装于干净的容器内。将金银花、红花加水 2000 毫升，水煎浓缩至 500 ~ 600 毫升，过滤去渣。取凡士林 200 克，生姜汁 200 毫升，马铃薯汁 50 毫升，入上液混合煮沸溶解，再加入羊毛脂 50 克，消旋山莨菪碱（654 - 2）注射液 50mg，搅拌均匀成膏状，自然冷却后贮瓶，置于冰箱冷冻保存备用。

【使用方法】清洁患处，取药膏融化，接近室温时涂敷厚度为 1 ~ 2 毫米，范围约超过硬结 1 ~ 2 厘米，用塑料薄膜覆盖，胶布固定，每日换药 1 次，15 天为 1 个疗程。

【临床疗效】共治疗 105 例，治愈 83 例，有效 18 例，无效 4 例，总有效率 96%。

【按语】使用前要询问患者有无过敏史，对过敏体质者使用前可将膏药涂于上肢内侧皮肤上，15 ~ 20 分钟后观察皮肤是否有痒、皮疹等过敏反应，无反应则可使用。如硬结破溃、溢脓者不宜使用。

九、肋软骨炎膏敷方

1. 三黄二香散

【方剂来源】吴鞠通《温病条辨》方。《浙江中医杂志》1984 年第 7 期。

【适应病证】肋软骨炎。

【药物组成】生大黄、黄连、黄柏各 30 克，乳香、没药各 15 克。

【配制方法】上药共研细末，加米醋适量调成糊状。

【使用方法】每日 1 料分 2 次外敷患处。

一般 1 ~ 2 日疼痛消失；4 ~ 6 日肿胀、压痛消失。治疗过程中未见不良反应。

【典型病例】吴某，女，24 岁，1980 年 7 月 16 日诊。左胸肋肿痛已 1 月余，经摄片检查，诊为非化脓性肋软骨炎。先后应用多种抗生素无效。口干欲饮，左胸肋疼痛如同火燎针刺，第 2 肋软骨肿胀隆起，压痛明显，舌红边紫，苔黄，脉弦涩。检查：白细胞 10.3×10^9/升，其余正常。遂以三黄二香散外敷。当日痛止眠安，症状大为减轻；连用 4 日，肿消痛止而愈。

【按语】三黄二香散为吴鞠通《温病条辨》方，原为治温毒肿痛、皮肤溃烂的外用散剂。近年来，张长顺运用此方外治热毒瘀结型的肋软骨炎患者，获效满意。

2. 新型三黄膏

【方剂来源】《上海中医药杂志》1991 年第 3 期。

【适应病证】肋软骨炎。

【药物组成】大黄、黄芩、黄柏、海金沙。

【配制方法】上药粉碎，过 80 ~ 100 目筛，以药用凡士林做基质加温调制成糊状。

【使用方法】用时将药膏厚薄均匀涂于布料或专用纸上，约 4 厘米×6 厘米大小，重量为 20 克。当敷贴患处后，外面用胶布条加压，使药膏与患处没有间隙，否则将影响疗效。一般 3 天更换 1 次，3 次为 1 个疗程，治疗以 3 个疗程为限。

【临床疗效】新型三黄膏，治疗 500 余例肋软骨炎，疗效满意，无副作用，不失为目前治疗肋骨炎的有效药物。

【典型病例】陈某，女，36 岁，上海某机床电机厂工人。左胸第 2 至第 3 肋软骨有针刺般疼痛，外观隆突肿胀约 2 厘米×2 厘米大小，伴压痛 3 年余，不能拎重物和做扩胸运动。曾在我院外科做可的松封闭疗法及服用吲哚美辛等药物，均无效。后经新型三黄膏外敷治疗 1 个疗程即痊愈，至今已有 3 年未复发。

3. 肋软骨炎敷贴膏

【方剂来源】《中国民间疗法》2000 年第 5 期。

【适应病证】非化脓性肋软骨炎，症见局部结块隆起，疼痛，但不化脓。

【药物组成】三棱、莪术、乳香、没药各 30 克，生大黄、白芷各 60 克。

【配制方法】上药共研细末，混合均匀，贮瓶备用。

【使用方法】取上述药末 30 克，用大葱 100 克煎汁，与药末一起调成膏糊状，外敷患处，纱布覆盖，胶布固定。每日换药 1 次，10 天为 1 个疗程。

【临床疗效】共治疗 40 例，痊愈 32 例，随访 1 年未复发；近期治愈 8 例，但 1 年内有复发。

【典型病例】张某，女，26 岁，1998 年 3 月 21 日初诊。患者于 2 个月前无明显诱因右胸部隆起一结块，皮色正常，自觉疼痛，时轻时重，劳累后疼痛加重，甚至不能举臂。曾服西药无效而前来就诊。体检：右侧第 2 肋近胸骨部之肋软骨隆起结块约 3 厘米×2.5 厘米×2 厘米，皮色正常，有明显压痛。X 线摄片无异常，血常规及血沉正常。诊断为非化脓性肋软骨炎。经采用上法治疗 3 天，结块缩小，疼痛消失，继续治疗至 1 疗程，症状均消失。随访 1 年未复发。

【按语】本病乃肝郁不舒，或负重气逆，或用力过猛，致气血失于流畅，气滞血凝积聚而成。治疗宜化瘀散结为主。膏中三棱、莪术破血行气，化瘀散结；乳香、没药为活血止痛之圣药；生大黄清火消肿解毒，兼能活血行瘀；白芷解毒消肿；大葱透达脉络，以其煎汁调膏，能使其他药物易于渗透吸收。全方共奏解毒消肿、化瘀散结之功。局部外敷，药效直达病所，气血流畅，肿消痛止。

十、腰椎间盘突出膏敷方

1. 海马膏

【方剂来源】《中医外治杂志》2001 年第 1 期。

【适应病证】腰椎间盘突出症。

【药物组成】海马 5 份，穿山甲、地龙、鳖甲、人参、三七、细辛、龙骨各 3 份，血竭、樟脑、没药、朱砂、牛膝、熟地黄、莪术、全蝎、蜈蚣、马钱子、麦冬各 2 份。

【配制方法】将上药粉碎，过 100 目筛，混合均匀，贮瓶备用。

【使用方法】取上述药末 60 克为 1 付，用蜂蜜调成膏糊状，涂敷在腰部患处，无菌纱布覆盖，胶布固定。3 天换药 1 次，8 付为 1 个疗程。

【临床疗效】共治疗 500 例，1～2 个疗程后治愈 370 例，显效 67 例，好转 34 例，无效 29 例，总有效率 94.2%。

【按语】腰椎间盘突出症临床发病率较高，主要由于扭伤、负重和椎间盘退行性变，引起椎间盘纤维环破裂，髓核突出到椎管或椎间孔中，在局部机械压迫及化学性物质的刺激下，微循环及神经营养障碍，神经根产生水肿、充血、渗出及与周围组织粘连等炎性反应，从而引起腰腿痛的发生。此病当属中医学"痹证"范畴，多为因虚致病，因病致虚。肾虚则骨失所养，肝虚则筋失滋荣，加之外伤及风寒湿邪的侵袭及慢性劳损均可诱发或加重病情；若病邪留着不去，化热伤阴，痰瘀互结，则肝肾益虚。用海马膏外敷，通过皮肤渗透，药力直达病所，以增强抗病能力和修复能力，发挥滋补肝肾、舒筋活络、祛风散寒、收敛固涩的作用。

2. 东方神奇贴

【方剂来源】《内蒙古中医药》2009 年第 9 期。

【适应病证】腰椎间盘突出症。

【药物组成】A 药：生马前子、生川草乌、生南星、生半夏、土鳖虫、蛴螬、甲珠、全蝎、蜈蚣、水蛭、蟾蜍、藤黄、生乳香、生没药、三棱香、三七、透皮精等。

B 药：独活、羌活、细辛、老鹳草、豨莶草、两面针、巴岩香、秦艽、防风、桃仁、鸡血藤、青风藤、威灵仙、牛膝、生乳香、透骨草、三棱、莪术、寻骨风、海风藤、骨碎补、续断等。

基质：聚异丁烯。

【配制方法】将 A 药川草乌、藤黄、三七等配料研末过 120 目筛混匀备用。

将 B 药配料全部置于锅内加适量清水浸泡 2～3 小时，以文火加热，待药料充分膨胀，然后用武火煮沸 1～2 小时后倾出煎汁；药渣加水第二次再煎 1～2 小时，倾出煎汁，压榨药渣至无汁为止；将两次煎汁合并。用 100 目筛过滤，取滤液置锅内先用武火煮沸，待药汁转稠时降低火力，改用文火慢慢浓缩，烤干去尽水分，研末备用。

称取设计量的聚异丁烯置锅内，用文火加热熔化，当锅内的聚异丁烯熔化 1/4 时，不时用木棍搅拌严防先熔化的聚异丁烯焦化。聚异丁烯在锅内逐步熔化后，用木棍不间断地搅拌均匀，视锅内青烟慢慢升起时（约 320℃），离火，降温，待下药粉。

按比例称取 A 药与 B 药浓缩药末混匀，过 120 目筛。然后把药末均匀的置入锅内基质料中和匀，用文火加热熬制。当膏药由浅黄变色为浅黑色时离火，把冰片、樟脑之类易挥发的药物最后置入锅内药膏中，快速拌匀后，置入制膏机涂布制片。

【使用方法】患者坐立，用热毛巾擦净汗液，选择 10 厘米×12 厘米或 11 厘米×18 厘米大片膏药贴肾俞穴，然后执行 7 厘米×10 厘米贴肾俞穴左右两侧，相隔 1 指，每次使用 24～48 小时，揭后微加热熔化，可第二次贴用。

【临床疗效】共治疗 84 例，显效 57 例，有效 24 例，无效 3 例，总有效率 96.43%。

【按语】自拟东方神奇贴的熬制过程是本品质量与药效成败的核心工程。若熬制过老，则药性损失近 40%，达不到技术设计要求；若过嫩，则药物的有效成分得不到有效释放，达不到治疗效果。

3. 磁片止痛膏

【方剂来源】《中国实用医学》2008 年第 7 期。

【适应病证】腰椎间盘突出症。

【药物组成】雪上一枝蒿 30 克，生川乌 15 克，生草乌 15 克，细辛 10 克，元胡 10 克，牛膝 30 克，川断 30 克，骨碎补 24 克，穿山甲 18 克，樟脑 10 克，威灵仙 20 克，三七 18 克，肉桂 24 克，干姜 12 克，黄丹 50 克，麻油 500 克。

【配制方法】将上述药物放入麻油中浸泡 3 天，然后放在煤火上炼制待炸成焦黄，麻油滴水成珠时即可去渣下丹，和匀成膏。将膏药摊放于棉布中央成长方形，每张膏药净重 40 克，再将磁片（直径 0.5 厘米，磁量 30nT，市场有售）放于膏药中间即可。膏药制成后放置阴凉处备用。

【使用方法】先对其进行针灸治疗，取气海俞（双）、大肠俞（双）、关元俞（双）、腰阳关穴，有下肢放射痛者配环跳、委中、阳陵泉、昆仑穴，常规消毒后用 1.5～6 寸毫针直刺，得气后留针 30 分钟，每 10 分钟行针 1 次，平补平泻手法。针刺完毕后，遂将磁片止痛膏加热，贴敷于椎间盘突出相应体表部位或痛点处。每 3 天按本方法治疗 1 次，5 次为 1 个疗程。在使用本方法治疗期间，嘱患者尽量卧床休息，避免久坐、久立或负重。本膏孕妇忌用。

【临床疗效】磁片止痛膏贴敷配合针刺治疗 62 例，3 个疗程后痊愈 31 例，显效 14 例，有效 11 例，无效 9 例，总有效率为 86.15%。

【按语】磁片止痛膏方中牛膝、川断、骨碎补补肝肾，壮筋骨，强腰足，疗诸痹，逐恶气，除挛急，治腰腿痛不可伸，能引药直达病所；生川乌、生草乌、细辛、元胡、樟脑温经止痛，活血化瘀；肉桂、干姜、穿山甲消瘀滞，通经络；雪上一枝蒿、威灵仙、独活祛风除湿，散寒通痹。全方具有祛风除湿散寒、消肿止痛、滋补肝肾、分解组织粘连、缓解组织痉挛、软化僵硬组织、促进椎间盘周围血液循环及活血化瘀等功能。

磁片通过磁场作用于药物，能使药离子活性提高，从而透入肌肤深层组织的药力也相对增多。这样就增强了药离子与组织细胞的物质交换，使病变组织得以修复；另外，由于磁场的作用，又可以使血液产生新的负荷，由此来调节机体自主神经，改善血液循环，促进新陈代谢，同样也可使病变组织得到恢复。通过针刺方法改善突出的椎间盘病理失衡状态，维持椎间盘内环境的相对稳定，降低椎间盘内压，并且针刺后的针孔在磁场的效应下更有利于药物渗透至病变部位，起到双重的复合效应。

4. 腰椎间盘突出膏

【方剂来源】《中医正骨》2010 年第12 期。

【适应病证】腰椎间盘突出症。

【药物组成】当归、红花、独活、海桐皮、秦艽、透骨草、羌活各 20 克，乳香、没药、牛膝、刘寄奴、川芎、川乌、甘草各 10克，伸筋草 30 克。

【配制方法】上药共研细末，用蜂蜜或麻油调成膏糊状备用。

【使用方法】清洁患处，外涂上膏，再以神灯红外线热疗，每次 30~40 分钟，每天2 次，10 天为 1 个疗程，可治疗 2~3 个疗程。

【临床疗效】共治疗 58 例，治愈 15 例，显效 21 例，有效 18 例，无效 4 例，总有效率 93%。

【按语】腰椎间盘突出症属于中医学"腰痛""痹证"范畴，多因肾气虚弱，风寒湿邪乘虚而入，结于经脉肌骨不散，加之劳伤过度，扭闪挫跌复致筋脉受损，经络瘀阻，不通则痛。故应采用散寒行湿、温经通络、舒筋止痛、活血化瘀等方法治疗。本膏中当归补血活血通经，改善微循环，加快血液流速；独活、伸筋草祛风散寒；强筋止痛；红花、乳香、没药活血化瘀止痛；海桐皮、秦艽祛风除湿止痛；牛膝能加强活血、补肝肾、强筋骨之功；甘草调和诸药。诸药共奏活血祛瘀、散寒祛风、补益肝肾、活血止痛、舒筋通络之功。加神灯照射，可使药物有效成分直接深入病变部位，充分发挥药效，起到消肿、止痛、活血、通络以及解除肌肉痉挛等作用，从而到达治疗目的。

第五节   其   他

一、烧伤膏敷方

因热力（火焰、灼热的气体、液体或固体）作用于人体引起的损伤，称为烧伤。又名汤火伤、汤泼火伤、汤泼火疮，水火烫伤等。

1. 清凉膏（一）

【方剂来源】《医宗金鉴》。

【适应病证】用于烫伤初期，皮肤潮红或有水疱者。

【药物组成】风化石灰 500 克，清水1000 毫升。

【配制方法】将石灰（陈者佳）与水搅浑，待澄清后，吹去水面浮衣，取中间水。每 1 份水加麻油 1 份，调备用。

【使用方法】涂创面，每日数次。

【注意事项】有脓腐者，可加少许九一丹摇匀涂。

【典型病例】尚某，女，20 岁，服务员，1994 年 5 月 10 初诊。左手背不慎被开水烫伤 1 日。局部自觉疼痛，表面红斑，上布大小不等水疱，经京万油油膏治疗，效果不显。证属浅Ⅱ度烫伤，拟清热凉血，利湿解毒法。清凉膏外搽，经 2 日治疗后痊愈。

【按语】清凉膏主要运用浅Ⅱ度烫伤者，对面积较大，深度在Ⅱ度以上不宜使用。

2. 乳没冰蜜膏

【方剂来源】《新中医》。

【适应病证】Ⅰ～Ⅱ度烧伤、烫伤。

【药物组成】乳香、没药各20克，冰片1克，生蜂蜜150毫升。

【配制方法】将乳香、没药、冰片研成细末加入蜂蜜中，调成膏状备用。

【使用方法】对烧烫伤有水疱者将水疱刺破一小孔排水（孔不宜大，以防感染），而后将受伤部位涂乳没冰蜜膏，每日1次。

【注意事项】Ⅲ度烧伤单独使用本膏效果不理想。方中冰片用量不宜过多，因其刺激性强，过量易引起患部疼痛。

【典型病例】（1）刘某，女，48岁。1977年面部被热水烫伤，烫伤面积为1%。程度为Ⅰ～Ⅱ度，局部有红、肿，水疱放出组织液后，涂上本药膏，5天痊愈。

（2）艾某，40岁。1979年面部被烧伤，烧伤面积2%，程度为Ⅰ～Ⅱ度，局部红、肿，水疱数个，并且有的小疱连成大疱，放水疱后涂上本膏，13天痊愈。

【按语】用本膏治疗Ⅰ～Ⅱ度烧烫伤40多例，一般5～10天可愈，稍重者2周内可愈。

3. 复生烧伤膏

【方剂来源】《新中医》1976年第5期。

【适应病证】烧烫伤。

【药物组成】男性头发15克，豆油100克，氧化锌硼酸软膏150克（氧化锌与硼酸之比为0.5:9.5）。

【配制方法】将头发用清水洗净，晾干。将豆油置铁锅内，文火加热熬至轻度冒烟，再将头发分次加入油中，待头发溶解后，用3层纱布过滤，除去残渣，得黑褐色油溶液，趁热迅速加入氧化锌硼酸软膏中，充分搅匀，冷后贮存备用。

【使用方法】将创面消毒或清创后，将复生烧伤膏均匀地涂在无菌纱布上，敷于伤面上，绷带固定，2～3天换药1次。

【临床疗效】用本膏曾在门诊与病房治疗烧烫伤患者60例未出现感染化脓等不良现象，未用其他药物辅助治疗，无一例失败。

住院治疗的40例患者中，最重者烧伤面积占体表面的47%，住院时间最长者39天，最短者7天。敷本膏一般1～6小时止痛。

【典型病例】郝某，男，56岁。1973年10月8日因失火烧伤入院。当时呈浅昏迷状态，面部、前胸、腰部左侧、下腹部及四肢广泛性剥脱性烧伤Ⅱ度，有大量渗出液，左下肢股外侧及上肢前臂烧伤深达肌层，烧伤面积达47%。创面行清创消毒后，敷上复生烧伤膏，共换药19次，于11月17日痊愈出院。20天后随访，除Ⅲ度烧伤处遗留下瘢痕外，余均正常，功能良好，已上班工作。

4. 三黄膏（二）

【方剂来源】《新中医》1986年第1期。

【适应病证】烧伤、烫伤。

【药物组成】黄芩、黄连、黄柏各50克，冰片5克，狗油或麻油100克。

【配制方法】将黄芩、黄连、黄柏晒干或烘干，研成粉末过筛，入冰片，用狗油或麻油调成膏备用。

【使用方法】使用时用生理盐水洗净创面，将药膏涂患处，上盖消毒纱布。每天2次或油膏干燥后再更敷也可。

【典型病例】（1）成某，4岁。胸部被粥烫伤，经用青霉素、红霉素等消炎药效果不显，后用三黄膏外敷，炎症明显消退，连敷10天后即愈。

（2）刘某，电工，工作中不幸被电灼伤左手大拇指及鱼际肌皮肤，经西医消炎后迟迟未愈，经用三黄膏外敷后，1周后痊愈。

【按语】本膏药有清热、解毒、消炎之功。调用冰片、狗油或麻油可使其皮肤润滑止痛、收敛生肌。小腿皮肤多年溃疡、外伤骨折石膏固定引起的下肢皮肤化脓感染用本膏亦能收效。

5. 烧伤愈膏

【方剂来源】《山东中医杂志》1994年第4期。

【适应病证】烧烫伤。

【药物组成】生石灰50克，黄连素片4

片，氧化锌粉、冰片各 0.5 克，香油 60 毫升。

【配制方法】将生石灰加入 250 毫升蒸馏水，搅拌均匀，放置沉淀后，取上清液 100 毫升，缓慢加入香油中，边加边搅，再加入黄连素片粉、氧化锌粉、冰片粉，搅匀成糊状，呈黄色备用。

【使用方法】将患处用 0.9% 生理盐水冲洗干净，有水疱者用消毒针头刺破，并用消毒棉球擦净。1~2 度烧烫伤，用棉球蘸烧伤愈膏均匀地涂于其表面即可，涂 1~3 天；烧烫伤较重、皮肤破损者，可用经烧伤愈膏浸过的无菌纱布块，敷于患处，每天换药 1~2 次，至痊愈。

【注意事项】本膏药应临用时配制；香油必须新鲜，酸败者勿用。

【临床疗效】曾用本膏药治疗 Ⅰ~Ⅱ 度烧烫伤 36 例，治愈率达 98%，其中 25 例用药 3 天痊愈；6 例 Ⅱ 度烧烫伤，用药 24 小时左右渗出液停止，4~5 天基底部上皮生长，8~10 天创面愈合。5 例混合型重度烫伤，除 2 例治疗 2 天自动转院外，其余 3 例用药 48 小时后分泌物减少，开始结痂，2~4 天急性水肿消退，6~9 天痂下有上皮新生，10~16 天创面愈合。一般用药 30 分钟疼痛减轻，1~2 天红肿消退，4~5 天结痂，开始脱落，不留瘢痕。

6. 烧伤湿润膏

【方剂来源】《江苏中医杂志》1993 年第 11 期。

【适应病证】烧伤。

【药物组成】紫草、虎杖、地榆各 30 克，大黄、黄连、黄柏、丹参、儿茶、石膏、寒水石、炉甘石各 10 克，乳香、没药、地肤子、蝉衣各 6 克，罂粟壳 1.5 克，珍珠 5 克，凡士林或麻油适量。

【配制方法】以上各药除凡士林和麻油外，均需炮制存性或烘干，研细过 120 目筛，其中珍珠、炉甘石和石膏需水飞，高压消毒备用。以凡士林为基质即成烧伤膏。

【使用方法】在无菌操作下给予常规消毒、清创、打开水疱，尽量保护残留上皮（如已感染则予清除）。用烧伤湿润膏敷盖创面，一般以暴露为主。开始 3 日内，每日换药 1 次，以后隔日或 3~5 日换药 1 次，直至愈合。

【注意事项】患者在用药后半小时左右即能达到止痛安静，一般不再加用西药等治疗。凡烧伤面积在 40% 以上或就诊前已有较重感染的病例，在敷用烧伤系列药物的同时，适当应用抗生素及对症支持治疗，使其安全度过休克和感染期等。

【临床疗效】应用自拟烧伤湿润膏为主治疗中小面积 Ⅱ 度、深 Ⅱ 度及小面积 Ⅲ 度烧伤 1000 例，结果治愈 998 例，治愈率 99.8%。

【按语】该方具有清热解毒、活血化瘀、祛腐生新功效。其优点是疗效高，疗程短，一般不需植皮，愈合后瘢痕小。

7. 烧烫伤膏

【方剂来源】《浙江中医杂志》1990 年第 1 期。

【适应病证】烧烫伤。

【药物组成】地榆 200 克，大黄 100 克，黄连 50 克，冰片 10 克，白蜡 60~100 克，香油 1500~2000 克组成。

【配制方法】地榆、大黄、黄连干燥粉碎后，过 140 目筛混匀。冰片酌予粉碎。取香油置锅中加热，至中间有泡冒白烟时（约 180℃），离火放冷。至无泡沫时（约 110℃）下蜡，待蜡化毕，冷至 80℃~90℃时，加入地榆等粉末，充分搅拌，此时产生大量黄色泡沫，冷却至 45℃ 左右，沫少快凝固时，加入冰片混匀即得。分装、密封备用。

【使用方法】每日 2 次，每次涂满烧烫伤疮口为度。

【临床疗效】烧烫伤膏治疗烧烫伤有良效。经临床使用，轻者 1~2 天可愈，重者 1 月左右痊愈。

【典型病例】李某，铁路工人。右膝下

外侧被蒸气烫伤，皮肤红肿起泡，疼痛难忍。用此膏后，疼痛立刻减轻，半月后痊愈。

8. 润肌膏（一）

【方剂来源】《浙江中医杂志》1988 年第 10 期。

【适应病证】烧伤。

【药物组成】黄连、黄芩、黄柏、大黄、地榆炭、血余炭、元参、天冬、花粉、白芷、苦参、甘草各 30 克，穿心莲 60 克，牡丹皮、紫草各 20 克，红花 15 克，冰片 10 克。

【配制方法】上药除冰片外浸入麻油（2000 克）中，文火煎熬至药物焦黄，滤渣，稍冷后放入冰片粉，搅拌均匀，高压消毒备用。

【使用方法】用时先清创，把涂有薄薄一层润肌膏的无菌纱布紧贴于创面，取半暴露并防受压，每日换药 1 次。

【临床疗效】本组 386 例经治后（严重病例配合内治），痊愈 380 例，死亡 6 例，总治愈率 98.4%。死亡病例均为入院时间超过 48 小时，烧伤面积在 40% 以上者。痊愈时间：Ⅰ度烧伤平均 3 天痊愈，浅Ⅱ度烧伤平均 10 天痊愈，深Ⅱ度烧伤平均 16 天痊愈，深Ⅱ度大面积烧伤平均 21 天痊愈。

【典型病例】彭某，男，46 岁。被火硝烧伤头面、四肢 2 天。头面部广泛性水肿，有散在水疱，疱皮薄，渗出液较多，双上肢肘关节以下及双下肢膝关节以下水肿明显，创面污染严重，表皮大部分脱落，基底部潮湿苍白，有小出血点。发热（38.5℃），口干喜饮，小便黄短，舌红，苔黄少津。诊断：头面部浅Ⅱ度烧伤 5%，四肢Ⅱ度烧伤 21%。外用润肌膏，内服中药：金银花 15 克，连翘、地丁、赤芍、桃仁、当归、麦冬、花粉各 10 克，川黄连、红花、甘草各 6 克，生地、黄芪各 30 克。3 天后，疮面疼痛减轻，水肿消退，口渴缓解，小便正常。继续治疗 15 天，创面愈合出院。

9. 万灵膏

【方剂来源】《新中医》1985 年第 2 期。

【适应病证】Ⅰ～Ⅱ度烧烫伤。

【药物组成】轻粉、红粉、梅片等量，银珠减半量。

【配制方法】将上药共研细粉和凡士林调制成软膏，含量占 2%；将香油放入锅内熬至成滴水成珠，加白蜡，夏天 1 斤香油加白蜡 6 两，冬天加 4 两即成糊状，加药粉调配成膏备用。

【使用方法】将创面清洗消毒后，薄薄地涂上一层万灵膏，每天 1 次，如有水疱时应剪开放水，然后再清洗消毒、涂膏。

【典型病例】谢某，男，22 岁。1981 年 9 月 21 日在工作中不慎被开水烫伤下肢，烫伤面积为 10%，其中浅Ⅱ度 7%，清洁创面后即刻涂上万应膏，疼痛渐止，有发凉舒适感，每天换 1 次药，7 天后创面愈合。

【按语】敷本膏后大多能起到立即止痛的作用，一般Ⅰ度烧烫伤涂药 2 次即愈，Ⅱ度烧伤 5～10 天可愈。如有条件在烧伤病房配合暴露创面，疗效更佳。

10. 接骨膏药渣油膏

【方剂来源】《山东中医杂志》1985 年第 4 期。

【适应病证】烧烫伤（开水、热粥、沸油等烫伤，热金属烙伤，1605、氨水、乐果、敌敌畏等化学制剂烧伤、电烧伤）、溃疡、无名肿毒、子宫颈糜烂、急慢性化脓性骨髓炎恢复期、疮疖误治久不生肌、外伤感染及疮疖疔毒恢复期。

【药物组成】当归、红花、木瓜、牛膝、白芷、杜仲、荆芥、防风、苍术、桂枝、续断、乳香、没药、麻黄、川乌、草乌、灵仙、赤芍、生地黄、石决明、龙骨、地龙、秦艽、骨碎补、羌活、独活、细辛、自然铜、儿茶、五加皮、土鳖虫、全蝎、虎骨、血竭、透骨草、明天麻、茜草、苍耳子、千年健、钻地风、海风藤、乌梢蛇、苏木、象皮各 20 克，樟丹 750 克，麻油 3500 克，膏成后加麝香6克，冰片20克。

【配制方法】以上药物经麻油熬炼后，过滤出药渣。每熬制1料接骨膏药可滤出1000～1500克药渣，用药碾子将药渣轧细即成软油膏，消毒备用。

【使用方法】先将病损部位进行常规消毒，然后将油膏涂布其上，厚薄均匀适中，约1毫米左右为宜，或摊于消毒纱布直接包敷。天气寒冷或干燥时，涂油膏后可再敷一层凡士林油纱布，然后无菌纱布包扎；天气热或湿度大或局部渗出液较多时，涂油膏后可直接用无菌纱布包裹或暴露之。视其病情每日或2～3日换药1次。

【注意事项】本油膏系熬接骨膏所剩药渣轧细而成。

【典型病例】（1）赵某，男，1岁半，1980年7月29日初诊。右前臂及手被稀粥烫伤2小时，自肘至手全部起水疱，部分水疱破裂，并有较大面积表皮脱落。即行常规清创消毒后，涂接骨膏药渣油膏，凡士林油纱布覆盖，绷带单层包扎。又换药涂油膏6次，于8月12日痊愈。

（2）贾某，男，15岁，1980年7月5日因触电双拇指被烧伤而来就诊。查两拇指指腹及指甲残缺，清创消毒后剪除坏死组织，左拇末节指骨外露，远端烧枯。即涂油膏包扎，隔日换药1次。7月17日述患指被捏挤而红肿，仍涂油膏，并肌肉注射青霉素、链霉素。19日左手拇指末节指骨坏死部分剪除，涂油膏。21日见肉芽生长良好，皮岛已与周围新生长皮连接。27日肉芽水肿已消退，上皮基本覆盖，已无渗出液，剪除拇甲。31日指腹全部愈合。8月16日见指端近甲根部出现一水疱，剪破后见皮下肉芽鲜红，未见骨质暴露，涂油膏。18日痊愈。嘱用1:5000高锰酸钾水温洗，随访患指至今未出现异常。

（3）刘某，女，10岁，学生，1984年1月5日初诊。头顶生疮3个月，迭治不愈，见头顶偏左侧有一约2.2厘米×2.0厘米之疮口，上有干固的黄色药物（金黄散）。清除污物及药物后，见颅顶骨外露，骨膜破坏，骨质干涩微暗黄，周围肌皮组织已萎缩，不见肉芽生长，无炎肿及渗出液。局部常规消毒后，涂油膏包扎，每日或隔日换药1次。1月8日见疮口转新鲜，肉芽开始生长。之后未能坚持按时换药，至2月27日始痊愈。

（4）高某，男，25岁，1984年2月29日初诊。左拇指生疮月余。查左拇指全指红肿甚，末节尤重，最大横径4厘米，背侧有一疮口溢脓，触痛敏感。X线片示：左拇指末节指骨大部破碎离，基节亦见有虫蚀样破坏，软组织重度肿胀。诊为化脓性骨髓炎。处理：①整体治疗：5%葡萄糖液1000毫升加入青霉素320万单位、维生素C 2克，静脉滴注，每日1次。②局部治疗：切开排脓，指腹背及内侧三切口取出死骨三块及大量脓栓、瘀血凝块、坏死软组织。用生理盐水、双氧水、1‰新洁尔灭液交替冲洗脓腔，疮口内置8万单位庆大霉素浸渍之纱布条对口引流，无菌纱布覆盖，每日换药1次。3月5日患指肿胀明显消退，改肌内注射青霉素、链霉素。9日X线片示：末节指骨大部缺如。10日指内侧切口愈。15日背侧疮口基本愈合，改涂油膏治疗，每指换药1次。19日软组织修复良好，改2～3换药1次。此后未见复发。

【按语】本油膏对促进上皮生长有良好的作用。笔者同年9月曾在一烫伤患者的同一患肢进行过对比治疗，即浅烫伤处施凡士林纱布，重烫伤处施药渣油膏。结果施油膏的重伤区恢复快，且油膏下无皮的要比保留坏死皮的为好。

急性骨髓炎中后期用本油膏治疗，既能解毒又能生肌长肉康复组织，使濒于死亡之骨与软组织得以恢复活力。

烧伤虽有红、肿、热、痛等炎症之外象，但无口渴欲饮，舌赤脉数内热之候，故以治烧伤黄芩、黄连、黄柏等苦寒之品当慎用。气血之性喜温恶寒。

治烧伤以生肌长肉为上。生皮毛者，气血也；生气血者，水谷也，是以治烧伤毋忘固护胃气，调理饮食。古人有言："得谷者昌。"

11. 祛腐生肌膏（三）

【方剂来源】《山东中医杂志》第18卷1999年第10期443～444页。

【适应病证】烧伤后期慢性溃疡。

【药物组成】当归90克，甘草60克，白芷30克，紫草25克，血竭、轻粉各24克，蜂蜡40克，麻油1000克。

【配制方法】用麻油将当归、甘草、白芷、紫草炸枯，用纱布滤去渣，兑入血竭、轻粉、蜂蜡，候温，加入炉甘石15克，冰片0.9克，搅匀，待冷却后，消毒，灌瓶包装待用。

【使用方法】用时将膏药均匀敷在纱布上，贴敷患处，每天1次。前3日更换创面敷料时，换药不留底纱（所谓底纱就是单层涂药纱布直接贴于创面上）。如果创面分泌物较多，也可多次不留底纱布。在创面渗出较少时不换掉底纱，更换外层纱布即可，直至无渗出，创面愈合。

【注意事项】孕妇禁用。

【临床疗效】120例，按住院日期单号住院者为治疗组，用祛腐生肌膏，双号住院者为对照组，全部病例均为烧伤后期残余慢性溃疡，均超过正常愈合期，面积平均3.5%。部位自颜面到四肢。两组病程均为1～3个月。均经西医抗炎、对症治疗创面不愈且老化。对照组每日采用盐水纱布包扎溃疡创面，更换敷料。治疗结果：治疗组82例，治愈（2周内溃疡创面全部上皮化愈合，不形成瘢痕）75例；有效（3周内创面绝大部分上皮化愈合）5例；无效（4周内仍有少量创面存在，创面边缘轻度瘢痕形成）2例，总有效率97.6%。对照组38例，总有效率34.2%，两组疗效比较，有显著性差异（$P>0.05$）。

【按语】烧伤晚期，因正气大虚，出现气血两虚，新肉生长缓慢，皮不易生，形成慢性溃疡，易导致感染。此膏能迅速液化坏死组织，减轻肉芽组织水肿，促进皮肤的基底细胞层生成表皮细胞，形成皮岛，最后封闭溃疡创面，避免了二次手术植皮和增加新的创面，有利于不愿再手术及无皮源烧伤患者的治疗。

12. 蟾榆烧伤膏

【方剂来源】《中医外治杂志》1995年第4期。

【适应病证】烧伤。

【药物组成】地榆、虎杖、刘寄奴各100克，石膏、黄连、大黄、炉甘石各50克，紫河车30克，红升丹、冰片各20克，鲜蟾皮20张，凡士林50克，麻油600毫升。

【配制方法】先把蟾蜍皮、地榆、虎杖、刘寄奴加凉水650毫升，浸泡4小时后放锅内，煎开40分钟后滤去药渣，倒入麻油，再放入先准备好的炉甘石、石膏、黄连、大黄、紫河车细粉搅拌均匀，文火熬去水分，待凉后放密封干净的广口瓶中，再放入冰片粉、红升丹和凡士林搅拌均匀备用。

【临床疗效】Ⅰ度烧伤6天愈，Ⅱ度烧伤17天愈，深Ⅱ度烧伤40天愈。

【典型病例】马某，男。颈、胸、腹及阴股处被开水烫伤。烫伤面积达40%，布满大小水疱，其中Ⅱ度烫伤占30%，深Ⅱ度烫伤占5%。经破疱，涂药包扎，补液消炎，每天换药2次，10天后出院回家敷药包扎，1个月后痊愈，未留瘢痕。

【按语】蟾榆烫伤膏抗菌防腐、活血生肌的作用较强，亦可不必清创面和切皮痂，不需植皮，它能自行透过焦痂直接作用到创面，使嫩肉芽迅速新生，焦痂可自行脱落。此膏对创面能迅速起到清热止痛，祛腐生肌的作用，治愈和基本治愈率达100%。方中黄连、石膏、蟾皮、大黄、刘寄奴、虎杖、地榆清热解毒，活血祛瘀，速解强热火毒。尤以蟾皮和冰片相合，具有较强的消肿防腐、清热止痛的作用。炉甘石收湿敛疮，能使已破溃的表皮不再受炎性渗出物的侵袭和腐蚀，与拔毒祛腐、生肌长肉的红升丹，润肤生肌的麻油与凡士林合用，具有保护皮肤，为愈后不留瘢痕起到重要作用。由于热毒炽盛，火旺伤阴，气血俱伤，故特取紫河车以补气养血，与蟾皮更有以皮补皮之意。实践证明，治疗的时间越早越不会留下瘢痕。

13. 紫草膏（一）

【方剂来源】《中医外治杂志》2000 年第 1 期。

【适应病证】烧伤。

【药物组成】紫草 50 克，马齿苋 20 克，千里光 30 克，大黄 50 克，冰片 5 克，枯矾 10 克。

【配制方法】将上药研粉，过 100 目筛，得紫草散。取凡士林 7 份，紫草散 3 份混合，搅拌成软膏。

【使用方法】用生理盐水和 0.2% 氯乙定或 0.1% 新洁尔灭清洗创面，涂上紫草膏，每日 1 次。

【注意事项】初期药膏涂厚些约 0.15 毫米，若有痂皮破烂时用干棉球擦干，有水疱时，用无菌针头穿破放液，保留疱皮。

【临床疗效】烧伤浅Ⅱ度，疮面 5～8 天可愈合；深Ⅱ度 8～15 天可愈合，无瘢痕；浅Ⅲ度 12～20 天愈合，瘢痕平整、光滑，不影响功能；深Ⅲ度 20～30 天愈合，瘢痕平整、不影响功能。98 例全部治愈。

【典型病例】廖某，女。被开水烫伤下腹部及两大腿前侧，约 15%。诊断浅Ⅱ度烧伤。涂紫草膏，每日换药 1 次，3 天后部分创面结痂愈合。13 天后痊愈。

【按语】紫草膏具有祛腐生肌、凉血止血、改善局部微循环、抗感染强等功能，能使疮面在短时间内愈合。

14. 琦美万慈灵软膏

【方剂来源】《中医外治杂志》2004 年第 5 期。

【适应病证】烧烫伤。

【药物组成】黄芩 10 克，黄柏 10 克，黄连 10 克，大黄 10 克，当归 15 克，生地黄 30 克，寒水石 10 克，牡丹皮 10 克，赤芍 10 克，合欢皮 10 克，虎杖 10 克，乳香 10 克，没药 10 克，丹参 30 克，冰片、蜂蜡适量。

【配制方法】除乳香、没药、冰片、蜂蜡外，其余药物与麻油同煎，煎出存性，过滤去渣，加入净蜂蜡化开，冷却成膏。乳香、没药用醇提法提取有效成分，流浸膏 60℃烘干，研细粉，将此细粉及冰片加入前膏中搅拌均匀即可。

【使用方法】大面积、不易包扎、早期污染重、已感染或清创不彻底的创面采用湿润暴露疗法。将药膏涂于创面上，厚约 1 毫米，4～6 小时左右换药 1 次，以创面药膏不干为度。对躯干及四肢创面，受压和不宜暴露部位可采用半暴露疗法，根据创面大小制成相应的油纱，敷贴于创面上，4～6 小时换药 1 次；对不合作的小儿烧伤、小面积烧伤、手足部创面、四肢环形创面、寒冷季节的烧伤创面，可采用湿润包扎疗法，清创面同暴露疗法，但涂药要适当厚些，以 2～3 毫米为宜，12～24 小时换药 1 次。

【注意事项】对于烧烫伤患者，要根据病情进行创面处理和全身系统治疗。

【临床疗效】本膏治疗 172 例，总有效率达 98.29%。

【典型病例】陈某，男。被高温液体烫伤面颈部、前胸、后背、双上肢，面积达 52% 左右，其中浅Ⅱ度 18%，深Ⅱ度 26%，Ⅲ度 8%，属重度烧伤。入院后经抗休克、抗感染及综合治疗，外用琦美万慈灵软膏，每日 2～6 次，积极清创，及时清除表面液化产物和坏死脱落组织，住院 24 天创面痊愈出院。

【按语】琦美万慈灵软膏系在一民间秘方基础上研制成的。黄芩、黄柏、黄连清热解毒，杀菌消炎；大黄泻火解毒，又能化瘀解毒；牡丹皮、赤芍、生地黄清热凉血解毒，又能活血、减少疮面渗出；当归、丹参、乳香、没药活血化瘀止痛，改善创面血液循环；寒水石清热解毒止痛。全方共奏活血化瘀止痛、清热解毒消炎、养血生津、化腐生肌之效。在烧烫伤的治疗中疗效显著。

本膏治疗烧烫伤有四大特点：（1）止痛快，效果持久稳定。（2）抑制和防止创面感染，抗感染作用肯定。（3）加快组织再生修复，促进创面愈合。（4）提高愈合质量，减瘢痕形成，促进功能恢复。

15. 地榆烧伤膏

【方剂来源】《中医外治杂志》2004 年第 1 期。

【适应病证】急性皮肤烧烫伤（Ⅱ度）。

【药物组成】地榆、黄柏、地骨皮各 30 克，虎杖、甘草各 20 克。

【配制方法】将上药浸泡在 500 克麻油中，24 小时后用文火煎至干枯，去渣过滤，再置入米壳 20 克，冰片 20 克，继续文火煎 15 分钟，12 小时后滤出上清液即成。

【使用方法】用 1‰ 新洁尔灭溶液常规清创，用无菌棉签蘸地榆烧伤膏轻轻涂抹创面，顺序由内到外，涂抹面积应大于创面 2～3 厘米，对于渗出多、坏死组织较多的创面，先用生理盐水冲洗，常规消毒后，用无菌剪刀剪去坏死组织再涂抹，纱布外敷包扎，1 天 1 次，第 3 天暴露治疗，用地榆烧伤膏外涂，每日 2 次。

【临床疗效】共治疗 37 例，7 天左右均治愈，无 1 例感染。

【按语】地榆烧伤膏治疗烧烫伤，应用包扎和暴露相结合的方法治疗。本膏具有镇痛、解毒抗炎、抗变态反应、减少创面渗出、改善局部血液循环、促进表皮生长的作用，可缩短治疗时间，使用方便，疗效可靠。

16. 寒黄膏

【方剂来源】《中国社区医师》2002 年第 1 期。

【适应病证】轻中度烧烫伤。

【药物组成】寒水石 150 克，大黄、黄柏、生地榆、煅炉甘石各 100 克。

【配制方法】上药共研细末，过 120 目筛，混合均匀，加入麻油 350 克，调成膏糊状，贮瓶备用。

【使用方法】采用暴露疗法。先用 0.1% 新洁尔灭或 0.9% 生理盐水清洗创面，剪除破损污皮，去除污物；局部有起水疱的，先用消毒针刺破水疱，并剪掉失去活力的表皮，创伤面用消毒纱布吸干，然后把寒黄膏均匀敷在烫伤表面。对于创面有感染者，首先彻底消除创面脓液及坏死组织，清除后再取药均匀敷在创面上。每天 4～5 次，药糊层可以覆盖，让本药的药效充分发挥。对久溃不愈的创伤面，在外敷时可适当加入利福平粉，以增强抗菌作用。烧烫伤合并感染严重者，坚持外敷用药，还应配合其他抗生素治疗，以控制感染扩散及败血症的发生。饮食以高蛋白、高热量、含钾钠氯离子流质饮食为宜。

【临床疗效】共治疗 28 例患者，全部痊愈。皮肤恢复正常，未留下瘢痕挛缩，无损功能。轻度患者治疗时间为 2～4 天，平均为 3 天；中度患者治疗时间为 4～12 天，平均为 7 天。

【典型病例】患者，女，17 岁，学生，2000 年 1 月 12 日就诊。于当天在校单手提 2 壶刚打来的开水回宿舍，途中 1 壶瓶塞突然掉下，开水直接浇在右脚面上。就诊时皮肤表皮部分脱落，部分起水疱，灼热痛，周围红肿，界限不清，烫伤达中度。处理方法：认真细致地用消毒针刺破大水疱，除去已失去活力的表皮，再用生理盐水冲洗，然后用寒黄膏加利福平粉外敷于患处，每天 4～5 次，每次外敷时，不去掉原药膜，加层重盖，使粘连固定，限制皮下新生肉芽组织，让皮肤重新展平。外敷 4 天后，周围红肿消退，能踩地活动。持续外敷 1 周，局部症状全部消失，药膜与新生皮肤分离，自动脱落，创伤面露出粉红色肉芽，无色素沉着，无瘢痕挛缩，无功能受损。

【按语】本药适于Ⅰ度及Ⅱ度烫伤形成的水泡破溃、局部潮红、灼痛者。膏中寒水石清热泻火消炎；黄柏、大黄、生地榆能清热燥湿，泻火解毒，凉血祛瘀生新，抗菌抗渗；煅炉甘石收敛生肌，利于早日结痂；麻油不但具有清热止痛、滋润皮肤的功效，而且能使药不易蒸发，创面接触药液时间更长，便于更好发挥作用，还可以将创面与空气隔离，起到保护创面的作用，是治疗烧伤常用的药物。诸药配合可适用于烧烫伤的全过程，起到消炎止痛、祛腐生肌的作用。对感染化脓，能使之排脓而不坏死；对灼热干燥的皮肤能滋润而不干焦变性。另外，这种外敷重叠治疗法，不仅操作简单，可以在家涂药治疗，免除每天换药的痛苦，又可以使皮肤恢复正常。

17. 烧伤Ⅰ号膏

【方剂来源】《中医外治杂志》2003 年第 1 期。

【适应病证】中小面积烧烫伤。

【药物组成】乳香、没药、紫草、黄柏、白芷各 20 克，生地黄、当归各 30 克，冰片 2 克。

【配制方法】以上诸药共研细末，用麻油适量调匀成膏糊状备用。

【使用方法】先彻底清洁消毒创面，然后涂抹上膏。创面药液已干时要及时涂抹新药，必要时配合全身疗法及应用抗生素。

【临床疗效】共治疗 60 例，痊愈 56 例，并发感染 4 例，有效率93.33%。

【按语】烧伤Ⅰ号膏中乳香、没药有活血化瘀、生肌敛疮之功；紫草、黄柏、生地、白芷均有清热解毒及凉血止血、止痛作用；黄柏尚有燥湿功能；冰片芳香走窜、透络散结、防腐生肌。诸药合用，起到活血祛腐、解毒生肌、收敛创面、安抚止痛及抗菌消炎之作用。对面积较大之创面，配以全身疗法及应用抗生素，应用方便，疗效理想。

18. 冰黄枣树皮膏

【方剂来源】《中国民间疗法》2002 年第 2 期。

【适应病证】烧伤。

【药物组成】冰片 50 克，大黄 200 克，黄柏 200 克，枣树皮 250 克。

【配制方法】上药共研细末备用。

【使用方法】用时将上述药末加入适量香油调成膏糊状，涂于烧伤部位，2 天换药 1 次。一般用药后疼痛立即减轻，2～3 日后疼痛消失，4～5 日后新痂生成，2 周后多痊愈，不留瘢痕。

【按语】本膏中冰片辛苦微寒，归心、脾、肺经，可清热止痛，防腐止痒生肌；黄柏苦寒燥湿，具有清热泻火解毒之功；大黄苦寒，具有清热解毒的作用。烧伤乃火毒直接侵犯皮肤所致，三药共用，有清热解毒、燥润肌生之功效。枣树皮合香油可形成一层保护膜，防止外界病邪的侵犯。本法简单实用，经济实惠，值得临床推广。

19. 杨柳膏

【方剂来源】《中国民间疗法》2002 年第 7 期。

【适应病证】小面积烧烫伤。

【药物组成】鲜杨柳枝适量。

【配制方法】将上述杨柳枝烧成炭，研细末后用新鲜香油调成膏糊状备用。

【使用方法】清洁创面，涂敷上膏，厚约 1～2 毫米，勿包扎，如创面有水疱可用针头刺破，挤去渗液，小水疱不需处理。每日 2～3 次，涂药后 2～3 小时创面渐干结成药痂，此时可在药痂上滴香油浸润，切不可去掉药糊。一般用药 1 日后创面肿胀及疼痛灼热症状明显减轻，渗液减少。

【按语】杨柳枝为杨柳科植物垂柳的枝条，性味苦寒，有祛风消肿止痛的功效，制成炭后能吸附细菌，具有抑菌的作用，香油具有消肿、拔毒、泻下通滞之功效。两者调成糊状涂于局部，可保护创面，防止污染，具有消炎抗感染、促进创面愈合等功能。此法简便，效果显著，药源充足，价格便宜，无毒副作用。在治疗中应注意调药的器皿应清洁，使用前最好用沸水煮 15 分钟，涂药时应认真洗手，防止交叉感染，创面暴露，故应注意卫生，随时观察有无感染。

20. 桃花膏

【方剂来源】《中国民间疗法》1999 年第 2 期。

【适应病证】Ⅱ度烧伤伴感染。

【药物组成】生大黄、陈石灰各 1000 克。

【配制方法】将石灰粉碎，与大黄合炒至大黄呈焦黄色，石灰粉呈粉红色即可，筛去石灰粉，将大黄研成细末备用。

【使用方法】使用时先用 0.9% 生理盐水冲洗创面，继用 1：1000 的新洁尔灭清创消毒，再用生理盐水冲洗，消毒纱布擦净创面后，将药粉均匀地撒在创面上，或用菜油将药末调成膏糊状涂于创面，1～2 天换药 1 次，用药至创面结痂脱落停药。

【临床疗效】共治疗 267 例，经治疗均获愈，用药后 2～4 小时后渗出减少，1～3 天红肿消退，3～6 天创面干燥无渗出，无脓液，无异臭。住院时间 4～14 天，平均 9 天，创面愈合后瘢痕增生，无色素沉着。

【按语】Ⅱ度烧伤后局部极易并发感染，治疗中除常规应用抗生素外，治疗局部感染亦非常重要。因Ⅱ度烧伤后皮肤自然屏障破坏，局部渗出水肿，烧伤区周围血栓形成，致局部组织缺血缺氧、代谢障碍，抗菌药物难以到达局部，易被细菌感染。创面感染可引起全身症状的加重，使创面加深，水肿回收延缓，使烧伤创面延迟愈合，愈后瘢痕易增生，影响功能和美观。桃花膏具有清热泻火、凉血止血、消肿止痛、生肌敛疮的功效。膏中大黄含有大黄素和鞣酸，鞣酸有抑制组织分泌、抗渗出的作用，对大肠杆菌、葡萄球菌、绿脓杆菌都有较强的抑制作用；陈石灰有解毒止血、生肌敛疮的功效。所以本膏治疗Ⅱ度烧伤感染是比较理想的外用药，具有使创面干燥，细菌失去生长繁殖的环境，创口愈合期缩短，创面不再加深，愈后不留瘢痕等优点。

二、烫伤膏敷方

1. 烫伤膏（一）

【方剂来源】《新中医》1985 年第 1 期。

【适应病证】小面积烫伤。

【药物组成】酸枣树皮 70 克，冰片 20 克，麝香 5 克，香油 450 克，猪油 500 克，黄蜡 50 克。

【配制方法】先将麻油（香油）置于锅内，把酸枣树皮浸入麻油中 48 小时后，用文火煮沸麻油，熬枯酸枣树皮，去渣。再加猪油煎开，然后加入黄蜡熔化，并不断搅拌，至 30℃～40℃。最后加入冰片、苯酚、麝香，拌匀即成，待冷却后，分装，密封备用。

【使用方法】将烫伤或烧伤部位先用 0.9% 生理盐水冲洗干净，如有水疱，先将水疱去滓，露出创面，并用消毒纱布或棉球，把创面擦净，然后将烫伤膏均匀地涂在创面上，如冬天可用消毒敷料覆盖并包扎，但不宜过紧，还要注意保暖，防止受冻。夏天可暴露创面，无须包扎。每天换药 1 次，待伤势好转后可 2～3 天换药 1 次。

【典型病例】宁某，男，22 岁。因开水烫伤两手腕关节处而来诊。见双肘布满大水疱。即先将水疱刺破，然后涂上烫伤膏，暴露治疗。经 6 次换药治疗后痊愈。治疗期间未曾用任何其他消炎药及止痛片。

【按语】此药有抗菌、消炎及止痛作用，能促使创面愈合快，无副作用，对Ⅰ～Ⅱ度烫伤，痊愈后不留瘢痕。曾治疗小面积烫伤患者 108 例，均治愈，一般 15 天治愈，最长者 20 天，短者 6 天。

2. 烫伤膏（二）

【方剂来源】《新中医》1987 年第 12 期。

【适应病证】烫伤。

【药物组成】虎杖 150 克，冰片 10 克，凡士林适量。

【配制方法】将以上 2 味中药研成极细末，装入铝制盒内，然后再加入适量的凡士林混合调成软膏，高压消毒后，密封备用。

【使用方法】烫伤部位用生理盐水清洗，如有水疱，将水疱剪开；如化脓感染，将脓液放出，且分别用消毒纱布擦净渗出物及脓液，再将烫伤膏均匀地涂擦在创面上。冬天包扎为宜，夏天不必包扎。每天换药1次，待伤势好转，隔日换药1次。

【典型病例】张某，女，13个月。因夜间碰倒热水瓶，烫伤右上肢及部分胸部。曾在市某医院用抗生素治疗，15天未效，反化脓感染。来我院用烫伤膏换药10次告愈。痊愈后未留瘢痕。

【按语】本药膏对Ⅰ～Ⅱ度烫伤疗效佳，对深度烫伤则少效。

3. 烫伤2号膏

【方剂来源】《上海中医药杂志》1992年第10期。

【适应病证】外治Ⅰ～Ⅱ度烫伤。

【药物组成】红花、乳香、没药、麝香、冰片、樟脑、大黄、紫草、全蝎、蜈蚣、珍珠粉等。

【配制方法】分别研末，以麻油调和。

【使用方法】对Ⅰ～Ⅱ度烧伤面积小，创面干净，无并发症者，常规消毒后，用烫伤2号膏油纱布贴于创面，视病情包扎或半暴露；有水疱者，先将其刺破，对伴有创面污染或创面有感染者，先行清创后，再按上法用药。

【临床疗效】Ⅰ度烧伤创面经用药1～3天后，10例中100%创面水肿明显消退，渗出明显减少，创面逐渐愈合。

Ⅱ度烧伤自用药1～7天后，有新肉生长，7天内愈合，占98%。

【按语】红花、乳香、没药、麝香活血止痛，消肿散结生肌；紫草、大黄清热解毒；冰片除清热解毒外，还能止痛；珠粉生肌收口；蜈蚣、全蝎有解毒散结之功用。

4. 白玉乳膏

【方剂来源】《浙江中医杂志》1992年第3期。

【适应病证】烫伤。

【药物组成】生石灰上清液与香油等量。

【配制方法】取新鲜的生石灰500克，加凉开水1250毫升，待石灰潮解溶化或糊状沉淀后，倾取上清液适量，置容器内；加入适量的香油，并随时搅拌至白色乳膏状即成。

【使用方法】使用时可用干净的棉球蘸涂患处，每天1～2次，手足部位无须包扎。

【注意事项】可根据创面的干湿程度配制，加入的油脂愈多，所制成的乳膏愈稠。

【临床疗效】随访48例烫伤患者。其中Ⅰ度32例，用药3～5次后全部治愈；Ⅱ度14例，用药4～7次治愈的8例，9次以上治愈的6例；Ⅲ度2例，涂药15次治愈的1例，改用他药治疗的1例。Ⅰ度、Ⅱ度烫伤涂药后热痛症状立刻消失的46例，3日内红肿症状消失的42例。治愈率为98%。

【按语】生石灰在《本草纲目》中名矿灰，性味辛温，具有燥湿、散血、定痛的功能，pH偏碱。香油为植物芝麻榨取的脂肪油，性味甘凉，有润燥解毒、凉血止痛、生肌长肉、化瘀消肿的功能，pH偏酸。两药相须配伍，涂于创面，能渗入皮肤，生成保护隔离性的微薄假膜，发挥润泽和抑菌消炎的治疗作用。

5. 烫伤敷剂

【方剂来源】《浙江中医杂志》1995年第8期。

【适应病证】烫伤。

【药物组成】虎杖、五倍子、当归各200克。

【配制方法】上药加水2000毫升，浸泡24小时，煮沸30分钟后取汁，接着加水1500毫升，再取汁1次，两次药汁合并，沉淀1日，过100目筛后浓缩至稀糊状，加入预先制好的敷料块，让它浸透药液，取出晾干，然后在敷料表层涂以凡士林，经高压消毒后备用。

【使用方法】用时以棉球蘸1‰新洁尔灭溶液轻柔地清洗创面，将异物、坏死脱落的表皮清除掉。穿刺大水泡吸出液体，小的水泡可保留待其吸收。再根据烫伤创面大小剪裁敷料贴上，Ⅱ度烫伤1日换药2次，Ⅰ度烫伤1日换药1次。

【临床疗效】本组62例，经上述用药后均能很快止痛，渗出液明显减少，有脓性分泌物者能在1~2日内清除，结痂后未发现痂下化脓现象，一般在8日左右创面愈合，10天左右结痂脱落。

【典型病例】邱某，女，3岁。热米粥烫伤左上肢，出现起疱脱皮，事后其母听取别人建议，用肥老鼠浸泡的菜油搽之，治疗3日无效，于1994年9月3日来我院外科就诊。检查：体温38.1℃，神志清醒，创面污染较重，有大量脓性分泌物和组织分解产物。烫伤面积为6%，属深Ⅰ度烫伤合并创面感染。处理：以上法，1日2次，同时肌内注射青霉素80万单位，1日2次。3日后，体温正常，创面无分泌物，转为干燥，停注青霉素，继续敷药5日，2日后创面结痂脱落而告愈。

6. 烫伤膏（三）

【方剂来源】《新中医》1980年第4期。

【适应病证】烫伤。

【药物组成】五倍子（沙炒微黄）30克，生地榆30克，黄连15克，冰片6克，麻油或清油适量。

【配制方法】先将前3味研细，再入冰片研匀，麻油或清油调和成膏糊状备用。

【使用方法】用棉棒蘸膏涂患处，每日3~4次。烫伤水疱较大者，用消毒针管抽去泡内水液后再涂药，一般不需包扎。

【临床疗效】全部病例都未见感染化脓，愈后也不留瘢痕（Ⅲ度烫伤例外）。

【典型病例】葛某，女，3岁。1977年1月19日因穿开裆裤坐到铜火炉上，臀部被灼伤。水疱叠起，有的已破，疼痛哭闹。治疗时先对局部清洁消毒，用针管抽去较大水疱之积水，即涂上麻油调和烫伤膏，疼痛即止，连涂敷5天痊愈。创面无瘢痕，仅有不

甚明显的色素沉着。

【按语】本膏对Ⅰ度、Ⅱ度烫伤有良好的消炎止痛、防腐生肌作用，涂后即能止痛，3~7天内治愈。菜油有发散作用，以麻油或花生油调敷为好。

7. 大麻子膏（一）

【方剂来源】《太平圣惠方》。

【适应病证】小儿突然被汤泼、火烧。

【药物组成】大麻子1合，柏白皮、白芷、甘草、栀子仁各30克。

【配制方法】上药细剉，以猪脂500克，煎白芷色黄为度，以绵滤去渣，盛于瓷盒，候冷。

【使用方法】取膏药适量，涂于烫伤处，每日3~4次。

【按语】大麻子为蓖麻子之别名，甘辛平，有毒，入大肠、肺经。有消肿、拔毒、润肠通便的作用。用治痈疽肿毒未溃，小儿卒被汤泼、火烧。火热之邪壅滞皮肤，红肿热痛，大麻子消肿拔毒为主，佐以柏皮、山栀、甘草、白芷清热散火止痛。

8. 白膏

【方剂来源】《太平圣惠方》。

【适应病证】小儿汤火疱。

【药物组成】白松脂、白蔹、白及粉各15克，乳香1克，清油2合，黄蜡30克。

【配制方法】上药捣末，先以油入瓷锅内，用慢火熬令香，下蜡令溶，次下诸药末，不住手搅匀，熬成膏，瓷盛，候冷。

【使用方法】取膏药适量，涂疱上，每日3~4次。

【按语】汤火疱，又名烧伤、火疱、汤火伤、汤泼火伤。是由接触物理和化学因素之高热而引起的外伤，轻者一般不影响内脏功能，仅在局部呈现红晕、起疱或腐烂。只需外治。方中松脂、白蔹、黄蜡燥湿清热敛疱，乳香活血散瘀结，白及收敛生肌，适宜小儿汤火疱伤。

9. 生地黄膏

【方剂来源】《太平圣惠方》。

【适应病证】小儿被汤泼，火烧赤痛。

【药物组成】生地黄、苦竹叶、生甘草各30克，柏白皮60克。

【配制方法】上药细剉，猪脂500克，煎令地黄色黑，去渣，盛于不津器中，候冷。

【使用方法】取膏药适量，涂于烫伤处每日3次。

【按语】方中竹叶、甘草、柏白皮清热解毒、消肿敛疮，生地黄清热凉血、养阴生津。适应于小儿汤火烫伤之初期，以局部红肿疼痛为主症者，属热毒实证。柏白皮即侧柏的去掉栓皮的根皮，苦平无毒，主治烫伤。《名医别录》云："主火灼烂疮，长毛发。"

10. 羊髓膏（一）

【方剂来源】《太平圣惠方》。

【适应病证】小儿火烧疮败坏。

【药物组成】羊髓1具，柏白皮、生地黄、蛇衔草、黄芩、栀子仁、苦竹叶各30克。

【配制方法】上药细剉，先于锅中炼羊髓令沸，再下诸药同煎，候地黄色黑为度，去渣，倾于瓷器中，候冷。

【使用方法】取适量膏药涂于疮上，每日3次。

【按语】小儿火疮肌肤败坏乃虚实并见之证。本方以羊髓为主药，其味甘性温，乃血肉有情之品，配以生地黄，具有益阴补髓、润肺生肌之功，以治其本虚；又以柏皮、蛇衔草、黄芩、山栀、竹叶清热解毒，燥湿疗疮，以治其标。标本合治，故可用于小儿火疮肌肤败坏之证。

11. 神效当归膏

【方剂来源】《古今图书集成》第十一卷。

【适应病证】烧伤、烫伤、肌肉腐烂等证。

【药物组成】当归、黄蜡、生地黄各30克，麻油180克。

【配制方法】先将当归、生地黄放入麻油中煎熬，滤过去滓取汁，加入黄蜡令熔，趁温搅匀，其膏即成。

【使用方法】每用时，根据患处面积大小，取适量膏药涂于纱布上，贴于患处，胶布固定。

【按语】本方具有去腐生肌之妙。当归行气养血活血，生地黄润肤活血长肌肉，黄蜡、麻油润肤解毒，诸药合用，祛瘀而不伤正，消中有补，能加速疮面的愈合。

12. 五蜂石膏

【方剂来源】《新医学杂志》1974年第4期。

【适应病证】氢氟酸（HF）灼伤，硫酸灼伤，盐酸灼伤，敌敌畏灼伤，氟硅酸钠灼伤，电烧伤，油烫伤。

【药物组成】五倍子、生炉甘石各9克，蜂蜜18～24克。

【配制方法】将前2味药分别研细，过细筛装瓶备用。临用时视创面大小按比例酌情配制。将蜂蜜放入烧杯内，火上加热至沸，取下烧杯，立即加入以上2药末，随即搅拌成膏。

【使用方法】按外科常规清洗伤口后，将不烫手的药膏直接涂于伤口（勿抹太厚，因软膏受热易流动），或摊于纱布块上敷于伤口，包好（不包亦可），每1～2日换药1次。

【临床疗效】用本膏敷治6例氢氟酸灼伤患者均治愈；又敷治其他灼伤24例，其中硫酸灼伤12例，盐酸灼伤3例，敌敌畏灼伤4例，氟硅酸钠灼伤、双手Ⅱ度电烧伤各2例，油烫伤1例，也均获愈。

【典型病例】贾某，女，25岁。1966年6月24日，氢氟酸腐蚀穿透量杯底流到手上1滴，察觉后到医院外科处理，局部上消炎止痛膏，注射氯丙嗪1支，回家睡1天半，醒来出现恶心，因伤指疼痛难忍来诊。检查：左手中指尖有0.4平方厘米的灰白色水疱，用10%氨水清洗后，上氧化镁甘油软膏。第3天水疱溃破，因氨水洗伤口疼痛而停用，单纯上软膏，口服索米痛片、长效磺胺、维生素，注射青霉素油剂 3 天，1 周后疼痛减轻，形成深溃疡。1 个月后，伤口逐渐突出肉芽肿块，流黄水，指甲变厚变黄，越来越重。检查：骨质未见明显异常。同年 8 月 24 日改用五蜂石软膏治疗，每日换药 1 次。初次上药半小时后，疼痛解除，第 2 天结痂，第 3 天肉芽突出物脱落，1 周痊愈，回复原工作。

【按语】氢氟酸是氟化氢的水溶液，有强烈的腐蚀性和毒性。随着工业的迅速发展，氢氟酸的生产和用途也不断扩大。氢氟酸接触皮肤后可造成严重的化学灼伤。起初无太大痛苦，常易被忽视。2～3 小时后疼痛逐渐增剧，起水疱，皮下组织迅速坏死，形成深溃疡，周围呈灰白色或青黑色。

13. 虫白蜡膏
【方剂来源】《上海中医药杂志》1959 年第 2 期。

【适应病证】水烫伤。

【药物组成】虫白蜡（刮粉）15 克，炉甘石 30 克，冰片 9 克，白凡士林 600 克。

【配制方法】将上药和匀，调成膏备用。

【使用方法】将膏药涂敷患处，每日 2～3 次。

【注意事项】烫伤处疮面不要接触不洁之物，以免继发感染。

【按语】虫白蜡即蜂蜡之白色者。蜂蜡具有收涩生肌、止痛解毒的功用，主含软脂酸蜂花醇酯，配成软膏治烫伤效佳。

14. 紫草槐蜡膏
【方剂来源】《中医外治杂志》1998 年第 3 期。

【适应病证】烧烫伤。

【药物组成】紫草（研末过 40 目筛）100 克，鲜槐枝（切段）300 克，罂粟壳 30 克，蜂蜡 100 克，香油 1000 克。

【配制方法】先将香油用文火熬至八成开，入鲜槐枝炸至金黄色，再放入罂粟壳炸至红黑色，捞出药渣，然后加入蜂蜡充分溶化后离火，冷却至 70℃ 左右，加紫草搅匀，

完全冷凉后装入无菌瓶中备用。

【使用方法】完全暴露烧烫伤部位，以生理盐水及 0.1% 新洁尔灭溶液清洗消毒，然后将水疱壁清除，裸露创面，将制备好的药膏均匀涂敷在创面上，采用暴露疗法，对不易暴露的部位，涂药后先敷盖一层消毒过的塑料薄膜，再用纱布包扎。最初 3 天每天换药 1 次，以后隔日换药 1 次，直至创面愈合；烧烫伤积较大或 Ⅱ 度以上患者，根据病情配合应用抗生素防治感染，补充晶胶体液等常规处理。

【典型病例】崔某，男。因汽油起火烧伤颜面、胸部及双上肢，其中浅 Ⅱ 度占 72%，深 Ⅱ 度占 12%。接诊后用 0.1% 新洁尔灭和生理盐水彻底清洁创面，外敷紫草槐蜡膏，每日换药 1 次，同时配合应用抗生素控制感染。用药 4 天后，所有创面开始结痂，分泌物少。经治 15 天，颜面、胸部及双上肢创面结痂脱落，基本愈合。

【按语】紫草槐蜡膏以紫草、槐枝为主药。紫草具有凉血活血、解毒疗疮之功；槐枝解毒消肿，祛湿止痒；罂粟壳有止痛及收敛作用；蜂蜡构成基型，并有生肌和保护疮面的作用；香油润肤止痛，保持创面湿润。紫草槐蜡膏敷于创面，可抑制创面细菌繁殖，保持疮面温度恒定，改善创面血流循环，缓解创面紧张感和疼痛，用后可在创面上形成一层保护膜，减少渗出和蒸发，使创面干燥，对创面愈合有明显的促进作用。治疗浅 Ⅱ 度、深 Ⅱ 度烧烫伤效果好，可迅速止痛，愈后不留瘢痕，对 Ⅲ 度烧烫伤，能促进创面周边缘爬行生长，缩小创面，直至愈合。另外本膏药对褥疮，外伤感染亦有很好的治疗作用。

三、乳头破碎膏敷方

乳头破碎，即乳头皲裂，俗称乳癣。是以症状命名的一种病。它的主要表现为乳头皮肤裂伤或糜烂，痛如刀割。

1. 白玉膏（二）
【处方来源】《疡医大全》。

【适应病证】用于顽疮臁疮，结毒溃烂，久不收口。

【药物组成】官粉6克，轻粉6克，樟脑6克，乳香（醋炙）3克，冰片1.5克，白蜡30克，猪脂油240克。

【配制方法】前5味制成细末，将猪油熬化，加白蜡熔化后，加入上述细粉末，搅拌均匀。

【使用方法】用时取少许敷患处。

【注意事项】治疗期间不宜哺乳。

【典型病例】单某，女，26岁。乳头及周围皮肤干燥皲裂，疼痛，尤以小孩吸吮时为甚，时已1月。曾使用京万红油膏治疗无效。舌苔薄白，脉细。内服六味地黄丸，外用白玉膏治疗1周余，痊愈。

【按语】白玉膏方书中载有多种，如《外科学》中的白玉膏为熟石膏9份，制炉甘石1份，主要作用为润燥生肌。本膏作用除润肌外，尚可解毒凉血止痛，用于本病更为适宜。

2. 乳润膏

【方剂来源】《山东中医杂志》第19卷2000年第3期141页。

【适应病证】乳头皲裂。

【药物组成】苦参10克，白及15克，红花10克，白鲜皮15克，甘草10克。

【配制方法】将上药研细末，过120目筛，加入凡士林，调匀配成软膏备用。

【使用方法】先用无菌纱布蘸温水洗患部，每次15～20分钟，然后用乳润膏外擦患部，每日3次。

【注意事项】每次哺乳后要用温水清洗乳头。

【临床疗效】治疗86例，治愈78例，治愈率90.7%。治愈病例中，有93%的患者用膏10天内显效，平均治愈时间5天。

【按语】此膏具有清热解毒、消肿止痛、燥湿收敛的功效。膏方中苦参、白鲜皮清热燥湿；红花活血化瘀；白及止血止痛、生肌长肤，所含胶质有黏着性，能防止水分蒸发，起黏合保护与滋润软化皮肤作用，从而促进了裂口的愈合；甘草清热解毒。

3. 麦冬膏

【方剂来源】《山东中医杂志》第14卷1995年第1期。

【适应病证】乳头皲裂。

【药物组成】麦冬50克，陈醋适量。

【配制方法】将麦冬研末，加陈醋适量，调成膏状备用。

【使用方法】先用生理盐水将乳头洗净，用麦冬膏均匀地敷于患处，每隔5小时换药1次，3天为1个疗程。

【注意事项】用膏期间忌食辛辣之物，暂停哺乳。

【临床疗效】治疗31例，其中初产妇22例，经产妇9例，病程5～20天，经治疗后，1个疗程治愈者8例，2个疗程治愈者16例，3个疗程治愈者7例。

【按语】乳头为肝经之所属，冲脉之所络。产后气血亏虚，冲任不足，肝血亏乏于内，乳头得不到气血濡润，加之哺乳，婴儿吮吸刺激而致乳头皲裂。膏中麦冬甘寒滋阴润燥，膏脂浓郁，专补阴滋津；陈醋收敛愈合创口，药用于局部，直达病所，故而效佳。

4. 白冰膏

【方剂来源】高允旺著《偏方治大病》续编2005年1月第1版66页。

【适应病证】乳头皲裂。

【药物组成】生白石膏30克，冰片5克，芝麻油15毫升。

【配制方法】将石膏、冰片分别研为细末，芝麻油煎沸后离火，放入石膏末搅拌，冷至50℃左右，再缓缓筛入冰片末，搅匀冷却成膏，贮瓶备用。

【使用方法】取白冰膏少许涂患处，每日涂4～5次。

【注意事项】最好晚上涂上，晨起去掉。

【临床疗效】外涂2～3天即可痊愈。

【按语】本膏具有祛湿解毒、收敛溃疡、

消肿止痛、软坚散结、燥湿清疮的作用，晚上涂，早上干，是治疗乳头皲裂的有效膏剂。

5. 天花粉膏

【方剂来源】《中国民间疗法》2010 年第 1 期。

【适应病证】乳头皲裂。

【药物组成】天花粉 30 克。

【配制方法】将天花粉研成细末备用。

【使用方法】先用 1∶5000 高锰酸钾液清洗乳头。将天花粉细末用鸡蛋清调成膏糊状，涂在乳头部。每次哺乳前要洗净乳头，7 日为 1 个疗程。

【临床疗效】共治疗 106 例，1 个疗程痊愈 83 例，2 个疗程痊愈 16 例，7 例皲裂严重，但治疗 2 个疗程好转。治愈率 93%。

【按语】乳头皲裂是产褥期常见症状，多由哺乳方法不当加上孕期乳房保健没做好而导致发生。中医学认为，天花粉性甘微苦微寒，既能清热泻火解毒，又能消肿排脓而疗疮；鸡蛋清具有泻火和收敛的功能。二者调和运用，共奏清热泻火疗疮和收敛之功效。再加上外用高锰酸钾液清洗乳头，可增强疗效。

四、乳房发育异常膏敷方

1. 麝香回阳膏

【方剂来源】《浙江中医杂志》1989 年第 1 期。

【适应病证】乳房发育异常症。

【药物组成】乳香、没药、红花、全蝎各 30 克，大黄、三七、蒲公英、血余炭各 100 克，白鲜皮、白芷、地丁草、山栀、天花粉、黄柏、甘草、白及、马钱子、地鳖虫、川乌、草乌各 50 克，雄黄、松香、川续断各 25 克，轻粉 15 克，蜈蚣 50 条。

【配制方法】上药共碾成细粉，将豆油 4000 克烧开后，先将樟丹 2000 克倒入油锅搅拌，熬至滴水成珠状，然后取上药倒入锅内，慢慢搅拌均匀；最后将冰片 20 克，麝香

1.5 克，血竭 30 克（均研末）加入药中，搅拌后倒入冷水盆中浸泡 7 天，然后再切成直径 1 厘米大小的膏药块，外洒一层滑石粉，贮藏备用。

【使用方法】使用时将药膏块捏软，敷于患处，纱布固定，每 6 天换 1 次。

【临床疗效】本组 127 例。男性 84 例中，78 例痊愈（肿块消失，无胀痛，触痛），6 例好转（肿块缩小，仍有轻度胀痛）。女性 43 例全部痊愈。疗程最短为 42.2 天，最长 132 天。肿块平均消散时间，女性为 42.2 天，男性为 58.2 天。

【按语】麝香回阳膏重在软坚散结，活血通络，又配以清热解毒之品，故疗效明显，散结消核迅速。

2. 黑退消膏

【方剂来源】《中医外治杂志》2009 年第 2 期。

【适应病证】儿童乳房肥大症。

【药物组成】方 1：生草乌、生川乌、生南星、生半夏、生磁石、公丁香、肉桂、制乳香、制没药各 15 克，制松香 9 克，麝香、冰片各 6 克。

方 2：阳和解凝膏（市面有售）

【配制方法】将方 1 共研细末，和匀，贮瓶备用。

【使用方法】将方 1 药末少许，撒在烊化好的阳和解凝膏上，敷贴患处，7 天换药 1 次，1 个月为 1 个疗程。

【临床疗效】共治疗 24 例，痊愈 2 例，好转 19 例，无效 3 例，总有效率 87.5%。

【典型病例】李某，男，8 岁。2002 年 10 月 17 日就诊。右侧乳房肿块疼痛 4 个月，平素体健，性格内向急躁易怒。查体：体型肥胖，右侧乳房肥大，乳晕下可见盘状物，直径约 4 厘米，时有疼痛，压痛明显，无红肿，乳头无溢液，左侧乳房正常。红外线扫描仪示：右乳发现暗影，直径 3.5 厘米。拟诊：右侧乳腺增生症。辨证为肝郁气滞，血瘀痰凝。外用阳和解凝膏加黑退消治疗后，

肿块逐渐缩小，直至疼痛消失或压痛消失；红外线扫描仪示：暗影范围逐渐缩小，最终消失。

【按语】儿童乳房肥大症的特点为以 7～12 岁肥胖儿童多见；多为单侧，少数为双侧；乳晕下盘状肿物，质地较坚韧如橡胶样，边界清，推之乳头随其稍移动；多数肿块疼痛或有压痛；良性病变。本病发病原因较多，西医学认为可能与雌激素过多或雄激素不足有关。本病属于中医学"乳病"范畴，多因先天肾气不足，肝失所养，气血瘀结，气滞痰凝所致。故治疗应温经和阳，疏肝解郁，行气活血，化瘀通络，消肿破结，调理冲任。用黑退消膏治疗儿童乳房肥大症，能明显缩小肿块，缩短病程，减轻疼痛或压痛，甚至消失，疗效确切。膏中牛蒡子消肿止痛；鲜白凤仙活血散瘀，调理冲任；当归、川芎、乳香、没药入肝经，温经祛瘀，活血止痛；南星、半夏散结消肿；磁石入肝、肾经，补益肝肾，平肝潜阳；肉桂、丁香温经行气，通络止痛；香橼疏肝理气，陈皮健脾化痰，行气止痛；麝香活血散结，消肿止痛；五灵脂活血化瘀，消肿止痛，为治疗瘀滞疼痛之要药。上述两方配伍得当，直接敷于病变局部，使药效直达病所，通过局部皮肤的渗透和吸收及经络气血的调节作用，改善乳腺的局部血液循环，从而达到疏通经络，活血散瘀，软坚散结，消除肿块的目的。

五、血栓性脉管炎膏敷方

本病是一种小脉管的慢性闭塞性疾病。多发生于下肢，原因不明。主要表现为组织缺血产生疼痛、跛行、甚至组织坏死，常见于青壮年。中医学认为，是由于气血周流受阻，脉络痹塞不通所致，重者紫黑溃烂，日久趾（指）节坏死脱落，故名脱疽。

1. 紫草膏（二）

【方剂来源】《血栓闭塞性脉管炎防治手册》。

【适应病证】用于脱疽及其他溃疡生肌收口。

【药物组成】紫草 30 克，当归、白及、白蔹、白芷、血竭各 6 克，乳香、没药、儿茶、黄丹各 9 克，香油 50 克，黄蜡 30 克，冰片 3 克。

【配制方法】将上药除黄蜡、冰片外放入油内炸枯去渣，再加黄蜡，化尽，下冰片，熔化搅匀，冷后成膏。

【使用方法】用时摊贴于消毒纱布上贴创口，每日 1 次。

【注意事项】创口若有红肿，脓液较多等合并感染时勿用。

【典型病例】阎某，男，已婚，农民。右足发凉怕冷 5 年，拇趾破溃 1 个月。患者于 1976 年夏季，在走路时感到右小腿沉重，酸胀，容易疲劳，到冬季症状加重，间歇性跛行。1978 年冬季，右足拇趾碰伤，趾甲下有豆粒大小瘀点，疼痛加重，1 月后修剪趾甲后，右足拇趾溃破不愈合，疼痛。经某院诊断为"血栓闭塞性脉管炎"，经用药 1 月余，局部创口终未愈合。刻下症：右足拇趾肿胀，趾甲前端有约 1.0 厘米×1.0 厘米大小溃疡。舌苔薄白，舌质紫，脉细涩。拟活血化瘀，养血通络法。内服通塞脉片，三七片。外用紫草膏换药治疗，前后疗程约 4 月余，溃口终于愈合，避免截肢之苦。

【按语】本膏主要由当归、血竭、乳香、没药等活血化瘀；白及、白蔹养血生肌，配麻油滋阴养血。故有较好的生肌之功，对于溃疡性溃口有较好的生肌收口之功。

2. 止痛生肌膏

【方剂来源】《血栓闭塞性脉管炎防治手册》。

【适应病证】用于脱疽坏死期创面。

【药物组成】象皮 60 克，合欢皮 60 克，生地 60 克，当归 45 克，紫草 15 克，乳香 15 克，没药 15 克，生甘草 9 克，血竭粉 9 克，黄蜡 150 克，麻油 75 克。

【配制方法】将前 8 味药入油中浸 24 小

时，再炸枯过滤去渣，加入黄蜡，熔化后入血竭，搅匀候冷。

【使用方法】涂纱布上，外敷患处。

【注意事项】本膏药宜勤贴勤换，一般宜每日换膏为宜。

【典型病例】林某，男，29 岁，教师。两足发凉怕冷，间歇性跛行 1 年。右足趾溃烂 1 个月。始感右足发凉怕冷，不出汗，间歇性跛行，趾甲生长缓慢。不久右足拇趾溃破，甲下积脓，经当地拔甲后，趾端结硬痂，不能脱落，同时又感右足发凉怕冷，足趾紫红肿胀，1 月前右足第 2 趾溃烂，剧痛，彻夜难眠。诊断：血栓闭塞性脉管炎。拟活血化瘀，清热解毒法治疗。内服活血通脉饮Ⅱ号，通脉安、丹参片等药。外用止痛生肌膏局部换药治疗，1 周后，疼痛已较前明显减轻，经换药等治疗 2 月余，溃口愈合，疼痛完全消失。

【按语】该膏以消炎、止痛、生肌见长，尤其适用溃疡面少许脓液，自感疼痛的患者。

3. 大青膏（二）

【方剂来源】《中西医结合治疗血栓闭塞性脉管炎》。

【适应病证】一切急性化脓性感染疾病，局部红肿热痛者，如疔、痈、蜂窝组织炎、丹毒和急性血栓性静脉炎等。

【药物组成】大青叶60克，黄柏、川军、乳香、没药、明矾、樟丹、芙蓉叶、铜绿、胆矾、五倍子各30克。

【配制方法】上药共研为细末，用凡士林调和成膏。

【适用方法】摊于消毒纱布上，外敷患处，每日或隔日换敷 1 次。

【注意事项】局部创口如有破溃流脓者，宜加用去腐生肌药。

【典型病例】刘某，男，36 岁。右足拇趾疼痛 1 年。始局部怕冷发凉，经当地治疗无效，近来患趾发红肿胀，疼痛较甚，彻夜难眠，伴有发热、口干、食欲减退、便秘、

尿黄，舌苔腻，舌质红，脉细数。诊断：血栓闭塞性脉管炎。治拟清热解毒，活血止痛。内服四妙勇安汤加丹参、元胡、乳香、没药等。外用大青膏敷药治疗，每日换 1 次药，1 周后，红肿减轻，继用月余，疼痛、肿胀全部消失。

【按语】本膏中大青叶具有良好的清热解毒之功；配黄柏、川军、芙蓉叶增强其解毒之效；而乳香、没药、樟丹等有活血止痛功能。故对于红肿热痛等炎症明显病灶，其效尤为明显。

4. 消炎膏（二）

【方剂来源】《山东中医杂志》1995 年第 7 期。

【适应病证】血栓性浅静脉炎急性炎症期局部肿硬痛重者。

【药物组成】芙蓉叶、生南星、明矾、生大黄、黄连、黄柏。

【配制方法】上药共研细粉，用凡士林调配成膏备用。

【使用方法】将消炎膏涂敷于静脉炎处，纱布覆盖，胶布固定，每日换药 1 次。

【按语】本膏具有消炎止痛、活血通络的功效，且消炎止痛作用较强。若急性炎症中期，焮红肿痛明显，则为热毒证，除涂敷消炎膏外，必要时再配合内服四妙勇安汤加味，以增强清热解毒、利湿消肿作用。

5. 消结膏

【方剂来源】《山东中医杂志》1995 年第 7 期。

【适应病证】血栓性浅静脉炎后期遗留慢性炎块不消者。

【药物组成】芙蓉叶、赤芍、大黄、黄芩、黄柏、山慈菇、生南星、生川乌、生半夏、姜黄、浙贝母、穿山甲。

【配制方法】上药共研细粉，用凡士林调配成膏备用。

【使用方法】将消结膏涂敷于静脉炎处，纱布覆盖，胶布固定，2 日换药 1 次。

【按语】本膏具有活血通络、软坚散结

的功效。若消散较慢者，可配合内服散结片、活血祛瘀片，促进炎块吸收。

6. 双柏膏（一）

【方剂来源】《山东中医杂志》1995年第1期。

【适应病证】血栓性静脉炎。

【药物组成】侧柏叶、大黄、黄柏、薄荷、泽兰各60克。

【配制方法】将以上药物共研细末，贮瓶内备用。临用时用香油调成膏。

【使用方法】取以上药粉末适量，用香油调匀成膏状，敷贴于患处，上用纱布覆盖，胶布固定。3日换贴1次。

【典型病例】孙某，男，76岁，1992年秋初诊。右足背、踝部浮肿反复发作5年余。五年前患高血压病、冠状动脉粥样硬化性心脏病，在治疗过程中渐感右下肢疼痛不适，并渐见右足背、踝部浮肿、皮肤青紫，在某医院诊为血栓性静脉炎。经用青霉素、低分子右旋糖酐、丹参注射液等静脉滴注，中药内服，浮肿减轻，未治愈，后约2个月复发1次。检查：右足背、踝部浮肿甚，肤色青紫、光亮，右下肢肌肉疼痛，足背动脉波动正常。血液流变学检查示血液黏稠度过高。用双柏膏敷贴于右足背、踝部及右腘窝，停止其他治疗。次日疼痛减轻，3日取下，肿消大半，继敷1次，疼止肿消，随访2年未复发。

7. 青芙膏

【方剂来源】《中医外治杂志》1996年第1期。

【适应病证】急性血栓性浅静脉炎。

【药物组成】大青叶60克，芙蓉叶60克，泽兰叶40克，马齿苋40克，土贝母20克，大黄20克，黄连20克，紫草20克，汉防己20克，乳香20克，没药20克，川芎20克，丹参20克，王不留行20克，红花20克，三棱15，山甲15克，全蝎15克，冰片10克。

【配制方法】上药研细，加凡士林调成30%青芙膏。

【使用方法】取适量药膏涂于患处，范围超过患处1厘米，盖上纱布包扎。每24小时换药1次，3次为1个疗程。未愈者行第2个疗程。

【临床疗效】治疗52例，2个疗程后，痊愈36例，好转16例。

【典型病例】李某，男。行化疗3小时后，在左前臂沿贵要静脉有一硬索状物，压痛明显。局部皮温高，皮色潮红。初诊：急性血栓性浅静脉炎。予青芙膏敷1天后，疼痛消失，红肿减轻，硬索变软；治疗3天痊愈。

【按语】急性血栓性浅静脉炎，属中医学"恶脉""青蛇毒"范畴。本病多因湿热之邪外侵，以致气血凝滞、脉络滞塞不通；或因外伤致气滞血瘀，郁而化热所致。故治疗应以清热利湿、活血化瘀、通络散结为主要治疗法则。方中大青叶、马齿苋、芙蓉叶、紫草、土贝母、黄连清热解毒，凉血消肿；丹参、乳香、没药、红花、山甲、全蝎、王不留行活血祛瘀，消肿散结；泽兰叶活血祛瘀，行气利湿；汉防己清热利湿；大黄清热解毒，活血化瘀；冰片清热止痛。诸药合用外敷，使药物直接作用于患处，而获良效。

8. 化瘀通栓膏

【方剂来源】《陕西中医》2011年第4期。

【适应病证】下肢静脉血栓症。

【药物组成】红山栀1000克，大黄500克，食醋250克，面粉100克。

【配制方法】将山栀、大黄共研细末，混合均匀。取葱白适量捣成泥，与上药粉末、食醋、面粉调拌为膏糊状备用，以可黏附与皮肤，不脱洒为宜。

【使用方法】以腘窝、踝关节周围，或以明显肿痛，有条索硬结处为重点贴敷部位，局部清洁，将化瘀通栓膏外敷，厚度为1厘米，外用棉布条缠绕包裹，不宜过紧过厚，以药料不洒，无外渗为宜。嘱患者平卧，抬高患肢，休息约 12 小时后，药物变干结块，可去掉棉布条将药块收集，加水调和后重复使用 1 次。24 小时换新药 1 剂。连续贴敷 7 天，休息 2 天，开始下 1 个疗程。

【临床疗效】共治疗 66 例，治愈 45 例，显效 16 例，有效 3 例，无效 2 例，总有效率 94.3%。

【典型病例】张某，女，60 岁，以"左腿胀痛 10 天"收住院。10 天前，患者在农田拔草久坐后，出现左下肢胀痛，逐渐小腿皮肤青紫，曾用红花油涂搽，温水泡浴均不见效，故来就诊。门诊行下肢彩色多普勒检查示：左下肢深静脉无血流信号，故收住院。入院诊断：左下肢静脉血栓形成。入院后用本法治疗 2 周，患者肢体疼痛、肿胀消失，下地行走自如，病愈出院。复查下肢静脉彩超正常。随访 5 年未复发。

【按语】下肢深静脉血栓形成，是由于多种原因使血管壁受损、血流缓慢、血液黏滞度增高而造成的深部静脉栓塞性疾病。初发时起病急骤，病势凶险。西医治疗多采用溶栓、取栓、抗凝等方法，但往往限于发病初期，超过 1 星期者疗效较差，且易造成出血、血栓脱落，药物剂量较难把握。中医辨证重在掌握急性期病机证候。本病急性期主要表现为患肢高度肿胀、灼热、疼痛。中医学认为，其多由邪入络，郁滞化热，血热壅盛，煎熬血液而成血瘀。此时"血热壅滞"是病机的关键。本着"因邪致瘀""祛邪为先"的辨证施治原则，急性期的治疗应以清营凉血、泻瘀通络为大法。以泻瘀通腑来祛除热邪壅结，达到消除患肢组织炎性肿胀，促进血管腔内血栓溶解吸收之疗效。可避免因静脉腔内因栓塞而长期高压出现的瓣膜功能受损、浅表静脉曲张、慢性肿胀甚至溃疡等后遗症。动物实验已证实，红山栀配合大黄粉能有效地抑制血小板聚集、改善血流高凝状态、溶纤以及修复血管内皮细胞等作用。在急性肿胀期，局部外敷可改善静脉周围组织炎变，减轻局部张力，从而有利于血栓溶解、血液回流。内外兼治一般治疗 7～10 天，肿势多能消退。急性期的治疗具有时间限制小、安全性高、血栓吸收快之优点。就诊时即使发病 1 个月以上，也能取得满意的疗效。

9. 金银花膏

【方剂来源】《实用中医内科杂志》2001 年第 2 期。

【适应病证】血栓性深静脉炎。

【药物组成】金银花 400 克，元参、伸筋草、桑枝各 150 克，透骨草、当归、红花、桂枝、没药各 100 克，川足 4 条。

【配制方法】上药共研细末，加凡士林 1000 毫升调成膏糊状备用。

【使用方法】使用时将上膏加温溶化，取适量涂于消毒纱布上，敷于下肢痛处，胶布固定。每日 1 次，10 日为 1 个疗程，连续应用 2 个疗程。

【临床疗效】共治疗 24 例，痊愈 8 例，好转 9 例，无效 3 例，总有效率 87.5%。

【按语】中医学认为，本病属"脉痹""大脚风""血痹"等范畴。主要病机为湿热蕴结，瘀血滞络。本膏方中金银花清热解毒，气血两清；元参助金银花清热解毒，散结消肿；伸筋草、桑枝、桂枝祛风湿，通经络；红花、没药活血止痛；透骨草、川足通络止痛，散结消肿，引药入经。诸药合用，以达清热消肿、活血通络之功。

六、阑尾炎膏敷方

1. 双柏膏（二）

【方剂来源】《新中医》1992 年第 4 期。

【适应病证】阑尾炎、阑尾周围脓肿、急性胆囊炎、疮疡、毒蛇咬伤、急性睾丸炎、血栓性静脉炎、急性乳腺炎、丹毒、带状疱疹等。

【药物组成】侧柏叶、大黄各 60 克，黄柏、泽兰、薄荷各 30 克。

【配制方法】将以上 5 味中药共研细末，

用开水与蜜糖各半，与药末共调煮为稠糊状。也可与凡士林调为膏敷贴用。

【使用方法】将药糊趁热敷患处，每日上、下午各 1 次。

【注意事项】本膏药水蜜调敷时，应煮调后以温热（以患者能耐受为度）敷贴，特别是用治急腹症时，为使药物较长时间保持温热，可在膏药表面外加热水袋，以提高疗效。个别患者敷贴后，局部可出现皮疹，停药后可自行消退。

【按语】本膏药具有一定的抗菌抑菌、消炎止痛作用，并有改善局部血液循环，改善内环境和代谢状态，减少组织细胞变性坏死的作用，从而有利于组织细胞的再生与修复。

2. 大蒜芒硝外敷方

【方剂来源】《浙江中医杂志》1987 年第 3 期。

【适应病证】慢性阑尾炎。

【药物组成】鲜大蒜头 100 克，芒硝 50 克。

【配制方法】鲜大蒜头捣碎，加芒硝拌和捣烂即成。

【使用方法】取凡士林油纱平铺在患处（麦氏点），然后将捣烂的蒜头芒硝敷在油纱上面，厚 1 厘米左右，再用敷料块覆盖固定。4 小时后除去。

【注意事项】局部皮肤红润，稍有热痛感觉。同时用薏苡附子败酱散加减内服：薏苡仁 20 克，败酱草、紫花地丁各 15 克，大黄、牡丹皮、桃仁、香附、川楝子各 10 克，丹参 30 克，甘草 6 克。一般服药 3 剂，外敷 1 次（为 1 个疗程）即能治愈。如未愈，可继用 1 个疗程。

【典型病例】姚某，女，30 岁。患慢性阑尾炎多年，时愈时发，近来加剧。经上法治疗 1 个疗程后，疼痛明显减轻，腹部舒适，诸症消失而愈。至今已 2 年余，未见复发。

【按语】大蒜有消肿、解毒、杀虫功效；芒硝外敷可清热，消肿块，二物合用，疗效益彰。

3. 大黄牡丹皮汤膏

【方剂来源】《实用中医内科大膏药手册》。

【适应病证】肠痈，表现为少腹肿痞，按之即痛，时时发热，自汗出，复恶寒，或右足屈而不伸，脉象滑数。

【药物组成】大黄 72 克，牡丹皮 18 克，桃仁 60 克，瓜子 180 克，芒硝 54 克。辅药：生姜、韭白、葱白、榆白、桃枝各 12 克，蒜头、柳枝、槐枝、桑枝各 24 克，苍耳草、益母草、诸葛菜、车前草、马齿苋、地丁草各 30 克，凤仙草 6 克，石菖蒲、白芥子、花椒各 3 克，牙皂、赤小豆各 6 克。

【配制方法】用麻油 2240 克，将上药浸泡，上锅炸枯，去滓，熬油，下丹搅匀，再下炒铅粉 30 克，松香 24 克，金陀僧、生石膏各 12 克，陈壁土、明矾、轻粉各 6 克，官桂、木香各 3 克，牛胶 12 克（酒蒸化），搅匀收膏。

【使用方法】将膏药化开，贴于天枢穴、上巨虚穴上。

【注意事项】孕妇禁贴。

【按语】此膏具有消炎泻下之功。可贴于阑尾炎、子宫附件等盆腔炎症或输精管结扎术后感染等属于里热证、大便不通者；亦可用于急性睾丸炎或附睾炎、痔疮、肛门周围炎、支气管哮喘、荨麻疹而兼有便秘者。

4. 花粉黄柏膏

【方剂来源】《常见病中草药外治疗法》。

【适应病证】急性阑尾炎初起尚未成脓者。

【药物组成】花粉 180 克，黄柏、生南星、赤芍、生川乌、生草乌、生甘草、陈皮各 60 克，大黄、姜黄各 90 克，僵蚕、黄芩、藤黄各 125 克，白芷、樟脑、冰片各 30 克，薄荷冰、制乳香、制没药各 15 克。

【配制方法】上药共为细末，用香油 500 克，猪油 1000 克，黄蜡 150 克，放锅内煮沸后，加入前 14 味药末，不断搅拌至 30℃ 以下，最后加入冰片、薄荷冰，搅匀收膏。

【使用方法】将膏药涂于纱布上，贴于患处，1 日换贴 1 次，直至病愈。

【注意事项】孕妇禁用。

【按语】此膏具有活血散瘀、消肿止痛的功效。必要时配合中西药综合治疗。

5. 半夏南星膏

【方剂来源】《常见病中草药外治疗法》。

【适应病证】阑尾炎穿孔、严重坏疽性阑尾炎或合并腹膜炎者。

【药物组成】半夏、天南星、川乌、猪牙皂、浙贝母、广姜黄、黄芩、大黄各 30 克，黄柏、败酱草、木芙蓉叶各 60 克，穿山甲 45 克，白芷 15 克。

【配制方法】上药共研细末，按 3:7 的比例加凡士林或蜂蜜调和成膏备用。

【使用方法】将膏药摊于油纸上，上盖纱布，胶布固定，每日换敷药 1 次。

【注意事项】孕妇禁用；老年人及小儿全身情况差者慎用。

【按语】贴药期间应密切观察病情，如有发生休克趋向者，应考虑外科手术治疗。

6. 肠痈膏

【方剂来源】《山东中医杂志》2002 年第 8 期。

【适应病证】慢性阑尾炎。

【药物组成】黄柏、大黄、乳香、延胡索各 10 克，甘草 5 克，冰片 6 克，凡士林 50 克。

【配制方法】将上述中药共研细末，用凡士林调成膏剂备用。

【使用方法】将上膏外敷右下腹麦氏点处（右髂前上棘与脐连线的中外 1/3 交界处），直径约 5~8 厘米，外用纱布敷盖，胶布固定，每隔 24 小时更换 1 次，7 天为 1 个疗程。

【临床疗效】共治疗 48 例，治愈 33 例，有效 13 例，无效 2 例，总有效率 95.8%。

【按语】慢性阑尾炎临床以右下腹部有间歇性或持续性的隐痛或不适，体检仅右下腹有局限性压痛为特点，大多有急性阑尾炎病史。本病属中医学"肠痈"范畴，是由于饮食不节、寒温不适、暴急奔走、忧思抑郁等导致肠道功能失调，传化不利，运化失职，糟粕积滞，生湿生热，遂致气血失和，败血浊气壅遏而成肠痈。其病因病机不外乎湿阻、气滞、瘀凝、热壅，在治疗上宜用行气祛瘀止痛、通腹泄热解毒为法。肠痈膏方中黄柏燥湿解毒；大黄泻热毒，荡积滞，行瘀血；乳香活血，行气止痛；延胡索活血散瘀，理气止痛；甘草缓急止痛，调和诸药；冰片芳香走窜，能通诸窍。诸药相合，共收行气祛瘀止痛、通腹泄热解毒之功。根据中医外治理论，用肠痈膏外敷，通过皮肤吸收、渗透、弥散，药效直达病所。

7. 生姜芋头膏

【方剂来源】《中国民间疗法》2002 年第 12 期。

【适应病证】慢性阑尾炎及阑尾周围脓肿。

【药物组成】生姜 50 克，芋头 50 克。

【配制方法】上 2 味共捣成膏糊状备用。

【使用方法】清洁阑尾区，敷贴上膏，外用纱布覆盖，胶布固定，每日更换 1 次。同时在局部行微波热疗，每次 30 分钟。

【临床疗效】共治疗 11 例，4 天左右症状开始减轻，10~16 天症状消失。

【典型病例】刘某，男，76 岁。患冠状动脉粥样硬化性心脏病、心绞痛及心功能衰竭已数年，同时又有慢性阑尾炎约 2 年，此次于 5 天前复发，发热 38℃，经用抗生素治疗无明显好转，经 CT 检查诊为阑尾周围脓肿。用上法治疗 5 天而症状好转，16 天症状消失，CT 复查见脓肿已消。

【按语】本办法简便易行，效果良好，无毒副作用，患者易于接受。

8. 阑尾脓肿敷贴膏

【方剂来源】《中国民间疗法》2001 年第 12 期。

【适应病证】阑尾周围脓肿。

【药物组成】生姜、芋头、大黄、芒硝各等份。

【配制方法】上药共同捣烂，调成膏糊状备用。

【使用方法】于右下腹包块处铺一纱布，将药膏均匀地涂于纱布上，涂布范围超过包块边缘3厘米，药膏厚度为1厘米，以塑料薄膜覆盖以防药液外渗、蒸发。药膏干燥时要及时更换。同时给予适量的抗生素治疗。

【临床疗效】共治疗50例患者，接受治疗时间最短者7日，最长者20日。其中46例治愈，包块消失，疼痛缓解，体温正常，血常规检查无异常。其余4例患者因包块增大，中药外敷治疗无效而改为手术切开引流。总有效率为90.5%。

【按语】阑尾脓肿敷贴膏中，大黄味苦，性寒，有活血化瘀、消炎破积之功。经西医学研究证明，大黄的有效成分为蒽醌衍生物，具有广谱抗菌抗病毒作用，减轻血中内毒素，促进肾上腺皮质激素分泌，有利于抗炎抗病毒的应激反应。大黄素对多数革兰阳性细菌和部分革兰阴性细菌有抑制作用，并能提高人体白细胞的吞噬作用；芒硝味苦咸，性寒，具有泄热润燥、软坚散结的作用；生姜所含挥发油有加速血液循环的功能；芋头有消瘰散结之功能，可治腹中痞块，且可起赋形剂的作用。本法简单方便，疗效确切，安全可靠。

七、手术后肠梗阻膏敷方

1. 桃红松解膏

【方剂来源】《中医外治杂志》2003年第2期。

【适应病证】手术后粘连性肠梗阻。

【药物组成】当归、丹参、红花、桃仁、厚朴、延胡索、陈皮、白术、生白芍、甘草、赤芍各等份。

【配制方法】上药共同粉碎，用醋调成膏糊状备用。

【使用方法】将上膏装入1个10厘米×10厘米纱布袋中，外敷脐部，外用绷带固定。热水袋热敷或红外线理疗，每次20~30分钟，每日3次，药包平时戴在身上，4天为1个疗程。

【临床疗效】共治疗30例，痊愈25例，好转4例，无效1例，总有效率96.67%。

【按语】手术后粘连性肠梗阻属中医学"腹痛"范畴，术后腹腔络脉损伤，离经之血，漏入腹腔，瘀滞中焦大肠、小肠之间，上、下无路，日久则凝，凝则黏，黏则气滞，气滞则不通，不通则痛。故该病血瘀为本，气滞为标，治以活血化瘀、理气降逆。脐乃先天之本源，后天之根蒂，是经络系统中一个重要穴位，本膏敷脐，能使药力直达病所，发挥作用。膏中当归、丹参、红花、桃仁、赤芍活血化瘀；元胡、陈皮理气散结；厚朴促进肠蠕动；白术、生白芍健脾，调理胃肠功能；甘草调和诸药。诸药合用可改善肠微循环，促进纤维蛋白的溶解吸收和炎症的消退，并通过兴奋迷走神经，使大肠兴奋，收缩力加强，肠蠕动加快。热敷或红外线理疗使药力借热力迅速透过皮肤进入腹腔直选粘连处，使瘀血消于无形、粘连得以松解、胃肠恢复畅通。

2. 肠梗阻贴膏

【方剂来源】《吉林中医药》2006年第2期。

【适应病证】结肠癌术后肠梗阻。

【药物组成】生大黄、大腹皮、延胡索、丹参、制附子、肉苁蓉各50克，当归、生甘草、赤芍各30克，蜈蚣3条、肉桂末3克（另包）。

【配制方法】上药除肉桂外，加水按常规煎药方法煎煮，去渣，将药液浓煎收膏备用。

【使用方法】将药膏均匀地涂抹于纱布上，另包肉桂末撒于药膏上，以神阙穴为中心，敷于腹部，外用宽胶布固定，并用热水袋热敷，每次约50~60分钟，每日3次，2天换药1次。患者常规采用禁食或少量流质饮食，维持水电解质和酸碱平衡等对症处理。

【临床疗效】共治疗30例，痊愈18例，好转10例，无效2例，总有效率93.33%。

【按语】中医学认为，六腑以通为用，以降为顺，通则不痛，立足于通，而肠梗阻属于"积聚""腹痛"等范畴，乃因术后腹腔络脉损伤，离经之血漏入腹腔，瘀滞于中焦而无出路，日久致气滞，气滞而不通，不通则痛，故治以活血化瘀，理气降逆为主。肠梗阻贴膏中生大黄破瘀攻下通腑，大腹皮、延胡索宽中理气，散满除痞，以助大黄通里，丹参、当归、赤芍活血化瘀止痛，蜈蚣攻毒通络散结，白芍健脾，调理胃肠功能。因该类患者皆是手术后，均有精血不足，肾阳亏虚之象，故用制附子、肉苁蓉、肉桂末补火助阳，益精血，散寒止痛，最后用生甘草调和诸药。本膏敷贴后刺激局部皮肤，促使药物经穴位由表入里，循经络内达脏腑，以调节气血阴阳，达到治疗疾病的目的。

3. 术后消胀膏

【方剂来源】《山东医药》2006年第11期。

【适应病证】术后肠胀气。

【药物组成】苍术、厚朴、枳实各10克，莱菔子、大黄各5克。

【配制方法】上药共研细末，加冰片少许，用75%乙醇调成膏糊状备用。

【使用方法】清洁消毒脐部，取药膏5～10克敷于脐上，用电磁波治疗仪照射，每次30分钟，若药干可滴75%乙醇1～2毫升后上贴塑料薄膜，纱布覆盖，胶布固定。换药时间视患者具体情况而定。

【临床疗效】共治疗75例，痊愈42例，显效18例，有效13例，无效3例，总有效率94.6%。

【按语】术后肠胀气产生的原因是手术导致脏腑生理功能不协调，人体内部阴阳平衡和气化机制遭到破坏而引起。手术对组织器官的牵拉、移位，原发疾病炎症对腹膜的

刺激及麻醉对神经功能的影响，使体内气机阻滞不通，气血不畅，脾胃内伤，气血瘀滞，气机升降失宣故腹胀。术后消胀膏可调整内在机制，调节和激发神经、体液诸系统，使人体营养结构与功能活动协调，功能恢复。

4. 消胀膏

【方剂来源】《中医杂志》2008年第2期。

【适应病证】腹部手术后腹胀。

【药物组成】白术、厚朴、枳实、大黄各等份，细辛、冰片少许。

【配制方法】上药共研细末，用75%乙醇调成膏糊状备用。

【使用方法】将患者神阙穴（脐部）用消毒棉签蘸生理盐水洗净，将调好的药膏适量敷于局部，一般5克为宜，上覆一小块塑料薄膜，外敷消毒纱布，用胶布固定。换药时间视患者的具体情况而定。

【临床疗效】共治疗100例，痊愈60例，显效24例，有效13例，无效3例，总有效率97%。

【按语】中医学认为，引起术后腹胀的关键原因是手术所致脏腑生理功能不协调，人体内部阴阳平衡和气化机制遭到了破坏。手术对组织器官的牵涉、移位，原发疾病炎症对腹膜的刺激及麻醉对神经功能的影响，使人体内气机阻滞不通，气血不畅，脾胃内伤，气血瘀滞，阳气失宣故腹胀。用消胀膏治疗可调整机体内在机制，调节和激发神经、体液诸系统，使人体系统营养结构与功能协调。神阙位居于脐，脐为大腹中央，是五脏六腑之本，冲脉循行之地，元气归藏之根。用本膏外敷，可使胃肠蠕动增强。方中白术补脾益气，燥湿利水，可增强免疫功能，能提高抗疲劳能力，促进胃肠分泌和血液循环，对肠管具有双向调节作用；厚朴行散气滞，缓解疼痛，疏通气机，用于胃肠功能失调所致的实胀；枳实行气破积，兴奋胃肠功能，使胃肠蠕动增强；细辛温中止呕，散寒止痛；大黄泻下攻积，清热泻火，活血

祛瘀，可使肠管张力增强，蠕动加速；冰片具有开窍作用；75% 乙醇可扩张局部血管，利于药物的渗透和吸收，同时起到预防感染的作用。上述药物混合于神阙穴外敷，可行血中之气，气中之滞，温补下元，振奋中阳，逐冷散结，疏通血脉，故收到了药穴双重之功。

八、手术后尿潴留膏敷方

三子膏

【方剂来源】《山东中医杂志》第 19 卷 2000 年第 12 期 726 页。

【适应病证】手术后引起的尿潴留。

【药物组成】白芥子 3 克，车前子 10 克，莱菔子 10 克。

【配制方法】将白芥子、车前子生用捣烂研细，莱菔子炒熟研细，共混合均匀，加适量凡士林调成膏。

【使用方法】先消毒神阙穴，再将膏置穴位上，覆盖纱布，外用胶布固定，再用无烟艾条在上面灸。

【注意事项】灸时艾条距纱布应保持 1 厘米距离，切勿燃着纱布。

【临床疗效】40 例均系采用硬膜外吗啡术后镇痛患者，年龄 12 ~ 70 岁；胸部手术 6 例，腹部手术 18 例，下肢 16 例。敷膏后 1 小时自主排尿 15 例，2 ~ 4 小时自主排尿 22 例，4 ~ 8 小时自主排尿 3 例。

【按语】尿潴留是硬膜外吗啡术后镇痛的常见并发症之一。其主要由于三焦气化不利，膀胱气化无权引起。治疗应以利气机、通水道为法。膏中白芥子利气通络，车前子利水渗湿通淋，莱菔子利气。神阙是"五脏六腑之本，冲脉循行之地，元气归藏之根"。艾灸能温经通络，疏通气血，调理脏腑气机。膏敷神阙，加以艾灸，从而使气机利，水道通，而尿潴留得解。

九、脐周感染膏敷方

阳症膏

【方剂来源】《山东中医杂志》2000 年第 8 期。

【适应病证】脐周感染，表现为脐部流脓水，红、肿、热、痛，体温升高。

【药物组成】黄连 20 克，黄柏、大黄、赤芍各 30 克，牡丹皮 20 克，黄芩 30 克。

【配制方法】将上药烘干，研末，用蓖麻油或香油适量，将药粉调和成膏状，备用。

【使用方法】轻者将膏药涂于患处，每日或隔日清洗更换 1 次；重者将药粉直接撒于患处，用敷料包扎，每日或隔日清洗更换 1 次。

【注意事项】孕妇禁用。

【临床疗效】治疗 56 例，年龄最小 1 个月，最大 48 岁；病程最长 3 周，最短 3 天。治疗结果：使用本膏 3 ~ 5 天，治愈 39 例，使用 2 周治愈 15 例，3 周治愈 2 例。

【按语】脐部感染多因外感邪毒或胎毒外溢所致，此膏具有清热解毒、凉血泻火的功用，故敷之使未成脓者消散，已成脓者毒去。

第二章　伤科膏敷集

第一节　骨折膏敷方

骨折，是骨或软骨的连续性中断的病证。一般由于外伤引起，有闭合性和开放性两种。前者皮肤黏膜完整，后者有伤口通到骨折处，可并发感染。有局部疼痛、畸形、活动障碍、骨擦音和假关节等症状。

1. 猪油膏

【方剂来源】《浙江中医杂志》1989 年第3 期。

【适应病证】溃疡骨折。

【药物组成】铅粉、黄丹、樟脑各 30 克，冰片 10 克，生猪油（去筋膜）500 克。

【配制方法】将前 4 味药物研极细末，调入生猪油内备用。

【使用方法】视患部之大小，取适度大小的油炸桑白纸，摊猪油膏 1 厘米厚，包裹成扁平的方包块，用针尖点刺靠创面的一侧，使成为星罗棋布的密麻小孔，贴于患处。

【注意事项】溃疡脓腐未去，需待排脓祛腐后使用；骨折则整复固定后即可应用。

【临床疗效】一般用药 10 天左右即愈。

【按语】本方无论对新鲜创面或慢性溃疡，均有很好的抗炎消肿、收敛生肌功效。对各种类型的骨折，能促进骨痂新生，加速骨折愈合。

2. 消瘀膏、损伤膏

【方剂来源】《江苏中医杂志》1986 年第4 期。

【适应病证】胸肋骨骨折。

【药物组成】消瘀膏：生苍术、天花粉、生大黄、片姜黄、生南星、红花、白芷。

损伤膏：当归、山奈、五加皮、川芎、生草乌、落得打、白芷、生乳香、乌药、细辛、生南星、徐长卿、丁香、三棱、官桂、木瓜、地肤子。

【配制方法】消瘀膏：各药分别晒干，共研细末，凡士林调匀成膏。

损伤膏：制作方法同上。

【使用方法】外敷伤处。肌肤热者用消瘀膏，无阳热之状者用损伤膏加桂冰散（桂冰散：公丁香、肉桂、冰片），外衬厚棉垫、双层硬板纸，绷带缠绕固定。视伤势情况，3 ~ 5 天换药 1 次。

【临床疗效】内服自拟"胸宁汤"（组成：苏子、苏梗、桃仁、杏仁各 10 克，冬瓜子 30 克，九香虫 15 克，川续断、白芍各 12 克，陈皮、生大黄（后下）各 10 克，生甘草 3 克）。外敷上膏，治疗胸肋骨骨折 32 例，痊愈 17 例，显效 9 例，好转 5 例，自动出院 1 例。疗效较为满意。

3. 跌打鱼肝纱

【方剂来源】《新中医》1995 年第 9 期。

【适应病证】软组织损伤，闭合性骨折。

【药物组成】血竭、红花、黄柏、紫草、大黄、山栀、冰片各 30 克，马钱子、三棱、乳香、没药各 60 克，细辛、薄荷各 15 克，花生油适量（以没过药材 1 扁指为度），鱼肝油 1000 毫升，凡士林 6500 克。

【配制方法】上述药物除血竭、冰片外，均用花生油浸药 3 天，慢火熬至微枯滤渣，再煎混入血竭化尽，加入凡士林微火化开，最后加入鱼肝油、冰片搅匀。将纱布裁成 12

厘米×18厘米大纱布块5卷,放入药油中,吸满药油备用。

【使用方法】每次用2~3层鱼油纱外敷于患处,以绷带或多头带固定之。

【注意事项】孕妇慎用。骨折患者需经复位后再外敷鱼油纱,并加外固定。

【典型病例】(1)赵某,男,38岁,1994年11月8日就诊。患者因下楼梯踏空致左踝关节扭伤,左外踝肿胀、瘀斑、疼痛,不能行走,由家人扶来就诊,经X线摄片:未见骨折征。诊断为左踝关节扭伤。予外敷跌打鱼油纱,外用绷带包扎固定,暂限制行走,抬高患肢。敷药2天后肿胀消退,疼痛减轻,继续敷油纱2次,左踝关节肿胀、瘀斑消退,已无疼痛,行走自如。

(2)吴某,女,74岁,1995年1月20日就诊。患者因平地滑倒,右手着地,即觉右腕肿痛、畸形、腕关节活动受限,由家人扶来就诊。经X线摄片示右桡骨远端骨折,经手法复位后外敷跌打鱼油纱,小夹板固定4周后复查,右腕肿胀消退,无压痛,X线摄片示:骨折对位良好,骨折线模糊,骨折线已有骨痂生长。解除夹板固定,继续外敷跌打鱼油纱,配合骨洗方外洗治疗,1周后右腕功能恢复正常。

【按语】本膏中马钱子、乳香、没药活血通络之药,合黄柏、大黄、紫草、冰片等清热凉血、通窍散火之品,以达活血祛瘀、消肿止痛、接骨续损之效。本膏的炼制甚为关键,花生油调和诸药,能将跌打药中有效成分溶解到油中。鱼肝油滋润肌肤,防止皮肤过敏,使药力持久,故传统跌打用药多使用油剂。本膏使用方便,不污染衣物,敷贴面薄而柔软,通透性好,故使用于骨折患者,不但易于外固定,而且可避免局部出现皮疹、水疱等过敏或其他不良反应。

4. 消肿止痛膏(二)

【方剂来源】《山东中医杂志》1985年第5期。

【适应病证】软组织损伤、骨折早期。

【药物组成】乳香60克,没药60克,土鳖虫60克,片姜黄60克,川牛膝60克,五倍子60克,血竭30克,细辛30克,生山楂150克,蒲公英150克,大黄150克,透骨草180克。

【配制方法】将以上药物除血竭外,共为细末,过80~120目筛,取医用凡士林3000克,溶化,稍降温后,分别投入上药末及血竭,投药时不断搅动,使之均匀,然后纳入容器内备用。

【使用方法】视病情摊抹,面积应略大于肿胀及疼痛面积,膏药厚度在0.3~0.5厘米。新伤每隔3~5天换1次药,旧伤每隔2~3天换药1次。

【注意事项】损伤时间少于12小时者,均应在摊抹好的膏药上撒一层如繁星的冰片。

【临床疗效】新伤换药1次即症状大减,2~3次即可告愈;旧伤换药2次症状明显减轻,4~6次亦可告愈。

5. 接骨四黄膏

【方剂来源】《浙江中医杂志》1987年第6期。

【适应病证】闭合性骨折。

【药物组成】接骨草6份,大黄、黄连、黄芩、黄柏各1份。

【配制方法】研细末,用时取药适量,加等量香油或凡士林,文火煎至膏状。

【使用方法】待凉后敷于骨折部位(骨折按常规整复、固定),2~4日换药1次。

【典型病例】苏某,女,18岁,1981年6月1日诊。左肩摔伤2日,X线摄片诊断为左肱骨外髁颈粉碎性骨折合并肩关节脱位。经手法复位,外敷接骨四黄膏,小夹板超肩关节固定后,第3日局部瘀肿消失,疼痛大减,12日摄片发现有骨痂生长,21日解除夹板固定,进行肩部功能锻炼,40日摄片骨折线已模糊,活动功能恢复正常。

【临床疗效】本组231例经治后,未发现骨折延迟愈合或骨不连接的情况。平均消肿止痛时间 5.5 日，骨痂生长时间 9 日，临床愈合时间 26.1 日，骨折愈合时间 36.5 日。

【按语】接骨草，别名裹篱樵、接骨木、小驳骨。具有消肿止痛、去瘀生新、接筋续骨之效，为本方主药。接骨续筋，全赖气濡血润。然气血之性，得热则行，遇寒则凝。本方中四黄皆大苦大寒之品，宜酌调之。

6. 生氏整骨膏

【方剂来源】《山东省膏贴疗法学术经验交流会资料汇编》

【适应病证】各种骨折。

【药物组成】(1) 草药方：当归、川芎、熟地黄、党参、紫草、细辛、首乌、佛手、大黄、连翘、黄芪、海桐皮、生地黄、木瓜、川断、甘松、象皮、远志、狗脊、锁阳、玉竹、藁本、五加皮、山药、干姜、金银花、牛膝、附子、枸杞、牡丹皮、秦艽、木香、降香、柏仁、破故纸、红花、萆薢、人参、天麻、陈皮、白术、僵蚕、杜仲、虎骨、草乌、南星、骨碎补、苍术、白芷、山甲、元胡、龟板、桂枝、泽兰、石斛、防己、木通、蒲黄、透骨草、羌活、独活、鸡血藤、川乌、蛇床子、白附子、淫羊藿、落得打、伸筋草、防风、苏木各 90 克。

(2) 七厘散方：乳香、没药、血竭、儿茶、三七、龙骨、沉香各 60 克。

(3) 五料面方：肉桂、冰片、麝香、珍珠、牛黄各等份。

【配制方法】按每 10 斤香油含草药 60 克的比例，将药料称好，放铁锅内，用香油浸泡，家传浸泡时间为春五、夏三、秋七、冬九为宜，现时改为春夏三天，秋冬七天。熬制的当日，将漂淘后晒干的黄丹炒后过罗，装罐备用。将浸泡药材的油锅放灶上，锅四周围严，勿冒烟火。一人用柴木（秫秸、麻秆秸）文火烧之，一人用槐木棍不停搅拌药料。待油锅鼎沸，象皮浮起膨松。杜仲折之断丝，药已炸好，立即停火。用漏勺将枯药捞取弃之，将油过罗滤净。再将药油称准斤两，放锅内，加入血余炭。用文火炼油至血

余炭浮起，此时按一丹二油比例下丹。下丹人应注意迅速均匀，搅拌人应敏捷迅速，切忌黄丹沉于锅底并防止丹油溢出锅外。下丹后油由红紫变为黑色时，改用小文火烧之。此时锅中白烟逐渐增多，搅锅人要搅快搅稳。随白烟由大变小，再加大成武火，待白烟将尽，青烟将出时，再转为文火。用搅棍蘸膏滴于盆内冷水中验之，至滴水成珠，捞起捻之软硬适度，贴于皮肤揭之无油底时，停火，立即将锅抬下，置井水上 10 余分钟，以去火毒。此时下入七厘散，搅至完全熔解为度。熬制已成，凉透备用。

摊涂：将膏温化，用铁棒将膏摊涂于 5 寸见方的布壳中央，使中间稍薄，四边略厚，形如柿饼状，稍凉，加入药料约 2 分许于中间，对折黏合即可。

【使用方法】骨折未错位者，用温艾汤浴洗伤处，稍干，取膏药化开贴伤处。错位或粉碎性骨折，先整复，再贴膏药，膏药外用小夹板固定。

【按语】生氏正骨膏原名"济生膏药"，1966 年始改现名。据《滕县志》载，此膏药系清代康熙年间生作梅创制，至嘉庆年间已名闻苏鲁。"故旧时四方行旅过滕者，无远近争市之"。至今已传 8 代，近 300 年，现远销香港及加拿大等地。本方用药巨至 70 味之多，似有杂而不精之嫌。方中无习俗常用自然铜、土元之类。虎骨今禁用，可用狗骨或牛骨代之。

7. 梁氏接骨膏

【方剂来源】《山东省膏贴疗法学术经验交流会资料汇编》。

【适应病证】各种骨折；软组织损伤；风寒湿疼痛及腰脊劳损。

【药物组成】当归、红花、宣木瓜、白芷、杜仲、荆芥、防风、苍术、桂枝、川断、乳香、没药、麻黄、天麻、川乌、草乌、威灵仙、茜草、赤芍、苍耳子、生地黄、千年健、海风藤、地风、石决明、龙骨、地龙、秦艽、毛姜、川羌、独活、细

辛、自然铜、儿茶、五加皮、土元、青风藤、乌蛇、苏木、全虫、象皮、虎骨、血竭、透骨草各20克，樟丹645克，麝香6克，冰片20克，香油5斤（2500毫升）。

【配制方法】将香油倒入锅内，随即将药料浸入油中。浸泡时间，春五、夏三、秋七、冬十日。用文武火熬至油沸，用木棒不停地搅动。全药枯浮起，象皮溶化为度。住火去渣，再用文武火熬至滴水成珠，如鱼眼状，将丹徐徐投入，熬至滴于水中，以手捞起，软硬适中且无油腻感，猛折断面的1/2以上是齐断面住火。将锅端下放在地上，搅至烟尽即投入麝香、冰片，搅匀后倒大盆冷水中，膏即成。然后分成若干小块，浸冷水中去火毒7日，备用。

膏药的改制法：先将香油用高压锅熬至滴水成珠，再将过120目的药料粉末投入锅内。搅匀，然后徐徐下丹。新法熬制，减少了药效的损耗，提高了膏药的疗效。

【使用方法】（1）按患部大小备好布1块，两端对折，显出中线，除中线边外，三边均折出2.5厘米的边，将布还原，即显出两个几何图形。再将所需的膏药块放于35℃左右的温水中，浸软后捞取，按布上的图形大小摊好，将布的另一端折叠，用手掌抚平，置火上两面加热，但勿将膏药渗出布的背面，手试软度均衡，然后揭开，待贴。

（2）贴敷前先将患部用肥皂水擦拭干净，或用酒棉球擦拭干净，以去泥垢和油腻。

（3）敷贴法：①骨折：四肢骨折，贴接骨膏后再在膏药的背部放置夹扳，使之稳定。开放性骨折，在膏药上剪洞大于伤口，以利换药。有轻度擦伤者贴膏无妨。②软组织损伤：不论轻重均可敷贴。对有潜行性剥脱性损伤者，外敷后可用绷带加压包扎。③风寒湿痹和腰脊劳损：局部敷贴。

【按语】梁氏接骨膏，据《泰安县志》载，系清代乾隆年间山东肥城县（今改市）梁莲峰所创，迄今250余年。现远销新加坡、中国香港、澳门、台湾及国内18个省、市、自治区。主要功效为活血化瘀，消肿止痛，接骨续筋。《县志》盛赞"其效实过西人"。

8. 盐山接骨膏

【方剂来源】《医学衷中参西录》。

【适应病证】骨折。

【药物组成】甜瓜子，生菜籽各30克，小榆树鲜嫩白皮30克，真芝麻油30克。

【配制方法】上药同捣如泥膏。

【使用方法】将上药敷患处，以纱布缠之。不过半小时，觉骨接上即去药；不然恐骨之接处起节。

【按语】张锡纯《答黄雨岩问接骨方》一文云："接骨之方甚多，求其效而且速者，独有一方可公诸医界。"（即上方）又云："自得此方后，门人李子博曾用以治马甚效，想用以治人亦无不效也。且试验可在数刻之间，设有不效，再用他方未为晚也。"

9. 御院接骨膏

【方剂来源】《御药院方》。

【适应病证】筋骨损伤。

【药物组成】米粉（炒黄）120克，乳香、没药末各15克。

【配制方法】上3味合和，加黄米酒适量调匀成膏即可。

【使用方法】取膏略加温，趁热摊布上，贴患处，纱布包扎固定。5日换1次药。

【按语】乳香、没药功善消肿、止痛、长肉、续筋、接骨，入一切膏药。药味虽少，不失为简便易行之良方。

接骨膏敷方中常用中药以续断、骨碎补、补骨脂、接骨木、土元、自然铜、铜屑尤为多见。其命名之义，《本草》均有详解。续断以其功能续断接骨故名，为续筋骨折伤药。骨碎补，以其骨碎能补故名。清代邹澍著《本经疏证》论骨碎补曰："折之不死，插之即生，剪枝易续，倒插亦生，横埋亦活，虽切之成块，暴之至枯，摘其一叶，分其一瓣，无不可生者。寸寸折之，寸寸皆生，处处折之，处处有汁。"其生命力之强，恐诸草木皆莫能及。性即能，性为先天所生，能是性之所使。论土元则曰："取活土元，用刀截之，断处流白汁，复接续之，即可成活。"陈藏器论铜屑曰："赤铜屑能焊人骨，及六畜有损者。细研酒服，入骨处，六畜死后，取骨视之，有焊痕可验。"

10. 接骨消肿膏

【方剂来源】《中医外治杂志》2001年第1期。

【适应病证】急性软组织损伤。

【药物组成】姜黄50克，羌活50克，栀子60克，干姜30克，制乳香30克，制没药30克，大黄50，黄柏40克，红花20克，茴香30克，丁香30克，樟脑50克。

【配制方法】樟脑另包，其他药物共研细末，过80目筛后，再加入樟脑混合调匀，以凡士林为载体，加温调好备用。

【使用方法】将膏药涂于敷料上贴敷患处，1～2天换药1次，7天为1个疗程。

【典型病例】刘某，女。摔伤后致左足及左踝关节肿胀、疼痛、行走不便，在外治疗无效后，外敷接骨消肿膏，隔日1次，共5次痊愈。

11. 桑柏膏

【方剂来源】《中国民族民间医药》2010年第8期。

【适应病证】各种闭合性损伤，如关节扭伤挫伤、闭合性骨折、脱臼后期关节肿痛、活动受限、各种软组织劳损、筋膜炎引起的局部肿痛等。

【药物组成】大黄、侧柏叶、泽兰各10克，红花、桃仁、薄荷、黄柏、栀子、白芷各5克。

【配制方法】以上9味粉碎成细粉，过筛混匀，另取凡士林90克，水浴加热至熔融，加上述细粉搅拌至冷凝，即得。

【使用方法】在受伤24小时后开始使用，首先评估患者的伤情，然后根据患处面积大小取药膏适量，摊于蜡纸或纱布上，厚度3～5毫米，药膏不能外溢，药膏范围比患处大1～2厘米，敷于患处，外用绷带包扎，松紧适度，每天1贴，连续5天为1个疗程，如病情需要，停药2天后可再行1个疗程。

【临床疗效】共治疗60例，痊愈45例，显效12例，无效3例，总有效率95%。

【按语】中医学认为，各种扭伤挫伤皆为脉络受损，血溢脉外，瘀滞于肌肤间而成瘀阻，瘀阻气滞，不通则痛。治疗主要以活血化瘀、清热凉血、消肿止痛为主。方中大黄性味苦寒，具泻热毒、破积滞、行瘀血之功；桃仁逐瘀活血；侧柏叶凉血止血；泽兰活血消肿；红花活血通经，散瘀止痛；黄柏清热燥湿解热毒；栀子泻火除烦，凉血解毒；白芷散风除湿，通窍止痛，消肿排脓；薄荷发散风热，外用则使皮肤黏膜血管收缩，麻痹神经末梢，有止痛清凉止痒作用。诸药合用，直接贴敷于损伤部位，可促使腠理疏通、气血流畅，改善局部血液循环，使损伤组织得以修复，起到消肿止痛之功效。

第二节　软组织损伤膏敷方

人体皮肤、皮下组织、肌肉、肌腱、韧带和关节囊受到较重外力撞击、扭挫或牵拉均可发生损伤，一般称为软组织损伤，俗称伤筋。常见局部疼痛、瘀血、肿胀或肌肉萎缩、功能障碍等症状。

1. 散瘀软膏

【方剂来源】《浙江中医杂志》1984年第3期。

【适应病证】损伤初期肿胀热痛者。

【药物组成】大黄、黄芩、黄柏、玄明粉各等量；猪胆汁适量。

【配制方法】以三黄煎汁去渣，加入猪胆汁，用玄明粉收膏。

【使用方法】外敷患处。

【按语】本方具有清热散瘀作用。

2. 筋傲膏

【方剂来源】《浙江中医杂志》1984 年第 3 期。

【适应病证】适用于筋伤结块、血瘀肿硬、瘢痕挛缩者。

【药物组成】川柏、黄芩各 400 克，大黄 600 克，苍耳子、蜂蜜各 800 克，冰片 60 克，樟脑、阿魏各 45 克，白及 150 克，人造麝香 6 克。

【配制方法】以三黄煎汁去渣，入苍耳子、白及粉，再入冰片、樟脑、蜂蜜，最后入麝香调匀收膏。

【使用方法】外敷局部。

【按语】本方具有清热软坚、消肿止痛作用。

3. 消瘀膏

【方剂来源】《新中医》1994 年第 4 期。

【适应病证】急性软组织损伤、未破溃的痈肿、肋软骨炎。

【药物组成】大黄，栀子，蒲公英，姜黄，木瓜，黄柏。

【配制方法】将上述 6 味按 1∶2∶4∶4∶4∶6 比例共研细末，加水和蜜各半调匀成膏，放入密闭罐中备用。

【使用方法】取消瘀膏均匀涂抹患处，外敷塑料布，并在其周围用胶布条封闭固定，每日换药 1 次，7 天为 1 个疗程。

【临床疗效】曾敷治肋软骨炎 42 例，均获治愈。其中经 1 个疗程治愈者 22 例，2 个疗程治愈者 15 例，3 个疗程治愈者 5 例，随访半年无 1 例复发。

【典型病例】段某，女，28 岁，纺织工人，1989 年 7 月 22 日就诊。右胸部无诱因刺痛 1 天。咳嗽，深呼吸加重，不敢触碰。查体：心肺无异常变化，第 2、3 肋与胸骨交接处饱满，轻度肿胀，压痛明显。诊断：右第 2、3 肋软骨炎，以消瘀膏敷贴 5 次治愈，再未复发。

【按语】本膏是黑龙江中医学院附院协定处方，常用治急性软组织损伤及未破溃的痈肿。

4. 马钱子膏 （一）

【方剂来源】《山东中医杂志》1985 年第 2 期。

【适应病证】外伤性滑囊炎、腱鞘炎、腱鞘囊肿、肱骨外上髁炎等软组织慢性损伤性疾患。

【药物组成】马钱子、制乳香、制没药、生甘草各 90 克，生麻黄 120 克，凡士林 480 克。

【配制方法】将上药前 5 味共研细末，放入加热溶化的凡士林内搅匀，冷后凝膏即得。

【使用方法】用时可根据病变范围，将膏药均匀地摊于纱布上，外敷患处。每 3 天换敷 1 次。

【注意事项】外伤性滑囊炎、腱鞘囊肿因囊壁增生较厚，药物透入较慢，故产生作用较迟，需多贴敷几次。

【典型病例】（1）李某，女，56 岁，1982 年 6 月 8 日，因右膝肿胀 30 天就诊。患者于 2 个月前右膝有摔伤史，近 1 月来，右膝肿胀逐渐加重，行走时伴有轻度疼痛，有波动感，浮髌试验（＋）。诊断：右膝外伤性髌上滑囊炎。治以马钱子膏局部外贴。经连续用药 5 次，肿块及其他症状均消失。随访至今未见复发。

（2）李某，男，22 岁，1982 年 6 月 19 日，因左膝内侧起肿块 15 天就诊。查见左膝内侧韧带后有一圆形肿块，约 4 厘米×3 厘米，触诊肿块表面光滑，有囊性感，按压时微有酸痛。诊断：左膝内侧腱鞘囊肿。治以马钱子膏局部外敷。用药敷贴 2 次后，肿块缩小至 2 厘米×2 厘米，继外敷 3 次，肿块全部吸收消散。随访至今未见复发。

【按语】外伤性滑囊炎、腱鞘炎、腱鞘囊肿、肱骨外上髁炎，是软组织慢性损伤性疾患，多由于长期、持续、反复的慢性损伤，或较大的摩擦和压迫而引起水肿、增生、渗出性炎症病变。其属于中医学"伤筋"范畴,多因局部过劳或外伤等因素,致经络阻滞,气血失调,筋络失于濡养或气血阻滞,瘀聚不散,筋膜结聚成囊所致。"结者散之""滞者导之",故治当通络止痛,伸筋活血,消肿散结。本膏药的渗透作用,直达病所,扩张血管,改善血循环,促进炎症、水肿和渗出液的吸收,软化增生组织,使鞘壁和滑囊恢复正常的生理功能,从而达到肿消痛止的目的,故获治愈率69.6%、有效率95.7%的良好效果。

5. "三六九"软膏

【方剂来源】《浙江中医杂志》1991年第3期。

【适应病证】软组织损伤。

【药物组成】乳香、没药、三棱、莪术、木香、延胡索各250克,当归、羌活、丁香、甘松、山柰各200克,地鳖虫、生川乌、生草乌、红花各300克,血竭400克,煅自然铜500克,冰片100克。

【配制方法】上药除冰片外,全部晒(烘)燥后,碾为粉末,拌上冰片细末和匀。用适量液状石蜡油(或凡士林、鸡蛋清均可),将药末调成糊状(不松散为度),装入药罐内备用。

【使用方法】根据伤痛部位大小,将软膏均匀地摊在棉垫上,表面再放入适量的冰片粉末。纱布外层最好衬上一层塑料薄膜,以免药液渗出污染被服。一般2~3天换药1次,直至病愈。

【注意事项】骨折、脱位者,应先行复位固定,再使用软膏为妥。

【临床疗效】135例痊愈(红肿疼痛消失,肢体活动功能恢复正常,恢复原工作);42例显效(红肿疼痛基本消失,恢复原工作);19例有效(症状减轻,但换药10次后仍不能恢复原工作);4例无效。总有效率98%。

【按语】"三六九"系清末绍兴下方桥伤科的世传秘方,原为"薄贴"剂型。因其制作烦琐,费工费料,不易推广。赵生富医师自1985年起试改软膏剂型,疗效亦佳。

6. 消肿膏 (二)

【方剂来源】《江苏中医杂志》1985年第7期。

【适应病证】踝关节扭伤。

【药物组成】膏由饴糖、滑石粉各5000克,甘油、芒硝各1000克,苯甲酸钠2000克组成基质。另取独活80克,生川乌、生草乌各30克,生南星40克,皂角29克,细辛20克,水煎滤汁1000毫升。再取白芷、芙蓉叶、地鳖虫、骨碎补各100克,生大黄60克,皂刺30克,片姜黄50克,上肉桂10克,共为细末。

【配制方法】将基质熔后,加入煎剂滤汁及药粉充分搅拌即得。用时可另加冰片或樟脑少许。

【使用方法】敷于损伤局部,并加绷带包扎。

【按语】此膏外敷有活血消肿、理气止痛作用。

7. 消肿化瘀膏

【方剂来源】《江苏中医杂志》1981年第3期。

【适应病证】小创伤包括关节、肌肉和韧带等挫伤和挫伤。

【药物组成】红花粉、蒲公英粉各120克,栀子粉150克,10%樟脑醑100毫升(约90克),松节油360克,甘油50克,羊毛脂60克,凡士林50克,共制成1000克。

【配制方法】将红花、蒲公英、栀子于80℃以下烘干,粉碎过100目筛备用。另取羊毛脂、凡士林烘热使熔,加入甘油、松节油搅匀,再加樟脑醑搅匀,最后加上述药粉调匀,即得。

【使用方法】将药膏直接涂敷患处,外覆油纸或塑料纸,再用纱布包扎。每天换药1次,一般用药2~5天。

一般用药后局部有灼热感。少数病例在敷药后3~4天局部发痒,停药后即消失,余无其他不良反应。有破损创伤处禁用。

【临床疗效】临床应用"消肿化瘀膏"治疗小创伤 58 例，其中急性小创伤（指病程在一周以内者）50 例，慢性陈旧性小创伤 8 例均为闭合创伤。有效率为 89.6%。

【按语】消肿化瘀膏主要作用为消炎退肿、散瘀止痛。对急性小创伤疗效显著，对部位较浅者（如手指、手腕、足背、踝关节等部位）效果更佳，部位较深如臀部、腰背部效果较差。

8. 伤科消炎膏

【方剂来源】《江苏中医杂志》1981 年第 3 期。

【适应病证】治疗各种外伤（如骨折、扭伤等）所引起之伤筋瘀血疼痛，肿块持续不消。

【药物组成】甲组：独活 180 克，丹参 84 克，川断 120 克，姜黄 120 克，皂角 39 克，生草乌 78 克，生南星 90 克，生大黄 120 克。

乙组：滑石粉 1620 克，苯甲酸钠 500 克，硫酸钠 138 克，尼泊金 3.6 克。

丙组：樟脑 3 克、薄荷油 15 毫升。

丁组：饴糖 1120 克，甘油 240 毫升。

【配制方法】先取已加工成饮片或粗粉的甲组净药混合后，用 70% 乙醇 3500 毫升浸渍 7～10 天，滤取第一次浸出液；药渣再加 70% 乙醇 2500 毫升浸渍 5～7 天，过滤，得二次浸出液；弃渣，合并两次滤液，回收乙醇，再浓缩成 300 毫升左右备用。其次，将乙组药放入大号乳钵内混合研匀备用。然后，将丙组中樟脑溶入薄荷油内备用。最后，将丁组中饴糖加热至沸，过滤后趁热倒入乙组药中混匀，然后依次加入甘油、甲组浓缩药液、丙组药。边加边搅拌，充分混匀即得。成品具清香气，为淡黄色黏稠水溶性软膏。

【使用方法】将软膏涂于桑皮纸上，再在软膏上覆盖一张桑皮纸，敷贴患处，外用纱布固定包扎。每次用药 20～30 克，每隔 2～3 天换药 1 次。

9. 田七膏

【方剂来源】《新中医》1993 年第 5 期。

【适应病证】踝关节损伤。

【药物组成】田三七、地丁、青黛、泽兰各 2 份，薄荷 1 份，白蜡、凡士林各适量。

【配制方法】前 5 味按上述比例配备，打成粉末，加入适量白蜡，用凡士林油加温调成糊状备用。

【使用方法】使用时将药膏均匀涂在油纸上，约 8 厘米×10 厘米大小，儿童可适当小些，若内外踝均肿者可用 2 贴内外踝同时敷贴，再用绷带包扎，一般 2 天更换 1 次，以 4 次为 1 个疗程。

【典型病例】（1）朱某，女，59 岁，1992 年 5 月 20 日诊。患者昨晚从梯子上跌下，左脚先着地，踝关节骤然扭了一下，顿觉左足踝剧痛，不敢下地行走。即用红花油外搽，内服云南白药，疼痛不止，夜寐不安，至第 2 天仍觉剧痛，左脚不能下地行走，由家人送来急诊。检查：左足踝关节红肿，内外侧韧带紧张，有压痛，踝关节不能活动。X 线摄片检查：左足踝未见异常。诊断：①左足踝关节错缝。②左足踝内外侧韧带扭伤。即给予手法牵引，纠正左踝关节错缝后，用田七膏外敷，2 次肿痛消失，行走自如而告痊愈。

（2）赵某，男，63 岁。1992 年诊。患者 5 天前因下楼梯时不慎踏空而扭伤右足踝关节，当即觉右足踝部刺痛难忍，下地行走非常艰难，经家人给予按摩，湿敷活络油治疗，但踝关节却越来越肿，不敢下地行走，至今仍未见有明显好转，即由家人送来急诊。检查：右足踝关节肿胀，尤其外踝及足跗关节肿胀严重，肿胀波及整个足背，边缘可见瘀斑，在外踝前下缘及足跗关节均有压痛，踝关节内翻跖屈运动障碍。X 线摄片检查：未见骨折征。诊断：右足踝距腓前韧带及足跗关节韧带撕裂伤。即给予田七膏外敷，换药 3 次痊愈。

10. 拔毒膏（二）

【方剂来源】《新医药学杂志》1975 年第 10 期。

【适应病证】软组织感染。

【药物组成】大黄 12 克，蜈蚣 2 条，地龙 6 克，冰片 0.6 克。

【配制方法】将上药共研细面过筛，用醋调成膏，装瓶待用。

【使用方法】根据病灶范围大小，敷膏于患处，纱布覆盖，胶布固定。24 小时换药 1 次。

【典型病例】王某，女，31 岁。右侧臂部感染 2 个月，面积 8 厘米 × 8 厘米，局部溃破流脓，伤口敷拔毒药粉，7 天收口，红肿处敷拔毒膏，12 天消肿痊愈。

【按语】大黄清热解毒，治疗热毒疮疡；蜈蚣具有较强的解毒散结作用，可治疮疡肿毒；地龙清热通络；冰片清热止痛、防腐止痒，为治疮疡常用之品。

11. 活血膏

【方剂来源】《山东中医杂志》1992 年第 5 期。

【适应病证】急性闭合性软组织损伤，伤筋。

【药物组成】血竭 200 克，乳香 100 克，没药 100 克，土鳖虫 200 克，地龙 200 克，儿茶 100 克，肉桂 100 克，天花粉 300 克，白及 200 克，川椒 150 克，元胡 100 克，明矾 50 克，公丁香 100 克，急性子 100 克，生大黄 100 克，樟脑 20 克，冰片 30 克。

【配制方法】将上药粉碎，过 120 目筛，混匀，置密封容器贮存备用。

【使用方法】取上药适量，用蜂蜜调成膏状，视伤处大小裁取膏药布，将药膏均匀摊其上，敷于患处，用绷带扎缚，不便扎缚处可用橡皮膏沿四周粘贴，4 天后去除，未愈者可继续敷贴。

【注意事项】本膏药无毒副作用，个别患者敷药 2～3 天后局部作痒或起皮疹，停药或涂擦肤轻松软膏后症状可很快消失。

【临床疗效】用本膏贴治 12562 例，按贴敷 1 次，2～4 天内临床症状悉除，功能恢复正常者为优；贴敷 2 次，1 周内临床症状消失，功能恢复正常者为良，结果优良率合计为 91.8%（其中重度、中度占 59.5%）。

【按语】急性闭合性软组织损伤属于中医学伤筋范畴，主要表现为疼痛、肿胀和功能障碍。本膏敷方中血竭、乳香、土鳖虫、急性子、大黄可活血化瘀，为本膏药之主体；配肉桂、樟脑、公丁香、地龙行气通经；儿茶、花粉、白及、明矾收湿消肿；元胡、川椒用于表面麻醉止痛；蜂蜜外用消肿之力尤佳。诸药相配，有活血化瘀、通经舒络、消肿止痛之功。

12. 软伤Ⅰ号膏

【方剂来源】《上海中医药杂志》1989 年第 11 期。

【适应病证】慢性膝关节软组织劳损。

【药物组成】红花、血竭、参三七、川乌、乳香、没药、木香、冰片各等份。

【配制方法】研末加入适量的医用凡士林即可调成"软伤Ⅰ号膏"。冬季需加入少量的液状石蜡，以免过稠。

【使用方法】用时将"软伤Ⅰ号膏"均匀地涂在塑料纸上，外用纱布包敷，绷带加压包扎。每周换药 2 次，4 次为 1 个疗程。

【注意事项】本组有 10 例敷用本方后出现皮疹，此副作用多与夏季气温较高有关，当然不完全排除过敏作用，但只要停药，2～3 天后皮疹即可消失。

【典型病例】陆某，女，58 岁。1987 年 10 月 21 日初诊。左膝关节疼痛 1 年，下蹲及上下楼梯症状加剧，曾经长期电疗无效。检查：左髌尖压痛（＋＋＋＋），伸膝差 2 度，X 线摄片为左膝关节退行性唇变。诊断为左膝髌下垫劳损。用"软伤Ⅰ号膏"外敷治疗，2 次症状明显改善，4 次膝关节症状消失，压痛点消失，活动正常。随访半年以上无复发。

【按语】"软伤Ⅰ号膏"中以乳香行气散血；没药调血散瘀；参三七、红花、血竭活血通络，祛瘀止痛；川乌温经止痛，疏通痼阴顽痹；木香、冰片行气消肿止痛。诸药相合，共奏活血祛瘀、通络止痛之效。

13. 石氏伤科三色敷膏

【方剂来源】《浙江中医杂志》1986 年第 12 期。

【适应病证】跌打损伤或骨伤科炎性病证。

【药物组成】黄荆子（去衣炒黑）、紫荆皮（炒黑）各 8 份，全当归、木瓜、丹参、黄姜、羌活、赤芍、白芷、独活、天花粉、怀牛膝、威灵仙、木防己、防风、马钱子各 2 份，秦艽、川芎、连翘各 1 份，甘草半份等。

【配制方法】研细末和匀，用蜂蜜或饴糖拌和如糊状。

【使用方法】将药糊摊于桑皮纸或纱布上，再覆盖薄桑皮纸一层，敷贴于患处。敷药面积较伤患处略大，每 3~5 天换 1 次。

【典型病例】侯某，女，成人。右足内翻扭伤 1 月余，仍肿胀明显，步履不便。右踝关节距腓韧带体表投影处压痛，皮肤灼热，关节活动功能受限。踝关节损伤日久，脉络瘀阻，瘀久化热，拟用三色敷药调三黄膏外敷，肿胀顿失。

【按语】本方用于跌打损伤或骨伤科炎性病证，能消瘀阻于有形，行气血之凝滞，使瘀热消除，血运复常，而建功效。

14. 孙氏黑膏药

【方剂来源】《中医外治杂志》2005 年第 6 期。

【适应病证】软组织损伤。

【药物组成】桃仁、川芎、赤芍、红花、枳壳各 20 克，当归、三棱、莪术、大黄、独活、羌活、冰片、乳香、没药、穿山甲各 25 克，田七、血竭、威灵仙、络石藤、牛膝各 30 克，桐油 1500 克，芝麻油 1500 克，黄丹 1500 克。

【配制方法】将方中的桃仁、川芎、红花、独活、羌活、当归、牛膝、三棱、莪术、赤芍、枳壳、穿山甲、大黄、威灵仙、络石藤 15 种药稍加粉碎，然后放入以上油中，浸泡 7 天后，用文火煎炸，至药物变黑黄为度。然后过滤、去渣，再加入黄丹 1500 克，煎至滴水成珠。待油温降到 100℃ 以下时，加血竭、乳香、没药、冰片等细末搅匀成膏，放入清水中去火毒，5 天后备用。用牛皮纸剪成 8 厘米×8 厘米正方形，将制备好的膏药按每贴 6 克平摊在纸的中央，厚实要均匀。

【使用方法】将孙氏黑膏药略加温后贴于患处固定，范围大者可增加膏药的重量，要求将有肿块处全部覆盖，48 小时换药 1 次，连用 10 天为 1 个疗程。

【临床疗效】238 例患者，痊愈 236 例，有效 2 例，总有效率 100%。

【典型病例】牟某，男，69 岁。因下台阶不慎踩空，致右踝关节扭伤。查体：踝关节肿胀、疼痛，皮肤青紫，行动不便。经 X 线摄片未见异常。诊断：右踝关节扭伤。予以孙氏黑膏药加温贴患处，加服中药身痛逐瘀汤加味：秦艽 18 克，川芎 12 克，桃仁 12 克，红花 12 克，红藤 15 克，独活 15 克，田七 18 克，羌活 15 克，没药 12 克（制）、当归 15 克，五灵脂 12 克（炒），香附 15 克，牛膝 18 克，地龙 15 克，甘草 12 克。水酒煎服，每天 3 次，每次 50 毫升。并嘱患者注意休息，抬高患肢。经外贴膏药、内服中药 3 天后，肿消痛止，瘀斑变浅，已能行走；续贴膏药 6 天，症状完全消失，行走如常。

【按语】软组织损伤属中医学"伤筋"范畴，是中医骨伤科门诊最常见的多发病。《医宗金鉴·正骨心法要旨》曰："跌打损伤之症，专从血论。"说明了跌打损伤的主要症状为疼痛、肿胀，治疗应以活血散瘀、消肿止痛为原则。西医学认为其主要病因是外伤性炎症的反应，损伤后由于组织出血，体液渗出，回流障碍，造成了组织水肿。方中血竭、冰片、乳香、没药活血伸筋；红花、当归、田七、穿山甲、牛膝、川芎行气活络，祛瘀止痛消肿；三棱、莪术祛瘀血，通血脉；枳壳开胸气；羌活、独活、威灵仙活血散寒；络石藤通经络，凉血止痛。伤情严重者，内服身痛逐瘀汤加味。诸药合用，活血化瘀，消肿止痛，消除局部软组织的炎症，减少局部组织液渗出，修复毛细血管破裂，从而达到治疗软组织损伤之目的。孙氏黑膏药具有取效迅速、消肿痛快、疗效显著等特点，而且制备简单、药效持久、携带方便、无不良反应，宜推广应用。

15. 石氏"消散膏"

【方剂来源】《上海中医药杂志》1986 年第 5 期。

【适应病证】肱骨外上髁炎（俗称"网球肘"）。

【药物组成】生麻黄 180 克，生半夏 180克，生南星 180 克，白芥子 240 克，甘遂 180克，大戟 240 克，僵蚕 240 克，鲜泽漆草2500 克（须在清明节前收割应用），生菜油7500 克。

【配制方法】先将鲜泽漆草入油，熬枯去渣，后入上 7 味，再熬枯去渣，继续熬至滴水成珠状，然后加入藤黄 90 克，火硝 30克，熬枯将油滤清后，入炒黄铅粉 1500 克收膏。

【使用方法】"消散膏"制成后，贮放阴凉处。用时按量多少，使其烊化至糊状，视其患处部位大小，摊在布或牛皮纸上敷贴患处，亦可先按大小不同摊成后，待用时在炭炉上稍加热温化，使其柔软，再敷贴患处。一般每隔 3～5 天更换 1 次。

【注意事项】让患者在治疗期间改变单一的劳动姿势，嘱其加强正常范围内的功能活动，减少和防止筋膜粘连，使其逐步适应在单一姿势下的疲劳程度。

【典型病例】周某，女性，51 岁，药房制剂人员。右肘关节酸痛 3 个月，症状日渐加重，不能用力拧毛巾，影响工作。来诊时外上髁局部隆起，压痛明显，握拳旋转活动阳性。给予"消散膏"外贴，4～5 天更换 1次，3 次后痊愈。

【按语】"消散膏"方取生麻黄之辛散功

效，用生半夏、生南星起散结消肿、定痛作用，加入白芥子搜皮里膜外或筋骨之间的痰湿，僵蚕化痰散结消炎，甘遂、大戟消肿破结，鲜泽漆草清热解毒，全方有消肿、散结、止痛作用。

16. 中药糊剂

【方剂来源】《浙江中医杂志》1990 年第 5 期。

【适应病证】肱骨外上髁炎。

【药物组成】朱卷皮、泽兰、伸筋草、当归、官桂、怀牛膝、红花、桃仁、樟脑、广木香、炙乳香、炙没药、白芷、独活、川断各 30 克。

【配制方法】将上药焙干，研细末，分成 10 份。每取 1 份，用烧酒调成糊泥样，均匀地涂在纱布上。

【使用方法】敷于局部压痛点处，纱布加厚包扎。每日 1 换，10 日为 1 个疗程。连续治疗 2～3 个疗程。

【临床疗效】本组治疗后，19 例痊愈，7例好转，1 例无效。27 例均为连续 4 次以上行局部压痛点封闭（用醋酸氢化可的松或泼尼松龙）无效的右侧肱骨外上髁炎患者，中药糊剂外敷有效率达 96.2%。

17. 斑蝥鸡矢膏

【方剂来源】《江苏中医杂志》1987 年第10 期。

【适应病证】网球肘、腱鞘炎、肩周炎、关节炎。

【药物组成】斑蝥 65 克，鸡矢 20 克，雄黄 10 克，麝香 3 克，冰片 2 克等药组成。

【配制方法】上药研为细末，白蜜调成稠糊状，瓷瓶收藏备用。夏日可将药物储放，临用时加蜜调敷。需要注意的是，由于冷灸是一种微面积的化学性灼伤刺激，故医者在配制时需做好五官防护，治疗时切不可将本膏误触黏膜。

【使用方法】在明确诊断疾病的基础上选定敷贴穴位进行冷灸。如网球肘取肱骨外上髁压痛点；肩周炎可选肩髎、肩井、天宗等穴；下肢酸痛可选环跳、膝眼、足三里等穴或阿是穴。常规消毒后，取一块4厘米×4厘米胶布，中央剪黄豆大小的圆洞，对准穴位贴平，将"斑蝥鸡矢膏"厚薄均匀地敷在洞中的皮肤上，再以一块四周稍阔2厘米的胶布覆盖固定。12～24小时后揭去所贴胶布，局部即见灸起的水疱，用消毒剪刀剪去含黄色浆液的水疱，以消毒纱布或黄柏纱条敷贴，1～3天后水疱内浆液自行吸收。网球肘、腱鞘炎仅贴灸痛点1处；四肢关节痛、神经痛、漏肩风可取2～3穴同时或交替敷贴。一般贴灸1次，重则需2～4次，间隔1周可再行敷灸。

【临床疗效】用此膏冷灸治疗网球肘26例，痊愈23例，好转3例；治疗腱鞘炎11例，痊愈9例，好转1例，无效1例；治疗肩周炎6例，好转4例，无效2例；治疗关节炎8例，痊愈6例，好转2例。

18. 五倍子膏（一）

【方剂来源】《新医药学杂志》1974年第7期。

【适应病证】一切外力所致全身各部的新伤或宿伤。其临床表现为伤处疼痛，皮肤变色，有瘀血肿胀，伴有灼热感；或伤处破皮浅而不大者；骨膜受伤肿痛而无骨折、脱臼者。

【药物组成】五倍子500克（用量视敷药范围大小而定），醋和蜜（等量）各适量。

【配制方法】将五倍子放铁锅内炒至深黄色，再研成极细末，放入有盖的药罐内，加适量的醋和蜜，调成糊膏状备用。

【使用方法】敷膏范围要大于伤痛面积，敷膏厚度要均匀，敷后用银皮纸盖贴，约等半小时即干成一张半硬性伤膏药。不必用纱布包扎，一般5天左右换药1次。对伤处浅层破皮不大者，清洗后拭干，直接五倍子粉均匀撒上，再在伤处未破皮部位如上法敷五倍子膏。

【注意事项】孕妇不忌。伤重者可加内服伤药。

【临床疗效】敷治620例外伤疼痛患者，外敷1～3次治愈357例；敷膏2～4次，加服伤药2～4天而愈者198例；敷膏4～5次，加服伤药5～7天而治愈者65例。治愈病例都能达到疼痛、血肿消失，功能恢复正常。除其中16例敷膏2次局部发生痒疹，停1天再敷无不适外，未见其他副作用。

【按语】本膏具有散瘀消肿、活血止痛之功。

19. 散瘀舒筋膏

【方剂来源】《江苏中医杂志》1993年第10期。

【适应病证】急性伤筋。

【药物组成】血竭、山柰各1份，红花、制乳香、制没药、苏木、大黄、赤芍、羌活、独活、樟脑各4份，生石膏、血余炭、山栀、生甘草各2份。

【配制方法】上药共研细末，用蜂蜜调成膏状，涂抹于敷料上。

【使用方法】平贴于患处，每3天换药1次，3次敷药无效者，改用其他治疗方法。

【注意事项】敷药处见局部皮肤出现红色皮疹、瘙痒，则停药。

【典型病例】某女，19岁，护士。因左踝扭伤1周，于1990年5月3日就诊。查体：左外踝部肿胀，局部软组织压痛，踝关节内翻试验（+），活动受限。左踝关节X线摄片未见骨折、脱位。诊断：左踝外侧副韧带损伤。给予散瘀舒筋膏外敷，弹性绷带固定，3天换药1次，3次敷药后，肿痛消退，行走活动自如。

【临床疗效】本组共治481例，显效者61.95%，总有效率97.09%。

【按语】本膏与红花油等一般外用药相比，具有疗效显著、使用方便、不良反应小等特点，特别是对疼痛等临床症状的缓解迅速，是治疗急性伤筋较为理想的外敷药。

20. 许氏大膏药

【方剂来源】《江苏中医杂志》1991年第5期。

【适应病证】跌打损伤、筋骨肿痛而属于寒证者，四肢麻木、痿痹等。

【药物组成】参三七、麝香、公丁香、生南星、生川乌、蜈蚣、肉桂、自然铜、续断等20味。

【配制方法】将上药按处方称量配齐，樟脑、朱砂单研细粉，过80目筛，其他药于粉碎机上打碎，过80目筛，混匀，再将樟脑、朱砂粉以等量递升法与之混匀，密封贮藏备用。将膏药肉11克摊于布褙上，微晾，取上药粉2.5克置于正中，向内对折包装。

【使用方法】用时以小火将膏药熏至棉软程度贴于患处，夏天3日，冬天5日换药1次。

【注意事项】皮肤溃破处禁贴，孕妇忌贴腹部，10岁以下患者不用。

【临床疗效】用本膏药共治疗500例，总治愈率为40%，总有效率为93.6%。本膏具有活血消肿止痛、祛风散寒除湿、舒筋通络接骨之功。

21. 消肿止痛膏（三）

【方剂来源】《江苏中医杂志》1990年第10期。

【适应病证】急、慢性软组织损伤，肩周炎，网球肘，腱鞘炎，关节肿痛等。

【药物组成】主要成分为僵蚕、泽漆、大戟、甘遂、半夏、南星、麻黄、白芥子等。

【配制方法】现已由镇江中药厂制成胶布膏剂型。

【使用方法】取阿是穴，每日贴1次。

【典型病例】沈某，男，58岁，干部。左肩疼痛并渐至左手乏力1年余，肩关节活动严重受限，在肩胛骨固定情况下，左臂外展<30°，前曲<15°，后伸<20°，左三角肌轻度萎缩。经多种方法治疗半年收获不显。改用"消肿止痛膏"在阿是穴敷贴，每日1次，2周后左肩功能恢复正常，左臂外展、前屈、后伸运动复原，患肢乏力亦逐步缓解。

【按语】综观"消肿止痛膏"组方，重用化湿宣痹药物是其一大特点。

22. 三三膏

【方剂来源】《山东省膏贴疗法学术经验交流会资料汇编》。

【适应病证】一切跌打损伤所造成的皮下血肿、软组织挫伤、骨折、创伤性关节炎、滑囊炎等。

【药物组成】三色敷药加三黄膏。

（1）三色敷药：黄金子（炒黑）、紫荆皮（微炒）各240克，当归、赤芍、天花粉、威灵仙、防风、防己、五加皮、白芷、怀牛膝、羌活、独活、丹参、木瓜、姜黄各60克，川芎、秦艽各30克，连翘24克，甘草18克，番木鳖60克。

（2）三黄散：大黄、黄芩、黄柏、东丹各30克，滑石粉120克。

【制作方法】（1）将三色敷药之药料各研成细末，混合调匀，用饴糖炖烊后按饴糖药末为7∶3加入药末成膏。

（2）将三黄散各药研成细末和匀，以凡士林500克炸化入药末搅匀，收膏。

【使用方法】将三色敷药膏按临床应用摊于叠好数层包装纸上约2~3毫米，上盖一层桑皮纸，再摊一薄层（0.2~0.3毫米），三黄膏即成。用时将此膏贴于患部，3~5天换1次。亦可在此膏表面根据病情撒些其他药末，可增加药效。

【注意事项】凡外伤处破损及创面感染化脓者忌用。

【典型病例】刘某，男，28岁，农民。因头部被木棒砸伤伴肿痛1天，于1990年1月3日来诊。查体见头顶部6厘米×6厘米大小的头皮血肿，触痛，有波动感。治疗：给予三三膏外敷，2天后疼痛大减，敷药2贴即愈。

【按语】三三膏是上海名医石筱山先生家传验方，山东省平阴县中医院李建新医师等人临床应用8年，疗效显著。其功效为活血化瘀，散坚消肿，止痛。

23. 长皮膏

【方剂来源】《江苏中医杂志》1983年第

4 期。

【适应病证】手指端损伤，足趾末节外伤性缺损。

【药物组成】Ⅰ号长皮膏：东丹9克，梅片1克，煅石膏30克，硼砂30克，象皮粉12克，密陀僧6克，麻油或凡士林236克。

Ⅱ号长皮膏：生地黄120克，大黄90克，轻粉9克，当归90克，甘草60克，番木鳖30克，紫草30克，地骨皮60克，象皮粉72克，黄蜡、白蜡各60克，麻油3000克（或凡士林1350克）。

【配制方法】Ⅰ号长皮膏：先将前6味中药研成细末混匀，然后用麻油或凡士林配制成膏。

Ⅱ号长皮膏：先将生地黄、大黄、当归、甘草、番木鳖、紫草、地骨皮在麻油内浸3天，再行煎熬，除去药渣，待麻油降温后，加入象皮粉、轻粉、黄白蜡配制成膏。如用凡士林代替麻油，可将9味中药研成细粉，不用黄蜡和白蜡，直接加入凡士林调剂成膏。

【使用方法】1~2天的新鲜创伤：先冲洗伤口，压迫止血；有血管出血的，结扎血管，第2天拆除线结。伤缘的碎皮片不必剪除，洗净后仍平铺在创面上，以后可以长出新的皮肤，有利于创面的愈合；有软组织包裹的指骨不必剪去，无软组织包裹的指骨超过0.3厘米以上的部分可以咬除。先用Ⅱ号长皮膏外敷，促使皮下组织的生长，再用Ⅰ号长皮膏促使皮肤的生长。隔2~3月换药1次，直到创口愈合。

陈旧性创面：伤口感染有软组织坏死的，可先敷九一丹，再敷长皮膏，等坏死组织脱落后再按新鲜创面处理。如手指干性坏死，可齐坏死的平面去除坏死组织，指骨外露可咬除指骨或略低于创面，再敷Ⅱ号长皮膏。感染的伤口，一律用抗生素药物，直至感染控制为止。

【注意事项】伤口处有较多的分泌物多为正常现象。它有利于皮下组织与皮肤的生长，可不必顾虑。换药时用液状石蜡棉球揩擦伤口边缘皮肤，不必擦拭创面。使用长皮膏的疗程较长，一般需要3~4周，少数病例达6周以上。

【临床疗效】南京市鼓楼医院骨科共治疗200例患者，228个手指。其中年龄最大的64岁，最小的2岁。损伤时间：最短的1小时，最长的72小时，其中24小时内者154例；创面最小的1厘米×1厘米，最大的2.5厘米×3厘米；手指末节损伤156例，指端软组织缺损57例，有部分指骨外露15例。伤口愈合情况：皮肤生长好，无瘢痕，功能活动好者192指；皮肤生长好，略有瘢痕，在短期内发麻发胀者32指；留有瘢痕，不影响功能者4指。伤口愈合时间：14~30天内愈合128指，30~45天内愈合95指，45~60天内愈合5指，内有3指因指端肉芽组织过度生长，在局麻下再切除肉芽后换药治愈。

【典型病例】（1）王某，女，45岁，挂面厂工人。于1981年1月25日下午2时工作中，右手被压面机压伤，右中指末节指骨部分外露，软组织缺损1厘米，右食指末节缺损1厘米，指甲脱落，创面尚整齐。来院急诊时，要求尽量保持手指长度，以免影响工作，故采用中药长皮膏治疗，每周换药2次。伤后23天，右中指创面愈合。2月25日（伤后30天），右食指创面亦愈合。两指残端各增长0.5厘米以上，指甲生长良好，指端感觉及运动正常。患者满意，已恢复工作。

（2）宋某，男，31岁，起重机工人。于1982年1月24日上午10时工作中，右拇指被起重机压伤，右拇指远端掌侧软组织缺损2厘米×2.5厘米，指骨斜形外露，指甲脱落，创面较整齐。来院急诊时要求不植皮，不缩短手指，以免影响功能，故决定采用长皮膏治疗。清创后用止血粉及Ⅱ号长皮膏外敷，每周换药2次，创面有少量分泌物。3月11日（伤后45天）创口愈合，指甲未生长，末节略有瘢痕，感觉稍迟钝，运动功能正常。患者满意，已恢复工作。

【按语】中药长皮膏是上海第二医学院附属第九人民医院毛文贤教授配制的外敷药剂（详见《上海中医药杂志》1980 年第 5 期）。经临床试用 50 例，疗效良好。南京市鼓楼医院骨科验证毛教授的方药，经临床应用 200 例，证明疗效确实。

24. 盐山续筋膏

【方剂来源】《医学衷中参西录》

【适应病证】筋断。

【药物组成】旋覆花（细末）15～18 克，白糖 30 克，麝香少许（无亦可）。

【配制方法】上药加水半茶杯，锅内加热熬成膏。

【使用方法】膏成候冷，加麝香少许，摊布上，缠伤处。至 10 日，将药揭下，筋两端皆长一小疙瘩。再换药 1 贴，其两端小疙瘩即连接为一，而断者续矣。

【注意事项】若断在关节处，贴药须加固定关节，防止屈伸活动，影响功效。

【按语】《外台秘要》有急续断筋方，取旋覆花根洗净捣敷创上，日一二易，瘥止。药房中无鲜根，故取花代之。诸家《本草》多言旋覆花能续断筋。

25. 复元活血汤膏

【方剂来源】《实用中医内科大膏药手册》。

【适应病证】跌打损伤，恶血留于胁下，疼痛难忍等症。

【药物组成】柴胡 30 克，天花粉 18 克，当归 18 克，红花 12 克，甘草、炮山甲各 12 克，大黄 60 克，桃仁 18 克。辅药：生姜、葱白、薤白、韭白、蒜头、干艾、侧柏叶各 6 克，槐枝、柳枝、桑枝、冬青枝各 24 克，苍耳草、凤仙草、石菖蒲、白芥子、莱菔子、花椒、大枣、乌梅各 3 克，发团 9 克，桃枝 24 克。

【配制方法】用麻油 1130 克，将上药浸泡，上锅熬枯，去滓，熬油成，下丹搅匀，再下炒铅粉 30 克，金陀僧、松香各 12 克，

赤石脂、木香、砂仁、官桂、丁香、檀香、雄黄、明矾、轻粉、降香、乳香、没药各 3 克，龟板胶、鹿角胶各 6 克（酒蒸化），搅匀收膏。

【使用方法】将膏药化开，贴于期门穴、阳陵泉穴上。

【注意事项】孕妇禁贴。

【按语】此膏系活血镇痛药，具有活血祛瘀、疏肝止痛的功用。可用于跌打损伤的瘀血肿痛、大便秘结，软组织损伤的肿硬作痛，也可用于肋间神经痛、肋软骨炎等。

26. 黄纸膏

【方剂来源】《蒲辅周医疗经验》。

【适应病证】跌打损伤。

【药物组成】三七 18 克，没药 4.5 克，乳香 6 克，白矾 12 克，血竭 18 克，龙骨 15 克，赤石脂、续断各 9 克，鱼子硫黄 12 克，真象皮（用香油熬酥）15 克。

【配制方法】上药共研极细末。每药末 1 剂量，可刷黄金笺 10 大张，每大张须裁为 3 小张，以便刷药后易于揭移，纸质须选最韧厚者，免揭移时撕破。每药末 1 剂量，须用最新鲜的牛皮胶 180～210 克，和净水煎熬，水量则以胶溶解后，不牵引成丝为准。先将水烧开，投入牛胶，煎熬至胶溶化，离火，滤净胶渣及泡沫，上火熬至胶水正沸时，徐徐下入以上药末，不停地搅，待搅匀后，离火，用清洁的棕刷，刷于黄金笺正面，药汁浓淡必须适宜，便于刷制。刷制须在晴日，如气候较冷，须随时将药汁置锅于火上，以防其冻。刷制另用 1 盆盛水于旁，蘸布抹去纸边及桌案上的余胶，每刷 1 张，须抹 1 次，以免粘连。刷完须择通风干燥的地方，张与张之间隔离开晾，并注意略为移动，免致胶着撕破。晒干后妥善收存。

【使用方法】贴用时量伤口大小裁定膏药，避免浪费。伤口有血者，就血粘贴；血干或无血者，用洁净水将膏药有血的一面湿润后贴上。贴膏药须严实、密合，切忌不洁之水渗入，自无溃脓感染之虞。如流血不

止，可加贴 1~2 层，用手按摩上面，即可止血，外用消毒纱布包扎，愈合可无瘢痕。

【注意事项】孕妇禁贴。

【按语】此膏为蒲辅周先生的经验方，治疗跌打损伤效果佳良。

27. 生姜膏

【方剂来源】《山东中医杂志》第 21 卷 2002 年第 7 期 441 页。

【适应病证】腰部扭伤，腕、踝关节扭伤，钝力作用引起的软组织损伤，肌内注射所致的局部硬结。

【药物组成】鲜生姜（洗净晒干）15~20 克，冰片 10~15 克，凡士林等量。

【配制方法】将生姜捣烂，加入冰片、凡士林，搅匀调成软膏备用。

【使用方法】用棉棒蘸药膏均匀地涂于患处，面积大小与伤处范围吻合，每日早、晚各涂 1 次，4 天即可治愈。

【注意事项】孕妇禁用。

【按语】鲜生姜内含生姜油、姜辣醇、姜酮，可促进局部血液循环，加速渗液的吸收而消肿止痛。冰片中的龙脑、异龙脑对局部液体渗出和组织水肿有抑制作用，又可抑制炎症介质的释放，起到抗菌消炎的作用；其所含的樟脑、醇类可改善局部血液循环，加快渗液的吸收和消肿止痛。

28. 消肿止痛膏（四）

【方剂来源】《中医外治杂志》2002 年第 3 期。

【适应病证】急性软组织损伤。

【药物组成】生大黄 100 克，生栀子 50 克，香附 50 克，制乳香 100 克，制没药 100 克，蒲公英 30 克，天花粉 50 克，红花 100 克，地鳖虫 80 克，生甘草 20 克。

【配制方法】将上药研细末，过 100 目筛后，密封备用。以凡士林为基质，每张用量 15 克，与上药末 6 克混合搅拌均匀，摊涂在直径 10 厘米大小的牛皮纸上，敷贴于筋伤处。

【使用方法】一次贴 1~2 张，每天换药

1 次，连贴 5 次。

【临床疗效】用本药膏治疗 100 例患者中，91 例治愈，8 例显效，1 例有效。

【典型病例】徐某，女，27 岁。右踝部肿痛 3 天，行走困难，有明显扭伤史。检查：右踝关节外侧明显肿胀，压痛，有瘀斑，右踝关节内翻（+），屈伸（+）。X 线显示：未见骨折。诊断为右踝关节外侧副韧带急性扭伤。选用消肿止痛膏外敷，24 小时后患者疼痛明显减轻，肿胀消退，继续更换 4 次药膏，痊愈。

【按语】急性软组织损伤属于中医学"筋伤"范畴，症状以肿痛为主。本药膏能清热凉血、活血化瘀、消肿止痛，消除局部软组织炎症，减少局部组织渗出，改善患部微循环，从而达到根治的目的。

29. 活血止痛膏

【方剂来源】《中医外治杂志》2003 年第 5 期。

【适应病证】急性软组织损伤。

【药物组成】无名异 200 克，当归 100 克，土元 200 克，冰片 60 克，红花 100 克，紫荆皮 200 克，元胡 120 克，白芷 100 克，大黄 200 克，栀子 200 克，生川芎 100 克，生草乌 100 克，生南星 100 克，泽泻 100 克，牡丹皮 200 克，川芎 100 克。

【配制方法】将药物粉碎，过 100 目筛，取药粉 15~50 克，加入氮酮 3%，食醋适量，以凡士林为载体调成膏剂。

【使用方法】药膏外敷患处，2 天换药 1 次。

【临床疗效】本膏治疗急性软组织损伤 462 例，用药最少 1 次，最多 7 次，痊愈 343 例，显效 95 例，好转 24 例。

【典型病例】李某，男。右踝扭伤 2 天，局部肿胀，疼痛，皮下瘀血。X 线示：未见明显异常。诊为右踝筋伤。予以活血止痛膏外敷，2 天后疼痛减轻，换药 2 次后痊愈。

【按语】本膏根据"通则不痛"的理论，以凉血止血、理气化瘀、消肿止痛为主要治

疗原则。方中大黄、栀子、牡丹皮凉血止血；红花、元胡、川芎、白芷行气活血；生南星、生川乌、生草乌止痛；土元、紫荆皮通经络，破血逐瘀；泽泻清热，利水消肿；无名异、当归活血祛瘀止痛；冰片开窍止痛；氮酮能加速药物透皮的作用。

30. 软伤膏

【方剂来源】《中医外治杂志》2003 年第 6 期。

【适应病证】软组织损伤。

【药物组成】红花、生大黄、山慈菇、天花粉、白芷、赤芍、栀子、姜黄、白及各 500 克，血竭、乳香、没药、樟脑、肉桂各 100 克。

【配制方法】上药烘干研细末，过 80 目筛。取凡士林 500 克，蜂蜜 500 克，加热至 60℃，搅拌溶化后，待温度降至 30℃～40℃ 左右加入药粉 600 克，逐渐搅拌混合至冷却，装入瓷盅内密封贮存备用。

【使用方法】取适量药膏摊涂在消毒敷料上，盖贴伤处，用胶布固定，每日 1 次换药，3 次为 1 个疗程。

【注意事项】若损伤处皮肤擦伤，常规消毒后用依沙吖啶纱条覆盖或上七星丹，再盖贴软伤膏，以防感染。

【临床疗效】本膏治疗 161 例软组织损伤，总有效率达 98.14%。

【典型病例】陈某，男，27 岁。左侧大腿被水泥板挤压后 1 小时，造成股内外肌群严重挫伤，形成大面积皮下出血，瘀斑，严重肿胀，疼痛，功能障碍。血肿面积达 24 厘米×16 厘米，15 厘米×12 厘米，伤处周径较健侧增粗 3 厘米，经 X 线示无骨折。外敷软伤膏，绷带包扎。第 3 天，复诊时疼痛减轻，两肢局部周径差减至 2 厘米，后又换药 8 次痊愈。

【按语】软组织损伤属于中医学"伤筋"范畴。其根本病理变化是血凝和气滞。所以治疗原则以活血化瘀、消肿止痛药为主。本方生大黄取其逐瘀清热之力，热清则毒解，瘀散则血活、肿消、痛止；乳香、没药取其散瘀之力、止痛消肿之效；白及凉血止血消肿；赤芍主破血通利；姜黄行气破瘀，通经止痛；山慈菇、天花粉、栀子清热散结，消肿止痛；樟脑芳香走窜，能透内行气活血，佐以白芷、肉桂行气通血脉，除痼寒。诸药合用，共奏活血化瘀、行气止痛之效。

31. 山甲活血膏

【方剂来源】《中医外治杂志》1999 年第 1 期。

【适应病证】急性软组织损伤。

【药物组成】山甲 40 克，大黄 120 克，黄芩 90 克，红花 60 克，木瓜 60 克，牛膝 60 克，三七 60 克，赤芍 90 克，丹参 90 克，伸筋草 90 克，透骨草 90 克，当归 60 克，川芎 60 克，土元 60 克，白芷 60 克，栀子 60 克，公英 120 克，连翘 120 克，陈皮 60 克，枳壳 60 克，乳香 90 克，没药 90 克，续断 90 克，骨碎补 90 克，细辛 20 克，三棱 40 克，莪术 40 克，香附 60 克。

【配制方法】取麻油 10 千克，倒入大铁锅内，置火上加热至油滚沸，将上药放入热油中炸微枯，细绢滤清，去渣；再将油复入锅内，熬至滴水成珠，后加入黄丹（每 500 克油加黄丹 220 克），搅匀成膏，去火，冷置 7 天后备用。另备山甲 40 克，儿茶 90 克，血竭 90 克。研极细，混匀，每 3 克为 1 包，分装备用。

【使用方法】用药时根据损伤范围大小，取该药膏适量，热水软化，摊化白布上，将备用之山甲等药粉撒于药膏上。贴于患处，5 天换药 1 次。

【临床疗效】治疗 126 例，109 例显效，17 例有效。

【按语】急性软组织损伤后，肿胀与疼痛是其主要的表现，是伤后气血损伤所致。治疗以凉血止血、行气化瘀、理气止痛为原则。山甲活血膏中所用大黄、山甲、三七、赤芍、栀子等均有凉血止血作用；红花、山甲、木瓜、牛膝、三七、当归、丹参、伸筋草、土元等，均具有行气、活血、化瘀之功。对126例急性软组织损伤患者的临床观察，该药膏具有明显的消肿、散瘀、止痛之功效。

32. 创伤贴膏

【方剂来源】《实用中医内科杂志》2003年第4期。

【适应病证】急性软组织损伤、伤筋。

【药物组成】乳香、没药、红花、良姜各3份，大黄9份，细辛2份，樟脑1份。

【配制方法】用95%乙醇浸泡乳香、没药，使其溶解，取上清液，回收乙醇。将红花、良姜、细辛、生大黄、樟脑共研细末。取凡士林3份，加热溶解为油项，后取药末5份加蒸馏水2份混匀加热至80℃，再在同温下将油项流入水项，搅拌成水油乳膏，最后加入乳香、没药浸膏搅匀成创伤膏。

【使用方法】将上膏均匀摊在比受伤面积大1倍的蜡纸上，厚度0.3厘米，直接贴敷于患处，2天1次，4天为1个疗程。

【临床疗效】共治疗500例，显效358例，有效128例，无效14例，总有效率97.2%。

【按语】创伤膏具有良好的镇痛作用，其机制一方面是由于该方的抗炎作用，降低了毛细血管的通透性，使损伤局部供养改善，加速了挫伤局部致痛因子的运转和破坏而达到镇痛作用；另一方面，该方中的樟脑具有局部麻醉作用，而细辛内服对中枢神经有抑制作用，外敷主要用于抗炎镇痛，对感觉神经的阻滞作用与1%的普鲁卡因接近，且麻醉恢复时间较普鲁卡因为长。本膏选用皮肤渗透、吸水性较好的水、油混合的乳膏基质，使皮肤能维持正常的吸收和排泄的正常功能，使中草药能充分发挥作用。

33. 骨伤三圣膏

【方剂来源】《中医外治杂志》2002年第2期。

【适应病证】软组织损伤。

【药物组成】生大黄300克，虎杖200克，赤小豆100克。

【配制方法】上药共研细末，过100目筛，贮瓶备用。

【使用方法】将蜂蜜400克和食醋100克混合加温后，取药末150克加入其中调成膏糊状，按损伤部位大小取适量摊于纱布上，厚约0.3厘米，敷于患处，然后用绷带固定，每3天换药1次，直至痊愈。

【临床疗效】共治疗200例，痊愈185例，有效10例，无效5例，总有效率97.5%。

【典型病例】李某，男，21岁。因跑步不慎致右足踝部扭伤，当即肿胀、疼痛难忍，局部组织渗出，X线片示：未见骨折，诊断为软组织损伤，曾服跌打丸，外涂正红花油无效。检查：右足踝部青紫肿胀，触痛，活动受限，给予"骨伤三圣膏"外敷后疼痛大减，再敷药1次后，上述症状完全消失，踝关节活动自如。

【按语】软组织损伤初期，血溢脉外，瘀滞于组织间隙而致经络不通，而发生伤处肿胀疼痛，继之损伤组织周围发生炎症反应、充血、水肿、渗出等病理变化，故治疗时以清热解毒、活血化瘀、消肿定痛为早期治则。膏中用生大黄取其清热解毒、活血化瘀之功；虎杖活血定痛，清热解毒；赤小豆解毒消肿；食醋行血消肿，收敛止痛，解毒；蜂蜜缓急止痛，解毒润肤；诸药合用共奏清热解毒、活血化瘀、消肿止痛的作用。此方具有取效迅速、消肿止痛快、疗效显著、制作取材简便、无毒副作用等特点，尤其适用于软组织损伤的早期治疗。

34. 海络消肿膏

【方剂来源】《中国民间疗法》2003年第11期。

【适应病证】软组织损伤。

【药物组成】海络消肿散组成：海风藤、络石藤、五加皮、肉桂、干姜、川芎、苍术、独活、灵仙、土鳖虫、炮山甲、羌活各10克，细辛6克，红花5克，皂角刺9克，花椒7克。

红灵酊药物组成：当归、红花、肉桂各60克，樟脑、细辛各15克，花椒、干姜各30克。

【配制方法】将海络消肿散诸药共研细末，与冰片1克混合均匀，装瓶密封备用。红灵酊药物共研成粗粉，加入60%乙醇100毫升中密封浸泡10天即成。

【使用方法】治疗时根据损伤部位大小取红灵酊调海络消肿散成膏糊状即成海络消肿膏，外敷于损伤处，外用纱布覆盖固定，待敷药干燥时，可加少许红灵酊以使药物保持湿润，一般夏季4~5小时加红灵酊1次，冬季8~9小时加红灵酊1次。每2日换药1次，损伤严重者可加服三七片、云南白药，以加强治疗效果。

【临床疗效】共治疗182例，治愈131例，显效42例，有效8例，无效1例，总有效率99%。

【按语】海络消肿膏以活血化瘀、消肿止痛为主，方中海风藤、络石藤祛风通络消肿；五加皮强筋壮骨；肉桂、干姜、花椒温经散寒止痛；独活、羌活、灵仙、细辛祛风止痛；川芎活血行气；皂角刺、土鳖虫、炮甲、红花消肿散瘀。本法经临床验证，疗效肯定，无不良副作用。

35. 治伤1号软膏

【方剂来源】《江苏中医药》2003年第5期。

【适应病证】急性软组织损伤。

【药物组成】鬼箭羽6份，凤仙花2份，大黄、黄柏、当归、天花粉各5份，厚朴、陈皮、生南星、甘草各1份。

【配制方法】上药共研细末，用凡士林8/10，药末2/10的比例另加水适量调制成膏。

【使用方法】将软膏涂布于4~6层纱布上，厚约2毫米，面积大于肿胀部位，敷贴于患处。3~5天更换1次，3次为1个疗程。

【临床疗效】共治疗300例，治愈213例，显效56例，有效25例，无效6例，总有效率98%。

【按语】急性软组织损伤是骨伤科的常见病、多发病，属于中医学"伤筋"范畴，多因跌倒、撞击、坠落、扭挫伤等外来暴力所致，临床表现主要为肿胀、疼痛、关节功能障碍，其损伤机制是瘀血阻滞，经脉不通。治伤1号软膏以鬼箭羽、凤仙花为主药。鬼箭羽具有破血之效，凤仙花花片具有活血消肿之功，再配以大黄、当归等中药，共奏活血化瘀、消肿止痛、舒筋通络之功。使用本膏时个别患者出现皮肤过敏症状（如发红发痒），停止外敷后作对症处理即可。对于下肢急性软组织损伤的患者，在治疗期间一定要嘱其抬高患肢卧床休息，以加速血液的回流。对24小时内损伤的患者，外敷前可先行冷敷，效果更佳。

36. 千年黑龙膏

【方剂来源】《中医外治杂志》2001年第5期。

【适应病证】软组织损伤。

【药物组成】Ⅰ号方：生草乌、生南星、生半夏、细辛各10克，蟾酥、花椒各5克。

Ⅱ号方：乳香、没药、红花、黄连各10克，大黄、杜仲、刘寄奴、土元、木瓜各15克，黑狗胫骨50克，白芷20克。

【配制方法】将Ⅰ号方共研细末，浸泡于70%乙醇100毫升内2天（为1号液）；将Ⅱ号方研细末，过120目筛，取1号液，伴入Ⅱ号方药末，加适量白凡士林，加入2.5%氮酮10毫升，放于电炉上烊化5分钟左右，搅拌成膏状备用。

【使用方法】清洁消毒患处并敷于患处，绷带包扎固定，每2天换药1次，直到痊愈。

【临床疗效】共治疗105例，显效85例，有效12例，无效5例，总有效率95.24%。

【按语】软组织损伤是骨外科常见病和多发病，属中医学"伤筋"范畴。多因跌打、闪腾、挫伤致局部经络损伤，离经之血阻塞络道，血凝气滞，故见局部肿痛、皮肤瘀斑、活动功能受限。现代研究表明，膏中黑狗骨与虎骨药理作用有很多近似之处；生草乌含有去甲乌药碱、乌头碱等生物碱；生南星含生物碱及苛辣性毒素、皂苷等；生半夏含生物碱及植物固醇等；细辛含甲基丁香油及黄梓醚等；蟾酥含蟾酥素、蟾酥碱等；花椒含柠檬烯及枯醇等。上药均有抗炎、镇痛及局部麻醉作用。方中诸药具有活血化瘀、行气止痛、抗炎消肿之功，药力洪大，生南星、生半夏、生草乌、细辛在中药古方中又称"四大将军"，外敷直达病所，能切中病机而发挥奇效。

37. 鱼黄膏

【方剂来源】《四川中医》2000 年第 4 期。

【适应病证】软组织损伤。

【药物组成】鱼石脂软膏 500 克，大黄 200 克，芒硝 100 克，冰片 20 克。

【配制方法】先将大黄、芒硝、冰片研细粉，鱼石脂软膏略加温混合调为膏状备用。

【使用方法】使用时视损伤范围大小取药膏适量调敷患处，厚约 0.2 厘米左右，然后用绷带包扎固定，2 日换药 1 次。

【临床疗效】共治疗 72 例，敷药多者 8 次，少者 1 次，即获痊愈。

【典型病例】张某，女，8 岁，学生，诊于 1993 年 4 月 6 日。因在学校玩被同学从台阶推下，不慎左脚内翻将踝关节扭伤，当即踝关节周围红肿、皮下瘀紫、疼痛难忍、活动受限，不能行走。经外院 X 线拍片示：骨及骨关节未见异常。自用红花油外搽 2 日，因疼痛难忍前来我科治疗。诊时局部瘀肿、疼痛，踝关节不能活动。予"鱼黄膏"外敷患处包扎，2 日后疼痛大减，肿胀明显消退，瘀肿散开，颜色变浅，连续治疗 1 周而愈。

【按语】鱼黄膏中，鱼石脂具有较好的消肿镇痛作用，是外伤常用药物之一，大黄外用清热消肿，活血散瘀，芒硝清热散结，软坚消肿，冰片芳香气冷，外用凉爽而通络

止痛，引诸药直透皮下。全方以鱼石脂的黏性融为一体，外敷局部可改善和加速挫伤部位微循环，由于局部血液循环的加速，改变了挫伤部位的渗透压，从而加速红肿的消散、皮下瘀血的吸收，起到活血化瘀、通而不痛之效。

38. 伤科黑膏药

【方剂来源】《中医药导报》2008 年第 8 期。

【适应病证】跌打损伤、扭伤、骨伤等闭合性软组织损伤。

【药物组成】生川乌、大黄、当归、三七、桃仁、红花、炮甲珠、冰片、麝香、麻油、黄丹等。

【配制方法】将冰片研成细粉与麝香配研备用。取麻油适量，加炮甲珠文火加热至 300℃ 左右炸至 20 分钟，再加入其余各药炸枯，至外黄内焦为度，滤去药渣，将药油炼至滴水成珠，离火加入黄丹，边加边搅拌，喷淋清水，至反应完全后，待膏药成团，倒入冷水中浸泡 48 小时以上，每日放水 2 次，取膏药挤干水分，熔化，加入冰片、麝香搅匀，滩涂在牛皮上，塑料袋封口即得。

【使用方法】将膏药文火熔化，贴于患处，3 天换药 1 次。

【临床疗效】治疗 66 例，治愈 33 例，显效 19 例，有效 12 例，无效 2 例，有效率 96.9%。

【按语】熬制本膏，炼油和下丹是两个关键环节，药料要求外焦内黄，油温应控制在 300℃ ~350℃ 之间，油温过低，丹油反应不充分，则膏药过嫩；油温过高，既破坏药物有效成分，又容易引起膏药老化。

本方治疗软组织损伤具有良好的活血化瘀、消肿止痛的功效。已为多年的临床实践所证实。

39. 活血消瘀止痛膏

【方剂来源】《中国医院药学杂志》2000 年第 7 期。

【适应病证】外伤性瘀血肿痛。

【药物组成】苏木 600 克，土鳖虫 500 克，怀牛膝 800 克，刘寄奴 600 克，乳香、没药各 300 克，三七、血竭各 200 克，麻油 10000 克，黄丹适量。

【配制方法】将苏木、土鳖虫、刘寄奴、怀牛膝浸泡在 10 公斤 80% 乙醇内 48 小时。滤过，回收乙醇得浸膏。药渣投入 6 倍量的水中浸泡 1 小时，加热至 100℃，煎煮 1.5 小时，滤过，再加入 3 倍量的水 100℃ 煎煮 1 小时，滤过。合并 2 次滤液，减压浓缩成浸膏，与上浸膏共烘干，粉碎过 7 号筛。乳香、没药、三七、血竭研成细粉，过 7 号筛，把两次细粉混合均匀。

将麻油置锅内加热炼制，当锅中央有油花翻动白色浓烟旋转向上，或蘸取少许滴入冷水中聚集成珠吹之不散时离火，徐徐加入炒制好的黄丹细粉，并不断向一个方向搅动，至适度倾入冷水中静置 24 小时。

取出膏药坨加热溶化，徐徐加入药物细粉，并不断搅拌，使之混合均匀，摊涂在 15 厘米×15 厘米布质材料上，对折，置于阴凉干燥处保存。

【使用方法】清洁患处，取膏药加热熔化，温度适宜时贴敷，每日换药 1 次。

【临床疗效】共治疗 213 例，痊愈 119 例，显效 81 例，有效 11 例，无效 2 例，总有效率 99%。

【按语】本膏方用苏木、刘寄奴祛瘀止痛；土鳖虫破血逐瘀续筋接骨；怀牛膝活血祛瘀补肝肾，强筋骨；乳香、没药活血止痛，消肿生肌；三七化瘀止血，活血定痛；血竭活血生肌，散瘀止痛；黄丹解毒消肿，止痛生肌。上药合用，活血舒筋、消肿止痛力强。对于治疗软组织损伤、跌打损伤、骨折等症，有较好的疗效。本膏渗透性好，能使药力直达病所，起效快，一般用药 30 分钟疼痛缓解，3 小时后瘀肿渐消，无不良反应发生。

第三节　急性扭伤或慢性劳损膏敷方

腰，古文作文。腰者，要也。其位居上下之中，上承头颅、躯干及手臂之重，下带臀、股及足之动，前俯、后仰、左辗、右转，皆其功能。能者多劳，多劳则多伤，或闪、或扭、或挫、或折皆能损伤。其症或疼痛如折，或酸软无力，或难以俯仰。

1. 公英膏

【方剂来源】《山东中医杂志》1986 年第 4 期。

【适应病证】急性腰损伤，胸部挫伤，软组织损伤初期、肿痛、有瘀者。

【药物组成】蒲公英、生地黄、冰片各等份。

【配制方法】先将蒲公英、生地黄水煎去滓，加入冰片收膏，装入玻璃瓶中备用。

【使用方法】用时视患部大小，将麻纸或旧报纸叠成 2~4 层厚放在底部，上边放敷料二层，将药膏摊在敷料上抹匀贴患处，用绷带包扎。急性腰扭伤，胸部挫伤的患者可用胶布固定，其方法是，用此膏贴患处再将胶布撕成约 5 厘米宽的长条，由上至下层层相压，将整个患部固定住。

【注意事项】本膏对于不需石膏固定的骨折也可应用，但必须功能位包扎固定。小夹板固定的患者也可使用。

【按语】本膏具有清热解毒、活血散瘀、消肿止痛之功效。3~5 日换药 1 次，一般 1 次见效，2 次即可痊愈。一次制备可用数月。

2. 腰椎消痛膏

【方剂来源】《中医外治杂志》2003 年第 3 期。

【适应病证】各类腰痛。

【药物组成】生马钱子 30 克，川乌 15 克，草乌 15 克，麻草 10 克，当归 15 克，杜仲 15 克，川芎 15 克，大黄 30 克，红花 30 克，全虫 15 克，蜈蚣 5 条，土元 15 克，苍术 20 克，乳香 15 克，没药 15 克，麝香 1 克。

【配制方法】用香油 1000 毫升，将上述前 13 味药物炸黄去渣过滤，再熬制滴水成珠后缓慢加入黄丹 400～500 克，边下边搅，再熬 30 分钟后加入后 3 味药末，搅匀收膏即可。

【使用方法】将药膏 10 克摊涂在塑料薄膜上，贴在腰痛点处，3 天换 1 次。

3. 消炎止痛膏

【方剂来源】《中医外治杂志》2004 年第 3 期。

【适应病证】踝关节扭伤。

【药物组成】紫荆皮 20 克，生蒲黄 30 克，骨碎补 30 克，黄柏 20 克，川芎 30 克，乳香 20 克，没药 20 克。

【配制方法】将上药研末，用凡士林调成膏状备用。

【使用方法】取适量膏剂，平摊于布上，敷于患处，包扎，每 3 天换药 1 次。

【典型病例】李某，女。右踝扭伤肿痛，活动受限 5 天。查：右踝关节肿胀疼痛，皮肤青紫，踝关节活动受限，X 片未见异常。诊断为右踝关节损伤。经用消炎止痛膏外敷 4 次痊愈。

【临床疗效】治疗 473 例患者，痊愈 438 例，好转 35 例，总有效率达 100%。

【按语】踝关节扭伤后，由于瘀血致使气血运行受阻，而采用本膏外敷包扎，其中草药通过皮肤向皮下组织渗透，故可起到调畅血液循环，疏通经络，加速瘀血消散和吸收的作用。紫荆皮活血通络，消肿止痛；大黄调血脉、利关节；黄柏、生蒲黄活血化瘀，促进皮下渗血吸收；川芎、乳香、没药活血消肿镇痛；骨碎补活血、破血、补血。诸药合用，共奏活血散瘀，消肿止痛、疏利经脉之效。

4. 舒筋止痛膏

【方剂来源】《中医外治杂志》1997 年第 3 期。

【适应病证】梨状肌综合征。

【药物组成】生马钱子、透骨草、伸筋草、穿山甲、汉防己、乳香、没药、王不留行、细辛、五加皮、豨莶草、独活、生草乌、五倍子、肉桂、枳实、牛蒡子、姜黄各 10 克，地龙、当归、生大黄、泽兰叶、川芎、威灵仙、丝瓜络、防风、木瓜、桂枝、僵蚕、白芷各 15 克，甘遂 30 克，香油 2000 克，樟丹 1000 克。

【配制方法】除乳香、没药研成细粉单放外，将其余 30 种药物一齐放入盛有 2000 克香油的锅中，文火煎炸，并不断搅拌，直至将药物炸枯表面呈深褐色时，过滤去渣，继续煎熬药油，至滴水成珠时，缓下樟丹 1000 克，注意同时不停地向一个方向搅拌，待白烟冒尽时，将乳香、没药的细末放入搅匀，后取出少量滴入凉水中，数秒钟取出，以膏不粘手为度。然后将膏药徐徐倒入冷水中，不断搅动，使成带状，以去其火毒，凝结后反复捏压制成团块，浸于冷水中，至少 24 小时后，取膏药团块置适宜的容器中加盖以备用。

【使用方法】取制成的舒筋止痛膏适量，摊涂于牛皮纸上，厚度约 2～3 毫米为宜，贴敷于隆起的条索状梨状肌上，条索状肌不明显者，以臀部压痛点最敏感处为中心贴敷。每贴使用 7 天，连用 2 贴为 1 个疗程。

【临床疗效】128 例患者，治愈 94 例，好转 22 例，无效 12 例。

【典型病例】李某，女。因骑车摔倒致右髋部扭伤，右髋及右臀部疼痛明显，行走时右腿疼痛。查体：右侧梨状肌部位可明显触及条索状隆起，压痛明显，直腿抬高试验（＋），腰部无压痛，活动灵活，诊断为：梨状肌综合征。治疗时只用舒筋止痛膏贴敷患处。7 天后复诊，自述疼痛明显减轻。遂再敷 1 贴，痊愈。

【按语】梨状肌综合征系由于髋部扭闪时，髋关节急剧外旋，梨状肌猛烈收缩，或髋关节突然内收、内旋，使梨状肌受到牵拉，并使之充血，水肿、痉挛，肥厚的梨状肌刺激或压迫坐骨神经而引起臀腿痛。中医学认为，梨状肌综合征属"伤筋"范畴，是由于臀部受间接暴力损伤后，伤及筋脉气血，致局部气滞血瘀，筋脉挛急，故臀腿疼痛，行走不利。若失治误治迁延日久，风寒湿邪乘虚而入，致经气不利，血脉痹阻，必痛久不除。治当急性损伤者以活血止痛为主，迁延日久者当舒筋通络止痛为主，兼以祛风除湿，该膏药选药得当，缓急兼顾，既能活血化瘀止痛，又能舒筋通络，兼以祛风除湿消肿，不论新伤、痼疾，均能除之。

5. 痹痛消膏

【方剂来源】《中医外治杂志》2000 年第 4 期。

【适应病证】梨状肌综合征。

【药物组成】马钱子 120 克，川乌 40 克，乳香 20 克，没药 20 克，地龙 20 克，木瓜 20 克。

【配制方法】将上药用纯香油 3000 毫升浸泡 1 周，炸透去渣，熬至滴水成珠，下黄丹适量成膏。

【使用方法】倒入水中 3 天拔火毒后，摊布上备用。每贴膏药外敷 3～5 天，4 贴为 1 个疗程。

【典型病例】贾某，女，26 岁。自诉右臀部疼痛，行走不利半月。查体：右侧梨状肌压痛明显，放射至膝部，可触及条索状物，弹拨之痛甚，直腿抬高试验（+）。遂外敷痹痛消膏治疗，2 贴后自感疼痛明显减轻，继用 2 贴症状、体征消失痊愈。

【按语】梨状肌综合征病因较复杂，多种内外因素均可导致梨状肌劳损变性，肌肉失调紧张痉挛，肌肉中末梢神经血管受压，循环不足，代谢物堆积，炎性物质形成产生疼痛，反过来加重肌肉痉挛，甚至挛缩、粘连，压迫刺激坐骨神经则引起下肢放射痛、麻木等。所以肌肉失调、肌肉痉挛、肌肉挛缩为梨状肌损伤的三联病理反应。方中马钱子味苦有大毒，具通络散结、消肿止痛之

效；川草乌二味祛风除湿、温经止痛；川木瓜酸温，舒筋活络；地龙咸寒，归于膀胱经，通经活络；乳香、没药活血止痛。现代药理学研究证实，马钱子所含之生物碱，具兴奋神经系统作用，改善骨骼肌紧张度，调整肌肉平衡，改善肌肉微循环状态，调控神经兴奋性，能有效阻断局部劳损——疼痛之恶性循环；川草乌所含乌头碱的分解产物，对人体的感觉神经和运动神经有麻痹作用，故能止痛；地龙所含活性物质可调整血管，改善局部微循环；木瓜、乳没均可止痛。

6. 壮腰膏

【方剂来源】《中医外治杂志》2001 年第 1 期。

【适应病证】腰肌劳损，症见腰痛反复发作，腰肌紧张，活动受限。

【药物组成】川乌、草乌、肉桂、干姜、樟脑各 30 克，赤芍、南星、白芷、甘松各 20 克，吴茱萸 10 克，威灵仙 50 克。

【配制方法】上药共研细末，混合均匀，贮瓶备用。

【使用方法】取上述药末 50 克，开水调成膏糊状，趁热敷贴在腰部疼痛处，纱布覆盖，胶布固定。隔日 1 次，5 次为 1 个疗程。

【临床疗效】共治疗 130 例，痊愈 112 例，好转 13 例，无效 5 例，总有效率 96.15%。

【典型病例】李某，男，45 岁，工人，1997 年 12 月 20 日就诊。右侧腰痛 3 年，3 年前因搬重物不慎扭伤腰部，当时腰部疼痛剧烈，转侧俯仰受限，活动不利，经当地医院针灸、理疗后，疼痛逐渐减轻，但每遇劳累，腰痛发作伴功能活动受限。3 天前因劳累过度，诱发疼痛加重，弯腰及转身时疼痛剧烈。检查：中年男性，痛苦面容，右侧腰肌紧张，腰 3、4、5 椎轻度骨质增生。中医诊断：腰肌劳损。采用上法治疗 2 次后，疼痛缓解，经治 2 个疗程后疼痛消失，腰部功能活动恢复正常，半年后随访无复发。

【按语】腰肌劳损是腰痛中最为常见的

疾病之一，腰为肾之府，肾多虚而常不足，腰痛日久，久痛则虚，虚则阳气不足，阳气不足则腰无力，故法当助阳补虚。本膏诸药均性热或温，以乌、桂、姜为主，有温经散寒、肋阳补虚之功；辅之以白芷、南星、甘松行滞通阻；赤芍活血散瘀；吴茱萸、威灵仙散寒通络止痛；加樟脑有兴奋镇痛之力，使药物更加发挥其渗透作用。趁热敷上，倍感舒畅。综观全方，有助阳、补虚、散寒、通滞、镇痛、活血之功，故每用之而收奇效。

7. 徐氏黑膏药

【方剂来源】《中医外治杂志》2004 年第 6 期。

【适应病证】网球肘。

【药物组成】第 1 组：当归 20 克，红花 100 克，细辛 50 克，桂枝 60 克，生草乌 50 克，生川芎 50 克。第 2 组：肉桂 60 克，丁香 20 克，冰片 10 克，曲安奈得药粉适量。

【配制方法】将第 1 组中药打碎混合，并置于麻油 2500 毫升中浸泡 3 天，再将药油置于锅内用文火熬炼，熬至药材变黑为度并去药渣，再加黄丹 750 克，不断搅拌至均匀后离火，去火毒 3 天，接着将黑膏药化开，摊涂在牛皮纸上。将第 2 组中药碾碎过 100 目筛待用。

【使用方法】使用时将牛皮纸上的黑膏药化开，加入适量第 2 组中药粉，贴于肘关节痛处，外用胶布固定，3 天换药 1 次，3 次为 1 个疗程（注意：贴药前将肘关节处用温水洗净，并用力擦至皮肤微红为好）。

【临床疗效】共治疗 200 例，治愈 132 例，显效 53 例，有效 15 例，总有效率 100%。

【按语】网球肘中医学称"肘劳"，属"伤筋"范畴，西医称"肱骨外上髁炎"，本病由于肘腕长期操劳，风寒之邪积聚肘节，以气血劳伤或风寒敛缩，脉络、经筋、络脉失和而成。治疗以舒筋通络、活血止痛为原则。方中当归、红花活血祛瘀；桂枝疏通气血经络，细辛行气止痛，并有浸润麻醉作

用；生川乌、生草乌祛风散寒止痛；肉桂、丁香、冰片温通经脉；曲安奈得经皮肤吸收后不仅可以防止上述中药对皮肤的刺激，而且可以消炎镇痛。中西药有机结合，直接作用于病灶，增加局部血液循环，促进无菌性炎症吸收消散，使手阳明经脉气血通畅。

治疗期间应注意休息，患手禁忌持重物；治愈后加强功能锻炼，增强肌肉力量，注意循序渐进，防止复发。

8. 腰肌劳损膏

【方剂来源】《中医药学刊》2005 年第 3 期。

【适应病证】慢性腰肌劳损。

【药物组成】白芷、当归、血竭各 15 克，细辛、附子、肉桂各 10 克，饱和脂肪 30 克。

【配制方法】上药粉碎，精炼成膏。

【使用方法】用湿毛巾（40℃～50℃）将腰部以压痛点为中心的皮肤擦净至潮红，用手双指涂膏 2 厘米厚，范围全腰部，并轻轻涂摩 15 分钟，其后置塑料薄膜，在膜上置热水袋（50℃～60℃），1 小时全部取下，用软纸擦净药物即可。每日 2 次，7 天为 1 个疗程。

【临床疗效】共治疗 300 例，总有效率 100%。

【按语】本膏是魏氏祖传有效方剂，并经西医学充实与提高，对慢性腰肌损伤的治疗非常有效，总有效率 100%。

慢性腰肌劳损，多为急性腰肌扭伤，未能得到适当治疗或治疗不彻底。其次，由于生活劳动长期不良姿势，导致腰部软组织积累性损伤，引起慢性腰痛，疼痛的性质，休息时减轻，劳动时加重；常因感受风寒、潮湿而疼痛加重。中医学理论认为，本病主证是寒痹、湿痹。故用消肿止痛膏治疗，方中白芷、细辛祛风解表，疏风散寒，除湿消肿止痛；当归、川芎活血化瘀，行气除湿止痛；附子、肉桂温经散寒，行气祛瘀止痛；血竭收敛止血，祛瘀生肌，促进炎症的修复。

9. 跌打膏（一）

【方剂来源】《齐鲁护理杂志》2011 年第 7 期。

【适应病证】软组织损伤，静脉滴注外漏引起的局部肿胀。

【药物组成】三七、当归、桃仁、红花、乳香、没药、牡丹皮、伸筋草、土鳖虫、地龙、川芎、栀子、骨碎补、虎杖、大黄、石膏、龙胆草、黄柏、甘草各 50 克。

【配制方法】上药共研细末，用蜂蜜调成膏糊状备用。

【使用方法】将上述药膏涂无菌纱布上约 1~2 厘米厚，敷于肿胀部位，范围超过患处 2~3 厘米，直至肿胀消退。

【临床疗效】共治疗 53 例，显效 36 例，有效 14 例，无效 3 例，总有效率 94.34%。

【按语】静脉滴注外漏是临床工作中经常遇到的护理问题。由于输入药物浓度过高，长时间静脉滴注等情况，干扰了血管内膜正常代谢和功能，使血管通透性增加，甚至发生破溃，造成液体在局部范围内堆积，因而局部组织压力增大，渗透压发生改变，加上药物的排斥作用，导致了一系列的炎症反应。中药跌打膏主要用于跌打损伤后引起的血液瘀滞，因其具有清热解毒、活血通络、消肿止痛之功，故用于静脉滴注外漏引起的肿胀收到了良好效果。

10. 跌打膏（二）

【方剂来源】《中国民间疗法》2000 年第 7 期。

【适应病证】急性扭伤和挫伤。

【药物组成】生栀子、红花、血竭各 10 克。

【配制方法】上药共研细末，贮瓶备用。

【使用方法】用时根据伤处面积大小，取药粉适量，加中华跌打丸适量及鸡蛋清少许（可用醋或酒代替）拌匀，使其成膏糊状，敷于患处。敷药面积稍大于患处，用塑料薄膜覆盖，绷带包扎即可。每日换药 1 次，每次敷 6~8 小时。

【典型病例】刘某，女性，42 岁，1998 年 12 月 5 日初诊。患者不慎扭伤右踝关节，疼痛显著，局部高度肿胀，踝关节和足背发凉，青紫，功能严重障碍。诊断为急性右踝关节扭伤，即予跌打膏按上述方法局部外敷，第 2 天局部肿胀明显消退，疼痛减轻，嘱其继续用药，5 天后基本痊愈而能正常上班。

【按语】跌打膏药物来源广，价格便宜，方法简便易行，适用于广大农村基层。本方力专效宏，效果明显优于同类其他药物。药物采用蛋清调敷，不易干燥，无任何痛苦和不良反应，易于接受。

第四节　外伤恢复期并发症膏敷方

一、伤口感染膏敷方

1. 新玉红膏

【方剂来源】《中医外治杂志》1999 年第 4 期。

【适应病证】伤口感染。

【药物组成】紫草 300 克，全当归、血竭、白芷、大黄、黄柏、黄连、白鲜皮、苦参、煅石膏各 100 克，黄蜡 500 克，冰片 50 克，菜籽油 2000 毫升。

【配制方法】先将紫草、全当归、白芷、大黄、黄柏、黄连、白鲜皮、苦参依次放入油锅内，慢火熬至微枯后，纱布滤渣，再煎滚，入血竭化尽，次入黄蜡微火化开，再放入煅石膏粉、冰片，搅匀，待冷成膏。

【使用方法】浅表伤口，每日涂 1~2 次。较深伤口或瘘道，纱布条涂软膏放进伤口深处。外再涂软膏，纱布包扎；每日换 2 次药。

【注意事项】每次换药时要彻底清除坏

死组织、分泌物，常规消毒创面，伤口较大，脓液多时需多用药膏；脓液少时可涂薄点。

【临床疗效】78 例外科感染中，2 周内治愈者 10 例，3 周内治愈者 50 例，4 周内治愈者 16 例，5 周内治愈者 2 例。

【典型病例】高某，女。右上臂伤口感染 35 天。伤口有 2 处，大小约 5 厘米 × 9 厘米，5 厘米 × 7 厘米，伤口深约 2 厘米，表面呈黑色坏死组织痂皮，按痂有脓性分泌物溢出。常规消毒创面，涂新玉红膏，每日 1 次，连用 3 周愈合。

【按语】新玉红膏是在《外科正宗》中记载的生肌玉红膏方中减去轻粉、甘草，白蜡改黄蜡；加上大黄、黄柏、黄连、苦参、白鲜皮、煅石膏粉、冰片而成。轻粉中有汞剂，易引起汞中毒，故去除。改用黄蜡是因它有解毒润肤作用。原方只有活血祛腐、解毒镇痛、润肤生肌的功用，而新玉红膏加进了具有凉血燥湿、泻火解毒、止痒杀虫，消炎抗菌、收敛的药物，弥补了不足，增强了效果。新玉红膏还对烧伤、烫伤、蚊虫叮咬伤、无名肿毒引起的感染，疖肿疮疡均有良好疗效。

2. 五黄银刺膏

【方剂来源】《中医外治杂志》2000 年第 6 期。

【适应病证】外科感染。

【药物组成】人工牛黄、黄连、琥珀各 5 克，金银花、滑石各 30 克，黄柏、大黄、川芎、生甘草各 10 克，白芷、蚤休、皂刺、当归、生黄芪各 15 克，天花粉 20 克，冰片 3 克，凡士林 500 克，羊毛脂 200 克。

【配制方法】上药烤干，研极细末，经高温高压灭菌后待用。不锈钢锅中放入凡士林及羊毛脂，置火上加热熔化，放入上述药粉，充分混合，待冷却后放无菌瓶中备用。

【使用方法】患处清创、清毒处理后，敷上膏药，包扎。每日换药 1 次。

【临床疗效】临床用本膏治疗 40 例患者，

显效 35 例，好转 4 例，无效 1 例。总有效率达 97.5%。

【典型病例】王某，男，40 岁。左手拇指外伤后经治疗感染未得到控制，出现伤口周围组织坏死，发黑，伤口流稀薄脓液，第 2 指骨头暴露。给予五黄银刺膏外敷，每日 1 次。用药 1 天后腐肉开始脱落，4 天后腐肉脱尽，肉芽组织已经开始生长，15 天后肉芽完全包裹第 2 指骨头，伤口愈合。

【按语】外科感染在临床中非常常见，西医多给予抗感染治疗，配合局部清创排脓引流，但有时治疗效果并不十分理想。而应用中医药治疗，有其独特的优越性。本方中金银花、黄柏、黄连、大黄、白芷、川芎、生甘草、滑石、蚤休对多种细菌有抑制作用，生甘草有抗炎、解毒作用；滑石主含硅酸镁，颗粒小，能吸附大量化学刺激物及毒物；羊毛脂及凡士林对伤口有保护作用；冰片局部应用有止痛及温和的防腐作用。

二、伤口久不愈合膏敷方

1. 地榆膏（一）

【方剂来源】《中医外治杂志》2002 年第 3 期。

【适应病证】久不治愈的伤口。

【药物组成】地榆 100 克，煅石膏 100 克，穿山甲 20 克，血竭 10 克，冰片 10 克，凡士林 500 克。

【配制方法】上药除冰片外，研成极细末，加入到熔化后的凡士林中搅匀，最后加入冰片搅匀，收膏备用。

【使用方法】局部常规消毒，将涂布药膏纱布条填塞于伤口内包扎。视病情每日或隔日如法换药。

【临床疗效】用地榆膏治疗 50 例患者，伤口愈合时间最短 3 天，最长者 40 天，平均愈合时间 12 天，治愈 48 例。1 例患有糖尿病，1 例有严重的下肢静脉曲张，此 2 例未愈。

【典型病例】王某，男。因车祸致右臀

部软组织严重挫伤，致使右臀部皮肤坏死，皮下脂肪液化，臀大肌部分坏死，予外科清创换药 4 周后，在右臀部形成一空洞，大小约 6 厘米×8 厘米×10 厘米，周壁无新鲜肉芽组织。起初用地榆膏换药，每日 1 次，1~3 次换药见有大量淡黄色分泌物渗出，第 4 次换药可见洞壁有新鲜肉芽组织增生。至第 10 次换药伤口长至 4 厘米×4 厘米×6 厘米。改为换隔日换药 1 次，又换药 11 次，伤口完全愈合。

【按语】地榆膏中地榆、血竭、石膏清热解毒，生肌敛疮；穿山甲活血通络，消肿排脓；冰片清热止痛，防腐止痒。诸药合用共达清热活血、敛湿解毒、祛腐生肌之功效。配制成膏剂，是因油膏能滋润肉芽生长，润泽疮口皮肤，以纱条换药，有利于伤口的分泌物引流，使用方便，疗效显著。

2. 生肌膏（七）

【方剂来源】《中医外治杂志》2002 年第 4 期。

【适应病证】创伤或手术后伤口久不愈。

【药物组成】紫草 40 克，当归 60 克，生地黄 120 克，象皮 60 克，乳香 60 克，没药 60 克，合欢皮 60 克，白芷 20 克。

【配制方法】用麻油 250 毫升倾入锅内，将上药放入锅内，慢火煎枯去渣，再加入黄蜡 120 克，白蜡 60 克，血竭 15 克，共煎至滴水不化成膏。

【使用方法】先用无菌药棉将伤口坏死组织及溃疡分泌组织擦干，擦至能见鲜血最好，然后将此膏均匀涂于创口上，隔日换药 1 次。

【注意事项】本膏药以生肌长肉为主，对于伤口严重或坏死及溃疡组织较多者，先加祛腐之品，待坏死组织及溃疡组织去掉再用生肌膏使伤口收敛愈合。如伤口肉芽相对于皮生长过快时，可暂缓使用此药，伤口用 3% 生理盐水纱布湿敷，保证肉芽与皮肤同时生长，使伤口早期愈合。

【临床疗效】用本膏治疗 23 例患者，皆

痊愈。

【典型病例】魏某，男。左手及前臂被炸伤，因其本人拒绝手术，故只在当地医院清创包扎处理。手指部及腕部有大量坏死组织，皮肤缺如，不见新肉形成，伤口不愈合，故来我院求诊。检查：左手中、环指，指蹼处各有 4 厘米×3 厘米、3 厘米×2 厘米大小面积皮肤缺如，溃疡组织分泌物较多，左腕掌横纹处近端有 8 厘米×6 厘米大小面积皮肤缺如，伤口肉芽情况较差。用本膏外敷，远端伤口配合生肌散隔日 1 次，半月后伤口基本愈合。

【按语】在临床上采用本膏药，改善了伤口局部血运，促进了组织代谢和修复，达到临床治愈效果。此膏全由中药熬煎而成，有一定的抑菌作用。应用本膏后，伤口肉芽及上皮生长迅速，骨面上可长出骨肉芽岛，将暴露的骨面覆盖，肉芽面上可长出皮岛，新生上皮可向心和离心两方向生长，将不愈合伤口覆盖。用此药膏后创面分泌物黏稠，提高了机体抗感染能力。创面愈合后瘢痕薄，弹性好，粘连少，皮色接近正常，很少发生萎缩，故在基层医院值得推广。

3. 苍竭促愈膏

【方剂来源】《湖南中医学院学报》2000 年第 2 期。

【适应病证】慢性难愈合创面。

【药物组成】血竭、川芎、黄连、当归、蜂蜡各 30 克，苍术 50 克，紫草、大黄各 10 克，冰片 3 克，轻粉 15 克，麻油 500 克。

【配制方法】先将苍术、川芎、黄连、紫草、当归、大黄在麻油中浸泡 3 天，然后用文火将诸药熬至微枯，过滤去渣。分次将血竭、蜂蜡、冰片置入净油中煎开，融化溶解后离火，稍冷加入研细的轻粉搅拌均匀，冷却成膏，装消毒大口瓶内备用。

【使用方法】用双氧水清洗创面，用蚕食法清除坏死组织，再用生理盐水冲洗干净，按创面大小将药膏均匀涂于无菌纱布上，覆盖于创面，无菌敷料盖上并包扎固

定。每日或隔日换药1次，可视分泌物多少而定。7次为1个疗程。

【临床疗效】共治疗30例，痊愈23例，显效5例，好转1例，无效1例，总有效率96.7%。

【按语】苍竭膏具有清热解毒、化湿散瘀、祛腐生肌的功用。药膏中血竭、黄连、大黄、川芎、当归具有活血化瘀、清热解毒、消肿止痛、祛腐生肌、收敛的作用；苍术苦温燥湿，减少创面炎性渗出；紫草活血止血，生肌祛腐，滋润；冰片通窍散火；麻油、蜂蜡具有使局部湿润、保持皮肤正常生长环境、参与局部营养作用。诸药合用共奏解毒散瘀、祛腐生肌之功。据临床观察，该药膏对慢性难愈合创面，具有起效快、疗效肯定的特点，能控制感染扩散，促进溃疡创面愈合。同时嘱患者消除其顾虑，积极配合治疗；饮食宜清淡易消化，忌食辛辣刺激与海腥发物，给予高蛋白、高维生素饮食。并注意创面及创缘皮肤护理。保持创缘皮肤清洁，创面换药时都必须在敷料保持湿度的情况下进行，轻轻取下敷料，忌用乙醇棉球擦拭创面及创缘上皮，以防损伤创面肉芽及创缘新生上皮，影响创面愈合。冬春季节气温偏低，创面愈合较慢，局部清创后，用红外线照射20~30分钟再敷药，以改善局部微循环，促进药物吸收。

三、创伤致张力性水疱及外固定压疮膏敷方

紫连地榆膏
【方剂来源】《中医正骨》2009年第10期。

【适应病证】创伤引起的张力性水疱及外固定压疮。

【药物组成】紫草200克，黄连100克，地榆50克，鲜柳皮300克，白芷20克，生甘草30克，菜籽油5000克。

【配制方法】将菜籽油放锅内熬至接近沸腾，放入黄连、地榆、鲜柳皮、生甘草、白芷，熬透后加入紫草，熬至油呈紫红色起锅，过滤取汁，加入适量医用白蜡，置消毒容器内备用。

【使用方法】张力性水疱：局部常规消毒，用无菌注射器针头刺破水疱，抽尽泡液，整复骨折，再将备好的紫连膏外敷于创面，无菌纱布覆盖，用小夹板或石膏外固定患肢，2~3天换药1次。

压疮：生理盐水清洗溃疡面后用紫连膏外敷，继续使用小夹板或石膏外固定，2~3天换药1次。

【临床疗效】共治疗骨折致张力性水疱15例，均治愈，换药1~4次，平均1.5次。压疮16例，均治愈，换药8~12次，平均10.5次。

【按语】骨折损伤初期，瘀血阻滞经络，病邪外逼肌肤容易发生水疱。张力性水疱一旦形成，若不及时处理或处理方法不正确，易引起患部感染，影响骨折的复位和愈合。压疮是由于外固定不当，局部血液循环受阻，导致瘀血水肿，久之则瘀阻化热，热盛肉腐。紫连膏中的紫草清热凉血解毒；黄连、白芷、地榆、鲜柳皮、生甘草、菜籽油清热燥湿，泻火解毒，止痛排脓，敛疮生肌。诸药合用，共奏清热凉血、泻火解毒、消肿止痛、排脓生肌、敛疮润肤之功效。

第三章 内科膏敷集

第一节 外感病证膏敷方

一、感冒膏敷方

感冒是因风邪侵袭人体而引起的疾病。临床上以头痛、鼻塞、流涕、喷嚏、恶寒、发热、脉浮等为主证。一般病程3~7天，在整个病程中很少传变。如果病情较重，并在一个时期内广泛流行，证候多相类似者，称作时行感冒。上呼吸道感染属于感冒的范围，流行性感冒属于时行感冒的范围，均可参考感冒进行辨证施治。

1. 辛温解表膏

【方剂来源】《实用中医内科大膏药手册》。

【适应病证】外感风寒表实证，表现恶寒、发热、头痛、无汗，舌苔薄白，脉象浮紧。也可用于风寒所致咳嗽气喘，风湿痹痛，肺气壅塞、水湿内停致水肿兼表寒证。

【药物组成】一组：麻黄、细辛、生姜、柽柳、苍耳子各30克，桂枝、紫苏、荆芥、羌活、防风、白芷、藁本、辛夷、葱白、香薷、胡荽、桑枝各60克。

二组：韭白、蒜头、槐枝、柳枝、诸葛菜、芭蕉、石菖蒲、苍耳草各6克。

【配制方法】将以上两组药物浸泡于1580克芝麻油内，冬十秋七春五夏三日，置锅内慢火熬至药枯去滓，熬药油成，下黄丹收存，再入炒铅粉30克，雄黄、明矾、硼砂、青黛、轻粉、乳香、没药各3克，生石膏24克，后入牛胶（酒蒸化）12克，拌匀制成膏，去火毒，分摊于红布上，折叠备用。因系辛散轻扬之药，一般不宜久熬。

【使用方法】将膏药加温变软，揭开，贴于风门穴、合谷穴、列缺穴处。温暖季节用量宜小，寒冷季节用量宜适当加大。

【注意事项】中病即止，不可过久贴敷。孕妇禁贴。

【按语】本膏敷方一组药中麻黄、桂枝发散太阳经风寒，宣开肺气，桂枝还可温通血脉，治风寒湿痹。细辛散少阴经寒邪，温肺化饮，长于止痛，治头痛、齿痛、风湿痹痛，肺寒痰饮咳喘。紫苏散寒，荆芥、防风祛风，羌活、藁本治后头痛、巅顶头痛，白芷治前额头痛、眉棱骨痛，辛夷宣肺通窍，生姜发表散寒，葱白发表通阳。合而共奏发散风寒之效。二组药物大多具有刺激性、挥发性和脂溶性，通过对皮肤的刺激，使毛窍开合适当，促使药物的吸收和散发。

所贴的风门穴，又名热府，是风寒等致病因素入侵体内之门户，膏药贴之可疏风散寒、调理肺气；合谷穴是大肠经的原穴，贴之可疏风解表、通经活络、镇痛。列缺穴是肺经的络穴，也是八脉交会穴之一，贴之可宣肺解表、祛风散寒。

2. 麻黄汤膏

【方剂来源】《实用中医内科大膏药手册》。

【适应病证】风寒外感表实证，临床表现为恶寒重、发热轻、头痛身痛，无汗而喘，舌苔薄白，脉象浮紧。

【药物组成】一组：麻黄、桂枝各18克，杏仁27克，炙甘草9克。

二组：藿香、胡荽各3克，生姜、韭白、

大蒜各 6 克，柳枝 24 克，葱白、菖蒲各 6 克，桑枝 12 克。

【配制方法】将以上两组药物浸泡于 450 克芝麻油内，冬十秋七春五夏三日，置锅内慢火熬至药枯去滓，熬药油成，下黄丹收存，再入炒铅粉 30 克，雄黄、明矾、硼砂、青黛、轻粉、乳香、没药各 3 克，牛胶（酒蒸化）12 克，拌匀制成膏，分摊于红布上，折叠备用。

【使用方法】将膏加温溶化，揭开，待稍温贴于风门、合谷穴处。

【注意事项】孕妇禁贴。此膏药发汗力强，阴虚阳亢、下虚上实之人宜慎用。

【按语】本膏敷方中麻黄、桂枝合用，增强解毒发汗之力，以散太阳经肌表之寒邪。杏仁辛温疏散、宣肺除痰，炙甘草起协同作用。合而共奏发汗解热之效。本膏药适用于北方严寒地区，冬季风寒感冒而平素体质强健之人。

3. 桂枝汤膏

【方剂来源】《实用中医内科大膏药手册》。

【适应病证】外感风寒表虚证。临床表现为汗出恶风，鼻鸣干呕，不渴，舌苔白，脉象浮缓或浮弱。

【药物组成】一组：桂枝、白芍、生姜各 27 克，炙甘草 18 克，大枣 12 枚。

二组：香薷、胡荽各 9 克，生姜、韭白、大蒜、葱白、石菖蒲各 6 克，柳枝、桑枝、菊花各 12 克。

【配制方法】将以上两组药物浸泡于 630 克芝麻油内，冬十秋七春五夏三日，置锅内慢火熬至药枯去滓，熬药油成，下黄丹收存，再入炒铅粉 30 克，雄黄、明矾、硼砂、青黛、轻粉、乳香、没药各 3 克，生石膏、牛胶（酒蒸化）各 24 克，拌匀制成膏，分摊于红布上，折叠备用。

【使用方法】将膏药加温变软，揭开贴风门穴与合谷穴处。

【注意事项】孕妇禁贴。

【按语】桂枝解肌发表，温经通阳，白芍养血敛阴，大枣甘润补脾，合生姜、炙甘草能鼓舞中气外达，增强机体抗病力。本膏药是治疗风寒外感表虚证的效方。

4. 柴葛解肌汤膏

【方剂来源】《实用中医内科大膏药手册》。

【适应病证】外感寒邪郁而化热，临床表现为恶寒轻、发热重，头痛眼痛，全身困楚，鼻干，眼眶疼，心烦不眠，脉象浮数。阳明经热而表邪未解，三叉神经痛，屈光不正、眼肌麻痹、青光眼等症引起的头痛也可应用。

【药物组成】一组：柴胡、葛根、黄芩各 36 克，赤芍、羌活、白芷、桔梗、石膏、甘草、生姜各 12 克，大枣 8 枚。

二组：香薷、胡荽各 9 克，韭白、蒜头、葱白各 24 克，柳枝、桑枝各 30 克，石菖蒲 6 克。

【配制方法】将以上两组药物浸泡于 1020 克芝麻油内，冬十秋七春五夏三日，置锅内慢火熬至药枯去滓，熬药油成，下黄丹收存，再下炒铅粉 30 克，雄黄、明矾、硼砂、青黛、轻粉、乳香、没药各 3 克，生石膏 24 克，后入牛胶（酒蒸化）12 克，拌匀制成膏，分摊于红布上，折叠备用。

【使用方法】将膏药加温变软，揭开，贴于大椎穴、合谷穴处。

【注意事项】孕妇禁贴。

【按语】本膏敷方中柴胡透表泄热，羌活、白芷散寒祛风、解表止痛，桔梗宣肺，石膏清热泻火、除烦止渴，黄芩清热燥湿、泻火，葛根发表解肌、解热生津，生姜发汗解表，大枣调补脾胃、缓和药性，合而共奏解肌清热之效。

5. 九味羌活汤膏

【方剂来源】《实用中医内科大膏药手册》。

【适应病证】四时感冒，风寒湿邪束于肌表而内有蕴热，临床表现为恶寒发热，无汗，头痛，口干，头痛身重，肢体酸重，舌苔白，脉象浮。也可用于流行性感冒，风湿性关节炎。

【药物组成】一组：羌活、苍术、防风各150克，细辛50克，川芎、白芷、生地黄、黄芩、甘草各100克。

二组：生姜、葱白、韭白、蒜头、艾叶、侧柏叶各6克，桑枝、槐枝、柳枝、桃枝各24克，苍耳草、胡椒、白芥子、石菖蒲各3克。

【配制方法】将以上两组药物浸泡于3440克芝麻油内，冬十秋七春五夏三日，置锅内慢火熬至药枯去滓，熬药油成，下黄丹收存，再入松香、金陀僧各12克，陈壁土6克，雄黄、明矾、木香、丁香、降香、官桂、樟脑、轻粉（以上共为细末）各3克，后入牛胶（酒蒸化）12克，拌匀制成膏，分摊于红布上，折叠备用。

【使用方法】将膏药加温变软，揭开，贴于大椎穴、外关穴上。

【注意事项】孕妇禁贴。

【按语】本膏药的功效在于发汗祛湿，清热止痛，故为解热祛风湿的效方。

6. 辛凉解表膏

【方剂来源】《实用中医内科大膏药手册》。

【适应病证】风热外感表证与温热病初期，临床表现为发热、微恶风寒，头痛，口渴，无汗或有汗，咽痛或咳嗽，舌苔薄白，脉象浮数。也可酌用于麻疹疹出不透仍有表证者。

【药物组成】一组：薄荷、蝉蜕、桑叶、菊花、柴胡各30克，牛蒡子、蔓荆子、淡豆豉、大豆卷、浮萍、葛根、木贼各50克。

二组：桑枝、白菊、白凤仙各60克，竹叶、桃枝、芙蓉叶各24克，石菖蒲6克。

【配制方法】将以上两组药物浸泡于760克芝麻油内，冬十秋七春五夏三日，置锅内慢火熬至药枯去滓，熬药油成，下黄丹收存，再入炒铅粉30克，雄黄、明矾、硼砂、

青黛、轻粉、乳香、没药各3克，生石膏24克，后入牛胶（酒蒸化）12克，拌匀制成膏，分摊于红布上，折叠备用。

【使用方法】将膏加温变软，揭开，贴于大椎穴、曲池穴、合谷穴处，中病即止，不宜久贴。夏季易发汗，用量宜小；冬季不易出汗，用量宜适当加大。

【注意事项】孕妇禁贴。本膏药内药物系轻扬之味，熬制时不宜久熬。

【按语】本膏药一组药中的薄荷、牛蒡子、蝉蜕发散风热、宣肺透疹，桑叶、菊花、柴胡散风热，葛根解阳明经肌表之热，蔓荆子升散头面风热，豆豉发汗解表，浮萍发汗利水，合而共奏发散风热的作用。二组药中的白菊、白凤仙、竹叶、芙蓉叶、桑叶可促使肌表的毛窍开合，协同一组药物清热解表、宣肺止咳，以增强辛凉解表的功效。

7. 银翘散膏

【方剂来源】《实用中医内科大膏药手册》。

【适应病证】风热感冒，或温病初起，临床表现为发热重，恶寒轻，无汗或汗出不畅，头痛鼻塞，咽喉肿痛，咳嗽，口渴，舌尖红，苔薄白或薄黄，脉象浮数。也可用于流行性感冒、急性扁桃体炎、支气管炎等。

【药物组成】一组：金银花、连翘各30克，苦桔梗、薄荷、牛蒡子各18克，竹叶、荆芥穗各12克，淡豆豉、生甘草各15克。

二组：香薷、胡荽各18克，生姜、葱白、韭白、蒜头各24克，柳枝、桑枝各30克，石菖蒲6克。

【配制方法】将以上两组药物浸泡于370克芝麻油内，冬十秋七春五夏三日，置锅内慢火熬至药枯去滓，熬药油成，下黄丹收存，再入炒铅粉30克，雄黄、明矾、硼砂、青黛、轻粉、乳香、没药各3克，生石膏24克，后入牛胶（酒蒸化）12克，拌匀制成膏，去火毒，分摊于红布上，折叠备用。

【使用方法】将膏药加温变软，揭开待

稍温，贴于大椎穴、曲池穴处。

【注意事项】孕妇禁贴。

【按语】本膏敷方中金银花、连翘清热解毒、宣散风热，薄荷、牛蒡子疏散风热解毒，淡豆豉、荆芥穗解表散热、疏风止痛，苦桔梗宣开肺气，合而共奏辛凉解表退热之效。

8. 桑菊饮膏

【方剂来源】《实用中医内科大膏药手册》。

【适应病证】风温初起，临床表现为微发热、咳嗽、口微渴、舌苔薄白、脉象浮数。也可用于外感风热轻证、一般伤风感冒。急性支气管炎属风热犯肺的咳嗽、痰少或黏、轻度发热恶寒者亦可应用。

【药物组成】一组：桑叶 36 克，菊花、杏仁、桔梗、连翘、芦根各 24 克，薄荷、甘草各 12 克。

二组：香薷、胡荽各 9 克，生姜、韭白、蒜头、葱白各 24 克，柳枝、桑枝各 30 克，石菖蒲 6 克。

【配制方法】将以上两组药物浸泡于 1100 克芝麻油内，冬十春七秋七夏五三日，置锅内慢火熬至药枯去滓，熬药油成，下黄丹收存，再入炒铅粉 30 克，雄黄、明矾、硼砂、青黛、轻粉、乳香、没药各 3 克，生石膏 24 克，后入牛胶（酒蒸化）12 克，拌匀制成膏，分摊于红布上，折叠备用。

【使用方法】将膏药加温变软，揭开待稍温，贴于大椎穴、曲池穴、丰隆穴处。

【注意事项】孕妇禁贴。

【按语】本膏敷方中桑叶、菊花、薄荷疏风清热，连翘清热解毒，甘草轻宣肺气、祛痰止咳，合而共奏疏风清热、宣肺止咳之效。

9. 小柴胡汤膏

【方剂来源】《实用中医内科大膏药手册》。

【适应病证】少阳证，表现为寒热往来，胸胁苦满，心烦喜呕，不欲饮食，口苦咽干，目眩，苔白，脉弦。疟疾，胃炎，肝炎早期，神经衰弱，月经不调。

【药物组成】柴胡 27 克，黄芩 27 克，人参 27 克，制半夏 27 克，炙甘草 18 克，生姜 27 克，大枣 12 枚。辅药：干姜、葱白、薤白、韭白、葱头各 6 克，槐枝、柳枝各 24 克，莱菔子、乌梅各 3 克，桑枝、桃枝各 24 克，石菖蒲 3 克。

【配制方法】按干药 1 斤用油 3 斤计算，分熬丹收；再入铅粉 30 克，密陀僧、松香各 12 克，赤石脂、木香、砂仁、官桂、丁香、檀香、雄黄、轻粉、降香、乳香、没药各 3 克；另用鹿角胶、龟板胶各 6 克，以酒蒸化，兑入搅匀。

【使用方法】贴大椎（第 7 颈椎棘突下）、合谷（手大指、次指歧骨间陷中）两穴上。

【按语】本膏敷方中主药小柴胡汤和解少阳，解表达邪，取大椎、合谷两穴，用其解表退热消炎之功。全方既能祛邪，又能扶正，因之适用范围较为广泛。

二、风温膏敷方

风温是由风热之邪引起的一种以肺系病变为中心的外感热病。多发生于春季。本病的临床特点是起病急骤，传变迅速，初起以发热、恶风、咳嗽、口渴等为主要表现。

1. 麻杏甘石汤膏

【方剂来源】《实用中医内科大膏药手册》。

【适应病证】热壅肺气或邪热闭肺，临床表现为发热口渴，咳逆气喘，鼻翼煽动，无汗或有汗，舌苔薄白或黄，脉象浮滑而数。也可用于大叶性肺炎、支气管肺炎、麻疹肺炎。

【药物组成】一组：麻黄、甘草各 18 克，杏仁 27 克，石膏 72 克。

二组：香薷、胡荽各 9 克，生姜、韭白、蒜头、葱白各 24 克，柳枝各 30 克，石菖蒲 6 克。

【配制方法】将以上两组药物浸泡于950克芝麻油内，冬十秋七春五夏三日，置锅内慢火熬至药枯去滓，熬药油成，下黄丹收存，再入炒铅粉30克，雄黄、明矾、硼砂、青黛、轻粉、乳香、没药各3克，生石膏24克，后入牛胶（酒蒸化）12克，拌匀制成膏，分摊于红布上，折叠备用。

【使用方法】将膏药加温变软，揭开贴于肺俞穴、丰隆穴处。

【注意事项】孕妇禁贴。

【按语】本膏药有宣开肺气、辛凉泄热之功。所贴之肺俞穴具有调肺气、止咳平喘之功；丰隆穴为足阳明之络穴，别走太阴，有化湿痰之效。

2. 白虎汤膏

【方剂来源】《实用中医内科大膏药手册》。

【适应病证】风温病热入阳明，气分无形邪热亢炽，临床表现为壮热烦渴，面赤大汗，舌苔黄燥，脉象洪数。也可用于流行性乙型脑炎、流行性脑脊髓膜炎、肠伤寒、斑疹伤寒、中暑、大叶性肺炎、小儿麻疹的邪在气分阳明热盛期。

【药物组成】一组：石膏120克，知母、粳米各36克，炙甘草12克。

二组：生姜、葱白、蒜头、葱白各6克，韭白、白菊花、益母草各12克，槐枝、柳枝、冬青枝、枸杞根、桑叶各24克，白芥子1.5克，木瓜、石菖蒲各3克。

【配制方法】将以上两组药物用芝麻油1160克浸泡，冬十秋七春五夏三日，置锅内慢火熬至药枯去滓，熬药油成，下黄丹收存，再入雄黄、青黛各6克，木香、芦荟各3克，后入牛胶（酒蒸化）12克，拌匀制成膏，分摊于红布上，折叠备用。

【使用方法】将膏药加温变软，揭开待稠温，贴于大椎穴、曲池穴处。

【注意事项】孕妇禁贴。

【按语】气分无形邪热亢炽，治以清气泄热，本膏药具有清气保津、透热外达的作用。

3. 清阳膏

【方剂来源】《理瀹骈文全集》。

【适应病证】上焦风热，表里俱热，三阳证均治，头痛，痈肿毒气攻心、作呕不食。

【药物组成】薄荷38克，荆芥穗30克，防风、连翘、牛蒡子、天花粉、元参、黄芩、黑山栀、大黄、朴硝各23克，生地黄、天冬、麦冬、知母、桑白皮、地骨皮、黄柏、郁金各15克，丹参、苦参、大贝母、黄连、川芎、白芷、天麻、独活、前胡、柴胡、牡丹皮、赤芍、当归、秦艽、紫苏、香附、蔓荆子、干葛根、升麻、藁本、细辛、桔梗、枳壳、橘红、半夏、胆星、大青叶、山豆根、山慈菇、杏仁、桃仁、龙胆草、蒲黄、紫草、葶苈子、忍冬藤、大戟、芫花、白丑、甘草、木通、五倍子、猪苓、泽泻、车前子、蒌仁、皂角、石决明、木鳖、蓖麻子、白芍、山甲、僵蚕、蝉衣、全蝎、犀角片各8克，羚羊粉15克，红花、白术、官桂、蛇蜕、川乌、白附子各4克，滑石30克，甘遂15克，生姜、莲须、葱白、大蒜各30克，槐枝、柳枝、桑枝、白菊花、白凤仙全株各250克，小蓟、芭蕉（如无用桑叶）、竹叶、桃枝、苍耳草、益母草、马齿苋、诸葛菜、芙蓉叶各60克，侧柏叶、石菖蒲各15克。

【配制方法】上药用麻油8500克，分两起熬枯去渣，再合并熬药油成，分两起下丹。丹量以药油500克用炒丹180～210克为宜。丹收后频搅，以1滴试之，不爆，再下炒铅粉500克，雄黄、明矾、硼砂、青黛、轻粉、乳香、没药各30克，生石膏240克，牛胶（酒蒸化）120克，搅匀收膏。

【使用方法】热毒发斑贴心口、背心、神阙穴。烦渴贴胸背。咳嗽内热贴喉下、心口或背后第3胸椎。脏腑火证贴胸背、神阙穴。

【注意事项】虚寒证不能贴，孕妇禁贴。

【按语】此膏清热败毒；痈肿毒气攻心贴胸背可起护心作用。

4. 清热泻火膏 （一）

【方剂来源】《实用中医内科大膏药手册》。

【适应病证】邪热入气分致里热炽盛证，临床表现为高热、烦渴、神昏谵语，舌苔黄燥，脉象洪大实而有力。

【药物组成】生石膏30克，知母10克，栀子10克，决明子15克，密蒙花12克，夏枯草15克，猪胆汁10克，竹叶6克，芦根15克，寒水石15克，谷精草10克，青葙子10克，夜明砂10克，西瓜翠衣10克，荷叶10克，莲子心15克，天花粉15克。辅药：鸭跖草20克，千里光20克，银柴胡20克，白薇30克，青蒿30克，地骨皮30克，萑草30克，石菖蒲6克。

【配制方法】以麻油1200克，分两次将上药炸枯去渣，再并煎，油成后下丹频搅，再放入炒铅粉30克，雄黄、明矾、硼砂、青黛、轻粉、乳香、没药各30克，生石膏24克，牛胶12克，搅匀收膏。

【使用方法】贴大椎、曲池（肘外辅骨、屈肘横纹头陷中）、合谷、肺热（第3胸椎旁开0.5寸）穴上。

【注意事项】孕妇禁用；阳气虚、脾胃气虚之人慎用。

【按语】热为火之渐，火为热之极。方中主药清热泻火之力强；辅药既可促进皮肤的吸收和发挥药力，又具有清心凉肺之功，主辅协同，吸收入络，共收清热泻火之效。取穴大椎能解表清热；曲池清热泻火；肺热穴退火清热；合谷配曲池、大椎共奏退热之功。

5. 清热凉血膏 （一）

【方剂来源】《实用中医内科大膏药手册》。

【适应病证】温病邪热入营血，症见热甚心烦，神昏谵语，出血发斑，舌质红绛，脉象细数。热病伤阴，阴虚发热，骨蒸潮热等。

【药物组成】生地黄75克，元参60克，犀角50克，牛黄30克，牡丹皮75克，赤芍60克，紫草50克，大青叶、板蓝根、茅根各50克。辅药：槐枝、柳枝、桑枝、诸葛叶、小蓟、芭蕉、桃枝、芙蓉叶各24克，侧柏叶、石菖蒲各6克。

【配制方法】以麻油2260克，将上药分两次熬枯去渣，再并熬，油成后分两次下丹，以免火旺走丹。将药油合并搅匀，再加入炒铅粉30克，雄黄、明矾、硼砂、青黛、轻粉、乳香、没药各3克，生石膏24克，牛胶12克，搅匀收膏。

【使用方法】将膏药化开，分别贴于大椎、膏肓（第4胸椎下棘突，后正中线旁开3寸）、膈俞（第7胸椎棘突下，后正中线旁开1.5寸）、血海（大腿内侧之前下部，股内侧肌的隆起上，距膝盖上2寸）穴位上。

【注意事项】孕妇禁贴；平日脾胃虚弱者应慎用，以免伤胃气。

【按语】本膏入心、肝血分清热凉血效果显著，其中犀角清心火，凉血解毒，如无可用水牛角代之；牛黄开窍豁痰、息风定惊；生地黄凉血养阴；元参降火解毒；赤芍活血祛瘀，凉血止痛；紫草清热凉血，解毒透疹。辅药通经入络，率群药开结行滞，其中侧柏叶、小蓟凉血活血，尤能防止活血后之再出血。贴穴中之大椎退高热，止呕吐；膏肓治虚热吐血；膈俞为血会，乃八会穴之一，诸血证皆可治之；血海清热和营。主辅两组药与所选贴穴合而共奏清热凉血，养阴滋液之效。

6. 清热解毒膏

【方剂来源】《实用中医内科大膏药手册》。

【适应病证】急性热病、咽喉肿痛、痢疾、斑疹、丹毒、痈疮等。

【药物组成】金银花15克，忍冬藤15克，连翘15克，一枝黄花30克，蒲公英30克，地丁15克，野菊花15克，穿心莲15克，蚤休15克，四季青10克，鱼腥草20克，红藤12克，败酱草15克，白头翁15

克，鸦胆子10克，马齿苋10克，凤尾草10克，八角莲20克，土茯苓15克，雪胆10克，射干6克，山豆根10克，金果榄10克，常山10克，马勃10克，板蓝根20克，鸡眼草20克，白蔹10克，漏芦10克，三颗针10克，山慈菇15克，无花果30克，半枝莲12克，蛇莓12克，酸浆10克，挂金灯30克，大青叶30克，白蔹30克，蜈蚣10克，垂盆草30克，马兰根40克，龙葵12克，白花蛇舌草40克，七叶一枝花30克。辅药人中黄12克，人中白12克，虎耳草20克，鬼针草20克，白凤仙60克，苦甘草30克，三桠苦20克，肿节风30克，猪殃殃30克，芙蓉花24克，石菖蒲6克。

【配制方法】以麻油3000克，将上药分两起炸枯去渣，再合并熬，油成后仍分两起下丹、搅匀，再入炒铅粉30克，雄黄、明矾、硼砂、青黛、轻粉、乳香、没药各3克，生石膏24克，牛胶12克，搅匀收膏。

【使用方法】将膏药化开，贴于身柱（第3胸椎棘突下）、灵台（第6胸椎棘突下）、合谷、委中（在腘中央，约纹中动脉处）穴位上。

【注意事项】孕妇禁用；喉痛、痢疾、发斑等若属阴证、寒证者慎用。

【按语】本膏方中大队清热解毒之品，辅药协助主药清热解毒，所贴身柱穴能清热并疏泻阳经邪火，灵台乃治疗痈疮热毒之经验穴，合谷清泻阳明火毒，委中清泄血中蕴热。合而共收清火热、消肿毒之效。

7. 寒下膏

【方剂来源】《实用中医内科大膏药手册》。

【适应病证】里热实证，肠腑积滞，大便燥结不通。火热亢盛、血热上攻所致头痛、头晕、目赤肿痛、吐血衄血兼有便秘者，用寒下膏可"上病下取"。痢疾初起，里急后重，泻而不畅，用之可"通因通用"。

【药物组成】大黄75克，芒硝75克，番泻叶60克，芦荟50克，铁扁担70克。辅药：黄芩30克，桃仁20克，西瓜霜20克，枳实30克，黄连10克，赤芍30克，牡丹皮30克，银硝、干姜各6克，大枣6克。

【配制方法】以麻油1500克，将上药炸枯去渣，下丹搅匀，再入雄黄、枯矾、官桂、丁香、降香、乳香、没药、砂仁、轻粉各6克，牛胶24克，搅匀收膏。

【使用方法】将膏药化开，摊贴于腹结（大横穴下1.5寸）、曲池、合谷、上巨虚（在足三里穴下3寸）穴位上。

【注意事项】妇女胎前、产后禁贴，月经期慎用。体质虚弱者慎用，以免损伤正气。

【按语】本膏敷方中大黄苦寒沉降，力猛善行，具有泄热通便、泻火解毒作用，能治疗肠胃实热、血分热毒所致病证。芒硝咸寒，具有软坚润燥作用，能使肠内燥屎软化，与大黄相须为用，以加强泻下之功。泻下行水消肿，泻下通便之力强于大黄。辅药协助主药泄热通便、荡涤肠胃积滞。贴穴腹结可治便秘，曲池清热利湿，合谷泻阳明之热，上巨虚理肠胃、清湿热、通积滞。合而共收攻积导滞、泻火凉血、行瘀通经之功。实热壅滞，肠腑积滞之症用此膏甚为合宜。

8. 万氏牛黄清心丸膏

【方剂来源】《实用中医内科大膏药手册》。

【适应病证】温病热盛，邪热内陷，热入心包，高热，烦躁不安，神昏，舌红绛，脉洪数或弦数。流行性乙型脑炎，流行性脑脊髓膜炎，小儿高热惊厥，中风及热性病发生脑膜刺激征等。

【药物组成】牛黄3克，朱砂18克，黄连60克，黄芩36克，栀子36克，郁金54克。辅药：生姜、干姜、薤白、葱白、韭白、大蒜、侧柏叶各6克，槐枝、柳枝、桑枝、冬青枝、鲜菊花各24克，苍耳草、石菖蒲、花椒各3克，头发9克，桃枝24克，白芥子、莱菔子各3克。

【配制方法】以麻油1269克，将以上药

物熬枯去渣，下丹搅匀，再入铅粉30克，密陀僧12克，赤石脂、木香、砂仁、官桂、丁香、檀香、雄黄、明矾、轻粉、乳香、没药各3克，搅匀收膏。

【使用方法】将膏药化合摊匀，贴心俞（第5胸椎棘突下，后正中线旁开1.5寸）、巨阙（剑突骨下）穴位上。

【注意事项】孕妇禁贴。

【按语】万氏牛黄清心丸，出自万密斋《痘疹世医心法》，是一首解热、强心、镇静方剂，也是温病中的重要方剂。所贴穴位心俞能疏通心络、宁心安神，巨阙能降逆镇静、宽胸止痛，与主药、辅药配伍，共奏清心镇惊、泻火解毒之效。万密斋为明代医学家，三世业医，他的方子多来自祖传和个人实际经验。

9. 解痉油膏

【方剂来源】《实用中医内科学》。

【适应病证】抽搐，表现为四肢不自主地抽动，甚则颈项强直角弓反张。

【药物组成】雄黄1.5克，巴豆仁（不去油）15克，朱砂1克，五灵脂9克，银朱4.5克，蓖麻仁1.5克，麝香1克。

【配制方法】上药混合研为细粉，以油胭脂调和成膏备用。

【使用方法】成人取膏每次3~5克，小儿每次1~3克，摊于油纸上，贴于印堂穴、太阳穴、百会穴、囟门穴上，每次贴6小时，共贴2~3次。

【注意事项】贴穴处可出现灼红、起水泡、疼痛，应防溃破。

【按语】抽搐多由热盛动风，阴亏阳亢动风，肝风内动或风毒内袭筋脉等所致。此膏对脑炎之抽搐有一定疗效。

三、暑温膏敷方

暑温，系夏季感受暑热邪毒所致。临床表现为初起即见壮热、烦渴、头疼身痛，甚则迅速出现呕逆频作，昏迷抽搐，或大咯血等。其特点是发病急、热势盛、变化速、易耗气伤津、热毒内陷，出现逆传变化。

1. 新加香薷饮膏

【方剂来源】《实用中医内科大膏药手册》。

【适应病证】暑温之轻者，暑邪挟风，卫表受困，临床表现为发热，微恶风寒，无汗头痛，心烦口渴，舌红苔薄白，脉象浮数。

【药物组成】一组：香薷、厚朴、连翘各30克，金银花、扁豆花各45克。

二组：生姜、葱白、蒜头各3克，韭白、菊花、凤仙草、益母草、桑叶各6克，槐枝、柳枝、冬青枝、枸杞根各12克，木瓜、花椒、白芥子、乌梅各0.75克，石菖蒲1.5克。

【配制方法】将以上两组药物浸泡于820克芝麻油内，冬十秋七春五夏三日，置锅内慢火熬至药枯去滓，熬药油成，下黄丹收存，再入煅礞石6克，雄黄、青黛各3克，芦荟、木香各1.5克，后入牛胶（酒蒸化）12克，拌匀制成膏，分摊于红布上，折叠备用。

【使用方法】将膏药加温变软，揭开待稍温，贴于大椎穴、合谷穴处。

【注意事项】孕妇禁贴。

【按语】本膏药能宣散表卫而清暑热。方中香薷辛微温，发汗解表，金银花、连翘清热解毒，宣散风热；厚朴宽胸理气，扁豆花健脾化湿，合而共奏解表祛暑清热之效。

2. 凉膈散膏

【方剂来源】《实用中医内科大膏药手册》。

【适应病证】暑燔阳明，而又腹胀，便秘不通。临床表现为烦躁口渴，面热唇焦，胸膈烦热，口舌生疮；或咽痛吐衄，便秘尿赤；或胃热发斑，发狂；舌边红，苔黄，脉数。也可用于眼、口、鼻及上呼吸道的卡他炎症而兼有便秘者。

【药物组成】一组：大黄、朴硝、甘草各60克，山栀仁、黄芩、薄荷叶各30克，连翘125克。

二组：生姜、韭白、葱白、榆白、桃枝各 12 克，蒜头、柳枝、槐枝、桑枝各 24 克，苍耳草、益母草、车前草各 30 克，凤仙草、赤小豆、皂角各 6 克，石菖蒲 3 克。

【配制方法】将以上两组药物浸泡于 670 克芝麻油内，冬十秋七春五夏三日，置锅内慢火熬至药枯去滓，熬药油成，下黄丹，再入炒铅粉 30 克，松香 24 克，金陀僧、生石膏各 12 克，陈壁土、明矾、轻粉各 6 克，官桂、木香各 3 克，后入牛胶（酒蒸化）12 克，拌匀制成膏，分摊于红布上，折叠备用。

【使用方法】将膏药加温变软，揭开，待稍温贴于腹结穴、上巨虚穴处。

【注意事项】孕妇禁贴。

【按语】本膏药可治疗上、中二焦邪热炽盛，胸膈烦热，口舌生疮，便秘尿黄等所谓膈热证。所贴之上巨虚穴能理肠胃、通积滞；腹结穴能通便。此二穴贴之可奏清热、泻火、通便之效。

3. 清热泻火膏（二）

【方剂来源】《实用中医内科大膏药手册》。

【适应病证】热邪盘踞气分，里热炽盛，临床表现为壮热多汗，心烦恶热，面赤气粗，口渴引饮，或见便秘，舌苔黄，脉象洪大或疣。

【药物组成】一组：石膏 30 克，知母、栀子、猪胆汁、谷精草、青葙子、夜明砂、西瓜翠衣、薄荷各 10 克，决明子、夏枯草、芦根、寒水石、莲子心、天花粉各 15 克，蜜蒙花 12 克，竹叶 6 克。

二组：鸭跖草、千里光、银柴胡各 20 克，白薇、青蒿、地骨皮、萍草各 30 克，石菖蒲 6 克。

【配制方法】将以上两组药物浸泡于 1220 克芝麻油内，冬十秋七春五夏三日，置锅内慢火熬至药枯去渣，熬药油成，下黄丹，再入炒铅粉 30 克，雄黄、明矾、硼砂、青黛、轻粉、乳香、没药各 3 克，生石膏 24 克，后入牛胶 12 克搅匀制成膏，分摊于红布上，折叠备用。

【使用方法】将膏药加温变软，揭开待稍温，贴于大椎穴、曲池穴、合谷穴、肺热穴处。

【注意事项】孕妇忌用。阳气不足、脾胃虚弱者慎用。

【按语】本膏敷方一组药中石膏大寒，清解肺胃之热。知母滋阴润燥，清热除烦，治消渴，相火亢盛。芦根甘寒，清热生津，宜于烦热口渴、胃热呕哕、热病津伤。栀子清热泻火，清利湿热。竹叶清心胃之火。夏枯草、决明子、青葙子清肝泻火。二组药物，可促进皮肤的吸收和发挥药力，并有清心凉肺作用，与第一组药物起协同作用，吸收入络，直达病所，二者相辅相成，共奏清热泻火之功。

4. 清热凉血膏（二）

【方剂来源】《实用中医内科大膏药手册》。

【适应病证】暑热入营血，临床表现为灼热烦躁，夜寐不安，口干，谵语神昏，斑疹紫黑，吐血衄血，舌绛，脉象虚数。

【药物组成】一组：生地黄、牡丹皮各 75 克，元参、赤芍各 60 克，犀角、紫草、大青叶、板蓝根、茅根各 50 克，牛黄 30 克。

二组：槐枝、柳枝、桑枝、诸葛菜、小蓟、芭蕉、桃枝、芙蓉叶各 24 克，侧柏叶、石菖蒲各 6 克。

【配制方法】将以上两组药物浸泡于 2270 克芝麻油内，冬十秋七春五夏三日，置锅内慢火熬至药枯去渣，熬药油成，下黄，再入炒铅粉 30 克，雄黄、明矾、硼砂、青黛、轻粉、乳香、没药各 3 克，生石膏 24 克，后入牛胶 12 克搅匀制成膏，分摊于红布上，折叠备用。

【使用方法】将膏药加温变软，揭开待稍温，贴于大椎穴、膏肓穴、膈俞穴、血海穴处。

【注意事项】孕妇禁贴。脾胃虚弱者应

慎用。

【按语】本膏药入心、肝血分，清热凉血。第一组药中犀角清心火、凉血、解毒，可用水牛角代之。牛黄开窍豁痰，息风定惊；生地黄、元参清热凉血，养阴生津；赤芍活血祛瘀；紫草清热凉血解毒。第二组药物能行经入络，率群药开结行滞，直达病所。所贴大椎穴，有退高热止吐血的作用，血海穴有清热和营的作用。

四、秋燥膏敷方

秋燥是在秋季感受时令燥气之邪，以肺系症状表现为重点的外感疾病。病变性质属热者称为温燥，属寒者称为凉燥。但均具有口、鼻、唇、咽等清窍干燥的表现，在病程中燥邪易化火伤阴，损伤肺络。

桑杏汤膏

【方剂来源】《实用中医内科临床手册》。

【适应病证】温燥袭肺，卫气失宣，临床表现为发热，微恶风寒，头痛，少汗，干咳无痰，咽干鼻燥，口渴，苔薄白而干，舌边尖红，脉象浮数。也可用于燥热咳嗽，秋季上呼吸道感染的发热、干咳无痰等症。

【药物组成】一组：桑叶、香豉、栀子皮、梨皮各15克，杏仁25克，沙参、象贝母各30克。

二组：生姜、葱白、竹叶、柏叶、橘叶各6克，桑叶、菊花、槐枝、柳枝、桑枝各24克，枇杷叶12克，凤仙草、百合、莱菔子各3克，花椒、乌梅各1.5克。

【配制方法】将以上两组药物浸泡于芝麻油960克内，冬十秋七春五夏三日，置锅内慢火熬至药枯去渣，熬药油成膏，再入生石膏12克，青黛、海浮石、蛤粉、硼砂、明矾、轻粉各3克，后下牛胶（酒蒸化）12克，拌匀制成膏，分摊于红布上，折叠备用。

【使用方法】将膏药加温变软，揭开待稍温，贴于肺俞穴、合谷穴处。

【注意事项】孕妇禁贴。

【按语】本膏敷方中桑叶、香豉、栀子皮轻宣泄热；杏仁、贝母宣肺化痰；沙参、梨皮养肺润燥。合而共奏清宣肺热、生津润燥之效。

五、流行性腮腺炎（痄腮）膏敷方

痄腮一病，见于《外科正宗》，如说："痄腮及风热湿痰所生，有冬温后天时不正感发，传染者多。"本病相当于西医学的"流行性腮腺炎"，多流行于冬末春初，以5～15岁儿童多见。患儿家庭、托儿所或学校中多有同伴，呼吸道感染毒邪后，约经2～3周发病。

1. 五倍子膏（二）

【方剂来源】《中医验方汇选》。

【适应病证】消肿祛湿。用于鼠疮、对口疽等。

【药物组成】五倍子120克，蜂蜜60克，好醋炖稠250克。

【配制方法】先将五倍子用新砂锅焙黄，再加蜂蜜入锅内同五倍子炒干，离火后轧成细末。

【使用方法】用时把醋熬开与药末调成膏，涂于纱布上外贴患处，隔日换1次。

【注意事项】治疗期间，忌食酸味及辛辣刺激性食物。

【典型病例】陈某某，男，8岁。左耳垂下肿大，疼痛3日。始觉患部不适，渐肿大。时有恶寒，有接触"流行性腮腺炎"患者史。已服用板蓝根冲剂、盐酸吗啉胍等药。肿势仍未控制。诊断：痄腮。拟用祛风解毒、活血消肿法。方用普济消毒饮合牛蒡解肌汤加减内服。外用五倍子膏，3日后肿势明显消减渐愈。

【按语】上述验方，确有实用价值。《疮疡外用本草》即以五倍子炒黑，研细后用蜂蜜，米醋各半调成糊状，敷治痈疖肿毒，可使炎症吸收或局限，并促溃脓。《临诊一得录》则以五倍子粉用开水调成糊状，敷脐内，用于瘰疬的辅助治疗。

2. 复方赤小豆膏

【方剂来源】《新中医》1980年第3期。

【适应病证】流行性腮腺炎。

【药物组成】赤小豆30克，大黄15克，青黛10克，鸡蛋2个。

【配制方法】先将赤小豆、大黄研细末，再与青黛混匀分成5包（每包约15克重），每包与鸡蛋清2个调成糊膏状备用。

【使用方法】用鸡毛翎蘸糊膏涂两腮部，干后再涂，不拘次数。

【临床疗效】用本膏治疗腮腺炎79例，1~3天全部痊愈。

【典型病例】张某，男，7岁。就诊时正值腮腺炎流行季节，发热恶寒2天，腮部灼热肿大，酸痛，咀嚼困难，吞咽不便，舌苔微黄，脉象浮数有力。敷贴复方赤小豆膏治疗，次日消肿。

3. 内消膏

【方剂来源】《新中医》1995年第5期。

【适应病证】流行性腮腺炎。

【药物组成】黄柏、大黄各200克，雄黄、生南星各100克，生川乌、生草乌、冰片各50克，药用凡士林2000克。

【配制方法】将以上前7味中药共研粉与加热溶化的凡士林搅拌均匀，冷却后备用。

【使用方法】根据病变部位大小，取膏药适量，均匀涂于纱布上，敷于患处，用胶布固定（以不脱落为好），每日换药1次，一般换药3~6次。

【注意事项】病后立即敷本膏效捷。重症配服中药效佳。

【临床疗效】经治病例在病后立即用本膏敷治，一般上药3~6次痊愈。

【典型病例】陈某，4岁，发热2日求诊。双侧腮肿大，表面红热，在耳垂周围可扪及肿大腮腺，有弹性感及明显压痛，舌红苔黄，脉弦数。本症属重型腮腺炎。外敷内消膏，配合服用金银花、板蓝根、大青叶、牛蒡子、甘草等清热解毒中药汤剂。3日后再诊，热已退肿消大半，停口服汤剂，继用

外敷膏药，4日后肿胀完全消退，诸症皆消而愈。

4. 黄金箍散清膏

【方剂来源】《痄腮中医疗法》。

【适应病证】流行性腮腺炎。

【药物组成】明雄黄6克，轻粉、朱砂各3克，麝香、冰片各0.3克。

【配制方法】先将轻粉入乳钵轻研，至无声亮星消失止，再单研明雄黄成细粉，至无声，放入轻粉混合。然后将朱砂与麝香拌匀，轻研，勿用力，免成饼，过细筛，再与轻粉和明雄黄混合后，研至均匀，倒出，留少许加入冰片轻研约50余转。最后将全部药粉混合，轻研百余转即可。瓶装密塞避光备用。

【使用方法】用棉签蘸药粉（或特制小细筛）少许，均匀撒布于清膏药（只用樟丹及清油熬制，无其他药物，在市面可购到）上面，贴敷患处。2~3天更换1次。

【注意事项】每贴撒布药粉勿多，以免局部刺激发生水疱。

【临床疗效】据解放军二五四医院传染科李华庭同志报导，用此膏治疗流行性腮腺炎229例，平均退热日为2.2天，平均消肿7.1天，平均全病程为10天，较中、西医一般疗法为优。

【按语】明雄黄外用燥湿杀虫，消肿毒；轻粉外用消积胀，治痈毒；朱砂通经活血，镇惊安神，去瘀肿，止饮满；麝香有辟秽止痛之效；冰片消疮疡痛肿，能引内热及疮毒外出。此方为清凉解热、通络止痛、消炎去肿的复合外用剂。

5. 金龙膏

【方剂来源】《浙江中医杂志》1995年第3期。

【适应病证】腮腺炎。

【药物组成】活蚯蚓5000克，白糖2500克，生大黄。

【配制方法】取活蚯蚓，洗净晾干，置瓷罐中，加入白糖，密封存阴凉处1月，待

其发酵,自行液化,成棕色液。另以生大黄打粉过筛。置密闭容器内备用。

【使用方法】遇有腮腺炎者,取大黄粉适量,加入地龙汁调成稠糊,均匀摊布于纱布上,外敷患处。

【临床疗效】治疗腮腺炎52例,除4例敷药1次未来复诊外,其余敷1次即症状明显减轻,2~4次痊愈。

【按语】《本草图经》有鲜地龙加白糖搅拌取液涂敷治疗腮腺炎的记载。《神农本草经》有大黄粉外敷能治热毒疮疖的记载。取其义合而用之,疗效卓著。

6. 仙人膏

【方剂来源】《上海中医药杂志》1994年第4期。

【适应病证】流行性腮腺炎。

【药物组成】仙人掌。

【配制方法】将仙人掌洗净去刺,剖开捣烂,加鸭蛋清充分调和均匀,装入罐内备用。

【使用方法】将药膏摊在厚消毒纱布上(布厚约0.5厘米),视其腮腺部肿大范围而选择贴药之大小,单侧发病贴单侧,双侧发病贴双侧,每日换药1次。

【注意事项】提倡早期使用。

【临床疗效】本组408例,贴敷1次治愈287例,2次治愈103例,3次治愈18例,总有效率100%。病程为1天的疗效最好,病程越长则贴敷次数越多,治愈时间越长。

【典型病例】蔡某,女,14岁,1992年7月12日因畏寒发热,头痛,食欲不振及两侧腮腺肿大2天来我院门诊就诊。体检:体温39.5℃,双侧耳垂下肿胀坚硬,压痛明显,吞咽困难,心肺(-),周围血象无明显异常。治疗予仙人膏双侧贴敷,翌日复诊体温下降至38℃,局部肿胀明显消退,吞咽困难消失。继续用仙人膏双侧贴敷,第3日痊愈。

7. 青黄膏

【方剂来源】黄甡经验方。

【适应病证】痄腮。

【药物组成】青黛3克,雄黄6克。

【配制方法】共为细末备用。

【使用方法】白酒调糊,敷双侧腮腺肿大处。1日换药1次。

【按语】本方有清热解毒、散结消肿之功,用于小儿痄腮疗效较好。

8. 太乙膏(二)

【方剂来源】《中医外治杂志》1996年第3期。

【适应病证】腮腺炎。

【药物组成】生地黄、大黄、元参、赤芍、当归、白芷、肉桂、土木鳖各25克,血余12克,鲜槐柳枝各30克,黄丹200克,阿魏4克,轻粉5克,乳香、没药各10克,(后五味研末),芝麻油1千克。

【配制方法】将前9味药及鲜槐柳枝和芝麻油倒入铁锅内,慢火熬至药枯为度,滤净药渣,将黄丹徐徐投入油中,用槐枝搅拌火稍加大,熬至先冒青烟后变白烟,气味香馥时即停火。冷却至烟尽,将后4味白末搅匀溶于膏内,将膏倒入冷水中,药膏不烫手时乘温把膏捻成条状,直径1.5厘米,切成块,每块8克,撒适量滑石粉防粘备用。

【使用方法】用太乙膏1~2块稍加温,手沾水均摊于干净皮上,外敷患处。隔3~4天换药1次。1个疗程4~8天。颈、颌下淋巴结者也用此膏外敷。

【临床疗效】应用中除发生少数皮肤过敏性药疹外,无其他不良反应。治疗1084例患者中,痊愈1032例,占95.32%;有效36例,无效16例。

【典型病例】马某,男,14岁。双侧耳下肿胀酸痛3天,伴发热无力,口苦纳差,咀嚼困难,曾服大青叶合剂、盐酸吗啉胍等无效。检查:双侧腮腺肿大4.5厘米×4.2厘米、3.5厘米×4厘米,轻度触痛,右颌下淋巴结肿大,血、尿常规无异常。诊断为流行性腮腺炎、颌下淋巴结炎,均外敷太乙膏,用法如前述。6天后痊愈。

【按语】太乙膏系《外科正宗》治疗痈疽发病及无名肿毒的外用膏剂。方中生地黄、大黄、元参、赤芍、鲜槐柳枝清热凉血解毒；当归、血余、乳香、没药活血化瘀止痛；肉桂、白芷温通经脉，消肿散结；黄丹、轻粉、阿魏、土木鳖解毒消积散癥；诸药配伍共起清热凉血、活血化瘀、解毒消肿散结之效。

9. 祛痄灵膏

【方剂来源】《新中医》2000 年第 1 期。

【适应病证】痄腮（流行性腮腺炎）。

【药物组成】鲜仙人掌（去刺）60 克，生大黄 20 克，青黛 2 克。

【配制方法】先将生大黄研细过筛，然后与仙人掌、青黛共捣，加食醋适量调成膏备用。

【使用方法】依据肿块大小取上膏摊于肿块表面，厚度约 0.5 厘米，外敷纱布固定患处。

【临床疗效】共治疗 102 例，显效 82 例，有效 12 例，无效 8 例，总有效率 92.15%。

【典型病例】潘某，男，11 岁，1998 年 4 月 20 日初诊。发热 1 天，左侧腮部肿胀半天，近期有腮腺炎接触史。体检：体温 38.8℃，左侧以耳垂为中心弥漫性肿胀，局部触痛，压之有弹性感，左颊内腮腺管口红肿。舌红、苔薄白，脉浮数。诊为流行性腮腺炎（痄腮），以祛痄灵膏外敷及对症处理，治疗 5 天痊愈。

【按语】流行性腮腺炎，中医学称为"痄腮""温毒"等，由于风温、疫疠等邪毒经口鼻外犯，咽喉及面颊部诸腺体开口首当其冲而为病。邪毒瘀阻于少阳经，于腮颊部致腮腺以及颌下腺等肿胀疼痛。治宜清热泻火解毒，软坚散结通络。祛痄灵膏中，仙人掌性味苦寒，行气活血，清热解毒，消肿止痛，祛湿退热；大黄性味苦寒，泻火凉血解毒，引药入少阳经；青黛咸寒，清热凉血解毒；食醋味酸收敛，活血化瘀。诸药合用，共奏清热解毒、化瘀消肿之功。使用本膏越早效果越好，方便快捷，无明显副作用。

六、急性扁桃体炎膏敷方

1. 调炎膏

【方剂来源】《山东中医杂志》1987 年第 2 期。

【适应病证】急性扁桃体炎。

【药物组成】麝香 0.1 克，羚羊粉 1 克，斑蝥 20 克，凡士林适量。

【配制方法】将以上前 3 味共研细末，用凡士林调成膏，放入瓷瓶内备用。

【使用方法】用小膏药 1 贴（胶布亦可），慢火烤开，取调炎膏少许，搓成黄豆粒大药丸，置膏药中心，贴于肿侧的外颈部（对准扁桃体），约 4 小时除掉。

【注意事项】无麝香、羚羊粉时，可用少许冰片替代。贴后局部皮肤起水疱，用针刺破，肿即消，痛即止，外涂少许紫药水。如极少数因发疱而引起感染者，可用大黄、黄柏、黄连、枯矾等份，共研细末，香油调搽即愈。

【临床疗效】曾贴 50 例，痊愈 48 例，无效 2 例。治愈最快者 4 小时，最慢者 24 小时。

2. 土茯苓膏

【方剂来源】《中国民间疗法》2000 年第 5 期。

【适应病证】小儿扁桃体炎。

【药物组成】土茯苓 20 克。

【配制方法】将土茯苓研为细末备用。

【使用方法】每晚睡前将土茯苓末用米醋调成膏糊状，涂敷于患儿两足涌泉穴，外贴 1 层塑料布然后以绷带包扎固定，次日晨起取下，一般 1～3 次即可见效。

【临床疗效】共治疗 20 例，经 1～3 次治疗后，痊愈 16 例，好转 4 例，总有效率 100%。

【典型病例】王某，男，5 岁。发热 2 日，扁桃体红肿疼痛，曾口服抗生素治疗效果不显，改用土茯苓膏外敷涌泉穴，次日即感咽喉疼痛减轻，连敷 3 次痊愈。

【按语】土茯苓属清热药，归肝肾经，常用于治疗痈肿、瘰疬。与米醋合用，可促进药物吸收。外敷涌泉穴属上病下治之法，可引热下行，达到治疗效果。

七、痢疾膏敷方

痢疾以大便次数增多、腹部疼痛、里急后重、下赤白脓血便为特征。主要因湿热或疫毒外侵而起，亦可因七情内伤或入秽浊，积滞肠中，传导失常所致。本病虽属夏秋季节的常见病和多发病，但春秋两季也可见到。

1. 清大肠湿热膏

【方剂来源】《实用中医内科大膏药手册》。

【适应病证】湿热痢疾，临床表现为发热身重，腹痛，腹泻，里急后重，肛门灼热肿痛，舌苔黄腻，脉象滑数。

【药物组成】一组：黄连、木香各 12 克，黄芩、黄柏、败酱草、鱼腥草、胡黄连、当归、槟榔各 20 克，苦参、大黄、地榆、槐实、椿根皮各 30 克，白头翁、蒲公英各 60 克，秦皮、马齿苋、一见喜、白芍各 24 克。

二组：生姜、葱白、槐枝、凤仙草（全株）各 60 克，韭白、蒜头、桑枝、苍耳草各 30 克，柳枝、桃枝各 24 克，石菖蒲、白芥子各 6 克。

【配制方法】将两组药物浸泡于 2850 克芝麻油内，冬十秋七春五夏二日，置锅内慢火熬至药枯去渣，熬药油成，下黄丹收存，再入松香 24 克，密陀僧 12 克、陈壁土、煅赤石脂各 6 克，雄黄、明矾、木香、丁香、降香、乳香、没药、官桂、樟脑、轻粉各 3 克，后入牛胶（酒蒸化）12 克，拌匀制成膏，分摊于红布上，折叠备用。

【使用方法】将膏药加温溶化，揭开，用适量苏合香油搅匀，掺麝香末少许，贴于天枢穴、大肠俞穴、上巨虚穴处。

【注意事项】孕妇禁贴。

【按语】天枢是大肠经之募穴，有疏通肠腑的作用；大肠俞是大肠之背俞穴，为大肠气转输之处，有清理肠胃、泄热通便之功；上巨虚是大肠经的下合穴，有清利湿热之功。

本膏药一组药中黄连、黄芩、黄柏、苦参、胡黄连性寒能清热，味苦能燥湿，可清肠止痢。败酱草、鱼腥草、一见喜、蒲公英清热解毒。白头翁、马齿苋清血分湿热，凉血止痢。秦皮、椿根皮苦寒而涩，清湿热而止后重。地榆槐实凉血、止血以治血痢。当归、白芍调血行血，槟榔、木香调气理气，血行则下痢脓血自愈，气调则里急后重可除。二组药中生姜、葱白能宣通上下、通达表里；槐枝、桃枝等入大肠经，能清湿热、润肠通便。余药能加强皮肤吸收，直达病所。

2. 葛根芩连汤膏

【方剂来源】《实用中医内科大膏药手册》。

【适应病证】表证未解、里热已盛的痢疾，临床表现为下利身热，口干口渴，胸脘烦热，或喘而汗出，舌质红，苔黄，脉象数。也可用于急性肠炎、阿米巴痢疾、肠伤寒的发热、腹泻等。

【药物组成】一组：葛根 45 克，黄连、黄芩各 36 克，甘草 24 克。

二组：生姜、韭白、葱白、榆白、桃枝各 12 克，苍耳草、益母草、车前草、石菖蒲、花椒、白芥子各 3 克，凤仙草、皂角、赤小豆各 6 克。

【配制方法】将以上两组药物浸泡于 720 克芝麻油内，冬十秋七春五夏三日，置锅内慢火熬至药枯去渣，熬药油成，下黄丹收存，再入炒铅粉 30 克，松香 24 克，轻粉、官桂、木香各 3 克，后入牛胶（酒蒸化）12 克，拌匀制成膏，分摊于红布上，折叠备用。

【使用方法】将膏药加温变软，揭开待稍温，贴于天枢穴、足三里穴处。

【注意事项】孕妇禁贴。

【按语】本膏敷方中辛凉之葛根，既能清热解表，又能升发脾胃清阳之气而治下利；黄芩、黄连性寒清胃肠之热，味苦燥肠胃之湿；甘草甘缓和中。共奏解表清里之效。

所贴之天枢穴，能治痢疾肠炎等病；足三里穴能调理脾胃、补虚弱，是治疗消化系统疾病之要穴。

3. 白头翁汤膏

【方剂来源】《实用中医内科大膏药手册》。

【适应病证】痢疾，临床表现为泻下脓血，赤多白少，腹痛，里急后重，肛门灼热，渴欲饮水，舌红苔黄，脉象弦数。也可用于阿米巴痢疾。

【药物组成】一组：白头翁30克，黄柏、秦皮各24克，黄连12克。

二组：生姜、葱白、槐枝、柳枝、桑枝各12克，凤仙草6克，白芥子、乌梅、石菖蒲、粟壳各3克。

【配制方法】将以上两组药物浸泡于510克芝麻油内，冬十秋七春五夏三日，置锅内慢火熬至药枯去渣，熬药油成，下黄丹，再入肉桂、丁香、木香、降香、白蔻各3克，后入牛胶（酒蒸化）12克，拌匀制成膏，分摊于红布上，折叠备用。

【使用方法】将膏药加温变软，揭开待稍温，贴于关元穴、大肠俞穴处。

【注意事项】孕妇禁贴。

【按语】本膏敷方中白头翁清热解毒，凉血止痢；黄连、黄柏、秦皮协助白头翁清热解毒、燥湿治痢，合而共奏热毒深陷血分的热毒赤痢。所贴之大肠俞为大肠气转输之处，可治肠鸣腹胀、泄泻、痢疾等证；关元穴为小肠之募穴，可治痢疾、泄泻、腹痛等。

4. 封脐膏

【方剂来源】《惠直堂经验方》。

【适应病证】赤白痢疾。

【药物组成】大黄、黄芩、黄柏、枳实各30克，槟榔24克，黑白丑各9克，当归、槐花各15克，地榆30克，木香9克（后入），生姜、黄丹各120克。

【配制方法】用麻油750克将上药熬黄，入木香，炸枯去渣，下丹搅匀收膏。

【使用方法】摊贴脐上。如白痢多者，先用生姜3片、茶叶3克、红糖9克煎服；红痢多或口噤者，先用黄连3克、地榆3克、茶叶2.4克煎服后再贴膏药。

【注意事项】忌食油腻荤腥之物，不饮酒、不吸烟。

【按语】膏中大黄、枳实、槟榔、木香行气导滞通腑，以除后重；黄芩、黄柏清热燥湿解毒；当归、槐花、地榆行血和营；黑白丑通便下气消积。

5. 清热燥湿膏

【方剂来源】《实用中医内科大膏药手册》。

【适应病证】湿热内蕴或湿邪化热证，如烦热、口苦、胸痞、泄泻、痢疾、黄疸、湿疹、小便赤涩等。

【药物组成】黄连20克，黄柏40克，黄芩40克，龙胆草24克，苦参48克，胡黄连40克，十大功劳40克，唐松草40克。辅药：三颗针、土茯苓、百蕊草、白凤仙各30克，苍耳草、诸葛菜、芭蕉、芙蓉叶各12克，石菖蒲3克。

【配制方法】以麻油1230克将以上药物分两次熬枯去渣，再并熬，油成后仍分两次下丹，注意避免火旺走丹。再加入炒铅粉25克，雄黄、明矾、硼砂、青黛、轻粉、乳香、没药各1.5克，生石膏12克，牛胶6克搅匀收膏。

【使用方法】将膏化开摊贴大椎、中脘、天枢、下巨虚穴位上。

【注意事项】孕妇禁贴；脾胃虚寒者慎贴；本膏中药物系苦寒之品，可伤脾胃生发之气，故不宜多贴久贴。

【按语】本膏方中黄芩治上焦，清肺热；黄连治中焦，泻心火而除烦，清胃热而止呕，并为治痢要药；黄柏治下焦，泻相火，除下焦湿热。龙胆草泻肝胆实火，清下焦湿热。苦参燥湿治痢，利尿；秦皮、胡黄连等均具有清热燥湿作用。辅药可引苦寒之品直达病所，与所贴穴位，共收清热燥湿、泻火解毒之效。

6. 木香槟榔丸膏

【方剂来源】《实用中医内科大膏药手册》。

【适应病证】痢疾，里急后重，肠炎，伤食便秘，胃肠湿热积滞，脘腹胀满，气结便秘，或泻下不畅，舌苔厚腻而黄，脉象弦滑而数。

【药物组成】木香、槟榔、炒枳壳、陈皮、青皮、三棱、莪术、黄连各5克，制香附、黄柏、大黄各15克，炒牵牛子20克，芒硝10克。辅药：生姜9克，葱白、韭白、薤白各6克，石菖蒲3克，藿香6克，桑叶、芭蕉叶、竹叶各12克，柳枝24克，凤仙草6克，乌梅1.5克。

【配制方法】用麻油660克将以上药物熬枯去渣，下丹搅匀，再入生石膏24克，寒水石12克，青黛3克，牡蛎粉、玄明粉各6克，牛胶12克，搅匀收膏。

【使用方法】将膏药化开，贴于气海、足三里穴位上。

【注意事项】孕妇禁贴。

【按语】本膏为泻下性健胃通肠膏，主药和辅药配上所选贴穴位，能收行气导滞、泻热通便之效。

八、寒霍乱膏敷方

寒霍乱是指夏秋之季，贪凉露宿，感受寒湿，客邪秽气，郁遏中焦，损伤脾胃，升降失司，清浊相干，临床表现以剧烈而频繁的吐泻，腹痛或不痛的疾病。因其发病骤急，病起于顷刻之间，挥霍缭乱，故名霍乱。为了与西医的霍乱、副霍乱加以区别，故将急性胃肠炎、细菌性食物中毒等称为"类霍乱"。

1. 藿香正气散膏

【方剂来源】《实用中医内科大膏药手册》。

【适应病证】霍乱轻症初起，内伤湿滞，复感风寒，而湿滞脾胃为主者，临床表现为呕吐下利，初起时所下带有稀粪，继之下利清稀，或如米泔水，不甚臭秽，胸膈痞闷，腹痛或不痛，四肢清冷，舌苔白腻，脉象濡数。也可用于急性胃肠炎，细菌性食物中毒，夏月暑湿外感、脾胃不和，山岚瘴疟，水土不服所致的呕吐泻痢等。

【药物组成】一组：藿香45克，紫苏、白芷、大腹皮、茯苓各15克，炒白术、陈皮、制半夏、厚朴、桔梗、甘草各30克，大枣7克，生姜4.5克。

二组：葱白、蒜头、侧柏叶各9克，韭白、凤仙草、益母草、白菊花、桑叶、芙蓉叶各18克，菖蒲、木瓜各5克，花椒、白芥子、乌梅各3克。

【配制方法】将以上两组药物浸泡于600克芝麻油内，冬十秋七春五夏三日，置锅内慢火熬至药枯去渣，熬药油成，下黄丹收存，再入生石膏30克，青黛18克，海浮石、蛤粉、硼砂、明矾、轻粉各4.5克，后入牛胶（酒蒸化）12克，拌匀制成膏，分摊于红布上，折叠备用。

【使用方法】将膏药加温变软，揭开，贴于中脘穴、神阙穴处。

【注意事项】孕妇禁贴。

【按语】本膏敷方中藿香辛散风寒，芳化湿浊，和胃悦脾；半夏燥湿降气，和胃止呕；厚朴行气化湿，宽胸除满；苏叶、白芷外散风寒，兼芳香化湿；陈皮理气燥湿并能和中；茯苓、白术健脾运湿；大腹皮行气利湿；桔梗宣肺利膈；生姜、大枣调和脾胃；合而共奏解表化湿和中之效。

所贴之中脘穴，主治呕吐泄泻、胃肠炎等；神阙穴能和胃理肠，开窍复苏。

2. 理中丸膏

【方剂来源】《实用中医内科大膏药手册》。

【适应病证】霍乱，寒伤中阳，临床表现为四肢清冷，吐泻频作，倦怠乏力，腹痛。也可用于脾胃虚弱的腹胀，肠鸣泄泻，消化不良，食欲不振，舌苔白滑，脉象沉细或迟缓。慢性胃肠炎、溃疡病、消化不良的肠鸣泄泻，遇寒腹痛，不欲饮食，以及胃无力症，胃液滞留、胃脘胀满等症亦可应用。

【药物组成】一组：人参、干姜、白术、炙甘草各 90 克。

二组：生姜、葱白、薤白、韭白、蒜头、艾叶、侧柏叶各 6 克，槐枝、柳枝、桑枝、冬青枝、菊花、桃枝各 24 克，苍耳子、石菖蒲、白芥子、花椒、乌梅各 3 克，发团 9 克。

【配制方法】将以上两组药物浸泡于 1720 克芝麻油内，冬十秋七春五夏三日，置锅内慢火熬至药枯去滓，熬药油成，下黄丹收存，再入炒铅粉 30 克，密陀僧、松香各 12 克，赤石脂、木香、砂仁、官桂、丁香、檀香、雄黄、明矾、轻粉、降香、乳香、没药各 3 克，拌匀制成膏，分摊于红布上，折叠备用。

【使用方法】将膏药加温变软，揭开贴于中脘穴、足三里穴处。

【注意事项】孕妇禁贴。

【按语】本膏敷方中人参甘温入脾；白术苦温，燥湿健脾；炙甘草补中扶正，补中益气；干姜辛热，温中而扶阳气；合而共奏温中祛寒、补益脾胃之效。

3. 四逆汤膏（一）

【方剂来源】《实用中医内科大膏药手册》。

【适应病证】寒霍乱，吐泻腹痛，呕吐不渴，四肢厥逆，手冷过肘，足冷过膝，蜷卧神疲，舌淡，脉沉迟微弱。也可用于急性

胃肠炎吐泻过多，血压下降，呈虚脱表现者；慢性肠炎、消化不良的腹泻；少阴病阳衰，阴寒内盛及太阳病误汗亡阳证。

【药物组成】一组：炙甘草、制附子各 60 克，干姜 40 克。

二组：生姜、葱白、薤白、韭白、蒜头、艾叶、侧柏枝各 6 克，槐枝、柳枝、桃枝、桑枝、冬青枝各 24 克，凤仙草、白芥子、石菖蒲、乌梅各 3 克。

【配制方法】将以上两组药物浸泡于 1010 克芝麻油内，冬十秋七春五夏三日，置锅内慢火熬至药枯去渣，熬药油成，下黄丹收存，再入炒铅粉 30 克，密陀僧、松香各 12 克，赤石脂、木香、砂仁、官桂、丁香、檀香、雄黄、明矾、轻粉、降香、乳香、没药各 3 克，拌匀制成膏，分摊于红布上，折叠备用。

【使用方法】将膏药加温变软，揭开贴于神阙穴、关元穴处。

【注意事项】孕妇禁贴。

【按语】本膏敷方中附子大辛大热，回阳以救逆；干姜辛散，配附子温阳祛寒、回阳救逆之力更雄；炙甘草甘温补脾胃而调诸药。合而共奏温中逐寒、回阳救逆之效。

所贴之神阙穴，具有回阳救逆、开窍复苏、健运脾阳、和胃理肠、固涩止泻的功效；关元穴是小肠之募穴，足三阴经与任脉之会，又是三焦之气所生之处，具有回阳固脱、补益元气之效。

第二节　肺系病证膏敷方

一、咳嗽膏敷方

咳嗽是肺系疾患的一个常见症状。外感或内伤的多种病因，导致肺气失于宣肃降时，均会使肺气上逆而引起咳嗽。

1. 止咳散膏

【方剂来源】《实用中医内科大膏药手册》。

【适应病证】多种咳嗽均治，但总以咳嗽咽痒，微有恶风发热，舌苔薄白为主症。可用于外感咳嗽，经服解表宣肺药后而咳仍不止者；凉燥咳嗽脉浮紧者。也可由于慢性支气管炎。

【药物组成】一组：桔梗、荆芥、紫菀、百部、白前各 96 克，炙甘草 36 克，陈皮

90克。

二组：生姜、葱白、凤仙草各60克，韭白、蒜头、桑枝、苍耳草各30克，槐枝、柳枝、桃枝各24克，干姜、艾叶、侧柏叶各12克，石菖蒲、胡椒、白芥子各6克。

【配制方法】将以上两组药物浸泡于3120克芝麻油内，冬十秋七春五夏三日，置锅内慢火熬至药枯去滓，熬药油成，下黄丹收存，再入松香24克，密陀僧12克，陈壁土、煅赤石脂各6克，雄黄、明矾、木香、丁香、降香、乳香、没药、官桂、樟脑、轻粉各3克，后入牛胶（酒蒸化）12克，拌匀制成膏，分摊于红布上，折叠备用。

【使用方法】将膏药加温变软，揭开贴于风门穴、合谷穴处。

【注意事项】孕妇禁贴。

【按语】本膏敷方中百部、紫菀温润止咳，其性微温而不寒；桔梗能升提肺气以利膈；白前能下气开壅以止嗽，四药有调整气机升降出入之能；佐以陈皮宣肺利气祛痰；荆芥散风解表；甘草缓急止嗽，与桔梗同用，又能利咽喉。上药合用，温而不燥，润而不腻，苦不过寒，辛不过热，既有辛甘为开，又可甘苦而降，故运用于肺失宣发肃降而见咳嗽咽痒，咯痰不爽。

2. 二陈汤膏

【方剂来源】《实用中医内科大膏药手册》。

【适应病证】痰湿咳嗽，临床表现为咳嗽多痰，痰白而稀，胸脘作闷，恶心头眩，纳呆心悸，四肢乏力，舌苔白腻，脉象濡滑。也可用于慢性支气管炎的咳嗽，痰多而白，伴有食欲不振，吐酸烧心，或慢性胃炎兼有咳嗽吐痰者。

【药物组成】一组：陈皮、制半夏各250克，茯苓150克，甘草75克，生姜50克。

二组：葱白、韭白、薤白、蒜头、凤仙草、槐枝、柳枝、桑枝各30克，榆枝、桃枝各24克，石菖蒲、莱菔子、干姜各6克，佛手、艾叶、小茴香各3克。

【配制方法】将以上两组药物浸泡于

3280克芝麻油内，冬十秋七春五夏三日，置锅内慢火熬至药枯去渣，熬药油成，下黄丹收存，再入松香、生石膏各12克，陈壁土、明矾各6克，雄黄、轻粉、砂仁、白芥子、川椒、木香、檀香、官桂、乳香、没药各3克，后入牛胶（酒蒸化）12克，拌匀制成膏，分摊于红布上，折叠备用。

【使用方法】将膏药加温变软，揭开贴于肺俞穴、华盖穴处。

【注意事项】孕妇禁贴。

【按语】本膏敷方中半夏燥湿化痰，陈皮理气化痰，使气顺痰降，气行则痰化；因痰由湿生，脾健运则湿自化，湿去则痰自消，故配以茯苓健脾利湿，甘草健脾和中。湿去痰消，气机通畅，脾得健运，则咳嗽诸症随之而解。

所贴之肺俞穴主治咳嗽痰涎壅塞，胸背气短，喘息，呃逆，呕吐。肺为五脏之华盖，华盖穴能主治呼吸系统的病证。

3. 补肺气大膏药

【方剂来源】《实用中医内科大膏药手册》。

【适应病证】气虚咳嗽，临床表现为咳嗽声低无力，气短，痰多清稀，神疲，畏风，自汗，易于感冒，苔薄白，舌质淡，脉象细弱。

【药物组成】一组：人参、党参、蛤蚧、棉根皮、胡桃（连皮）各15克，太子参30克，黄芪、熟地黄各20克，炙甘草、蜂蜜、饴糖、五味子、紫菀、桑白皮各10克，紫河车12克。

二组：生姜、葱白、槐枝、柳枝、桑枝各36克，白芥子、石菖蒲、白果仁、大枣、乌梅、粟壳、莱菔子各9克。

【配制方法】将以上两组药物浸泡于1380克芝麻油内，冬十秋七春五夏三日，置锅内慢火熬至药枯去滓，熬药油成，下黄丹收存，再入肉桂、丁香、降香、白蔻仁各9克，后入牛胶（酒蒸化）36克，拌匀制成膏，分摊于红布上，折叠备用。

【使用方法】将膏药加温变软，揭开待

稍温，贴于肺俞穴、中府穴、膻中穴处。

【注意事项】孕妇禁贴。

【按语】本膏敷方一组药中人参、黄芪益气补肺；党参、太子参、炙甘草健脾益气，以资生化之源；熟地黄、五味子滋肾敛肺，共同起到肺肾双补的作用；配以紫菀、桑白皮止咳平喘；紫河车培益先天之精；蜂蜜、饴糖润肺止咳；棉根皮祛痰止咳；蛤蚧、胡桃滋肺肾，定喘咳。二组药中姜、葱等具有刺激性、挥发性，通过皮肤的刺激、腠理的开合，促进一组药物的吸收，两组药物相互配合，以增强疗效。

所贴之肺俞穴有调理肺气的作用；中府穴系肺之募穴，手太阴肺经与足太阴脾经之会穴，是肺经病证常用穴之一；膻中穴是足太阴脾经、足少阴肾经、手太阳小肠经、手少阳三焦经及任脉之会穴，也是八会穴中气会之处，故气虚咳嗽用。

4. 麝香虎骨膏

【方剂来源】《江苏中医杂志》1992年第4期。

【适应病证】外感风寒型咳嗽。

【药物组成】麝香、虎骨、生川乌、生草乌、吴茱萸、冰片、山柰、樟脑、薄荷脑等。

【配制方法】有成品出售。

【使用方法】取穴：天突、膻中、肺俞（双）。操作：将麝香虎骨膏剪成寸见方，贴敷在上述穴位处。

【注意事项】为了贴敷方便，每日临睡前贴上，晨起取掉，每日1次，每次8小时左右。药膏用后仍封好，以防挥发而失效。皮肤病及药膏过敏者慎用。

【临床疗效】本组共治100例，痊愈56例，其中贴敷3次而愈者41例；好转25例；无效19例，其中11例热势较高，5例伴哮喘，3例属肺炎患者。此方法安全方便，法简效高，尤适用于小儿。

5. 温肺膏

【方剂来源】《理瀹骈文全集》。

【适应病证】风寒犯肺，咳嗽气促；生冷不节及中焦脾胃虚寒致痰水冷气冲心，时吐清水。

【药物组成】姜半夏90克，杏仁、苏子、桑白皮、五味子、麻黄、细辛、干姜、陈皮、官桂、炒葶苈、白蒺藜各60克，党参、白术、苍术、黄芪、炙甘草、川芎、白芷、荆芥、独活、枳壳、青皮、威灵仙、砂仁、沙苑子、旋覆花、香附、乌药、大腹皮、巴戟天、大茴、破故纸、吴茱萸、荜茇、良姜、款冬花、芫花、紫菀、川朴、黑丑、泽泻、车前子、白附子、巴豆仁、诃子肉、川乌、白及、白蔹、皂角、木瓜、木鳖仁、蓖麻仁、炮山甲各30克。辅药：生姜、葱白、槐枝、柳枝、桑枝各120克，全株凤仙草60克，白芥子、川椒、胡椒、核桃仁、石菖蒲、白果仁、大枣、乌梅、粟壳、莱菔子各30克。

【配制方法】用麻油8000克将上药熬枯去渣，熬油成下丹频搅，再入肉桂、丁香、木香、降香（沉香尤佳）、白蔻各30克，牛胶90克（酒蒸化）搅匀收膏。

【使用方法】将膏药化开贴心口（胸骨柄、剑突处）。

【注意事项】孕妇禁贴。

【按语】"形寒饮冷则伤肺"，凡属肺寒者本膏均宜贴之。

6. 清肺膏

【方剂来源】《理瀹骈文》。

【适应病证】肺热咳喘，如心火刑克、肝木亢害、内伤外感郁久化热等导致肺热气逆、咳喘失肃。

【药物组成】黄芩90克，薄荷、桑白皮、地骨皮、知母、贝母、天冬、麦冬、连翘、苏子、花粉、葶苈子、芫花各60克，桔梗、橘红、郁金、香附、荆芥、枳壳、牛蒡子、山豆根、瓜蒌、旋覆花、杏仁、川芎、白芷、兜铃、前胡、蒲黄、防风、苏梗、青皮、胆星、防己、射干、白前、槟榔、白丑、款冬花、五倍子、元参、生地黄、生甘草、忍冬藤、当归尾、白芍、赤芍、牡丹皮、木通、车前子、枳实、黄连、黄柏、黑山栀、白及、白蔹、大黄、芒硝、木鳖子、蓖麻子、穿山甲各30克，滑石120克。辅药：生姜、葱白各60克，桑叶、连根白菊花、槐枝、柳枝、桑枝各24克，枇杷叶120克，竹叶、柏叶、橘叶各60克，全株凤仙、百合、莱菔子各30克，花椒、乌梅各15克。

【配制方法】用麻油1000克将上药熬枯去渣，熬油成下丹频搅，再入生石膏120克、青黛、海浮石、蛤粉、硼砂、明矾、轻粉各30克，牛胶120克（酒蒸化），搅匀收膏。

【使用方法】将膏药化开，贴胸背或肺俞穴位上。

【注意事项】孕妇禁贴。

【按语】大凡肺热导致肺失宣发肃降者均宜贴用本膏药。

7. 清化热痰膏

【方剂来源】《实用中医内科大膏药手册》。

【适应病证】痰热证，表现为咳嗽，痰多黄稠，舌红苔黄腻，脉滑数。由痰导致癫痫惊厥、瘰疬瘿瘤及阴虚燥咳等症。

【药物组成】瓜蒌、天花粉、杏仁各12克，贝母、前胡各10克，葶苈子12克，礞石15克，海藻10克，竹茹6克，竹沥12克，天竺黄10克，海浮石、海蛤壳各15克，胖大海、昆布、荸荠各10克，猴枣3克，海粉、山慈菇、芫花、蓖麻子、杜鹃、矮地茶各10克，梨15克，白屈菜10克，黄药子15克，木蝴蝶10克。辅药：桑叶、白菊花、槐枝、柳枝、桑枝各24克，橘叶6克，凤仙、莱菔子各3克。

【配制方法】用麻油1270克将上药熬枯去渣，熬油成下丹搅匀，再加入生石膏12克、青黛、海浮石、蛤粉、硼砂、明矾、轻粉各3克，牛胶12克搅匀收膏。

【使用方法】将膏药化开，摊贴于大椎、肺俞、曲池、尺泽（肘中约纹上动脉中）、肩井（肩上陷中，大骨前1.5寸）穴位上。

【注意事项】孕妇禁贴。脾胃虚寒及寒痰、湿痰慎用；外感咳嗽宜配服解表药，虚劳咳嗽应配服补养药。

【按语】本膏方配伍特点，先有引药，后有主药，先表后里，直达病所，以清痰热郁肺。辅药既可促进主药的透皮吸收，又具有清热祛痰的功效，协助主药与选贴穴位，共收清热化痰之效。

8. 温化寒痰膏

【方剂来源】《实用中医内科大膏药手册》。

【适应病证】寒痰证，表现为咳嗽气喘，咯痰清稀色白，胸满，肢体酸痛，舌淡苔白腻，脉沉迟。阴疽流注。

【药物组成】半夏30克，天南星18克，白前30克，旋覆花36克，白附子18克，白芥子30克，牙皂18克，莱菔子36克，桔梗30克，胆南星18克，皂角18克。辅药：天浆壳、萝藦藤、石胡荽各30克，柳枝、槐枝各18克，凤仙草、苏子、莱菔子各6克，石菖蒲12克。

【配制方法】用麻油1300克将上药熬枯去渣，熬油成下丹频搅，再入生石膏48克、礞石、金陀僧各24克，青黛、雄黄、明矾各24克，硼砂、朱砂、轻粉各6克，搅匀收膏。

【使用方法】将膏药化开，摊贴于风门、合谷、中府、鱼际、外关穴位上。

【注意事项】孕妇禁贴。痰热咳嗽、阴虚燥咳或有咯血病史者慎用。

【按语】主药温化寒痰，辅药既可促进主药之吸收，又有发散风寒、温肺化痰之功效。选贴风门穴，又名热府，前贤认为此穴乃风寒湿热等外邪入侵之门户，具有疏散风寒、调理肺气的作用；合谷疏风解表；中府疗肺疾；鱼际治伤风、伤寒、咳嗽、汗不出；外关亦疏风解表。

9. 养肺阴膏

【方剂来源】《实用中医内科大膏药手册》。

【适应病证】肺阴亏损证，表现为干咳无痰，或痰少而黏，咽干，声哑，或咳血，潮热盗汗，午后颧红，舌红少苔，脉细数。

【药物组成】百合 12 克，麦冬、天冬、南沙参、玉竹、生地黄、熟地黄各 15 克，黄精 12 克，阿胶、当归、羊乳根、冬虫夏草、桔梗、贝母各 10 克，甘草 6 克，石斛 12 克，蜂蜜 10 克，山药 15 克。辅药：葱白、槐枝、柳枝、桑枝各 36 克，全株干凤仙草 18 克，白芥子、核桃仁、石菖蒲、白果仁、大枣、乌梅、粟壳、莱菔子各 9 克。

【配制方法】用麻油 1350 克，将上药熬枯去渣，熬油成下丹搅匀，再入肉桂、丁香、木香、降香（沉香尤佳）、白蔻仁各 9 克，牛胶 36 克（酒蒸化），搅匀收膏。

【使用方法】将膏药化开，摊贴于肺俞、天突、鱼际穴上。

【注意事项】孕妇禁贴。

【按语】本膏方滋养肺阴，如潮热显著，尚可加入地骨皮、银柴胡、鳖甲以滋阴退热；盗汗明显加牡蛎、浮小麦、麻黄根以敛汗；咯血加白及、仙鹤草以养血止血；胸痛加郁金、延胡索以活络止痛。

10. 温肺寒膏

【方剂来源】《实用中医内科大膏药手册》。

【适应病证】咳嗽气喘，咯痰稀白，恶寒发热，鼻塞流涕，舌苔薄白，脉象浮紧。

【药物组成】麻黄、桂枝、杏仁、桔梗、天浆壳、荆芥、防风、紫苏、橘红、款冬花、白芥子各 30 克，细辛、干姜、甘草各 1 克。辅药：生姜、葱白各 36 克，川椒、胡椒、核桃仁、石菖蒲、白果仁、大枣、粟壳、莱菔子各 9 克。

【配制方法】用麻油 1580 克将上药熬枯去渣，熬油成下丹频搅，再入肉桂、丁香、木香、降香（沉香尤佳）、白蔻仁各 9 克，牛胶 36 克（酒蒸化），搅匀收膏。

【使用方法】将膏药化开，摊贴于肺俞、中府、外关穴位上。

【注意事项】孕妇禁贴。

【按语】本膏主药辅药与选贴穴位共起发散风寒、宣肺平喘之功效。如表寒未解，肺有郁热，症现恶寒身痛，胸满憋喘，心烦口干，舌苔黄白，此乃寒热夹杂，应外散风寒，内清里热，方中可再加生石膏、黄芩等。

二、哮喘膏敷方

哮喘是一种突然发作以呼吸喘促、喉间哮鸣有声为临床特征的疾病。痰浊内伏是哮喘的宿根，常因感受外邪或饮食不当而诱发。

1. 小青龙汤膏药

【方剂来源】《实用中医内科大膏药手册》。

【适应病证】哮喘病中的冷哮发作期，临床表现为初起恶寒，发热，头痛，无汗，咳嗽，呼吸紧感，喉痒、鼻痒或身痒，鼻流清涕如水样，继则喘促加剧，喉中痰鸣如水鸡声，咳吐稀痰，不得卧，胸膈满闷如窒，面色苍白或青灰，背冷，口不渴，或渴喜热饮，舌质淡，苔白滑，脉象浮紧。亦有一开始就突然发作，咳喘哮鸣皆现，而兼见恶寒、发热、头痛等表证者。也可用于支气管哮喘、哮喘性支气管炎、慢性支气管炎、风寒感冒的恶寒发热、喘咳多痰而有水气者。

【药物组成】一组：麻黄、桂枝、白芍、干姜、炙甘草、制半夏、五味子各 18 克，细辛 6 克。

二组：香薷、胡荽各 9 克，生姜、韭白、蒜头各 24 克，柳枝、桑枝、石菖蒲各 6 克，葱白 12 克。

【配制方法】将以上两组药物浸泡于 710 克芝麻油内，冬十秋七春五夏三日，置锅内慢火熬至药枯去渣，熬药油成，下黄丹收存，再入炒铅粉、生石膏各 24 克，雄黄、明矾、硼砂、青黛、轻粉、乳香、没药各 3 克，后入牛胶（酒蒸化）12 克，拌匀制成膏，分摊于红布上，折叠备用。

【使用方法】将膏药加温变软，揭开贴于风门穴、合谷穴处。

【注意事项】孕妇禁贴。

【按语】本膏敷方中麻黄、桂枝发汗解表，宣肺平喘；白芍配桂枝以调和营卫；干姜、细辛内以温肺化饮，外可辛散风寒；五味子温敛肺气以止咳，并防肺气之耗散；半夏燥湿化痰，蠲饮降浊；炙甘草配白芍酸甘化阴，缓和麻黄、桂枝辛散太过，合而共奏散寒解表、化饮平喘之效。

2. 苏子降气汤膏药

【方剂来源】《实用中医内科大膏药手册》。

【适应病证】上实下虚之支气管哮喘，症见痰涎壅盛，喘咳短气，胸膈满闷，咽喉不利，肢体虚浮，舌苔白滑或白腻。也可用于上实下虚之慢性支气管炎、肺气肿、心脏病性哮喘等咳嗽气喘、呼吸困难者。

【药物组成】一组：半夏、苏子各75克，甘草60克，前胡、厚朴各30克，陈皮、当归各40克，肉桂45克，生姜2片，大枣1枚，薄荷3克。

二组：干姜、葱白、薤白、韭白、蒜头、艾叶各12克，槐枝、柳枝、桑枝、冬青枝、菊花各48克，苍耳子、凤仙草、石菖蒲、白芥子、莱菔子、花椒、乌梅各6克，发团18克，桃枝48克。

【配制方法】将以上两组药物浸泡于2470克芝麻油内，冬十秋七春五夏三日，置锅内慢火熬至药枯去渣，熬药油成，下黄丹收存，再入炒铅粉各60克，密陀僧、松香各24克，赤石脂、木香、砂仁、官桂、丁香、檀香、雄黄、明矾、轻粉、乳香、没药各6克，后入龟板胶、鹿角胶（酒蒸化）各12克，拌匀制成膏，分摊于红布上，折叠备用。

【使用方法】将膏药加温变软，揭开贴于肺俞穴、气海穴处。

【注意事项】孕妇禁贴。

【按语】本膏敷方中用苏子、半夏降气化痰，止咳平喘；厚朴、前胡宣降肺气，止咳平喘，协主药以治上实；肉桂温肾纳气以治下虚；当归养血润燥，治喘咳气逆，《神农本草经》谓当归主咳逆上气；生姜和胃降逆；甘草和中祛痰，合而共奏降逆平喘，温化寒痰之功。

3. 三健膏药

【方剂来源】《实用中医内科学》。

【适应病证】顽固性哮喘。

【药物组成】天雄、附子、川乌、官桂、桂枝、桂心、大腹皮、白檀香、木香、细辛、川椒、干姜各30克。

【配制方法】将以上药物浸泡1100克芝麻油内，冬十秋七春五夏三日，置锅内慢火熬至药枯去滓，熬药油成，下黄丹收膏，去火毒，分摊于红布上，折叠备用。

【使用方法】将膏药加温变软，揭开贴于肺俞穴上，5～8日换1次。

【注意事项】孕妇禁贴。

【按语】本膏敷方中天雄、附子、川乌、官桂、桂枝、桂心、川椒祛寒温阳；大腹皮、白檀香、木香行气下气；细辛、干姜温肺化痰止咳。痰浊内伏是哮喘的宿根，常因感受寒邪而诱发，故用本膏药有效。所贴之肺俞穴，有调理肺气的作用，能治疗胸满气短、喘息等症。

4. 涌泉膏（一）

【方剂来源】《外治寿世良方》。

【适应病证】咳嗽痰喘气急，左瘫右痪，手足麻木，筋骨疼痛，腰脚软弱。

【药物组成】大海龙1对（雄黑雌黄，长尺余者佳，如无用海马亦可），大生附子1个（重45克，切去芦头，童便、甘草水各浸1日，洗净），零陵香、大穿山甲（要大片）、锁阳各9克（上3味均切碎）。

【配制方法】将以上药物浸泡于600克芝麻油内，冬十秋七春五夏三日，置锅内用木炭火熬至药枯，去净渣，将油再熬至将要滴水成珠，称准分量，每500克药油，加飞净黄丹195克，用小火熬沸，用槐枝不住手搅，再下制阳起石末、麝香末各15克，冬虫夏草末、高丽参末、川椒末、母丁香末各9克，搅匀，盛瓷罐内，以蜡封口，埋土内7日去火毒，每用膏0.9克摊红布上如铜钱大，折叠备用。

【使用方法】将膏药加温变软，揭开，

贴两足心涌泉穴处，10日换1次。

【注意事项】孕妇禁贴。

【按语】本膏敷方中生附子温肾祛寒以化水，力峻以行速，与海马、锁阳、阳起石配伍以增温肾壮阳之效；高丽参益气补肺；麝香之香窜以醒脑通窍；冬虫夏草既能滋肺阴又能益肾阳，能治疗阴虚阳虚的虚喘或咳嗽；穿山甲性善走窜，可透达经络直达病所。诸药合用，共奏温肾纳气平喘之效。

5. 菟丝子膏

【方剂来源】《新中医》1992年第6期。

【适应病证】支气管哮喘。

【药物组成】菟丝子120克，杜仲100克，白芥子、僵蚕、元胡各30克，甘遂、细辛各10克，芝麻油、红丹各适量。

【配制方法】将上述7味中药浸芝麻油中，春五夏三秋七冬十日，置锅内文火熬至药枯去渣，熬药油成，下丹收膏，去火毒备用。

【使用方法】将药膏摊于2厘米×2厘米之牛皮纸上，贴于肺俞、膏肓俞、大椎3个穴位。若发病季节比较明显，在发作前1个月开始贴敷；若没有明显的季节性，可贴2个月为1个疗程。治疗期间停服一切中西药及停用其他疗法。

【注意事项】若皮肤对膏药敏感有反应可间歇3天，每张贴3天。个别病例贴敷部位出现充血及有痒感，但无全身症状，间歇3天后症状消失或减轻，可继续贴敷，无不良反应。禁食一切辛辣油腻物。

【临床疗效】用本膏曾贴治126例支气管哮喘患者，显效79例，有效46例，无效1例，总有效率为99.2%。

【典型病例】(1) 张某，男，21岁。患支气管哮喘11年，每于春、秋、冬三季发作，发作时需用激素、扩支气管及抗生素药治疗方能停止。于1985年7月25日就诊，患者发育正常，两肺无干湿啰音，舌淡红、苔薄，脉象虚弱。予菟丝子膏贴敷肺俞、膏肓俞、大椎穴，贴敷1个月。后于1985年9

月10日复诊，述发作1次，时间短未予用药而缓解，嘱其再贴半个月以巩固疗效。1986年2月5日三诊，给予菟丝子膏贴敷1月，春季未见复发，追访1年病无复发。

(2) 刘某，男，8岁。患支气管哮喘2年，每于春秋两季发作，发作后需用西药治疗方能停止，1987年1月6日就诊，患儿身体虚弱，发育不良，纳少，舌淡，苔薄，脉虚弱。给予菟丝子膏贴上述穴位1个月。至春季，仅感有时胸闷，嘱贴半月，秋季到来之前1月再贴敷，后痊愈，随访3年未复发。

【按语】本膏药中菟丝子以补肾阳，杜仲补肾虚，僵蚕息风、解痉化痰，细辛发散风寒、祛痰化痰，白芥子温肺祛痰，甘遂治气急喘促，元胡有解痉作用。所贴肺俞穴、膏肓俞穴主治哮喘，属于足太阳膀胱经，与足少阴肾经相表里。大椎穴主治咳嗽，在取穴上标本兼顾。

6. 止喘膏 (一)

【方剂来源】《新中医》1974年第3期。

【适应病证】支气管哮喘。

【药物组成】细辛90克，甘遂60克，白芥子120克，元胡45克，法半夏60克，沉香15克，桂心15克，麝香0.6克，蜜糖250克，老生姜头500克。

【配制方法】将细辛、甘遂、白芥子、元胡、法半夏、沉香、桂心共研成细末。将生姜捣烂，放入瓷钵内加热水煮沸5分钟，捞出姜渣，放入药面和蜜糖，调匀成膏状备用。

【使用方法】让患者伏卧于床上，掀起上衣，以乙醇棉球擦背肌两旁（以生姜切片擦背也可以），抹净肌表油脂，用记号笔在背肌部点出风门穴、肺俞穴、厥阴俞穴，并涂上少许凡士林，以便放上少许麝香，然后取药膏捻成5分硬币大，贴在背部井穴上，有灼热感为度，盖上塑料薄膜（或油纸）防止药液渗出，再盖上适宜长条胶布，左右各1块，周围按实。

成人按以上左右各3个穴位贴药。10岁

以下取风门（或厥阴俞）、肺俞左右各2个穴位，5岁取肺俞左右各1个穴位。

【注意事项】贴后约经过24小时，取下胶布和膏药，如背肌部发现红晕或疱疹，这是贴药良好的现象，可用万花油或消炎膏涂患处，盖上消毒双层纱布，贴上胶布条，以防感染。如遇天气冷时，背部贴药处，以艾条熏烤，帮助局部温度增高。

【典型病例】庄某，女，34岁。患支气管哮喘30多年，每逢秋冬季节常发作，天气转变为发作诱因，每次发作时，喘促、胸闷，端坐呼吸。曾经用过各种治疗方法和药物，仅得到临床控制。检查：呼吸音粗糙，舌质淡，苔薄白，脉细。自从第1次背穴贴药后，当晚睡得安稳，哮喘未见发作，经3次贴药，仅小发作2次，其中1次发作时服了氨茶碱0.1克，喘即止，患者自觉背穴贴药后，喘轻次少，甚感满意。

【按语】本膏药有宣寒通窍、逐痰降气等作用，患者贴药后，自觉晚睡舒适，翌晨咳吐大量痰涎，足以证明其功效确切。20岁以下患者，病程尚短，证属虚寒，贴本膏药疗效较高。已往背穴贴药，均按初、中、末三伏天贴药，使用本膏药，不拘季节，隔10天贴药1次，连续1个月，以后每年按病情需要贴药1~3次，至不发作为止。

7. 哮喘膏

【方剂来源】《上海中医药杂志》1981年第6期。

【适应病证】哮喘。

【药物组成】生川乌、生草乌、野百合各36克，马钱子、官桂、赤芍、仙鹤草、老鹳草各48克，当归12克，鲜桑枝、鲜枣枝、鲜桃枝、鲜槐枝、鲜柳枝各30克。

【配制方法】将上药放入铜锅内，用菜油3千克浸3天，熬后去药渣。当熬至滴水中不散时，将广丹（炒如麦色）1千克，徐徐撒入（此时须文火）并以桃、柳粗枝2根（用麻皮扎在一起）不停地搅匀至滴水成珠为度，再加入乳香、没药细粉各24克，搅匀

冷却后即成膏药肉。用较薄的牛皮纸和棉布裱成膏药布，裁成5厘米见方大小，将药肉放在布面上，摊成3.2厘米直径的圆形即可。临用时烘软，在膏药中心加入纯净的白信粉0.2克。

【使用方法】将哮喘膏贴于督脉经的身柱穴。

【注意事项】根据患者皮肤的老嫩和敏感等情况来决定敷贴的时间。治疗期间及治疗后半年内应禁忌鱼腥（特别是带鱼、黄鱼等海鲜）、公鸡、鹅、猪头等肉类食物。

【临床疗效】治疗成年患者87例随访，其中痊愈42人，显效18人，有效14人，无效13人。

【按语】此膏用生川、草乌祛风湿、散寒邪；当归、赤芍补血活血散瘀；马钱子通络散结，有较强的止咳作用；官桂暖脾胃，除积冷，以上诸药相伍，能起温肺散寒、止咳平喘之作用；仙鹤草益血养心；老鹳草益肺健脾；乳香、没药辛香走窜，而以白信治喘则屡见于前贤著作及民间验方。

8. 止咳平喘膏

【方剂来源】《实用中医内科大膏药手册》。

【适应病证】咳嗽气喘病证。

【药物组成】杏仁、紫菀、款冬花、百部、桑白皮、马兜铃各20克，枇杷叶12克，天竺子、满山红、薜荔、鼠曲草各20克，洋金花6克，紫金牛20克，钟乳石30克。辅药：千日红、凤凰衣、石菖蒲各12克，胡颓叶、鹿茸草、马加木各20克，野马追20克，老君须12克。

【配制方法】用麻油1190克将上药熬枯去渣，再熬油成，下丹频搅，再入生石膏、礞石各24克，金陀僧、青黛、雄黄、明矾各12克，硼砂、朱砂、轻粉各6克，搅匀收膏。

【使用方法】将膏药化开，摊贴于肺俞、定喘、天突、膻中、丰隆穴上。

【注意事项】孕妇禁贴。

【按语】此膏中主药、辅药与所选贴穴

位共奏止咳降气平喘之效。此膏药适用于多种咳嗽气喘证。然而，咳喘之证，甚为复杂，虚实各异，临床应辨证论治，采取相应的配伍，始能收到更佳的疗效。

9. 祛痰降气平喘膏

【方剂来源】《实用中医内科大膏药手册》。

【适应病证】咳嗽痰多而黏，咯出不爽，胸中窒闷，恶心，纳呆，口黏无味，舌苔白腻，脉滑。慢性气管炎急性发作。

【药物组成】半夏12克，陈皮10克，茯苓15克，苏子、白芥子各10克，莱菔子15克，厚朴10克，苍术10克，麻黄、桂枝各6克，干姜、细辛各5克，五味子、紫菀各12克，炙甘草10克，生姜36克，乌梅10克。辅药：葱白36克，川椒、胡椒、核桃仁、石菖蒲、白果仁、大枣、粟壳各3克。

【配制方法】用麻油750克将上药熬枯去渣，下丹搅匀，再入肉桂、丁香、木香、降香（沉香尤佳）、白蔻仁各9克，牛胶36克（酒蒸化），搅匀收膏。

【使用方法】将膏药化开，摊贴于定喘、中府、丰隆穴位上。

【注意事项】孕妇禁贴。

【按语】本膏方为二陈汤、小青龙汤加减化裁而成，具有祛痰降气、止咳平喘之功，并能燥湿健脾，尤适用于痰湿、痰饮所致咳嗽。

10. 温肾纳气膏

【方剂来源】《实用中医内科大膏药手册》。

【适应病证】气虚喘促，呼多吸少，动则喘甚，汗出，畏寒肢冷，面部虚浮，舌质淡或青紫，脉象细弱。慢性支气管炎并肺气肿、肺心病。

【药物组成】附子20克，肉桂12克，熟地黄30克，山茱萸20克，山药30克，牡丹皮24克，茯苓24克，泽泻20克，人参20克，胡桃肉30克，蛤蚧、五味子、补骨脂、脐带各20克。辅药：生姜、葱白、干姜、薤白、韭白、艾叶、侧柏叶各6克，石菖蒲、白芥子、莱菔子、花椒、大枣、乌梅各8克，

发团9克，桃枝24克。

【配制方法】用麻油1300克，将以上药物熬枯去渣，熬油成下丹搅匀，再入铅粉30克，金陀僧、松香各12克，赤石脂、木香、砂仁、官桂、丁香、檀香、雄黄、明矾、轻粉、降香、乳香、没药各3克，龟胶、鹿胶各6克（酒蒸化），搅匀收膏。

【使用方法】将膏药化开，摊贴于肾俞、俞府、复溜穴上。

【注意事项】孕妇禁贴。

【按语】此膏方是由金匮肾气丸、人参胡桃汤加减组成，前者在补肾阴的基础上温补肾阳，使阳归于阴，肾气得于固藏，则喘息可平；后者配五味子、补骨脂等以助阳纳气。加脐带、蛤蚧以纳气归肾。肾俞穴为肾气转输之处，能滋补肾阴；俞府穴治咳逆上气、久喘；复溜穴滋肾祛湿治四肢浮肿。合而共奏补肾纳气之效。

11. 白芥子饼

【方剂来源】高允旺著《偏方治大病》续编2005年1月第1版45页。

【适应病证】顽固性哮喘。

【药物组成】白芥子6克，白芷10克，轻粉10克。

【配制方法】上药研细末，用适量蜂蜜调匀为饼。

【使用方法】将药饼烘热，敷于背部身柱穴和肺俞穴，用布包裹，隔日换药1次，连续5次为1个疗程。

【注意事项】若效果差，每天再加服麻龙杏子汤：麻黄6克，地龙12克，杏仁12克，干姜10克，细辛3克，五味子12克，蝉衣6克，苏子12克。

【临床疗效】配合麻龙杏子汤治疗气管炎、支气管哮喘、肺气肿均有效，10天见效。

【按语】本药对肺经伏寒、伏暑之喘病，贴于背部肺俞穴。在贴敷期间，用麻龙杏子汤效果较佳。

三、肺痈膏敷方

肺痈属内痈之一，是肺内形成痈肿脓疡的一种疾病。临床上以发热、咳嗽、胸痛、咳痰量多、气味腥臭，甚至咳吐脓血为特征。主要由于热邪犯肺，内蕴不解，壅滞肺络，以致血败肉腐而化脓成痈。

1. 清肺热膏药

【方剂来源】《实用中医内科大膏药手册》。

【适应病证】肺痈初期，临床表现为发热，咳嗽，喘促气急，痰黄稠黏，咳出，口渴，舌干红，苔黄燥，脉数滑。

【药物组成】一组：生石膏、冬瓜子、蒲公英、茅根各30克，知母、黄芩、栀子、四季青、野菊花各12克，地骨皮、瓜蒌皮、桑白皮、鱼腥草、野荞麦根、芦根、牛蒡子、金银花、连翘各15克，前胡、浙贝、筋骨草、生甘草各10克。

二组：桑叶58克，白菊花（连根）、槐枝、柳枝、桑枝各48克，枇杷叶34克，竹叶24克，柏叶、橘叶各12克，凤仙（全株）、莱菔子各6克。

【配制方法】将以上两组药物浸泡于750克芝麻油内，冬十秋七春五夏三日，置锅内慢火熬至药枯去滓，熬药油成，下黄丹收存，再入生石膏24克，青黛、海浮石、蛤粉、硼砂、明矾、轻粉各6克，后入牛胶（酒蒸化）24克，拌匀制成膏，分摊于红布上，折叠备用。

【使用方法】将膏药加温变软，揭开贴于中府穴、肺俞穴、孔最穴处。

【注意事项】孕妇禁贴。

【按语】本膏敷方一组药中石膏、知母、黄芩、栀子清热泻火；地骨皮清热凉血，退虚热；瓜蒌皮、浙贝、桑白皮、前胡、冬瓜子、枇杷叶清热化痰止咳；牛蒡子、竹叶、桑叶、野菊花疏散风热；筋骨草、四季青、金银花、连翘、公英、野菊花、鱼腥草、野荞麦根清热解毒；茅根、芦根清热生津；生甘草泻火益脾、润肺祛痰。二组药物大多具

有刺激性、挥发性，通过对皮肤的刺激与毛窍的开合，能促进一组药物的吸收，并能加强清热作用。

所贴之中府穴系肺经之募穴，手太阴肺经与太阴脾经之会穴，治疗肺痈吐脓有效；肺俞系肺之俞穴，有宣热理肺气作用；孔最穴系手太阴肺之郄穴，有清热降逆作用，对身热胸痛有效。

2. 苇根汤膏药

【方剂来源】《实用中医内科大膏药手册》。

【适应病证】肺痈成痈期，临床表现为壮热不退，咳嗽气急，咳吐黄稠脓痰，气味腥臭，胸胁疼痛，转侧不利，烦躁不安，口燥咽干，舌燥红，苔黄腻，脉象滑数或洪数。也可用于支气管扩张合并感染、慢性支气管炎、肺结核吐脓性痰或血性痰而气味臭秽者。

【药物组成】一组：苇茎120~240克，薏苡仁48~60克，冬瓜子50克，桃仁18克。

二组：生姜、葱白、竹叶、柏叶、橘叶各6克，桑叶、菊花、槐枝、柳枝、桑枝各24克，枇杷叶12克，凤仙草、百合、莱菔子各9克，花椒、乌梅各1.5克。

【配制方法】将以上两组药物浸泡于570克芝麻油内，冬十秋七春五夏三日，置锅内慢火熬至药枯去渣，熬药油成，下黄丹收存，再入生石膏12克，青黛、海浮石、蛤粉、硼砂、明矾、轻粉各3克，后入牛胶（酒蒸化）12克，拌匀制成膏，分摊于红布上，折叠备用。

【使用方法】将膏药加温变软，揭开待稍温，贴于肺俞穴、丰隆穴处。

【注意事项】孕妇禁贴。

【按语】本膏敷方中苇茎清泄肺热；冬瓜仁祛痰排脓；薏苡仁清热利湿；桃仁活血化瘀。对于肺痈将成，贴之可使消散；已成脓者，贴之可使脓排瘀去。

所贴之肺俞穴，可治痰涎壅塞；丰隆穴具有清热化痰、降逆之功。

四、慢性支气管炎膏敷方

1. 达肺膏

【方剂来源】《新中医》1988 年第 5 期。

【适应病证】慢性支气管炎。

【药物组成】生半夏、生南星、甘遂、冬虫夏草、麻黄、地龙、百部、肉桂、沉香、冰片、铅粉等。

【配制方法】按黑膏药的传统配制方法，制成每贴重 7 克，内含生药 3 克的膏药备用。

【使用方法】贴前用小火将膏药熏烤至软绵程度（勿使温度过高，以免灼伤皮肤），贴于膻中、风门、肺俞穴上，7 天换 1 次，2 次为 1 个疗程。

【临床疗效】用本膏药贴治慢性支气管炎 70 例，虚寒型有效率 97.83%，热燥型有效率 79.17%。经用本膏贴的慢性支气管炎患者感冒次数明显减少，这表明敷贴本膏药对增强机体防御、免疫功能，预防慢性支气管炎急性发作有一定作用。

【按语】慢性支气管炎的主要表现是咳、喘、痰。膏药中生半夏、生南星、甘遂逐饮祛痰；百部润肺止咳；冬虫夏草化痰止嗽、滋补肺肾；麻黄宣肺平喘；地龙清热息风而达消炎作用；肉桂、沉香降气调中、温肾助阳；冰片开窍；铅粉坠痰收膏。共奏镇咳祛痰、解痉平喘之功效。所贴膻中穴，《难经》谓："气会膻中，气病治此。"风门、肺俞为治疗咳嗽、喘促上气之要穴。

2. 豆浆水浸膏

【方剂来源】《新中医》1987 年第 3 期。

【适应病证】慢性支气管炎。

【药物组成】黄豆浆水适量，苯甲酸适量。

【配制方法】将黄豆浆水先武火后文火浓缩成浸膏状，加苯甲酸防腐，入瓶密封，避光干燥通风处存放备用。

【使用方法】以 2 厘米×1.5 厘米薄牛皮 1 块，取黄豆大浸膏涂于纸上，贴肩中俞、肺俞、脾俞、肾俞（皆为双穴）穴、命门穴

上，用胶布固定。24 小时换药，重者可每日换药 2 次。喘息型以定喘穴易肩中俞穴。小儿以大椎穴易肩中俞或定喘穴。

【临床疗效】用本膏治疗慢性支气管炎 232 例，其中单纯型 116 例，总有效率占 94%；喘息型 50 例，控制 42 例，显效 2 例，好转 6 例。

【典型病例】（1）薛某，女，58 岁，1983 年 3 月 30 日初诊。患慢性支气管炎 10 年，近 4 年四季不分地常咳，轻劳动时气短加重。素畏食生冷，每至仲秋后则需戴口罩，夜眠颈背紧裹，否则咳嗽立作。平喘止咳及抗生素常服不断。近日感冒病作，咳嗽早晚为著，白黏痰日吐约 150 毫升之多，滞喉不爽。查：右侧肋间隙变窄，胸叩清音，呼吸音弱且有散在干湿啰音，以两肺底为著。胸透：两肺内中带纹理普遍增粗并较紊乱，透过度减低。舌苔薄白，脉象沉细滑。诊为慢支单纯型急性发作期。当日贴药 1 次，晚上即见咳喘显著减轻，吐痰爽利。每日 1 次，5 次后夜咳止，日吐痰约 30 毫升。两肺底湿啰音明显减轻。4 月 10 日 12 诊：咳喘控制，唯晨咳数声，吐痰两口即止，肺底湿啰音消失，偶闻鼾鸣。4 月 15 日 15 诊，通过 1 个疗程，咳痰喘皆有减轻。连治 3 个疗程，1983 年 6 月与 1984 年 11 月相较，除肺纹理仍增粗外，但边沿清楚，炎症明显好转。随访年余，未见咳喘发作。

（2）马某，女，26 岁，1983 年 9 月 6 日初诊。患慢性支气管性哮喘 18 年。尤近 7 年体质极虚，感冒频发，咳喘未断。近 10 数天复因感冒咳喘加重，端坐抬肩而喘。面瘦色青，唇绀，天突深陷，伴有水鸡声明显可闻。咳嗽重浊，声嘶不爽。两肺布满干湿啰音。舌淡紫、苔薄白，脉沉细弱。诊为慢性支气管性哮喘急性发作期。按上法穴贴豆浆水浸膏，2 分钟后，咳喘症状明显减轻，每日更药 2 次。9 月 7 日 2 诊：咳喘大减，纳增，胸舒气顺，吐痰清利。湿啰音消失，两肺底散在少许笛鸣。9 月 12 日 7 诊：咳喘已

控，日食粮斤余，痰净，肺偶闻笛鸣，面唇红润，舌正少苔，脉象细数。呼吸匀畅，两肺呼吸音清晰。连治 3 个疗程，1984 年 11 月 18 日胸透：两肺内中带纹理稍增重增粗，透过度增强，较 1983 年 1 月 27 日胸透显示有所吸收好转。随访年余，感冒 2 次，咳喘未作，体质增强。

【按语】黄豆浆水浸膏的性味为甘酸温。功用为化痰止咳，解痉平喘。

3. 中药敷贴治疗慢性支气管炎

【方剂来源】《浙江中医杂志》1991 年第 11 期。

【适应病证】慢性支气管炎。

【药物组成】药物选择：分为 2 组，寒型用 1 号方：白芥子、椒目、制川乌、制草乌；热型用 2 号方：青黛、锡类散。

【配制方法】寒型 1 号方，组成药物按 3：1：1：1 比例共研细末。用时每穴取 1 克药粉，加地塞米松软膏适量调匀。热型 2 号方，组成药物按 2：1 比例混合。

【使用方法】主穴：肺俞（双）、大椎；配穴：膻中、脾俞（双）。根据穴位所在部位，患者分别取俯卧、仰卧、正坐、俯首、平肩等姿势，定准穴位，将药放置在麝香膏上，对准穴位用手紧贴按平。一般贴 24 小时后揭去，每天换药 1 次，7 天为 1 个疗程。根据病情可连续治疗。

【典型病例】毕某，女，58 岁，1988 年 11 月 20 日诊。患者 15 年前始患支气管炎。此后每因受凉诱发，冬春发作尤甚。半月前又因寒湿失当，咳嗽发作。症见胸闷气促，夜不能卧，动则气喘，痰声辘辘，呈白色泡沫。脉细滑，舌淡苔薄白。证属痰湿郁肺（寒型）。1 号方敷贴治疗，选取肺俞（双）、脾俞（双）穴。贴药 3 天后咳嗽锐减，共治疗 10 天（次），诸症消失，随访 15 个月未复发。

【按语】寒型用①号方，方中白芥子辛温，有利气豁痰、除寒暖中之功，再配椒目平喘；川乌、草乌散寒，故可收效。热型②

号方，方中锡类散具清热解毒、生肌止痛之功，本为烂喉痧、白喉、喉蛾、牙疳等所设，今移作治热痰之用，乃取其清散郁火、化痰去腐之功。

4. 新制咳喘膏

【方剂来源】《新中医》1992 年第 11 期。

【适应病证】慢性阻塞性肺病，急、慢性气管炎，慢性气管炎并肺气肿、肺源性心脏病，喘息性气管炎并肺气肿、肺源性心脏病，支气管哮喘，小儿急慢性支气管肺炎，小儿支气管哮喘、百日咳等。

【药物组成】白芥子、细辛、甘遂、白芷、川乌、草乌等。

【配制方法】将上药共研细末，在密封干燥处保存，用时取一份约 35 克（小孩酌减），用姜汁调成膏状，分成 7~8 块（咳七喘八），摊于 5 厘米×5 厘米方型硬纸上，折叠备用。

【使用方法】咳嗽者取大杼（双）、肺俞（双）、心俞（双）穴、膻中穴贴于背部；哮喘者加腹部气海穴。用胶布固定，一般第 1 次贴 6~8 小时，第 2 次贴 4~6 小时，第 3 次贴 4 小时左右，儿童一般贴 3~6 小时，冬季可适当延长，亦可根据患者的耐受能力时间可缩短或延长，贴 3 次为 1 个疗程，每次间隔 10~15 天，此为缓解期的治法。

急性期可连续治疗：第 1 天贴背部大杼（双）、肺俞（双）、心俞（双）穴，胸部膻中穴，喘加腹部气海穴；第 2 天贴背部大椎、身柱、灵台穴，胸部华盖、中府（双）穴；第 3 天贴手部鱼际（双）穴，足部涌泉（双）穴。有兼症者可根据病情或按辨证选穴施治。休息 7~15 天，再继续贴治。

【注意事项】个别患者贴后出现痛痒难忍，余无不良反应。

【临床疗效】共贴治 300 例，总有效率 94.3%。

【按语】本膏药是在《张氏医通》冬病夏治哮喘膏的基础上，经几易制成的。

5. 气管炎散穴位敷贴

【方剂来源】《江苏中医杂志》1993 年第

8 期。

【适应病证】急性支气管炎。

【药物组成】白芥子6克，甘遂4克，牙皂4克，延胡6克，生川乌、桂枝各4克，花椒2克，公丁香1克。

【配制方法】按上述比例配制，把药物研成100目规格的粉末，用黄酒或60%乙醇调和。

【使用方法】每次用5克，6等份，置于胶布上，分别敷贴天突穴、膻中穴、（双）肺俞穴，（双）膏肓穴，2~3小时后取掉，每2天敷贴1次，3次为1个疗程，治疗期间停用其他中西药物。

【临床疗效】本组200例治疗结果表明，气管炎散穴位敷贴治疗急性支气管炎及慢性支气管炎急性发作期，其化痰、止咳有效率分别为100%及93.5%，临床控制率均为69.5%，短期治疗无止喘作用，以化痰作用最佳。该方外敷穴位，达到宣肺散寒、化痰止咳的治疗作用。

6. 苓甘五味姜辛汤膏

【方剂来源】《实用中医内科大膏药手册》。

【适应病证】肺寒留饮证，表现为咳嗽痰稀，喜唾，胸满喘逆，舌苔白滑，脉象沉迟。

【药物组成】茯苓60克，甘草30克，五味子30克，干姜45克，细辛15克。辅药：生姜、韭白、葱白、榆枝、桃枝各6克，蒜头、柳枝、槐枝、桑枝各12克，苍耳草、益母草、车前草、地丁各15克，凤仙草3克，石菖蒲、花椒、白芥子各1.5克，皂角、赤小豆各3克。

【配制方法】用麻油990克将上药熬枯，去渣熬油成，下丹频搅，再入铅粉15克，松香15克，密陀僧、生石膏各6克，陈壁土、明矾、轻粉各3克，官桂、木香各1.5克，牛胶6克（酒蒸化），搅匀收膏。

【使用方法】将膏药化开，摊贴于喘息、膻中、玉堂穴上。

【注意事项】孕妇禁贴。

【按语】此膏即《金匮要略》苓甘五味姜辛汤加辅药而成，主药干姜既温肺散寒以化饮，又温运脾阳以化湿；细辛温肺散寒，助干姜治其已聚之饮；茯苓健脾渗湿，以杜生痰之源；五味子收敛肺气而止咳，配合细辛一散一收，散不伤正，收不留邪，且防细辛耗散伤肺。选穴喘息、膻中、玉堂前后合贴，胸背并用，增强化痰止咳，有宣散有收敛双向调节，与主辅药合而共奏温肺化痰之效。慢性支气管炎、肺气肿而且咳痰清稀、口淡、苔白腻、脉沉迟者，均可用此膏贴之。

7. 消喘膏（一）

【方剂来源】高允旺著《偏方治大病》续编2005年1月第1版47页。

【适应病证】慢性气管炎。

【药物组成】麻黄40克，桂枝10克，冬花30克，元胡30克，甘遂20克，细辛30克，白芥子40克。

【配制方法】将上药研成细末，与冠心苏合胶囊20粒混合在一起，用姜汁调成膏状。

【使用方法】将上药膏贴于足心，胶布固定，晚上贴敷，白天取下，连贴12次为1个疗程。

【按语】足心角质层最薄，是药物吸收的好部位。脚心与心肺病有密切关系，足心受凉会反射性引起呼吸道黏膜的毛细血管收缩、纤维摆动减慢，抵抗力削弱，使气管病复发。早在1400多年前，我国医药学家孙思邈提出"足下暖"的科学见解，他认为脚部受凉势必影响心、肝、脾、肺等内脏，因为皮毛与肺相表里，肺部的疾患与脚的关系更为密切，所以热药贴于足心反射性地使呼吸道的毛细血管扩张，提高机体的抗病能力，对于治疗慢性支气管炎、老年阻塞性肺气肿的病理机制提供了理论依据。

8. 宣肺膏

【方剂来源】《陕西中医》2008年第10期。

【适应病证】慢性支气管炎。

【药物组成】生半夏、百部、白芥子、生南星、甘遂、冬虫夏草各50克，麻黄、杏仁各30克，地龙60克，肉桂20克，沉香9克，冰片10克，铅粉6克。

【配制方法】按照黑膏药传统配制方法，制成每贴重8克，内含生药5克。

【使用方法】贴前用小火将膏药熏烤至软绵程度（勿使温度过高，以免灼伤皮肤），然后贴于膻中、风门、肺俞、脾俞穴上。7天换药1次，2次为1个疗程。

【临床疗效】共治疗70例，临床控制9例，显效22例，好转33例，无效6例，总有效率91.43%。

【按语】慢性支气管炎主要表现为咳、痰、喘症状，而宣肺膏药中生半夏、白芥子、生南星、甘遂逐饮祛痰；百部润肺祛痰；冬虫夏草化痰止咳、滋补肺肾；麻黄、杏仁宣肺平喘；地黄清热息风而达消炎作用；肉桂、沉香降气调中，温肾助阳；冰片开窍；铅粉坠痰收膏。共奏镇咳祛痰，解痉平喘之功效。且药味多辛温发散、走窜，具有较强的穿透力。中医学认为，经络是人体运行气血，联络脏腑，沟通内外，贯穿上下的通路；腧穴是人体经络脏腑之气输出而聚集于体表的部位。因此，经络和腧穴同属于一个系统，在生理、病理和治疗方面是密切联系。膻中穴位于两乳之间，《难经》称："气会膻中，气病治此。"风门、肺俞皆为治疗咳嗽、喘促上气之要穴，三穴与肺脏有关。脾俞健脾胃、化痰湿。在此处敷贴宣肺膏药，经药物的发散、走窜以及穿透力，借助腧穴，透入肌肤，直达病所，达到治疗的目的。

9. 喘咳宁贴膏

【方剂来源】《中国民间疗法》2007年第6期。

【适应病证】慢性支气管炎。

【药物组成】白芥子、麻黄各100克，瓜蒌、当归、茯苓各50克，细辛60克，川乌20克，甘遂10克，麝香0.5克。

【配制方法】上药共研细末，用姜汁麻油熬成膏糊状，摊于纱布上备用。

【使用方法】将上膏分日贴敷于肺俞、定喘、大椎穴，1日2贴，每日更换，7日为1个疗程，一般使用1~2个疗程。

【临床疗效】共治疗68日，临床控制23例，显效27例，有效13例，无效5例，总有效率92.6%。

【按语】本病病变部位主要在肺，多因久病肺虚痰潴，再因外邪诱使致肺卫失宣，肃降失常，肺气上逆而发病。方中君药白芥子辛温，入肺经，能止咳平喘，利膈宽胸而化寒饮，为治寒痰凝结之痰饮、咳喘的要药。细辛辛温芳香，能散寒化痰，走窜入肺而温肺化饮；麻黄辛温入肺而宣肺，瓜蒌宽胸利气、豁痰开结，共同加强白芥子的温肺化痰作用；川乌有"消胸上痰"之功，当归活血行气、润肺止咳，茯苓消胸胁逆气，共为臣药。甘遂苦寒有毒，善行隧道散结逐饮，又可反佐使本方不致辛温太过。微量麝香，用其辛温芳香走窜之烈性开窍通闭，引诸药达病所；配以姜汁调和诸药并可增加温经散寒的作用。肺俞穴有宣通肺气、清热涤痰、止咳平喘之效。刺激定喘穴、大椎穴可使收缩的支气管扩张，抑制腺体分泌，促进血液循环，故有止喘作用。

五、支气管扩张膏敷方

咯血贴膏

【方剂来源】《中国针灸》2001年第7期。

【适应病证】支气管扩张咯血。

【药物组成】肉桂末3克，冰片3克，硫黄末6克，大蒜粉9克。

【配制方法】上药共研细末，用蜂蜜适量调成膏状备用。如无大蒜粉，可用新鲜大蒜约9克，捣泥兑入。

【使用方法】将上膏分成2等份，置于透气医用胶带或医用胶布中间。洗足后，敷贴双侧涌泉穴。成人男性一般贴6~8小时，成人女性贴4~6小时，儿童贴3小时后揭去。

临床上，用药宜结合年龄大小、性别不同施药，年龄小、女性患者药量可少一点。同时根据涌泉穴局部皮肤情况，如皮肤充血明显者，可采用隔日疗法、3日疗法，或者双足涌泉穴交替贴用咯血贴。为预防局部皮肤发红、发疱等反应，可先在足底皮肤擦少许液状石蜡或其他食油类。该剂2次为1个疗程，一般使用1~2个疗程获效。敷贴2次后，咯血未见好转者，可根据病情，结合其他措施治疗。

【临床疗效】共治疗56例，治愈37例，好转14例，无效5例，总有效率91.07%。

【典型病例】贲某，男，50岁，工人。1996年3月26日初诊。现病史：慢性咳嗽2月，反复发作，1周来咯血，1日咯血量约100毫升以上，血色鲜红，咳白痰，痰血混杂，口干，口苦，发热不著，食欲不振。舌红苔黄少津，脉细滑。肺部可闻及湿啰音。胸部X线摄片：右肺纹理增多、紊乱，伴卷发状阴影。提示支气管囊状扩张。诊断：支气管扩张咯血。以咯血贴膏治疗2个疗程，咳嗽减轻，咯血症状消失。1年后随访咯血未复发。

【按语】支气管扩张咯血是常见的急症，用咯血贴膏贴涌泉穴治疗中等量以上咯血疗效肯定。涌泉为肾经之井穴，肾经起于足小趾下，斜走足心，其直者，从肾上贯肝膈，通过膈膜入肺，沿喉咙挟舌根；其支脉，从肺出络心，再灌注胸中。"是动则病……咳唾则有血，喝喝而喘。"说明咯血非肾脏本经所产生，而是由肺经之脉传来，故名"是动病"，可取涌泉穴治疗。可见，本法融合了上病下取、内病外治及"是动病"的多种治疗原则。

本膏方中大蒜有抗菌作用，外敷涌泉穴其大蒜辣素可不为唾液、胃液、胆汁及血液所破坏而提高疗效；桂皮油及桂皮醛为肉桂的主要成分，两者对一些细菌有抑制作用。桂皮油吸收后由肺排出，使黏液稀释，呈现祛痰镇咳作用；硫黄酸温，秉纯阳之精，能补命门真火不足；冰片，辛香走窜，引火热之气自外而出。全方具辛热之性，多有引火下行之功，促使"气反者，病在上"，达到气顺血和（降）的目的。

六、慢性阻塞性肺病膏敷方

慢阻肺贴膏

【方剂来源】《福建中医药》2001年第6期。

【适应病证】慢性阻塞性肺病。

【药物组成】麻黄、杏仁、葶苈子、苏子、白芥子各等份，细辛、冰片适量。

【配制方法】上药研磨成粉，过128目筛，用姜汁、蒜泥、蜂蜜兑入调成膏糊状备用。

【使用方法】辨证选用背部两侧穴位：大椎、肺俞、风门、厥阴、心俞等。选择在三伏天及数九（最热、最冷时间）各3次，药物外敷穴位。外用纱布、胶布固定，时间一般不超过3小时，以稍稍起疱不破为最佳。若患者自觉穴贴处疼痛难忍，当立即去除贴敷药物，以免皮肤破溃致局部感染，10天重复贴药1次，3次为1个疗程。

【注意事项】患者治疗前应当局部清洁皮肤，禁止空腹治疗，另炙煿肥厚之品当忌之。若局部起疱破溃者可按烫伤处理，予湿润烫伤膏外用。治疗期间暂时停用其他药物。

【临床疗效】共治疗300例，治疗4个疗程者120例，治愈35例，好转60例，无效25例；治疗4~6个疗程者99例，治愈36例，好转45例，无效18例；治疗6个疗程以上者81例，自愈38例，好转32例，无效11例。

【按语】慢性阻塞性肺病是临床上以持续性呼吸困难为主症，有持续性阻塞性肺功能障碍的一组慢性疾病。本病属中医学"咳嗽""喘证""肺胀"范畴，依其咳、痰、喘及肺部体征，认为其病因有外感、内伤两大类。《河间六书·咳嗽论》谓："寒、暑、燥、湿、风、火六气皆令人咳嗽。"咳嗽迁延失治，易致肺气胀满，不能敛降，发则为肺胀。慢阻肺贴膏中，麻黄开宣肺气，发汗止喘；杏仁苦泻降气，止咳平喘；白芥子温肺祛痰，利气散结，发疱透肌；复加姜汁、蜂蜜特有性味，经过合理选择穴位，起温经通络，透表达里，止咳化痰，宣肃肺气之功效。而且通过穴位处皮肤挛缩及瘢痕，可起到长期刺灸作用。

七、肺痿膏敷方

补肺膏

【方剂来源】《中医外治法简编》。

【适应病证】肺虚、肺痿及阴虚火旺证。

【药物组成】鳖甲1个，党参、元参、黄芪、紫菀、麦冬、天冬、熟地黄、生地黄、地骨皮、山药、贝母、知母、百合各60克，柏子仁、黄柏、白芍、橘红、牡丹皮、桔梗、赤苓、杏仁、香附、当归、五味子、秦艽、天花粉、炒黄芩、黑山栀、枸杞子各30克，炒柴胡、郁金、白术、川芎、炒蒲黄、炙桑枝、黄连、半夏、胆南星、甘草各15克，苏子9克，薄荷6克，牡蛎24克，乌梅7个。

【配制方法】用麻油4670克，先将鳖甲炸枯去渣，再入上药炸枯，滤去渣，熬油至滴水成珠，兑入黄丹搅匀，离火，再入牛胶（酒蒸化）、白及各60克拌匀，收膏备用。

【使用方法】将膏药化开，贴双肺俞穴上。

【注意事项】要戒烟；避免过食黏腻肥甘之品，以免生湿助痰。

【按语】咳喘日久不愈，肺气受损，津液耗伤，肺叶痿弱。此膏具有养阴清热、益气化痰之功，故肺虚、肺痿贴之有效。

八、阴虚火旺膏敷方

滋阴壮水膏

【方剂来源】《外治医说》。

【适应病证】午后发热，咳嗽痰血，或郁热衄血、吐血，涎唾带血，心烦口干，惊悸喘息，眼花耳鸣，两颧发赤，喉舌生疮，盗汗梦遗，腰痛脊，腿足痿软，妇女骨蒸潮热，经血不调，少腹热痛。

【药物组成】生龟板500克，元参120克，生地黄、天冬各90克，丹参、熟地黄、萸肉、黄柏、知母、麦冬、当归、白芍、牡丹皮、地骨皮各60克，党参、白术、黄芪、川芎、柴胡、连翘、桑白皮、杜仲、熟牛膝、薄荷、郁金、羌活、防风、香附、蒲黄、秦艽、枳壳、杏仁、贝母、青皮、橘皮、半夏、胆星、荆芥、桔梗、花粉、炒远志、女贞子、柏子仁、熟枣仁、紫菀、菟丝饼、钗石斛、山药、川断、巴戟、黑栀子、茜草、红花、川连、黄芩、泽泻、车前子、木通、甘遂、大戟、炒五味子、五倍子、金樱子、炒延胡索、炒灵脂、生甘草、木鳖、蓖麻子、炮山甲、羚羊角、犀角、生龙胆草、生牡蛎、吴萸各30克，滑石120克。辅药：生姜、炒干姜各30克，葱白、韭白、蒜头各60克，槐枝、柳枝、桑枝、枸杞根、冬青枝各240克，凤仙草、旱莲草、益母草各1株，冬霜叶、白菊花、侧柏叶各120克，石菖蒲、小茴、川椒各30克，发团60克。

【配制方法】用麻油1500克将生龟板浸后熬枯去渣备用。用麻油12000克将上药浸后熬枯去渣，合龟板油并熬，油成后下丹频搅，再入炒铅粉500克，生石膏120克，青黛、轻粉各30克，醋煅磁石60克，官桂、砂仁、木香各30克，朱砂15克，牛胶120克（酒蒸化），搅匀收膏。

【使用方法】将膏药化开，贴于胸背、神阙、丹田处。

【注意事项】孕妇禁贴。

【按语】此膏方即旧名坎济膏，阴虚火旺症宜之，妇女相火旺亦宜之。

九、胸膜炎膏敷方

贴胸消水膏

【方剂来源】《江苏中医药》2009年第

7 期。

【适应病证】结核性渗出性胸膜炎。

【药物组成】甘遂6份，葶苈子3份，细辛4份，川芎3份，乳香2份，水蛭1份。

【配制方法】上药共研细末分装备用。

【使用方法】用时将上述药末用凉开水调成膏糊状，涂于纱布成8厘米×10厘米和3厘米×3厘米大小，敷于胸腔积液相对应的背部皮肤和肺俞穴。每次敷贴6小时后取下。若敷贴部位出现皮肤过敏可提前取下。

【临床疗效】共治疗42例，治愈36例，好转5例，无效1例，总有效率97.6%。

【按语】结核性渗出性胸膜炎是呼吸内科的常见病和多发病，采用抗结核药物是治疗本病的根本方法。常以口服抗结核药物和激素并结合胸穿抽液进行治疗。激素可促进胸水吸收、减少胸膜粘连和增厚，但激素可抑制免疫反应的多个环节，并具有一定的不良反应和禁忌证。

本病属中医学"悬饮"范畴，基本病因病机为肺虚卫弱，时邪外袭，肺气郁滞，气不布津，饮停胸胁；饮邪久郁，气机不利，络脉痹阻，瘀血乃成。《血证论．咳嗽篇》

曰："须知痰水之壅，由瘀血使然。"说明瘀血一旦形成又可影响水饮的消散，瘀积不消而渗出不断。此为本病水饮迁延不尽和胸闷胸痛缠绵不愈的重要环节。故治疗除逐水消饮外，还需佐以活血通络。又肺居胸中，外合皮毛，其经气输注于背部肺俞，本着"外治之理即内治之理，外治之药即内治之药"（《理瀹骈文》）的理论，采用中药外敷胸胁体表和肺俞穴以逐水消饮、行气活血。

方中以甘遂、葶苈子为主药，降水除湿、泻肺利水；饮为阴邪，当以温药和之，细辛性温味辛，温肺化饮，助遂、葶逐散水湿；川芎、乳香活血化瘀，行气止痛；水蛭破血通经，逐瘀消癥，取"气行则水行，血行水亦行"之意，佐上药祛除水饮；以辛香味浓之细辛、乳香合活血化瘀之川芎、水蛭疏通经络，率诸药由皮毛而入，直达病所。

外敷法刺激肺经俞穴，激发卫阳，调节脏腑气血阴阳。外敷中药结合抗结核治疗，起到了促进胸水吸收、缩短病程、减少胸膜粘连及增厚的作用，且可不使用激素，避免其副作用，为一种安全、有效、简便的辅助治疗结核性渗出性胸膜炎的方法。

第三节　脾胃病证膏敷方

一、痞满膏敷方

痞满是指心下痞塞，胸膈满闷，触之无形，不痛的证候。多因起居失调，饮食不化，气郁痰凝，脾胃虚弱导致脾失健运，升降失常而成。

1. 越鞠丸膏药

【方剂来源】《实用中医内科大膏药手册》。

【适应病证】肝气郁结痞满，临床表现为胸脘不舒，痞塞满闷，吞酸呕吐，心烦易怒，两胁作胀，或时作叹息，舌苔薄白，脉象弦。可用于气、血、痰、火、湿、食等诸郁引起的脾胃不调，胸膈满闷，食欲不振，也可用于胃肠病、神经衰弱、慢性肝炎之消

化不良，吞酸嘈杂，腹部胀满或精神不振等症。

【药物组成】一组：炒苍术、制香附、川芎、炒六曲、炒栀子各60克。

二组：生姜、干姜、葱白、薤白，蒜头、艾叶、侧柏叶各9克，槐枝、柳枝、桑枝、冬青枝、菊花、桃枝各36克，苍耳草、凤仙草、石菖蒲、白芥子、莱菔子、花椒、大枣、乌梅各4.5克，发团12克。

【配制方法】将以上两组药物浸泡于1910克芝麻油内，冬十秋七春五夏三日，置锅内慢火熬至药枯去滓，熬药油成，下黄丹收存，再入炒铅粉45克，密陀僧、松香各18克，赤石脂、木香、砂仁、官桂、丁香、

檀香、雄黄、明矾、轻粉、降香、乳香、没药各 4.5 克，后入龟板胶、鹿角胶（酒蒸化）各 9 克，拌匀制成膏，分摊于红布上，折叠备用。

【使用方法】将膏药加温变软，揭开贴于中脘穴、胃俞穴处。

【注意事项】孕妇禁贴。

【按语】本膏药方中香附行气解郁，以治气郁为主；苍术燥湿健脾；神曲消食和中；川芎活血行气；栀子清热除烦，合而共奏理气解郁、消胀宽中之效。

所贴之中脘穴是胃之募穴，能治腹胀、饮食难化；胃俞穴是胃气转输之处，有健脾和胃、化湿消滞作用。

2. 健脾膏

【方剂来源】《外治医说》。

【适应病证】脾阳不运之痞满，临床表现为胸脘不舒，痞塞胀满，不欲食，饮食不化，喜热喜按，得温可舒，四肢不暖，气短乏力，体倦懒言，大便稀溏，舌淡苔白，脉沉细或虚大无力。

【药物组成】牛精肉 500 克，牛肚 120 克，用油 1500 克浸熬听用。

一组：苍术 120 克，白术、川乌各 90 克，益智仁、干姜、半夏、南星、当归、厚朴、陈皮、乌药、姜黄、甘草（半生半炙）、枳实各 60 克，黄芪、党参、川芎、白芍、赤芍、羌活、白芷、细辛、防风、香附、灵脂、苏梗、苏子、元胡、山楂、麦芽、神曲、木瓜、青皮、槟榔、枳壳、桔梗、灵仙、腹皮、醋三棱、醋莪术、杏仁、柴胡、升麻、远志、吴萸、五味子、草蔻仁、肉蔻、巴戟、补骨脂、良姜、荜茇、大茴香、红花、川连、黄芩、大黄、甘遂、苦葶苈、大戟、巴豆仁、黑丑、茵陈、木通、泽泻、车前子、皂角、木鳖、蓖麻仁、全蝎、炮山甲、白附子、附子各 30 克，滑石 120 克。

二组：生姜、薤白、韭白、葱白、蒜头各 120 克，槐枝、柳枝、桑枝各 240 克，莱菔子、干姜、川椒各 60 克，石菖蒲、艾叶、

白芥子、胡椒、佛手各 60 克，凤仙草全株，大枣 7 枚。

【配制方法】将以上两组药物浸泡于 1100 克芝麻油内，冬十秋七春五夏三日，置锅内慢火熬至药枯去滓，熬药油成，下黄丹收存，再入官桂、木香、丁香、砂仁、檀香各 30 克，后入牛胶（酒蒸化）120 克，拌入上面之牛肉牛肚膏，搅匀制成膏，分摊于红布上，折叠备用。

【使用方法】将膏加温变软，揭开待稍温，贴于胸口处，半个月换 1 次。

【注意事项】孕妇禁贴。

【按语】本膏药方尚可治疗脾阳不运所致之泻痢腹痛，湿痰水肿，黄疸鼓胀，积聚及小儿慢脾风等。

3. 半夏泻心汤膏药

【方剂来源】《实用中医内科大膏药手册》。

【适应病证】胃气失和、寒热互结所致痞满，临床表现为心下痞满，无疼痛，恶心呕吐，肠鸣下痢，舌苔薄黄而腻，脉象弦数。也可用于急性胃炎、消化不良、胃液滞留等。

【药物组成】一组：制半夏 48 克，黄芩、干姜、人参各 36 克，炙甘草 24 克，黄连 12 克，大枣 16 枚。

二组：生姜、葱白、薤白、韭白、蒜头、艾叶、侧柏叶各 6 克，槐枝、柳枝、桑枝、冬青枝、菊花各 24 克，白芥子、莱菔子、苍耳草、石菖蒲各 3 克。

【配制方法】将以上两组药物浸泡于 1190 克芝麻油内，冬十秋七春五夏三日，置锅内慢火熬至药枯去滓，熬药油成，下黄丹收存，再入炒铅粉 30 克，松香、金陀僧各 12 克，陈壁土 6 克，官桂、丁香、乳香、没药、赤石脂、明矾、轻粉各 3 克拌匀制成膏，分摊于红布上，折叠备用。

【使用方法】将膏药加温变软，揭开贴中脘穴、巨阙穴处，5~7 日换 1 次。

【注意事项】孕妇禁贴。

【按语】病邪在表，误作里证下之，既

损伤脾胃之气，又可致热邪入里，与水、食、痰相合，而成寒热互结、虚实夹杂之证。本膏药方中人参、大枣、炙甘草补中益气；半夏止呕、散结、除痞；干姜振奋中阳；黄芩、黄连苦寒泄热；合而共奏和胃降逆、开结除痞之效。

4. 一千金贴痞膏

【方剂来源】《寿世保元》。

【适应病证】痞疾，脾肿大。

【药物组成】阿魏、乳香各 6 克，没药、白芷各 15 克，穿山甲 10 片，木鳖子 10 个，麝香 3 克，当归 9 克，两头尖 15 克。辅药：巴豆 120 个（去油壳），蓖麻子 120 个（去壳）黄丹 300 克，槐枝、桃枝、柳枝、桑枝、榆枝各 2 尺 4 寸。

【配制方法】用麻油 500 克熬滚，入巴豆、蓖麻子熬焦枯捞去渣，次下前药，用槐枝、桃枝、柳枝、桑枝、榆枝不住手搅匀，下丹再搅，离火至滴水成珠为度，瓷器收贮。

【使用方法】成人患痞者，以烫热好醋将痞块上洗净，量所患大小，用面圈围定，用皮硝 1 升，放入面圈内铺匀，以纸盖皮硝上，熨斗盛火不住熨，待硝化尽，再用烫醋洗去。将膏化开，摊贴于患处，再用旧布鞋底炙热熨 2～3 小时。每隔 7 日换膏 1 次，重者不过换贴 3 次，血化痞消。小儿患痞者，大人将小儿双手抱在肩上，将木鳖子捣烂擦于双肾区，再用醅醋蒸硝法洗痞处，贴上膏药，然后用炙鞋底熨之，至患儿觉腹内大热即停熨。

【注意事项】孕妇禁贴。

【按语】古之痞疾，当包括现代之肝脾肿大、腹部不明原因的肿块均可贴用此膏。

5. 化痞膏（一）

【方剂来源】《沈氏尊生书》。

【适应病证】痞疾，马刀，瘰疬。

【药物组成】秦艽、三棱、蓬莪术、黄柏、当归各 15 克，大黄 9 克，全蝎 14 个，穿山甲 14 片，蜈蚣 5 条，木鳖子 7 个，黄丹 560 克。辅药：阿魏、乳香、没药各 15 克，风化硝 9 克，琥珀末 3 克。

【配制方法】用菜油 1120 克将上列主药浸 2 昼夜，下锅置火上，熬至焦黄色，去渣再熬至油成，略冷，下炒黄丹，不停地搅，黑烟起，滴水不散，离火，下阿魏、乳香、没药、风化硝、琥珀末，搅匀收膏。

【使用方法】将膏药化开，入麝香少许，摊于狗皮上，贴患处。

【注意事项】孕妇禁贴。

【按语】此膏《良朋汇集》名叫狗皮膏。马刀乃病名，出《灵枢·痈疽》，为瘰疬成串而生，其形成，质坚硬，或生于耳下，沿至缺盆，或生于肩上，沿至胁下。

6. 葱茴麝香膏

【方剂来源】《中国民间疗法》2008 年第 3 期。

【适应病证】顽固性腹胀。

【药物组成】葱白 1 节（约 3～5 厘米），小茴香 3 克，麝香壮骨膏 1 贴。

【配制方法】将葱白、小茴香共捣为糊状备用。

【使用方法】脐部用碘伏消毒后，将上述药膏敷于脐部，外用麝香壮骨膏贴敷固定即可。

【典型病例】患者，男，54 岁。患者腹胀如鼓，高过胸部，呼吸浅促，活动受限。先后给予多潘立酮、甲氧氯普胺口服及甲氧氯普胺注射液肌内注射，疗效不佳。针刺其双侧内关、天枢、中脘等穴后，腹胀减轻，但不久又腹胀如初。遂嘱其家人按上述方法配制敷脐，30 分钟后开始矢气，继而腹胀全消，未曾复发。

【按语】腹胀一症，主要因中焦脾胃及三焦气机失于疏泄所致。《本草纲目》谓葱白"所治之症多属太阴、阳明，皆取其发散通气之功"；小茴香主治"膀胱胃间冷气及盲肠气，调中"；麝香壮骨膏中的麝香、冰片等药芳香开窍。三者共敷脐部，使脾胃和顺，三焦通调，气机畅通。

二、胃痛膏敷方

胃痛又称胃脘痛，以胃脘部疼痛为主要症状；多由忧思郁怒，肝木横逆犯胃或饮食劳倦，损伤脾胃之气所致。

1. 温胃散寒膏药

【方剂来源】《实用中医内科大膏药手册》。

【适应病证】胃脘疼痛，绵绵不止，喜热喜按，恶寒，泛吐清水，呕吐呕逆，舌苔白滑，脉象迟。

【药物组成】一组：高良姜、干姜、生姜、丁香、蜀椒、胡椒、肉桂、附子、山奈、荜茇、厚朴各20克，吴茱萸24克，小茴香、荜澄茄各12克。

二组：葱白36克，艾叶、薤白、韭白、石菖蒲各18克，木瓜、川椒、白芥子、大枣、乌梅各9克。

【配制方法】将以上两组药物浸泡于430克芝麻油内，冬十秋七春五夏三日，置锅内慢火熬至药枯去滓，熬药油成，下黄丹收存，再入木香、砂仁、官桂、乳香、没药各9克，后入牛胶（酒蒸化）36克，拌匀制成膏，分摊于红布上，折叠备用。

【使用方法】将膏药加温变软，揭开贴于胃俞穴、建里穴处。

【注意事项】孕妇禁贴。

【按语】本膏药方中一组药干姜温中散寒，配高良姜以增强温中祛寒止痛之力；吴茱萸、生姜温中散寒止呕逆；丁香、蜀椒、胡椒、小茴香、山奈、荜茇、荜澄茄均有温中和胃止呕之功；附子、肉桂以增加温散寒湿之力；厚朴温中除满止痛；当归活血行气止痛。二组药中葱白、艾叶等均能温中祛寒。

所贴胃俞穴能振奋胃阳，治疗胃寒胃脘痛；建里穴能强壮腹内器官，主治胃脘痛、腹胀、腹痛、呕逆不食。贴本膏药尚有局部热敷法之效。

2. 保和丸膏药

【方剂来源】《实用中医内科大膏药手册》。

【适应病证】饮食积滞胃脘痛，临床表现为胃脘胀满疼痛拒按，嗳腐吞酸，或呕吐不消化之食物，吐后较舒，不思食，大便不爽，舌苔厚腻，脉象滑。

【药物组成】一组：山楂300克，六曲、半夏、茯苓各100克，陈皮、连翘、炒莱菔子、麦芽各50克。

二组：生姜、竹茹各45克，石菖蒲15克，葱白、韭白、薤白、藿香各30克，槐枝、柳枝各120克，乌梅1.5克，凤仙草、竹叶各60克。

【配制方法】将以上两组药物浸泡于3810克芝麻油内，冬十秋七春五夏三日，置锅内慢火熬至药枯去滓，熬药油成，下黄丹收存，再入生石膏120克，寒水石60克，青黛15克，牡蛎、元明粉各30克，后入牛胶（酒蒸化）60克，拌匀制成膏，分摊于红布上，折叠备用。

【使用方法】将膏药加温变软，揭开贴于中脘穴、足三里穴处。

【注意事项】孕妇禁贴。

【按语】本膏药方中山楂酸温，善消油腻肉滞；六曲辛温，能消酒食陈腐之积；莱菔子辛甘，能宽畅胸腹，消食化滞；陈皮、半夏、茯苓理气和胃，连翘散结清热，合而共奏消导行滞、和胃止痛之效。

所贴之中脘穴乃胃之募穴，能温中理气，治脘腹胀满；足三里穴调理脾胃，有消积化食之功。

3. 消食积膏药

【方剂来源】《实用中医内科大膏药手册》。

【适应病证】胃脘胀痛，脘腹胀满，嗳腐吞酸，不思食，大便不爽，舌苔厚腻，脉象滑。

【药物组成】一组：山楂、鸡内金、莱菔子、茯苓各30克，六曲、槟榔、泽泻各24克，麦芽、谷芽各60克，枳实、陈皮、厚朴、大黄、黄芩、连翘各20克，黄连20克。

二组：葱白、韭白、红凤仙、白凤仙

（全株）、槐枝、柳枝、桑枝各30克，榆枝、桃枝（均连叶）各24克，石菖蒲6克，佛手、小茴香各3克。

【配制方法】将以上两组药物浸泡于2170克芝麻油内，冬十秋七春五夏三日，置锅内慢火熬至药枯去滓，熬药油成，下黄丹收存，再入松香、生石膏各12克，陈壁土、明矾、雄黄、轻粉、砂仁、白芥子、川椒、木香、檀香、官桂、乳香、没药各3克，后入牛胶（酒蒸化）12克，拌匀制成膏，分摊于红布上，折叠备用。

【使用方法】将膏药加温变软，揭开贴于下脘穴、胃俞穴、足三里穴处。

【注意事项】孕妇禁贴。

【按语】本膏药方一组药中大黄、枳实攻逐积滞，山楂消肉食油腻，六曲消食解酒，莱菔子、麦芽消面食而下气，谷芽健胃消谷食积滞，鸡内金消导之力强，茯苓、泽泻利湿健脾，黄芩、黄连清热燥湿，连翘散结清热，厚朴温中散满，陈皮和中理气，槟榔导滞泻下。二组药为引经药，能加速主药透达和吸收。

所贴之下脘穴是太阴脾经和任脉之会穴，治胃脘胀痛、呕吐、食谷不化；胃俞穴是胃气转输之所，能健脾和胃，化湿消滞；足三里穴是胃经的合穴，有强健脾胃的作用，能治脘腹胀满、嗳气恶心、不思食。

4. 甲鱼膏药（又名二龙膏药)

【方剂来源】《实用中医内科学》《北京同仁堂制药厂方》。

【适应病证】气血凝结胃痛，临床表现为胃脘痛如针刺或刀割，痛处固定，拒按，或见吐血、黑便，舌质紫暗或有瘀斑，脉象涩。也可用于腹胀腹痛，癥瘕痞块，干血痨（子宫内膜结核），婴儿积癖。

【药物组成】活甲鱼、苋菜各500克，生三棱、莪术各30克，乳香、没药各150克，木香60克，沉香、肉桂各135克，麝香1克。

【配制方法】将苋菜、生三棱、莪术浸

泡于7500克芝麻油内，冬十秋七春五夏三日，置锅内，入甲鱼，慢火熬至药枯去滓，熬药油成，下黄丹，熬成膏药基质。再将乳香、没药、木香共研细末，每1500克膏药基质中兑入以上药末30克；再将沉香、肉桂、麝香混合研细，每张大膏药掺此细料0.3克，中张膏药掺此细料0.18克，小张膏药掺此细料0.09克，贴于红布上，折叠备用。

【使用方法】将药加温化开，每次1张，贴于神阙穴上。

【注意事项】孕妇禁贴。忌生冷油腻。

【按语】本膏药之功能是消积、化瘀、止痛。

5. 暖脐膏（一）

【方剂来源】《实用中医内科学》《保定市商业局中药制药厂方》。

【适应病证】脾胃虚寒胃痛，临床表现为胃脘隐隐作痛，绵绵不断，喜暖喜按，得食则减，时吐清水，纳少，乏力神疲，手足欠温，大便溏薄，舌质淡，脉象细弱。

【药物组成】沉香、母丁香、乳香、没药、肉桂各6克，大茴香、小茴香、当归、白芷各120克，木香9克，麝香3克。

【配制方法】将以上药物共研细末，把香油7500克置锅内熬沸，下黄丹3120克搅匀收膏成膏药基质，每500克膏药基质，兑入以上细末15克，搅匀，分摊于红布上，折叠备用。

【使用方法】将膏药加温化开，贴于神阙穴上，每次1贴。

【注意事项】孕妇禁贴。忌食生冷。

【按语】本膏药之功能在于温中散寒，暖腹止痛，故能治疗脾胃虚寒胃痛、腹痛、泄泻。

6. 养胃阴膏药

【方剂来源】《实用中医内科大膏药手册》。

【适应病证】胃脘隐隐灼痛，烦渴思饮，口燥咽干，食少，干呕，呃逆，大便燥结，舌红少苔，脉象细数或细弦。

【药物组成】一组：北沙参、天花粉、

山药各 30 克，麦冬、乌梅、柿蒂各 12 克，天冬、生地黄、玉竹、石斛、芦根各 15 克，石仙桃 10 克。

二组：韭白、石菖蒲各 12 克，凤仙 24 克，木瓜、白芥子、大枣各 6 克。

【配制方法】将以上两组药物浸泡于 850 克芝麻油内，冬十秋七春五夏三日，置锅内慢火熬至药枯去滓，熬药油成，下黄丹收存，再入木香、丁香、砂仁、官桂、乳香、没药各 6 克，后入牛胶（酒蒸化）12 克，拌匀制成膏，分摊于红布上，折叠备用。

【使用方法】将膏药加温变软，揭开待稍温，贴于中脘穴、胃俞穴、足三里穴处，7 日换 1 次。

【注意事项】孕妇禁贴。

【按语】本膏药方一组药中沙参、麦冬、天冬、生地黄、玉竹滋养阴液，滋而不腻；石斛、麦冬、石仙桃清热滋阴生津；乌梅加强生津止渴之功；柿蒂降逆止呃。二组药引经入络，率群药直达病所，合而奏养阴生津之效。

7. 暖脐膏（二）

【方剂来源】《浙江中医杂志》1993 年第 1 期。

【适应病证】胃脘痛。

【药物组成】附子、广木香、延胡索各 10 克，甘草 4 克。

【配制方法】将上药共研细末，用生姜汁调匀制成药饼，装入 4 厘米 × 6 厘米大小的桃花纸包里。

【使用方法】用时让患者仰卧，将药饼敷于脐部或脐腹部疼痛最明显处，然后用 TDP 灯照射。每次治疗 15～20 分钟，15 天为 1 个疗程。

【临床疗效】参照 1984 年中华全国中医学会内科分会胃脘痛诊断疗效评定标准观察疗效。结果显示，28 例显效，62 例有效，10 例无效。

【按语】暖脐膏中，附子药性刚燥，走而不守，能温中散寒止痛；广木香气味芳香，行气止痛；甘草性平，能缓和烈性药物，亦有缓急止痛的作用。尤适合于脾胃虚寒型胃脘痛。

8. 温胃膏

【方剂来源】《外治医说》。

【适应病证】胃寒不纳、呕吐、泄泻、痞胀、疼痛。

【药物组成】炒干姜 60 克，川乌、白术各 45 克，苍术、党参、附子、黄芪、麻黄、桂枝、细辛、羌活、独活、防风、麦冬、藁本、炒柴胡、川芎、当归、酒白芍、香附、紫苏、藿梗、杏仁、白芷、青皮、陈皮、炒半夏、南星、川朴、乌药、灵仙、麦芽、炒神曲、枳实、泽泻、荜澄茄、草果、草蔻仁、补骨脂、良姜、益智仁、大茴、巴戟天、荜茇、车前子、延胡索、灵脂各 30 克，川连、吴茱萸（水炒）、五味子各 15 克，甘草 21 克。辅药：生姜、葱白各 120 克，艾叶、薤白、韭白、石菖蒲各 60 克，凤仙 1 株，木瓜、川椒、白芥子、胡椒各 30 克，大枣、乌梅各 5 个。

【配制方法】用麻油 6000 克将上药熬枯去渣，熬油成下丹频搅，再入木香、丁香、砂仁、官桂、乳香、没药各 30 克，牛胶 120 克（酒蒸化），搅匀收膏。

【使用方法】将膏药化开，摊贴于胃口与脐部。

【注意事项】孕妇禁贴。禁食生冷硬滑食物。

【按语】此膏旧名御寒暖脐膏，一说加木鳖子、蓖麻仁、山甲各 30 克。

9. 清胃膏

【方剂来源】《外治医说》。

【适应病证】胃中血不足，燥火偏盛，心烦口渴，呕吐黄水，噎食不下，食下吐出，消谷善饥，大呕吐血，及大便难并食㑊症。

【药物组成】生地黄 120 克，麦冬、花粉各 90 克，川连、知母、当归、蒌仁、白芍、石斛、天冬、葛根、生甘草各 60 克，元参、丹参、苦参、羌活、枳实、槟榔、防风、秦艽、枯芩、郁金、贝母、白芷、半夏、橘红、桔梗、连翘、川芎、柴胡、前胡、胆星、山药、忍冬藤、蒲黄、杏仁、麻仁、苏子、炙甘草、青皮、地骨皮、桑白皮、黄柏、黑栀子、赤芍、牡丹皮、红花、五味子、五倍子、胡黄连、升麻、白术、甘遂、大戟、细辛、车前子、泽泻、木通、皂角、蓖麻子、木鳖子、羚羊角、犀角、山甲、大黄、芒硝各30克，滑石120克，生姜、竹茹各60克，石菖蒲30克，葱白、韭白、薤白、藿香各60克，茅根、桑枝、芦根、枇杷叶、芭蕉叶、竹叶各120克，槐枝、柳枝、白菊花各240克，凤仙草（全株）1棵，乌梅3个。

【配制方法】用麻油10000克将以上药物浸透熬枯去渣下丹频搅，再入生石膏240克，寒水石120克，青黛30克，牡蛎粉、元胡粉各60克，牛胶120克（酒蒸化），搅匀收膏。

【使用方法】将膏药化开，分别摊贴于上脘、中脘、下脘穴上。

【注意事项】贴膏药期间，忌饮酒及食辛辣之物。

【按语】食㑊症，古病名，出自《素问·气厥论》，又称食亦。其症多食而形体消瘦，由于肠胃和胆有燥热所致。与消渴及后世之糖尿病有别。

10. 天竺膏

【方剂来源】《济世良方》。

【适应病证】新久胃脘痛，受寒泄泻；五劳七伤，遍身筋骨疼痛，腰膝酸软；腰脊痛；瘫痪，手足麻木，筋骨拘挛；男子遗精，白浊；女子赤白带下，月经不调，崩漏；无名肿毒，诸般恶疮；积滞痞块；跌打损伤、闪挫等症。

【药物组成】大枫子、蛇床子、牛蒡子各12克，羌活、独活各10克，蓖麻子12克，白鲜皮、补骨脂、白及各10克，白芷9克，蜂房1个，桑寄生、防风、南星各10克，陈皮9克，土茯苓、木鳖子各12克，皂角刺10克，白芍9克，苍耳子12克，红花、川乌、半夏各10克，当归身12克，当归尾9克，黄柏9克，草乌15克，甘草节、天花粉各10克，杜仲、穿山甲各10克，附子9克，生姜、生葱各120克，桃枝30克，头发（鸡蛋清洗）60克，柳枝、桑枝、枣枝各30克。

【配制方法】用麻油2500克浸上药3～5日后，置锅内熬至焦黑色，捞出药渣，加入蚕沙9克，阿魏10克，熬至溶化为度。下丹1080克，搅至滴水成珠，倒在瓷盆内，入苏合香油60克。再入乳香、白豆蔻、没药、肉桂、雄黄、木香各9克，丁香7.5克（以上各药研末），麝香2.25克，冰片6克，搅匀收膏。

【使用方法】胃脘痛贴中脘穴；受寒泄泻贴下脘穴；劳伤筋骨痛、腰酸软贴两膏肓、两肾俞、两足三里穴；腰痛贴命门穴；瘫痪麻木拘挛贴双肩井、双曲池、双手腕骨穴、双膝眼、双足三里穴上；偏正头风贴风门穴、两太阳穴；小肠疝气贴膀胱穴、丹田穴；走气痛贴两章门穴；寒热脚气贴足三里、三阴交穴；男子遗精、女子经带病贴三阴交、命门穴；恶疮、痞块、跌打闪挫各贴患处。

【注意事项】孕妇禁贴。

【按语】此膏药治症较多，然总以胃脘痛、筋骨痛、腰痛、跌打损伤为主。

11. 清胃火膏

【方剂来源】《实用中医内科大膏药手册》。

【适应病证】胃热症，表现为口渴喜冷饮，消谷善饥，呕吐嘈杂，牙龈肿痛，舌红苔黄，脉象滑数。

【药物组成】生石膏60克，知母30克，寒水石40克，黄连20克，竹叶20克，竹茹12克，芦根30克，茅根、西瓜皮各30克，大青叶40克，天花粉60克，大黄30克。辅药：石菖蒲3克，葱白、韭白、藿香各6克，桑枝、枇杷叶、芭蕉叶各12克，槐枝、桑叶、白菊花各 24 克，全株凤仙草 12 克。

【配制方法】用麻油 1660 克将上药浸泡熬枯去渣再熬油成，下丹频搅后，再入生石膏 24 克，寒水石 12 克，青黛 3 克，牡蛎粉、元胡粉各 6 克，牛胶 12 克（酒蒸化），搅匀收膏。

【使用方法】将膏药化开，摊贴胃俞穴、中脘穴、梁丘穴上。

【注意事项】孕妇禁贴。

【按语】此膏方中生石膏、寒水石大寒，清热泻火；知母苦寒质润，清热滋液；黄连、黄芩、大黄清热泻火，既能使实热从大便而出，又与竹叶、竹茹相配直达病所以清胃热。

12. 萎缩性胃炎膏

【方剂来源】《中医外治杂志》2009 年第 1 期。

【适应病证】慢性萎缩性胃炎。

【药物组成】大黄、玄明粉、生地黄、当归、枳实各 32 克，厚朴、陈皮、木香、槟榔、桃仁、红花各 15 克。

【配制方法】上药共研细末备用。

【使用方法】取上述药末用温开水调成膏糊状，贴敷于脐部，外用纱布覆盖，胶布固定，48 小时换药 1 次。外用药期间禁止用水冲洗。同时可内服健脾和胃消食中药汤剂：当归、白芍、炒白术、肉苁蓉、红参各 10 克，黄芪、土茯苓、炒白扁豆各 15 克，吴茱萸 2 克，炮干姜、炙甘草各 6 克。水煎取汁 200 毫升，早晚空腹服，每日 1 剂。

【临床疗效】共治疗 30 例，治愈 25 例，有效 3 例，无效 2 例，总有效率 93.33%。

【典型病例】李某，男，58 岁，农民。主诉：反复上腹部隐痛，纳差 3 年。胃镜和病理检查示：胃黏膜萎缩明显，多个肠上皮化生结节形成。予上法治疗 2 周，症状和阳性体征消失，胃镜和病理检查示：胃黏膜腺体萎缩消失，无肠上皮化生结节。

【按语】慢性萎缩性胃炎是一种常见的消化系统疾病，属于中医学"胃脘痛""痞满"等范畴。西医学认为，本病病理表现为胃黏膜腺体萎缩，导致胃酸及胃蛋白酶分泌减少甚至无游离酸。中医学认为，本病病机为胃阴不足。中药内服直接作用于胃内萎缩的病灶，有保护胃黏膜、增加血流量、减少胃上皮化生的作用。方中的当归疏肝活血，理气止痛；茯苓、白术健脾渗湿；红参、黄芪补虚升气；桂枝、吴茱萸温阳行气。诸药配伍，共奏补气生津、健脾和胃、理气止痛之功。萎缩性胃炎膏外敷是通过肌肤腠理使药性由表入里，达到治病的目的。方中诸药具有活血化瘀、通络止痛、健胃消食之功效，选择穴位外敷，固定时间换药。内服治本，外敷治标，内外功补结合，两者联合使用以达到提高机体免疫功能、改善病灶周围血液循环、修复病变部位的组织结构的目的，有利于抑制上皮化生和减少癌变概率。

三、腹痛膏敷方

腹痛是指胃脘以下，耻骨毛际以上部位发生疼痛而言。感受六淫之邪、虫积、食滞所伤，气滞血瘀，或气血亏虚，经脉失荣等，均可导致腹痛。

1. 大承气汤膏药

【方剂来源】《实用中医内科大膏药手册》。

【适应病证】实热腹痛，临床表现为腹部痞满胀痛，拒按，潮热，大便不通，口渴引饮，手足溅然汗出，矢气频转，或下利清水，色清晰，腹部作痛，按之硬满，所下臭秽，舌苔焦黄起刺，或焦黑燥热，脉沉实有力。阳明腑实证，一切时病邪热里实证。也可用于单纯性肠梗阻、急性胆囊炎、急性阑尾炎。

【药物组成】一组：大黄 48 克，炙厚朴、炙枳实各 60 克，芒硝 36 克。

二组：香薷、胡荽各 9 克，生姜、韭白、蒜头各 24 克，柳枝、桑枝、益母草各 30 克，葱白 24 克，石菖蒲 6 克。

【配制方法】将以上两组药物浸泡于 1250 克芝麻油内，冬十秋七春五夏三日，置锅内慢火熬至药枯去滓，熬药油成，下黄丹收存，再入炒铅粉 30 克，雄黄、明矾、硼砂、青黛、轻粉、乳香、没药各 3 克，生石膏 24 克，金陀僧 12 克，木香 3 克，后入牛胶（酒蒸化）12 克，拌匀制成膏，分摊于红布上，折叠备用。

【使用方法】将膏药加温变软，揭开待稍温，贴腹结穴、上巨虚穴处。

【注意事项】孕妇禁贴。妇女经期慎用。

【按语】本膏药方中大黄苦寒泄热通便，荡涤肠胃；芒硝咸寒泄热，软坚润燥；积滞内阻，每致气滞不行，故以厚朴、枳实行气散结，消痞除满，使积滞迅速得以外泄，其腹痛自止。本膏药能峻下热结，承顺胃气下行，使塞者通，闭者畅。本膏药还可促进肠蠕动，从而改善肠壁营养和消炎。

所贴之腹结穴能治便秘，上巨虚穴具有理肠胃、通积滞的作用。

2. 附桂膏

【方剂来源】《验方》。

【适应病证】腹部畏寒；感受风湿，手足麻木，筋骨疼痛。

【药物组成】生大附子（切片）、肉桂（研极细末）各 240 克，柏枝尖、松毛心各 2500 克，黄丹铅粉各 300 克。

【配制方法】用麻油 1500 克入锅熬滚，次第下柏枝尖、松毛心、附子，熬枯去渣，下肉桂末再熬，下黄丹、铅粉不住手搅动，至滴水成珠，入瓦器内浸水中拔去火毒，用布摊贴。

【使用方法】肚腹畏寒者，用大张膏药贴脐腹上。筋骨麻木疼痛者贴患处。

【注意事项】孕妇禁贴。阴虚内热者禁贴。

【按语】生附子、肉桂大热，此膏用之，温里散寒，逐寒湿，止疼痛，故可治疗腹部畏寒及感受风湿。附子之作用偏于气分，肉桂之作用偏于血分，二者常相须为用。

3. 阳和启脾膏

【方剂来源】《清宫医案》。

【适应病证】脾肾阳虚，筋血不和。

【药物组成】党参、白术、黄芪、鹿角、当归、香附各 45 克，白芍、川芎、独活、附子、干姜、阿魏、橘皮、三棱、川椒、草果各 30 克。

【配制方法】用麻油 1500 克将药炸枯，去渣，再熬油至滴水成珠，下飞净黄丹 560 克，再将肉桂、沉香、丁香各 9 克研细末，候油冷，加入搅匀，成坨，每坨 140 克，候去火气，3 日后方可摊贴，装瓷罐内备用。

【使用方法】贴于神阙穴或脐上脐下。

【注意事项】孕妇禁贴。

【按语】此膏具有温阳散寒、养血活血、通经活络的功效，是光绪年间慈禧太后贴用膏药。

4. 温小肠膏

【方剂来源】《实用中医内科大膏药手册》。

【适应病证】小肠虚寒，表现为小腹绞痛，得热痛减，肠鸣泄泻，小便频数不爽，舌质淡白，脉象细缓。

【药物组成】小茴香、木香、肉豆蔻、吴茱萸各 40 克，人参 60 克，生姜 40 克，大枣 60 克，乌药 40 克，肉桂 24 克，橘核、荔枝核各 60 克。辅药：葱白 60 克，干姜、艾叶、侧柏叶各 12 克，炮姜、胡椒、川椒、白芥子各 6 克。

【配制方法】用麻油 2400 克将上药浸透，下锅熬枯，捞去渣熬油成，下丹频搅，再入松香 24 克，密陀僧 12 克，陈壁土、煅赤石脂各 6 克，雄黄、明矾、木香、丁香、降香、乳香、没药、官桂、樟脑、轻粉各 3 克，牛胶 12 克（酒蒸化），苏合香油 3 克搅匀收膏。

【使用方法】将膏药化开，贴关元穴（脐下 3 寸）、小肠俞（骶正中嵴旁开 1.5 寸，平第 1 骶后孔）、下巨虚（在足三里穴下 6 寸）穴上。

【注意事项】孕妇禁贴。

【按语】此膏方中主药温中散寒，行气止痛，收敛止泻；辅药温里逐寒；贴穴关元温通小肠，小肠俞转输小肠之气，下巨虚治小腹疼痛、大便泄泻。合而共奏散寒温中、行气止痛之效。

5. 温肝寒膏

【方剂来源】《实用中医内科大膏药手册》。

【适应病证】寒滞肝脉，或肝寒实证，表现为少腹胀痛，牵引睾丸，睾丸肿大下坠冷硬，苔白，脉象沉弦。

【药物组成】肉桂、吴茱萸、小茴香各30克，橘核、荔枝核各45克，木香18克，乌药30克，淫羊藿45克，川楝子、干姜各30克。辅药：生姜、葱白各6克，韭白12克，槐枝、柳枝、枸杞根各24克，艾叶15克，菖蒲、木瓜各3克，花椒、白芥子各1.5克，桃枝12克。

【配制方法】用麻油1400克将上药浸透，上锅熬枯去滓，再熬油成，下丹频搅。再入煅礞石12克，雄黄、青黛各6克，芦荟3克，牛胶12克（酒蒸化），搅匀收膏。

【使用方法】将膏药化开，贴于气海（脐下1.5寸）蠡沟（足内踝上5寸）穴上。

【注意事项】孕妇禁贴。

【按语】肝脉下络阴器，上抵少腹，阴湿与寒邪侵袭，阴寒内盛，聚于阴器，凝滞不通，故阴囊清冷而痛，寒主收引，故肿而且硬。此膏主药、辅药与选贴穴位，共收温肝散寒、行气止痛之效。若肝寒乘胃而呕吐者，主药中尚可加半夏、陈皮、砂仁以降逆止呕；若肝经阴寒之气循经上冲而见巅顶头痛者，可加藁本、白芷、川芎以祛风止痛。

6. 大陷胸汤膏

【方剂来源】《实用中医内科大膏药手册》。

【适应病证】结胸症，症见心下至少腹硬满拒按，大便不通，短气烦躁，午后小有潮热，口干舌燥，脉沉而紧，按之有力。

【药物组成】大黄、芒硝各63克，甘遂3~4克。生姜、韭白、葱白、榆白、桃枝各6克，蒜头、槐枝各12克，苍耳草15克，石菖蒲1.5克，车前草、益母草各15克，皂角、赤小豆各3克。

【配制方法】用麻油710克将上药熬枯去渣，下丹频搅，再入炒铅粉15克，松香12克，金陀僧、生石膏各6克，陈壁土、明矾、轻粉各3克，官桂、木香各1.5克，牛胶6克（酒蒸化），搅匀收膏。

【使用方法】将膏药化开，贴于腹结（平脐，前正中线旁开4寸）、上巨虚（足三里穴下3寸）穴上。

【注意事项】孕妇禁贴。平日体质虚弱者慎用。

【按语】《伤寒论》太阳病攻下过早，以致表热内陷，与胸中原有水饮互结，形成结胸症。此膏药泄热逐水、破结，治水热郁结之结胸症，心下满硬，痛不可近，大便数日不行。现代实践表明，本膏可用于胸水、腹水和急性出血性坏死性胰腺炎、麻痹性肠梗阻而属于形体壮实者。

7. 五积散膏

【方剂来源】《实用中医内科大膏药手册》。

【适应病证】外感风寒，内伤生冷，头痛身痛，项背拘急，发热无汗，胸满腹痛，不欲饮食。妇女月经不调，心腹撮痛。

【药物组成】白芷、川芎、炙甘草、茯苓、当归、肉桂、制半夏各9克，陈皮18克，炒枳壳、麻黄各18克，苍术75克，干姜12克，桔梗26克，厚朴12克。辅药：生姜、竹茹各9克，石菖蒲3克，葱白、韭白、薤白、藿香各6克，桑叶、芦根、茅根、枇杷叶各12克，槐枝、柳枝、桑枝各24克，乌梅3个。

【配制方法】用麻油1230克将上药浸透，入锅熬枯，捞去渣，再熬油，下丹频搅，再下生石膏24克，寒水石12克，青黛、牡蛎粉、元胡粉各6克，牛胶10克（酒蒸化），搅匀收膏。

【使用方法】将膏药化开，摊贴于关元、足三里穴上。

【注意事项】此膏药乃《和剂局方》之五积散加辅药熬制而成，可治寒、食、气、血、痰五积。症见发热轻，恶寒重，舌苔白厚腻，脉象浮弦。可用于受寒感冒与夏季因食生冷引起的胃肠功能紊乱。

8. "通便条"膏

【方剂来源】《实用中医内科学》。

【适应病证】蛔虫阻滞肠道，将要形成关格证者。

【药物组成】细辛、皂角、蜂蜜各120克。

【配制方法】将蜂蜜煎至滴水成珠，将细辛、皂角研细，加入搅匀，趁热制成长约5厘米、直径1厘米的栓状膏，用塑料薄膜包装备用。

【使用方法】每次取栓膏1~2条，揭去塑料薄膜，塞入肛门内，一般1次即可。

【按语】此处之关格，为关格的另一种含义，即指大便不通兼有呕吐。因蛔虫阻滞肠道，故大便不通；肠腑不通，传化停顿，胃气失降而上逆，上下关格故呕吐。此膏中细辛味辛，辛能伏虫，蛔虫见辛则头伏而下，另据实验研究，细辛有局部麻醉作用，蛔虫遇细辛亦被麻醉；皂角有导滞通便、通窍开闭之功；蜂蜜滋润滑肠，故用此膏有效。

四、呃逆膏敷方

呃逆是指气逆上冲，出于喉间，呃呃连声，声短而频，不能自止的病证。呃逆可偶然单独发生，亦可见于其他病之兼症，呈连续或间歇性发作。多因寒邪、胃火、气郁、食滞，或中焦虚寒，或下元亏损，或病后虚羸，致胃气上逆，失于和降所致。

1. 旋覆代赭汤膏

【方剂来源】《实用中医内科大膏药手册》。

【适应病证】气滞痰阻呃逆，临床表现为呃有痰阻，呼吸不利，脘肋胀痛，肠鸣矢气，或兼恶心嗳气，头目昏眩，脘闷食少，舌苔薄腻，脉弦而滑。也可用于急慢性胃炎、胃肠神经官能症、溃疡病及幽门不全梗阻的呃逆、恶心呕吐、嗳气、大便秘结。

【药物组成】一组：旋覆花、生姜、半夏各54克，人参、炙甘草各36克，代赭石90克，大枣24克。

二组：生姜、葱白、韭白、薤白、蒜头、凤仙草、槐枝、柳枝、桑枝各15克，榆枝、桃枝各12克，石菖蒲、莱菔子各3克，佛手、小茴香各1.5克。

【配制方法】将以上两组药物浸泡于1548克芝麻油内，冬十秋七春五夏三日，置锅内熬至药枯去滓，熬药油成，下黄丹收存，再入松香、生石膏各6克，陈壁土、明矾各3克，雄黄、轻粉、砂仁、白芥子、川椒、木香、檀香、官桂、乳香、没药各1.5克，后入牛胶（酒蒸化）6克，拌匀制成膏，分摊于红布上，折叠备用。

【使用方法】将膏药加温变软，揭开待稍温，贴于上脘穴、足三里穴处。

【注意事项】孕妇禁贴。

【按语】本膏药方中旋覆花下气消痰，代赭石重镇降逆，半夏、生姜化痰和胃，人参、甘草、大枣扶正益胃，合而共奏理气化痰、降逆止呃之效。

2. 止呃逆膏

【方剂来源】《实用中医内科大膏药手册》。

【适应病证】胃气虚弱，胃气上逆，呃逆呕吐，或因痰浊阻滞，或因胃虚有寒，舌苔白滑，脉弦而虚。

【药物组成】姜半夏、陈皮、吴茱萸、苏梗各30克，良姜、丁香、柿蒂、刀豆、竹茹各18克，灶心土、代赭石各90克，沉香9克，旋覆花45克，枇杷叶30克。辅药：生姜、葱白、韭白、薤白、红凤仙、全株白凤仙草、槐枝、柳枝、桑枝各30克，榆枝、桃枝（均连叶）各24克，石菖蒲、莱菔子、干姜各6克，佛手、小茴香、艾叶各3克。

【配制方法】用麻油2460克，将上药浸透，上锅熬枯去渣，熬油成下丹频搅，再入松香、生石膏各12克，陈壁土、明矾各6克，雄黄、轻粉、砂仁、白芥子、川椒、木香、檀香、官桂、乳香、没药各3克，牛胶12克（酒蒸化），搅匀收膏。

【使用方法】将膏药化开，贴于气海、胃俞、合谷穴上。贴前加麝香少许，收效更捷。

【注意事项】孕妇禁贴。

【按语】胃气主降，以下行为顺。若邪气犯胃，或胃气本虚，失于和降，则气逆于上，发生呃逆呕吐。此膏中主药具有降逆止呕之功。辅药中的生姜，前贤有"姜为止呕圣药"之论，不论胃寒、胃热，还是痰湿中阻导致之恶心呕吐均有良效。此膏在下丹频搅后也可加苏合香油少许。

3. 吴茱萸膏

【方剂来源】《中国民间疗法》2001年第9期。

【适应病证】呃逆。

【药物组成】吴茱萸20克。

【配制方法】将吴茱萸研细末，用香油调成膏糊状备用。

【使用方法】清洁两足心，将上膏涂敷在双侧涌泉穴上，纱布覆盖，胶布固定。每日更换1次。

【临床疗效】共治疗27例，痊愈25例，显效2例，总有效率100%。

【典型病例】王某，男性，56岁。10天前患脑栓塞，情志不畅而出现呃逆，逐渐加重，夜不能眠。经用中西药物及针灸治疗未见好转。现症呃逆连声，冗长有力。遂给予吴茱萸膏外敷涌泉穴，2小时后呃逆停止。

【按语】呃逆是由胃气上逆动膈而致，当各种致病因素乘袭肺胃之时，亦每使膈间之气不畅，故胃气上逆时，往往断续冲出喉间，而引起呃逆之症。治疗应以和胃降气平呃为主。用吴茱萸膏外敷涌泉穴，乃取吴茱萸疏肝下气之功以止呃逆。气上逆者当降之，降气之穴莫过于涌泉穴，从下夺之，最为有效。药穴相配而逆气平，呃逆止。

4. 呃逆膏

【方剂来源】《中国误诊学杂志》2008年第35期。

【适应病证】顽固性呃逆。

【药物组成】芒硝10克，胡椒40克，朱砂5克。

【配制方法】上药共研细末备用。

【使用方法】患者取平卧位，暴露脐部，用乙醇棉球擦拭脐窝，将备用药末用温开水调成膏糊状，填充于脐窝内，以填满为度。点燃艾条，在肚脐周围做雀啄灸和同旋灸（即像鸟雀啄食一样上下左右回旋移动），使患者热感渗透至里并向下腹传递。当患者不能耐受热度时，暂时移走艾条。每次灸疗30分钟，每日早、晚各1次，连用3天，有较好的止呃效果。

【临床疗效】共治疗12例，痊愈7例，有效12例，总有效率100%。

【按语】脐是神气通行出入的门户，为神阙穴所在，是任脉的要穴，任脉总领人一身的阴经，循行于胸腹正中，上连心肺，中经脾胃，下通肝肾，神阙穴为经气的汇海，五脏六腑之本，能健脾强肾，回阳救逆，和胃理肠，行气利水，散结通滞，活血调经，主治百病。在神阙穴施治，通过经络作用，对五脏六腑能起到治疗的功效。本膏中芒硝可改善血液循环，恢复肠蠕动，使网状内皮系统吞噬功能加强，从而调动机体内在的抗病能力；胡椒具有温中散寒之功能；朱砂具有镇心清火、安神止惊之作用。艾灸刺激了神阙周围的神经，促进人体的神经体液调节作用和免疫功能，从而改善胃肠功能活动，达到治病的作用。

五、泄泻膏敷方

泄泻是指大便次数增多，粪质溏薄或完谷不化，甚至泻出如水样而言。主要由于湿盛与脾胃功能失调，而致清浊不分，水谷混杂，并走大肠而成。

1. 涩肠止泻膏

【方剂来源】《实用中医内科大膏药手册》。

【适应病证】久泻久痢，肛门下脱，形寒肢冷，腰膝酸软舌淡苔白，脉象沉细。

【药物组成】一组：补骨脂，肉豆蔻、

吴茱萸、诃子、五味子、附子各20克，赤石脂、芡实、莲子各30克，禹余粮、乌梅、石榴皮、椿根皮、金樱子各24克，炮姜、干姜各12克。

二组：生姜、韭白、葱白、榆白、桃枝各12克，益母草、诸葛菜、车前草、石菖蒲、花椒、白芥子各3克，皂角、赤小豆各6克。

【配制方法】将以上两组药物浸泡于1580克芝麻油内，冬十秋七春五夏三日，置锅内慢火熬至药枯去滓，熬药油成，下黄丹收存，再入炒铅粉30克，松香24克，金陀僧、生石膏各12克，陈壁土、明矾、轻粉各6克，官桂、木香各3克，后入牛胶（酒蒸化）12克，拌匀制成膏，分摊于红布上，折叠备用。

【使用方法】将膏药加温变软，揭开贴于天枢穴、神阙穴、上巨虚穴处。

【注意事项】孕妇禁贴。

【按语】本膏药方一组药中吴茱萸、肉豆蔻温中散寒，配附子、炮姜以增其温肾健脾之力；干姜温胃散寒；五味子、五倍子、诃子、乌梅敛肺、涩肠止泻；金樱子、芡实、莲子益肾固涩止泻；赤石脂、禹余粮、石榴皮增强涩肠止泻之效。二组药中的生姜、葱白、韭白、榆白等可开肌腠、促进药物透皮吸收；益母草、诸葛菜等协助一组药物充分发挥作用。

所贴之天枢穴系大肠经之募穴，具有调中和胃、理气健脾的功效，能治疗肠鸣腹泻，饮食不化。神阙穴具有健脾阳、和胃理肠之功效，能治大便久泻不止，肠鸣如流水声。上巨虚穴是大肠经的下合穴，有清热利湿、调理胃肠功能、止泻的作用。

2. 暖脐膏（三）

【方剂来源】《钱存济堂丸散全集》。

【适应病证】寒邪入里，太阴受病，脘胀腹痛，大便泄泻。

【药物组成】母丁香、白胡椒各6克，硫黄、绿豆粉各9克，吴茱萸3克。

【配制方法】上药共为细末，用太乙膏药之原膏药肉120克，隔水炖化，将上药末掺入搅匀，收膏备用。

【使用方法】将膏药化开，贴于神阙穴上。

【注意事项】此膏中所用之太乙膏原膏药肉，即明代陈实功《外科正宗》之太乙膏，至清代《医宗金鉴》收载之。太乙膏加上此膏中之湿热药，贴神阙穴上即寒化气和，痛愈泻止。

3. 健脾益气膏

【方剂来源】《实用中医内科大膏药手册》。

【适应病证】纳呆少食，食后胃脘不舒，身倦乏力，肢体浮肿，面色萎黄，大便溏薄，小便不利，舌质淡，苔薄白，脉象缓弱。

【药物组成】人参12克，党参15克，太子参30克，黄芪、白术各15克，山药20克，黄精15克，白扁豆、薏苡仁各30克，茯苓20克，饴糖、蜂蜜、砂仁、桔梗各10克，莲子肉15克，陈皮12克，半夏10克，神曲15克，麦芽20克，鸡内金12克，大枣15克，炙甘草10克。辅药：生姜、薤白、韭白各12克，莱菔子10克，石菖蒲、白芥子、佛手各3克。

【配制方法】用麻油1100克，将上药浸透，上锅熬枯，捞去滓，再熬油成，下丹频搅，入官桂、木香、丁香、砂仁、檀香各3克，牛胶12克（酒蒸化），搅匀收膏。

【使用方法】将膏药化开，贴于脾俞（第11胸椎棘突下，后正中线旁开1.5寸）、章门（在腋中线，当第11肋游离端）、足三里穴上。

【注意事项】孕妇禁贴。

【按语】此膏中主药补气健脾，和胃渗湿；辅药通气行滞，宣发腠里，率主药直达病所；贴穴脾俞，为脾气转输之所，气血生化之源，有除水湿、助运化、补脾阳、益气血之功。若中阳不足，气虚有寒，腹痛里急者，膏方中可加用白芍、桂枝、干姜以缓中止痛。若清气下陷，便泻不止者，可加用柴胡、升麻以升阳益气。

4. 温脾阳膏

【方剂来源】《实用中医内科大膏药手册》。

【适应病证】脾阳虚证，表现为面色萎黄，手足不温，神疲乏力，少气懒言，腹中冷痛，肠鸣泄泻，舌淡苔白，脉细弱无力。

【药物组成】附子 10 克，肉桂、干姜、炮姜各 6 克，白豆蔻、吴茱萸各 10 克，砂仁、川椒各 46 克，草豆蔻 10 克，良姜 6 克，肉豆蔻 10 克，益智仁 15 克，党参 20 克，白术 15 克，甘草 10 克。辅药：生姜、薤白、韭白、葱白各 12 克，莱菔子 6 克，石菖蒲、艾叶、白芥子、胡椒、佛手、大枣各 3 克。

【配制方法】用麻油 670 克将上药浸透，上锅熬枯，捞去滓，再熬油成，下丹频搅，入官桂、木香、丁香、砂仁、檀香各 3 克，牛胶 12 克（酒蒸化），搅匀收膏。

【使用方法】将膏药化开，贴于脾俞、神阙、足三里穴位上。

【注意事项】孕妇禁贴。

【按语】此膏方中主药温中健脾，辅药性味荤厚，引领肉桂、附子等温脾阳之味，深入病所。若兼有食滞，可稍佐陈皮、麦芽等理气化滞；若食后呕吐，可加半夏、陈皮以和中降逆。

5. 健脾燥湿膏

【方剂来源】《实用中医内科大膏药手册》。

【适应病证】湿困中焦，脾失健运，症见胸闷纳呆，体倦身重，腹胀或痛，大便溏薄，舌苔白腻，脉象濡细。

【药物组成】苍术、厚朴、陈皮各 20 克，茯苓 30 克，薏苡仁 60 克，草豆蔻、白豆蔻各 20 克，猪苓、白术各 30 克，扁豆 60 克，泽泻 24 克，藿香、佩兰各 20 克，生姜、甘草、紫苏各 12 克，白芷 20 克，砂仁 10 克。辅药：韭白、葱白、榆白、桃枝各 12 克，诸葛菜、车前草、苍耳草、马齿苋、鲜黄花地丁各 30 克，柳枝、槐枝、桑枝各 24 克，全株干凤仙草 6 克，石菖蒲、白芥子各 3 克，

皂角、赤小豆各 6 克。

【配制方法】用麻油 2200 克将上药浸透，上锅熬枯去滓，熬油，下丹频搅，再入铅粉 30 克，松香 24 克，金陀僧、生石膏各 12 克，陈壁土、明矾、轻粉各 6 克，官桂、木香各 3 克，牛胶 12 克（酒蒸化），搅匀收膏。

【使用方法】将膏药化开，贴于脾俞、中脘、公孙穴上。

【注意事项】孕妇禁贴。

【按语】脾喜燥恶湿，湿困中焦，脾失健运，故此膏中主药健脾燥湿，辅药宽胸理气，调节升降失常，从而恢复脾之正常运化。若宿食不消，纳食呆钝，嗳气酸腐，可再加麦芽、神曲以消导和胃。

6. 四逆汤膏（二）

【方剂来源】《实用中医内科大膏药手册》。

【适应病证】少阴阳虚，阴寒内盛，亡阳虚脱，四肢厥冷，血压下降，脉沉微细。

【药物组成】炙甘草 60 克，干姜 40 克，制附子 60 克。辅药：生姜、葱白、薤白、韭白、蒜头、艾叶、侧柏叶各 6 克，槐枝、柳枝、桃枝、桑枝、冬青枝各 24 克，凤仙草、白芥子、石菖蒲、乌梅各 3 克。

【配制方法】用麻油 1000 克将上药浸泡，上锅熬枯，去滓熬油后，下丹频搅，再入铅粉 30 克，金陀僧、松香各 12 克，赤石脂、木香、砂仁、官桂、丁香、檀香、雄黄、明矾、轻粉、降香、乳香、没药各 3 克，搅匀收膏。

【使用方法】将膏药化开，贴于神阙、关元穴上。

【注意事项】孕妇禁贴。

【按语】少阴阳气衰微，不能达于四末，故四肢逆冷，或误汗亡阳，不能温煦全身，致恶寒蜷卧，腹痛下利，口不渴。此膏药具温中逐寒、回阳救逆之功。所贴神阙穴能回阳救逆，开窍复苏；关元穴能回阳固脱，补益元气。现代研究认为，此膏具有良好的强心作用，能兴奋心脏及胃肠功能，促进血液

循环，故可用于新陈代谢功能低下或衰竭的虚脱，急性胃肠炎吐泻过多、手足厥冷、呈虚脱表现者，慢性肠炎或消化不良的腹泻。

7. 神阙散

【方剂来源】高允旺著《偏方治大病》续编 2005 年 1 月第 1 版 56 页。

【适应病证】泄泻。

【药物组成】木香 50 克，丁香 50 克，肉桂 50 克，白胡椒 50 克，冰片 30 克。

【配制方法】将前 4 味药混合研极细末，再加入冰片调匀贮瓶备用，勿泄气。

【使用方法】取上药粉 30 克装入 3 层纱布袋内，用乙醇棉球脐部消毒，将药袋敷于肚脐上，胶布固定，2 天更换 1 次。

【注意事项】若固定不牢，可用纱布绕脐束 1 周。

【临床疗效】经用 5 次可见效。

【按语】中医学认为，"泄"者指大便稀薄，时好时坏，时作时止；"泻"者大便很急，势如瀑布，合称"泄泻"。其临床表现为解便次数多，大便稀而不成型或夹有不消化食物，有时甚至泻注如水，同时伴有腹痛、乏力、发烧怕冷等症状，中药治疗以健脾利湿为主，笔者试用神阙散效果甚佳。

8. 屏风加味膏

【方剂来源】《中医外治杂志》2004 年第 2 期。

【适应病证】慢性过敏性结肠炎，症见腹痛、腹泻，腹痛时可扪及痉挛的肠曲，大便次数增多而粪量不一定多，其表面附有较多黏液，有的表现为次数多的溏便，每于饮食不当、食物过敏、受凉、情绪紧张时发生。

【药物组成】黄芪、苦参各 10 克，白术、防风各 5 克，肉豆蔻、白芍各 6 克。

【配制方法】上药共研细末备用。

【使用方法】将上述药末用凡士林调成膏糊状，外敷左下腹压痛区，直径约 5~7 厘米，外用纱布覆盖，胶布固定，48 小时换药 1 次，8 天为 1 个疗程。

【临床疗效】共治疗 48 例，显效 33 例，有效 13 例，无效 2 例，总有效率 95.83%。

【典型病例】王某，男，42 岁，2002 年 9 月 12 日来诊。自述近 7 个月来每食生冷食物，如水果、饮料等或受凉后即出现左下腹疼痛，阵痛时可扪及痉挛的肠曲，伴腹泻、黏液样便，每次发作持续 3~4 天。2 天前因食水果而致上述症状加重，曾服吡哌酸、黄连素等药物效不显来诊。随用屏风加味膏敷之，贴 2 小时痛减，连贴 2 天诸症改善，为巩固疗效，续贴 1 个疗程。随访半年，平时饮食无忌，病未复发。

【按语】中医学认为，慢性结肠过敏症以虚证为主，一般多属脾胃虚弱，日久涉及于肾，治宜脾肾同补；若因肝气影响脾胃而致脾胃不和，则应调和肝脾。膏中黄芪、白术、防风健脾益气；肉豆蔻温肾扶阳；白芍疏肝平肝，缓急止痛；苦参解毒燥湿。诸药相合，共收疏肝健脾、温肾涩肠之功效。现代药理研究证明，本组药物具有收敛涩肠、保护肠黏膜、抗过敏、抗炎、调整免疫功能的作用，可减少肠内毒素过敏原的刺激，而使肠黏膜炎症恢复。

9. 肠安膏

【方剂来源】《实用中医内科杂志》2005 年第 4 期。

【适应病证】慢性溃疡性结肠炎。

【药物组成】黄芪 15 克，肉桂、黄连各 3 克，公丁香、冰片各 5 克，白术、白及、白芷各 10 克，白头翁 30 克，小茴香 6 克。

【配制方法】上药共研细末备用。

【使用方法】每次取上述药末 5~6 克，用米醋调成稠膏状，敷于神阙穴，伤湿止痛膏覆盖固定，2 天换药 1 次，1 个月为 1 个疗程。

【临床疗效】共治疗 68 例，治愈 28 例，好转 34 例，无效 6 例，总有效率 91.18%。

【典型病例】李某，男，43 岁。1999 年 3 月 16 日初诊。患者自诉反复腹痛腹泻，排黏液脓血便 4 年，多次大便培养未见病原菌，结肠镜检查诊为慢性溃疡性结肠炎，常自服诺氟沙星、柳氮磺胺嘧啶、肠胃康冲剂等，近来症状加重。刻诊：黏液脓血便每日 6～8 次，乏力纳差，腹痛隐隐，有时腰酸耳鸣，小便自利，舌质淡，苔薄白腻，脉濡细，此乃湿热余邪内蕴、脾肾阳气虚衰所致，予肠安膏外敷神阙穴 2 月余，纳增痛缓，泻止便调，遂改补脾益肠丸 6 克，每日 3 次，调服善后，随访 6 个月未见复发。

【按语】慢性溃疡性结肠炎是一种病因及发病机制迄今尚未完全明确的直肠和结肠炎性疾病，临床以腹痛、腹泻、黏液脓血便、里急后重等为主要症状，属中医学"泄泻""痢疾"范畴，由湿毒瘀血阻络，脾肾阳气亏虚，肠腑功能失调而成，寒热并见，虚实错杂，病程缠绵，易于反复，故采用健脾补肾、解毒活血法治疗。方中公丁香、白及理气活血，祛腐生肌，即刘河间所谓"行血则便脓自愈，调气则后重自除"；白头翁、黄连清热燥湿以祛余邪；黄芪、白术、肉桂健脾温肾；茴香、冰片、白芷辛香走窜，具有消肿毒、透肌肉、通经络之效，引药入内直达病所。

10. 益肠膏

【方剂来源】《浙江中医杂志》2000 年第 3 期。

【适应病证】慢性结肠炎，症见大便时溏时泻，腹胀肠鸣，下腹隐痛，反复发作，病程较长。

【药物组成】肉桂、丁香各 50 克，五倍子 15 克，黄连 10 克。

【配制方法】上药为 1 料，共研细末混合均匀，贮瓶备用。

【使用方法】每次取药末 10 克，用陈醋调成膏糊状，摊于纱布上，敷于脐部，每日换药 1 次，1 料为 1 个疗程。

【临床疗效】共治疗 50 例，经 1～3 个疗程治疗，痊愈 36 例，有效 8 例，无效 4 例，总有效率 92%。

【典型病例】施某，女，51 岁，农民，1995 年 4 月 26 日初诊。患慢性腹泻已 5 年，日行 3～4 次。经本院肠镜检查，诊断为慢性结肠炎。经中西药物治疗，症状时轻时重，大便稀薄，且夹有黏液，食入不化，下腹隐痛，纳少，面白形瘦。舌质淡，苔薄腻，脉细。用本膏外治 1 个疗程后，大便次数 1 日 1 次，但仍稀薄，下腹痛止。2 个疗程后症状消失，随访 1 年未复发。

【按语】慢性结肠炎病程较长，多见脾胃虚弱，或命门火衰，致腐熟无权，健运失司。益肠膏中肉桂、丁香温补脾肾，五倍子涩肠止泻，合黄连涩中有泻。四药配伍，温补脾肾，涩肠止泻，用之本病效果良好。

11. 愈溃理肠膏

【方剂来源】《山西中医》2002 年第 1 期。

【适应病证】慢性溃疡性结肠炎。

【药物组成】黄芪 15 克，肉桂、黄连各 3 克，乌梅、白芷、白及各 10 克，白头翁 30 克，公丁香、冰片各 5 克，麝香 0.5 克。

【配制方法】上药共研细末，贮瓶备用。

【使用方法】每次取药末 5～6 克，用米醋调成膏糊状，敷于脐部，伤湿止痛膏覆盖固定，3 天换药 1 次，1 个月为 1 个疗程。

【临床疗效】共治疗 63 例，治愈 26 例，好转 32 例，无效 5 例，总有效率 92.06%。

【按语】慢性溃疡性结肠炎属中医学"泄泻"范畴，临床以腹痛、腹泻、黏液脓血便、里急后重等为主要症状，是由湿毒瘀血阻络，脾肾阳气亏虚，肠腑功能失调而致寒热并见，虚实错杂，病程缠绵，易于反复，故采用健脾补肾、解毒活血法治疗。膏中公丁香、白及理气活血，祛腐生肌，即刘河间所谓"行血则便脓自愈，调气则后重自除"；白头翁、黄连清热燥湿以祛余邪；黄芪、肉桂健脾补肾；麝香、冰片、白芷辛香走窜，具有消肿毒、透肌肉、通经络之效，引诸药直达病所；乌梅酸涩，固肠止泻。全方温清并用，攻补兼施，故可取效。

12. 益气止泻膏

【方剂来源】《中国医药指南》2011 年第

2 期。

【适应病证】糖尿病性腹泻。

【药物组成】吴茱萸、丁香、肉桂、益智仁各 30 克，葛根、麻黄、五倍子、黄连、干姜各 60 克。

【配制方法】上药共研细末，混合均匀备用。

【使用方法】每次取 10 克，用白醋调成膏糊状。用 75% 乙醇棉球消毒脐部及双侧涌泉穴，然后外敷药膏，用保鲜膜覆盖，纱布固定。每天 2 次，每次 30 分钟，4 周为 1 个疗程。

【临床疗效】共治疗 42 例，显效 78.57%，有效 16.67%，总有效率 95.23%。

【按语】糖尿病性腹泻是由于患者的自主神经功能损害累及肠道时，使得肠蠕动时间延长，细菌过度生长，促使胆盐分解，肠壁分泌功能紊乱，水和电解质吸收失调，而引起腹泻。症见大便泄泻如水样，无臭无味，日久难愈，夜间或五更明显。本病属中医学"消渴""泄泻"范畴，是消渴病发展过程中的一个新的病理阶段，在此阶段由于病程漫长，日久则阴精耗伤，阴损及阳，脾病及肾，肾关不固，肾阳衰微，命火不足，不能温运脾土，脾失健运，则出现腹泻，甚则五更泻。脐为神阙穴，有健脾温阳理气的效用，涌泉穴为足少阴经的始穴，具有理气除湿的功效，故以温药敷脐及涌泉穴，可奏温脾止泻之功。本病的治疗必须在控制血糖的基础上以温补脾胃、止泻祛湿为主。益气止泻膏中吴茱萸温中止痛、理气祛湿、止泻；丁香温中暖肾；肉桂温通经脉，散寒止痛，补火助阳，有降低血糖、调节血脂的作用，其作用机制可能为保护和刺激胰岛 B 细胞，以促进胰岛素分泌，增强血清胰岛素的含量，提高胰岛素的敏感性，改善胰岛素抵抗等；益智仁温脾暖肾、固气涩精；黄连清热燥湿，现代药理研究认为其具有抗菌、抗病毒、兴奋胃肠平滑肌，增强回肠的收缩力等作用；五倍子涩肠止泻；葛根升发脾胃清

阳之气，止泻生津。诸药合用，共奏温补脾胃、祛湿止泻的作用。

13. 结肠炎贴膏

【方剂来源】《中国民族医药杂志》2010 年第 2 期。

【适应病证】急、慢性结肠炎。

【药物组成】水红花、南布裙各 12 克，臭椿树皮、凤尾草、仙鹤草各 10 克，奶浆草 5 克，刺萝卜苗 20 克。

【配制方法】将上药制成细粉，储存备用。

【使用方法】取预制好的药粉 10 克，加入小葱全草 15 克捣泥，蜂蜜适量调为膏剂，分 3 份，分别直接敷在患者的涌泉穴、神阙穴、病灶压痛点皮肤等 3 处，再用消毒纱布覆盖，胶布固定，持续敷药 24 小时。10 次为 1 个疗程，一般敷药 1~3 个疗程可治愈。

【临床疗效】共治疗 78 例，治愈 64 例，好转 9 例，显效 4 例，无效 1 例，总有效率为 98.7%。

【典型病例】坤某，女，32 岁，四川省茂县人，农民。症见腹痛腹泻黏液样便，每日 5~8 次，服用过多种药物治疗无效，乙状结肠镜检提示：乙状结肠黏膜充血、水肿、溃疡面多处。诊断为慢性溃疡性结肠炎（已经发病 10 年）。于 2003 年前来诊，检查：患者精神萎靡不振，脱水，脉沉细无力，舌淡，舌苔白厚腻。左下腹压痛明显，X 线诊断：黏膜纤维组织增生，呈颗粒样改变，肠管粗糙或高低不平，见大小不等的炎性息肉。给予结肠炎贴膏外敷治疗，敷药 2 个小时后腹痛缓解，第 2 天腹泻量、腹泻次数明显减少。敷药治疗 1 个月，自觉症状消失，停止用药，4 个月后到医院复查，乙状结肠镜检查结果示：结肠黏膜光滑，溃疡面消失，临床治愈，随访 2 年无复发。

【按语】慢性结肠炎又称非特异性慢性溃疡性结肠炎，其特点是腹痛、腹泻反复发作，缓解与发作相交替，病变以黏膜充血、水肿、溃疡，粪便化验无致病菌为特点。本

膏为羌族医药方剂，治疗急、慢性结肠炎效果显著，能快速止痛止泻，不需配合其他任何口服药物，方法简单，疗效迅速。

六、便秘膏敷方

便秘，即大便秘结不通，指排便间隔时间延长，或虽不延长而排便困难者。多由大肠积热，或气滞、寒凝、阴阳气血亏虚，使大肠的传导功能失常所致。

1. 润下膏

【方剂来源】《实用中医内科大膏药手册》。

【适应病证】体虚便秘证，诸如年老津枯、产后血虚、病后津液未复，肠津亏而致排便困难。

【药物组成】一组：火麻仁、郁李仁、松子仁各45克，黑芝麻45克，望江南75克。

二组：蜂蜜10克，大胡麻30克，槐枝、柳枝、桃枝、桑枝各24克，石菖蒲6克。

【配制方法】将以上两组药物浸泡于410克芝麻油内，冬十秋七春五夏三日，置锅内慢火熬至药枯去渣，熬药油成，下黄丹收存，再入雄黄、枯矾、官桂、丁香、乳香、没药、砂仁、轻粉各3克，后入牛胶（酒蒸化）12克，拌匀制成膏，分摊于红布上，折叠备用。

【使用方法】将膏药加温变软，揭开待稍温，贴于大肠俞穴、天枢穴、支沟穴、足三里穴处。

【注意事项】孕妇禁贴，慢性泄泻慎贴。

【按语】本膏药一组药中火麻仁入脾、胃、大肠经，质润多脂，能润滑肠道，对老年、体虚及产后津枯血少的肠燥便秘最宜；郁李仁甘润滑利，善导大小肠之秘结；松子仁性滋润，滑利大肠，合而共奏润肠通便之效。二组药能开泄肌腠，引药至病所，又可增强润下之功。

所贴之穴大肠俞，为大肠气转输之处，具有调理肠胃、泄热通便的作用；天枢穴能疏理脏腑，理气消滞，润下通便；支沟穴系三焦经的经穴，能宣气机、散瘀结、通脏腑，配合天枢能治习惯性便秘；足三里穴有理脾胃、调气血、补虚弱之功。

2. 麻仁丸膏

【方剂来源】《实用中医内科大膏药手册》。

【适应病证】便秘中的实秘、热秘证，临床表现为大便干结，小便短赤，面红心烦，或有身热，口干口臭，腹胀或痛，舌红苔黄燥，脉象滑数。也可用于习惯性便秘、痔疮、肛裂。

【药物组成】一组：火麻仁、大黄、炒枳实各40克，姜厚朴、苦杏仁各20克。

二组：生姜、韭白、薤白、榆白、桃枝各12克，蒜头、柳枝、槐枝、桑枝各24克，益母草、车前草各30克，凤仙棵、皂角、赤小豆各6克，白芥子、石菖蒲各3克。

【配制方法】将以上两组药物浸泡于1200克芝麻油内，冬十秋七春五夏三日，置锅内慢火熬至药枯去滓，熬药油成，下黄丹收存，再入炒铅粉30克，松香24克，金陀僧、生石膏各12克，陈壁土、明矾、轻粉各6克，官桂、木香各3克，后入牛胶（酒蒸化）12克，拌匀制成膏，分摊于红布上，折叠备用。

【使用方法】将膏药加温变软，揭开待稍温，贴于天枢穴、支沟穴处。

【注意事项】孕妇禁贴。

【按语】实秘中的热秘即古称之阳结，肠胃燥热是其主要病机。本膏药方中的大黄、麻仁泄热润肠通便；杏仁降气润肠；芍药养阴；枳实、厚朴下气破气以行气除烦，合而共奏清热润肠通便之效。

3. 生肌玉红膏（三）

【方剂来源】《新中医》1992年第10期。

【适应病证】便秘（老年性、习惯性便秘）；急慢性直肠炎、结肠炎、结肠直肠溃疡、肛窦炎、乳腺炎；各种肛肠术后出现并发症，如便秘、出血、疼痛、分泌物多、肛门潮湿、痒疹、肛裂术后愈合缓慢等；各种肛肠病术后常规换药等。

【药物组成】当归、老紫草、生地黄各60克，白芷、血竭末、白矾末、黄连末、乳香、没药、冰片各15克，地榆、五倍子各30克，轻粉12克，凡士林、白蜡各90克，鲜槐树枝条7条（每节1寸长），麻油1500毫升，甘草10克。

【配制方法】将上药当归、白芷、紫草、血竭、没药、五倍子、地榆、生地黄、鲜槐条、甘草10味药，放入盛装1500毫升麻油锅内浸泡3日后，将其放置文火上熬煎至生地微干为度。再用3层新净纱布过滤到净锅内煎至滚沸，加入白醋待其溶化后再加入凡士林搅匀化开，再加入轻粉末、白矾末、黄连末搅匀，待温度降至20℃时，加入冰片末充分搅匀，配制成油膏状，候至1日，收起净存备用。

【使用方法】在使用操作上，先嘱患者排空大便，洗净肛门，侧卧。肛门常规消毒后，用50毫升甘油灌肠器吸入药油膏5～100毫升，从肛门注入保留灌肠。其用量以患者耐受量为度。灌入后嘱患者仰卧垫高臀部，以促使油药膏直达病所，应尽量使保留时间延长，便于充分吸收并发挥其效，而增强其治疗效果。

【注意事项】使用本膏，无任何不适及毒作用。仅有1例因直肠癌术后定期放、化疗后诱发放射性直肠炎拌肛门湿疹，经用本膏治疗20余次即愈。

【临床疗效】用本膏治疗肛肠外科疾病209例，全部有效。并对其中69例随访3年均无复发。

【典型病例】王某，女，58岁。自述1989年9月28日在某医院行直肠癌术后，并先后在几家医院作过10多次放、化疗后，自觉肛门部出水潮湿，瘙痒不适。1990年7月8日到我院门诊就医。检查：肛门部潮湿、糜烂，有皲裂渗出物，直肠内5～10厘米处黏膜充血、水肿明显，并有糜烂及轻度溃疡，有大量血性分泌物渗出肛门及肛周。诊为放射性直肠炎合并肛门湿疹。用生肌玉红膏加味软膏作肛门直肠注入20毫升，经28次用药治疗后，自觉症状消失。检查：肛门周围湿疹已愈合，皮肤变为正常。肛门内直肠黏膜充血、水肿已消失，糜烂及溃疡已基本愈合。停药后随访半年复发，乃因在某医院行放、化疗4次后诱发。再诊，用上药同法处理20次后治愈，至今未见复发。

4. 温脾汤膏（一）

【方剂来源】《实用中医内科大膏药手册》。

【适应病证】冷积便秘，表现为脘腹痞满，脐腹疼痛，拒按，手足不温，舌淡苔白，脉象沉迟或沉弦。或久痢赤白者。

【药物组成】大黄、炮附子各36克，干姜、人参各24克，甘草12克，生姜、韭白、葱白、榆白、桃枝各6克，蒜头、柳枝、桑枝各12克，苍耳草、益母草、车前草各15克，石菖蒲、白芥子各1.5克，皂角、赤小豆各3克。

【配制方法】用麻油690克将上药浸透，上锅熬枯，捞去渣，熬油成，下丹频搅，再入炒铅粉30克，松香24克，金陀僧12克，轻粉6克，生石膏12克，陈壁土、明矾各6克，官桂、木香各3克，牛胶12克（酒蒸化），搅匀收膏。

【使用方法】将膏药化开，贴天枢、上巨虚穴位上。

【注意事项】孕妇禁贴。

【按语】冷秘即阴结，其病机在于肾阳虚弱，阴寒内盛，留于肠胃，阴气固结，阳气不运，使肠道传送无力而排便困难。此膏药主药具温中泻下之功，与辅药及所贴穴位配伍，可治中阳不振、肾阳不足的冷积腹痛，大便秘结，或久泻不爽，慢性肠炎，慢性痢疾等。

5. 大戟膏

【方剂来源】《中国民间疗法》2002年第8期。

【适应病证】顽固性便秘。

【药物组成】大戟5克，大枣8枚。

【配制方法】将大戟研末，与大枣肉共

捣烂成膏。

【使用方法】将上膏敷于脐部，点燃艾条在脐上施灸20分钟，然后用纱布覆盖，胶布固定，每日1次，直至大便通畅。一般需治疗30~40天。

【典型病例】张某，男性68岁。便秘20年，每7~8日排便1次，大便坚硬，伴腹胀、乏力、纳差等症状，经多方治疗无效果。给予上法治疗30天后大便通畅，每日排便1次。随访1年未复发。

【按语】《本草纲目》曰："大戟主治利大小便，且得枣而不损脾；脐为神阙，是任脉的重要腧穴，与督脉相表里，内连十二经脉，五脏六腑。"脐下分布有丰富的血管及大量的淋巴管和神经。大戟敷脐加艾灸，可通过艾灸的温热使药物的作用借助腧穴经络而到达病所，从而达到治疗疾病的目的。

6. 通便敷贴膏

【方剂来源】《陕西中医》2007年第9期。

【适应病证】结肠慢传输型便秘。

【药物组成】大黄、厚朴、牵牛子、冰片各10克，芒硝5克，枳实、槟榔、皂角刺各20克。

【配制方法】将上药共研细末，加适量附加剂制成糊状药膏备用。

【使用方法】清洁脐部，取适量药膏敷在脐部，用丝棉纸敷垫覆盖固定后，再用热水袋热敷10分钟，隔日换药1次。

【临床疗效】共治疗100例，治愈78例，好转17例，无效5例，总有效率95%。

【按语】结肠慢传输型便秘是临床常见的功能性疾病之一，随着饮食结构的改变及生活节奏加快，人们缺乏运动，导致肠动力不足，结肠传输障碍，使得结肠慢传输型便秘的发病率逐年增高。目前临床上常用的一些缓泻剂，因其多有干扰肠道正常活动和吸收的副作用，长期使用会降低肠壁神经感受细胞的应激性，而造成患者对药物的依赖性，甚则引起水电解质紊乱，还可导致结肠黏膜黑病变而诱发大肠癌，不宜作为治疗便

秘的首选药物。采用中药通便敷贴膏贴敷脐部，避免口服药物对胃肠道黏膜刺激及遭受消化酶的破坏，或被肝脏灭活，而使疗效降低，且应用简便，奏效迅速，无毒副作用，适应证广，年老体弱、不宜口服药物者均可使用，具有简便廉验的功效。

方中大黄、芒硝泻下软坚，荡涤肠胃；枳实、厚朴、槟榔行气消积；牵牛子泻下消积；皂角刺外用取其穿透之功；冰片开窍发散、引药入里。诸药合用，共奏清热通便、行气除胀之效，达到刺激肠蠕动、增强肠道动力、促进排便的目的。

7. 通便膏

【方剂来源】《中医外治杂志》2005年第5期。

【适应病证】适用于各种病因引起的粪便在肠内滞留过久，排便周期延长，或粪质干结，排出艰难，或经常便而不畅的便秘患者。

【药物组成】大黄、厚朴、枳实各2份，火麻仁3份，芒硝、番泻叶各1份。

【配制方法】上药共研细末，用透皮剂调和成膏备用。

【使用方法】清洁脐部，将通便膏填纳于脐部，外用麝香壮骨膏固定，1天换药1次。换药时先用温水湿敷片刻，然后再揭膏药。

【按语】此通便膏为缓下之剂，药虽峻猛，但经皮给药的药物剂量小，药效持久，作用相对较缓。便秘的病位在肠，肠在脐下，药物能迅速直接作用于肠道，使疗效迅速。方中大黄、芒硝相须为用，软坚泻下攻积；厚朴、枳实导滞消痞；番泻叶助大黄具有较强的泻下导滞功能；火麻仁润肠通便，滋养补虚，起润下作用。诸药配伍共呈泻下作用，特别适用于不愿及不便口服药物的便秘患者。

七、胃缓膏敷方

胃缓，系指由于长期饮食失常，或七情

内伤，或劳倦过度，导致中气下陷、升降失常，从而出现脘腹痞满、嗳气不舒、胃脘疼痛、辘辘有声等以脾胃虚弱为特点的病证。

补中益气膏

【方剂来源】《实用中医内科大膏药手册》。

【适应病证】胃缓证，临床表现为面色姜黄，精神倦怠，不思食，食后脘腹痞满，嗳气不舒，或腹胀而坠，或呕吐清水痰涎，肌肉瘦弱，舌淡苔白，脉象缓弱。也可用于胃下垂、脱肛、子宫脱垂、低血压、重症肌无力等。

【药物组成】一组：黄芪200克，炙甘草100克，党参、当归、陈皮、升麻、柴胡各60克，炒白术9克，生姜20克，大枣40克。

二组：生姜、干姜、葱白、薤白、韭白、蒜头、苏叶、侧柏叶各18克，槐枝、柳枝、桑枝、菊花、桃枝、冬青枝各72克，花椒、乌梅、苍耳草、凤仙草、石菖蒲、白芥子、莱菔子各9克，发团27克。

【配制方法】将以上两组药物浸泡于1340克芝麻油内，冬十秋七春五夏三日，置锅内慢火熬至药枯去渣，熬药油成，下黄丹收存，再入炒铅粉90克，密陀僧、松香各36克，赤石脂、木香、砂仁、官桂、丁香、檀香、雄黄、明矾、轻粉、降香、乳香、没药各9克，后入龟板胶、鹿角胶（酒蒸化）各18克，拌匀制成膏，分摊于红布上，折叠备用。

【使用方法】将膏药加温变软，揭开待稍温，贴于关元穴、足三里穴处，8天换药1次。

【注意事项】孕妇禁贴。

【按语】本膏药方中黄芪补中益气，升阳固表止汗；党参、炙甘草、白术益气健脾，合主药以益气补中；陈皮理气和胃；当归养血；升麻、柴胡升提下陷之阳气，气陷得升，则胃缓可除。举凡劳倦内伤，素体气虚，易患感冒，或气虚外感，自汗，久泻等均可贴之。

八、胃下垂膏敷方

1. 蓖倍膏

【方剂来源】《新医药学杂志》1974年第2期。

【适应病证】胃下垂。

【药物组成】蓖麻子仁98%，五倍子末2%。

【配制方法】将蓖麻子仁研细过筛，与五倍子末按上述比例混匀，打烂，制成直径1.5厘米、厚1厘米的膏状药饼备用。

【使用方法】点准百会穴，剃去药饼大一片头发，把药饼紧贴百会穴上，用纱布绷带扎住，勿使移动。贴后每日早、中、晚3次搪瓷杯盛半杯开水。将杯底置于药饼上进行热熨，每次10分钟左右，以温热而不烫痛皮肤为度。连续5个昼夜不需更换。如经第1次治疗后症状显著减轻，即予X线钡餐复查。如胃的位置已恢复正常，则除去药饼。如自觉症状未见好转，休息1天后，进行第2次治疗。

【注意事项】吐血、妊娠及有头部皮肤病者忌用本膏。本膏一般无副作用，如有不适感觉，即除去药饼，停止治疗。治疗期间应当适当休息或减轻工作；汤茶适当减少，宜采用少量多次饮用的办法；汤面、稀粥等含水量多的食物，暂时不吃或少吃；禁忌房事。本膏贴敷夏日疗效较差。

【临床疗效】经治42例，有效率86%。

【典型病例】余某，男，63岁。患胃下垂已8年，X线钡餐检查示胃小弯角切迹在髂嵴连线下6厘米，食量大减，胃中颇感压重膨满，大便秘结，腰痛欲折，失眠，头晕心悸，屡服中西药物无效，不能工作。1973年春用蓖倍膏敷贴百会穴处4次，自觉症状消失。经X线钡餐检查，胃的位置已完全正常，恢复工作。

【按语】本膏中蓖麻子仁具升提之功，五倍子功善收敛，佐五味子以治胃下垂。

2. 黄芪升陷膏

【方剂来源】《中医外治杂志》2001年第

5 期。

【适应病证】胃下垂。

【药物组成】黄芪 24 克，升麻 18 克，附子 20 克，五倍子 18 克，蓖麻仁 30 克。

【配制方法】前 4 味药共捣烂，过 120 目筛，以蓖麻仁捣烂和之，另加少量芝麻油调成膏糊状备用。

【使用方法】选百会、鸠尾、胃俞、脾俞穴，取上膏 10 克外敷，纱布覆盖，胶布固定，24 小时换药 1 次，10 次为 1 个疗程。伴恶心呕吐者加内关；上腹痛甚加中脘；下腹痛甚加三阴交；便秘加支沟。

【临床疗效】共治疗 27 例，4 个疗程后治愈 14 例，有效 11 例，无效 2 例，总有效率 92.59%。

【典型病例】刘某，男，32 岁，司机，1996 年 12 月 8 日就诊。自诉从 1995 年 2 月起，偶感食后腹胀，平卧略缓，继则经常脘腹重坠，纳呆，便秘。查体：心肺未见明显异常，下腹膨隆，上腹部可触及强烈的主动脉搏动，舌淡，脉弱。X 线钡透示：胃小弯最低点在髂嵴连线以下约 1.3 厘米，肋下角约 80 度。诊断：胃下垂，中气下陷型。取百会、鸠尾、胃俞、脾俞、支沟中药外敷，24 小时换药 1 次，经用药 20 次，诸症皆息。X 线钡透示胃小弯最低点在髂嵴连线以上约 0.3 厘米，胃体位置基本正常。随访 1 年未复发。

【按语】胃下垂属中医学"胃脘痛""痞气""呃逆"之范畴。临床多以脘腹重坠、胀满，食后即胀、平卧略缓，纳呆等为主症，临床上分为中气下陷、胃肠停饮、肝胃不和 3 型。治疗上以"升提"为主，膏中黄芪、升麻升提中气；附子散寒除湿；五倍子"收脱肛，子肠脱下"（《本草纲目》），此亦取其升提之意；蓖麻仁可以加强肌肉紧张度，刺激脏器平滑肌及韧带收缩。百会为诸阳之会，又为清阳升发之顶点，药气吸之可聚阳气升腾。诸药合用，敷于百会等穴，可使胃肠留饮得行得化，失和之肝胃得以调和，下陷之中气得以升提而诸症皆息。

九、十二指肠溃疡膏敷方

球部溃疡膏

【方剂来源】《护理学杂志》2002 年第 11 期。

【适应病证】十二指肠球部溃疡。

【药物组成】金不换、丹参各 30 克，黄芪、炮附子、肉桂、细辛、陈皮、香附、枳壳、红花、元参、丁香各 15 克，冰片 10 克。

【配制方法】上药共研细末，混合均匀备用。

【使用方法】治疗前取以上药粉加食醋调成膏糊状，摊涂在 30 厘米×20 厘米纱布上，放热水袋上暖热，趁热贴敷在患者胃脘部，外用绷带固定，上加热水袋热敷 40 分钟，每天 1 次，15 天为 1 个疗程，可治疗多个疗程。

【临床疗效】共治疗 60 例，显效 40 例，有效 15 例，无效 5 例，总有效率 91.7%。

【按语】十二指肠球部溃疡属中医学"胃脘痛""痞证"范畴，常因饮食不节、七情内伤、身体虚弱致脾胃受损、脾胃气虚、运化无力，从而导致脾胃功能紊乱、气血运化失常、胃络淤滞，所以临床表现为气虚血瘀，辨证应为脾胃虚寒，气滞血瘀。故温中健脾，行气止痛，活血通络为溃疡病的主要治疗原则。在常规口服药物的基础上，用球部溃疡膏外敷胃脘部，通过刺激神阙穴、中脘穴而起治疗作用。神阙穴位于任脉，与督脉相表里，共司人体诸经百脉，药物可通过神阙穴直接影响五脏六腑，从而达到祛除病邪、康复机体的作用。中脘穴是手太阳、足阳明、任脉之会，此穴可使诸经精气通达，助胃消化水谷，温通腑气，升清降浊，调理中州之气，因此外敷中药可使药物直达病所，起到温中健脾、行气止痛、活血通络的作用。热水袋外敷可使药物保持相对恒定的温度，能加强药物的穿透性，从而提高疗效。本膏以金不换、丹参为主药。金不换为蓼科植物，又名土大黄，性味苦、辛、凉，具有清热解毒、破瘀生新、消肿生肌、止血等功效；丹参具有增加胃黏膜防卫因素和抑制攻击因子的双重作用，它使胃黏膜血管扩张，增加胃黏膜血流量，使黏膜氧供和营养物质充足，促进组织细胞再生，利于溃疡愈合；黄芪具有调节胃肠运动、双向调节免疫功能的作用；肉桂以暖脾阳，陈皮以行气滞，细辛散寒止痛，这些药物均入肾或脾胃经；醋有局部刺激，加强渗透作用。诸药合用，达到温中健脾、活血通络、提高溃疡愈合质量及降低溃疡复发的作用，具有良好的远期疗效。

第四节　肾系病证膏敷方

一、淋证膏敷方

淋证以小便频急，淋漓不尽，尿道涩痛，小便拘急，痛引脐中为特征。多因肾虚、膀胱湿热，气化失司，水道不利所致。西医学的泌尿系感染、膀胱炎、肾盂肾炎均可参照本证辨证。

1. 清热利湿通淋膏

【方剂来源】《实用中医内科大膏药手册》。

【适应病证】热淋、血淋、石淋，临床表现为小便频数，点滴而下，尿色黄赤、混浊，或尿血或砂石，灼热刺痛，急迫不爽，痛引脐中，或伴腰痛拒按，舌红苔黄，脉象数。

【药物组成】一组：木通、瞿麦、灯心草、栀子、石韦、冬葵子、通草、梗通草各10克，萹蓄、滑石、猪苓、海金沙、金钱草、薏苡仁各30克，车前子、茯苓各20克，泽泻、甘草梢各15克，大黄12克。

二组：韭白、葱白、榆白、桃枝各12克，柳枝、槐枝、桑枝各24克，苍耳草、益母草、诸葛菜、车前草、马齿苋、黄花地丁各30克，凤仙草全株6克，石菖蒲、白芥子各3克。

【配制方法】将以上两组药物浸泡于1940克芝麻油内，冬十秋七春五夏三日，置锅内慢火熬至药枯去滓，熬药油成，下黄丹收存，再入炒铅粉30克，松香24克，金陀僧、生石膏各12克，陈壁土、明矾、轻粉各6克，官桂、木香各3克，后入牛胶（酒蒸化）12克，拌匀制成膏，分摊于红布上，折叠备用。

【使用方法】将膏药加温溶化，揭开待稍温，贴于曲骨、志室穴、膀胱俞穴处。

【注意事项】孕妇禁贴。

【按语】本膏药一组药中木通、瞿麦、灯心草降心火，清小肠，利小便，祛湿热而止血；大黄、栀子、车前子、滑石泻上、中、下三焦之火，清肺利膀胱，滑窍通小便，配萹蓄利水通淋；甘草梢止阴茎中痛；泽泻、茯苓、猪苓利水渗湿；通草、梗通草、薏苡仁清热利水；金钱草、海金沙、石韦通淋化石。二组药中的葱白、韭白等泄肌腠，促进药物的透皮吸收；白芥子辛温，其性走散，可透达经络；苍耳草等长于疏散宣通，外达皮肤；益母草等活血利水消肿；地丁等长于清热解毒；合而共奏清热利湿通淋之效。

所贴之曲骨穴系足厥阴肝经与任脉之会，能治小腹急痛、小腹胀满、小便淋涩不通。志室穴系足太阳膀胱经穴，有清利下焦湿热作用，能治小便淋漓。膀胱俞穴为膀胱气机传输之处，具有通利水道作用，能治小便赤涩、尿路感染等症。

2. 通淋膏

【方剂来源】《外治寿世良方》。

【适应病证】通治膀胱积热，淋秘尿血等。

【药物组成】元参、麦冬、当归、赤芍、知母、黄柏、生地黄、黄连、黄芩、栀子、瞿麦穗、赤苓、猪苓、木通、泽泻、车前子、甘草、木香、郁金、萆薢、血余各30克。

【配制方法】用麻油1980克将上药浸透，上锅熬枯，捞去渣，熬油，下丹，频搅后再入滑石240克，搅匀，去火毒后，分摊于布上备用。

【使用方法】将膏药化开，贴于脐下关元穴处。

【注意事项】孕妇禁贴。

【按语】湿热毒邪，客于膀胱，气化失司，水道不利是热淋的主要病机；热伤阴络，渗入膀胱，导致血淋。此膏中药味是由《和剂局方》八正散、《伤寒论》猪苓汤与《济生方》小蓟饮子三方化裁而成。八正散通淋利尿；猪苓汤育阴、利尿通淋；小蓟饮子除清热通淋外，还可清心凉血、养血止血，故热淋血淋患者贴此膏效佳。

3. 消淋化浊膏

【方剂来源】《中医外治杂志》2003年第6期。

【适应病证】慢性前列腺炎，症见晨起时或白天排尿间隔较长时，尿道常有乳白色黏液，甚至被分泌物粘闭；尿频、尿急、排尿困难，排尿时下腹部或会阴部烧灼、不适感；前列腺部及直肠内不适或隐痛，疼痛可向下腰部、髋部、大腿、会阴、下腹部、腹股沟部、睾丸、阴茎头等处牵涉，且常于晨起或疲劳后发生；性功能紊乱，如性欲减退、早泄、阳痿、遗精等，并可有乏力、失眠等症；直肠指诊见前列腺硬度增加，腺体可小、可大或正常，且较固定。

【药物组成】丹参、赤芍、益智仁各6克，王不留行、穿山甲、车前子各5克，黄柏10克，冰片3克。

【配制方法】将上药共为细末，用凡士林调成膏糊状备用。

【使用方法】清洁脐部，外敷上膏，直径约3～4厘米，外用纱布覆盖，胶布固定，48小时换药1次，14天为1个疗程。

【临床疗效】共治疗48例，显效28例，症状及体征于1个疗程内完全消失；有效18例，临床表现减轻或延迟至2个疗程后消失；无效2例，总有效率96%。

【典型病例】王某，男，38岁，2001年9月7日来诊。自述近7个月来经常于晨起或大便用力时，可见乳白色黏液自尿道口流出，前列腺部及直肠内不适或隐痛，疼痛牵涉及下腹部及腹股沟部，每于饮酒过量或劳累后加重。10天前上述症状加重，曾在县人民医院做B超、化验及指诊等检查，诊断为"慢性前列腺炎"，服用抗菌药效不显来诊。随用"消淋化浊膏"敷之，贴5天诸症改善，为巩固疗效，续贴1个疗程，随访半年未复发。

【按语】慢性前列腺炎属于中医学"膏淋""精浊"范畴。中医学认为，本病的发病多由肾气亏损，虚火妄扰，精关不固，膀胱不利而成；或因脾胃运化功能失常，湿热内生，导致经络阻滞，气滞血瘀而发病。方中丹参、赤芍、王不留行、穿山甲活血祛瘀，行气导滞；黄柏、车前子清热祛湿，泻火解毒；益智仁补肾固精；冰片辛香走窜、能通诸窍。诸药相合，共收清热解毒、祛瘀导滞、补肾固精之功。制膏外敷，通过肚脐吸收、渗透、弥散，使药效直达病所，故收到满意疗效。

二、腰痛膏敷方

腰痛是指腰部一侧或两侧疼痛而言，多因感受外邪、劳累外伤、肾精亏损所致。

1. 独活寄生汤膏

【方剂来源】《实用中医内科大膏药手册》。

【适应病证】风湿腰痛，临床表现为腰背拘紧，酸重疼痛，活动不利，或见发热恶风，或见颜面及四肢浮肿，舌苔薄腻，脉象浮涩，或用于痹证日久，肝肾两亏，气血不足者，症现腰膝冷痛，肢节屈伸不利，痿软气弱。也可用于慢性关节炎、风湿性坐骨神经痛属于肝肾两亏、气血不足者。

【药物组成】一组：独活45克，桑寄生、秦艽、防风、细辛、当归、白芍、川芎、干生地黄、杜仲、牛膝、人参、云苓、甘草、桂心各30克。

二组：生姜、薤白、韭白、葱白、蒜头、槐枝、柳枝、桑枝各30克，桑菖蒲、莱菔子、干姜各6克，佛手、川椒各3克，凤仙草12克。

【配制方法】将以上两组药物浸泡于2250克芝麻油内，冬十秋七春五夏三日，置锅内慢火熬至药枯去渣，熬药油成，下黄丹收存，再入官桂、木香、丁香、砂仁、檀香各3克，后入牛胶（酒蒸化）12克，拌匀制成膏，分摊于红布上，折叠备用。

【使用方法】将膏药加温变软，揭开，贴在上髎穴、阳陵泉穴处。

【注意事项】孕妇禁贴。

【按语】本膏药方中杜仲、牛膝、桑寄生补肾强腰、补益肝肾兼祛风湿；独活、秦艽、防风祛风湿止痹痛，细辛发散阴经风寒，搜剔筋骨风湿并止痛；当归、干生地黄、白芍养血活血；党参、茯苓、甘草补益正气；川芎、桂心温通血脉，并助祛风。

所贴之上髎穴，可治腰膝冷痛、痹证、痿证、坐骨神经痛等；阳陵泉穴乃筋会，筋有病可取此穴，善治腰腿痛、风寒湿痹等证。

2. 右归丸膏

【方剂来源】《实用中医内科大膏药手册》。

【适应病证】肾阳虚腰痛，临床表现为腰痛酸软，腿膝乏力，遇劳更甚，卧则减轻，反复发作，并少腹拘急，面色㿠白，气少神疲，畏寒肢冷，阳痿，舌质淡，脉象沉细。也可用于男性不育症、早泄滑精、神经衰弱、慢性肾炎、夜尿频繁等属肾阳虚者。

【药物组成】一组：熟地黄75克，炒山药30克，山茱萸、当归各27克，枸杞、菟丝子、鹿角胶、炒杜仲各36克，制附子18~54克，肉桂18~36克。

二组：生姜、葱白、薤白、韭白、蒜

头、艾叶、侧柏叶各9克，槐枝、柳枝、桑枝、冬青枝、菊花、桃枝各36克，苍耳草、凤仙草、石菖蒲、白芥子、莱菔子、花椒、乌梅、大枣各4.5克，发团13克。

【配制方法】将以上两组药物浸泡于700克芝麻油内，冬十秋七春五夏三日，置锅内慢火熬至药枯去渣，熬药油成，下黄丹，再入炒铅粉45克，陀僧、松香各18克，赤石脂、木香、砂仁、官桂、丁香、檀香、雄黄、明矾、轻粉、降香、没药各4.5克，后下龟胶、鹿胶（酒蒸化）各9克，拌匀制成膏，分摊子红布上，折叠备用。

【使用方法】将膏药加温溶化，揭开贴于肾俞穴、关元穴处。

【注意事项】孕妇禁贴。

【按语】本膏药方中熟地黄、枸杞甘温滋肾以填精；附子、肉桂、鹿角胶、菟丝子温补肾阳而祛寒；山茱萸、当归养精血、通肾气；杜仲补肾壮筋骨，山药健脾，合而共奏温补肾阳之效。

3. 固本膏（一）

【方剂来源】《保定市商业局中药制药厂方》。

【适应病证】肾虚，腰痛腿酸，全身无力。

【药物组成】海马9克，羊腰子600克，杜仲、天麻、怀牛膝、续断、甘草、大茴香、菟丝子、紫梢花、生地黄、蛇床子、肉苁蓉、小茴香、官桂、补骨脂、熟地黄各300克，川附片150片，冬虫草120克。

【配制方法】将以上药物浸泡于33500克芝麻油内，冬十秋七春五夏三日，置锅内慢火熬至药枯去渣，熬药油成，下黄丹10545克收膏。每膏药7500克兑入下列研细混合的细料120克，拌匀，去火毒，分摊于红布上，折叠备用。

细料药物组成：母丁香600克，木香300克，龙骨360克，雄黄、赤石脂、乳香、没药各240克，阳起石120克。

【使用方法】将膏药加温溶化，揭开，男子贴肾俞穴，妇人贴脐下。

【注意事项】孕妇禁贴。

【按语】本膏药方既有温肾阳之药，又有滋肾阴之品，更有血肉有情之味，故能治疗肾虚腰痛。

4. 肾虚暖脐膏

【方剂来源】《丹溪精华》。

【适应病证】肾虚，腰痛腿软，面色㿠白，手足不温，舌质淡，脉沉细。

【药物组成】韭子、蛇床子、附子、官桂各 30 克，独头蒜 500 克，川椒 90 克。

【配制方法】用麻油 2130 克将上药浸泡 10 日，上锅熬枯，捞去渣，熬油后下丹频搅，至滴水成珠，盛瓷器内，去火毒后，分摊于红缎布上备用。

【使用方法】将硫黄、母丁香各 18 克，麝香 9 克，共为末，加大蒜捣为丸，每粒如豆大。用时将肾虚暖脐膏药化开，取 1 丸置脐内，上贴膏药。7 日后，若腰痛腿软减轻而未全止，可取膏丸 1 粒置脐上，上贴膏药。可连贴 4 次，直至病愈。

【注意事项】孕妇禁贴。

【按语】腰为肾之府，肾主骨髓，骨髓不充，故腰酸痛腿软；肾阳虚，命门火衰，全身失于温养，故四肢不温，面色㿠白，舌淡，脉沉细。此膏中所用诸药，一派温肾、补命门火之味，加之贴穴神阙，有回元阳、运脾阳之功，故肾阳虚腰痛贴之可止。若腰部血不和者，尚可加当归以疏通肾气，行血活血。

5. 露蜂房汤

【方剂来源】高允旺著《偏方治大病》续编 2005 年 1 月第 1 版 60 页。

【适应病证】腰痛。

【药物组成】露蜂房 7 个，海盐 50 克，花椒 25 克，艾叶 50 克，白蛇皮 1 条。

【配制方法】取水 2500 毫升，上药投入水中煎成 1000 毫升去渣备用。

【使用方法】趁热用白纱布蘸药水搽敷腰部疼痛处，每日 1 次。

【注意事项】此方最好在晚上进行。

【临床疗效】搽敷露蜂房汤，第 6 天腰痛见效。

【按语】腰痛是指腰一侧或双侧疼痛而言。《内经》指出："腰者肾之腑，转腰不能，肾将惫矣。"腰痛多由风、寒、湿外邪侵入经络，痹阻腰间，气血通行不畅，而生腰痛。若跌仆损伤，气滞血凝，瘀血阻滞，脉络不通，也可发生腰痛，或由于年老体弱，久病体虚，骨质增生，腰肌劳损均可引起腰痛。中医学对风湿腰痛治以祛风止痛，如乌头汤；肾虚腰痛治以补肾壮腰，如壮骨关节丸。外搽方法治疗腰痛不多用，笔者用露蜂房汤外搽治腰痛收到较好疗效，值得一用。

6. 腰痛膏

【方剂来源】《陕西中医》2004 年第 4 期。

【适应病证】腰痛，症见腰酸痛，屈伸及活动受限，部分男性伴有阳痿、遗精、早泄等症状。疼痛或游走不定，或固定不移，疼痛部位或有重着、麻木、肿胀，或剧烈刺痛，或有腰椎骨质增生或腰椎间盘突出症。

【药物组成】鹿茸、肉桂各 6 克，狗脊、牛膝、仙茅、淫羊藿、刘寄奴、羌活各 10 克，生川乌、铁棒锤、细辛各 4 克，三七 9 克，樟脑 5 克。

【配制方法】上药共研细末，混合均匀，贮瓶备用。

【使用方法】取上述药末用醋调成膏糊状，外敷腰部肾俞、命门、腰眼或阿是穴，并加红外线照射 30 分钟，每日 1 次，15 天为 1 个疗程，一般 2~3 个疗程即可。

【临床疗效】共治疗 300 例，显效 66 例，有效 222 例，无效 12 例，总有效率 96%。

【典型病例】张某，女，工人。1992 年 9 月因劳动时用力过猛致腰部疼痛，屈伸及活动受限，不能站立行走。检查：四肢关节未见异常，腰部双侧骶棘肌压痛（＋），X 光片和其他检查均未见异常。给予上述方法治疗 1 个月后症状消失，腰部压痛消失，活动完全恢复正常。

【按语】腰痛是临床上常见病、多发病，多与外伤、炎症有关，属中医学"痹证"范畴，《内经》曰："风寒湿三气杂至，合而为痹。"其临床表现多为疼痛、麻木、屈伸不利等，风邪甚者多痛而游走不定，湿邪甚者多肿痛重着不利，寒邪甚者多冷痛，兼有血瘀者多刺痛，固定不移。针对以上特点，采用腰痛膏治疗，膏中川乌、细辛、肉桂、铁棒槌散寒祛湿，温经通络，活血止痛；狗脊、仙茅、鹿茸、牛膝补肾壮骨，强筋健髓；刘寄奴、羌活、三七活血祛瘀；樟脑行香走串，引药直达病所。共奏祛风除湿、散寒化瘀、温阳补肾、强筋壮骨、通络止痛的作用。

7. 皮里能膏药

【方剂来源】《中医外治杂志》2006年第3期。

【适应病证】腰痛。

【药物组成】杜仲、续断、当归、赤芍、白芍、红花、牡丹皮、桂枝各30克，醋乳香、醋没药、穿山甲、生牡蛎、地鳖虫各45克，儿茶5克，广木香15克，南丁香6克，生甘草21克，广丹300克，麻油1200克。

【配制方法】先将儿茶、冰片、乳香、没药分别研末单包备用。再将当归等16味草药切成碎块，置麻油锅内文火炸成炭，滤出药油，断续文火炼制，待油面的浓烟逐渐变青、变白，药油达到滴油成珠时，离火下丹，边下丹边用竹竿搅拌，严防广丹沉淀焦化。然后再将药油倾入冷水中，浸泡2天去火毒，最后把油膏稍加温兑入冰片、儿茶、没药、乳香等药物，搅匀备用。

【使用方法】取一贴摊好的膏药，用火加热，使其熔化，温度适宜时贴患处，5天1贴，可根据病情适当多贴或少贴，一般2～8贴不等。

【注意事项】孕妇禁用。个别患者贴用后出现皮肤发红、发痒，可用红花油、黄瓜汁等涂抹，或暂停贴用，待皮肤正常后再使用。每贴贴用5天后，间隔1天再贴。

【临床疗效】共治疗160例，治愈107例，有效49例，无效4例，总有效率97.5%。

【典型病例】许某，男，22岁，农民，因搬运东西时不小心扭伤腰部，疼痛剧烈，急来诊。嘱俯卧床上，用三棱针刺腰部最痛处20余针，并扣上竹罐，30分钟后起罐，即感觉腰部疼痛症状减轻，又贴皮里能膏药1贴，自行离去。1个月后随访未见复发。

【按语】腰痛多以肾虚损为本，感受外邪、跌仆闪损为标，因此治疗时除活血化瘀、舒筋活络外，还要注意配合补肾强腰的药物。皮里能膏药采取杜仲、续断补肾壮阳，强筋疗伤；木香、丁香、穿山甲走窜之性贯彻经络，行气散寒止痛；白芍、桂枝、甘草调和营卫，治疗肌肉痉挛；乳香、没药、儿茶散瘀血，疗外伤；牡丹皮、赤芍、红花活血止痛；生牡蛎、地鳖虫活血散瘀；当归补阴活血，散寒止痛。全方配伍恰当，共奏补肾壮阳、通经活络、活血化瘀、消肿止痛之功效。

三、遗精膏敷方

遗精是指不因性交而精液自行泄出的病证。多因肾虚精关不固，或君火相火旺，湿热下注等，扰动精室而引起。有梦而遗者，名为梦遗；无梦而遗，甚至清醒时精自滑出者，名为滑精。二者为遗精的两种轻重不同的证候。

1. 金锁固精丸膏

【方剂来源】《实用中医内科大膏药手册》。

【适应病证】肾阴不足遗精，日久不愈，肾关不固，临床表现为遗精滑精，头昏目眩，耳鸣腰酸，神疲乏力，形体瘦弱，四肢酸软，舌红少津，脉象弦细而数。也可用于神经衰弱梦遗滑精，失眠遗尿、多尿等症。

【药物组成】一组：沙苑蒺藜、芡实、莲须各60克，龙骨、煅牡蛎各30克。

二组：生姜、韭白、葱白、榆白、桃枝各12克，蒜头、柳枝、槐枝、桑枝各24克，苍耳草、益母草、诸葛菜、车前草、马齿苋、地丁各 30 克，凤仙草、皂角、赤小豆各 6 克，花椒、白芥子、石菖蒲各 3 克。

【配制方法】将以上两组药物浸泡于 1810 克芝麻油内，冬十秋七春五夏三日，置锅内慢火熬至药枯去渣，熬药油成，下黄丹收膏，再入炒铅粉 30 克，松香 24 克，金陀僧、生石膏各 12 克，陈壁土、明矾、轻粉各 6 克，官桂、木香各 3 克，后下牛胶（酒蒸化）12 克，拌匀制成膏，分摊于红布上，折叠备用。

【使用方法】将膏药加温变软，揭开贴于肾俞穴、三阴交穴处。

【注意事项】本膏药为男用膏药。

【按语】本膏药方中沙苑蒺藜补肾益精止遗；莲肉、芡实补肾涩精，益气宁心；龙骨、牡蛎、莲须涩精止遗，收敛固脱，合而共奏固肾涩精之效。

所贴之肾俞穴能滋补肾阴，益聪明目，可治肾虚遗精、滑精；三阴交穴能治虚劳、体痛、身重乏力、失眠多尿等症。

2. 贴脐膏

【方剂来源】《外科活人定本》。

【适应病证】男子遗精、白浊，女子赤白带下、崩漏等。

【药物组成】川芎、当归、白芍、地黄、人参、牡丹皮、白术、黄芩、黄芪、肉桂、泽泻各 6 克，大附子、知母各 12 克，黄柏 9 克，干姜、细辛、胡芦巴、白芷、远志、巴戟、菟丝子、蛇床子、故纸、肉苁蓉、锁阳、木鳖子、蓖麻子、龙骨、石枣、山药、杏仁各 12 克。

【配制方法】用清水泡上药 1 小时，加火煎沸，再煎 1 小时，去渣，煎药汁去大半，入麻油 120 克，一边加火煎一边用桃柳枝不停地搅，至水干，再入密陀僧极细末 45 克，搅匀成膏，后入龙骨粉 4.5 克，樟脑 4.5 克，搅匀收膏。

【使用方法】取膏药 1 块，化开摊于布上，贴在关元穴上。

【注意事项】孕妇禁贴。

【按语】此膏药具有补肾固精、健脾止带、固冲止漏的功用。

3. 补肾阴膏

【方剂来源】《实用中医内科大膏药手册》。

【适应病证】肾阴虚证，表现为形体消瘦，眩晕耳鸣，少寐健忘，骨蒸潮热，盗汗，腰酸遗精，舌红少苔。脉象细数。

【药物组成】熟地黄 15 克，何首乌 30 克，龟板、鳖甲、枸杞子、女贞子各 15 克，旱莲草 12 克，桑寄生、潼蒺藜各 15 克，胡麻仁 10 克，元参 12 克，山药 15 克，菟丝子 12 克，山茱萸、五味子、天冬各 10 克，白芍 12 克，石决明 30 克，泽泻 12 克，阿胶 10 克，牡丹皮 12 克，茯苓 15 克，紫河车 15 克。辅药：生姜、韭白、葱白、榆白、桃枝各 12 克，柳枝、槐枝各 24 克，石菖蒲、白芥子各 3 克，赤小豆 6 克。

【配制方法】用麻油 1350 克将上药浸透，上锅熬枯，去渣，熬油，下丹频搅，再入炒铅粉 30 克，松香 24 克，金陀僧、生石膏各 12 克，陈壁土、明矾、轻粉各 6 克，官桂、木香各 3 克，牛胶 12 克（酒蒸化），搅匀收膏。

【使用方法】将膏药化开，贴于肾俞穴、太溪穴上。

【注意事项】孕妇禁贴。

【按语】此膏方重在滋阴补肾。若遗精频繁者，尚可加龙骨粉、牡蛎粉、金樱子、莲须等以固肾止遗；若阴虚火旺盛者，诊见尺脉有力，可加知母、黄柏以滋阴降火。

4. 固肾涩精膏

【方剂来源】《实用中医内科大膏药手册》。

【适应病证】遗精滑泄频作，面色淡白少华，精神萎靡，腰膝酸软，乏力耳鸣，畏寒肢冷，舌质淡，苔白，脉沉细弱。

【药物组成】益智仁 24 克，菟丝子、沙苑子、锁阳、龙骨、牡蛎各 30 克，金樱子 20 克，芡实 30 克，桑螵蛸、覆盆子各 24 克，五味子、莲须各 20 克，山药 30 克。辅药：生姜 6 克，葱白、韭白各 12 克，槐枝

（连实）、柳枝各 24 克，凤仙草（半株）、苍耳草（全株）、艾叶、乌梅各 3 克。

【配制方法】用麻油 1300 克将上药浸透，上锅熬枯，捞去渣，熬油，下丹频搅，再入陈壁土、明矾、百草霜、血余炭、赤石脂、煅紫石英各 3 克，牛胶 12 克（酒蒸化），搅匀收膏。

【使用方法】将膏药化开，贴于关元穴、肾俞穴、三阴交穴上。

【注意事项】孕妇禁贴。

【按语】此膏既能补肾益脾，又能涩精止遗。若腰酸冷痛，尚可加补骨脂、肉苁蓉以加强温补肾阳之力；若偏于阴虚者，可加生地、女贞子、龟板以滋养肾阴。

5. 补阳涩精膏

【方剂来源】《中医外治法简编》。

【适应病证】阳虚精脱不禁。

【药物组成】菟丝子、白茯苓、韭菜子、龙骨各 30 克。

【配制方法】用麻油 360 克，将上药炸枯，去渣，熬油至滴水成珠，下丹搅匀，收膏备用。

【使用方法】将膏药化开，摊贴于双肾俞穴上。

【注意事项】此病患者需清心寡欲，安心静养，适当体力活动，戒除烟酒咖啡与浓茶。

【按语】失精日久，阴精内涸，阴伤及阳，下元虚惫，气失所摄，精关因之不固，以致精脱不禁。此膏温补肾阳而固精。

6. 知柏四物膏

【方剂来源】《中医外治法简编》。

【适应病证】阴虚火动梦遗，表现为遗精，头昏目眩，耳鸣腰酸，神疲乏力，形体瘦弱，舌红少津，脉弦细而数。

【药物组成】生地黄、白芍、川芎、当归、麦冬、酒炒黄柏、蜜炒知母、姜汁炒黄连、栀子、炮姜、山茱萸、煅牡蛎各 30 克。

【配制方法】用麻油 1100 克，将上药炸枯，去渣，熬油至滴水成珠，兑入黄丹搅

匀，收膏备用。

【使用方法】将膏药化开，贴双肾俞穴上。

【注意事项】节制性欲，忌食辛辣、浓茶与白酒。

【按语】恣情纵欲，耗伤肾阴，肾阴虚则相火妄动，干扰精室，致使封藏失职而梦遗。此膏具有壮水制火、益肾固涩之功，故贴之有效。

四、阳痿膏敷方

阳痿是指男子青壮年时期，由于虚损、惊恐或湿热等原因，致使宗筋失养，引起阴茎痿弱不起，临房举而不坚的病证。

1. 补阳膏

【方剂来源】《实用中医内科大膏药手册》。

【适应病证】命门火衰阳痿，临床表现为阳事不举，精薄精冷，头晕耳鸣，面色㿠白，精神萎靡，腰膝酸软，畏寒肢冷，遗精尿频，舌淡苔白，脉象沉细或微弱。

【药物组成】一组：鹿茸、鹿角霜、肉苁蓉、菟丝子、杜仲、续断、胡桃仁、韭子各 12 克，鹿角、蛤蚧、骨碎补、冬虫夏草、补骨脂、益智仁、锁阳、紫河车、膃肭脐、巴戟天、仙茅、胡芦巴、楮实、石钟乳、海狗肾、附子各 10 克。

二组：葱白、韭白各 6 克，九香虫 10 克，沉香 3 克，响铃草 20 克，石菖蒲、白芥子、莱菔子、花椒、大枣、乌梅各 3 克，发团 9 克，桃枝 24 克。

【配制方法】将以上两组药物浸泡于 1060 克芝麻油内，冬十秋七春五夏三日，置锅内慢火熬至药枯去渣，熬药油成，下黄丹收膏，再入炒铅粉 30 克，陀僧、松香各 12 克，赤石脂、木香、砂仁、官桂、檀香、雄黄、明矾、轻粉、降香、制乳香、没药各 3 克，后入龟胶、鹿胶（酒蒸化）12 克，拌匀制成膏，分摊于红布上，折叠备用。

【使用方法】将膏药加温变软，揭开贴于肾俞穴、神阙穴、关元穴、命门穴处。

【注意事项】本膏药可用于男子命门火衰阳痿，也可用于女子肾阳衰微弱者。孕妇禁贴。

【按语】本膏药一组方中鹿茸峻补肾阳，益精血，强筋骨，鹿角次之；鹿角胶温补精血，鹿角霜次之。肉苁蓉、锁阳补肾助阳益精；巴戟天、淫羊藿、仙茅壮肾阳，强筋骨；补骨脂补肾壮阳温脾；益智仁补肾缩尿温脾；菟丝子、沙苑子补肾固精；紫河车益气固阳，补益精血；冬虫草、蛤蚧、胡桃肉补肾阳，益肺阴；杜仲、续断、狗脊、骨碎补补益肝肾；胡芦巴、阳起石、蛇床子温肾壮阳。二组药中葱白、韭白等开泄肌腠透皮，促进吸收；九香虫、沉香、石菖蒲、响铃草等引药入里，直达病所；白芥子、花椒等辅助主药发挥作用。

所贴之命门穴属督脉经，能培元补肾，固精壮阳，强健腰脊；关元穴系小肠之募穴，足三阴经与任脉之会，又是三焦之气所生之处，能培肾固本，补益元气，回阳固脱；神阙穴能温阳救逆，健运脾阳；肾俞穴能补肾健脑，利腰脊。

2. 温肾阳膏

【方剂来源】《实用中医内科大膏药手册》。

【适应病证】肾阳虚衰阳痿，临床表现为阳痿遗精，畏寒肢冷，腰酸腿软，头昏耳鸣，小频数，面色苍白，舌淡苔白，脉象沉迟无力。女子肾阳虚亦可用。

【药物组成】一组：炮附子、肉桂、鹿角胶、仙茅、锁阳、杜仲、胡芦巴、山萸肉、当归各20克，鹿茸12克，仙灵脾、巴戟天、熟地黄各24克，肉苁蓉、菟丝子、黄狗肾、山药、枸杞各30克。

二组：生姜、韭白、葱白、益母草各10克，石菖蒲、白芥子、皂角、赤小豆各6克。

【配制方法】将以上两组药物浸泡于1440克芝麻油内，冬十秋七春五夏三日，置锅内慢火熬至药枯去渣，熬药油成，下黄丹收存，再入炒铅粉30克，松香24克，金陀僧、生石膏各12克，陈壁土、明矾、轻粉各

6克，官桂、木香各3克，后入牛胶（酒蒸化）12克，拌匀制成膏、分摊于红布上、折叠备用。

【使用方法】将膏药加温变软，揭开贴于命门穴、关元穴处。

【注意事项】孕妇禁贴。

【按语】本膏药方一组药中附子、肉桂补命门真火；鹿茸、鹿角胶、黄狗肾温肾阳，生精血；仙茅、仙灵脾、胡芦巴温壮肾阳；肉苁蓉、补骨脂、杜仲补肾助阳，强腰膝；当归养血补肝通肾气；菟丝子、锁阳补肾固精，与熟地黄、山药、山萸肉、枸杞子配伍，既温壮肾阳，又填补肾精，滋补肾阴，阴阳并补，使阴阳不至偏亢。二组药中生姜、韭白、葱白等药均有开泄腠理，引药直达病所，加速吸收和透达的作用。

3. 谷精膏（鹿茸膏药）

【方剂来源】《全国中药成药处方集》。

【适应病证】阳痿，早泄，神经衰弱，虚冷腹痛，妇女白带，腰痛崩漏。

【药物组成】谷精草、天门冬、麦门冬、远志、生地黄、熟地黄、牛膝、蛇床子、菟丝子、鹿茸、苁蓉、续断、紫梢花、木鳖子、杏仁各9克，甘草60克，芝麻120克，紫草、龙骨、赤石脂末、蟾酥、麝香、阳起石各6克，木香、母丁香末各5克。

【配制方法】将谷精草、甘草浸入620克芝麻油内，置锅内慢火熬沸。依次下诸药：第一下芝麻120克；第二下紫草6克；第三下天门冬、麦冬、远志、生地黄、熟地黄、牛膝、蛇床子、菟丝子、鹿茸、苁蓉、续断、紫梢花、木鳖子、杏仁、官粉（9克），慢、快火熬至枯黑色，去渣，下黄丹150克；第四下松香240克，用槐枝、柳枝不停地搅；第五下硫黄、雄黄（各6克）、赤石脂末，上火熬半小时；第六下乳香、没药（各5克）、木香、母丁香末，再熬，离火放温；第七下蟾酥、麝香、阳起石；第八下冰片30克，用瓷罐盛之，以烛封口，入水浸3日去火毒，分摊于红布上，折叠备用。

【使用方法】将膏药加温变软，揭开贴于神阙穴（肚脐）处，每日1贴。

【注意事项】孕妇禁贴。

【按语】本膏药方鹿茸为血肉有情之品，可补督脉壮元阳；菟丝子、肉苁蓉、蛇床子、硫黄、雄黄、阳起石等温肾壮阳；熟地黄、生地黄、天冬、麦冬等养血滋阴，以达到阴阳相济的目的，正所谓"阳得阴助而生化无穷"。

4. 扶阳益火膏

【方剂来源】《外治医说》。

【适应病证】专补命门之火，凡元阳衰耗，火不生土者均宜之。

【药物组成】生鹿角屑500克（鹿茸更佳），高丽参120克，生附子120克，川乌、天雄各90克，白附子、益智仁、茅苍术、桂枝、生半夏、补骨脂、吴茱萸、巴戟、胡芦巴、肉苁蓉各60克，党参、白术、黄芪、熟地黄、川芎、酒当归、山茱萸、酒白芍、山药、仙茅、蛇床子、菟丝饼、陈皮、南星、细辛、覆盆子、羌活、独活、白芷、防风、肉豆蔻、草豆蔻、远志、荜澄茄、炙甘草、砂仁、制川朴、杏仁、香附、乌药、良姜、黑丑（盐水炒黑）、炒杜仲、川续断、牛膝、炒延胡索、炒灵脂、炒秦皮、五味子、五倍子、诃子肉、草果、大茴、红花、萆薢、车前子、狗脊、金樱子、甘遂、黄连、黄芩、木鳖子、蓖麻仁、龙骨、牡蛎、穿山甲各30克，炒蚕沙90克，头发团48克，草乌30克。辅药：生姜、蒜头、川椒、韭子、葱子、棉花子、核桃仁（连皮）、干艾各120克，凤仙（全株）、干姜、炮姜、白芥子、胡椒、石菖蒲、木瓜、乌梅各30克，槐枝、柳枝、桑枝各240克，茴香60克。

【配制方法】用麻油1500～2000克先将生鹿角屑、高丽参熬枯去渣备用。再用麻油12000克将其余药物浸透，上锅熬枯，捞去渣，再合鹿角油并熬，下丹频搅。最后入松香、密陀僧、赤石脂各120克，阳起石（煅）60克，雄黄、枯矾、木香、檀香、丁

香、制乳香、制没药各30克，牛胶120克（酒蒸化），搅匀收膏。

【使用方法】肾阳虚衰，阴茎萎弱，精寒者，贴关元穴。肾虚腰痛者，贴腰脊及肾俞穴。脾虚胀满腹泻者，贴神阙穴。胃冷成膈者，贴中脘、背脊及神阙穴。脐腹及腿足冷者，贴神阙穴及膝眼。滑精遗泄者，贴关元穴、命门穴。遗尿不禁者，贴关元穴、肾俞穴。冷淋寒疝者，贴中极穴。脱精脱神者，贴胸背、神阙穴、命门穴。妇女子宫冷者，贴丹田（脐下3寸）。崩漏不止者，贴胸背、神阙、丹田。虚寒带下者，贴命门穴、神阙穴及丹田。老年人脾肾阳虚咳喘欲脱者，贴胸背。小儿慢脾风者，贴神阙穴及命门穴。

【注意事项】孕妇禁贴。

【按语】此膏方旧名离济膏，又名温肾固真膏。一说加硫黄（用浮萍煮过）者。

5. 秘传膏

【方剂来源】《普济方》。

【适应病证】肾阳虚衰，表现为面色淡白失华，腰酸腿软，头昏耳鸣，形寒尿频，或阳痿，舌淡苔白，脉象沉弱。

【药物组成】赤石脂、硫黄、天门冬（去心）、麦门冬（去心）、熟地黄（酒浸）、菟丝子（酒浸）、木香（炙酥）、肉苁蓉（酒浸）、没药（另研）、紫梢花、杏仁（去皮尖，另研）、鹿茸、生虎骨、牛膝（酒浸）、阳起石、远志（去心）、川续断、蛇床子、谷精草、煅龙骨各6克，炮附子（去皮脐）1个，乳香（另研）15克，蟾酥（另研）、麝香（另研）各3克，雄黄（另研）12克，生地黄、沉香、母丁香各6克，官桂（另研）、甘草各9克，松香（另研）90克，木鳖子（去壳，碾细）30克。

【配制方法】上药为末，除甘草、杏仁、木鳖子、官桂外（留松香60克），将余药置砂锅内，加水3120克，用桑柴火熬至500克去粗渣，将松香末、麻油各60克，白及末30克，下砂锅内熬数沸，再将甘草、杏仁、

木鳖子、官桂及余下松香入砂锅内，以槐、柳、桑条不停地搅动，以稠黏成膏为度，贮瓷器内备用。

【使用方法】用时将膏药化开以绢或红布厚摊如小碗大，贴脐上及腰上。

【按语】此膏主治阳衰、肾阳虚损，对老年阳虚之体，具有补益与益寿之功。

6. 千金封脐膏

【方剂来源】《寿世保元》。

【适应病证】男子下元虚冷，小肠疝气，痞疾并腰腿骨节疼痛，半身不遂。女子子宫久冷，赤白带下，久不受孕及产后破伤风。

【药物组成】天门冬、生地黄、熟地黄、木鳖子、大附子、杏仁、蛇床子、远志、牛膝、肉苁蓉、官桂、菟丝子、肉豆蔻、虎骨、鹿茸、麦门冬、紫梢花各6克。

【配制方法】上药共为末，置锅内加入麻油620克，文武火熬至药呈黑色，去渣澄清，入黄丹（水飞过）250克、松香120克，再熬，用槐柳条搅至滴水不散为度。再下硫黄、朱砂、赤石脂、龙骨（此4味俱为末）各9克搅匀离火。待药油微冷后，再入腽肭脐1副，阿芙蓉、蟾酥各9克，麝香3克，阳起石、沉香末各9克（此6味俱为末，俱不见火），待药冷凉后下黄蜡18克，置瓷器内盛之，封口放水中浸3日以去火毒，从水中取出备用。

【使用方法】将膏药化开，贴于命门穴、丹田处。60日膏药方无力，可揭去再换1贴贴之。

【注意事项】孕妇禁贴。

【按语】此膏具有壮阳存精、固冲止漏之功用。一方有乳香、没药、母丁香。膏方中之腽肭脐，包括海豹鞭、海豹肾和海狗鞭、海狗肾，在《本草纲目》中通称为"海狗肾"，中药名为"腽肭脐"。现代研究表明，腽肭脐中的雄性荷尔蒙基因核酸可激活组织再造细胞，恢复正常性功能。

7. 淫羊藿膏

【方剂来源】《中医外治杂志》2003年第4期。

【适应病证】阳痿，症见性交时阴茎不能有效勃起，致性交不能满足，部分患者伴腰脊酸软，发脱齿摇，精神萎靡，失眠多梦等症。

【药物组成】淫羊藿、蛇床子、皂荚、马钱子、肉苁蓉、黑附子、丁香各100克。

【配制方法】取上述药物水煎2次，再浓缩成膏，阴凉干燥，研为细末，过100目筛，贮瓶备用。

【使用方法】取药末1.5克，用白酒调成膏糊状，敷于命门穴处，外用胶布覆盖，每日换药1次，15天为1个疗程。治疗期间禁房事、烟酒，注意调摄精神。

【临床疗效】共治疗80例，痊愈50例，好转30例，总有效率100%。

【典型病例】彭某，男，52岁。2002年8月6日就诊，主诉半年来阴茎不能勃起，无法完成性交。自服参桂鹿茸丸3瓶无效。用中药外敷命门穴2个疗程痊愈。

【按语】阴茎的勃起是由一系列脏腑、经络及气血津液相互协调作用的结果。就脏腑而言，肾主生殖，并在肾精的基础上化生天癸，是相火发生的根源，而相火是启动人类性欲及宗筋勃起的原动力，淫羊藿膏中蛇床子、肉苁蓉、淫羊藿、黑附片、丁香共具有温肾起痿功效。就经络而言，冲、任、督三脉，一源三歧，与宗筋有着密切的联系，其中督脉直接达于宗筋，调节着阴茎的勃起，命门为督脉俞穴，主治阳痿等生殖泌尿系疾病，本膏敷于命门穴，药物有效成分透过皮肤进入命门穴，通过经络的联系而达可促进药物经皮肤吸收入穴；马钱子具通络之功，可引导药物经过经络直达病所，且可兴奋脊髓前角运动神经元。本膏治疗阳痿方法简单，疗效确切。

第五节　心系病证膏敷方

一、惊悸、怔忡膏敷方

惊悸、怔忡是指患者自感心中急剧跳动，惊慌不安，不能自主，或脉见参差不齐的一种证候。主要由于阳气不足，阴血亏损，心失所养；或痰饮内停，瘀血阻滞，心脉不畅所致。

1. 补心气膏

【方剂来源】《实用中医内科大膏药手册》。

【适应病证】心气不足之惊，临床表现为心悸气短，头晕乏力，自汗，动则悸发，静则悸缓，心神不宁，面色苍白，舌苔薄白，质淡红，脉象细弱。

【药物组成】一组：黄芪、党参、太子参、茯苓、茯神、淮小麦、大枣、龙眼肉、酸枣仁各30克，人参24克，炙甘草20克。

二组：干姜、葱白、薤白各6克，槐枝、柳枝、桑枝、鲜菊花、桃枝各24克，石菖蒲、花椒、乌梅各3克，发团9克。

【配制方法】将以上两组药物浸泡于1410克芝麻油内，冬十秋七春五夏三日，置锅内慢火熬至药枯去滓，熬药油成，下黄丹收存，再入炒铅粉30克，陀僧、松香各12克，赤石脂、木香、砂仁、官桂、丁香、檀香、雄黄、明矾、轻粉、降香、制乳香、没药各3克，后入龟板胶、鹿角胶（酒蒸化）各6克，拌匀制成膏，分摊于红布上，折叠备用。

【使用方法】将膏药溶化，揭开贴于心俞穴、神门穴、巨阙穴处。

【注意事项】孕妇禁贴。

【按语】本膏药方一组药中人参大补元气，养心气，安心神，有强心作用；党参、炙甘草、大枣补中益气；太子参补气养胃；黄芪补气升阳；茯苓、茯神、淮小麦、龙眼肉、酸枣仁均有宁心安神作用。二组药大多具有刺激性、挥发性，通过对皮肤的刺激、

腠理的开合，促进主药的吸收。石菖蒲入心，引经开窍。

所贴之心俞穴，有疏通心络、宁心安神、调理气血的作用；神门穴系心经之俞穴，也是本经的原穴，有镇静安神、宁心通络作用；巨阙穴系心之募穴，能治心悸、气短、心痛、胸痛等。

2. 补心阴膏

【方剂来源】《实用中医内科大膏药手册》。

【适应病证】心阴亏虚之惊悸，临床表现为心悸易惊，失眠心烦，口干微热，盗汗，舌红少津，脉象细数。

【药物组成】一组：熟地黄、生地黄、丹参、酸枣仁、柏子仁、茯苓、枸杞、龙眼肉、大枣、玉竹、龟板各15克，天冬、麦冬、元参、白芍、阿胶各12克，当归、远志、人参、莲子、百合、紫河车、桔梗、鸡子黄各10克。

二组：生姜、薤白、艾叶、葱白、侧柏叶各6克，槐枝、柳枝、菊花、桃枝各24克，石菖蒲、莱菔子、乌梅各3克，发团9克。

【配制方法】将以上两组药物浸泡于1350克芝麻油内，冬十秋七春五夏三日，置锅内慢火熬至药枯去滓，熬药油成，下黄丹收存，再入炒铅粉30克，陀僧、松香各12克，赤石脂、木香、砂仁、官桂、丁香、檀香、雄黄、明矾、轻粉、降香、没药各5克，后入龟板胶、鹿角胶（酒蒸化）各6克，拌匀制成膏，分摊于红布上，折叠备用。

【使用方法】将膏药加温变软，揭开待稍温，贴于心俞穴、膻中穴、太溪穴处。

【注意事项】孕妇禁贴。

【按语】本膏药方一组药中生地黄、天冬、麦冬、元参滋养阴液；熟地黄、当归、阿胶补血滋阴；丹参、远志、酸枣仁、柏子仁、龙眼肉、百合、莲子、茯苓养心安神；

人参补心气；五味子敛心液；白芍养血敛阴；紫河车补血益气；龟板、玉竹、枸杞、鸡子黄滋阴养心；桔梗引药上行。二组药通过对皮肤的刺激，宣通上下，引药入经，直达病所，增强疗效。

3. 朱砂安神丸膏

【方剂来源】《实用中医内科大膏药手册》。

【适应病证】心悸易惊，胸中烦热，心神不安，失眠多梦，舌红少津，脉象细数。

【药物组成】一组：朱砂、生地黄各20克，黄连、当归各30克，甘草10克。

二组：生姜、竹茹、石菖蒲各30克，槐枝、柳枝、竹叶、桑枝各24克，百合、菊花各12克，凤仙草1株。

【配制方法】将以上两组药物浸泡于1010克芝麻油内，置锅内慢火熬至药枯去渣，合牛心油并熬，下黄丹收膏，再入寒水石、金陀僧各24克，芒硝、朱砂、青黛各12克，明矾、赤石脂、煅代赭石各6克，牛胶（酒蒸化）60克，拌匀制成膏，分摊于红布上备用。

【使用方法】将膏药加温变软，揭开待温而不烫，贴于心俞穴、神门穴处。

【注意事项】孕妇禁贴。

【按语】本膏药方重在清热，滋阴作用不强，对阴虚不甚而心火内动之惊悸、怔忡者较为适合。

4. 温心阳膏

【方剂来源】《实用中医内科大膏药手册》。

【适应病证】心悸，心痛，胸闷气短，面色苍白，舌质淡暗，脉象细弱。

【药物组成】一组：附子、桂枝、远志、薤白、炙甘草各40克，人参48克，肉桂、干姜各24克。

二组：葱白、韭白、蒜头各6克，槐枝、柳枝、鲜菊花、桃枝各24克，石菖蒲、花椒、大枣、乌梅各3克，发团9克。

【配制方法】将以上两组药物浸泡于1300克芝麻油内，冬十秋七春五夏三日，置锅内慢火熬至药枯去渣，熬药油成，下黄丹收存，再入炒铅粉30克，陀僧、松香各12克，赤石脂、木香、砂仁、官桂、丁香、檀香、雄黄、明矾、轻粉、降香、制乳香、没药各3克，后入龟板胶、鹿角胶（酒蒸化）各6克，拌匀制成膏，分摊于红布上，折叠备用。

【使用方法】将膏药加温变软，揭开贴于心俞穴、鸠尾穴、劳宫穴处。

【注意事项】孕妇禁贴。

【按语】本膏药方一组药中附子温壮心肾阳气，配人参、肉桂、干姜共奏回阳救逆之效；桂枝助心阳；薤白散胸阳之郁结；远志通心气；炙甘草补中益气，与桂枝相伍，辛甘相合，为升阳化气之要药。二组药葱、蒜等大多具有刺激性、挥发性，能辛散温通，宣通上下，通达表里，引经开窍，助一组药发挥药效。

所贴之鸠尾穴，系任脉之络穴，也是膏之原，《灵枢》谓："膏之原出于鸠尾。"故其能治惊悸等病证。劳宫穴是心包络之荥穴，有回阳、安神之效。

5. 补心血膏

【方剂来源】《实用中医内科大膏药手册》。

【适应病证】心悸怔忡，健忘，失眠多梦，面色失华，舌质淡，脉细或结代。

【药物组成】一组：当归、人参、茯神、炙甘草、川芎、五味子、麦冬、远志、丹参各20克，熟地黄、黄芪、柏子仁、龙眼肉、桑椹子、制首乌各30克，阿胶、夜交藤各24克。

二组：生姜、葱白、薤白、韭白、艾叶、侧柏叶各12克，槐枝、柳枝、鲜菊花、桃枝各48克，石菖蒲、白芥子、莱菔子、大枣、乌梅各6克，发团18克。

【配制方法】将以上两组药物浸泡于2160克芝麻油内，冬十秋七春五夏三日，置锅内慢火熬至药枯去渣，熬药油成，下黄丹收存，再入炒铅粉60克，陀僧、松香各24克，赤石脂、木香、砂仁、官桂、丁香、檀香、雄黄、明矾、轻粉、降香、制乳香、没药各6克，后入龟板胶、鹿角胶（酒蒸化）各12克，拌匀制成膏，分摊于红布上，折叠备用。

【使用方法】将膏药加温变软，待微温揭开，贴于膈俞穴、巨阙穴、通里穴处。

【注意事项】孕妇禁贴。

【按语】本膏药方一组中黄芪、人参、炙甘草益气健脾，阳生阴长，补气以生血，健脾以资生血之源；当归、熟地黄、阿胶、何首乌、茯神、川芎、五味子、麦冬、远志、柏仁、龙眼肉、桑椹子、丹参、夜交藤养心血，安心神。二组药中生姜、薤白等辛散温通，宣通上下，通达表里，促进皮肤的吸收和药力挥发。

所贴之膈俞穴系八会穴之一，能治亏损病证；心之募穴巨阙，能治惊悸健忘；心经的络穴通里，有镇静安神作用。

6. 安心神膏

【方剂来源】《实用中医内科大膏药手册》。

【适应病证】心悸，善惊易恐，坐卧不安，失眠多梦，健忘易惊，舌质淡红苔薄白，脉象细略数或弦细。

【药物组成】一组：酸枣仁、柏子仁、丹参24克，远志、五味子、石菖蒲、合欢花各12克，茯神、龙骨、牡蛎、磁石、龙齿、淮小麦、茯苓各30克，夜交藤40克，琥珀、珍珠各12克，朱砂6克。

二组：干姜、薤白、葱白、韭白、艾叶、苍耳草、凤仙草各6克，桑枝、冬青枝、鲜菊花、桃枝各24克，石菖蒲、莱菔子、大枣、乌梅各3克，发团9克。

【配制方法】将以上两组药物浸泡于1680克芝麻油内，冬十秋七春五夏三日，置锅内慢火熬至药枯去渣，熬药油成，下黄丹收膏，再入炒铅粉30克，陀僧、松香各12克，赤石脂、木香、砂仁、官桂、丁香、檀香、雄黄、明矾、轻粉、降香、制乳香、没药各3克，后入龟板胶、鹿角胶（酒蒸化）各6克，拌匀制成膏，分摊于红布上，折叠备用。

【使用方法】将膏药加温变软，揭开贴于心俞穴、神门穴、内关穴、三阴交穴处。

【注意事项】孕妇禁贴。

【按语】本膏药方一组药中酸枣仁、柏子仁、远志、茯苓、茯神、淮小麦、五味子、夜交藤、石菖蒲养心安神；龙骨、合欢花、牡蛎、琥珀、朱砂、磁石重镇安神。二组药姜、葱白、薤白、韭白等开泄肌腠，促进透皮吸收，引药入里，促进一组药物的作用充分发挥。

所贴之心俞穴，有疏通心络、宁心安神作用；神门系心经之原穴，有镇静安神、宁心通络作用；内关系心包络之络穴，别走手少阳三焦经，也是八脉交会穴中阴维脉之会穴，有宁心安神、镇静理气作用，能治疗心律不齐、快慢不匀、心悸、失眠多梦等症；三阴交穴系三阴经之会，能治怔忡、失眠多梦等症。

7. 重镇安神膏

【方剂来源】《实用中医内科大膏药手册》。

【适应病证】心肝火盛、阳气躁动所致之心神不宁、烦躁不安、惊悸、失眠及癫狂、惊风等症。

【药物组成】牡蛎、龙骨、龙齿各30克，磁石40克，琥珀20克，朱砂6克，珍珠12克，珍珠母60克，紫贝齿30克，针砂12克，蛇含石20克。辅药：银朱、金精石各30克，石菖蒲12克，云母35克，百合、菊花（全株）各24克，凤仙草12克。

【配制方法】用麻油1370克将上药浸透，上锅熬枯，去渣，合牛心油并熬，下丹频搅，再入寒水石、金陀僧各24克，芒硝、朱砂、青黛各12克，明矾、赤石脂、代赭石各6克，牛胶24克（酒蒸化），搅匀收膏。

【使用方法】将膏药化开，贴鸠尾穴、神门穴、大陵穴、丰隆穴、三阴交穴上。

【注意事项】孕妇禁贴。

【按语】此膏药具有重镇安神定志之功。若热邪炽盛者，尚须加清热泻火之药；若肝阳上越者，尚须加平肝潜阳之药。

8. 清心火膏

【方剂来源】《实用中医内科大膏药手册》。

【适应病证】心烦，心悸，失眠，多恶梦，面红，口苦，口舌糜烂、肿痛，舌尖红，脉数。

【药物组成】黄连10克，栀子、连翘心、莲子心、石莲心、丹参各30克，犀角、牛黄各12克，朱砂6克，木通、竹叶、灯心草各20克，甘草梢30克。辅药：槐枝、柳枝、桑枝、桃枝、冬青枝、鲜菊花各24克，苍耳草、凤仙草各6克，石菖蒲5克，白芥子、莱菔子各10克，发团9克。

【配制方法】用麻油1400克，将上药浸透，上锅熬枯，去渣，下丹频搅。再下铅粉30克，金陀僧、松香各12克，赤石脂、木香、砂仁、官桂、丁香、檀香、雄黄、明矾、轻粉、降香、制乳香、制没药各3克，龟板胶、鹿角胶各6克（酒蒸化），搅匀收膏。

【使用方法】将膏药化开，贴心俞穴、劳宫穴上。

【注意事项】孕妇禁贴。

【按语】此膏具有清心泻火之功。如无犀角可用水牛角代之。若心阴虚较显者，尚可加用生地黄、天冬、麦冬、元参、丹参、当归、远志、枣仁、柏子仁、茯苓以滋养心阴，宁心安神。

9. 五味止颤膏

【方剂来源】《中国民间疗法》2004年第10期。

【适应病证】阵发性房颤。

【药物组成】五味子5克，琥珀10克，三七15克，肉桂8克。

【配制方法】上药共研细末，混合均匀，贮瓶备用。

【使用方法】取双侧涌泉、足三里、心俞穴。将上述药末加冰片5克，混匀，再加食醋及少量水调成膏糊状，分别敷于选定的穴位上（直径2厘米，厚度0.5～1厘米），上用纱布覆盖，胶布固定。每24小时换药1次，10天为1个疗程。

【临床疗效】共治疗14例，痊愈11例，好转2例，无效1例，总有效率92.8%。

【按语】心房颤动是最常见的心律失常之一，其发病率仅次于期前收缩。阵发性房颤多见于冠状动脉粥样硬化性心脏病、肺源性心脏病、洋地黄中毒、甲状腺功能亢进症、低钾血症、预激综合征等患者，也可见于正常人。中医学认为，本病多由气血不足、心阳不振所致。五味止颤膏外敷治疗本病，所选的涌泉穴有治疗心痛心烦、养阴安神之功；足三里能调理气血，增强免疫；心俞穴可清心定志。所用中药琥珀能安五脏、定魂魄，止心痛；五味子补气血，养阴生津，宁心养神；三七活血化瘀，配以冰片开窍清神，共奏疏通经络、调节阴阳气血、抗御外邪之功。另可用小量的抗心律失常的西药心律平等，以降低心肌应激性，延长心房不应期，共同起恢复和维持窦性心律、预防复发的作用。

二、心痛（心绞痛）膏敷方

心痛是指心脏本身病损所致的一种病证，以"两乳之中，鸠尾之上"，即膻中部位以及左胸部疼痛为主要临床表现。有卒心痛、久心痛与真心痛之分。多由心脏阴阳气血偏虚以及寒凝、热结、痰阻、血瘀等因素而引起。

1. 当归四逆汤膏（一）

【方剂来源】《实用中医内科大膏药手册》。

【适应病证】寒凝心脉，实证心痛，临床表现为卒然心痛如绞，形寒，天时寒冷或迎寒风则心痛易作或加剧，手足厥冷，冷汗出，短气心悸，心痛彻背，背痛彻心，舌苔薄白，脉紧或沉细。也可用于血虚有寒证、寒入经络而又兼有血虚的腰腿痛、寒疝、风湿性关节炎，血栓闭塞性脉管炎，雷诺病，寒性痛经，月经不调等。

【药物组成】一组：当归、桂枝、白芍各36克，细辛、炙甘草各24克，通草12

克，大枣 20 枚。

二组：生姜、干姜、葱白、薤白、韭白、蒜头、艾叶、侧柏叶各 6 克，槐枝、柳枝、桑枝、冬青枝、桃枝各 24 克，凤仙草、白芥子、石菖蒲、乌梅各 3 克。

【配制方法】将以上两组药物浸泡于 1110 克芝麻油内，冬十秋七春五夏三日，置锅内慢火熬至药枯去渣，熬药油成，下黄丹收存，再入炒铅粉 30 克，陀僧、松香各 12 克，赤石脂、木香、砂仁、官桂、丁香、檀香、雄黄、明矾、轻粉、降香、乳香、没药各 3 克，拌匀制成膏，分摊于红布上，折叠备用。

【使用方法】将膏药加温变软，揭开待微温，贴于关元穴处。

【注意事项】孕妇禁贴。

【按语】本膏药方桂枝、细辛温散寒邪，通阳止痛；当归、白芍养血活血，白芍配甘草缓急止痛；通草入经通脉；大枣养脾和营；共奏祛寒活血、通阳止痛之效。

所贴之关元穴，能培元回阳。

2. 通心膏

【方剂来源】《实用中医内科学》。

【适应病证】瘀血痹阻心痛，临床表现为心胸疼痛，如刺如绞，痛有定处，伴有胸闷，情志刺激可致心胸剧痛，苔薄舌暗红、紫暗或有瘀斑，或舌下血脉青紫，脉弦涩或结代。也可用于冠状动脉粥样硬化性心脏病心绞痛。

【药物组成】徐长卿、当归、丹参、王不留行、葛根、元胡、红花、川芎、桃仁、椿皮各 30 克，鸡血藤、透骨草各 40 克，姜黄、郁金、参三七各 20 克，穿山甲、木香各 24 克。

【配制方法】将以上药物浸泡于 1464 克芝麻油内，冬十秋七春五夏三日，置锅内慢火熬至药枯去渣，熬药油成，下黄丹收存，再入血竭、硫酸镁各 12 克，乳香、没药各 15 克，樟脑、冰片各 6 克，人工麝香 3 克，拌匀制成膏，分摊于红布上，折叠备用。

【使用方法】将膏药加热变软，揭开待微温，贴于心俞穴、厥阴俞穴、膻中穴处。

【注意事项】孕妇禁贴。

【按语】本膏药旨在顺气活血，化瘀止痛，消癥散结。葛根含葛根黄酮，可改善心绞痛及急性心肌梗死症状，改善冠脉循环。冰片、樟脑等为有速效作用的抗心绞痛药物，能解除冠状动脉痉挛。

3. 救心膏

【方剂来源】《山东中医杂志》1989 年第 2 期。

【适应病证】冠状动脉粥样硬化性心脏病心绞痛。

【药物组成】人参、三七、制附子、丹参、川芎、乳香、没药、元胡、檀香、白芥子、苏合香、冰片、麝香。

【配制方法】将以上前 10 味药物，以 95% 乙醇浸制成流浸膏，苏合香、冰片、麝香分别研细过 100 目筛，将上列药物依次加入胶浆内，搅匀制成硬膏，涂于红布上折叠备用。

【使用方法】选取膻中、心俞、内关穴，每穴贴救心膏 1 张，每次贴 6～24 小时。揭去膏药后以热毛巾轻敷穴位处，间隔 6 小时后再行敷贴。

【注意事项】贴救心膏，有 4 例患者皮肤发红、发痒，1 例起水疱，无全身性副作用。

【按语】用本膏贴治 30 例冠状动脉粥样硬化性心脏病心绞痛患者，贴治前与疗程结束后均做心电图。贴治期间停用其他扩血管药物，如舒张压超过 100mmHg，或心绞痛发作频繁者，可加用降压片，或临时含化硝酸甘油片。贴 10 天为 1 个疗程，超过 10 天疼痛不能缓解者为无效。

4. 冠心膏

【方剂来源】《山东中医杂志》1994 年第 2 期。

【适应病证】冠状动脉粥样硬化性心脏病心绞痛。

【药物组成】毛冬青 150 克，檀香 30 克，当归30克，红花30克，川芎15克，薄荷15克，丹参100克，苏合香20克，徐长卿100克，元胡35克，郁金60克，制乳香15克，制没药15克，桂枝30克，良姜30克，冰片15克，麝香5克，樟脑15克。

【配制方法】先将毛冬青、当归、红花、川芎、丹参、徐长卿、桂枝、良姜八味药混合熬汁去渣，浓缩取液400毫升，再将檀香、薄荷、苏合香、元胡、郁金、制乳香、制没药七味药混合粉碎，用120目筛筛细后，掺入以上药液内搅匀。高血压型者加入研细的冰片制成1号；无高血压型者加入麝香、樟脑、冰片，制成2号，装瓶密封备用。

【使用方法】将膏药涂在2厘米×2厘米的塑料薄膜上，选准穴位贴于其上，然后再用胶布或伤湿止痛膏封牢，以防膏药流失。2天换膏药1次，每贴1克，3次为1个疗程。每次一般选贴5个穴位。若胸阳痹阻者，选贴心俞、至阳、膻中、虚里，配神阙、内关；心脉瘀阻者，选至阳、心俞、膻中，配虚里、巨阙；痰阻胸阳者，选心俞、肺俞、膻中、虚里、神阙，配中脘、至阳；气阴两虚者，选心俞、内关、虚里、神阙，配膻中、厥阴俞；肾阳虚弱者，选肾俞、至阳、虚里、膈俞，配膻中、心俞；阳虚欲脱者，选任督两脉经穴为主，如关元、涌泉、水沟、至阳、神阙，配气海。

【注意事项】本膏药对轻、中度心绞痛有明显的疗效，因贴治重度例数少，故对重度心绞痛仅具急救和止痛效果。

【临床疗效】用本膏药贴治冠状动脉粥样硬化性心脏病心绞痛65例，其中男性44例，女性21例；年龄最小的40岁，最大的70岁；病程1~2年3例，3~6年33例，7~10年15例，10年以上的14例。65例均符合1979年中西医结合防治冠状动脉粥样硬化性心脏病座谈会制定的诊断标准。其中疼痛程度：轻度45例，中度17例，重度3例。心电图检查：完全性右束支传导阻滞3例，左束支传导阻滞2例，陈旧性心肌梗死2例，左心室肥大、劳损4例，室性早搏5例，兼房颤者3例。伴高血压25例，高脂血症18例，糖尿病4例。

疗效标准：心绞痛分三级：①显效：症状消失，或T波恢复正常；②有效：症状改善，疼痛发作次数减少，持续时间缩短，或T波由倒置转为直立；③无效：贴治前后症状及心电图均无改变。经贴治的65例，显效26例，有效32例，无效7例，总有效率为89.23%。贴治后复查心电图，T波恢复正常者23例，S-T段恢复正常者6例。高血压者用冠心膏1号治疗，血压恢复正常者4例。经贴敷本膏药血脂降低者5例。用本膏贴治前38例服硝酸甘油，经用冠心膏贴穴后，完全停服者30例，减量1/2者8例。

【典型病例】沙某，女，52岁，1992年6月23日初诊。患冠状动脉粥样硬化性心脏病1年余，时觉胸闷气短，左心前区疼痛，有时痛掣后背，左肩部重着无力，曾在某医院确诊为冠状动脉粥样硬化性心脏病心绞痛。经常服用硝酸甘油、硝苯地平、心可舒、复方丹参片、冠心苏合丸、速效救心丸等，病情稳定。近半月因生气症状加重来院就诊。舌质红并有紫色斑点，苔薄白，脉弦细有力。诊断为冠状动脉粥样硬化性心脏病心绞痛，由心脉瘀阻所致。治以理气止痛，活血化瘀，用冠心膏治疗。取穴：心俞、膻中、至阳、虚里，配神阙，并嘱其贴药期间停用西药，只服复方丹参片、冠心苏合丸。经治4个疗程，胸闷气短、心绞痛症状消失，心电图检查T波恢复正常。继用冠心膏2个疗程，病情基本稳定，停贴膏药后随访半年未复发。

5. 养心膏

【方剂来源】《浙江中医杂志》1984年第12期。

【适应病证】冠状动脉粥样硬化性心脏病心绞痛。

【药物组成】牛心、牛胆各1个，太子参、麦冬、天冬、血竭、柳枝、桑枝、桃枝、冬青枝各 30 克，五味子、黄芪、丹参、桃仁、红花、川芎、生龙骨、牛角粉、天花粉、草麻仁、生草乌、生南星、槐枝、透骨草、徐长卿、苍耳子各 60 克，降香、木鳖仁、穿山甲、皂刺、胆星、川连、巴豆仁、生蒲黄、九节菖蒲各 30 克，五灵脂 15 克，细辛、荜茇、良姜各 21 克，冰片、檀香、寒水石、密陀僧各 30 克，参三七、明矾各 21 克，芒硝、朱砂、赤石脂各 15 克，牛胶 90 克。

【配制方法】用牛心、牛胆各 1 个，麻油 1750 克，浸熬去渣，再加入太子参、麦冬、天冬、血竭、柳枝、桑枝、桃枝、冬青枝、五味子、黄芪、丹参、桃仁、红花、川芎、生龙骨、牛角粉、天花粉、蓖麻仁、生草乌、生南星、槐枝、透骨草、徐长卿、苍耳子、降香、木鳖仁、穿山甲、皂刺、胆星、川连、巴豆仁、生蒲黄、九节菖蒲、五灵脂、细辛、荜茇、良姜煎熬，待药物熬焦黄后，去渣熬油，至滴水成珠时加入陶丹 600 克，搅拌成膏，稍凉后加入冰片、檀香、寒水石、密陀僧、参三七、明矾各 21 克，芒硝、朱砂、赤石脂、牛胶（加水蒸化）90 克，均研成细末，搅匀后，分别摊成直径 7 厘米的膏药。

【使用方法】治疗时，将膏药温熨化开，然后贴于胸或背部疼痛处（阿是穴），如疼痛部位不固定，则直接贴于心前区，1 次可贴 1～4 张，痛重可多贴，痛轻可少贴。

【注意事项】从本膏的组成来看，对胸阳不振、阴寒凝滞、气滞血瘀者疗效为好，如湿痰重者不宜使用，《理瀹骈文》养心安神膏下有"胸有湿痰梗塞者勿用"之戒。

【临床疗效】黄慕君以吴师机《理瀹骈文》之养心安神膏加减，配制成养心膏，治疗 15 例冠状动脉粥样硬化性心脏病心绞痛。本组病例均经各种治疗而痛仍经常发作者，使用本膏时不停用他药。治疗后显效 7 例，改善 6 例，无效 2 例。中度心绞痛 5 例中显效、改善各 2 例，无效 1 例。止痛生效的时

间多在 1 天后出现。

【典型病例】朱某，男，39 岁。胸闷，胸骨后常隐痛，活动后增剧，慢性病容，贫血貌，舌质紫暗，苔黄厚滞腻，少津，脉沉细微弦，听诊心尖区第一心音明显降低，心音弱，$A_2 > B_2$，诊断为冠状动脉粥样硬化性心脏病，心肌梗死，中度心绞痛。曾用活血化瘀兼清痰热之品，未效，给予养心膏 8 张，每次 4 张，外贴于膻中穴及阿是穴，1 天后心绞痛于休息时已不发作，活动后虽仍有发作，但程度减轻，停用养心膏，继服中药治疗 20 剂，活动后仍有发作，再贴膏 5 天，活动时亦未再发作。

6. 冠心病敷贴

【方剂来源】《浙江中医杂志》1982 年第 2 期。

【适应病证】冠状动脉粥样硬化性心脏病。

【药物组成】丹参、三七、檀香各 12 克，广郁金、莪术各 9 克，乳香、没药、血竭、桃仁、红花、王不留行各 6 克，冰片 2 克。

【配制方法】共研细末，和入溶解的膏药肉 500 克内，拌匀。

【使用方法】用绒布摊成 4 厘米×3 厘米大小的膏药，贴在心前区（相当于乳根穴）和左心俞，1 周换 1 张。

【按语】一般 3～4 张后胸闷隐痛逐渐好转，个别甚至症状消失。本方原载于黑龙江《中医药学报》1981 年第 3 期。

7. 冠心止痛膏

【方剂来源】《江苏中医杂志》1986 年第 12 期。

【适应病证】心绞痛。

【药物组成】丹参、当归、川芎、红花、乳香、没药、公丁香、降香、樟脑、冰片、二甲苯麝香、苯海拉明、橡胶、羊毛脂等。

【配制方法】丹参、当归、川芎、红花、乳香、没药、公丁香、降香等药物加工成粗粉，以 95% 乙醇浸制成流浸膏，加樟脑、冰片、二甲苯麝香、苯海拉明、橡胶、羊毛脂

等捣制成硬膏，涂于布面即成。

【使用方法】将膏药贴于心前区膻中穴或心俞穴、内关穴。每次任选两穴，各贴1张，间隔6~12小时。一般贴敷1周为1个疗程。

【注意事项】在第2次贴膏时，揭去旧膏后，局部皮肤用热毛巾轻擦一遍，过1~2小时再贴，或以上几个部位交替贴敷，可防止长久使用膏药后皮肤发生过敏反应。若遇过敏反应，轻者经上法处理后，可继续使用，重者局部停止敷药，涂以龙胆紫药水即可，不必作其他处理。

【临床疗效】冠心止痛膏经江苏省内9家医院对190例不同程度心绞痛患者的临床观察，证实有明显的止痛作用，总有效率达82.1%。

【典型病例】张某，男，59岁，退休工人。自1977年开始发作性左胸乳部疼痛向左肩部放射，痛甚时伴出汗，近1个月来每日胸闷，胸痛发作5~6次，每次持续10~15分钟，需含硝酸甘油片而缓解。平时以硝酸异山梨酯片10毫克，每日2次常规服。心电图示二级阶梯运动试验可疑阳性。心电图S-T段下降，律齐。诊断为重度心绞痛。停用硝酸甘油类药物，给予冠心止痛膏外敷。1周后心绞痛明显减轻，2周后心绞痛基本不发，复查心电图运动试验阴性。连续用药2个月，心绞痛未再发作。

8. 伤湿止痛橡皮膏

【方剂来源】《浙江中医杂志》1995年第5期。

【适应病证】心肌缺血。

【药物组成】伤湿止痛橡皮膏内含大黄、独活、牡丹皮、苍术、白芷、川芎、当归、五加皮、乳香、没药、干姜、桂枝、丁香、冰片、细辛、陈皮、半夏、丹参、元胡、胡椒、辣椒等20余味中药。

【使用方法】在左右手内关穴上各直接贴1张伤湿止痛橡皮膏，胸部膻中穴处横贴1张，左腋前线第5肋间水平处（心电图胸导 V_5 处）横贴1张，背部心俞、厥阴俞穴处各横贴1张。每次共贴6张，贴敷24小时后除去。隔日1次，10次为1个疗程。

【注意事项】治疗期间嘱患者注意劳逸适度，合理饮食，未加用扩张冠状动脉或其他药物。

【临床疗效】休息时心电图缺血性异常25例，经治疗，14例显效，9例改善，1例无效，1例加重。休息时正常心电图而运动试验阳性18例，治疗后12例显效，2例改善，4例无效，总有效率为86%。经统计学处理，阳（气）虚、阴虚和气阴两虚3个证型的心电图疗效无显著差异（$P > 0.05$）。

9. 救心散贴敷治疗心绞痛

【方剂来源】高允旺著《偏方治大病》续编2005年1月第1版48页。

【适应病证】心绞痛。

【药物组成】乳香15克，没药15克，麝香0.3克，冰片0.5克，红花12克，血竭15克，硝酸甘油5片。

【配制方法】上药研细末后加麝香、冰片迅速装瓶封闭。

【使用方法】胶布剪成3.3厘米方块，取救心散2克放在胶布中心，贴于心前区，每日1次，可预防疼痛，痛时每日2~3次。

【注意事项】布块用伤湿止痛膏也可，夜间有疼痛发作，睡前再贴1次。

【临床疗效】本散有明显缓解心绞痛的作用。

【按语】中医学认为，心绞痛为胸阳不振引起，寒则凝，温则通，通则不痛，痛则不通，救心散中麝香、冰片、血竭、乳香等药具有芳香温通作用，善走窜，能入心，以通心窍，避邪以开闭。加少量硝酸甘油和中药共具扩张外周血管、改善冠脉循环、缓解疼痛的作用。

10. 宁心膏

【方剂来源】高允旺著《偏方治大病》续编2005年1月第1版48页。

【适应病证】心绞痛。

【药物组成】苏合香 30 克，乳香 20 克，冰片 0.5 克。

【配制方法】上药共研细末，加少量蜂蜜调匀备用。

【使用方法】将白胶布剪成 3.3 厘米见方大小，取宁心膏 2 克放在胶布中心，贴于心尖跳动部位，每日换 4 次。

【临床疗效】使用后 3～5 分钟即可止痛。

【按语】苏合香、乳香、冰片 3 味药化为膏剂，可通心阳，开心窍，缓解胸心痛、肋下痛、两臂内痛，经观察对心肌供血不足引起的心绞痛有明显的效果，能改善心电图 S－T 段的异常。

11. 心痹止痛膏

【方剂来源】《辽宁中医杂志》2005 年第 4 期。

【适应病证】心痹，症见心前区疼痛，如刺如绞，痛有定处，伴有胸闷气短，日久不愈，由暴躁而致心胸剧痛或伴有心悸、失眠、多梦、头晕、头痛、纳呆少食、乏力等。面唇暗紫，舌质暗红，紫暗或有瘀斑，或舌下血脉青筋显露，脉弦涩或结代。

【药物组成】丹参 50 克，檀香、川芎、青皮、乌药、赤芍各 30 克，桃仁、香附、菖蒲各 20 克。

【配制方法】上药烘干，共研细末，过筛，混合均匀，加凡士林 500 克，搅拌均匀成膏状，贮瓶备用。

【使用方法】将上膏涂于纱布上，贴敷膻中、天池、内关、极宗和神门穴位，用橡皮膏固定。隔日换药 1 次，7 日为 1 个疗程。2 个疗程之间停药 1 天。另用活血化瘀、通脉止痛之血府逐瘀汤，处方：当归、牛膝、生地黄各 20 克，川芎、赤芍、桔梗、桃仁、红花、枳壳各 15 克，甘草 10 克。文火水煎，取汁 200 毫升，每日 2 次口服。失眠多梦者，加枣仁、远志；头晕头痛者，加石决明、菊花；心悸者，加龙骨、牡蛎；食少纳呆者，加陈皮、山楂；大便干燥者，加大黄、火麻仁。7 日为 1 个疗程。

【临床疗效】共治疗 27 例，显效 10 例，有效 15 例，无效 2 例，总有效率 92.5%。

【按语】心痹乃气滞血瘀所致，"气有余，便是火"，情志不舒，气机郁滞，久而化火，气滞血亦滞，气不帅血，瘀血滞留，郁而化热，可成血热搏结之证。临床治疗心痹，多采用活血行气之法。心痹止痛膏活血通络，行气止痛，方中丹参、赤芍、桃仁活血化瘀为主药，辅以川芎活血止痛，行血中之气，通行血脉，助其他活血诸药发挥作用，佐以檀香、青皮、乌药、香附辛温走窜，行气止痛，使以菖蒲辛温芳香，开心窍。诸药合之，使药物直接从毛孔而入，通过经络，直达病所，共达血行瘀散、疏通经络之目的。血府逐瘀汤中当归、赤芍、川芎、桃仁和红花均可活血祛瘀通血脉；桔梗、枳壳和牛膝一升一降，利用其升降之性，调畅气机，开胸通阳，行气而助活血，取气为血帅，气行则血行之意。生地黄既能逐血痹，又能养阴滋血燥。诸药共成祛瘀通脉，行气止痛之剂。如瘀血较剧者，可加乳香、没药、失笑散，增强祛瘀定痛之效果。通则不痛，内外合之，以增药效。总之，心痹止痛膏循经取穴外敷，配合血府逐瘀汤内服治疗心痹，扩大了给药途径，提高了治愈率，能缩短疗程，减少内服药过多、过量、损伤肝肾等脏器之不良反应。对于久患冠状动脉粥样硬化性心脏病者可长期服用。

12. 心绞痛贴膏

【方剂来源】《中国民间疗法》2002 年第 7 期。

【适应病证】冠状动脉粥样硬化性心脏病心绞痛。

【药物组成】黄芪 60 克，当归 50 克，五灵脂、苏合香各 35 克，水蛭粉 30 克，三七粉、冰片、樟脑各 20 克。

【配制方法】上药共研细末备用。

【使用方法】治疗时取药粉少许，用丹参注射液及川芎嗪注射液各 10 毫升调为软膏状。将其置于麝香壮骨膏中心，贴于天池穴

（左胸前心尖搏动处）固定，48 小时换药 1 次。同时可加用热水袋热敷，每次 30 分钟。另取白菊花、桑枝、荷叶、松针、山楂各 50 克，开水冲泡代茶饮，20 天为 1 个疗程。

【临床疗效】共治疗 66 例患者，发作前后心电图比较，ST－T 段供血有显著的改善，总有效率 89.6%。

【按语】本法通过药物透皮吸收调节内分泌神经系统传递而发挥作用，对一些年老、高血压、慢性频发胸闷、气短的心绞痛患者疗效显著。本膏可调和血脉，条达气机，畅通经络，扩张冠状动脉，增加血流，改善心肌缺血供氧，使心绞痛症状得到解除，无毒副作用，具有简便价廉、疗程短的特点。

13. 通心止痛膏

【方剂来源】《山西中医学院学报》2007 年第 4 期。

【适应病证】冠状动脉粥样硬化性心脏病心绞痛。

【药物组成】徐长卿、当归、丹参、郁金、姜黄、乳香、没药、红花、川芎、葛根、延胡索、透骨草、木香、三七、樟脑、冰片、麝香、硫酸镁各等份。

【配制方法】上药研为细末，加蜜制成膏状，装瓶密封备用。

【使用方法】每次取 4 克摊成薄饼状贴敷在膻中、内关穴上，用塑料布覆盖，胶布固定，间隔 24 小时，换虚里、心前穴，10 天为 1 个疗程。

【临床疗效】治疗 61 例，显效 19 例，有效 31 例，无效 11 例，有效率 82%。

【按语】通心止痛膏由丹参、川芎、冰片等透皮性强又能活血化瘀行气止痛的药物精制而成，根据传统中医穴位疗法和现代药学透皮吸收理论，将本药贴于膻中穴、内关穴、心前穴和虚里穴，经皮肤吸收穴位渗透，药物直达病所。膻中穴为气之海，心包之募穴，且是手少阴任脉之会；内关直通手厥阴心包经；心前和虚里穴与心之络脉相通，诸穴合用可通脉活血，行瘀止痛，不仅

能改善胸痛胸闷、心悸气短的症状而且心电图上压低的 ST 段也有所改善，还能降低胆固醇、甘油三酯、低密度脂蛋白，升高高密度脂蛋白。该疗法的作用机制可能是通过药物贴敷特定穴位，达到整体调节，来扩张血管，增加冠状动脉血流量，减少心肌耗氧量，降低血脂，改善血液循环，营养心肌来增加心脏功能。

14. 养血安心膏

【方剂来源】《实用中西医结合临床杂志》2003 年第 4 期。

【适应病证】冠状动脉粥样硬化性心脏病心绞痛。

【药物组成】人参 100 克，白檀香 60 克，川芎 60 克，冰片 50 克，琥珀 50 克，三七 50 克，延胡索 50 克，细辛 40 克，凡士林 200 克。

【配制方法】上药共研细末，过 100 目筛，与凡士林混合调成膏，装瓶密封备用。

【使用方法】清洁患者脐部，涂养血安心膏直径 2 厘米、厚约 1 厘米，外用麝香壮骨膏贴固，用腹带包扎以防药膏脱落，2 天换药 1 次。

【临床疗效】共治疗 84 例，显效 56 例，有效 23 例，无效 5 例，总有效率 94%。

【按语】养血安心膏是根据冠状动脉粥样硬化性心脏病心绞痛的发病机制（肝郁气滞，血行不畅，心脉瘀阻，脏器失调）、病机（本虚标实）及治则（补与通）选药组合而成的纯中药制剂。方中人参补益心气、帅血运行、檀香理气调中、利膈宽胸、行气止痛为主药，伍以琥珀、三七养血滋阴安神、活血散瘀、通络止痛，佐以川芎、延胡索活血行气化瘀、通经活络止痛，辅以细辛、冰片芳香走窜开窍、通阳发散、行水化瘀、活血通络止痛，诸药合用共奏养心安神、补益气血、活血行气化瘀、辛香走窜开窍、通经活络止痛之功。本膏敷脐 6 小时即可减轻症状，继续应用症状及心电图 ST－T 改变逐渐恢复正常。对抗心绞痛药物无显效的患者

给予本膏敷脐后症状及体征能较快地得到改善，对难治性心绞痛联合抗心绞痛药物治疗可明显产生协同作用而增强疗效。

15. 胸痹膏

【方剂来源】《云南中医中药杂志》2009年第3期。

【适应病证】胸痹（冠状动脉粥样硬化性心脏病心绞痛）。

【药物组成】川芎、丹参、延胡索各20克，肉桂、红花、降香各10克，水蛭、冰片各5克。

【配制方法】上药共研细末备用。

【使用方法】每年初、中、末伏的某1天敷贴治疗。取膻中、心俞、厥阴俞、内关、乳根穴，用生姜汁将上述药末调成膏糊状，摊于脱敏胶布上，分别敷贴于上述穴位上，8~12小时取下。

【典型病例】杨某，男，65岁，于2006年2月16日初诊。主诉：反复胸部闷痛、心悸、气短3年，加剧1周，西医诊断为冠状动脉粥样硬化性心脏病。发作时心前区憋闷刺痛伴恐惧感，含服硝酸甘油可缓解，常于冬季诱发加重，经夏季三伏天行穴位贴敷2年，1年后随访，发作减少，症状减轻。

【按语】冬季寒冷刺激可引起血管收缩痉挛，导致冠状动脉粥样硬化性心脏病心绞痛发作，严重者可发生心肌梗死，其属于中医学"胸痹"范畴。多因心脾肾阳气虚弱，心脉瘀阻所致。治疗宜采用温通心阳、活血化瘀的方法，选择在三伏天阳气旺盛之时敷贴治疗，有助于温通心阳，血脉流畅，减少心绞痛现象的发生。

三、高血压膏敷方

1. 臭牡丹膏

【方剂来源】《新医药学杂志》1974年第3期。

【适应病证】高血压病。

【药物组成】臭牡丹茎、叶干品1000克，桐油、香油各1000克，黄丹1000克。

【配制方法】将臭牡丹茎、叶放入香油、桐油内浸泡2~7日，置锅内熬沸1小时，待药液泡沫散去，臭牡丹茎、叶焦枯时，过滤除去渣。继续加温让药液沸腾，加入黄丹1000克，不断搅拌，微火熬半小时，药油由棕红色变为黑色，滴水成珠，即离火，冷却凝聚备用。

【使用方法】取膏药1块加微温熔化，涂于硬纸上，成圆形直径约5厘米如硬币厚，贴于一侧之曲池穴、血海穴、足三里穴，每3日左右交换贴1次，连续贴7次。以后每月贴2次，每次间隔5天，坚持用1年。

【注意事项】贴本膏后局部发痒，个别处起小水疱，贴膏药的间隔时间延长后水疱即可消失。

【典型病例】石某，女，61岁。头昏闷12年，多梦10年。4年来上述症状加重，感心悸、耳鸣、腰痛、肢体麻木，服中西药治疗无效。治疗前非同日血压178/108mmHg，176/100mmHg。胸透：主动脉延长、增宽，主动脉球明显隆突，左心室轻度扩大。尿常规检查：蛋白＋，红细胞＋。眼底检查：视网膜动脉明显硬化。诊断：缓进型Ⅱ期高血压病。用臭牡丹膏贴治7次后2周复查，非同日血压为138/84mmHg，136/80mmHg，症状全部消失，以后每月加强贴2次，坚持1年。观察结束时连测2次非同日血压为158/86mmHg，148/80mmHg。

【按语】臭牡丹系马鞭草科海州常山属小灌木，又名大臭牡丹、矮桐子。经贴治121例高血压病发现，本膏药对缓进型Ⅱ期高血压病患者有一定的近期和远期降压疗效，也有一定的近期和远期症状疗效；对急进型高血压病特别是对高血压危象及高血压脑病不适用。

2. 泻肝火膏

【方剂来源】《实用中医内科大膏药手册》。

【适应病证】肝胆实火证，表现为面红目赤，性情急躁，胁痛，口苦，眩晕，头痛，耳鸣。耳聋，舌红，苔黄，脉象弦数。

【药物组成】龙胆草 12 克，黄连 10 克，黄柏、黄芩各 20 克，栀子 24 克，大黄 30 克，芦荟 20 克，夏枯草 40 克，青黛、青葙子各 20 克，密蒙花 24 克，决明子 60 克，当归 20 克，甘草 12 克，木香 20 克，麝香、犀角、羚羊粉、猪胆汁各 6 克。辅药：韭白 12 克，槐枝、柳枝、桑枝、冬青枝各 24 克，凤仙（全株）、白菊花、干桑叶、芙蓉叶各 12 克，枸杞根 24 克，侧柏叶 6 克，石菖蒲、木瓜各 3 克。

【配制方法】用麻油 1700 克将上药浸透，上锅熬枯，去滓熬油，下丹频搅，再入煅礞石 12 克，雄黄、青黛各 6 克，芦荟、木香各 3 克，牛胶 12 克（酒蒸化），搅匀收膏。

【使用方法】将膏药化开，贴于肝俞穴、行间穴上。

【注意事项】孕妇禁贴。

【按语】此膏具有清肝泻火之功，虽系大苦大寒之品，然有当归和血补肝，甘草调和诸药并和中，故不致损伤胃气。当然，如属肝胆虚证亦当慎用。

3. 栀子双仁膏

【方剂来源】《陕西中医》2009 年第 2 期。

【适应病证】原发性高血压病。

【药物组成】栀子 6 克，桃仁、杏仁各 12 克。

【配制方法】上药共研细末备用。

【使用方法】取上药 1/3，用 1：1 的甘油与水调成稠膏状，睡前先用热水泡足后擦干双足，将药膏制成约 2 厘米 ×2 厘米大小的药饼敷于双足涌泉上，上盖一等大的塑料纸并用胶布固定，每晚 1 次，6 次为 1 个疗程，并辅以穴位隔药按摩，每天 2～3 次，效果更好。

【临床疗效】共治疗 32 例，显效 12 例，有效 17 例，无效 3 例，总有效率 90.63%。

【按语】涌泉穴是足少阴肾经的起点，中医学认为，该穴有治健忘、安神醒脑、通关开窍、固真气之效。西医学研究证明刺激该穴（足心）能调节自主神经和内分泌功能，促进血循环，改善睡眠，消除疲劳，防治心脑血管疾病。与热水泡足同施，可使外周血循环改善，利于控制血压。中医学早就有"上病取下，百病治足"之说，刺激涌泉穴可治疗高血压、失眠、眩晕、头痛等。

四、不寐膏敷方

不寐，即失眠。由于外感或内伤等病因，致使心、肝、胆、脾、胃、肾等脏腑功能失调，心神不安而成本病。

1. 归脾丸膏

【方剂来源】《实用中医内科大膏药手册》。

【适应病证】心脾两虚不寐病，临床表现为不易入睡，或睡中多梦，易醒，醒后再难入睡，兼见心悸、心慌、神疲、乏力，口淡无味，或食后腹胀，不思饮食，面色萎黄，舌质淡，苔薄白，脉象缓弱。患者目前或既往有崩漏、月经过多、贫血、大手术等病史。也可用于神经衰弱伴胃肠功能紊乱者。

【药物组成】一组：党参、黄芪、炒枣仁各 16 克，炒白术、当归、茯苓、远志、龙眼肉各 32 克，甘草、木香、大枣各 8 克。

二组：干姜、生姜、葱白、薤白、韭白、蒜头、艾叶、侧柏叶各 6 克，槐枝、柳枝、桑枝、冬青枝、菊花、桃枝各 24 克，苍耳草、凤仙草、石菖蒲、白芥子、乌梅各 3 克，发团 15 克。

【配制方法】将以上两组药物浸泡于 1370 克芝麻油内，冬十秋七春五夏三日，置锅内慢火熬至药枯去滓，熬药油成，下黄丹收存，再入炒铅粉 30 克，陀僧、松香各 12 克，赤石脂、木香、砂仁、官桂、丁香、檀香、雄黄、明矾、轻粉、降香、乳香、没药各 3 克，后入龟板胶、鹿角胶（酒蒸化）各 6 克，拌匀制成膏，分摊于红布上，折叠备用。

【使用方法】将膏药加温变软，揭开待微温，贴于脾俞穴、三阴交穴处。

【注意事项】孕妇禁贴。

【按语】本膏药方中人参、黄芪补心脾之气，当归、龙眼肉养心脾之血，白术、木香、陈皮健脾畅中，茯神、酸枣仁、远志养心安神。所贴之脾俞穴为脾气转输之所，气血生化之源。

2. 酸枣仁汤膏

【方剂来源】《实用中医内科大膏药手册》。

【适应病证】肝血不足、虚热内扰之不寐，临床表现为难以入睡，即使入睡，也多梦易惊，心悸盗汗，头目眩晕，口干舌燥，舌质红，苔白或黄，脉象弦数或细数。也可用于神经衰弱的虚性兴奋，失眠而偏热者。

【药物组成】一组：酸枣仁 72 克，甘草 12 克，知母、茯苓、川芎各 24 克。

二组：生姜、竹茹、石菖蒲、凤仙草各 6 克，槐枝、竹叶、桑枝各 24 克，百合、菊花各 12 克。

【配制方法】将以上两组药物浸泡于 900 克芝麻油内，冬十秋七春五夏三日，置锅内慢火熬至药枯去渣，熬药油成，下黄丹收存，再入寒水石、陀僧各 12 克，芒硝、朱砂、青黛各 6 克，明矾、赤石脂、代赭石各 3 克，后入牛胶（酒蒸化）12 克，拌匀制成膏，分摊于红布上，折叠备用。

【使用方法】将膏药加温变软，揭开待微温，贴于心俞穴、内关穴处。

【注意事项】孕妇禁贴。

【按语】本膏药方中酸枣仁养肝血、安心神；川芎调畅气血，疏达肝气；茯苓、甘草宁心；知母清热除烦，合而共奏养血安神，清热除烦之效。

3. 养心安神膏

【方剂来源】《实用中医内科大膏药手册》。

【适应病证】阴血不足、心肝失养之不寐，临床表现为失眠多梦，心神不安，甚或心悸怔忡，虚汗自出，舌淡苔薄，脉象细数。也可用于心肾不交的神经衰弱，老年人体弱与产后血虚的盗汗、便秘。

【药物组成】一组：酸枣仁、柏子仁、合欢皮、夜交藤各 30 克，远志、茯神各 24

克，缬草、秫米、灵芝各 20 克。

二组：竹茹、石菖蒲各 12 克，小麦、合欢花各 25 克，百合、菊花（连根叶）各 24 克。

【配制方法】将以上两组药物浸泡于 1050 克芝麻油内，冬十秋七春五夏三日，置锅内慢火熬至药枯去渣，合牛心油并熬，下黄丹收存，再入寒水石、金陀僧各 24 克，芒硝、朱砂、青黛各 12 克，明矾、赤石脂、赭石各 3 克，后入牛胶（酒蒸化）24 克，拌匀制成膏，分摊于红布上，折叠备用。

【使用方法】将膏药加温变软，揭开待微温，贴于心俞穴、神门穴、脾俞穴、三阴交穴、劳宫穴处。

【注意事项】孕妇禁贴。

【按语】本膏药方一组药物中酸枣仁宁心养肝，安神敛汗；柏子仁能治心悸、怔忡、失眠；远志宁心安神，利窍，助心阳，益心气，使心神得以交通。茯神宁心，益智安神；合欢皮安神解郁，活血止痢；夜交藤养心安神；缬草、秫米、灵芝健脾安神。二组药能开泄肌腠，引药入里。

4. 穴位安神膏

【方剂来源】《中医外治杂志》1994 年第 2 期。

【适应病证】失眠。

【药物组成】朱砂 50 克，石菖蒲 50 克，蜂蜜 20 克，50% 二甲基亚砜 30 毫升。

【配制方法】朱砂、石菖蒲研细，过 120 目筛，蜂蜜炼至滴水成珠，将药粉、蜂蜜与二甲基亚砜混合，加工成约直径 1 厘米，厚约 2 分钱硬币厚度即可。

【使用方法】晚临睡前取安神膏 1 片贴敷涌泉穴，每天换药 1 次。同时按摩涌泉穴，每次 3～5 分钟。每天按摩次数不限。

【临床疗效】治疗 37 例，痊愈者 15 例，显效者 12 例，好转者 6 例，无效者 4 例。

【典型病例】李某，男，17 岁。自述近几个月每夜难以入睡，即使勉强入睡也多梦，易惊醒，醒后难入睡，上课精神不能集中，萎靡不振。在外治疗效果不佳。自贴上穴位安神膏结合指针按摩后当天夜晚即能入睡，并且睡眠较深，随之各症状缓解，连用3贴穴位安神膏痊愈，随访3个月未复发。

【按语】涌泉穴为中医经络学说中三条阴经的会穴，又是足少阴肾经的井穴，其经络与手厥阴心包经、脾经、督脉、任脉等构成奇经纵横、经气互通、网络五脏、六腑及全身的重要穴位，因此涌泉穴贴敷，以具有重镇安神的朱砂配伍化痰开窍的石菖蒲及通过二甲基亚砜的透皮吸收，使之药穴相配，结合指针穴位按摩促使穴位对药物的吸收起到事半功倍的效果。

5. 珠母丹参膏

【方剂来源】《四川中医》2004年第2期。

【适应病证】老年人不寐（失眠），症见入眠时间延迟，容易早醒，熟睡和睡眠时间短，或白天伴有头晕、疲乏、精力不足、情绪改变等。

【药物组成】珍珠母、丹参各10克。

【配制方法】上药共研细末，过筛备用。

【使用方法】先用乙醇棉球擦净脐窝，再将以上药粉用温开水调成膏糊状，敷于脐窝内，以填满为度，外用胶布固定。每晚睡前1次，连用5~7天为1个疗程。

【按语】珠母丹参膏中珍珠母入心、肝经，主治心悸、失眠；丹参入心经、性寒，有清心凉血、除烦安神及养血作用，既可用于心烦不寐，又可用于心血不足之失眠、心悸。脐窝血管丰富，皮肤菲薄，敏感度高，利于局部药物吸收和生效。本膏无不良反应，是老年人失眠的良好治疗方法。

五、昏迷膏敷方

昏迷是以神志不清为特征的一种证候。包括中医文献中所称的"神昏""昏愦""昏厥"及谵妄、昏蒙、不省人事等神志障碍症状，是病情危重的表现。其发病原因多为热痰、瘀血、疫毒阻闭清窍，扰乱神明；或阴阳衰竭，神无所依所造成。时行热病、中风、厥证、痫证、痰证以及疫毒痢、瘴疟、消渴、癃闭、臌胀等疾病过程中，均可出现昏迷。

1. 温脾汤膏（二）

【方剂来源】《实用中医内科大膏药手册》。

【适应病证】浊阴上逆之浊闭，临床表现为面色苍白晦滞，头晕头痛，视力障碍，恶心呕吐，不思饮食，胸闷腹胀，畏寒肢冷，浮肿尿少，大便不爽，嗜睡逐渐转入昏迷，舌淡体胖，苔白腻，脉沉缓或沉迟。可用于尿毒症浊阴上逆者。也可用于冷积腹痛、冷积便秘，久泻不爽，慢性肠炎、慢性痢疾等。

【药物组成】一组：大黄、炮附子各36克，干姜、人参各24克，甘草12克。

二组：生姜、韭白、葱白、榆白、桃枝各6克，蒜头、柳枝、桑枝各12克，苍耳草、车前草各15克，石菖蒲、白芥子各1.5克，皂角、赤小豆各3克。

【配制方法】将以上两组药物浸泡于760克芝麻油内，冬十秋七春五夏三日，置锅内慢火熬至药枯去渣，熬药油成，下黄丹收存，再入炒铅粉30克，松香各24克，金陀僧、生石膏各12克，轻粉、陈壁土、明矾各6克，官桂、木香各3克，后入牛胶（酒蒸化）12克，拌匀制成膏，分摊于红布上，折叠备用。

【使用方法】将膏药加温变软，揭开待微温，贴于天枢穴、上巨虚穴处。

【注意事项】孕妇禁贴。

【按语】本膏药方中以附子、干姜、人参、甘草温补脾肾，大黄推陈致新，泄浊于下，合用共奏温补脾肾、泄浊之效。

2. 清心化痰膏（一）

【方剂来源】《外治医说》。

【适应病证】痰闭，痰迷心窍，临床表现为神志错乱胡言乱语，躁扰如狂，渐至昏迷，呼吸气粗，喉间痰鸣，痰黄稠黏，便秘溲赤，舌质红，苔黄腻，脉象滑数。

【药物组成】一组：胆星90克，连翘、郁金、黄连、麦冬、生大黄、枳实、橘红、葶苈子、黄芩、朴硝各60克，生地黄、元参、丹参、苦参、川芎、当归、白芍、生蒲黄、杏仁、牡丹皮、桔梗、前胡、知母、贝母、瓜蒌、半夏、槟榔、枳壳、大戟、青皮、天麻、黑山栀、甘遂、川黄柏、独活、防风、细辛、旋覆花、醋炙芫花、木通、泽泻、车前子、生甘草、木鳖、蓖麻仁、皂角、山甲、地龙、瓦楞子、羚羊角、犀角、僵蚕、全蝎各 30 克，滑石 120 克。

二组：生姜、竹茹、薄荷、石菖蒲各 60 克，柳枝、竹叶、桑枝、槐枝各 240 克，凤仙草（全株）、苏子、莱菔子各 30 克，白芥子 15 克。

【配制方法】将以上两组药物浸泡于 8000 克芝麻油内，冬十秋七春五夏三日，置锅内慢火熬至药枯去渣，熬药油成，下黄丹收存，再下生石膏 240 克，礞石（硝煅）、金陀僧各 120 克，青黛、雄黄、明矾各 60 克，硼砂、朱砂、轻粉各 30 克，加牛黄清心丸 1 粒，滚痰丸 9 克，抱龙丸（郁金、天竺黄各 30 克，雄黄 15 克，白矾 9 克，以菖蒲汁调不落水猪心血为丸）15 克，拌匀制成膏，分摊于红布上，折叠备用。

【使用方法】将膏药加温变软，揭开贴于胸口处。

【注意事项】孕妇禁贴。

【按语】本膏药除治疗痰迷心窍外，还可治疗郁痰、惊痰、热痰、燥痰、老痰、痰结胸癫痫，以及火证暴病，痰证怪病。

3. 开心窍膏

【方剂来源】《实用中医内科大膏药手册》。

【适应病证】痰迷心窍，表现为意识不清，神志错乱，神情呆滞，举止失常，昏迷不省人事，喉口痰鸣，舌苔白腻，脉沉弦滑。

【药物组成】牛黄 15 克，郁金 36 克，石菖蒲 45 克，远志、胆星各 30 克，麝香、冰片、苏合香、竹沥各 9 克，天竺黄 45 克。辅药：生姜（连皮）、葱白（连须）、韭白、大蒜头各 6 克，槐枝（连花或角）、柳枝、桑枝（均连叶）、白菊（连根叶）各 30 克，苍

耳草、竹叶、芭蕉（无蕉用桑叶）、桃枝（连叶）、芙蓉叶各 12 克，石菖蒲 3 克，以上皆取鲜者，如无则用干者。

【配制方法】用麻油 1330 克将上药浸透，上锅熬枯，捞去滓，熬油宜老，以 1 滴试之不爆方下丹。黄丹宜炒，但勿炒过，过之则无力且不黏。下丹后频搅，令匀，多搅愈妙。再下铅粉 30 克，雄黄、明矾、硼砂、青黛、轻粉、乳香、没药各 3 克，生石膏 24 克，牛胶 12 克（酒蒸化），搅匀收膏。

【使用方法】将膏药化开，贴于神阙穴、涌泉穴（在足心陷中）、丰隆穴上。

【注意事项】孕妇禁贴。

【按语】所贴神阙穴，具有开窍复苏作用；涌泉穴有通关开窍作用；丰隆穴有清热化痰作用。此膏具有豁痰开窍之功，但因膏药透皮吸收较慢，如遇急性昏迷患者，病情危重，应采取中西医急救措施的同时，贴用此膏，待急性期过后，此膏可起巩固疗效、预防复发的作用。

六、癫狂膏敷方

癫证以精神抑郁，表情淡漠，沉默痴呆，语无伦次，静而少动为特征，多由痰气郁结，蒙蔽心窍所致。狂证以精神亢奋，狂躁刚暴，喧扰不宁，毁物打骂，动而多怒为特征，多由痰火壅盛，迷塞心窍所致。癫证与狂证都是精神失常的疾病，二者在临床上可以互相转化，故常并称。

1. 苏合香丸膏

【方剂来源】《实用中医大膏药手册》。

【适应病证】癫证，痰迷心窍较深，临床表现为神思迷惘，表情呆钝，目瞪如愚，灵机混乱，便溏溲清，舌质淡，舌体胖，苔白腻，脉象滑。也可用于痰厥昏迷，痰湿闭阻气机之中风、中暑，寒凝气滞血瘀之癫痫、心绞痛。

【药物组成】一组：苏合香、冰片各 5 克，安息香、檀香、沉香、丁香、香附、木香、制乳香、荜茇、白术、诃子肉、朱砂各

10克，水牛角20克，麝香7.5克。

二组：生姜、干姜、葱白、薤白、蒜头、艾叶、侧柏叶各6克，槐枝、柳枝、桑枝、冬青枝、鲜菊花、桃枝各24克，苍耳草、凤仙草、石菖蒲、白芥子、莱菔子、花椒、乌梅、大枣各3克，发团9克。

【配制方法】将以上两组药物（麝香除外）浸泡于1040克芝麻油内，冬十秋七春五夏三日，置锅内慢火熬至药枯去渣，熬药油成，下黄丹收存，再入炒铅粉30克，陀僧12克，赤石脂、木香、砂仁、官桂、丁香、檀香、雄黄、明矾、轻粉、降香、乳香、没药各3克，连同麝香拌匀制成膏，分摊于红布上，折叠备用。

【使用方法】将膏药加温变软，揭开待稍温，贴于巨阙穴、劳宫穴处。

【注意事项】孕妇禁贴。

【按语】本膏药方中苏合香、沉香、麝香、檀香、丁香、乳香、安息香、青木香、香附、冰片芳香开窍，行气解郁，散寒化浊，解除脏腑气血之瘀滞，荜茇配合诸香增强散瘀、止痛、开郁的作用，水牛角解毒，朱砂镇心安神，白术健脾和中以化浊，诃子温涩敛气而化痰涎，共奏豁痰宣窍之效。

所贴之巨阙穴，能治尸厥、昏闷；劳宫穴系心包经之荥穴，有开窍回阳、安神镇静之效。

2. 礞石滚痰丸膏

【方剂来源】《实用中医内科大膏药手册》。

【适应病证】实热老痰，痰火扰心导致狂证，临床表现为起病急，性情急躁，头痛失眠，两目怒视，面红目赤，突然狂暴无知，情感高涨，言语杂乱，逾垣上屋，气力逾常，骂詈叫号，毁物伤人，登高而歌，弃衣而走，渴喜冷饮，便秘溲赤，不食不眠，舌质红绛，苔黄腻，脉象弦滑数。

【药物组成】一组：礞石4克，沉香2克，黄芩、熟大黄各32克。

二组：生姜、韭白、葱白、榆白各24克，桃枝、蒜头、柳枝、槐枝、桑枝各48克，苍耳草、益母草、车前草、地丁各60

克、凤仙草、皂角、赤小豆各12克，石菖蒲、花椒、白芥子各6克。

【配制方法】将以上两组药物浸泡于700克芝麻油内，冬十秋七春五夏三日，置锅内慢火熬至药枯去渣，熬药油成，下黄丹收存，再入炒铅粉60克，松香48克，陀僧、生石膏各24克，陈壁土、明矾、轻粉各12克，官桂、木香各6克，牛胶（酒蒸化）24克，拌匀制成膏，摊于红布上，折叠备用。

【使用方法】将膏药加温变软，揭开待稍温，贴于膻中穴、大陵穴、丰隆穴处。

【注意事项】孕妇禁贴。

【按语】本膏药方中礞石攻逐陈积伏匿之痰；大黄荡涤实热，泻火通便；黄芩清热泻火；沉香速降下气，为诸药之开导。合而共奏降火逐痰之效。

所贴之膻中穴，系脾、肾、三焦、小肠、任脉之会，有调气作用；大陵穴系心包络经俞穴，也是原穴，有宁心安神、宽胸作用，能治精神失常；丰隆穴能安神宁志、清热化痰、降逆。

3. 养神膏

【方剂来源】《中医外治法简编》。

【适应病证】一切神志病。

【药物组成】牛心1个，党参、熟地黄、茯苓、黄芪、白术、当归、远志、枣仁、柏子仁、益智仁、麦冬、木鳖子、半夏各30克，酒白芍、五味子、陈皮、甘草各15克，黄连12克，肉桂6克，胆星24克，朱砂21克，生龙齿、郁金、石菖蒲各15克。

【配制方法】用麻油3170克将牛心炸枯去滓，下入党参等20味药，熬枯去渣，熬油至滴水成珠，兑入黄丹搅匀，离火，候温入朱砂、生龙齿、郁金、石菖蒲（俱为末），拌匀收膏备用。

【使用方法】将膏药化开，贴胸口处。

【注意事项】孕妇禁贴。

【按语】此膏具有清心开窍、豁痰安神的功用。如无牛心，可用龟板、石莲肉、龙眼肉代替。

第六节　肝胆病证膏敷方

一、黄疸病（肝炎）膏敷方

黄疸是以面、目、身肤熏黄，小便黄赤为特征的疾患。多因时气疫毒、湿热、寒湿之邪侵袭，或酒食不节，劳倦内伤，以致肝、胆、脾、胃功能失调，寒湿阻遏，湿热蕴蒸以及气机郁滞，胆失疏泄，胆液渗溢于肌肤，而发为黄疸。

1. 茵陈蒿汤膏

【方剂来源】《实用中医内科大膏药手册》。

【适应病证】黄疸，阳黄，热重于湿证，临床表现为身目黄色鲜明，发热口渴，心烦欲呕，脘腹胀满，饮食减退，小便短赤，大便秘结，舌苔黄腻或黄糙，舌质红，脉弦数或滑数。可用于急性黄疸型传染性肝炎，其他原因引起的黄疸而属于阳黄证者也可应用。

【药物组成】一组：茵陈 150 克，栀子 75 克，大黄 30 克。

二组：生姜、韭白、葱白、榆白、桃枝各 6 克，苍耳草、益母草、诸葛菜、车前草、马齿苋、黄花地丁各 15 克，凤仙草、皂角、赤小豆各 3 克，石菖蒲、花椒、白芥子各 1.5 克。

【配制方法】将以上两组药物浸泡于 1180 克芝麻油内，冬十秋七春五夏三日，置锅内慢火熬至药枯去滓，熬药油成，下黄丹收存，再入炒铅粉 15 克，松香 12 克，轻粉 3 克，官桂、木香各 1.5 克，牛胶（酒蒸化）6 克，拌匀制成膏，分摊于红布上，折叠备用。

【使用方法】将膏药加温变软，揭开待稍温，贴于胆俞穴、中脘穴、三阴交穴处。

【注意事项】孕妇禁贴。

【按语】本膏药方中茵陈清热化湿、解毒退黄，栀子清泄三焦湿热，大黄降泄瘀热。茵陈配栀子，可使湿热从小便而出，茵

陈配大黄，可使瘀热从大便而解，合而共奏清热化湿、解毒散结之效。

所贴之胆俞穴，有疏肝利胆、清泄邪热之用；中脘穴系八会中之腑会，能治黄疸；三阴交穴亦治黄疸。

2. 鳖甲煎丸膏（一）

【方剂来源】《实用中医内科大膏药手册》。

【适应病证】黄疸，阴黄，肝郁血瘀证，临床表现为身目发黄而晦暗，面色黧黑，胁下有癥块胀痛，皮肤可见赤纹丝缕，舌质紫或有瘀斑，脉象弦涩或细涩。也可用于肝脾肿大、疟母、腹部肿块及各种癥瘕积聚。

【药物组成】一组：鳖甲胶 18 克，射干、黄芩、鼠妇虫、干姜、大黄、桂枝、石韦、姜制厚朴、凌霄花、阿胶各 30 克，炒白芍、牡丹皮、炒䗪虫各 50 克，葶苈子、制半夏、党参各 10 克，柴胡、蜣螂各 60 克，瞿麦、桃仁各 20 克，炒露蜂房 40 克，精制硝石 120 克。

二组：生姜、干姜、葱白、薤白、蒜头、艾叶、侧柏叶各 30 克，槐枝、柳枝、桑枝、冬青枝、桃枝各 120 克，苍耳草、凤仙草、莱菔子、白芥子、石菖蒲、乌梅各 15 克，发团 45 克。

【配制方法】将以上两组药物浸泡于 5380 克芝麻油内，冬十秋七春五夏三日，置锅内慢火熬至药枯去渣，熬药油成，下黄丹收存，再入炒铅粉 150 克，陀僧、松香各 60 克，赤石脂、木香、砂仁、官桂、丁香、檀香、雄黄、明矾、轻粉、降香、乳香、没药各 15 克，拌匀制成膏，分摊于红布上，折叠备用。

【使用方法】将膏药加温变软，揭开待微温，贴于膈俞穴、章门穴处。

【注意事项】孕妇禁贴。

【按语】本膏药方中鳖甲软坚散结通络；大黄、䗪虫、桃仁等破血攻瘀，疏通肝经络

脉之瘀滞；厚朴、柴胡、蜣螂等行气开瘀，调达肝气之郁结；瞿麦、石韦等利水除湿；干姜、黄芩协调阴阳；人参、阿胶等益气养血。余药或入血分以通瘀，或入气分以解郁，或助正气之虚，或攻邪气之实，共奏活血通经、疏肝退黄、软坚散结之效。

所贴之膈俞穴，系八会穴之一，血会膈俞，血病治此；章门穴系脾之募穴，肝胆经之会穴，有疏肝理气、活血化瘀作用。

3. 利胆膏

【方剂来源】《实用中医内科大膏药手册》。

【适应病证】湿热瘀结之阳黄证，表现为一身面目俱黄，黄色鲜明如橘子色，腹部胀满，口渴，大便秘结，小便短赤，舌质红、苔黄腻，脉沉实或滑数。

【药物组成】茵陈30克，大黄、栀子各15克，郁金12克，柴胡10克，金钱草30克，龙胆草12克，玉米须15克，猪苓、茯苓各30克，车前子15克。辅药：葱白6克，韭白12克，槐枝、柳枝、桑枝、冬青枝各12克，凤仙（全株）、白菊花、干桑叶、芙蓉叶各12克。石菖蒲3克。

【配制方法】用麻油1000克，将上药浸透，上锅熬枯，去渣熬油，然后下丹频搅，再下煅礞石12克，雄黄、青黛各6克，芦荟、木香各3克，牛胶12克（酒蒸化），搅匀收膏。

【使用方法】将膏药化开，贴于胆俞穴、日月穴、阳陵泉穴上。

【注意事项】孕妇禁贴。

【按语】此膏药具有清热利湿退黄之功，治疗湿热黄疸效佳。所贴胆俞穴，有清利肝胆邪热、理气宽膈作用，能治疗湿热黄疸；阳陵泉穴舒肝利胆、清泄湿热。若寒湿阴黄者，应加附子、白术、干姜、泽泻、甘草。

4. 清化湿热膏

【方剂来源】《实用中医内科大膏药手册》。

【适应病证】脾胃湿热证，表现为胸闷纳呆，恶心呕吐，脘腹胀满，咽干口腻，低热，气少，大便稀薄，或有黏液脓血，或出现黄疸，皮肤、白睛呈橘黄色，舌苔黄腻，脉象濡数。

【药物组成】黄连5克，栀子12克，黄芩、黄柏各12克，半夏10克，厚朴6克，苍术、白豆蔻各10克，石菖蒲、芦根各15克，藿香10克，滑石、薏苡仁各30克，车前子15克，木通10克，茯苓20克。辅药：韭白、葱白、蒜头各12克，槐枝、柳枝、桑枝各24克，莱菔子10克，白芥子5克，凤仙草（全株）6克。

【配制方法】用麻油1070克浸泡上药，上锅熬枯，去滓，熬油，下丹频搅，再下官桂、木香、丁香、砂仁、檀香各3克，牛胶12克（酒蒸化），搅匀收膏。

【使用方法】将膏药化开，贴于脾俞穴、上脘穴（脐上5寸）、下巨虚穴上。

【注意事项】孕妇禁贴。

【按语】临床上脾胃湿热证较常见，此膏药具有清化脾胃湿热之功，故用量较大。若有黄疸，可加茵陈以清热利湿退黄，加大黄使瘀热从大便而解；若腹胀较著者，加大腹皮、木香以行气消胀。

5. 福贴膏

【方剂来源】《中医外治杂志》2004年第3期。

【适应病证】慢性病毒性乙型肝炎。

【药物组成】牡蛎、茵陈、枳壳各30克，三棱、莪术、鳖甲、桃仁、穿山甲、虎杖、连翘、白花蛇舌草各15克，桃叶12克，柴胡、蜂房、黄芩各10克，甘草6克。

【配制方法】上药共研细末备用。

【使用方法】选右乳头下5厘米处，局部清洁消毒，取上述药末30克，用蜂蜜调成膏糊状外敷，用纱布及塑料薄膜覆盖，胶布固定。每周更换敷贴1次，可连续治疗3个月。

【典型病例】罗某，男，53岁，2002年9月27日初诊。右胁肋部针扎样疼痛，头晕，乏力，腹胀，纳差，尿黄，两目干涩，舌暗苔白，脉弦。化验检查：HBsAg（+），抗HBc（+），GPT46U，TP54.9g/L，白蛋白 32.2g/L，γ - 球蛋白 22.6g/L，B 超示：肝硬化，脾大，肋下 3 厘米，腹水中等量，右侧胸腔中等量积液。用福贴膏外敷，治疗 3 个月，复查：GPT 正常，TP60g/L，白蛋白 40g/L，r - 球蛋白 20g/L，HBsAg（＋），抗 HBc（＋），抗 HBe（－），胸水消失，B 超检查提示未见明显腹水，肝脾未见明显异常，精神明显好转，食纳正常，自诉无明显不适，嘱继续用药 3 个月至半年，巩固疗效，1 年后随访，未见复发。

【按语】慢性病毒性乙型肝炎主要表现为乏力、腹痛、纳差等，症状复杂。中医学认为，其与毒、郁、湿、瘀、痰、虚有关，当肝脏受到病毒侵害后，肝细胞严重损害，肝细胞坏死，坏死的肝细胞将各种化学物质（酶类）释放出来，进入血液。肝脏本身具有的解毒功能受到损害，不能安全对代谢的内毒素进行解毒，同时病毒大量增殖，产生的代谢毒素也堆积在肝脏，所以肝病严重者，内毒素指标增多，内毒素增多，再加重肝细胞的坏死，产生恶性循环，肝细胞在充满毒素的环境中无法再生，而最终发展为肝坏死、肝硬化。用福贴膏外敷，具有解毒祛邪、开结行瘀、燥湿祛痰等作用。通过中药直接作用于肝区皮肤外表进行吸收，直达肝脏，助肝脏解毒、透毒，抑制病毒复制，降酶，保护肝脏功能，减轻炎症反应，促进肝脏细胞的再生，从而可防止肝细胞的继续坏死。

二、胁痛膏敷方

胁痛是指一侧或两侧胁肋部发生疼痛而言。胁痛主要和肝胆的疾病有关，多由肝气郁结、瘀血、痰火等引起。

1. 龙胆泻肝丸膏（一）

【方剂来源】《实用中医内科大膏药手册》。

【适应病证】肝胆湿热胁痛，临床表现为发热恶寒，胁痛口苦，胸闷纳呆，恶心呕吐，目赤或目黄身黄，小便赤黄，舌质红，苔黄腻，脉浮数或弦数。可用于肝胆实火上

炎之头痛、耳聋耳肿，肝经湿热下注引起的小便淋浊涩痛，阴肿阴痒、妇女黄带。也可用于急性肾盂肾炎、膀胱炎、尿道炎、前列腺炎、肝阳上亢之高血压，眼、耳、鼻急性炎症，三叉神经痛，急性黄疸型肝炎。

【药物组成】一组：龙胆草、泽泻、柴胡、生地黄各 12 克，黄芩、炒栀子、木通、车前子、当归、炙甘草各 6 克。

二组：生姜、葱白、竹叶、侧柏叶、橘叶各 6 克，桑叶、白菊花（连根）、槐枝、柳枝、桑枝各 24 克，枇杷叶 12 克，凤仙（全株）3 克，花椒、乌梅各 1.5 克。

【配制方法】将以上两组药物浸泡于 760 克芝麻油内，冬十秋七春五夏三日，置锅内慢火熬至药枯去滓，熬药油成，下黄丹收存，再入生石膏 12 克，青黛、海浮石、硼砂、明矾、轻粉各 3 克，牛胶（酒蒸化）12 克，拌匀制成膏，分摊于红布上，折叠备用。

【使用方法】将膏药加温变软，揭开待稍温，贴于胆俞穴、期门穴、三阴交穴处。

【注意事项】孕妇禁贴。

【按语】本膏药方中龙胆草泻肝胆湿热；柴胡疏达肝气；黄芩、栀子清热泻火；木通、泽泻、车前子清利湿热。合而共奏清泄肝胆湿热之效，湿热去，则胁痛止。

所贴之胆俞穴，能清泄肝胆邪热；期门穴能疏肝理气，活血止痛；三阴交穴疏肝活血，清热利胆。

2. 舒肝利胆和脉膏

【方剂来源】《慈禧光绪医方选议》。

【适应病证】肝气郁滞，胸胁胀痛，筋脉失和等。

【药物组成】生香附、宣木瓜、当归各 30 克，独活、麻黄、僵蚕、生山甲、川郁金、生白芍、乳香、没药、五加皮各 18 克，小青皮、透骨草、续断各 24 克，片姜黄、抚芎各 15 克。

【配制方法】将以上药物浸泡于 2000 克

芝麻油内，冬十秋七春五夏三日，置锅内慢火熬至药枯去滓，熬药油成，下黄丹令其老嫩合宜为膏，分摊于红布上，折叠备用。

【使用方法】将膏药加温变软，揭开，兑麝香0.15克撒于膏药中，贴于肩井穴、肺俞穴处。

【注意事项】孕妇慎贴。勿恼怒、慎受寒。

【按语】本膏药方用药以行气活血为主，重用香附，旨在疏肝解郁、理气止痛；稍佐麻黄，宣利肺气以通经络，用药俱有深意。

所贴之肩井穴乃足少阳胆经之穴，肺俞穴为足太阳膀胱经之穴，选穴及用药均与辨证立法相一致。

3. 理气膏

【方剂来源】《实用中医内科大膏药手册》。

【适应病证】气滞证，包括肺气壅滞、肝郁气滞、脾胃气滞。

【药物组成】陈皮60克，青皮、橘红各50克，橘核75克，枳实、枳壳各50克，木香30克，大腹皮、香附各50克，乌药30克，薤白、川楝子各50克，柿蒂、柿霜各30克，檀香15克，香橼60克，佛手、甘松各50克，娑罗子、荔枝核、太白米各75克，沉香15克，刀豆、九香虫各25克，玫瑰花、橘叶各30克。辅药：降香30克，路路通50克，绿萼梅30克，八月札、白残花、赤包、黄荆子、白屈菜各50克，石菖蒲12克。

【配制方法】用麻油4660克，将上药浸泡，上锅熬枯，去渣熬油，油成后下丹频搅，再下铅粉60克，雄黄、明矾、青黛、硼砂、轻粉、乳香、没药各6克，生石膏48克，牛胶24克（酒蒸化），搅匀收膏。

【使用方法】将膏药化开，贴于中脘穴、膻中穴、气海穴、足三里穴、内关穴上。

【注意事项】孕妇禁贴。

【按语】此膏具有疏肝气、调脾气、理肺气、消胀满、止疼痛之功，然药味大都辛温香散，久用易伤阴耗气，故气滞消失即停贴。

4. 理肝气膏

【方剂来源】《实用中医内科大膏药手册》。

【适应病证】精神抑郁，胁肋胀痛，胸闷嗳气，呕逆，腹痛便秘，便后不爽，积聚，月经不调，痛经，舌苔薄白或薄黄，脉象弦。

【药物组成】柴胡、郁金各20克，川楝子24克，延胡索30克，香附、青皮、绿萼梅、娑罗子各20克，橘核30克，橘络12克，玫瑰花12克，白蒺藜、香橼、野蔷薇花、八月札、甘遂各20克，当归24克，川芎、白芍各20克，麦芽30克，生姜12克，干姜、青蒿各20克，茵陈30克，薄荷10克。辅药：韭白、红凤仙、白凤仙（全株）、槐枝、柳枝、桑枝各30克，榆枝、桃枝（均连叶）各24克，石菖蒲、莱菔子各6克，陈佛手、小茴香、艾叶各3克。

【配制方法】用麻油2410克浸泡上药，上锅熬枯，去渣熬油，下丹频搅，再下松香、生石膏12克，陈壁土、明矾各6克，雄黄、轻粉、砂仁、白芥子、川椒、木香、檀香、官桂、乳香、没药各3克，牛胶12克（酒蒸化），搅匀收膏。

【使用方法】将膏药化开，加麝香少许，贴于肝俞穴、期门穴、太冲穴上。

【注意事项】孕妇禁贴。

【按语】此膏药具有舒肝气、破积散聚之功。熬制时也可加苏合香油。

5. 补肝血膏

【方剂来源】《实用中医内科大膏药手册》。

【适应病证】头晕，眼花，失眠，女子月经不调、闭经、经少，面色㿠白，舌淡，脉细。

【药物组成】当归20克，熟地黄、白芍各30克，川芎20克，阿胶30克，制首乌60克，桑椹子30克，紫河车24克，鸡血藤、枸杞子、枣仁各30克。辅药：槐枝、柳枝、桑枝、枸杞根各24克，凤仙（全株）、益母草、白菊花、干桑叶、芙蓉叶各12克，侧柏叶6克，石菖蒲、木瓜各3克，白芥子、乌梅各 1.5 克。

【配制方法】用麻油 1510 克将上药浸泡，上锅熬枯，去滓熬油，下丹频搅，再下煅礞石 12 克、雄黄、青黛各 6 克，芦荟、木香各 3 克，牛胶 12 克（酒蒸化），搅匀收膏。

【使用方法】将膏药化开，贴于膈俞穴、血海穴上。

【注意事项】孕妇禁贴。

【按语】此膏具有补益肝血之功，血会膈俞，血病贴此穴，主治长期贫血。血海调和气血，治疗贫血、闭经、月经不调、痛经。

6. 滋肝阴膏（一）

【方剂来源】《实用中医内科大膏药手册》。

【适应病证】肝阴虚证，表现为眩晕头痛，耳鸣耳聋，咽干，目干畏光，视物昏花，视力减退，两胁隐痛，急躁易怒，肢体麻木，筋惕肉瞤，面潮红，舌红干少津、苔少，脉弦细数。

【药物组成】熟地黄 15 克，当归、白芍、川芎各 10 克，制首乌 20 克，酸枣仁 15 克，木瓜 10 克，麦冬 15 克，甘草 10 克，石决明 20 克，菊花 6 克，钩藤 10 克，枸杞、女贞子各 15 克，旱莲草、草决明、山茱萸各 10 克，生地黄 20 克，龟板、鳖甲、柏子仁各 15 克，沙苑子 12 克。辅药：韭白 12 克，槐枝、柳枝、桑枝、冬青枝、枸杞根各 24 克，凤仙花（全株）、益母草、白菊花、干桑叶、芙蓉叶各 12 克，侧柏叶 6 克，石菖蒲、木瓜各 3 克，白芥子、乌梅各 1.5 克。

【配制方法】用麻油 1500 克将上药浸泡，上锅熬枯，去滓，熬油，下丹频搅。再下煅礞石 12 克、雄黄、青黛各 6 克，芦荟、木香各 3 克，牛胶 12 克（酒蒸化），搅匀收膏。

【使用方法】将膏药化开，贴于肝俞穴、照海穴（足内踝尖下 1 寸）上。

【注意事项】孕妇禁贴。

【按语】此膏具有滋养肝阴之功用。若有肢体麻木，可加鸡血藤、丝瓜络以养血通络；情绪急躁，尿赤便秘者，加龙胆草、黄芩、栀子以清肝泻火；胁肋胀痛者，加川楝子、延胡索以疏肝理气止痛。

7. 清热利湿膏

【方剂来源】《实用中医内科大膏药手册》。

【适应病证】肝胆湿热证，表现为胁痛口苦，胸闷纳呆，恶心呕吐，目赤或目黄身黄，小便黄赤，舌苔黄腻，脉象弦数。

【药物组成】龙胆草、柴胡各 10 克，黄芩 12 克，黄连 6 克，黄柏 12 克，栀子 15 克，生地 30 克，延胡索 10 克，泽泻 12 克，木通 10 克，车前子、青蒿各 15 克，茵陈 30 克，川楝子、半夏各 10 克，木香 6 克，当归、甘草各 10 克。辅药：韭白、葱白、蒜头各 12 克，槐枝、柳枝各 24 克，石菖蒲、艾叶、白芥子、佛手各 3 克，凤仙草（全株）6 克。

【配制方法】用麻油 1070 克，将上药浸泡，上锅熬枯，去滓熬油，下丹频搅，搅匀后再入官桂、丁香、砂仁、檀香各 3 克，牛胶 12 克（酒蒸化），搅匀收膏。

【使用方法】将膏药化开，贴于胆俞穴、章门穴、三阴交穴上。

【注意事项】孕妇禁贴。

【按语】此膏具有清利肝胆湿热的功用。若湿热煎熬结成砂石，致胆管、胆囊结石者，可再加金钱草、海金沙、郁金、硝石、矾石以利胆排石；若胃肠燥热，大便不通，腹部胀满者，可加大黄、芒硝以泄热通便。

8. 大柴胡汤膏

【方剂来源】《实用中医内科大膏药手册》。

【适应病证】少阳、阳明俱病，症见寒热往来，胸胁苦满，呕恶不止，心下满痛，大便秘结，舌苔白黄或黄干，脉弦有力。

【药物组成】柴胡、黄芩各 27 克，大黄 18 克，枳实 27 克，制半夏、白芍各 27 克，生姜 36 克，大枣 12 枚。辅药：干姜 3 克，葱白、蒜头、韭白各 6 克，槐枝、柳枝、冬青枝、枸杞根、桑叶各 24 克，益母草、菊花各 12 克，石菖蒲 3 克。

【配制方法】用麻油 1210 克将上药浸泡，

上锅熬枯，去滓，熬油，下丹频搅，再入炒铅粉30克，松香、金陀僧各12克，陈壁土、赤石脂各6克，雄黄、明矾、木香、丁香、乳香、没药各3克，官桂、樟脑各6克，轻粉3克，牛胶12克（酒蒸化），搅匀收膏。

【使用方法】将膏药化开，贴于大椎穴、天枢穴上。

【注意事项】孕妇禁贴。

【按语】此膏药具有和解少阳、内清热结、解热消炎之功，治疗少阳、阳明俱病属实者。现代可用于急性胃肠炎、急性热病过程中的呕吐、便秘，或慢性胆道感染和胆石症等。

三、胆石症（胆囊炎）膏敷方

1. 肝胆排石膏

【方剂来源】《中成药》2004年第10期。

【适应病证】胆石症，包括胆道术后再生结石、残留结石（肝内、外胆管结石、胆总管结石），原发肝内、外胆管结石、胆总管结石，胆囊结石（以直径小于10厘米，CT值小于100，泥沙样结石为主）。

【药物组成】南星、附子、香附各10克，当归、肉桂、丁香、乳香、没药、大黄各20克，灵脂、木香、陈皮、地龙各30克，防风、荆芥各40克，广丹1000克，香油1000克。

【配制方法】上药遵古法炮制成膏。

【使用方法】外敷排石膏药不分年龄大小以用2贴为最好，即肝区前后各1贴，洗澡或隔2~3天取下对折几次，使未发挥药物作用的部分调节到外面，再敷肝胆痛区，每周更换1次。

针对本病发作时患者恶心、呕吐，不能进食，饮水时剧烈呕吐的现象，加用排石丹口服为辅助用药。在患者症状明显缓解或结石排出后口服排石丹，加强利胆，巩固疗效，防治再生结石。排石丹主要成分为人参、海马各40克，丹参、阿胶各30克，木香、茵陈、郁金、栀子、大黄各20克，白

术、茯苓、砂仁、枳壳各50克。遵古炮制而成。

【临床疗效】共治疗638例，胆道术后残留结石获再生结石188例，治愈164例，无效9例；肝内、外胆管结石276例，治愈193例，无效20例；胆囊并胆总管结石112例，治愈31例，无效6例；总有效率93%。

【典型病例】张某，女，66岁。因间断右上腹痛伴黄疸，发热3年余，加重2天来诊，B超提示：化脓性梗阻性胆管炎；胆总管巨大结石。外敷中药肝胆排石膏38小时，无任何痛苦排出23毫米×16毫米×16毫米巨大胆总管结石，体温降到正常，上述症状缓解。复查B超示：胆总管结石已消失，胆总管已不扩张。

【按语】中医学记载结石病有千年历史。外敷中药排石是通过贴在患病脏器体表投影皮肤吸收和药物渗透作用，作用在患病脏器，使其脏器血流量增加，代谢加快，从而起到消炎利胆、通利攻下的作用。肝胆排石膏具有活血化瘀、疏肝理气、消炎止痛、利胆排石等作用，对治疗胆石症有较好的疗效。外敷中药排石、溶石与所述各种治疗方法对比，具有排石率高、毒副作用少、价格低等特点。中医溶石疗法，不是单纯着眼于结石，更重要的是通过辨证论治，纠正脏腑功能的失调和代谢的紊乱，使机体气血、阴阳归于平衡，也就是通过正确地运用疏肝利胆、清热利湿、养阴活血等法，使肝之疏泄功能恢复，胆汁排泄正常，就能起到溶石排石之效。

2. 桐油生石膏敷贴

【方剂来源】《中原医刊》2005年第13期。

【适应病证】慢性胆囊炎、急慢性阑尾炎、急性胰腺炎、消化道穿孔术后腹腔脓肿，附件炎等腹腔脓肿。

【药物组成】桐油30~40毫升，生石膏100克。

【配制方法】将桐油与石膏混合均匀，

涂于纱布或油纸上，外敷患处。

【使用方法】腹腔炎症将膏药敷于病变部位的腹前壁上；盆腔附件器官的炎症敷于下腹部，敷药宽度必须超出炎症浸润的范围。根据病情轻重每日换药 1～3 次。治疗过程中须根据患者病情结合应用抗生素，或静脉滴注、输血，对急性穿孔性阑尾炎、阑尾脓肿破溃或其他原因引起的弥漫性腹膜炎及时采取手术方法。

【临床疗效】治疗慢性胆囊炎 18 例，有效率 100%；急性阑尾炎 30 例，有效率 96%；膈下脓肿 10 例，有效率 90%；局限性腹膜炎 16 例，有效率 100%；阑尾周围脓肿 26 例，有效率 96.1%；化脓性阑尾炎术后腹腔脓肿形成 16 例，有效率 93.7%；消化道穿孔术后腹腔脓肿形成 15 例，有效率 93.3%；胃、十二指肠穿孔保守治疗腹腔脓肿形成 8 例，有效率 75%；原发性腹膜炎腹腔脓肿形成 10 例，有效率 90%；急性胰腺炎后期脓肿形成 18 例，有效率 88.8%；妇科炎性疾病 16 例，有效率 100%；其他腹腔手术后脓肿形成 18 例，有效率 88.8%。

【按语】本膏以桐油和生石膏调敷患处，如用药及时，对急性化脓性炎症有促其吸收消退或局限作用。桐油探吐风痰，生石膏解肌清热，除烦止渴，治热毒壅盛，两者互相协调，起到清热解毒、活血化瘀、消积聚痞块的作用。

3. 胁痛膏

【方剂来源】《中医外治杂志》2006 年第 5 期。

【适应病证】慢性胆囊炎。

【药物组成】醋柴胡、醋延胡索、当归、五灵脂、赤芍、桃仁、青皮、黄丹各 20 克，制香附 30 克，枳壳、红花、川芎、川楝子、生茜草各 15 克，广木香、制乳香、制没药、黄芩各 10 克，麝香 2 克，樟脑 3 克，黄丹 250 克，胡麻油 800 克。

【配制方法】将上药除麝香、樟脑、黄丹外，浸于胡麻油中煎熬成焦黑色，去渣，存油，加入黄丹再煎至滴水成珠，最后加入麝香、樟脑，凝结成膏，摊成Ⅰ号膏 20 克，Ⅱ号膏 25 克备用。

【使用方法】先将胆囊底、胆俞穴部位用温开水洗净，将膏药稍加温后，Ⅰ号膏、Ⅱ号膏分别贴于胆囊底和胆俞穴，2～3 天更换 1 次，10 天为 1 个疗程。可连续治疗 2～3 个疗程。

【临床疗效】共治疗 56 例，近期治愈 52 例，好转 2 例，无效 2 例，总有效率 96.43%。

【按语】慢性胆囊炎是因胆囊壁的慢性炎症使胆囊壁水肿、纤维组织增生和钙化，而致中度增厚，并与周围组织粘连。本病多属中医学“胁痛”范畴，辨证多属气滞血瘀型。本方以醋柴胡、制香附、枳壳疏肝理气；红花、当归、赤芍、五灵脂、醋延胡索、生茜草、制乳香、制没药活血化瘀；黄芩清少阳郁热；麝香辛香走窜，活血通经，开窍止痛；樟脑辛香走窜，渗透性强。利用黄丹、油熬膏做赋形剂保持持久药效，并刺激局部皮肤、穴位，促使药物经皮毛腠理由表入里，循经络内达脏腑，以调节人体脏腑气血阴阳。并依赖膏药使用前加温软化之热量，能得到较长时间的热疗，改善局部血液循环，增强机体抵抗力，达到消炎、利胆、止痛之目的，进而治疗内脏疾病。用药期间嘱患者调畅情志，节制饮食，以利于疾病的康复。

四、肝硬化膏敷方

1. 肝硬化中药穴位敷贴

【方剂来源】《上海中医药杂志》1991 年第 3 期。

【适应病证】肝炎后肝硬化。（因门脉高压引起反复大出血患者不作为观察对象。）

【药物组成】黄芪、当归、熟地黄、柴胡、桃仁、三棱等中药。

【配制方法】根据药典炮制方法而制成外用膏药。

【使用方法】膏药摊在 8 厘米×8 厘米不吸水的绵纸上，敷贴在期门、神阙穴，伴腹水者另加甘遂末 1 克。每天换药 1 次。

【注意事项】对于反复大出血患者，此方法应在密切观察下用药。

【临床疗效】对 34 例肝炎后肝硬化患者进行观察。结果中药穴位敷贴 3 个月后，自觉神疲乏力，纳呆腹胀，肝脾区胀满、疼痛、大便稀薄、鼻衄、齿龈出血等症状改善。经统计学处理，治疗前后相差显著（$P < 0.05$）。结果提示中药穴位敷贴可以改善肝炎后肝硬化患者的肝功能。

【按语】本治疗方法简便，患者无痛苦，无明显副作用，且疗效肯定，不失为治疗本病的一种有效手段。

2. 软坚膏

【方剂来源】《江苏中医杂志》1986 年第 10 期。

【适应病证】晚期血吸虫病肝脾肿大。

【药物组成】三棱、莪术、醋制半夏、乳香、没药、荜茇、穿山甲、阿魏、醋制鳖甲、冰片、麝香。

【配制方法】共研细末，撒于大布清膏上。

【使用方法】外敷肝脾区。

【按语】此膏能软缩肝脾。

3. 消痞狗皮膏（一）

【方剂来源】《钱存济堂丸散全集》。

【适应病证】痞块血块，癥瘕积聚，腹胀疼痛等。

【药物组成】阿魏 30 克，肉桂、公丁香各 15 克，麝香 3 克，木香 12 克，乳香（去油）、没药（去油）各 18 克。

【配制方法】上药共为细末，用万应膏药肉 500 克，半隔水炖化，将药末掺入搅匀、收膏。

【使用方法】将膏药化开，贴于患处，再用暖手揉百余转后，能自觉寒热腹痛下移，其疾自愈。

【注意事项】孕妇禁贴。贴膏药后百日内忌酒、性生活、气恼、劳役及发物。

【按语】万应膏药肉，即万应宝珍膏之不加细料者。

4. 魏蚣膏

【方剂来源】《丹溪精华》。

【适应病证】毒瘀交结，形成痞块。

【药物组成】阿魏 9 克，蜈蚣 3 条，麝香 1.2 克（研细），全蝎 7 个，鸡蛋 1 枚，蜂蜜 60 克，葱白 3 根，皂角 21 克。

【配制方法】上药共为细末，用酒糟拳头大 1 块，共捣烂，加入葱白 7 根、蜂蜜少许，搅和成膏。

【使用方法】量痞块大小，将膏摊在红布上贴于患处。

【注意事项】孕妇禁贴。

【按语】此膏具有解毒化痞块之功，故可治疗肝脾肿大。

5. 三圣膏（一）

【方剂来源】《丹溪心法》。

【适应病证】积聚、痞块。

【药物组成】未化石灰块 250 克（研末），大黄 30 克（研末），桂心 15 克（捣碎为末），陈醋 120 克。

【配制方法】将未化石灰末置瓦器中炒至淡红色，离炉火，候热稍减，下大黄末，在炉外炒，候热减，下桂心末略炒，加入陈醋，上锅熬，搅成黑膏，离火备用。

【使用方法】用厚牛皮纸摊膏，贴于患处。

【注意事项】孕妇禁贴。

【按语】此膏能破积聚，化痞块，故可治疗肝脾肿大。

6. 阿魏保生膏

【方剂来源】《疡医大全》。

【适应病证】痞块，积聚。

【药物组成】蓖麻仁、巴豆各 120 克，大枫子（净肉）、土木鳖、香木鳖各 50 个，穿山甲（炮）20 片，白附子、当归、白芷各 15 克，大黄 60 克，甘草 9 克，核桃肉 500 克。

【配制方法】用麻油 600 克，浸榆、桑、桃、柳、槐枝各 21 段，上锅熬枯，再下以上

12 味药熬枯，滤去滓，复入净锅内熬油至滴水成珠，下飞净黄丹 240 克，搅匀成膏。再下乳香（去油）、没药（去油）、儿茶、血竭、阿魏各 15 克，冰片 3 克，麝香 9 克，水红花（熬膏）120 克搅匀，老嫩得宜，收膏贮存勿泄气。

【使用方法】每用取膏 1 块化开，摊于狗皮上，贴痞块处。

【注意事项】孕妇禁贴。

【按语】此膏能化痞块，消积聚，故可治疗肝脾肿大。凡年高之人，诸药不能服用者，但将此膏贴于心口上，即开胃进食。

7. 鳖甲煎丸膏（二）

【方剂来源】《实用中医内科大膏药手册》。

【适应病证】疟疾日久不愈，胁下痞硬有块，成为疟母。各种癥瘕积聚，腹部肿块。

【药物组成】鳖甲 18 克，射干、黄芩各 30 克，柴胡 60 克，鼠妇虫、干姜、大黄各 30 克，炒芍药 50 克，桂枝 30 克，葶苈子 10 克，石韦、姜制厚朴各 30 克，牡丹皮 50 克，瞿麦 20 克，凌霄花 30 克，制半夏、党参各 10 克，炒䗪虫 50 克，阿胶 30 克，炒露蜂房 40 克，精制硝石 120 克，蜣螂 60 克，桃仁 20 克。辅药：生姜、干姜、葱白、韭白、蒜头、干艾、侧柏叶各 30 克，槐枝、柳枝、桑枝、冬青枝各 120 克，苍耳草、凤仙草、莱菔子、白芥子、石菖蒲各 15 克，桃枝 120 克，发团 45 克，乌梅 15 克。

【配制方法】用麻油 5380 克将上药浸泡，上锅熬枯，去滓，熬油成，下丹频搅，再入炒铅粉 150 克，金陀僧、松香各 60 克，赤石脂、木香、砂仁、官桂、丁香、檀香、雄黄、明矾、轻粉、降香、乳香、没药各 15 克，搅匀收膏。

【使用方法】将膏药化开，贴于膈俞穴、章门穴上。

【注意事项】此膏具有活血化瘀、软坚散结之功。所贴膈俞穴，为血会，故"血病治此"；章门穴有疏肝理气、活血化瘀作用，

故可治疗腹部肿块、肝脾肿大。

8. 水红花子膏

【方剂来源】《常见病中草药外治疗法》。

【适应病证】慢性白血病脾肿大。

【药物组成】水红花子、石硝各 30 克，樟脑、桃仁、地鳖虫各 12 克，生南星、生半夏、三棱、穿山甲片、王不留行、白芥子、生川乌、生草乌各 15 克，生白附子、延胡索各 9 克。

【配制方法】上药共研细末，用蜂蜜及醋适量调成膏，加麝香 1.2 克，冰片 3 克拌入膏内，用油纸封闭备用。

【使用方法】将膏药取开，外敷脾肿大处，并盖上软皮纸 1 层，用纱布包好，再以热水袋外敷，促使药力深入。

【注意事项】孕妇禁用。

【按语】慢性白血病，应中西药综合治疗，其脾肿大，外敷此膏，一般 3～5 日即开始见效。

9. 缩脾膏

【方剂来源】高允旺著《偏方治大病》续编 2005 年 1 月第 1 版 49 页。

【适应病证】肝脾肿大。

【药物组成】山奈 30 克，阿魏 30 克，麝香 0.3 克，甘松 30 克，红花 30 克，桃仁 30 克。

【配制方法】将上药用炼丹造膏法制膏，或上药研细末用适量蜂蜜制成膏状。

【使用方法】将缩脾膏摊于左右肋缘下肝脾所在的皮肤部位或贴在肿大的肝脾位置上，纱布覆盖，胶布固定。每晚贴敷，24 小时更换 1 次，连用 15 次为 1 个疗程。

【注意事项】单用缩脾膏效果差者，可加服软坚汤：龟板 10 克，鳖甲 10 克，泽兰 30 克，黄芪 30 克，枸杞 20 克，杜仲 20 克，鹿角胶 10 克，牡蛎 30 克。连服 30 剂。

【临床疗效】2～3 个疗程可见效。

【按语】肝脾肿大多由肝炎、肝硬化、肝癌、脾肿瘤等引起，属中医学"痞块""癥瘕""积块"等范畴，缩脾膏对肝硬化引

起的脾肿大疗效好，对慢性迁延性肝脾肿大、胆汁淤积性肝肿大、脂肪肝、营养不良肝脾大均有良效，对肝癌肿大效差。

10. 逐水膏（一）

【方剂来源】《陕西中医》2003年第7期。

【适应病证】肝硬化腹水。

【药物组成】甘遂末、大戟、芫花、冰片各10克。

【配制方法】上药共研细末，混合均匀，过100目筛，密封备用。

【使用方法】在常规使用利尿剂的基础上，加用逐水膏外敷。清洁消毒脐部，取上述药末20克，用生姜汁调成膏糊状，均匀平摊于6厘米×6厘米纱布上，外敷脐部，胶布固定，24小时后更换1次。

【临床疗效】共治疗52例，显效34例，好转13例，无效5例，总有效率90.38%。

【典型病例】骆某，男，56岁，于2001年10月5日初诊。双下肢浮肿，伴腹胀、纳差、小便量少半年余，加重10天。1周前在某县级医院住院治疗至今未见明显好转。诊见面色青灰，颈胸部发现6枚蜘蛛痣，腹部隆起，腹壁青筋显露，双下肢凹陷性水肿，舌质暗淡，舌边有瘀点，苔白厚滑，脉沉细涩。证属肝、脾、肾功能失常，气、血、水互结于腹中，治宜利水、消肿、散结。方用自拟逐水膏贴脐，1次/天。口服螺内酯片，40mg/次，3次/天；双氢克尿噻片，25mg/次，3次/天；果味钾冲剂，2克/次，3次/天。并同时服用常规保肝药（肌苷、维生素C、门冬氨酸钾镁）。治疗10天后腹胀及下肢浮肿消失，B超示腹水消失。继续巩固治疗20天，随访3个月腹水未复发。

【按语】肝硬化腹水属中医学"膨胀"范畴，腹水一旦形成，将会给患者生活、工作带来诸多不便与痛苦，使患者身心遭受很大压力，有效缓解腹水即成为治疗本病之关键。笔者所用逐水膏中之甘遂、大戟、芫花均为泄水逐饮、消肿散结之药；冰片具开窍醒神、清热止痛之功，姜汁有活血行气止痛之功，二者通经达络，引药入里；诸药合用，共奏泄水逐饮，消肿利尿之效，故能取得显著疗效。

11. 脐透消鼓贴膏

【方剂来源】《中国中西医结合杂志》2008年第7期。

【适应病证】肝硬化门静脉高压。

【药物组成】莱菔子、汉防己、地龙、砂仁（比例10:10:5:5）。

【配制方法】上药共研细末，过100目筛，并用滤纸加工成类袋泡剂剂型，每袋含生药3克，面积为6厘米×6厘米，厚度为0.3厘米。

【使用方法】脐部常规消毒，用2%月桂氮卓酮均匀涂搽在脐部的四周，将脐透消鼓贴膏敷上，经3%的冰片溶液1.5毫升湿润贴剂后，以带孔的医用敷贴固定。每天用冰片溶液湿润贴剂2次，每3天更换1次贴剂，期间休息1天。治疗1个月为1个疗程。

【临床疗效】共治疗66例，显效20例，有效37例，无效9例，总有效率86.4%。

【按语】肝硬化门静脉高压是一种常见的临床综合征，中医学认为本病病机与肝脾肾功能失调有关，最终导致气滞、血瘀、水湿内停。本病多为虚实夹杂，正虚是病之本，积聚、水鼓是病之标。脐透消鼓贴膏采用莱菔子、汉防己、地龙、砂仁4味中药，用以行气利水，活血通络。汉防己主要成分为粉防己碱，能败毒抗癌、利水退肿、清热燥湿、消炎镇痛，其良好的抗肝纤维化作用已为实验及临床研究所证实。莱菔子能消食除胀，降气化痰。药理研究证实莱菔子有增强消化道运动的作用。地龙能通络、平喘、利尿，药理学研究显示其能使肝纤维化动物血清I型前胶原及血清III型前胶原含量减少，加速肝纤维化的逆转和再吸收，达到逆转肝纤维化的目的。砂仁有化湿行气、温脾止泻、理气安胎的功效。现代研究发现，砂仁能促进胃排空及肠道传输，其促动力作用与西沙必利具有一定的可比性。

12. 逐水膏（二）

【方剂来源】《中国民间疗法》2011 年第 1 期。

【适应病证】肝硬化腹水。

【药物组成】甘遂、大戟、芫花各 10 克。

【配制方法】上药共研细末，过 100 目筛备用。

【使用方法】将上述药粉用蜂蜜调成膏糊状，涂于直径 3 厘米无菌纱布上，外敷脐部，每日 1 次，每次贴敷 12 小时。同时应用消胀散保留灌肠（大黄 25 克，黄连 20 克，乌梅 20 克，牡蛎 30 克。水煎取汁 200 毫升，温度控制在 37℃～39℃给患者灌肠，保留 30 分钟后排出，每日 1 次），1 个月为 1 个疗程。

【临床疗效】共治疗 40 例，痊愈 20 例，好转 15 例，未愈 5 例，总有效率 87.5%。

【按语】肝硬化腹水是因肝、脾、肾功能受损，肝失疏泄，脾失健运，肾失开阖，致气、血、水淤积于腹内所致。治疗上多采用健脾疏肝、温肾利水等方法。本膏为峻下逐水之剂，口服易伤正气，加之患者本身腹胀难忍，故改为外敷，取其峻下之意而逐下缓弱之用。

13. 解毒化痞膏

【方剂来源】《河北中医》2010 年第 11 期。

【适应病证】肝硬化胁痛。

【药物组成】柴胡 1 份，枳实 2 份，酒白芍药 2 份，甘草 1 份，郁金 2 份，延胡索 2 份，川楝子 1 份，当归 2 份，五指毛桃根 3 份。

【配制方法】上药研细末过 120 目筛备用。每次取药末 50 克，用蜂蜜与温开水（1∶3）调匀至膏状，膏体以形状固定而药物不外溢为宜，均匀摊涂于 15 厘米玻璃纸上，厚约 0.3～0.5 厘米，即成解毒化痞膏。

【使用方法】贴敷前嘱患者排空大小便，取平卧位，暴露肝区或疼痛部位。取穴：肝区或章门、期门、日月、京门等。先清洁穴位，再将膏药贴敷于上述穴位和疼痛部位，

以胶布固定，若患者需要起床走动者可加用多头带固定。每日贴敷 1 次，每次 4～6 小时，连用 3～5 天。若敷药部位皮肤有潮红、瘙痒及水疱，应中止治疗。

【临床疗效】共治疗 30 例，显效 21 例，有效 6 例，无效 3 例，总有效率 90%。

【按语】肝硬化常以胁痛为主要临床表现，其中又以胁肋隐痛多见。湿热疫毒内侵，首先犯肝，肝失疏泄，失其条达之性，肝气郁结，气滞血瘀，不通则痛。用解毒化痞膏外敷肝区或穴位，通过局部用药可以缓解患者胁痛症状，提高患者的生存质量。本膏中包含四逆散（柴胡、枳实、酒白芍药、甘草）疏肝解郁，调和肝脾；金铃子散（延胡索、川楝子）疏肝泄热，活血止痛；加郁金行气解郁，活血化瘀；当归补血活血；配白芍药以柔肝敛阴止痛；五指毛桃根具有健脾益气、舒筋通络的功效。全方疏肝解郁，理气活血止痛。

14. 化积膏

【方剂来源】《中医外治杂志》2009 年第 4 期。

【适应病证】肝硬化。

【药物组成】水红花子、败酱草、醋白术、郁金、茵陈各 500 克，炒水蛭、皂角刺、橘络各 250 克，藏红花 50 克。

【配制方法】以上 9 味，取白术、郁金置挥发油提取装置中提取挥发油，蒸馏后的残液另器收集；将水红花子、皂刺、橘络、败酱草、茵陈加 10 倍量水，浸泡 4 小时，煎煮，共 3 次，合并 3 次煎液，浓缩；将浓缩液与白术、郁金提油后的残渣合并，滤过，浓缩为膏状，喷雾干燥；水蛭、藏红花烘干成超微粉。上述细粉混合均匀，加入环胡精包合的挥发油，均匀，干燥，分装即得，密封备用。

【使用方法】贴敷前将贴敷部位局部消毒。取上述药粉 50 克，用姜汁适量调成膏状，平摊于 4 厘米×4 厘米的纱布上，分别贴敷于肝、脾体表投影区；另取 30 克药粉，

调膏后分摊于 2 厘米的纱布上，分别贴敷于神阙穴、双侧足三里穴，胶布固定，以神灯照射 20 分钟，每天 2 次，24 小时换药 1 次。次日用适量醋调膏，贴敷方法同上；同时静脉点滴能量合剂（10% 葡萄糖注射液 500 毫升，普通胰岛素 4 单位，10% 氯化钾 10 毫升，维生素 C 2 克，还原型谷胱甘肽 1.5 克）。

【临床疗效】共治疗 72 例，显效 34 例，有效 30 例，无效 8 例，总有效率 88.89%。

【按语】中医治疗肝硬化，长期以来多以传统的中药汤剂口服为主，但由于本病病程长，易反复，往往难以坚持长期服药；另外，肝硬化门静脉高压时，胃肠道瘀血，口服药物吸收差，达不到应有疗效。根据中医学"内病外治"的理论，选用辛香走窜、引经活络、健脾散结之品制成膏药贴敷于神阙、足三里穴及肝、脾体表投影区，利用神灯照射上述部位，使药物温度恒定，皮肤血管扩张，通过皮肤渗透作用，将药物有效成分持续渗入皮下，直接或通过经络传导影响内脏患处，达到软肝、缩脾、保肝降酶、调节免疫的作用。现代药理证实，水红花子具有利尿和抗氧化作用；醋白术有抗菌、强壮作用，并可促进胃肠分泌，增强细胞免疫功能；败酱草保肝利胆，抗菌，抗病毒；茵陈具有保肝利胆和免疫调节作用；郁金具有抑制肝炎炎症反应和良好的抗损伤作用，且可促进白蛋白合成；藏红花通过改善微循环，促进胆汁分泌和排泄，起到保肝降酶的作用，并具有较好的提高免疫、清除乙肝病毒的作用。

五、眩晕膏敷方

眩晕是目眩与头晕的总称。目眩即眼花或眼前发黑，视物模糊；头晕即感觉自身或外界景物旋转，站立不稳。二者常同时并见，故统称为"眩晕"。眩晕多属肝的病变，可由风、火、痰、虚等多种原因引起。

1. 平肝潜阳膏

【方剂来源】《实用中医内科大膏药手册》。

【适应病证】眩晕，肝阳上亢证，临床表现为头胀痛，眩晕，耳鸣，易怒，失眠多梦，脉弦有力；或兼面红、目赤、口苦，便秘尿赤，舌红苔黄，脉象弦数；甚眩晕欲仆，泛泛欲呕，头痛如掣，肢麻震颤，语言不利，步履不正。

【药物组成】一组：天麻、菊花、黄芩各 10 克，钩藤、龙骨、牡蛎、桑寄生、茯神、女贞子、龟板、鳖甲各 15 克，白蒺藜、山栀、牛膝、杜仲各 12 克，石决明、珍珠母、夜交藤各 30 克，夏枯草、生地黄各 20 克。

二组：葱白、侧柏叶各 6 克，韭白、凤仙（全株）、白菊花、干桑叶、芙蓉叶各 12 克，侧柏叶 6 克，石菖蒲、木瓜各 3 克。

【配制方法】将以上两组药物浸泡于 1240 克芝麻油内，冬十秋七春五夏三日，置锅内慢火熬至药枯去滓，熬药油成，下黄丹收存，再入煅礞石 12 克，雄黄、青黛各 6 克，芦荟、木香各 3 克，后入牛胶（酒蒸化）12 克，拌匀制成膏，分摊于红布上，折叠备用。

【使用方法】将膏药加温变软，揭开待稍温，贴于肝俞穴、太冲穴处。

【注意事项】孕妇禁贴。

【按语】本膏药一组药中天麻、钩藤、石决明平肝潜阳；黄芩、山栀清肝火；牛膝、杜仲、桑寄生补肝肾；夜交藤、茯神养心安神；白蒺藜、菊花、夏枯草增强平肝潜阳之功；生地黄、女贞子、龟板、鳖甲滋养肝肾以制阳；龙骨、珍珠母、牡蛎镇肝息风，合而共奏平肝潜阳滋阴之效。二组药能通透皮肤，加强一组药的吸收与疗效的发挥。

所贴之肝俞穴，有清头明目作用，可治头痛、眩晕、目赤肿痛；太冲穴系肝经的俞穴，又是肝经的原穴，有平肝潜阳、通络活血作用，能治头痛、眩晕、失眠、高血压等。

2. 清肝膏

【方剂来源】《外治医说》。

【适应病证】肝经血虚，郁怒生火，或头晕、头痛、眼花、目赤；耳鸣，耳聋，耳前后痛；面青、口酸、寒热往来，多惊不寐，善怒吐血，胸中痞塞，胁肋、乳房大小腹作痛；阴肿、阴痛及小儿发搐肝疳；颈上生核。

【药物组成】鳖甲 1 个，用麻油 1500 克浸熬备用。柴胡 120 克，黄连、龙胆草各 90 克，元参、生地黄、川芎、当归、白芍、郁金、牡丹皮、地骨皮、羌活、防风、胆星各 60 克，薄荷、黄芩、麦冬、知母、贝母、黄柏、荆芥、天麻、秦艽、蒲黄、枳壳、连翘、半夏、花粉、黑栀子、香附、赤芍、前胡、橘红、青皮、蒌仁、桃仁、胡黄连、延胡索、灵脂（炒）、莪术（煨）、三棱（煨）、甘遂、大戟、红花、茜草、牛膝、川断、车前子、木通、皂角、细辛、蓖麻仁、木鳖、大黄、芒硝、羚羊角、犀角、山甲、全蝎、牡蛎、忍冬藤、甘草、石决明各 30 克，吴茱萸、官桂、蝉衣各 15 克。辅药：生姜、葱白、蒜头各 60 克，韭白 120 克，槐枝、柳枝、桑枝、冬青枝、枸杞根各 240 克，凤仙（全株）、益母草、白菊花、干桑叶、芙蓉叶各 120 克，侧柏叶 60 克，石菖蒲、木瓜各 30 克，花椒、白芥子、乌梅各 15 克。

【配制方法】用麻油 12000 克，将上药浸泡，上锅熬枯去滓，加入鳖甲油并熬，油成下丹频搅，再下煅礞石 120 克，雄黄、青黛各 60 克，芦荟、木香各 30 克，牛胶 120 克（酒蒸化），搅匀收膏。

【使用方法】肝火头晕头痛、眼花目赤者，贴太阳穴；耳鸣、耳聋、耳前后痛者，夹耳门贴；面青、口酸、寒热往来、多惊不寐、善怒吐血、胸中痞塞、胁肋乳旁痛者，贴胸背、两胁；大小腹作痛、阴肿、阴痛及小儿发搐、肝疳者，贴胸背两胁脐上、脐下；颈上生核者，贴患处。

【注意事项】孕妇禁贴。

【按语】吴尚先在《外治医说》中创制清肝膏，所谓清肝，即以清热泻火为主，或佐以养阴，为消除肝胆火旺的治法，主要包括清解肝热、清肝止血两法。

3. 特效抗骨质增生膏

【方剂来源】《中医外治杂志》2005 年第 5 期。

【适应病证】颈性眩晕，症见眩晕、恶心、呕吐、视力模糊等。

【药物组成】当归、川芎、葛根、丹参、威灵仙、透骨草、元胡、天麻、穿山甲各等份。

【配制方法】上药共研细末，混合均匀，贮瓶备用。

【使用方法】取穴：颈夹脊、扶突、风池、风府、天宗。每穴用上述药末 5 克，以温开水调成稠膏状，压成薄饼，贴在所选穴位上，外用关节止痛膏固定，再按摩贴药部位，促进药物吸收。3 天换药 1 次，5 次为 1 个疗程。

【临床疗效】共治疗 56 例，痊愈 38 例，显效 12 例，有效 4 例，无效 2 例，总有效率 98.21%。

【典型病例】葛某，女，58 岁，干部。患者于 1999 年 7 月以来经常出现眩晕、头痛、视力模糊不清，有时伴耳鸣，血压常高达 180/110mmHg。颈椎 X 线片示：$C_3 \sim C_7$ 椎骨质增生，生理弧度消失，椎间隙变窄，钩椎关节变尖，韧带钙化。颈颅多普勒检测：双侧椎动脉供血不足；基底动脉供血不足。曾多次住院静脉滴注治疗，疗效不佳。患者自 2002 年 11 月 12 日来门诊采用"特效抗骨质增生膏"外敷颈夹脊、扶突、风池、风府、天宗穴治疗。3 天换药 1 次。治疗 2 个疗程后，上述症状消失，血压 150/90mmHg。经颅多普勒复查：脑动脉供血正常。随访至今未复发。

【按语】颈性眩晕致脑供血不足，病在脑，根在颈。治病先治根，根除病自愈。颈椎骨质增生和颈动脉硬化使颈部气血瘀滞，气血不能滋养脑髓致脑动脉供血不足，是颈性眩晕的主要病因。特效抗骨质增生膏利用穴位给药，药力通过皮肤的毛窍渗达血液、淋巴，通过微循环和经络传导直达病所起到迅速治疗作用。膏中当归活血化瘀，滋养脑血；川芎、丹参、元胡活血化瘀，通经活络，祛风止痛；葛根专治颈项强痛，扩张脑血管，增加血流量，改善脑循环；威灵仙、透骨草软化血管和骨刺；天麻息风止痉，治头目眩晕和肢体麻木；穿山甲善走窜，专行散，疏通经络，穿透性强，能引药直达病所。选用颈夹脊穴，此处是颈椎增生处，也是双侧椎动脉走行处；扶突穴是颈动脉硬化部位，药物贴此处可通过毛窍渗达病处，起到软化血管、疏通内瘀的治疗作用；贴敷风府穴，此处是枕骨大孔，也是经颅多普勒检测枕窗，脑动脉信号发布处，穴下有枕大动脉和延髓；选风池穴，此处是颈动脉入颅动脉交接处，穴下是枕动脉；风府、风池穴给药避开颅骨，以近距颅内动脉用药，使药物直达病处，起到活血化瘀、扩张脑血管，改善脑血液循环的作用，达到药到病除之功效。

六、头痛膏敷方

1. 头痛膏

【方剂来源】《山东中医杂志》1992 年第 4 期。

【适应病证】血管性头痛。

【药物组成】全蝎 10 克，川芎 15 克，细辛 6 克。

【配制方法】将以上药研极细末，装瓶备用。用时将药粉用姜汁调成糊状。

【使用方法】将调成糊状的药膏，制成厚 0.5 厘米、0.5～1 平方厘米大小敷于太阳穴、风池穴、合谷穴（双）上，用胶布固定，敷贴 8～12 小时取下，每日 1 次，6 次为 1 个疗程。

【典型病例】赵某，女，52 岁。1987 年 9 月 15 日就诊。两太阳穴跳痛，反复发作 8 年，加重 3 天。因情志不畅引起发作，伴心烦口苦失眠。曾做脑电图、脑血流图、颅脑超声波等检查无明显异常。经多方治疗未能根除。脉弦，舌苔较黄厚。诊为血管性头痛。辨证为肝阳化火，上扰于头。治宜平肝降火，息风通络。给予头痛膏穴位贴敷，每日 1 次，3 次头痛明显减轻，夜间睡眠佳，6 次头痛消失，随访 1 年，未复发。

2. 白乌膏

【方剂来源】《新中医》1980 年第 2 期。

【适应病证】三叉神经痛。

【药物组成】生川乌 15 克，生草乌 15 克，白芷 15 克，黄丹 100 克，香油 100 克。

【配制方法】将上药用香油浸泡 24 小时，然后用文火煎药，炸焦去渣，在油中徐徐加入黄丹成膏状，再将药倒入冷水中浸 24 小时（去火毒）备用。

【使用方法】将膏剂杏核大加热后摊在纱布块上（依疼痛部位剪成圆形或长条）贴在患处，每 5 日换药 1 次。

【注意事项】发作频繁、疼痛剧烈者，可将前 3 味中药加水 200 毫升煎成汤剂，煎取 60～80 毫升，盛瓶中，用纱布折叠数层，用药汁浸泡湿敷患处，1～2 天疼痛减轻后，继贴白乌膏。

【典型病例】李某，男，51 岁。1974 年秋后侧面部阵发性闪电样刀割似剧痛，经我院门诊确诊为三叉神经痛。经用维生素 B_{12}、654－2 肌内注射，口服苯妥英钠及止痛镇静药等无效。曾到西安市某医院神经科作无水乙醇注射，稍有好转，一年后又复发，又去北京某医院手术治疗，一年后又复发。用白乌膏中前三味中药煎汤剂湿敷 2 天痛减，后改用白乌膏外贴，1 年余未复发。

【按语】膏中川乌、草乌有镇静镇痛和麻醉作用，白芷有止痛作用。通过香油的渗透对末梢神经麻醉而起到止痛效果。如痛止后遗有蚁行感，可在本膏中加入麝香少许再贴，即可消失。

3. 贴头止痛膏

【方剂来源】《慈禧光绪医方选议》。

【适应病证】风寒外袭，头络受之，头痛头晕。

【药物组成】荆芥穗7.5克，穿山甲4.5克，白芷7.5克，蝼蛄4.5克，干蝎3克（去毒），土鳖虫3克，牙皂4.5克，冰片0.9克（后兑），僵蚕3克，南薄荷1.5克。

【配制方法】上药除冰片外，共为极细面，兑入冰片，用蜂蜜调匀，摊于光布上。

【使用方法】贴于两太阳穴处。

【注意事项】孕妇禁贴。

【按语】此膏具有疏风通络、活血止痛的作用。据光绪30年前后《起居注》记载，头晕头痛为未戴小帽所致。可知其病头痛缘于风寒，故治疗除内服药外，亦贴此膏。光绪帝以"万乘之尊"竟于两太阳穴处外贴此膏，可见此膏实有止头痛之功效。唯方中甲介、虫类药颇多，尽管搜风力强，但对皮肤的刺激，不可不加防范。

4. 偏头痛膏

【方剂来源】《山东中医杂志》2006年第8期。

【适应病证】偏头痛，其特点是反复发作头痛，每次发作的性质、过程相似，发作间歇期正常；发作前后伴有或不伴有先兆症状，如眩晕、耳鸣、复视、共济失调、轻瘫等；头痛大多位于额、颞、眼眶部，局限一侧，个别为两侧，呈搏动性痛或钻痛；头痛发作持续4～12小时。辨证分为两型，即风寒外感型，主症符合上述标准，伴恶风寒，遇风尤剧，常喜裹头，得温痛减，口不渴，苔薄白，脉浮紧；瘀血阻络型，主症符合上述标准，伴头痛屡发，痛有定处，痛如锥刺，或有头部外伤史，舌紫暗或有瘀斑，脉涩。

【药物组成】（1）风寒外感型：细辛、附子、藁本、白芷、川芎各30克，丁香10克，皂角刺、延胡索、当归各20克。

（2）瘀血阻络型：水蛭50克，桃仁30克，川芎、延胡索各20克，细辛10克，斑蝥10个。

【配制方法】将上述两型药物分别共研细末，混合均匀，贮瓶备用。

【使用方法】（1）风寒外感型：选择风池、风府、头维、太阳等穴，以受风后疼痛较剧的部位为重点，取该型药末适量，用温姜汁调成膏糊状外敷取汗，每日1次，5天为1个疗程。

（2）瘀血阻络型：以疼痛部位为重点，取上述药末适量，用温酒调成膏糊状外敷，每日1次，7天为1个疗程。

【临床疗效】共治疗40例，其中风寒外感型18例，瘀血阻络型23例。经1～2个疗程治疗，治愈18例，显效15例，有效7例，总有效率100%。

【按语】"不通则痛"，故治疗偏头痛重在"通"。风寒外感者重在温通。方中重用细辛，以其发散风寒，温经通络，伍以性大热、走而不守之附子，其效更著。又兼川芎活血止痛，白芷祛风止痛，延胡索行气止痛，藁本除湿散寒，丁香辛温化浊，皂角刺豁痰除湿，风、寒、湿、浊皆除，脉络畅通，疼痛自除。方中用当归，意在养血活血，头痛日久，患者多伴有血虚之故。瘀血阻络者重在活血化瘀以通络止痛，水蛭之性最善破血逐瘀，斑蝥亦善攻毒逐瘀，配以桃仁、川芎活血止痛，延胡索理气止痛，少佐细辛温通经脉。血瘀消，经络通，头痛自止。

5. 蝎辛膏

【方剂来源】《中国临床康复》2002年第7期。

【适应病证】神经性头痛。

【药物组成】全蝎、细辛各等份。

【配制方法】上药共研细末备用。

【使用方法】用时取上述药末适量，用温开水调成膏糊状，敷于两侧太阳穴处，外用胶布固定。每日换药1次，15天为1个疗程。

【临床疗效】共治疗26例，经1个疗程治疗后，头痛完全缓解，停止发作20例；头痛减轻或发作次数减少 6 例。随访 1 年无复发者 16 例，复发 4 例，继用本膏外敷仍可缓解。

【按语】神经性头痛为临床常见慢性病，西医学发病机制尚不十分明确，部分患者西药治疗无效。中医学认为，本病主要是肝经风火，瘀血阻络所致。目前临床多采用中药内服、针灸等治疗，运用蝎辛膏外敷亦有较好的疗效。本膏中全蝎入肝经，有平肝搜风、通络止痛的功效；细辛含挥发油，味辛善走窜，且性主升浮，善去头面之风而止痛。在朱良春大师验方基础上加用细辛外敷太阳穴，意在增强药物的辛窜渗透之力，从而增强祛风通络止痛作用。本法疗效可靠，简便易行，且无毒副作用，不失为治疗偏头痛的一个理想方法。

七、中风（脑梗死）膏敷方

中风又名"卒中"，多由忧思恼怒、饮食不节、恣酒纵欲等因素，以致阴阳失调，脏腑气偏，气血错乱所致。临床表现为以突然昏仆，口眼㖞斜，半身不遂为主要特征，亦有未见昏仆，仅见㖞僻不遂者。因本病起病急剧，变化迅速，与自然界善行而数变之风邪特征相似，故以此类比，名为中风。

1. 平肝息风膏

【方剂来源】《实用中医内科大膏药手册》。

【适应病证】中风病，肝肾阴虚，风阳上扰证，临床表现为头痛头晕，耳鸣耳眩，少眠多梦，腰酸腿软，突然一侧手足沉重麻木，口眼㖞斜，半身不遂，甚至抽搐、痉挛、昏厥，舌红苔黄，脉弦数有力或弦细而数。

【药物组成】一组：钩藤、羚羊角、天麻、玳瑁、地龙、僵蚕、菊花各 10 克，山羊角 30 克，全虫、蜈蚣、桑叶、竹茹各 6 克，川贝、茯神、白芍、龙齿、龟板各 15 克，生地、牡蛎各 20 克。

二组：韭白、凤仙（全株）、白菊花、桑叶、芙蓉叶各 12 克，槐枝、柳枝、桑枝、

冬青枝、枸杞根各 9 克，石菖蒲、木瓜各 3 克，白芥子、乌梅各 1.5 克。

【配制方法】将以上两组药物浸泡于 1000 克芝麻油内，冬十秋七春五夏三日，置锅内慢火熬至药枯去滓，熬药油成，下黄丹收存，再入煅礞石 12 克，雄黄、青黛各 6 克，芦荟、木香各 3 克，后入牛胶（酒蒸化）12 克，拌匀制成膏，分摊于红布上，折叠备用。

【使用方法】将膏药加温变软，揭开待稍温，贴于肝俞穴、大椎穴、涌泉穴处。

【注意事项】孕妇禁贴。

【按语】本膏药方中用钩藤、羚羊角、山羊角、玳瑁、地龙、菊花、桑叶凉肝清热，息风镇静；全虫、蜈蚣、天麻祛风止痉；贝母、茯神清热化痰，安神定惊；芍药、生地黄滋阴凉血，柔肝舒筋；竹茹化痰通络，清泄肝胆邪热；龙骨、牡蛎、龟板滋阴潜阳。诸药合用，热清风平，抽搐、眩晕可解。

所贴之肝俞穴，有疏肝泄热、清头明目的作用；大椎穴系手足三阳经与督脉之会穴，有镇静安神降逆作用，能治头痛、颈项强痛；涌泉穴系肾经的井穴，有开窍、安神、镇静作用，能治中风、昏厥、喑不能言、头项痛、高血压等病。

2. 开窍通关膏药

【方剂来源】《实用中医内科大膏药手册》。

【适应病证】中风出现卒然昏厥，邪陷窍闭之神昏、惊厥，口噤握拳，脉象有力。

【药物组成】一组：麝香、冰片、苏合香、安息香、牛黄各 9 克，石菖蒲 30 克。

二组：干姜、葱白、韭白、槐枝、柳枝、桑枝、鲜菊花各 12 克，苍耳草 5 克，花椒 3 克，发团 4.5 克。

【配制方法】将以上两组药物浸泡于 520 克芝麻油内，冬十秋七春五夏三日，置锅内慢火熬至药枯去滓，熬药油成，下黄丹收存，再入炒铅粉 30 克，陀僧 12 克，赤石脂、木香、砂仁、官桂、丁香、檀香、雄黄、明

矾、轻粉、降香、制乳香、没药各3克，后入龟板胶、鹿角胶（俱酒蒸化）各6克，拌匀制成膏，分摊于红布上，折叠备用。

【使用方法】将膏药加温变软，揭开待微温，贴于巨阙穴、气海穴、涌泉穴、太冲穴、百会穴处。

【注意事项】孕妇禁贴；虚证、脱证不宜贴用；本膏药为急救之法，如已中病，不可久贴。

【按语】本膏药一组药中麝香辛散温通，芳香走窜，善能开窍醒神，能治邪蒙心窍、神志昏迷；冰片辛苦微寒，入心、肝二经，开窍醒神，清热止痛，能治神昏痉厥；石菖蒲芳香开窍，和中化湿，可治痰湿蒙闭清窍，神志昏迷；苏合香、安息香开窍避秽，治疗气郁暴厥、卒然昏倒；牛黄清心开窍，豁痰定惊，清热解毒。合而共奏通关开窍、启闭醒神之效。二组药透皮，可促进一组药物的吸收，引药入经，调节药物的功用，不致出现偏颇。

所贴之巨阙穴系心之募穴，能宁神调气，治晕厥；气海穴调补下焦气机、益元气；涌泉穴有通关、开窍、急救之用；太冲穴疏肝理气，通络活血，能治气厥；百会穴系手足三阳经和督脉之会，有清热开窍、健脑宁神、回阳固脱、平肝息风作用。

3. 乾坤一气膏（一）

【方剂来源】《外治寿世良方》。

【适应病证】诸风瘫痪，男子梦遗滑精，肾寒精冷，女子赤白带下，久不生育。

【药物组成】当归、赤芍、白芍、白附子、白芷、生地黄、熟地黄、炮山甲、木鳖子、巴豆仁、蓖麻仁、三棱、莪术、续断、灵脂、肉桂、元参各32克。

【配制方法】将以上两组药物浸泡于2500克芝麻油内，冬十秋七春五夏三日，置锅内用桑柴火熬至药枯，用细绢滤清。每净油500克，配飞净樟丹360克。将熬成之药油倒入锅内，下黄丹，用槐枝搅之令成膏，端下锅来，用木盆坐稳，徐徐下阿魏片60

克，令其泛化，待其化尽，再下乳香、没药各132克，麝香9克搅匀，倾入3个瓷罐内，以蜡封口，置冷水中去火毒，分摊于红布上，折叠备用。

【使用方法】将膏药加温变软，揭开，诸风瘫痪贴两肾俞穴处；男子遗精、精冷，女子白带、宫寒贴丹田穴处。每5~7日换1次。

【注意事项】孕妇禁贴。

【按语】本膏药方中既有活血化瘀之药，又有祛风散寒之品，还有渗湿除痰之味，故能治疗诸风瘫痪。

4. 补阳还五汤膏

【方剂来源】《实用中医内科大膏药手册》。

【适应病证】中风半身不遂，临床表现为一侧肢体不能自主活动；或偏身麻木，重则感觉完全丧失；或肢体强痉而屈伸不利；或肢体软瘫，舌苔略腻，舌质正常或紫暗，或有瘀斑，脉象弦滑，或滑缓无力。

【药物组成】一组：生黄芪240克，当归尾12克，赤芍10克，地龙、川芎、桃仁、红花各6克。

二组：生姜、葱白、薤白、蒜头、艾叶、侧柏叶、桃枝各6克，槐枝、柳枝、桑枝、冬青枝各24克，苍耳草、凤仙草、石菖蒲、白芥子、莱菔子、花椒各3克，发团9克。

【配制方法】将以上两组药物浸泡于1360克芝麻油内，冬十秋七春五夏三日，置锅内慢火熬至药枯去滓，熬药油成，下黄丹收存，再入炒铅粉30克，陀僧、松香各12克，赤石脂、木香、砂仁、官桂、丁香、檀香、雄黄、明矾、轻粉、降香、乳香、没药各3克，后入龟板胶、鹿角胶（俱酒蒸化）各6克，拌匀制成膏，分摊于红布上，折叠备用。

【使用方法】将膏药加温变软，揭开贴于风府穴、手三里穴、合谷穴、环跳穴、足三里穴处。

【注意事项】孕妇禁贴。

【按语】本膏药方中黄芪益气，当归养血，赤芍、川芎、红花、地龙活血化瘀通络。合而共奏补血、活血、通络之效。

所贴之风府穴能治疗中风；手三里穴治肘挛不伸，上肢麻痹，有通经活络的作用；合谷能治中风，言语不清，口噤不开；环跳穴可治半身不遂，下肢麻痹；足三里穴有疏通经络、调和气血的作用。

5. 香官膏

【方剂来源】《山东省中医验方汇编》。

【适应病证】中风口眼㖞斜，中枢性面神经麻痹。

【药物组成】官粉少许，红蓖麻子7粒，血余15克。

【配制方法】将芝麻油120克置锅内熬沸，放入蓖麻子、血余，炸枯后去滓，先下官粉，再下樟丹60克，搅匀收膏，去火毒，分摊于红布上，折叠备用。

【使用方法】将膏药加温变软，揭开，左歪贴右，右歪贴左侧太阳穴、下关穴、颊车穴处。

【注意事项】患者贴后要少量出汗，勿受风寒。孕妇慎贴。

【按语】本膏药方中蓖麻子性善走窜，能入络通痹，故可治口眼㖞斜。

6. 万应宝珍膏（一）

【方剂来源】《钱存济堂丸散全集》。

【适应病证】中风瘫痪，五劳七伤，气痛痰嗽，疝气，遗精，女子月经不调、淋带，跌打损伤，风湿风寒积聚，痞块流注，瘰疬等。

【药物组成】生地黄、苍术、枳壳、五加皮、莪术、桃仁、山柰、当归、川乌、陈皮、乌药、三棱、大黄、首乌、草乌、柴胡、防风、刘寄奴、牙皂、川芎、官桂、羌活、威灵仙、赤芍、南星、香附、荆芥、白芷、海风藤、藁本、川续断、良姜、独活、麻黄（去节）、甘松、连翘各9克。

【配制方法】用麻油2000克，将上药浸泡，上锅熬枯去滓，下净血余60克，溶化后

再下伟丹90克，搅匀成膏。再下肉桂3克，附子片、木香、樟脑、茴香、乳香、没药、阿魏、细辛各9克（共为细末），搅匀离火，再入麝香3克，冰片9克，搅匀摊于布上备用。

【使用方法】挛急偏枯、满肩疼痛者，贴两侧肩井穴、曲池穴、腕骨穴、膝眼穴。负重伤力、腰膝酸软者，贴两侧膏肓穴、肾俞穴。心胃气痛、肚腹饱胀者，贴膻中穴、中脘穴。鼻塞脑漏、偏正头风者，贴太阳穴、风门穴。冷哮咳嗽、痰鸣气急者，贴肺俞穴者、膻中。遗精白浊、淋滑不固者，贴丹田穴、肾俞穴。月经不调、赤白带下者，贴关元穴、长强穴。满身走气、闪挫疼痛者，贴章门穴。寒湿脚气、鹤膝酸软者，贴膝眼穴。小肠疝气，偏坠木子者，贴气海穴。脾虚泄泻、久泻痢疾、受寒腹痛者，贴神阙穴。一切损伤、风湿积聚、流注等各贴患处。

【注意事项】孕妇禁贴。

【按语】此膏又名宝元膏。膏方中血余即头发，伟丹即黄丹。

7. 活血祛风膏

【方剂来源】《清宫医案》。

【适应病证】营血久虚，风中络脉，口眼抽动。中老年有中风先兆者。

【药物组成】防风60克，蔓荆子30克，当归90克，生黄芪、桂枝、川芎各60克，薄荷、陈皮各30克，白附子面（后入）、樟脑面（后入）各15克，牡丹皮、杭白芍各30克，鸡血藤膏15克。

【配制方法】用香油2000克，将药炸枯，滤去渣，熬至滴水成珠，入樟丹1000克，再入面药搅匀，老嫩合宜。

【使用方法】摊贴患处。

【注意事项】孕妇禁贴。

【按语】此膏具有养血息风的功效。慈禧太后患面风有年，用膏药亦多，此膏从养血活血着手，是其特点。面风恢复期或中老年人有中风先兆者均可贴用此膏。

8. 祛风活络贴敷膏

【方剂来源】《清宫医案》。

【适应病证】面部痉挛。

【药物组成】防风、白芷各9克，白附子6克，僵蚕9克，薄荷4.5克，大肥皂180克。

【配制方法】上药共研细面，兑入大肥皂，蒸透合匀，收贮玻璃瓶内备用。

【使用方法】1日多次敷于痉挛处。

【注意事项】孕妇禁用。

【按语】此膏具有息风活络、祛风解痉的功效，是1903年1月27日御医为西太后面部痉挛症拟方配膏。此膏方为牵正散与奇风散合方加减而成，祛风活络之力较专。

9. 趁风膏

【方剂来源】《中医杂志》2009年第9期。

【适应病证】脑梗死的辅助治疗。

【药物组成】穿山甲、海蛤壳、川乌头各100克。

【配制方法】上药共研细末备用。

【使用方法】每次取药末30克，用葱汁调和成半寸大小的药饼，贴敷在双足心部位，外用纱布覆盖，胶布固定，再将双脚浸热水中，陪护患者待周身汗出，马上去除药饼。治疗时宜避风，每半月敷贴1次，2个月为1个疗程。

【临床疗效】共治疗30例，基本痊愈6例，显效20例，有效3例，无效1例，总有效率86.7%。

【按语】本方川乌头辛温，穿山甲性善窜，其走窜之性无微不至，透达关窍，凡血凝血聚为病，皆能开之。海蛤壳化痰通经。诸药相用，共奏蠲痹除湿、温通经脉、舒筋活络、行气和血、通阳启闭之效，最大限度改善肢体功能。

10. 吴萸牛膝膏

【方剂来源】《实用中医内科杂志》2010年第10期。

【适应病证】脑出血急性期高血压。

【药物组成】吴茱萸、怀牛膝各20克。

【配制方法】上药共研细末备用。

【使用方法】将上药用醋调成膏糊状，外敷双侧涌泉穴，无菌纱布覆盖，胶布固定。24小时换药1次。

【临床疗效】共治疗70例，显效37例，有效30例，无效3例，总有效率95.6%。

【按语】高血压是脑出血最常见的病因，脑出血急性期因应激及颅内压升高，血压常比发病前显著升高。血压过高容易增加再出血危险性。当经过脱水降低颅内压及低温等治疗后收缩压≥200mmHg，舒张压≥110mmHg时应给予适当降压治疗，口服或静脉应用降压药物。中医学认为，本病多为肝肾阴虚，肝阳上亢，风阳内动，气血上逆所致，涌泉穴是足少阴肾经井穴。《本草纲目》曰："吴茱萸其性虽热，而能引热下行。"牛膝归肝肾经能引血下行，两药合用醋调外敷双侧涌泉穴，可使上冲之气血下行，故能降压。临床观察发现，本膏降压疗效较好，血压下降更平稳。

八、口僻膏敷方

口僻俗称吊线风，其主要症状表现为口眼㖞斜，历代医家多将其归入风门中。本病相当于西医学的面神经麻痹，是属周围性面瘫，其临床表现为一侧鼻唇沟变浅，口角歪向另一侧，口歪重者则口角流涎，咀嚼时食物滞留在患侧齿颊之间；又因面瘫口歪，说话则吐字不清。

1. 面瘫膏（一）

【方剂来源】《实用中医内科学》。

【适应病证】面神经麻痹。

【药物组成】天南星50克，马钱子100克，松香450克，蜂蜡135克，花生油150克。

【配制方法】将前2味药浸泡于花生油内，冬十秋七春五夏三日，置锅内慢火熬至药枯去滓，熬药油成，再下松香、蜂蜡溶化，搅匀收膏，去火毒，分摊于红布上，折叠备用。

【使用方法】将膏药稍加热烘软，揭开，分别贴于患侧耳后翳风穴和患侧下关穴至颊车穴区域，每隔5~7天更换1次。

【注意事项】孕妇禁贴。

【临床疗效】南京神经精神病防治院应用该膏药治疗观察面神经麻痹50例，痊愈32例（64%），显著进步10例（20%），进步2例（4%），中止治疗6例（12%），有效率占88%，仅有2例出现局部皮肤反应，无其他副作用。有反应者，也无须特殊处理。

【按语】本膏药方天南星能祛风解痉，治疗由风痰留滞经络所致口眼㖞斜；马钱子通经络、止疼痛、消肿；松香既能止疼，又为制作膏药的原料之一。

所贴之翳风穴、颊车穴、下关穴为治疗面瘫的要穴。

2. 复容膏

【方剂来源】献方人朱鸿铭。

【适应病证】口僻、口眼㖞斜。

【药物组成】白附子120克，僵蚕、防风、南星各90克，全虫、蓖麻子各60克，白芷100克，细辛30克。

【配制方法】将上药浸泡于1750克芝麻油内，冬十秋七春五夏三日，置锅内慢火熬至药枯，滤净滓，每净油500克，入黄丹360克，搅匀收存，再入官粉30克，乳香、没药各3克，发团9克，搅匀制成膏，分摊于黑布上，临摊入麝香少许，折叠备用。

【使用方法】将膏药加温变软，揭开，分别贴于太阳穴、下关穴、颊车穴与地仓穴之间，每次3贴，10日换1次。

【注意事项】孕妇禁贴。

【按语】面部络脉一侧空虚，风邪入中，本膏药旨在祛除头面之风而通络，俾颜面络脉通畅，气血调和，故面容恢复如常。

3. 舒筋活血膏（一）

【方剂来源】《慈禧光绪医方选议》。

【适应病证】口眼抽动（面神经痉挛）。

【药物组成】夏枯草、金果榄、没药、海风藤、生白芍、细生地黄、羌活、威灵仙、独活、木瓜、橘红、郁金、半夏各9克，鸡血藤膏、连翘、老颧草各15克，冬虫夏草、全当归各12克，金银花、桑寄生各18克，川芎、生甘草各6克，麝香面3克。

【配制方法】将上药除麝香外，浸泡于1500克芝麻油内，冬十秋七春夏三日，置锅内慢火熬至药枯去滓，入黄丹1000克收膏，待凉后拌入麝香面，制成膏，分摊于黑布上，折叠备用。

【使用方法】加膏药加温变软，揭开贴患处。

【注意事项】孕妇慎贴。

【按语】本膏药方中当归、白芍、生地黄、川芎养血，用风药舒筋，滋阴药养肝，风藤药通络，麝香辛窜搜剔风邪，合而共奏舒筋通络之效，故络阻筋伤之证可愈。慈禧太后患口眼抽动之疾，曾多次用此膏贴之而止。

4. 舒筋活血膏（二）

【方剂来源】《慈禧光绪医方选议》。

【适应病证】口眼抽动（面风）。

【药物组成】当归尾、草河车、金果榄、川羌活各15克，赤芍、乳香、生南星、红花、僵蚕、片姜黄、穿山甲各12克，木瓜、夏枯草、怀牛膝、桂枝各18克，麝香3克。

【配制方法】将以上药物除麝香外，浸泡于2000克芝麻油内，冬十秋七春五夏三日，置锅内慢火熬至药枯去滓，熬药油至滴水成珠，兑入黄丹600克收膏，待凉后再入麝香搅匀，分摊于黑布上，折叠备用。

【使用方法】将膏药加温变软，揭开贴于患处。

【注意事项】孕妇禁贴。

【按语】本膏药方与前方的不同之处在于，减去了养血益阴之品及藤药，代之以红花、牛膝、僵蚕、片姜黄、桂枝、穿山甲等活血定风通络之药，其中虫类药定风通络之力犹大，对口眼抽动之面风证奏效更捷。

5. 皂角膏（一）

【方剂来源】《浙江中医杂志》1989年第

6 期。

【适应病证】大皂角 6 克，醋 30 克。

【配制方法】大皂角，去皮、籽后碾末过 500 目筛，入铜锅或铜勺（忌铁器）微火炒至焦黄色，再入醋调匀成膏。

【使用方法】把药膏平摊于敷料上约 3 厘米左右厚度，贴于口角处，左歪贴右，右歪贴左，贴药时稍向患侧牵拉固定。1 日 1 次，2 日后改为间日 1 次，直到病愈。

【注意事项】有些患者用药 1 次或数次后，局部出现皮疹，这时可暂停敷药，待皮疹愈后继续应用皂角膏。

【临床疗效】本组 38 例全部治愈，无恢复不完全者。最少敷 1 次而愈，最多 18 次。年龄小，病程短者恢复快，反之则较慢。全部随访无复发。

【典型病例】李某，男，57 岁。晨起突感左侧颜面麻痹，口眼向左歪斜，不能做皱额、闭目、鼓颊等动作。进食时食物滞留齿间，喝水时水自左口角外流。诊断为面神经炎，经服用中西药及针刺治疗 10 余天后病情没有改善。用皂角膏治疗，外敷 5 次后，症状明显好转，但敷处皮疹渐起，停用皂角膏，用红霉素软膏涂患处，3 天后皮疹全消。继续外敷 2 次后痊愈。随访 3 年无异常。

6. 祛风牵正膏

【方剂来源】《中医杂志》1994 年第 4 期。

【适应病证】面神经麻痹。

【药物组成】白附子 50 克，僵蚕 50 克，全蝎 50 克，当归 100 克，天南星 50 克，黄芪 120 克，防风 20 克，蜈蚣 50 克，半夏 50 克，陈皮 50 克，麻油 1000 克，黄丹 250 克，冰片 5 克。

【配制方法】将麻油加热至 100℃ 左右，除冰片、黄丹外，上述药物倒入热油中，药枯去渣后加入冰片、黄丹，熬至滴水成珠时让其自然冷却，再把药膏均匀涂在牛皮纸上，直径 3 厘米，每张膏药重约 5~10 克。

【使用方法】常用贴敷穴位为合谷、颊车、四白、地仓、阳白、太阳、风池、翳风、攒竹、牵正、迎香、承浆。每次选择 5 个穴位贴敷本膏，隔日换药 1 次，10 天为 1 个疗程。

【临床疗效】经过 1~3 个疗程贴治，治愈率为 86%，有效率为 93.4%。

7. 蓖麻膏

【方剂来源】《新中医》1994 年第 4 期。

【适应病证】面神经麻痹。

【药物组成】麝香 1 克，冰片 1 克，沉香 6 克，蓖麻仁适量。

【配制方法】将沉香研极细粉，同麝香、冰片调匀，加适量蓖麻仁（以能将前 3 味成膏为度）共砸为膏，贮瓶密封备用。

【使用方法】取以上药膏如绿豆大，置 1.5 厘米×1.5 厘米大小的橡皮膏中心，贴敷翳风、颊车、地仓、太阳、下关穴处加压揉按即可。隔日贴 1 次。

【注意事项】在患侧取穴。先针刺得气后，留针 20~30 分钟。起针后，在患侧太阳、颊车、颧髎穴拔火罐，约 15 分钟取罐，在局部稍加按摩，以促进局部血液循环，然后贴敷本膏。

【临床疗效】经治疗 74 例，痊愈 71 例，好转 3 例（诸症消失，但平时自觉患侧面部稍有不适感），其中最短 4 次治愈，最长 10 次治愈。

【典型病例】(1) 耿某，女，18 岁，工人，1990 年 10 月来诊。自诉：不明原因突然右眼不能闭合，饮水流涎已 9 天，曾在某医院针灸治疗 1 周未效。望诊：右侧抬眉、皱额、耸鼻示齿均失常，眼裂 4 毫米，耳后有轻度压痛。诊断为：周围性面神经麻痹。治以祛风散寒，通经通络。针刺取颊车透地仓、下关、翳风、合谷，配合颧髎透四白或攒竹透鱼腰至丝竹空穴，得气后留针 30 分钟，中间行针 1 次，起针后拔火罐，然后在所针刺处按摩，即按、压、揉，然后向患侧上方推按数次，最后在所针刺处贴蓖麻膏，嘱患者每天按 3 次，每次 2~3 分钟，隔日重复治疗 1 次，共治疗 4 次告愈，随访 1 年无复发。

（2）周某，女 26 岁，工人，1991 年 7 月初诊。自诉半月前，由于大汗出后，在电扇下吹风纳凉约 10 分钟，又用凉水洗澡，晨起自觉心中烦乱，左侧颞部肌肉跳动，按之疼痛，口向右侧歪斜，左侧面部肌肉无力，进食食物存留，饮水流出，鼓腮漏气。曾在某医院治疗半月无效。查：左额纹变浅，左目不能闭全，左侧鼻唇沟变浅，示齿不全，人中沟变浅等。诊断为左侧面神经麻痹。经用上法 7 次治疗，面神经恢复功能，随访半年未复发。

【按语】此法对初患周围性面瘫，病程较短，治疗及时的患者见效快，疗程短，多数病例贴 4 次即愈，而对中枢性面瘫也有效。

8. 面瘫膏（二）

【方剂来源】《山东中医杂志》1982 年第 3 期。

【适应病证】面神经麻痹。

【药物组成】松香 30 克，海参肠子 10 克，红蓖麻子 30 克（红蓖麻子果上没有刺）。

【配制方法】将松香、海参肠子分别研末，蓖麻子研泥备用，置半盆凉水备用。用钢精锅盛半锅水置炉上烧开后，先将蓖麻子泥投水中熬数分钟，待熬出大量的蓖麻子油漂在水面上即落开，使蓖麻子渣滓沉淀。再将松香面投入，松香面遇热水则软化，亦浮在水面上，并与蓖麻子油相混合。再将海参肠子面撒在软化的松香上，用筷子或玻璃棒搅匀，挑出投入备用的凉水中冷却，并用手将挑出物在水中回送抻拉，略有硬化感时，即捞出搓成直径 4 厘米粗的条形，用剪刀裁成每块长约 1 厘米的块状备用。

【使用方法】用直径 3 厘米大小的圆布块将膏药托着，放在取暖的炉盖上，或其他的加热用具上，使膏药软化后，即贴到医嘱的面部穴位上。嘴向左歪贴右侧，嘴向右歪贴左侧。以颊车、地仓、太阳穴为主。每次贴 1~2 穴，每块贴 3 天。

【注意事项】若膏药脱落，可加热重贴。

9. 巴豆斑蝥生姜膏

【方剂来源】《山东中医杂志》1986 年第 6 期。

【适应病证】周围性面神经麻痹。

【药物组成】大巴豆 3 枚去壳，大斑蝥 3 个去足翅，鲜生姜 6 克去皮。

【配制方法】将上 3 味捣为泥状，均匀摊在 4 厘米×5 厘米大小 6~8 层纱布上，药膏面积 2.5 厘米×2.5 厘米。

【使用方法】将摊好之膏药贴于以患侧下关穴为中心处，以胶布固定。

【注意事项】贴本膏 3~4 小时后去掉纱布及膏药，此时可出现水疱，按无菌操作方法，用注射器沿水疱下缘抽吸出液体，防止感染。观察 2~3 周，若不愈，可按上述方法重复 1 次，最多重复 2 次。本膏因含巴豆、斑蝥，需注意保管。

【临床疗效】贴治 50 例，痊愈 45 例，显效 2 例，好转 1 例，无效 2 例。疗程最长 45 天，最短 10 天。临床体会，老年患者，发病时间长，效果较差。无效的 2 例，发病均超过 3 个月，年龄都在 55 岁以上。

【典型病例】王某，女，57 岁，1985 年 9 月 11 日诊。于 2 周前晨起床时自觉右侧面部不适、口眼㖞斜，曾去某医院针灸及中西药物治疗效果不明显。检查右侧额纹消失，不能皱额蹙眉，人中沟变浅，口角歪向左侧，流涎，鼓腮时漏气，眼睑不能闭合，流泪，眉毛、口角下垂，舌质略红苔白，脉细数。诊为右侧周围性面神经麻痹，即给巴豆斑蝥生姜膏敷贴。10 天后来诊，面容及面肌运动完全恢复。

【按语】周围性面神经麻痹为颅神经病变中最常见的疾病，任何年龄均可发生，但以青壮年较为多见。中医学认为，本病是由外感风寒侵袭面部经络，以致经气流行失常，气血不和，经脉失养，纵缓不收而发病。本膏药能温经散寒，解表祛风，疏通经气，活血化瘀解痉，调和面部气血，改善面部血运。

10. 面瘫膏（三）

【方剂来源】《山东中医杂志》1987年第1期。

【适应病证】面神经麻痹。

【药物组成】白及3克，雄黄1.5克，朱砂1.5克，白公鸡鸡冠血（不拘多少）。

【配制方法】先将前3味药共研细末，再以鸡冠血调和成膏。

【使用方法】用时以鸡冠血调和，左斜贴右，右斜贴左。一般贴5次即愈。

【注意事项】不应贴1次即中断，应坚持贴敷，直至痊愈。

【临床疗效】用本膏曾观察治疗18例，15例治愈，2例好转后停贴，1例中途停贴未愈。

11. 周围性面瘫膏

【方剂来源】《山东中医学院学报》1989年第4期。

【适应病证】周围性面瘫。

【药物组成】巴豆3个（去皮），斑蝥3个（去翅、去腿），鲜姜拇指大（去皮）。

【配制方法】将上药共捣成糊状，调合均匀备用。

【使用方法】将药膏涂在伤湿止痛膏上，贴敷患侧牵正穴3～5小时。观察15天，口眼㖞斜逐渐恢复。如果效果不理想，待局部皮肤颜色恢复正常后，可再按上法敷贴一次，直至痊愈为止。为了更快地让药物发挥作用，在敷贴本膏的同时，特别是天冷或冬季可用热水袋热敷1小时，以提高治疗效果。

【注意事项】敷贴本膏时应取坐位，勿将药膏流入眼内或耳内，以免造成耳、眼损伤。在治疗及恢复期间，应用温水洗手、洗脸。避免受风着凉，亦不可用凉水洗衣服，以免加重病情或造成面瘫的复发。敷贴时药物刺激局部皮肤发生水疱，不可令其感染化脓。如果感染化脓，可用0.25%氯霉素眼药水点滴消炎，控制感染。贴敷本膏，局部皮肤仅有拘紧感，无明显疼痛。病愈后不留色

素沉着或瘢痕。

【临床疗效】用本膏门诊治疗周围性面瘫300例，治愈率100%。

【按语】本膏药中斑蝥辛寒有毒，破血散结，对表皮有较强的腐蚀作用，据民间验方记载用于治疗面瘫有特殊的疗效。巴豆辛热大毒，有解毒疗疮之功，其中巴豆肉含有极强的巴豆树脂，能刺激皮肤发生水疱，通过烧灼温热感的刺激，温经散寒，疏风通络，达到牵正目的。生姜辛微温，辛散之力较强，姜油能促进血液循环，改善局部组织的功能。伤湿止痛膏除固定药物外，还能温经散寒、疏风通络而牵正。

12. 正容膏

【方剂来源】《江苏中医》1990年第11卷，第7期，第26页。

【适应病证】面瘫。

【药物组成】白芷、番木鳖各等份，再配以1/10的冰片。

【配制方法】白芷、番木鳖，冰片共为细末。

【使用方法】取上药1～2分，撒于直径约2厘米左右的胶布或伤湿止痛膏上，贴于患侧下关穴，每4～6天更换1张，一般治疗3～4次。

【按语】正容散穴位敷贴治疗面瘫，患者无任何不适应，局部亦无发疱等现象，是一种简便安全的治疗方法。

13. 面麻膏

【方剂来源】《江苏中医杂志》1988年第6期。

【适应病证】面神经麻痹，周围性面神经麻痹。

【药物组成】每张膏药含马钱子粉1克，樟脑粉0.3克，膏药脂4克。

【配制方法】将上药加热调匀后涂于7厘米×7厘米膏药布上备用。

【使用方法】用时将膏药烘软后贴在患侧耳垂前面神经干区域，4天换药1次，此间停止其他疗法。

【临床疗效】运用此法治疗 100 例患者，少则贴 1 张（4 天），多则贴 8 张（32 天），平均贴 3.7 张（14.8 天），痊愈 98 例，好转 2 例。57 例随访 1～4 年，未见复发。

14. 面瘫牵正膏

【方剂来源】《山东省膏贴疗法经验交流会资料汇编》。

【适应病证】周围性面瘫。

【药物组成】荆芥、防风、生地黄、全蝎各 18 克，当归 30 克，血余炭 60 克，蓖麻仁 240 克（去皮），蜈蚣 4 条，马钱子 3 个，樟丹 500 克，香油 1000 克。

【配制方法】先将香油放入锅内，然后把药物放入炸枯，将药物取出用纱布过滤去渣，再继续加热，待香油滴入清水内成珠状时即将樟丹末徐徐撒入，不住手的搅动，待烟尽为止，冷却后备用。

【使用方法】将核桃大小的膏药溶化，趁热摊于直径约 10～15 厘米的白棉布上，贴于患侧面部。7 天后换贴 1 次，一般 3～4 贴即可痊愈。

【临床疗效】赵氏用本膏治疗周围性面瘫 103 例，痊愈 98 例，占 95.1%，好转 5 例，占 4.9%，总有效率为 100%。平均治愈天数为 28 天。

【按语】面摊牵正膏是山东省广饶县赵金亮家传方，本方用药精练不杂。具有活血祛风、开窍通络之功效。面瘫是临床常见病之一，虽无大苦，亦影响美观。本膏能使口眼偏而归正，诚为面瘫患者之福音。

15. 香蓖膏

【方剂来源】《山东中医杂志》第 21 卷 2002 年第 4 期 216 页。

【适应病证】面神经炎。

【药物组成】麝香每次 0.1 克，松香 200 克，蓖麻子 200 克。

【配制方法】将蓖麻子去壳取仁，碾成颗粒，放入沸水中，文火加热至蓖麻仁沉入水中，水面浮油。然后加入已粉碎的松香，继用文火加热至松香熔成稀膏，倒入冷水中

适度冷却后，揉为长条形，切成长约 2 厘米，直径约 1 厘米的膏药小块，备用。

【使用方法】将膏药块用热水烫软，压成直径约 3 厘米的圆饼状，摊于等大圆布上。取麝香 0.1 克撒于膏药内面，外贴于患侧下关穴为中心区域，每天换药 1 次。

【注意事项】孕妇禁贴。

【临床疗效】采用随机对照方法将 144 例患者分为治疗组 108 例与对照组 36 例，治疗组外贴香蓖膏，对照组予泼尼松、地巴唑、维生素 B_{12} 及维生素 B_1。结果：治疗组治愈 96 例，治愈率 88.9%，好转 9 例，无效 3 例，总有效率 97.2%；对照组治愈 11 例，治愈率 30.6%，好转 15 例，无效 10 例，总有效率 72.2%。两组治愈率、总有效率经统计学处理有显著性差异（$P < 0.01$）。结论：外贴香蓖膏治疗面神经炎疗效优于对照组。

【按语】正气不足，经络空虚，风寒之邪入中经络，气血瘀阻而致面瘫。麝香开窍、活血、通络；蓖麻子消肿拔毒；松香祛风、拔毒、止痛。此膏外贴，使药力直达病所，而奏祛风拔毒、活血通络之效。

16. 南星生姜膏

【方剂来源】高允旺著《偏方治大病》续编 2005 年 1 月第 1 版 42 页。

【适应病证】面瘫，又称周围性面瘫。

【药物组成】生南星 20 克，生姜汁 5 毫升。

【配制方法】将生南星研成细末，用生姜汁调成泥膏。

【使用方法】将本膏敷于面瘫侧，隔日 1 次，3～5 次为 1 个疗程。

【注意事项】可用纱布覆盖，胶布固定，不包也可。

【临床疗效】多于 1 个疗程治愈，病程较长者可用 2 个疗程。

【按语】实践证明，南星生姜膏贴敷末梢性面神经麻痹、顽固性口眼㖞斜疗效较好。一般贴敷 3～5 次，其眼睛可开合自如，颜面口唇可恢复正常。

17. 面麻散

【方剂来源】高允旺著《偏方治大病》续编 2005 年 1 月第 1 版 43 页。

【适应病证】面瘫。

【药物组成】白花蛇舌草 40 克，白胡椒 40 克，麝香 0.3 克。

【配制方法】先将白花蛇舌草和白胡椒研成细末，加入麝香调匀，装瓶密封备用。

【使用方法】消毒好翳风、颊车穴，用梅花针在穴位上点刺微出血，然后将面麻散药粉撒在穴位上，消炎膏固定，隔日 1 次，10 次为 1 个疗程。

【注意事项】穴位点刺出血而不流血，只见血迹即可。

【临床疗效】1 个疗程多见效，若 2 个疗程不好转，更换其他方法。

【按语】对寒性面神经麻痹，尤其对颊车穴进行划痕见迹，撒上面麻散，再贴上南星生姜膏，前后共治疗 6 次，一般可恢复正常。

18. 蓖麻松香膏

【方剂来源】高允旺著《偏方治大病》续编 2005 年 1 月第 1 版 43 页

【适应病证】神经性面瘫。

【药物组成】麻仁 20 克，松香 30 克，香油 50 克。

【配制方法】将上 2 味药分别捣碎，放入香油，用柳树嫩条搅匀成膏。

【使用方法】备一块 10 厘米×10 厘米白布，将药膏摊于白布上，睡前贴于患侧面部，早晨取掉，连续 10 次为 1 个疗程。

【注意事项】效差者更换面麻散。

【临床疗效】多可见效。

【按语】对突然迎风或感冒引起的面神经麻痹有明显效果，制膏时最好用柳树枝条搅拌，效果更佳。

19. 马钱子膏（二）

【方剂来源】高允旺著《偏方治大病》续编 2005 年 1 月第 1 版 44 页。

【适应病证】面瘫。

【药物组成】马钱子 2 粒，麻仁 5 粒。

【配制方法】将上药捣碎为末，搅匀备用。

【使用方法】将上药膏放在布上，贴敷在翳风、颊车穴上，保留 3 天，轮换贴穴。4 次为 1 个疗程。

【临床疗效】多可见效。

【按语】本方具有祛风散寒、疏通经络、平衡阴阳的作用。

20. 松香玉真膏

【方剂来源】《中医外治杂志》1995 年第 2 期。

【适应病证】面神经麻痹。

【药物组成】松香 300 克，防风、羌活、白芷、黄丹各 250 克，天麻、制南星、白附子各 200 克，麻油 2500 毫升。

【配制方法】先将防风、羌活、白芷、天麻、南星、白附子 6 味药加入麻油中，用文火煎枯，滤去药渣，再加入松香、黄丹收膏，冷至 25℃左右将药膏涂布于牛皮纸上备用。

【使用方法】将上述药膏加温溶化后，贴于患侧下关、颊车、太阳穴。每天用 75% 乙醇擦揉上述穴位 1 次，更换 1 次膏药，总疗程不超过 30 天。

【临床疗效】治疗 120 例患者，痊愈 102 例，显效 12 例，有效 6 例。其中有 1 例患左侧面神经麻痹 2 个月余，在外治疗无明显疗效，采用松香玉真膏治疗 25 天痊愈。

【按语】面神经麻痹属中医学"中风"范畴，多为风邪突袭经络损伤。故治疗须祛风邪，而松香玉真膏功擅搜风通络。本膏疗效确切，避免了服药扎针之苦，患者极易接受，值得推广运用。

21. 牵正膏

【方剂来源】《中医外治杂志》，1996 年第 2 期。

【适应病证】面神经麻痹。

【药物组成】荆芥 50 克，防风 50 克，桂枝 50 克，川芎 50 克，当归 50 克，赤芍 50

克，白附子50克，胆南星50克，僵蚕50克，全蝎30克，蜈蚣10条，香油1000克，黄丹500克。

【配制方法】上药浸入香油24小时，用文火熬至药枯，去渣过滤，加入黄丹充分搅匀，文火徐徐成膏。纯棉布1块，大小以将患侧下关、颊车、四白、地仓等穴完全敷盖为宜。药膏适量，均匀涂于棉布之上，厚约0.2厘米。

【使用方法】每3日更换1次药膏，5次为1个疗程。

【注意事项】药膏冷却后可加温变软后再用。

【临床疗效】共治疗106例，痊愈90例，有效14例，无效2例。临床观察，病程愈短，疗效越好，反之则差，特别是3个月以上的患者，疗效不够理想。

【典型病例】张某，女，39岁。右侧口眼㖞斜3天。查体：额部皱纹消失，鼻唇沟平坦，眼裂增大，不能皱额、闭目、鼓腮，舌红苔白厚，脉浮弦。予牵正膏外贴，2贴显效，4次而愈。

【按语】本法简便易行，疗效可靠，无毒副作用。极少数发生过敏反应，仅局部充血丘疹而已。可中止治疗，洗去药膏，予抗过敏处理即可。在熬制膏药过程中要严格掌握火候，以保证其疗效和质量。

22. 新牵正膏

【方剂来源】《中医外治杂志》2000年第2期。

【适应病证】面神经麻痹。

【药物组成】蓖麻仁10克，松香末30克，蜈蚣15克。

【配制方法】将上药分别研细末，取净水2斤煮沸后，倒入蓖麻仁，煮5分钟，入松香，小火煮3~4分钟，再入蜈蚣粉煮1分钟，倒入事先备好的约1000毫升冷水盆中，捻收成膏，切成块，每块3~6克，备用。

【使用方法】用时将膏药用热水烫软，捻按摊在小圆布上，贴患侧下关穴，用胶布

固定，5~7天换药1次。

【临床疗效】治疗407例中痊愈358例，显效43例，总有效率98.53%。

【典型病例】李某，女，25岁。左眼不能闭合2天。查体：左额纹消失，皱眉、闭目、鼓腮不能。鼻唇沟向右歪，舌质淡，苔白、脉弦细。初诊为左侧面神经麻痹。予新牵正膏外贴，3次治愈。

23. 三白膏药

【方剂来源】《中医外治杂志》2000年第2期。

【适应病证】面瘫。

【药物组成】白花蛇10条，白芷100克，白附子40克，冰片5克。

【配制方法】用白纸粘贴在7.5厘米×7.5厘米的布块上，以熔化的黑膏药油在布块上摊成小圆形膏药，每张膏药上撒入上述药粉1克，和匀，上盖玻璃纸，装入塑料袋中封口。

【使用方法】用时将膏药加温化开，贴于下关穴处，胶布固定，5~7天换药1次，直至痊愈。

【按语】面瘫多发于青壮年，冬春季为多发季节。由于机体正气不足，风寒之邪外袭，风邪阻于面部经络，引起气血运行不畅，面部脉络失于濡养，致使纵缓不收而发病。方中白花蛇祛风通络；白芷祛风解表，消肿止痛；白附子温经祛风，逐痰镇痉；冰片芳香走窜，以助药力。下关穴乃足阳明、少阳之会，位于耳前颧弓下颌切迹所形成的凹陷处，正当颧骨弓下缘，皮下有腮腺，为咬肌起部，有面横动脉，较深层为上颌动、静脉，有面神经颧眶支及耳颞神经分支，最深层为下颌神经，用三白膏药贴此穴治疗周围性面瘫，故获良效。

24. 面瘫膏（四）

【方剂来源】《中医外治杂志》2000年第3期。

【适应病证】面瘫。

【药物组成】白附子0.5克，蓖麻子9

粒，麝香 0.2 克，乳香 0.5 克，凡士林膏 20 克。

【配制方法】将白附子、麝香、乳香研末，过筛去渣，将蓖麻仁捣烂，然后与凡士林膏混匀。

【使用方法】将膏均匀摊于患侧面部，其上用合适塑料布覆盖，胶布固定，每 3 天换药 1 次。

【临床疗效】共治疗 57 例，55 例 20 天内痊愈，2 例好转，时间最短 4 天，最长 10 天。

25. 面瘫贴膏

【方剂来源】《山西医科大学学报》2001 年第 5 期。

【适应病证】面瘫。

【药物组成】全蝎 10 克，僵蚕、乳香、没药各 12 克，蜈蚣 6 条，地龙、防风各 15 克，白附子、马钱子各 6 克，穿山甲、天南星、血竭各 30 克。

【配制方法】上药共研细末，混合均匀，贮瓶备用。

【使用方法】取上述药末适量，用生姜汁调成稠膏糊状，制成直径 1.5 厘米，厚 0.5 厘米的薄饼，置放在纱布上。将患侧太阳、下关、翳风、颊车、地仓等穴用生理盐水清洁，把药饼一次贴敷在所选穴位上，胶布固定，每周换药 1 次，2 次为 1 个疗程。

【临床疗效】共治疗 100 例，痊愈 90 例，显效 5 例，无效 5 例，总有效率 95%。

【按语】面瘫多由脉络空虚，风寒之邪乘虚侵袭阳明、少阳脉络，使经气阻滞，经筋失养，筋肌纵缓不收所致。膏中全蝎、蜈蚣、僵蚕、地龙、白附子、防风、天南星等有较强的祛风解痉功效；乳香、没药、血竭行气活血，祛瘀行滞；马钱子疏通经络；穿山甲活血通络。

中药穴位贴敷，药力可直达病处，并可通过穴位沟通人体表里内外，协调脏腑经络功能，达到疏散风邪，通络解痉的效果，使病情得以迅速好转。尤其对于畏惧针刺哭闹不休的小儿，或年老体弱及孕妇不易针刺者更为适宜。

26. 歪嘴膏

【方剂来源】《中国民间疗法》2003 年第 7 期。

【适应病证】吊斜风之口眼㖞斜。

【药物组成】熟附子、乳香、川芎各 40 克，制川乌 45 克，干姜 15 克， 白芷 30 克。

【配制方法】上药共研细末，混合均匀，分为 8 份备用。

【使用方法】取上药末 1 份，以米醋调成膏糊状，外敷于患侧面部，上至太阳，下至地仓，厚约 3 毫米，上加塑料薄膜和纱布覆盖，外加热水袋热敷。每日换药 1 次，8 次为 1 个疗程，一般敷用 2 个疗程可愈，最多用 3 个疗程。

【典型病例】王某，女，76 岁，1998 年 9 月初诊。1 个月前出现口眼㖞斜，检查见患者口眼向左歪斜，右侧面部不能作蹙额、皱眉、鼓颊等动作，额纹消失，鼻唇沟变浅，诊断为面神经麻痹。用上方治疗 1 个疗程后，诸症基本消失，2 个疗程后症状全消而愈。

【按语】本病属中医学"中风（中经络）"范畴，多由风痰中络而致。歪嘴膏中熟附子、制川乌能散寒逐冷痰，是通利关节、经络之猛药；干姜助附子温化寒痰，且守而不走；乳香、川芎活血祛风以行气；白芷散寒祛风，活血行气。本膏治疗口眼㖞斜，收效良好。

27. 纠偏膏

【方剂来源】《中外健康文摘》2009 年第 6 期。

【适应病证】口眼㖞斜（面神经麻痹）。

【药物组成】熟附子、乳香、川芎各 40 克，制川乌 45 克，干姜 15 克，白芷 30 克。

【配制方法】上药共研细末，混合均匀，分成 8 份备用。

【使用方法】取上药 1 份，用米醋调成膏糊状，外敷患侧（上至太阳，下至地仓约 3

厘米处），塑料薄膜先覆盖再用纱布覆盖固定，以热水袋热敷，每天换药 1 次，8 次为 1 个疗程，2 个疗程基本可治愈，最多 3 个疗程。

【典型病例】郭某，女，76 岁，1994 年 9 月 10 日初诊。1 月前患者因右侧头颈部带状疱疹后出现口眼㖞斜。检查：患侧不能作蹙额、皱眉、鼓颊等动作，额纹消失，鼻唇沟变浅，符合上述诊断，以上述方法治疗（停用其他一切疗法）1 个疗程后，上症基本消失，2 个疗程后症状全消，临床治愈。

【按语】口眼㖞斜属中医学"中风"范围，为风痰中络所致，膏中熟附子、制川乌能散寒逐冷痰，为通利关节、经络的猛药；干姜助附子温化寒痰，且守而不走；乳香、川芎活血祛风以行气；白芷散寒祛风，活血行气。用本膏纠正口眼㖞斜，收效甚佳。

28. 正瘫膏

【方剂来源】《中国民间疗法》2000 年第 11 期。

【适应病证】面瘫。

【药物组成】麝香 0.2 克，全蝎 3 克，天麻 1 克，蓖麻仁 14 个，冰片 0.3 克。

【配制方法】将蓖麻仁去壳捣成泥状，其余共研细末，以蓖麻仁调和，如过干可稍兑开水调为膏糊状备用。

【使用方法】将上膏摊于白布上贴于面瘫一侧（靠近耳垂前，下颌骨角前上方），每贴贴敷 6 日，不愈者可再贴，2 贴为 1 个疗程。

【临床疗效】共治疗 40 例，1~3 个疗程痊愈 33 例，好转 5 例，无效 2 例，总有效率 95%。

【典型病例】李某，女性，13 岁。右侧面瘫 47 天，经肌内注射维生素 B₁、维生素 B₁₂、三磷腺苷及针灸治疗无效。诊见右侧面部左偏，鼻唇沟变浅，眼睛不能闭合，流泪，口角流涎，口内咀嚼不便，易塞食物残渣。予正瘫膏外敷治疗，2 贴后痊愈。

【按语】正瘫膏方中麝香辛温香窜，能通经活络；天麻祛风通络，善治头面部疾患；全蝎通经活络，善治顽固性面瘫；蓖麻仁润肌通络除痹，合冰片共奏祛风通络除痹之功。本法简便，无毒副作用，疗效显著。

29. 复正膏

【方剂来源】《中国特色疗法》2011 年第 4 期。

【适应病证】面神经麻痹。

【药物组成】生川乌、生草乌、防风、全蝎、白附子、生穿山甲、羌活、苏木各 10 克，蟅虫、乳香、没药、三七粉、细辛各 6 克，桑寄生 20 克，威灵仙、丝瓜络各 15 克，麝香、冰片各 5 克，桑枝 30 克。

【配制方法】上药除麝香、冰片、三七粉、乳香、没药外，均用麻油 1000 克浸泡 1 周，加入锅中熬枯去渣，再熬至滴水成珠，停火后加入樟丹 340 克收膏，加入冰片、三七粉、乳香、没药的粉末溶化，再放凉水中浸泡 7 天，以去火毒，贮藏。用时每 10 克为 1 贴，摊于布上备用。

【使用方法】将本膏药溶化后加入麝香 0.5 克于膏药上，分别贴于太阳穴、下关穴和地仓穴，贴前把以上 3 个穴位消毒后，用 7 号一次性针连刺 3~5 下，以出血为度，贴上复正膏，10 天更换 1 次，1 个月为 1 个疗程。忌生冷、辛辣、油腻食物，避风寒。

【临床疗效】共治疗 120 例，治愈 98 例，显效 18 例，有效 4 例，总有效率 100%。

【按语】本膏带状疱疹引起的面神经麻痹、皮肤破损或皮肤过敏者禁用。方中生川乌、生草乌祛风散寒通络；防风、全蝎、白附子祛风通络；生穿山甲、蟅虫、乳香、没药、三七粉活血化瘀通络；桑寄生、威灵仙、羌活、细辛、桑枝、苏木、丝瓜络温经通络；冰片辛散苦泄，芳香走窜；麝香辛温芳香，通十二经，辛散温通，芳香走窜，通经达络，和冰片同用，直达病所，作为引经药。诸药合用，共奏温经散寒、活血化瘀、祛邪外出、通达经络之功。

30. 斑蝥巴豆膏

【方剂来源】《实用中医药杂志》2001 年

第 6 期。

【适应病证】面神经炎。

【药物组成】斑蝥、巴豆仁各 1.5 克。

【配制方法】上药共研细末，用蜂蜜调成膏糊状即成。

【使用方法】取边长 5～6 厘米的方纱布 4 层，将调好的药物均匀地涂在纱布上，涂布直径 2～3 厘米，敷贴于病侧下关、颊车连线中点略前方，胶布固定。约 2～3 小时后敷贴部位即有灼热感者，揭开纱布一角，如见敷贴处皮肤潮红，似要起疱时，即将纱布揭下，7 天后症状改善不明显则再贴 1 次。

【注意事项】纱布揭掉时注意患侧面部保暖，避免冷风及凉水刺激。敷贴时间切勿过长，如超过 4 小时，敷贴部位可出现微黄色透明小水疱，应立即将纱布揭掉，可外涂龙胆紫，4～7 天结痂脱落，不留瘢痕。病侧皮肤有破溃者禁用。

【临床疗效】共治疗 80 例，治疗时间 1～4 周不等，治愈 78 例，无效 2 例，治愈率 97.5%。治愈者随访半年至 10 年无复发。

【按语】本膏中斑蝥含斑蝥素等多种有效成分，斑蝥素对皮肤、黏膜有刺激作用。巴豆油对皮肤黏膜有极强的刺激，外用可引起皮肤发红、发疱甚至坏死。斑蝥和巴豆均为热性，能祛除风寒，活血散瘀，疏通经络。敷贴本膏能引起敷贴部位发热，迅速改善了局部血液循环，消除组织水肿，从而促进了组织神经功能的恢复。另外，由于药物对局部皮肤和穴位的强烈刺激，可起到类似针灸疗法的效应。敷贴部位恰是面神经在面部呈放射状分布的起始处，因而对支配表情肌的各分支同时产生疗效。

31. 附乌膏

【方剂来源】《中国乡村医药》2001 年第 1 期。

【适应病证】面神经炎。

【药物组成】熟附子 90 克，制川乌 90 克，乳香 60 克。

【配制方法】上药共研细末，过 80 目筛，混合均匀，分成 8～10 包。

【使用方法】临用前每包加生姜末 3 克，放入药面内，用开水调成膏糊状。敷药前，嘱患者用热姜片擦患处至充血为好，再将上膏敷患处（上至太阳穴下至地仓穴），宽约 3 厘米，用纱布敷盖，胶布固定。然后外用热水袋热熨片刻，并注意保暖，禁冷风吹。每日 1 次，10 天为 1 个疗程，连续治疗 1～2 个疗程。

【临床疗效】共治疗 113 例，用药 10 天，口眼㖞斜消失者为治愈，共 101 例；用药 10 天，口眼㖞斜减轻为有效，共 9 例；治疗前后无明显变化者为无效，共 3 例，总有效率为 97.3%。

【按语】面神经炎主要为风邪入络，造成面部气血运行不畅；或身体虚弱，气血不足，经气虚弱，腠理不固，导致经气失宣，血脉瘀阻，经筋失养，筋肌纵缓不收而口眼㖞斜。用附乌膏外敷治疗，用药方便。太阳穴至地仓穴，属足阳明胃经，其与足太阴脾经相表里。脾主运化水谷精微以生养筋肌，若脾失健运则筋肌不收。"人以胃气为本"，胃气不足，则气血不足，经气虚弱，邪气易侵。外敷药物可以刺激经络，加之热敷摩擦，促进血液循环，增加药物吸收，解除血管痉挛，加快面神经炎症的恢复。方中熟附子、制川乌味辛性热，取其辛能行、能散、能通之性，收祛风散寒之效，温补之功；乳香性味辛温，功能活血化瘀，又善行，更能增强祛风散寒之效。诸药配伍，祛风散寒，温中健脾和胃，而使筋肌营养充盈，气血流畅，面神经炎症自消而愈。

九、痉病膏敷方

痉病是以项背强急，甚至口噤、角弓反张为临床特点的一种疾病。可因感受外邪、汗出过多、热盛伤阴、气血亏虚、瘀血痰浊内阻，致气不得运，血不得行，筋脉失去气濡血润挛急所致。

羌活胜湿汤膏（二）

【方剂来源】《实用中医内科大膏药手册》。

【适应病证】痉病，风、寒、湿外邪侵袭，临床表现为头痛，项背强直，恶寒发热，无汗或汗出，肢体酸重，难以转侧，甚至口噤不能语，四肢抽搐，舌苔薄白或白腻，脉象浮紧。感冒、风湿性关节炎、神经性头痛见微热恶寒、无汗脉浮者也可应用。

【药物组成】一组：羌活、独活各30克，藁本、防风、炙甘草、川芎各15克，蔓荆子10克。

二组：生姜、韭白、葱白、榆白、桃枝各6克，苍耳草、益母草、诸葛菜、车前草、马齿苋、地丁各90克，凤仙草、皂角、赤小豆各3克，石菖蒲、花椒、白芥子各1.5克。

【配制方法】将以上两组药物浸泡于2330克芝麻油内，冬十秋七春五夏三日，置锅内慢火熬至药枯去滓，熬药油成，下黄丹收存，再入炒铅粉15克，松香12克，轻粉3克，官桂、木香各1.5克，后入牛胶（酒蒸化）6克，拌匀制成膏，分摊于红布上，折叠备用。

【使用方法】将膏药加温变软，揭开待稍温，贴于大椎穴、阿是穴处。

【注意事项】孕妇禁贴。

【按语】本膏药方中羌活、独活散周身风湿，舒利关节而通痹；防风、藁本发汗止痛而祛肌表之风湿；川芎活血止痛祛风，合蔓荆子升散在上的风湿而止头痛。诸药合用，有祛风散寒、和营燥湿之功。

所贴之大椎穴，系手足三阳经与督脉之会穴，具有疏散风寒、解表通阳、止痛的作用，可治颈项强痛，肩背、腰脊疼痛等症；阿是穴，部位在痛点处取，主治一切痛证。

第七节 气血津液病证膏敷方

一、郁证膏敷方

郁证多由情志不舒，气机郁滞而致病。以心情抑郁、情绪不宁、胸部满闷、胁肋胀痛，或易怒欲哭，咽中如有异物梗阻等为主要症状。

1. 丹栀逍遥丸膏

【方剂来源】献方人朱鸿铭。

【适应病证】气郁化火之郁证，临床表现为性情急躁易怒，胸胁胀满，口苦而干，或头痛、目赤、耳鸣，或嘈杂吞酸，大便秘结，舌质红苔黄，脉象弦数。慢性肝炎、胃炎、神经衰弱、月经不调、经前乳胀、经前期紧张等也可应用。

【药物组成】一组：柴胡、当归、炒白术、白芍、茯苓、生姜各100克，牡丹皮、山栀各90克，炙甘草80克，薄荷20克。

二组：葱白、薤白、韭白、蒜头、艾叶、侧柏叶各6克，槐枝、柳枝、桑枝、冬青枝、菊花各24克，苍耳草、石菖蒲、白芥子、莱菔子、大枣各3克。

【配制方法】将以上两组药物浸泡于3160克芝麻油内，冬十秋七春五夏三日，置锅内慢火熬至药枯去渣，熬药油成，下黄丹收存，再入炒铅粉30克，陀僧、松香各12克，赤石脂、木香、砂仁、宫桂、丁香、雄黄、明矾、轻粉、乳香、没药各3克，拌匀制成膏，去火毒，分摊于红布上，折叠备用。

【使用方法】将膏药加温变软，揭开贴期门穴、太冲穴处。

【注意事项】孕妇禁贴。

【按语】本膏药方中柴胡疏肝解郁，当归、白芍养血补肝，茯苓、白术补中理脾，薄荷、生姜以助疏散条达，牡丹皮、栀子清肝泻火。合而共奏疏肝解郁、理脾、清肝泻火之效。

所贴之期门穴能疏肝理气，活血止痛；太冲穴有疏肝理气、通络活血之功。

2. 半夏厚朴汤膏

【方剂来源】《实用中医内科大膏药手册》。

【适应病证】痰气郁结之郁证，临床表

现为精神抑郁，胸部咽中如有物梗阻，吞之不下，咯之不出，舌苔白腻，脉象弦滑。也可用于梅核气、癔症、胃肠神经官能症，食道痉挛、慢性咽炎等。

【药物组成】一组：半夏、厚朴各45克，茯苓60克，生姜75克。

二组：葱白、槐枝、柳枝、桑枝各36克，凤仙草18克，白芥子、川椒、核桃仁、石菖蒲、白果仁、大枣各9克。

【配制方法】将以上两组药物浸泡于1420克芝麻油内，冬十秋七春五夏三日，置锅内慢火熬至药枯去渣，熬药油成，下黄丹收存，再入肉桂、丁香、降香、白蔻仁各9克，后入牛胶（酒蒸化）36克，拌匀制成膏，去火毒，分摊于红布上，折叠备用。

【使用方法】将膏药加温变软，揭开待稍温，贴于膻中穴、足三里穴处。

【注意事项】孕妇禁贴。

【按语】本膏药方用厚朴、紫苏理气宽胸、开郁畅中，半夏、茯苓、生姜化痰散结、和胃降逆。诸药合用有辛香散结、行气开郁、降逆化痰的作用。

3. 开解六郁膏

【方剂来源】《清宫医案》。

【适应病证】气血痰郁，肺气不畅。

【药物组成】香附30克，郁金30克，枳实、青皮各24克，山甲15克，片姜黄、木香、橘红各18克，红花24克，当归30克，苏梗30克，沉香16克，麝香6克，莱菔子、白芥子各18克，苍术15克。

【配制方法】用麻油980克，将药炸枯，滤去渣，熬油至滴水成珠，兑入黄丹搅匀，收膏去火毒备用。

【使用方法】摊贴肺俞穴、上脘穴。

【注意事项】孕妇禁贴。

【按语】此膏具有理气活血消痰的功效，是清代光绪年间慈禧太后所用膏药。

二、水肿膏敷方

水肿，是因感受外邪，劳倦内伤，或饮食失调，使气化不利，津液输布失常，导致水液潴留，泛滥于肌肤，引起以头面、眼睑、四肢、腹背甚至全身浮肿等为临床特征的病证。

1. 苓甘五味加姜辛半夏杏仁汤膏

【方剂来源】献方人朱鸿铭。

【适应病证】肺气虚寒之水肿，临床表现为头面或四肢浮肿，气短乏力，面色㿠白，形寒畏冷，咳声无力，痰质清稀，舌淡苔白，脉象虚细。也可用于肺虚留饮证。

【药物组成】一组：茯苓60克，甘草、五味子各30克，干姜45克，细辛15克，半夏、杏仁各50克。

二组：生姜、韭白、葱白、榆枝、桃枝各6克，蒜头、柳枝、槐枝、桑枝各12克，苍耳草、益母草、车前草、地丁各15克，凤仙草、皂角、赤小豆各3克，石菖蒲、花椒、白芥子各1.5克。

【配制方法】将以上两组药物浸泡于1330克芝麻油内，冬十秋七春五夏三日，置锅内慢火熬至药枯去渣，熬药油成，下黄丹收存，再入炒铅粉15克，松香12克，陀僧、生石膏各6克，陈壁土、明矾、轻粉各3克，官桂、木香各1.5克，后下牛胶（酒蒸化）6克，拌匀制成膏，分摊于红布上，折叠备用。

【使用方法】将膏药加温变软，揭开贴于喘息穴、膻中穴、玉堂穴处。

【注意事项】孕妇禁贴。

【按语】肺为水之上源，肺气虚寒，不能通调水道，水液潴留，故头面四肢浮肿；肺气虚寒，上不能敷布津液于百脉，下不能煦运于四肢，肺气失于宣化。本膏药方中干姜、细辛、半夏温化肺主寒痰；杏仁、茯苓宣肺行水；五味子收敛肺气；甘草调中益气。

所贴之喘息、膻中、玉堂穴，有宣散与敛肺双向调节作用。

2. 实脾饮膏

【方剂来源】《实用中医内科大膏药手册》。

【适应病证】脾阳虚之水肿，临床表现为眼睑或全身浮肿，脘腹胀闷，腰以下肿甚，食少便溏，小便少，面色萎黄，神倦冷，舌淡苔白滑，脉象沉缓。可用于慢性肾炎、慢性肝炎、早期肝硬化的腹胀、下肢浮肿、腹水，也可用于心力衰竭之轻度浮肿，食欲不振属脾肾阳虚、水滞内停者。

【药物组成】一组：厚朴、白术、茯苓、大腹皮、木瓜、草豆蔻、木香、炮附子、炮干姜各30克，炙甘草15克，生姜5片，大枣1枚。

二组：韭白、葱白、榆白、桃枝各12克，蒜头、柳枝、槐枝、桑枝各24克，苍耳草、益母草、诸葛菜、车前草、马齿苋各30克，凤仙草、皂角、赤小豆各6克，石菖蒲、花椒、白芥子各3克。

【配制方法】将以上两组药物浸泡于2480克芝麻油内，冬十秋七春五夏三日，置锅内慢火熬至药枯去渣，熬药油成，下黄丹收存，再入炒铅粉30克，松香24克，轻粉6克，官桂、木香各3克，后入牛胶（酒蒸化）12克，拌匀制成膏，分摊于红布上，折叠备用。

【使用方法】将膏药加温变软，揭开贴于肾俞穴、水分穴、公孙穴处。

【注意事项】孕妇禁贴。

【按语】本膏药方中附子、干姜、白术、厚朴、草豆蔻、茯苓温运脾阳；大腹皮、木瓜、木香理气行水；生姜、甘草、大枣补中温胃，合而共奏温脾行水之效。

所贴之肾俞穴，为肾气输转之处，能治肾炎、水肿等病；水分穴为泌别清浊之处，主治水病、腹胀、肠鸣等；公孙为脾经之络穴，有调理脾胃的作用，治疗头面浮肿、水肿等病。

3. 行水利湿膏

【方剂来源】《实用中医内科大膏药手册》。

【适应病证】水肿，表现为小便短少，身重神倦，胸闷纳呆，泛恶欲呕，大便稀溏，舌苔白腻，脉象沉缓。

【药物组成】一组：泽泻、茯苓、猪苓、车前子各30克，通草、桂枝各20克，薏苡仁、赤小豆各60克，防己、冬瓜皮、白术各24克。

二组：生姜、韭白、葱白、榆白、桃枝各12克，益母草、诸葛菜、车前草各30克，石菖蒲、花椒、白芥子各3克，皂角、赤小豆各6克。

【配制方法】将以上两组药物浸泡于1570克芝麻油内，冬十秋七春五夏三日，置锅内慢火熬至药枯去渣，熬药油成，下黄丹收存，再入炒铅粉30克，松香24克，金陀僧、生石膏各12克，陈壁土、明矾、轻粉各6克，官桂、木香各3克，后入牛胶（酒蒸化）12克，拌匀制成膏，分摊于红布上，折叠备用。

【使用方法】将膏药加温变软，揭开贴于脾俞穴、肾俞穴、水分穴处。

【注意事项】孕妇禁贴。

【按语】本膏药一组药中之泽泻、猪苓、茯苓、薏苡仁淡渗利水；车前子、通草、赤小豆清热利水；防己、冬瓜皮利水消肿；白术配茯苓健脾化湿；桂枝温化膀胱之气，气化则水行，合而共奏健脾渗湿、行气利水之效。二组药中生姜、葱白、韭白、榆白等开泄腠理，促进药物的透皮吸收；益母草活血利水；白芥子、花椒透达经络。

所贴之脾俞穴，有除水湿、助运化的作用，能治气胀、水肿；肾俞穴、水分穴可治水肿、腹胀。

4. 五苓散膏

【方剂来源】《实用中医内科大膏药手册》。

【适应病证】肾性水肿，膀胱停水证。临床表现为头面或全身水肿，烦渴饮水，水入即吐，脐下悸动，小便不利，或外有表证，头痛发热，舌苔白，脉象数。也可用于肾炎、心力衰竭、肝硬化腹水、急性肾炎水泻之小便不利。

【药物组成】一组：猪苓、茯苓、白术各90克，泽泻150克，肉桂60克。

二组：生姜、韭白、葱白、榆白、桃仁各24克，苍耳草、益母草、诸葛菜、车前草、马齿苋、黄花地丁各30克，凤仙草、赤小豆各6克，石菖蒲、花椒、白芥子各3克。

【配制方法】将以上两组药物浸泡于1210克芝麻油内，冬十秋七春五夏三日，置锅内慢火熬至药枯去渣，熬药油成，下黄丹收存，再入炒铅粉30克，松香24克，轻粉6克，官桂、木香各3克，后入牛胶（酒蒸化）12克，拌匀制成膏，分摊于红布上，折叠备用。

【使用方法】将膏药加温变软，揭开贴于中脘穴、关元穴处。

【注意事项】孕妇禁贴。

【按语】本膏药方中桂枝化气行水；白术健脾燥湿；泽泻、茯苓、猪苓甘淡渗湿，畅利水道，合而共奏化气行水之效。

5. 行水膏

【方剂来源】《理瀹骈文》。

【适应病证】怔忡，干呕而吐（用生姜、半夏为团搽后贴），痞满而痛（贴痛处，或掺黄连、半夏末贴），痰饮（用控涎丹加膏药内贴），水气喘嗽（用苏子、葶苈、半夏、桑皮、木通、黑丑、椒目煎汤抹胸口后再贴膏药），水结胸（用生姜搽后贴或用十枣汤煎汤抹后贴），阳黄疸（贴胸脐），阳水肿满（贴心脐），热胀（贴胸脐），小便黄赤（贴胸脐及脐下，用麦冬、竹叶、木通煎汤抹胸），小腹急满（湿热下注者贴小腹），尿涩不通（用黄芩、车前子、木通、黑山栀等利水之药煎汤洗脐下后贴），大便溏泻（贴脐上），便秘不通（贴脐上及天枢穴），肩背沉重、肢节疼痛（贴背心及痛处），脚气肿痛（贴脐上及痛处）。

【药物组成】一组：苍术15克，生半夏、防己、黄芩、黄柏、葶苈、大戟、芫花、木通、甘遂、浮萍、龟板各90克，白术、龙胆草、羌活、大黄、黑丑头、芒硝、黑栀子、桑白皮、泽泻、发团各60克，川芎、当归、赤芍、川连、郁金、苦参、知母、商陆、枳

实、连翘、槟榔、郁李仁、防风、大腹皮、细辛、杏仁、胆星、茵陈、白丑、花粉、苏子、独活、青皮、陈皮、藁本、葳蕤仁、柴胡、地骨皮、白鲜皮、牡丹皮、灵仙、旋覆花、蒲黄、猪苓、牛蒡子、兜苓、白芷、升麻、川楝子、地肤子、车前子、牛膝、香附、莱菔子、土茯苓、萆薢、生甘草、海藻、昆布、瞿麦、萹蓄、木鳖、蓖麻仁、地龙、土狗、山甲各30克，元胡、厚朴、附子、乌药各15克，滑石120克。

二组：生姜、韭白、葱白、榆白、桃枝各120克，蒜头、柳枝、槐枝、桑枝各240克，苍耳草、益母草、诸葛菜、车前草、马齿苋、黄花地丁鲜者各500克，凤仙草全株干者用60克，石菖蒲、花椒、白芥子各30克，皂角、赤小豆各60克。

【配制方法】将以上两组药物浸泡于15000克芝麻油内，冬十秋七春五夏三日，置锅内慢火熬至药枯去渣，下黄丹收存，再入炒铅粉500克，松香240克，金陀僧、生石膏120克，陈壁土、明矾、轻粉各60克，官桂、木香各30克，牛胶（酒蒸化）120克，拌匀制成膏，分摊于红布上，折叠备用。

【使用方法】将膏药加温变软，揭开待稍温，上贴心口，中贴神阙，下贴丹田或患处。

【按语】本膏药方功专通利水道，可代五苓散、八正散用，凡欲宣导三焦、膀胱二腑者均宜贴用。

6. 逐水膏（三）

【方剂来源】《实用中医内科大膏药手册》。

【适应病证】水肿，胸膜积水，痰饮结聚之喘满壅实证。

【药物组成】甘遂、大戟、芫花、牵牛子各36克，商陆、巴豆各18克，续随子30克，乌桕根皮36克，腹水草30克。辅药：生姜、葱白各18克，泽漆30克，桑枝72克，凤仙、大枣各9克。

【配制方法】用麻油1300克，将上药炸

枯，捞去滓，熬油至滴水成珠，下丹频搅，再下雄黄、枯矾、官桂、丁香、木香、降香、乳香、没药、砂仁、轻粉各9克，牛胶36克（酒蒸化），搅匀成膏后，用厚纸或红布摊涂备用。

【使用方法】将膏药化开，贴于水分、阴陵泉、脾俞、三焦俞、足三里穴上。

【注意事项】孕妇禁贴。

【按语】此膏具有泻下逐水、利尿消肿的功效，然药性猛烈，且多具有一定毒性，故体质虚弱者应慎用，或在内服扶正药的同时贴用。

7. 实脾温肾膏

【方剂来源】《中医外治法简编》。

【适应病证】阴水。

【药物组成】白术、厚朴、木瓜、大腹皮、草果、赤苓、附子各30克，木香、炮姜、甘草各15克，独活、川椒、茴香、吴萸、肉桂、肉蔻仁、紫苏、陈皮、泽泻各21克。

【配制方法】用麻油1330克将上药炸枯，去渣，熬油至滴水成珠，兑入黄丹搅匀收膏。

【使用方法】将膏药化开，贴双肾俞穴上。

【注意事项】阴水患者应忌盐或少食盐。

【按语】遍身肿，不烦渴，大便溏，小便少，此为阴水，故实脾以利水湿，温肾化气以行水。

三、痰饮膏敷方

1. 清心化痰膏（二）

【方剂来源】《外治医说》。

【适应病证】郁痰、惊痰、热痰、燥痰、老痰，痰迷心窍，痰结胸，癫痫以及火证暴病、痰证怪病。

【药物组成】胆星90克，连翘、郁金、黄连、麦冬、生大黄、枳实、橘红、葶苈子、黄芩、朴硝各60克，生地黄、元参、丹参、苦参、川芎、当归、白芍、生蒲黄、杏仁、牡丹皮、桔梗、前胡、知母、贝母、瓜蒌、半夏、槟榔、枳壳、大戟、青皮、天麻、黑栀子、甘遂、黄柏、独活、防风、细辛、旋覆花、芫花（醋炙）、木通、泽泻、车前子、生甘草、木鳖、蓖麻仁、皂角、山甲、干地龙、瓦楞子、羚羊角、犀角、僵蚕、全蝎各30克，滑石120克。辅药：生姜、竹茹、薄荷、石菖蒲各60克，柳枝、竹叶、桑枝、槐枝各240克，凤仙草（全株）、苏子、莱菔子各30克，白芥子15克。

【配制方法】用麻油8000克将上药浸泡，上锅熬枯，去渣，下丹搅匀，熬至滴水成珠，再下生石膏240克，礞石（硝煅）120克，金陀僧120克，青黛、雄黄、明矾各60克，硼砂、朱砂、轻粉各60克，加牛黄清心丸1粒，礞石滚痰丸9克，抱胆丸15克，搅匀收膏。

【使用方法】将膏药化开，贴胸口处。

【注意事项】孕妇禁贴。

【按语】此膏中所用抱胆丸，系由郁金、天竺黄各30克，雄黄15克，白矾9克，以菖蒲汁调不落水猪心血制成。

2. 控涎丹膏

【方剂来源】《实用中医内科大膏药手册》。

【适应病证】悬饮水肿，咳嗽胁痛，瘰疬痰核，关节痹痛。

【药物组成】甘遂、大戟、白芥子各6克。辅药：生姜、韭白、葱白、榆白、桃枝各6克，蒜头、柳枝、槐枝、桑枝各24克，苍耳草30克，石菖蒲3克，益母草、车前草各30克，赤小豆、皂角各6克。

【配制方法】用麻油840克将上药熬枯，捞去渣，熬油成，下丹频搅，再入炒铅粉30克，松香24克，金陀僧、生石膏各12克，陈壁土、明矾、轻粉各6克，官桂、木香各3克，牛胶12克（酒蒸化），搅匀收膏。

【使用方法】将膏药化开，贴于腹结穴、上巨虚穴上。

【注意事项】孕妇禁贴。

【按语】此膏是以十枣汤去芫花、大枣，加白芥子为主药，其中白芥子善祛皮里膜外之痰涎，与甘遂、大戟同用，对痰饮伏于胸膈上下，胁肋疼痛，形气俱实者效佳。此膏尚可治疗胸水、腹水体质壮实者；呛咳而痰涎壅盛者（包括气管炎、肺炎之分泌物过多、阻塞气道者）；慢性淋巴结炎、颈淋巴结核；脚气肿胀；阴疽、附骨疽（寒性脓疡、骨结核）。因此膏能涤痰逐火，故也可用于精神病体质壮实者。

四、虚劳膏敷方

1. 滋肝阴膏（二）

【方剂来源】《实用中医内科大膏药手册》。

【适应病证】肝阴虚证，临床表现为眩晕、头痛、耳鸣，急躁易怒，心烦，失眠，头面烘热，口燥咽干，视物不清，雀目，眼干，或目赤，女子月经失调，舌质红，苔少，脉细弦数。

【药物组成】一组：熟地黄、酸枣仁、麦冬、枸杞、女贞子、龟板、鳖甲、柏子仁各15克，当归、白芍、川芎、木瓜、甘草、钩藤、旱莲草、草决明、山茱萸各10克，制首乌、石决明、生地黄各20克，菊花6克，潼蒺藜12克。

二组：韭白、凤仙花（全株）、益母草、白菊花、干桑叶、芙蓉叶各12克，侧柏叶6克，石菖蒲、木瓜各3克，白芥子、乌梅各1.5克。

【配制方法】将以上两组药物浸泡于1130克芝麻油内，冬十秋七春五夏三日，置锅内慢火熬至药枯去渣，熬药油成，下黄丹收存，再入煅礞石12克，雄黄、青黛各6克，木香3克，牛胶（酒蒸化）12克后入，拌匀制成膏，分摊于红布上，折叠备用。

【使用方法】将膏药加温变软，揭开，贴于肝俞穴、照海穴处。

【注意事项】孕妇禁贴。

【按语】本膏药方一组药中熟地黄、当归、白芍、川芎、制首乌养血柔肝；枣仁、木瓜、生地黄、山茱萸、龟板、鳖甲、麦冬、甘草酸甘化阴，滋养肝阴；石决明、菊花、钩藤平肝潜阳；枸杞、女贞子、旱莲草、草决明、潼蒺藜养肝明目。二组药为药引，可加速一组药物的透达吸收，引药直达病所。

2. 比天膏

【方剂来源】《惠直堂经验方》。

【适应病证】五劳七伤，遍身筋骨疼痛，腰脚软弱，腰痛，痰喘气急，咳嗽，小肠疝气；左瘫右痪，手足麻木；疟疾；男子遗精、白浊，女子赤白带下、月经不调、崩漏；心气痛；偏正头风；走气；寒湿脚气；一切无名肿毒，痈疽发背，及瘰疬、臁疮、杨梅、风毒，跌打损伤，断指折臂，痞块癥瘕。

【药物组成】当归、红花、生地黄、川芎、白芍、苏木各60克，羌活、独活、蓬术（煨）、防风、荆芥、野菊花、骨碎补（去皮毛）、牙皂、苦参、牛膝、三棱（煨）、白薇、山甲（炙）、续断、蝉蜕、全蝎（汤泡3次）、山豆根、地龙（去泥）、甘松、山奈、槐枝、柳枝、桃枝、榆枝、夏枯草、露蜂房各30克，白果3个（去皮壳），南星、半夏各4.5克，男血余90克（皂角水洗），胎发20丸，白花蛇1条（去头尾），桑白皮、连翘、金银花、川贝、山慈菇、木鳖仁、甘草、大黄、桃仁、杏仁、川连（去须）、首乌、五味子、黄芪、合欢皮、象皮、昆布（洗去盐味）、凤凰退各60克，川附子1个，黄芩、射干（洗）、黄柏、乌药、元参、五加皮、天麻、人参、大力子、肉桂、豨莶草各120克（以上为粗末），雄黄60克，银朱18克，朱砂60克，花蕊石60克（为粗末，用硫黄末60克搅匀，入阳城罐内封固炼1周取出），石膏60克（煅），赤石脂60克，自然铜60克（二味倾入银罐内煅红，醋淬7次，埋土中1宿去火毒），云母石60克，乳香90克（同龙骨研），龙骨60克（同自然铜制），阿魏30克（同自然铜制），没药90克（同赤石脂研），血竭75克（同石膏研），儿茶60克（同云母石研），安息香15克，珍珠15克（同安息香研），丹砂30克，牛黄60克（同雄黄研），麝香12克（同银朱18克研），冰片6克（同朱砂研），蟒蛇胆15克（同雄黄研），沉香45克，檀香45克，丁香15克，木香、降香各15克（以上不用火），三七1个，苏合香75克（以上为细末），黄蜡90克，苏合油120克，淘鹅油120克。

【配制方法】用麻油7500克，将粗药浸泡，春五夏秋七冬十日，入锅文武火煎枯，绢滤去渣，又煎油至滴水成珠，下淘鹅油、黄白蜡、苏合油，再下炒过黄丹3500克，柳枝搅匀，试其软硬得所，离火，下细药，冷定，沉水中3日，取起分摊布上备用。

【使用方法】五劳七伤、筋骨疼痛、腰脚软弱者，贴两侧膏肓穴、肾俞穴、足三里穴。腰痛者，贴命门穴。痰喘气急、咳嗽者，贴两侧肺俞穴、华盖穴、膻中穴。小肠疝气者，贴膀胱穴。左瘫右痪、手足麻木者，贴两侧肩井穴、曲池穴。疟疾者，男贴左臂，女贴右臂。男子遗精、白浊，女子赤白带下、月经不调、崩漏者，贴三阴交穴、关元穴。心气痛者，贴中脘穴。偏正头风者，贴风门穴。无名肿毒、痈疽发背、瘰疬、臁疮、杨梅、风毒、跌打损伤、断指折臂、痞块癥瘕者，皆贴病患处。

【注意事项】孕妇禁贴。

【按语】此膏所治病证中之心气痛，即胃脘痛；走气即气窜之病。

3. 涌泉膏（二）

【方剂来源】《外治寿世良方》。

【适应病证】下元虚损，五劳七伤，咳嗽痰喘气急，左瘫右痪，手足麻木，筋骨疼痛，腰脚软弱，男子遗精、白浊，女子赤白带下症。

【药物组成】大海龙1对（雄黑、雌黄长尺余者佳。如无用海马亦可），大生附子1个（重45克，切去芦头，童便、甘草水各浸1日，洗净），零陵香9克，大穿山甲9克（要大片），锁阳9克（上3味均切碎）。

【配制方法】用麻油600克浸药，春五夏三秋七冬十日。用木炭火熬至药枯，去净渣，将油再熬，用槐枝不住手搅，将至滴水成珠，再下阳起石末（制）、麝香各15克，冬虫夏草末、高丽参末、川椒末、母丁香末各9克搅匀，埋土内7天去火毒备用。

【使用方法】每用膏0.9克，摊如硬币大，贴两足心，10日换1次。

【注意事项】孕妇禁贴。

【按语】所贴两足心，为涌泉穴处，此穴系足少阴肾经的井穴，有开窍、安神、镇静作用，能引领诸药入肾、补肾，故以涌泉而命名。

4. 无价宝膏

【方剂来源】《疡科选粹》。

【适应病证】阳虚。

【药物组成】甘草30克，远志、牛膝（去芦）、肉苁蓉（去鳞）、虎骨（炙酥）、川续断（去芦）、鹿茸（炙酥）、蛇床子、天门冬（去心）、生大黄、熟地黄、肉豆蔻（面煨）、川楝子（炒黑）、麦门冬（去心）、紫梢花、木鳖子（去壳）、杏仁（去皮尖）、官桂（去皮）、大附子（去皮）、谷精草各15克，菟丝子、金墨、鸬鹚油各15克，雄黄、龙骨、硫黄、赤石脂、乳香、没药、麝香、木香、阿芙蓉（以上9味缺量），海马2对，石燕子2对，沉香9克，阳起石、蟾酥、丁香各6克。

【配制方法】用麻油620克，将甘草以下共23味煎至黑色，去渣，下飞过黄丹240克，以柳枝不住手搅，频搅至不散为度。再下雄黄以下共4味，稍熬。乳香以下共11味为细末，入膏内搅匀，离火，瓷器盛之，备用。

【使用方法】用缎或皮摊涂膏药贴小腹上，连贴3贴，5日换1次。9日内常饮酒，引谷道肾经气通。再用硬币大小1贴贴脐上。

【注意事项】孕妇禁贴。

【按语】此膏有补阳之功。贴膏药时饮酒以每日不超过60克为宜，且应为低度酒。

5. 补气膏

【方剂来源】《实用中医内科大膏药手册》。

【适应病证】气虚证（脾、肺气虚），表现为倦怠乏力，食欲不振，脘腹虚胀，大便溏泻，甚或浮肿、脱肛，动则气喘、自汗等症。

【药物组成】人参 12 克，党参、明党参各 15 克，黄芪 20 克，黄精 15 克，山药 30 克，白术 12 克，甘草、王浆各 10 克，大枣 12 克，太子参 20 克，扁豆、饴糖、手掌参各 10 克，陈仓米 30 克，人胎盘、金雀根、孩儿参各 15 克。辅药：生姜、葱白、石菖蒲各 6 克，狼把草、金雀花各 15 克，发团 9 克，桃枝 24 克。

【配制方法】用麻油 1070 克将上药浸泡，上锅熬枯，熬油至滴水成珠，下丹频搅，再入炒铅粉 30 克，金陀僧、松香各 12 克，赤石脂、木香、砂仁、官桂、丁香、檀香、雄黄、明矾、轻粉、降香、制乳香、没药各 3 克，龟板胶（酒蒸化）、鹿角胶（酒蒸化）各 6 克，搅匀收膏。

【使用方法】将膏药化开，贴于气海穴、关元穴、足三里穴、膻中穴、肺俞穴上。

【注意事项】孕妇禁贴。

【按语】此膏具有补中益气、健脾养胃之功，然对实邪尚显者，应慎用，以免恋邪为患。

6. 补血膏

【方剂来源】《实用中医内科大膏药手册》。

【适应病证】血虚证，表现为面色萎黄，唇甲苍白，头晕耳鸣，心悸，失眠健忘，女子月经不调，舌质淡，脉细弱。

【药物组成】熟地黄、当归各 45 克，白术 36 克，何首乌 45 克，阿胶 36 克，龙眼肉、桑椹子、枸杞子各 45 克。辅药：生姜、干姜、葱白、韭白、干艾、侧柏叶各 12 克。石菖蒲、莱菔子、大枣、乌梅各 3 克，发团 9 克，桃枝 24 克，透骨草 20 克。

【配制方法】用麻油 1440 克，将上药浸泡，上锅熬枯，去滓，熬油至滴水成珠，下丹搅匀，再下炒铅粉 30 克，金陀僧、松香各 24 克，赤石脂、木香、砂仁、官桂、丁香、檀香、雄黄、明矾、轻粉、降香、制乳香、没药各 3 克，龟板胶、鹿角胶各 12 克（酒蒸化），搅匀收膏。摊涂于皮革、红布或厚纸上备用。

【使用方法】将膏药化开，贴于膈俞穴、心俞穴、肝俞穴、脾俞穴、三阴交穴、足三里穴上。

【注意事项】孕妇禁贴。

【按语】此膏具有滋补养血的功用，然非体虚血亏者应慎用。

7. 补阴膏

【方剂来源】《实用中医内科大膏药手册》。

【适应病证】阴虚证（包括肾阴虚、肺阴虚、胃阴虚、肝阴虚），临床表现为潮热，盗汗，遗精，干咳，咯血，虚热，烦渴，舌绛，苔刺少津，口干，不饥，胃中嘈杂，干呕，两眼干涩，视力减退，头晕眼花等。

【药物组成】沙参、天门冬、麦门冬、玉竹各 30 克，石斛 24 克，枸杞子 30 克，女贞子、桑寄生、鳖甲 24 克，龟板 20 克，百合 24 克，薤仁 20 克，旱莲草 24 克，鸡子黄 20 克，西洋参 24 克。辅药：羊乳根 20 克，葱白、薤白、韭白、干艾、侧柏叶各 6 克，苦丁茶 20 克，楮实子 24 克，乌梅 3 克，苍耳草、凤仙草各 6 克，石菖蒲、大枣各 3 克，发团 6 克，桃枝 24 克。

【配制方法】用麻油 1570 克，将上药浸泡，上锅熬枯，捞去渣，熬油至滴水成珠，下丹频搅，再下炒铅粉 30 克，金陀僧、松香、赤石脂、木香、砂仁、官桂、丁香、檀香、雄黄、明矾、轻粉、降香、没药各 3 克，龟板胶、鹿角胶各 6 克（酒蒸化），搅匀，摊于红布上备用。

【使用方法】将膏药化开，贴于肾俞穴、肺俞穴、中府穴、太溪穴上。

【注意事项】孕妇禁贴。

【按语】此膏具有滋阴补肾、清热生津

的功效，然其中药味大多甘寒滋腻，故痰湿内盛、胸闷食少者应慎用。

8. 秦艽扶羸汤膏

【方剂来源】《实用中医内科大膏药手册》。

【适应病证】肺痨骨蒸，或寒或热，四肢无力，自汗盗汗，咳嗽或音哑咳不出声，脉象虚数。

【药物组成】柴胡18克，秦艽、人参、当归、炙鳖甲、地骨皮各15克，紫菀、半夏、炙甘草、生姜各9克，乌梅3枚，大枣3枚。辅药：葱白6克，桑叶、白菊花、槐枝、柳枝、桑枝各24克，枇杷叶、竹叶、柏叶各6克，百合3克，橘叶6克，凤仙草、莱菔子各3克，花椒1.5克，石菖蒲3克。

【配制方法】用麻油930克，将上药浸泡，上锅炸枯，捞去渣，熬油至滴水成珠，下丹频搅，再下生石膏30克，青黛、海浮石、蛤粉、硼砂、明矾各3克，轻粉3克，牛胶12克（酒蒸化），搅匀收膏，摊涂于布或厚纸上备用。

【使用方法】将膏药化开，贴于肺俞穴、曲池穴上。

【按语】此膏具有清热补虚、除蒸止咳之功效，治虚劳咳嗽。可用于结核病等慢性消耗性疾病的消耗热，其特点是时寒时热，热似内发，自汗盗汗，神疲少食，咳嗽不扬等。

9. 牡蛎散膏

【方剂来源】《实用中医内科大膏药手册》。

【适应病证】体虚卫外不固的自汗出，夜卧更甚，心悸，短气，烦倦，舌淡红，脉细弱。

【药物组成】麻黄根、黄芪、牡蛎各30克，浮小麦60克。辅药：生姜、葱白、韭白、榆白、桃枝各12克，蒜头、柳枝、槐枝、桑枝各24克，苍耳草、益母草、诸葛菜、车前草、马齿苋、黄花地丁各30克，凤仙草6克，石菖蒲、白芥子各3克，赤小豆6克，花椒3克，皂角6克。

【配制方法】用麻油1540克，将上药浸泡，上锅炸枯，去渣，熬油，下丹频搅，再下炒铅粉30克，松香24克，金陀僧、生石膏各12克，陈壁土、明矾、轻粉、官桂、木香各3克，牛胶12克（酒蒸化），搅匀收膏。

【使用方法】将膏药化开，贴于肺俞穴、阴郄穴上。

【注意事项】孕妇禁贴。

【按语】此膏属敛汗药，具有固表敛汗作用，是治表虚不固、虚汗外出的常用膏药。若大汗淋漓不止，有阳虚欲脱之象者，则必须采用回阳的参附汤回阳固脱以止汗，或中西医结合救治，而非此膏所能胜任。

五、吐血膏敷方

吐血是血从胃中经口吐出或呕出，血色多暗红，多夹有食物残渣，并常伴脘胁胀闷疼痛的病证。多因胃中积热，或肝郁化火，脉络瘀滞，逆乘于胃，阳络损伤所致。亦有部分因中气虚寒、血失统摄而致吐血。

1. 九炭泻心汤膏

【方剂来源】献方人朱鸿铭。

【适应病证】胃中积热吐血证，临床表现为脘腹胀满，甚则作痛，吐血色红或紫暗，夹食物残渣，口臭便秘，舌红苔黄腻，脉象滑数。也可用于热毒火盛，迫血妄行之衄血，胃中积热之便血，或三焦积热，壮热烦躁，面红目赤，口疮及湿热黄疸等。

【药物组成】一组：大黄84克，黄连、黄芩各63克，大蓟炭、小蓟炭、荷叶炭、侧柏叶炭、茅根炭、茜草炭、栀子炭、牡丹皮炭、棕皮炭各60克。

二组：生姜、韭白、葱白、榆白、桃枝各12克，蒜头、柳枝、槐枝、桑枝各24克，苍耳草、益母草各60克，白芥子、石菖蒲各3克，赤小豆6克。

【配制方法】将以上两组药物浸泡于3080克芝麻油内，冬十秋七春五夏三日，置锅内慢火熬至药枯去渣，熬药油成，下黄丹收存，再入炒铅粉30克，松香24克，金陀僧、生石膏各 12 克,陈壁土、明矾、轻粉各 6 克,官桂、木香各 3 克,后入牛胶(酒蒸化)12 克,拌匀制成膏,分摊于红布上折叠备用。

【使用方法】将膏药加温变软,揭开,贴于心俞穴、曲池穴、劳宫穴处。

【注意事项】孕妇禁贴。

【按语】本膏药方中大黄、黄连、黄芩苦寒清胃泻火,大黄为治胃有实热而吐血的要药,《血证论·吐血》说:"大黄一味,能推陈致新,……既速下降之势,又无遗留之邪。"大蓟炭、小蓟炭、荷叶炭、茜草炭、侧柏叶炭、白茅根炭凉血止血;棕皮炭收涩止血;栀子炭清肝泻火,配大黄导热下行,折其上逆之势;牡丹皮炭配大黄凉血祛瘀,使血止而不留瘀。合而共奏清热泻火,止血化瘀之效。临床应用表明,本膏药还有降压、镇静和降血脂之功。

2. 龙胆泻肝丸膏(二)

【方剂来源】《实用中医内科大膏药手册》。

【适应病证】肝火犯胃之吐血,临床表现为吐血色红或带紫,口苦胁痛,寐少梦多,烦躁易怒,舌质红绛,脉象弦数。可用于肝胆实火上炎之头痛、目赤、耳聋耳肿,肝经湿热下注引起的小便淋浊涩痛,阴肿阴痒、女子带下。也可用于急性肾盂肾炎、膀胱炎、尿道炎、前列腺炎,肝阳上亢之高血压,三叉神经痛,急性黄疸型肝炎。

一组:龙胆草、泽泻、柴胡、生地黄各 12 克,黄芩、炒栀子、木通、车前子、当归、炙甘草各 6 克。

二组:生姜、葱白、竹叶、柏叶、橘叶各 6 克,桑叶、白菊花(连根)、槐枝、柳枝、桑枝各 24 克,枇杷叶 12 克,凤仙(全株)3 克,花椒、乌梅各 1.5 克。

【配制方法】将以上两组药物浸泡于 760 克芝麻油内,冬十秋七春五夏三日,置锅内慢火熬至药枯去滓,熬药油成,下黄丹收存,再入生石膏 12 克,青黛、海浮石、硼砂、明矾、轻粉各 3 克,后入牛胶(酒蒸

化)12 克,拌匀制成膏,分摊于红布上,折叠备用。

【使用方法】将膏药加温变软,揭开,贴于胆俞穴、期门穴、三阴交穴处。

【注意事项】孕妇禁贴。

【按语】本膏药方中龙胆草泻肝经之实火;黄芩、山栀苦寒泻火止血;泽泻、木通、车前子助胆草清利湿热;当归、生地黄养血益阴,柴胡疏通肝胆,甘草调中解毒,合而共奏泻肝清胃、凉血之效。

3. 黄土汤膏

【方剂来源】《实用中医内科大膏药手册》。

【适应病证】寒郁中宫之吐血,临床表现为胃痛隐隐,泛吐清水,喜热饮,纳食减少,吐血淡紫,面色萎黄,便溏色黑,形寒畏冷,手足不温,舌质淡,脉象软弱。也可用于脾胃虚寒之便血。

【药物组成】一组:甘草、干生地黄、白术、炮附子、阿胶、黄芩各 18 克,灶心黄土 120 克。

二组:生姜、葱白、薤白、韭白、蒜头、艾叶、侧柏叶各 6 克,槐枝、柳枝、桑枝、冬青枝、菊花、桃枝各 24 克,苍耳草、凤仙草、石菖蒲、白芥子、莱菔子、乌梅、花椒各 3 克,发团 9 克。

【配制方法】将以上两组药物浸泡于 1340 克芝麻油内,冬十秋七春八夏三日,置锅内慢火熬至药枯去滓,熬药油成,下黄丹收存,再入炒铅粉 30 克,金陀僧、松香各 12 克,赤石脂、木香、砂仁、官桂、丁香、檀香、雄黄、明矾、轻粉、降香、乳香、没药各 3 克,后入龟胶、鹿胶(俱酒蒸化)各 6 克,拌匀制成膏,分摊于红布上,折叠备用。

【使用方法】将膏药加温变软,揭开,贴于膈俞穴、血海穴处。

【注意事项】孕妇禁贴。

【按语】本膏药方中灶心黄土温中和胃止血;白术、炮附子温阳健脾;阿胶、干生地黄滋阴养血止血;黄芩苦寒坚阴;甘草甘

缓调中。合而共奏养血止血之效。所贴之膈俞穴、照海穴，可治出血性疾患。

4. 止血膏

【方剂来源】《实用中医内科大膏药手册》。

【适应病证】出血症，如吐血、咯血、衄血、便血、尿血、崩漏及创伤出血等。

【药物组成】仙鹤草15克，三七10克，土三七12克，蒲黄10克，茜草、白及各15克，槐角12克，槐花、地榆各10克，灶心土15克，棕榈皮12克，侧柏叶、小蓟、艾叶各10克，地锦草12克，铁苋菜15克，羊蹄根20克，牛角䚡10克，墓头回、万年青根各20克，卷柏12克，藕节、百草霜、血余炭各10克，花蕊石15克，紫珠10克，荠菜花、亘松各15克。辅药：炮姜6克，花生衣、山茶花、蚕豆花各10克，水苦荬15克，锡生藤20克，继木20克，茅根12克，乌梅6克。

【配制方法】用麻油1440克将上药熬枯，去渣，熬油至滴水成珠，下丹频搅，再下赤石脂、紫石英、陈壁土、枯矾、百草霜、发灰各6克，搅匀收膏。

【使用方法】将膏药化开，贴于膈俞穴、中脘穴、肺俞穴、风府穴、涌泉穴、肾俞穴、太溪穴、长强穴、关元穴、血海穴上。

【注意事项】孕妇禁贴。

【按语】此膏具有制止体内或体外出血的功用。若遇大失血而有虚脱者，应首先补气固脱，因为"有形之血不能速生，无形之气所当急固"，然后贴用此膏，达到标本兼顾的目的。

5. 泻心汤膏

【方剂来源】《实用中医内科大膏药手册》。

【适应病证】热毒火盛，迫血妄行之吐血、衄血、便血，脉数有力；三焦积热，壮热烦躁，面红目赤，口疮及湿热黄疸等。

【药物组成】大黄84克，黄连、黄芩各63克。辅药：生姜、韭白、葱白、榆白、桃枝各12克，蒜头、柳枝、槐枝、桑枝各24克，苍耳草、益母草各60克，白芥子、石菖

蒲各3克，赤小豆6克。

【配制方法】用麻油1500克，将上药熬枯，去渣，熬油，下丹频搅后再下炒铅粉30克，松香24克，金陀僧、生石膏各12克，陈壁土、明矾、轻粉各6克，官桂、木香各3克，牛胶12克（酒蒸化），搅匀收膏备用。

【使用方法】将膏药化开，贴于心俞穴、曲池穴、劳宫穴上。

【注意事项】孕妇禁贴。

【按语】此膏功用泻火解毒，除湿泄热，治疗心胃火炽的血热妄行与三焦实热之高热。应用研究表明，其对痢疾杆菌和大肠杆菌都有抑制作用，并有降压、镇静和降血脂的功效。

6. 凉血地黄膏

【方剂来源】《中医外治法简编》。

【适应病证】足阳明胃经热甚之衄血、吐血、咳血、便血，蓄血如狂，漱水不欲咽及阳毒发斑。

【药物组成】大生地黄60克，白芍、黄芩、黄柏、黑山栀、生甘草各30克，牡丹皮、犀角各15克。

【配制方法】用麻油500克，将上药熬枯，去渣，熬油至滴水成珠，下黄丹210克搅匀，候温兑入生石膏120克拌匀，收膏备用。

【使用方法】将膏药化开，衄血者贴眉心，吐血、咳血者贴胸口，便血、蓄血者贴脐下。

【注意事项】孕妇禁贴。

【按语】此膏方即《外科大成》凉血地黄汤加减而成，若便秘尚可加桃仁、大黄。

六、消渴膏敷方

1. 下消膏

【方剂来源】《中医外治法简编》。

【适应病证】消渴。

【药物组成】党参、苦参、黄芪、生地黄、熟地黄、天冬、麦冬、五味子、枳壳、天花粉、黄连、知母、茯苓、泽泻、山药、

牡蛎、乌梅、葛根、浮萍各 30 克。

【配制方法】先将药物装入擦净的雄猪肚内，用麻油 1720 克煎熬，炸至猪肚焦枯，捞去渣，熬油至滴水成珠，下丹搅匀，离火，候温入益元散搅匀，收膏备用。

【使用方法】将膏药化开，摊贴于中脘穴上。

【注意事项】忌食辛辣、醇酒、糖类食物。

【按语】此膏具有滋阴润燥、清热、健脾之功，也可用于糖尿病、尿崩症患者。

2. 地黄元参膏

【方剂来源】《中医外治法简编》。

【适应病证】精血内燥，阴虚燥热。

【药物组成】熟地黄、当归、山药、枸杞子、黄柏、知母、山茱萸、白芍、生地黄、元参、肉苁蓉、麦冬、天花粉、天冬、黄芩各 30 克，五味子、红花、生甘草各 15 克。

【配制方法】用麻油 1490 克，将上药熬枯，去渣，熬油至滴水成珠，兑入黄丹、铅粉各半，搅匀离火，候温入生石膏 120 克，拌匀收膏备用。

【使用方法】将膏药化开，贴胸口或丹田处。

【注意事项】忌食辛辣、醇酒、蔗糖等食品。

【按语】阴精亏虚，燥热偏盛，阴精愈虚燥热愈盛，燥热愈盛阴精愈虚，二者互为因果。此膏在清热生津、益气养阴的基础上，选用补肾益精、健脾活血药，故亦可用于糖尿病患者。

第八节　痹证膏敷方

痹证是因感受风寒湿热之邪引起的以肢体、关节疼痛、酸楚、麻木、重着以及活动障碍为主要症状的病证，临床上具有渐进性或反复发作的特点。其主要病机是气血痹阻不通，筋脉关节失于濡养所致。

1. 宝珍膏

【方剂来源】《医宗金鉴》。

【适应病证】风湿寒痹疼痛（风湿性关节炎疼痛）。

【药物组成】五加皮、生地黄、炒苍术、炒枳壳、莪术、桃仁（去皮）、山奈、当归、川乌（制）、柴胡、防风、刘寄奴、牙皂、川芎、官桂、羌活、威灵仙、赤芍、制南星、制香附、荆芥、白芷、海风藤、藁本、续断、良姜、独活、麻黄（去节）、甘松、连翘、冰片、小茴香、樟脑、制乳香、制没药、阿魏、细辛各 9 克，血余 60 克、炒黄丹 900 克，肉桂、麝香、木香、制附子各 6 克。

【配制方法】用棉籽油 2000 克，将五加皮及其以下 36 味熬至药枯，去滓滤清，加入血余、黄丹熬成膏。再将肉桂及其以下 11 味研细末搅入膏药内，分摊在红布上。大号用膏 15 克，中号用膏 9 克，小号用膏 7.5 克，折叠备用。

【使用方法】将膏药加温化开，贴患处，7 日换 1 次。

【按语】本膏药功能在于祛风逐湿散寒，温通经脉，故能治疗行痹、着痹、痛痹。

2. 熊油虎骨膏（一）

【方剂来源】《慈禧光绪医方选议》。

【适应病证】风寒痹证、痿证。

【药物组成】虎骨（可用狗骨代之）1 架，肉桂 90 克，乳香 180 克，没药、熊油各 150 克，当归 240 克，血余 120 克，香油 7500 克，樟丹 3740 克。

【配制方法】浸泡虎骨 7 日，剔净筋肉 1 日，晒晾虎骨 1 日，炸炼虎骨熬膏 2 日。先将虎骨在芝麻油内炸酥后，再炸当归、血余，出渣后入熊油再炼，将油炼好，下黄丹收存，再将肉桂、乳香、没药共研细末，拌入膏内，分摊红布上，折叠备用。

【使用方法】将膏药加温变软，揭开贴

患处。

【注意事项】孕妇禁贴。

【按语】本膏药方能祛风邪,实腠理,活血疏风,镇痛,故凡风寒痿痹之证,贴之有效。此乃1881年11月22日御医庄守和、李德昌拟方。

3. 熊油虎骨膏药加减方

【方剂来源】《慈禧光绪医方选议》。

【适应病证】肾虚之骨痿风痹。

【药物组成】虎骨(可用狗骨代这)1架、肉桂、巴戟天、独活各90克,乳香18克,没药、熊油各15克,当归240克,血余、杜仲、金毛狗脊、续断各120克,芝麻香油7500克,樟丹3740克。

【配制方法】同熊油虎骨膏(一)方。

【使用方法】同熊油虎骨膏(一)方。

【注意事项】孕妇禁贴。

【按语】本膏为熊油虎骨膏(一)方加入杜仲、狗脊、巴戟、续断、独活等补肾之品,对于肾虚之骨痿风痹,收效更加显著。

4. 祛风活络膏

【方剂来源】《慈禧光绪医方选议》。

【适应病证】肌表、经络受风,麻木疼痛。

【药物组成】白花蛇1盘,全蝎、僵蚕、川乌、细辛、羌活、皂角、南星各15克,白附子24克,豨莶草30克。

【配制方法】将以上药物浸泡于500克芝麻油内,冬十秋七春五夏三日,置锅内慢火熬至药枯去渣,再兑入白铅粉,老嫩合宜,俟凉后再入麝香面6克,搅匀收膏,分摊于红布上,折叠备用。

【注意事项】孕妇禁贴。

【按语】本膏药方以祛风为主,故而首用虫类药深入经隧搜风剔风。其中白花蛇喜窜善走,善行善蜕,治各类风证,以引药至周身难至之处,治疗皮卫风疾。川乌、白附子祛风散寒止痛,余药均能祛风定风。"风善行而数变""风气通于肝",故祛风之药多能活络行血。

5. 附桂万应膏

【方剂来源】《经验良方》。

【适应病证】折伤,腕跌损伤肿疡,溃疡;瘰疬痞块;风寒湿痹;顽疮阴癣;劳伤,筋骨疼痛,腰膝酸软;咳嗽吐痰,憋喘上气;腰疼;左瘫右痪,手足麻木;男子遗精白浊,女子赤白带下,子宫久冷,血崩血漏;偏正头风,各种头痛;疟疾;赤白痢疾;小肠疝气;寒湿脚气;心气痛;走气疼痛;水鼓胀、气胀及风寒腹痛;唇疔及上焦火疡;口眼㖞斜;解颐脱臼。

【药物组成】草乌1000克,川乌500克,白芥子1000克,广姜黄500克,生地黄300克,白及150克,白半夏360克,白芷500克,香加皮1000克,麻黄300克,独活120克,威灵仙240克,细辛根240克,川芎300克,红花1000克,大枫子180克,花椒500克,马钱子360克,石楠叶500克,吴茱萸240克,川续断120克,白附子180克,穿山甲300克,木鳖子390克,干蝉皮50张,木瓜500克,整艾1250克,苏木750克,大茴香500克,苍耳子360克,香附500克,补骨脂120克,牵牛子240克,猪牙皂120克,皂角750克,辛夷花240克,骨碎补120克,苍耳根500克,生南星500克,蛇床子500克,蓖麻子1000克,京三棱500克,干姜1500克,连翘500克,生附子180克,柏油1000克,真降香1000克。

【配制方法】用桐油5000克,猪油1000克,麻油30000克,将以上47味药浸泡,春夏5日,秋冬7日,上火熬枯,滤去滓。药滓置另一锅内烧热,沥出油,将油兑入前锅药油中,再将油熬至滴水成珠,下黄丹4500克,不停地搅1000余下,再入枯矾90克,扫盆300克,水银(铅制透)240克,生南星180克,甘松120克,没药180克,炒铅粉90克,乳香180克(以上8味研极细无声,和入),搅百余下,加广胶180克(用冯了性药酒炖融),搅1000下,收膏听用。临摊时加入川天雄120克,肉桂240克,公丁香360克，吴茱萸180克，细辛根180克，西土150克（以上8味亦研极细末，以无声为度），搅匀。每贴9克重，约摊贴4500贴。

【使用方法】劳伤，筋骨疼痛，腰膝酸软者，贴两侧膏肓穴、肾俞穴、足三里穴。咳嗽憋喘者，贴肺俞穴、华盖穴、膻中穴。腰疼者，贴命门穴。左瘫右痪，手足麻木者，贴肩井穴、两侧曲池穴。男子遗精白浊，女子赤白带下、子宫久冷、血崩血漏者，贴关元穴。头痛头风者，贴风门穴、两侧太阳穴。疟疾者，贴天府穴、间使穴，男子贴左，女子贴右。赤白痢疾者，贴丹田穴。小肠疝气者，贴膀胱穴。寒湿脚气者，贴足三里穴。心气痛者，贴中脘穴。走气疼痛者，贴章门穴。水鼓胀、气胀及风寒腹痛者，贴神阙穴。唇疔及上焦火疡者，贴涌泉穴。口眼㖞斜者，"左贴右，右贴左"。解颅脱白者，贴两颊。余症贴患处。每次可贴20日。

【注意事项】孕妇禁贴。

【按语】此膏为旧时军旅中常用膏药，与行军万应膏相仿。如贴处发痒起疹，是为病邪外出，勿用指甲搔抓，宜以生姜刮之，不可频揭。

6. 散阴膏

【方剂来源】《理瀹骈文》。

【适应病证】风寒湿痹，筋骨疼痛，下焦寒湿，阴疽，寒毒，痰核，冻疮，跌打闪挫。

【药物组成】生附子15克，白附子120克，生南星、生半夏、生川乌、生麻黄、生大黄、羌活、苍术各90克，川芎、当归、姜黄、细辛、防风、甘遂、延胡索、威灵仙、乌药各60克，独活、五灵脂、黑丑、荆芥、三棱、莪术、藁本、赤芍、白芍、紫苏、香附、白芷、青皮、陈皮、天麻、秦艽、枳实、厚朴、槟榔、远志、益智仁、杜仲、牛膝、川续断、紫荆皮、桂皮、五加皮、木瓜、吴茱萸、蛇床子、补骨脂、大茴、巴戟、胡芦巴、巴豆仁、杏仁、桃仁、苏木、

红花、草果、良姜、皂角、骨碎补、自然铜、刘寄奴、马鞭草、大戟、商陆、芫花、防己、甘草、木鳖子、蓖麻仁、生山甲、蜂房、全蝎、蛇蜕、荜茇、甘松、山奈、黄连、黄柏各30克，发团60克，炒蚕沙72克，干地龙10条，生姜、葱白各1000克，韭白、蒜头、桑枝、苍耳草各500克，凤仙草（全株）1250克，槐枝、柳枝、桃枝各240克，干姜、艾叶、侧柏叶各120克，炮姜、石菖蒲、胡椒、川椒、白芥子各60克。

【配制方法】用麻油17500克按春五夏三秋七冬十日，将上药浸泡，熬枯去滓，熬油，下丹频搅，再下松香240克，金陀僧120克，陈壁土、赤石脂（煅）各60克，雄黄、明矾、木香、丁香、降香、乳香、没药、官桂、樟脑、轻粉各30克，牛胶120克（酒蒸化），苏合油30克搅匀。临用时也可加麝香末贴之。

【使用方法】三阴寒证者，贴神阙穴、命门穴，或贴背心、臂弯、膝盖等处。阴毒者，贴神阙穴。寒痢者，贴神阙穴、命门穴。假阳实阴证者，贴脐上，再加吴茱萸末贴心下。杂中寒者，贴背心、神阙穴。男女房劳阴证者，加肉桂、丁香、吴茱萸、附子、胡椒、麝香，贴背心、对脐、神阙及两膝。心腹痛者，贴背心、神阙、命门穴。阴疽者，加干姜、附子、茵陈末，贴神阙穴。阴寒水肿者，贴脐上。寒胀者，加干姜、厚朴、官桂末，贴神阙穴。寒泻者，加干姜、附子、益智仁、丁香末，贴神阙穴。三阴疟者，贴第3胸椎。寒实结胸者，贴痛处，重者加肉桂、巴豆霜、蟾酥、轻粉、麝香末后贴痛处。脊背腰膝痛者，先用生姜擦痛处，贴此膏。寒疝者，贴脐下。寒湿脚气者，贴足三里穴及足背中间。女子白带者，贴神阙穴、命门穴；子宫冷者，先用蛇床子煎水洗阴部，再将此膏贴神阙穴上。小儿慢脾风者，贴神阙穴、命门穴；久寒癖积者，加八仙丹贴患处。一切风寒湿痹，如漏肩风、鹤膝走注、历节瘫痪并麻木诸症，皆先用生姜

擦后贴患处。

【注意事项】孕妇及实火实证者禁贴。

【按语】此膏可代五积散、三痹汤，但心区不宜轻易贴用。因此膏力大效宏，轻症应用小贴，非重症不可轻用大贴。

7. 家传两圣膏

【方剂来源】《外科大成》。

【适应病证】手足麻木，遍身筋骨疼痛，咳嗽痰喘，疟疾，痢疾，痞块，跌打损伤，痈肿瘰疬，顽疮结毒。

【药物组成】白术、苍术、当归、川芎、赤芍、生地黄、熟地黄、甘草节、陈皮、半夏、香附、枳壳、乌药、何首乌、白芷、知母、杏仁、桑白皮、金银花、黄连、黄芩、黄柏、大黄、白蒺藜、栀子、柴胡、连翘、薄荷、威灵仙、木通、桃仁、元参、桔梗、白鲜皮、猪苓、泽泻、前胡、升麻、五加皮、麻黄、牛膝、杜仲、山药、益母草、远志、川续断、良姜、藁本、青风藤、茵陈、地榆、防风、荆芥、青皮、两头尖、羌活、独活、苦参、天麻、南星、川乌、草乌、文蛤、巴豆仁、芫花各45克，细辛、贝母、僵蚕、大枫子、穿山甲各30克，蜈蚣21条，苍耳子21个，虾蟆7个，白花蛇15克，地龙、全蝎、海桐皮、白及、白蔹各15克，木鳖子240克，桃枝、柳枝、榆枝、槐枝、桑枝、楝枝、杏枝各21寸，血余120克。

【配制方法】用麻油6500克将上药浸泡，入大锅内慢火熬至药枯浮起，停火，捞净药渣，将药油称准，将锅洗干净，用细绢滤药油入锅内，清净为度。下血余入油中慢火煎熬，待血余浮起，用柳棒挑起来视之，若血余眼看似膏状，即是血余已熔化。每净油500克，先下飞过黄丹195克，徐徐投入，火加大些，然后每净油500克，再下黄丹15克，不停地搅，待锅先发青烟，后有白烟叠叠旋起，气味香馥时，即膏已成，立刻停火。取膏少许置水中，试其软硬适中，如老则加熟油，如稀则加炒丹少许，渐渐加火，务要冬夏老嫩得所为佳。端锅离火后，搅至

烟尽，下乳香、没药、血竭各30克，轻粉24克，潮脑、龙骨各60克，海螵蛸15克，冰片、麝香各6克，雄黄60克（以上10味共为细末），搅匀后倾入水中，用柳木棍搂成块，再换冷水洗片时，继用柳木棍搂成块，又换冷水浸拔，收膏备用。

【使用方法】临用时将置铜勺内熔化摊贴。遍身筋骨疼痛，腰脚酸软无力者，贴膏肓穴、肾俞穴。痰喘、气急咳嗽者，贴肺俞穴、华盖穴、膻中穴。左瘫右痪、手足麻木者，贴肺俞穴、曲池穴、足三里穴。痢疾水泻者，贴气海穴。疟疾者，贴第7颈椎。腰痛者，贴命门穴。头风者，贴风门穴。心气痛者，贴中脘穴。寒湿脚气者，贴足三里穴。胸腹胀闷者，贴中脘穴。痞疾者，先用面做圈，围痞块上，入皮硝30克，用纸盖上，用熨斗在纸上熨热，除去皮硝，贴上膏药再熨，至出汗并觉腹内热始停熨。跌打损伤者，贴患处。凡内外诸症者，贴膏药后要用热布熨之。疥癣疹癞等症者，用膏药贴神阙穴后熨之，出汗为度；血瘀痞疾者，贴时加马芡膏60克。

若用细绢摊膏，细绢需用鸡子清浆涂之。若用布摊膏，布需用松香、黄蜡涂过。若用狗皮摊膏，狗皮要用水洗去硝气。用油纸摊膏，油纸要用甘草汤或加槐枝煮过再摊用。

附表棉纸法：用杭州毛头纸，每麦面500克，加核桃大白矾1块，打成稀糊，量加小粉表之，则软白而不洇。

制油纸法：将生桐油、熟猪油各等量搅匀，加入麻子仁数粒、铅粉3克（两味共研末）打匀，用棉花蘸油刷纸上令遍，然后将纸铺好压之，须频换防止粘连。

【注意事项】孕妇禁贴。

【按语】此膏为《外科大成》作者祁坤之家传膏药方。

8. 琼花膏

【方剂来源】《外科大成》。

【适应病证】筋骨疼痛，腰腿疼痛。

【药物组成】闹羊花根皮45克，五加皮60

克,当归身 60 克,威灵仙 30 克,防风 45 克,荆芥、元参、天花粉各 45 克,甘草 30 克。

【配制方法】用麻油 1500 克将上药浸泡,上锅熬枯,去渣,熬油至滴水成珠,下铅粉适量,搅匀收膏,置水中退火毒 7 日,取出备用。

【使用方法】将膏药化开,贴于患处。

【注意事项】孕妇禁贴。

【按语】此膏亦为祁坤之经验方,适用于筋骨、腰腿疼痛之轻症者。

9. 神秘万金膏

【方剂来源】《寿世保元》。

【适应病证】风寒湿气所浸,跌打闪挫损伤,一切疼痛;哮喘咳嗽,泻痢,头痛,眼痛;一切无名肿毒,疔疮,发背,疮疖湿毒,臁疮初期。

【药物组成】草乌、川芎、大黄各 18 克,当归、赤芍、白芷、连翘、白及、白蔹、乌药、官桂、木鳖子各 24 克,槐枝、柳枝、桃枝、桑枝、枣枝各 12 克。

【配制方法】将上药制成粗末,用麻油 1000 克浸泡 1 宿,上火熬至药焦色,以生丝绢滤去渣,用文武火熬油至滴水成珠,下炒黄丹 360 克,下丹时要徐徐搅匀,再熬至滴水不散为度。后下乳香、没药末各 12 克,搅匀收膏备用。

【使用方法】将膏药化开,哮喘咳嗽者贴背心,泻痢者贴神阙穴,头痛、眼痛者贴太阳穴,其余病证者贴患处。

【注意事项】孕妇禁贴。

【按语】因将药物制成粗末,故用油浸药一宿即可煎熬。

10. 祛风湿膏

【方剂来源】《实用中医内科大膏药手册》。

【适应病证】风寒湿邪侵袭所致的各种痹证,包括行痹、痛痹、着痹、热痹等。

【药物组成】独活 10 克,五加皮、威灵仙各 12 克,木瓜、秦艽各 10 克,豨莶草 12 克,臭梧桐 10 克,乌梢蛇 6 克,海风藤 12 克,络石藤 15 克,海桐片、伸筋草、千年

健、老鹳草各 12 克,穿山龙 10 克,苍耳子 12 克,松节、蚕沙各 10 克,白花蛇、虎骨各 6 克,石楠叶 10 克,钻地风、两头尖各 15 克,透骨草 30 克,丝瓜络、九节茶各 10 克,徐长卿 12 克,羌活 10 克,菝葜 15 克。辅药:葱白 60 克,韭白、桑枝各 30 克,凤仙花 60 克,槐枝、柳枝各 24 克,干姜、艾叶各 12 克,石菖蒲、胡椒、川椒各 6 克。

【配制方法】用麻油 1820 克将上药浸泡,上锅熬枯,去渣,熬油至滴水成珠,下丹频搅,再入松香 24 克,金陀僧 12 克,陈壁土、赤石脂(煅)各 6 克,雄黄、明矾、木香、丁香、降香、乳香、没药、官桂、樟脑、轻粉各 3 克,牛胶 12 克(酒蒸化),苏合香油适量搅匀收膏备用。

【使用方法】临用时将膏药化开,掺麝香末少许,贴八髎(指双侧上、次、中、下 8 个穴位)、阿是穴(即天应穴,也称压痛点)上。

【注意事项】孕妇禁贴。

【按语】此膏中药味大都辛散、温燥,故阴亏、血虚的痹证患者用之,应加入养阴补血药,或改用独活寄生汤膏。

11. 当归四逆汤膏(二)

【方剂来源】《实用中医内科大膏药手册》。

【适应病证】血虚受寒,手足厥冷,舌淡苔白,脉沉细欲绝。寒入经络而又兼有血虚的腰腿疼痛、寒疝。

【药物组成】当归、桂枝、白芍各 36 克,细辛、炙甘草各 24 克,通草 12 克,大枣 20 枚。辅药:生姜、干姜、葱白、韭白、蒜头、干艾、侧柏叶各 6 克,槐枝、桑枝、冬青枝各 24 克,凤仙草、白芥子、石菖蒲、乌梅各 3 克,桃枝 24 克。

【配制方法】用麻油 1300 克将上药浸泡,上锅熬枯,去渣,熬油至滴水成珠,下丹频搅,再入炒铅粉 30 克,金陀僧、松香各 12 克,赤石脂、木香、砂仁、官桂、丁香、檀香、雄黄、明矾、轻粉、降香、乳香、没药各 3 克,搅匀收膏。

【注意事项】孕妇禁贴。

【按语】此膏具有养血通脉、温经散寒的功用，可用于风湿性关节炎、血栓闭塞性脉管炎、肢端红痛症（雷诺病）、月经不调、痛经等。

12. 小活络丹膏（二）

【方剂来源】《实用中医内科大膏药手册》。

【适应病证】风寒湿痹，肢体疼痛，麻木拘挛。

【药物组成】胆南星、川乌、草乌、地龙各180克，制乳香、没药各60克。辅药：生姜、葱白、韭白、蒜头、槐枝、柳枝、桑枝各60克，石菖蒲、莱菔子、干姜各12克，佛手、川椒各6克，凤仙草24克。

【配制方法】用麻油4180克将上药浸泡，上锅熬枯，捞去渣，熬油至滴水成珠，下丹搅匀后，再入官桂、木香、丁香、砂仁、檀香各6克，牛胶12克（酒蒸化），搅匀收膏。

【使用方法】将膏药化开，贴上髎穴、阳陵泉穴上。每次贴用15天，揭下后，休息3天，再换新膏药贴15天。

【注意事项】孕妇禁贴。

【按语】此膏具有祛风活络、除湿止痛的功用，治疗风寒湿痹或中风，痰湿瘀血，留滞经络，日久不愈，腿臂筋脉拘挛，屈伸不利，或麻木不仁、疼痛。可用于脑出血后遗症的半身不遂与慢性关节炎的关节疼痛、筋脉拘挛等。连续贴用2个疗程约1个月后，应化验小便，若尿中出现蛋白微量，则应立即停止贴用。

13. 清痹膏

【方剂来源】《中医外治杂志》2000年第1期。

【适应病证】热痹。

【药物组成】生石膏3份，黄柏2份，生大黄1.5份，生栀子1.5份，黄芩1份，防己1份。

【配制方法】上药研细，加凡士林调成膏。

【使用方法】将药膏涂患处，2天换药1次。

【临床疗效】治疗74例，显效69例，有效5例。

【典型病例】谢某，男。双侧膝、踝关节红肿热痛4天。外敷清痹膏2天后，关节红肿明显消退，关节已能活动。6天后红肿热痛俱消，关节活动基本正常。10天后临床痊愈。

【按语】热痹的四大特点是红、肿、热、痛，其病机为湿热留着关节，并以热为甚。清痹膏组方立意为清热燥湿，除痹止痛。本膏用于临床多年，未遇一例用之无效者，且始敷后顿觉患处凉爽，热灼感锐减，3天诸症减大半，平均三敷后临床病愈。

14. 通痹膏

【方剂来源】《中医外治杂志》2003年第4期。

【适应病证】痹证。

【药物组成】羌独活各30克，制川乌20克，制草乌20克，麻黄20克，马钱子20克，细辛10克，乳香10克，没药10克，麝香3克，冰片3克，柳枝、杏枝、桑枝、榆枝、桃枝、杨枝、槐枝各100克，毒蜘蛛3克，龟龄集粉20克。

【配制方法】将香油2500克置铁锅内加热至沸，而后将上药部分根据性质不同分别投入油锅内加热煎炸，并不断地搅拌使药物有效成分析出，锅内药料熬至外表焦褐，内部焦黄即可，捞出药渣，过滤药油，取药物再炼，炼至滴水成珠时下丹600克即成药膏，冷水浸泡5天，祛其火毒，再将冰片、细辛、蜘蛛、制乳没研粉，合龟龄集粉，入膏拌匀，分装成张。

【使用方法】将膏贴于痛处，3天更换1次。

【临床疗效】本膏治疗风湿性关节炎50例，总有效率达90%。治疗类风湿关节炎50例，总有效率也达90%。

【典型病例】王某，女。四肢关节肿痛半年，血沉35毫米/小时，抗链球菌溶血素O≥1：500（＋），诊断为风湿性关节炎。予本膏药外贴膝关节，2周后疼痛渐渐消失，1年后随访未复发。

【按语】通痹膏以祛风除湿、逐寒蠲痹通络为主，兼以补肾，养气血，标本兼顾。方以羌独、麻黄、细辛等祛风散邪，胜湿止痛，川乌、草乌、马钱子逐寒启闭，温经止痛；杨、柳、桃、杏、桑、榆、槐7种树枝功擅通经络、利关节、除风湿、止痹痛；龟龄集粉则以补肝肾、养气血而著称；麝香、冰片芳香，走窜入络，通关开闭，麝香除本身的治疗作用外，还具有载药入里之功。而毒蜘蛛一味《长少药解》谓其"破瘀消肿"，用治气血不通之痹证，最是适宜。

15. 拔脓膏

【方剂来源】《中国民间疗法》2004年第1期。

【适应病证】痹证。

【药物组成】生草乌、生川乌、生南星、生半夏、荜茇各7.5克，蟾蜍3克，胡椒2.5克。

【配制方法】上药共研细末，混合均匀，贮瓶备用。

【使用方法】用时取高度白酒与药粉调成稠膏状，捏成直径1厘米，厚0.3厘米。每次取1~5个穴位（压痛点），放上药饼，再加用医用胶布固定，保留24小时后揭开药

饼即可看见脓液，用棉签挤压出脓液，然后涂上万花油或用芦荟块贴用胶布固定，不需服消炎药，2~3天后出脓处干涸，5~7天结痂脱落。一般间隔10天后可再次敷药。

【临床疗效】共治疗200例，一般经敷治1~3次可愈。

【典型病例】唐某，女性，37岁，1990年4月10日初诊。患者感全身胀痛，经多方治疗效果不佳，中医诊为湿重瘀阻。诊见皮肤黧黑带青，舌质紫暗，苔黄腻，脉弦数。即予拔脓法，取百会、大椎、神阙穴；风池、肩井、曲池、手三里、环跳、阳陵泉、承山、三阴交等穴位。当晚患者上半夜一身发热，坐立不安，下半夜感觉发冷。次日复诊，每穴均有不同程度的脓液流出，少则0.2毫升，多则2毫升，尤以神阙穴为多，而自觉身体舒服、轻松。再经3个月的治疗痊愈。

【按语】痹证多为风寒湿邪侵袭经络，由于营卫先虚，腠理不密，邪气乘虚内袭，正气为邪所阻不能宣行，因而留滞。气血凝涩，久而成痹，不通则痛。由于经络瘀阻，复遇风寒湿气客之，久之瘀积化热，热郁化脓。利用拔脓法可将大病化为小病，如颈椎病引起的肩背胀痛者，常经理疗、针灸、拔罐、推拿、按摩等难以治愈，用此法1~2次即可愈。本法省时简便，且愈后不留瘢痕。

第九节　虫病膏敷方

1. 驱虫膏

【方剂来源】《实用中医内科大膏药手册》。

【适应病证】肠寄生虫病。临床表现为脐腹作痛，不思饮食，善饥多食，面色萎黄，或面生虫斑，呕吐清水，舌苔少腻，脉象微细。

【药物组成】一组：使君子、苦楝根皮、大蒜、南瓜子各60克，槟榔、贯众、雷丸、榧实、鹤虱、芜荑、鹤草芽各40克。

二组：葱白、韭白、红凤仙、白凤仙、槐枝、柳枝、桑枝各30克，榆枝、桃枝

（均连叶）各24克，石菖蒲、莱菔子各6克，佛手、小茴香、艾叶各3克。

【配制方法】将以上两组药物浸泡于2370克芝麻油内，冬十秋七春五夏三日，置锅内慢火熬至药枯去渣，熬药油成，下黄丹收存，再入松香、生石膏各12克，陈壁土、明矾各6克，雄黄、轻粉、砂仁、白芥子、川椒、木香、檀香、官桂、乳香、没药各3克，后入牛胶（酒蒸化）12克，或加苏合油，拌匀制成膏，去火毒，分摊于红布上，折叠备用。

【使用方法】将膏药加温变软，揭开加麝香少许，贴于神阙穴、天枢穴处。

【注意事项】孕妇禁贴。

【按语】本膏药方一组药中使君子为驱蛔虫要药，可治蛔虫性腹痛、小儿疳积；槟榔可治绦虫、姜片虫、蛔虫、蛲虫病；苦楝根皮杀虫止痛，以驱蛔虫更有效；雷丸驱绦虫与钩虫；榧实、贯众、南瓜子驱杀绦虫；芜荑驱杀蛔虫与绦虫；大蒜可治钩虫及蛲虫病。诸药合用，以加强杀虫止痛之效。二组药引药入肠道，以助杀虫止痛之效。

2. 乌梅丸膏

【方剂来源】《实用中医内科大膏药手册》。

【适应病证】蛔虫病之寒热错杂证，临床表现为腹痛阵作，喜温喜按，或腹部瘕聚，坐卧不安，四肢逆冷，心烦喜呕，或吐蛔虫，面色乍赤乍白，口唇常红，或口渴欲饮，得食痛甚，或得食即呕，舌苔白或黄，脉弦。也可用于肠蛔虫症、胆道蛔虫症、慢性肠炎、慢性痢疾以及过敏性结肠炎而属于脾胃虚弱、寒热错杂者。

【药物组成】一组：乌梅、黄连各48克，细辛、人参、黄柏、炮附子各18克，干姜30克，蜀椒、桂枝、当归各12克。

二组：生姜、葱白、韭白、薤白、蒜头、凤仙草、槐枝、柳枝、桑枝各30克，榆枝、桃枝各24克，石菖蒲、莱菔子、干姜各6克，佛手、艾叶、小茴香各3克。

【配制方法】将以上药物浸泡于1740克芝麻油内，冬十秋七春五夏三日，置锅内慢火熬至药枯去渣，熬药油成，下黄丹收存，再入松香、生石膏各12克，陈壁土、明矾各6克，雄黄、轻粉、砂仁、白芥子、川椒、木香、檀香、官桂、乳香、没药各3克，后入牛胶（酒蒸化）12克，拌匀制成膏，去火毒，分摊于红布上，折叠备用。

【使用方法】将膏药加温变软，揭开，贴于神阙穴上。

【注意事项】孕妇禁贴。

【按语】本膏药方中乌梅酸能制蛔；川椒、细辛能伏虫而温脏寒；黄连、黄柏苦能降蛔而清里热；桂枝、附子、干姜温阳祛寒以安其虫；人参、当归补养气血以扶其正，是寒温并用，邪正兼顾主治。

3. 杀虫膏

【方剂来源】《中医外治法简编》。

【适应病证】肠寄生虫病。

【药物组成】桃枝、李枝、梅枝、桑枝、石榴枝取向东的各7茎，青蒿30克，苦楝根7寸，生蓝叶7片，葱白连根7根，黑丑（半生半熟）30克，大黄15克，槟榔24克，醋炒三棱、煨莪术、雷丸、芜荑、使君子、木香、甘遂、皂角、五灵脂、雄黄各9克，明矾、轻粉、朱砂各3克。

【配制方法】用麻油1080克将上药炸枯，去渣，熬油至滴水成珠，兑入黄丹搅匀，再入雄黄、明矾、轻粉、朱砂拌匀，候冷加麝香少许搅和，摊贴油纸上备用。

【使用方法】将膏药化开，贴神阙穴上。

【注意事项】孕妇禁贴。

【按语】此膏具有杀虫之功，也可用于脑囊虫病，贴于患处。

第十节　癌症膏敷方

中医的"癌"与"岩"通，是指体内发现肿块，表面高低不平，质地坚硬，宛如岩石而言。癌的发病主要由于脏腑阴阳气血的失调，在正虚的基础上，外邪入侵，或痰、湿、气、瘀等搏结日久，积滞而成。

凡以治疗肿瘤的药物制成的膏药，称为抗癌膏药。

一、乳腺癌（乳岩）膏敷方

《外科正宗》在论述乳岩中指出："初如豆大，渐若棋子，半年一年，二载三载，不痛不痒，渐渐而大，始生疼痛，痛则不解，日后肿如堆栗，或如覆碗，紫色气秽，渐渐溃烂，深如岩穴，凸者如泛莲，疼痛连心，出血则臭，其时五脏俱衰，四大不救，名曰乳岩。"乳岩即西医学所指之乳腺癌。

1. 结乳膏（二）

【方剂来源】《全国中药成药处方剂》（天津方）。

【适应病证】妇女乳痈肿痛，瘰疬结块，红肿坚硬以及乳岩等。

【药物组成】韭菜汁、铜绿、血竭、没药、乳香各113克，信石68克，麝香14克。

【配制方法】先取香油7200毫升，置于铁锅内加热熬炼，同时不停地用铁漏勺撩油，使浓烟随之散发，炼至白色烟转浓时，蘸取少许，滴入水中成珠，待吹之不散，立即停止加热，或将锅取下。另取炒过去掉潮气的铅丹2700克，用铁铲徐徐撒入锅中，同时用木棒不停搅动至烟尽。随后将搅匀的膏油立即倾入冷水中，搅至成坨，分成500～1500克的小坨，放入冷水中浸泡10～15日，每日换水1～2次，以去火毒，继之可研兑细料。其方法是将铜绿、血竭、乳香、没药、信石分别轧成细粉，合匀过80～100目筛；然后再将麝香置于乳钵内研细，同铜绿等细粉陆续配研，和匀过筛，即成细料。取膏油加热熔化，兑入韭菜汁，微炼，晾温，加入细料搅匀后即可摊膏，每张膏重3克。

【使用方法】温热化开，贴于患处。

【注意事项】用药期间要情绪舒畅，忌食辛辣刺激食物。本品有大毒，切忌入口。

【按语】本品具有消肿软坚，化瘀止痛之功，对乳痈之初起及乳岩之初期有治疗作用。

2. 五灰膏

【方剂来源】《医学正传·疮疡》。

【适应病证】乳岩已溃者。

【药物组成】桑柴、秫秸、茄根、荞麦秸均烧灰各取2份，石灰（风化）1份。

【配制方法】上药淋水熬煎，取液入瓷罐收贮。

【使用方法】洗患处。

【按语】本方应与金宝膏同用，先以本膏洗涤患处后，再涂以金宝膏。

3. 金宝膏

【方剂来源】《医学正传·疮疡》。

【适应病证】乳岩已溃者。

【药物组成】桑柴灰5碗（用草纸1层，皮纸2层，铺放罗底，次置灰于上，用沸汤10碗淋汁），穿山甲（煨胖）60克，信砒（另研）6克，杏仁（去皮，同信砒、穿山甲研细）7枚，生地黄60克，辰砂（另研）3克，粉霜（另研）、麝香各1.5克。

【配制方法】将灰汁滤澄清，下锅煎浓，下甲末，候焦干一半，下麝香，次下粉霜，干及九分，下辰砂，候成膏，下炒石灰粉，以成块子，即收入小瓶内，勿见风。

【使用方法】涂患处。

【注意事项】本方需与五灰膏同用。

【按语】《医学正传·疮疡》中说："奶岩……如成疮之后，则如岩穴之凹，或如人口有唇，赤汁浓水浸淫胸胁，气攻疼痛，用五灰膏、金宝膏，去其蠹肉，生新肉，渐渐收敛。"本方能去腐肉朽肉，不伤良肉新肉，系较为安全而有效地促使乳岩溃烂愈合的一张药方。

4. 消岩膏

【方剂来源】高允旺著《偏方治大病》续编2005年1月第1版68页。

【适应病证】乳腺癌。

【药物组成】蒲公英100克，半枝莲60克，川贝母30克，山慈菇40克，香附30克，南星20克。

【配制方法】上药共研细末，用醋调和如糊状。

【使用方法】取消岩膏摊贴于肿块上，用胶布固定而不致移动脱落，每日1次，致肿块消除为止。

【按语】乳腺癌为妇女癌症多发病，早期无自觉症状，在无意中或体检中可扪及乳房硬块，凹凸不平，质地坚硬，渐进性增大，不易推动，乳头抬高并渐内陷，使用消岩膏可化瘀消癌。

二、癌症疼痛膏敷方

1. 抗癌膏

【方剂来源】《实用中医内科大膏药手册》。

【适应病证】肺癌、鼻咽癌、食管癌、胃癌、肠癌、肝癌、乳腺癌、膀胱癌、白血病。

【药物组成】一组：常春花、喜树、黄独、白英、龙葵、天葵、蜂房、葵树子、蟑螂、猢狲根、菝葜各 20 克，半枝莲 40 克，藤藜根、灵芝各 60 克，鹿含草、骨碎补各 24 克，黄芪、白花蛇舌草、败酱草、猪苓、瞿麦、莪术各 30 克，半边莲 50 克，全蝎 10 克。

二组：生姜、葱白、薤白、韭白、蒜头、艾叶、侧柏叶、苍耳草、凤仙草各 6 克，槐实、柳枝、桑枝、冬青枝、菊花、桃枝各 24 克，石菖蒲、白芥子、莱菔子、花椒各 3 克，发团 9 克。

【配制方法】将以上两组药物浸泡于 2490 克芝麻油内，冬十秋七春五夏三日，置锅内慢火熬至药枯去滓，熬药油成，下黄丹收存，再入炒铅粉 30 克，陀僧、松香各 12 克，赤石脂、木香、砂仁、宫桂、丁香、檀香、雄黄、明矾、轻粉、降香、制乳香、没药各 3 克，后入龟胶、鹿胶（酒蒸化）各 12 克，拌匀制成膏，去火毒，分摊于红布上，折叠备用。

【使用方法】将膏药加温变软，揭开贴于璇玑穴（食管癌）、中脘穴（食管癌）、膈俞穴（白血病）、心俞穴、膏肓穴（肺癌）、膺窗穴（肺癌）、太乙穴（肠癌）、乳根穴（乳腺癌）、府舍穴、期门穴处。

【注意事项】孕妇禁贴。

【按语】本膏药能使多种肿瘤缩小，可延长癌症患者的生命。一组药中猢狲根有清热解毒、祛风除湿作用，主要用于胃癌、食道癌等胃肠道肿瘤。常春花有抗肿瘤、降压作用，主用于淋巴肉瘤、白血病、绒毛膜上皮癌、乳腺癌。喜树有抗肿瘤作用，可用于胃癌、结肠癌、食道癌、绒毛膜上皮癌、慢性粒细胞白血病、肺癌、膀胱癌、滋养叶细胞癌。仙鹤草有调补气血、消除疲劳等作用。败酱草有清热解毒、消痈排脓、活血行瘀作用，能促进肝细胞再生，防止肝细胞变性及降酶、降絮。灵芝有安神健胃、祛痰活血作用，还有保护肝脏、降低谷丙转氨酶和抑菌作用。半枝莲清热解毒、利尿消肿，用于肺癌、胃肠道癌症。猪苓能提高 T 细胞质量，恢复机体免疫功能，对肿瘤的生长有抑制作用，可用于原发性肺癌、白血病、食道癌。菝葜祛风利湿，消肿止痛，可用于胃癌、食管癌、直肠癌、鼻咽癌。莪术破血祛瘀，消积止痛，有抗癌作用，对子宫颈癌有较好疗效。蟾酥解毒、消肿、止痛，对多种肿瘤有程度不等的疗效。蟑螂破积聚、化瘀散结，有保肝作用，可用于肝癌。两组药能开泄腠理，引药入里，直达病所。

2. 肝癌止痛膏

【方剂来源】《山东中医杂志》1994 年第 1 期。

【适应病证】晚期肝癌疼痛。

【药物组成】柴胡 100 克，生白芍 100 克，生鳖甲 150 克，干蟾皮 30 克，乳香 30 克，没药 30 克，麝香 5 克，白芷 20 克，川芎 30 克，三棱 20 克，莪术 30 克，青皮 50 克，炙山甲 30 克，光慈菇 30 克，半枝莲 30 克，白花蛇舌草 30 克。

【配制方法】将乳香、没药、麝香、白芷研细末，其他药物用麻油浸泡，然后慢火将药物炸至焦捞出。再将药油过滤加热至 300℃ ~ 320℃，直到熬至滴水成珠，尔后加樟丹搅拌至不黏手、软硬适合，置冷水中去火毒备用。

【使用方法】将膏药化开，加入乳香、没药、麝香、白芷粉，拌匀后贴敷痛处，每 7 天换药 1 次。

【临床疗效】用本膏贴治 11 例晚期肝癌

患者，疼痛难忍，经贴敷本膏药，疼痛基本消失。

3. 镇痛消肿膏

【方剂来源】《浙江中医杂志》1986 年第 11 期。

【适应病证】晚期癌肿疼痛。

【药物组成】蟾酥、马钱子、生川乌、生南星、生白芷、姜黄、冰片等。

【配制方法】制成硬膏。

【使用方法】外敷。

【临床疗效】经临床使用观察，本膏药对晚期癌肿剧烈疼痛有效率为 26%。

【按语】蟾酥有毒，可解毒消肿止痛；马钱子有毒，能通络散结，消肿定痛；冰片外用清热止痛；生川乌有大毒，散寒止痛；生南星有毒，外敷能散结消肿止痛；生白芷消肿排脓，止痛；姜黄外敷活血散瘀，消肿止痛。

4. 蟾酥雄黄膏

【方剂来源】《新中医》1980 年第 3 期。

【适应病证】肝癌疼痛。

【药物组成】活蟾酥（癞蛤蟆）1 只（去内脏），雄黄 30 克。

【配制方法】将雄黄研细放入蟾酥腹内，将温水少许加入蟾酥腹内与雄黄调成糊膏状备用。

【使用方法】将蟾酥腹部对准肝癌最痛处敷贴，以胶布固定。夏日敷 6～8 小时换 1 次，冬天可 24 小时换 1 次。一般贴 15～20 分钟后可产生镇痛作用。

【注意事项】敷贴 2 小时后蟾酥变成绿色，无不良反应。可持续贴 12～24 小时。

【典型病例】陈某，男，49 岁，1978 年 4 月 19 日入院。症见肝区疼剧，体瘦，恶心呕吐，纳呆，入院时肝上界在第 5 肋间，下界肋下剑突下平脐，质如石硬有结节，边缘不整齐，压痛明显，且入院后进行性肿大，伴有腹水，下肢浮肿，间有发热，体温在 38℃～40℃ 之间。经超声波、肝扫描、甲胎球等检查确诊为原发性肝癌。采用蟾酥雄黄

膏贴治，15 分钟后疼痛明显缓解，且持续 12 小时以上，可自己下床活动。前后共敷贴 50 余只，后因肝癌广泛转移而死。

【按语】本膏中蟾酥止痛开窍，解毒消肿；雄黄解毒。唯不可入眼目。

5. 止痛膏

【方剂来源】《浙江中医杂志》1986 年第 11 期。

【适应病证】肿瘤疼痛。

【药物组成】蟾酥、凡士林。

【配制方法】蟾酥和凡士林按 1：10 调制，调制时将凡士林加温，按比例加蟾酥粉混合即成。

【使用方法】外涂。

【注意事项】个别用药后局部起皮疹，洗净后数天内可自行消失。

【按语】蟾酥甘、辛，温；有毒。能解毒消肿，止痛开窍。

6. 鳖苋敷剂

【方剂来源】《江苏中医杂志》1986 年第 4 期。

【适应病证】肝癌剧痛。

【药物组成】活杀鳖头 2 具，鲜灰苋菜 150 克（干者 90 克），水红花籽 90 克。

【配制方法】先将鳖头剁成碎块，然后用小铁锤在干净石板上捶成泥状，再将灰苋菜、水红花籽加入共捣如烂泥。

【使用方法】按包块及疼痛部位大小，定好纱布，将药摊平（厚约 1.5 厘米），再向药物表面浇洒 1 杯炖温的陈醋，乘温敷于患处，外以胶布缚好。12 小时换 1 次。一般连用 2 天，患处疼痛明显好转。

【按语】敷药 6～7 天，针刺样疼痛若失，局部硬块见软感，一般可停用止痛针。

7. 消肿止痛膏（五）

【方剂来源】《浙江中医杂志》1984 年第 10 期。

【适应病证】肝癌疼痛。

【药物组成】马钱子、天南星、樟脑、丁香、乳香、没药、黄连、蟾酥、斑蝥等。

【配制方法】上药共为细末，贮瓶备用。

【使用方法】取药末适量，用醋调膏外敷肝癌肿块，纱布覆盖。胶布固定，每天换药1次，7天为1个疗程。

【典型病例】苏某，男，35岁，1981年9月诊。上腹肿块，消瘦纳差，经剖腹探查证实原发性肝癌已经播散，行肝动脉插管化疗；术后3个月，肿物明显增大，昼夜疼痛难忍，经用西药止痛，仅暂缓一时，遂外贴止痛消肿膏，1天后疼痛即减，7天后停用各种止痛药，已无明显痛觉，但肿块未见缩小。

【按语】本方芳香止痛，解毒攻坚，外敷肝癌肿块，使之通络止痛，消瘤溃坚。

8. 田螺膏

【方剂来源】《浙江中医杂志》1984年第10期。

【适应病证】肝癌腹水。

【药物组成】田螺肉10枚，七叶一枝花（鲜）30克，冰片1克。

【配制方法】同捣如泥，作饼状，加冰片1克撒于表面。

【使用方法】敷贴脐部，每天1次。一般连用3天，尿量可明显增加，腹水减少。

【典型病例】王某，男，61岁，1980年10月初诊。确诊为原发性肝癌伴腹水后，采用常规综合治疗，症状无明显改善，腹水逐渐增加，甚则腹胀喘急，不能平卧，口干溺短，舌质红绛，脉细数。嘱用上法，3天后尿多，腹水减，症状好转。

【按语】肝癌腹水较为顽固，利尿剂效果欠佳。田螺膏外敷可使腹水减，症状好转。本膏药是从《医宗金鉴·杂病心法要诀》水肿内利贴脐法改革而成。

9. 香砂大蒜膏

【方剂来源】《浙江中医杂志》1984年第10期。

【适应病证】肝癌胃纳减退。

【药物组成】大蒜8枚，丁香、砂仁、良姜各10克，生姜15克，食盐5克。

【配制方法】同捣如泥作饼状。

【使用方法】贴中脘、足三里（双）。

【注意事项】当出现肠鸣矢气之后，可解下臭秽大便，饮食就会逐渐增进。

【典型病例】张某，女，36岁，1977年3月诊。因鼻咽癌转移至肝，症见骨瘦如柴，大肉尽脱，肌肤甲错，短气懒言，上腹肿块如儿头大，舌光无苔，脉细弱无力；纳退已1月余，近1周来仅进少许稀饭，频频呃逆。嘱用上法，第2天解下大便，呃逆消失，饮食较前增加。

【按语】此膏有芳香醒胃、温中运脾之功效。虽非治本之法，亦可暂时增加饮食，延长生命时日。

10. 镇痛膏

【方剂来源】《浙江中医杂志》1991年第5期。

【适应病证】癌症疼痛。

【药物组成】生草乌、蟾酥、生半夏、生南星、细辛等。

【配制方法】研末（过100目筛）和匀。

【使用方法】每次2.5克，撒布于癌痛部位，外用阿魏消痞膏药肉敷贴，隔日换药。外用7次为1个疗程。

【注意事项】仅2例出现局部轻度皮肤刺激反应，停药可自愈。

【临床疗效】疼痛治疗效果：疼痛Ⅰ级1例，获完全缓解；Ⅱ级10例，完全缓解2例，部分缓解6例，无效2例；Ⅲ级18例，完全缓解3例，部分缓解15例；Ⅳ级3例，完全缓解2例，部分缓解1例。疼痛总缓解率为93.75%。有效病例一般外敷后3～4小时即可见效。

全身状况：除无效的2例全身状况未见改善外，其余均有好转。

【按语】方中主要成分乌头、蟾酥、天南星、生半夏、细辛均有良好的麻醉镇痛作用，又具有抗癌活性。

11. 晚期肾癌局部疼痛外敷方

【方剂来源】《江苏中医杂志》1986年第

10 期。

【适应病证】晚期肾癌局部疼痛。

【药物组成】冰片、藤黄各 3 克，麝香 0.3 克，生南星 20 克。

【配制方法】共为细末，酒、醋各半调成糊状。

【使用方法】涂布于腰区癥块处。干则易之。

【按语】敷药后疼痛可以得到缓解或消失。

12. 安庆消瘤散、安庆膏

【方剂来源】《浙江中医杂志》1981 年第 12 期。

【适应病证】脑肿瘤、肝癌、骨肿瘤、胰腺癌、肺癌等。

【药物组成】安庆消瘤散（又名姜黄散）方：老生姜、雄黄各等份。

安庆膏方：麻黄 6200 克，铅粉 2500 克。

【配制方法】安庆消瘤散：将老姜挖洞，装进雄黄粉末，用姜末封紧洞口，用炭火慢慢焙到金黄色，脆而不焦，研粉备用。

安庆膏：将麻黄、铅粉制成膏药肉，摊成膏药备用。

【使用方法】用安庆消瘤散薄掺于安庆膏上，外贴局部。

【注意事项】敷贴位置根据病变、痛点、近端有关穴位相结合的原则选定，药粉范围应略大于病变及痛点范围。隔日换 1 次，1～3 个月为 1 个疗程。

【按语】雄黄可解毒杀虫。铅粉功能杀虫，解毒敛疮。

13. 消瘤膏

【方剂来源】《中医皮肤科诊疗学》。

【适应病证】面部翻花疮（鳞状上皮癌），在病灶附近区域摸到肿大的脊核，提示癌肿有转移的可能。

【药物组成】血竭、紫草根各 30 克，水蛭、炮甲珠、地鳖虫各 15 克，松香 120～150 克，蓖麻子（或用蓖麻油代替）适量，麝香少许。

【配制方法】将以上药物研细，搅拌均匀成膏，密封贮存备用。

【使用方法】先用雄黄、生姜涂患处，然后取膏适量，涂在油纸上，贴于患处，4 日换膏 1 次，防止向外扩散。

【注意事项】忌生气恼怒，忌食辛辣、醇酒、羊肉等发物。

【按语】此膏具有缩小和防止肿瘤转移的功用。

14. 消水膏

【方剂来源】高允旺著《偏方治大病》续编 2005 年 1 月第 1 版 51 页。

【适应病证】癌性腹水。

【药物组成】牵牛子 30 克，薏苡仁 30 克，黄芪 40 克，莪术 40 克，红花 50 克，桃仁 50 克，桂枝 100 克。

【配制方法】上药放入 1500 毫升冷水中浸泡 4 小时，文火水煎，浓缩成稀糊状约 150 毫升左右即成。

【使用方法】先洗净腹部，将消水膏敷于上至肋弓下缘，下至脐下 6～7 厘米处，盖上纱布，胶布固定，待干燥后再穿衣。以晚上外敷为宜，隔日更换 1 次，5～7 次为 1 个疗程。

【注意事项】外敷后定时测量腹围，记录尿量，以观察疗效。

【临床疗效】外敷药膏以腹水减少、腹胀减轻、食欲增加、下肢浮肿消失为有效，1 个疗程后多可见效。

【按语】消水膏治疗癌性腹水系山西省永和县一乡村医生所传，永和县周边地区多人经此膏医治取得良效，作者亲自验证消水膏确有效果。此膏逐邪利水作用较强，多在补中、利水、化瘀中祛邪，活血中扶正，宣肺温阳中达到益气活血、散结消肿、扶正的作用。

15. 肝癌膏

【方剂来源】高允旺著《偏方治大病》2005 年 1 月第 1 版 68 页。

【适应病证】肝癌。

【药物组成】蟾酥30克，丹参30克，大黄60克，石膏80克，明矾40克，青黛40克，黄丹30克，冰片60克，马钱子30克，黑矾20克，全蝎30克，蜈蚣30克，二丑100克，甘遂100克，水蛭20克，乳香50克，没药20克。

【配制方法】同制药膏法将上药制成膏，或将上药研细末，用醋膏调和为厚糊状（醋膏制法：用食醋1000毫升，文火煎至剩1/4为度）。

【使用方法】将药膏摊于肝区或疼痛部位，用胶布固定，或将药末放入麝香壮骨膏中心贴于肝区即可。

【按语】肝癌膏对治疗肝炎、肝癌疼痛效果很好，对腹胀、腹憋、疲乏无力、纳呆少食、肝功异常者皆可有缩小瘤体，增强免疫功能，恢复肝功能，延长生存时间功效。

16. 消坚止痛膏

【方剂来源】《湖南中医药导报》2004年第1期。

【适应病证】癌症晚期疼痛。

【药物组成】延胡索、当归、乌药、生川乌、丹参、鼠妇虫、地鳖虫、蚤休、山乌龟、血竭、芙蓉叶、冰片各等份。

【配制方法】上药共研细末，贮瓶备用。

【使用方法】取上述药末适量，用陈醋调为膏糊状，均匀摊于棉垫上，其面积大小较疼痛范围稍大，敷贴于痛处，纱布覆盖，胶布固定。每24小时更换1次，疗程为7天。皮肤有皮疹、溃疡及感染者禁用。

【临床疗效】共治疗68例，疼痛完全缓解15例，明显缓解22例，部分缓解25例，无效6例，总有效率91.18%。

【按语】大多数癌症患者存在癌性疼痛，尤其在中晚期，往往严重影响患者的生存质量。迅速有效地止痛治疗对癌痛患者来说尤为迫切。引起癌性疼痛的病机多为正气虚弱，致使外邪、热毒等内侵与痰、瘀相结，阻塞经脉，不通则痛。对于癌性疼痛的治疗，辨证论治依然是目前中医治疗的中心环节。临床上可将其分为毒邪蕴结型、气机郁滞型和瘀血阻络型。治疗上以化毒散结，行气活血通络。消坚止痛膏中冰片辛香走窜，与延胡索、当归、乌药、生川乌、丹参、鼠妇虫、地鳖虫行气活血，祛瘀止痛，直达病所；蚤休、山乌龟、血竭、芙蓉叶解毒散结，消肿止痛；诸药合用，共奏化毒散结消肿、行气活血止痛之功。外敷本膏能迅速、有效、不同程度地缓解癌性疼痛，且持续时间长，达24小时，毒副作用小，无止痛西药常见的成瘾性、依赖性和戒断症状，且同时对肿瘤有化软缩小的作用。个别患者在敷药后局部出现皮肤瘙痒、红斑、丘疹，可能是皮肤对药物的过敏反应，而非药物对皮肤的刺激性损伤，停药后即可消除，亦可适当应用抗过敏药物治疗。

17. 明黄止痛膏

【方剂来源】《中医药学报》2005年第4期。

【适应病证】晚期癌痛。

【药物组成】明矾、雄黄、青黛、乳香、没药、皮硝各60克，血竭30克，冰片100克，蒜汁、米醋、猪胆汁各100克，氮酮10克，乳膏基质1000克。

【配制方法】将前8味共研细末，过7号筛，细粉加入蒜汁、氮酮、米醋、猪胆汁拌匀，然后用乳膏基质研磨均匀，在9厘米×9厘米的麝香镇痛膏上摊涂2.5克药膏，摊涂面积为4厘米×4厘米，上覆一层纱布，即成。

【使用方法】贴敷部位：病灶疼痛处腹、背前后对贴及神阙、肾俞等穴位；先清洁消毒所选部位，然后贴敷上膏，胶布固定，每贴连续贴10～16小时。

【临床疗效】共治疗45例，轻度疼痛4例，经贴膏疼痛缓解；中度疼痛22例，经贴膏86%患者的疼痛能缓解或减轻；重度疼痛16例，经贴膏75%患者的疼痛能减轻。

【按语】癌性疼痛严重影响晚期肿瘤患者的生活质量和治疗效果。明黄止痛膏具有活血止痛和抑制肿瘤生长的作用,用于癌痛效果较好。膏中明矾清热解毒,皮硝配冰片清热解毒止痛并促进药物透皮吸收,冰片与氮酮合用有协同促透作用,血竭、乳香、没药破血化瘀止痛,青黛凉血解毒,而雄黄主含硫化砷,它通过透皮吸收到达肿瘤部位后,可能影响肿瘤细胞的分化和凋亡,确切机制有待进一步研究,醋、猪胆汁、蒜汁也具有抗癌能力。个别患者连续几次用药后在接触药膏的部位出现痒疹、水疱,在该处涂以皮炎平隔日再贴,贴时再多加1~2层纱布后会逐渐好转。更换敷贴部位可减少皮肤反应。未见其他明显的毒副作用。

18. 骨痛膏

【方剂来源】《云南中医药杂志》2003年第1期。

【适应病证】癌症骨转移性疼痛。

【药物组成】骨痛散:生川乌、生草乌、细辛、生南星、生半夏、生马钱子、生乳香、生没药、元胡、桃仁、红花、苏木、生川军、铁树叶、白花蛇舌草各20克,姜黄、灵脂、山慈菇、黄药子、天仙子、地龙、山甲、威灵仙、怀牛膝、补骨脂各30克。

骨痛酊:硼砂20克,枯矾30克,冰片90克,樟脑30克,安息香10克。

【配制方法】将骨痛散诸药共研细面,装瓶备用。骨痛酊诸药泡入95%乙醇500毫升内,2周后即可使用。

【使用方法】取骨痛散30克,骨痛酊10毫升,加入适量香油和凡士林油,调成膏糊状,摊于10厘米×13厘米大小之无菌纱布上,贴于疼痛部位,外用软塑料纸覆盖,4周用胶布固定。重度疼痛者1天换1次,轻、中度疼痛者2~3天换1次。如对胶布过敏者,可在每次敷药前1小时用温水洗后再敷药或隔日敷药1次。

【临床疗效】共治疗33例,显效9例,有效21例,无效3例,总有效率91%。

【按语】癌症骨转移性疼痛是部分癌症患者晚期出现症状,严重影响了癌症患者的生活质量,重者万分痛苦。用骨痛膏外敷,对缓解部分癌症患者的临床症状,减轻其痛苦,能收到较为满意的效果。

19. 肝癌止痛贴膏

【方剂来源】《河南中医》2004年第9期。

【适应病证】中晚期原发性肝癌疼痛。

【药物组成】白花蛇舌草30克,夏枯草、丹参、延胡索、生乳香、生没药各20克,龙葵、三棱、莪术各10克,蚤休12克,血竭、川乌各5克,冰片10克,砒霜0.03克,黄白蜡各10克,米醋20毫升,凡士林10克。

【配制方法】将白花蛇舌草、夏枯草、丹参、延胡索、龙葵、蚤休、三棱、莪术、生乳没、血竭、生川乌等按比例水煎去渣取汁,入米醋、猪胆汁适量,煎汁熬成糊状,加黄白蜡适量溶化后放入凡士林、冰片、血竭、砒霜等适量收膏即成。

【使用方法】用时将药膏均匀涂于敷料上,厚度约为0.2~0.3厘米,大小为10厘米×15厘米,外敷于肝区即可。每次外敷8~10小时,隔日1次,4周为1个疗程。

【临床疗效】共治疗60例,2周显效31例,有效21例,无效8例;4周显效24例,有效25例,无效11例。

【按语】原发性肝癌属于中医学"癥积""胁痛""黄疸""鼓胀"等范畴,多由肝郁气滞、热毒内蕴等因素导致气、血、湿、热、瘀、毒互结于肝而成。肝癌止痛膏用丹参、白花蛇舌草活血化瘀止痛,清热解毒;以延胡索行血中气滞、气中血滞,专于止痛;三棱、莪术主入肝经,破血行气,消积止痛;夏枯草清肝火,散郁结;生乳香、生没要行气活血止痛;血竭散滞血诸痛;龙葵、蚤休、猪胆汁清热解毒;生川乌除湿镇痛;砒霜以毒攻毒;冰片走窜开窍,化瘀止痛,并可增加药物透皮性,引诸药直达病所。全方立足于止痛、抗癌、解毒之本,辅以化瘀散结、行气镇痛之品,共奏散结定痛、清热解毒、化瘀抗癌之效。

20. 骨转移癌止痛膏

【方剂来源】《河北中医》2002 年第 3 期。

【适应病证】骨转移癌所致疼痛。

【药物组成】附子、生草乌、生半夏、生天南星各 100 克，白芥子 30 克，蜈蚣、全蝎、水蛭、壁虎、黄药子各 40 克，斑蝥 10 克，蟾酥、三棱、莪术、细辛各 60 克，雄黄 50 克。

【配制方法】上药单味烘干粉碎，过 200 目筛，另包备用。临证时，根据病情不同灵活化裁。阳虚痰盛重用附子、生草乌头、生半夏、生天南星、生雄黄等；疼痛甚者，重用蜈蚣、蟾酥、全蝎等虫类之品；血瘀重用三棱、莪术等。另加冰片适量，分别调匀密封贮存备用。

【使用方法】鼻咽癌、肺癌者，取肺俞；胃癌者，取胃俞；乳腺癌、肝癌者，取肝俞；前列腺癌者，取肾俞。用法：先清洗穴位局部皮肤，取药末 8～12 克，以陈醋或蜂蜜调成膏状，以背部俞穴平行脊椎为中点贴成横长 16 厘米，竖宽 8 厘米，厚约 0.2 厘米，纱布覆盖，在纱布上再敷盖一层塑料薄膜，用无敏透气胶布固定。并按照上述方法，将膏药敷于骨疼痛的局部体表。每 24～48 小时换药 1 次，15 日为 1 个疗程。

【临床疗效】共治疗 46 例，总有效率 80.44%。

【按语】中医学认为，癌瘤种类繁多，大多起病缓慢，无痛无痒，根脚散漫，有时坚硬，长成难消，久则溃烂翻花，久不收口，属阴疽恶疮之类。用 "骨转移癌止痛膏" 温经散寒，活血通络止痛有较好疗效，方中用附子、草乌头、雄黄等温散阴寒，通络止痛；久病多痰，久病入络，痛则不通，故予半夏、天南星、白芥子温化寒痰；三棱、莪术化瘀通络，重用蜈蚣、斑蝥、全蝎、水蛭等虫类蠕动之物，不但有搜剔经脉、松透病根之功，还有 "以毒攻毒"、杀伤癌细胞之用，可收标本兼治之效。

21. 蟾香膏

【方剂来源】《中国中医急症》2010 年第 7 期。

【适应病证】消化道癌症疼痛。

【药物组成】取蟾蜍 5 克，半夏 10 克，山慈菇 10 克，龙葵 10 克，莱菔子 20 克，枳实 20 克，乌药 20 克，延胡索 10 克，乳香 10 克，没药 10 克，小茴香 20 克，吴茱萸 10 克。

【配制方法】上药研粉状，入熟蜂蜜 100 克调拌均匀，平铺于边长约 15 厘米正方形无纺布上备用。

【使用方法】先用碘伏对脐部行常规消毒、清除污物，后用生理盐水拭干，将备用的蟾香膏敷于脐上即可，无纺布四周用胶带固定。一般隔日换药 1 次，如敷药过程中出现过敏等症状及时行对症处理。

【典型病例】杨某，男性，56 岁，2009 年 6 月 3 日以右胁肋部疼痛，腹胀纳差，便秘畏寒，乏力，无矢气入院。入院后诊断为原发性肝癌，肝硬化，脾大，慢性乙型肝炎。入院前曾作介入治疗 4 次，因肝功情况无法接受进一步介入治疗。入院后结合检查结果给予西医保肝治疗、蟾香膏敷脐治疗。敷脐治疗 24 小时，疼痛明显缓解，腹胀消失，48 小时后疼痛基本消失，仅活动后偶发轻微疼痛。

【按语】蟾香膏方中以蟾蜍为主药，功能解毒散结；龙葵清热解毒，活血消肿；山慈菇清热解毒，消肿散结，配伍乳香、没药活血行气止痛；半夏燥湿化痰散结；乌药、小茴香、吴茱萸暖肝散寒，振奋阳气；枳实、延胡索疏肝理气止痛；莱菔子消食除胀，降气化痰。全方共奏攻毒散结、行气止痛之功。脐部外敷是此方法治疗的一大特色。

22. 消瘤止痛膏

【方剂来源】《现代康复》2000 年第 7 期。

【适应病证】肝癌疼痛。

【药物组成】乳香、阿魏、马钱子、三七、雄黄、山慈菇、三棱、莪术、冰片、大黄各等份，麝香为各药量的 1/10～1/20。

【配制方法】将乳香、阿魂、三七、大黄、三棱、莪术、山慈菇、马钱子等混合打碎研粉过筛，雄黄、冰片另研细粉。将凡士林置容器中加热熔化，再入陈茶油加热（凡士林与茶籽油比例为3∶1左右）。将乳香、阿魏等药粉逐渐加入并不断搅拌，离火稍冷后入雄黄、冰片，最后近冷却凝固时撒入麝香搅拌至冷，装入密用容器贮存备用。

【使用方法】用时将软膏均匀摊于纱布上（纱布间夹一层薄棉花及凡士林纱布，面积视疼痛范围及肿块大小而定。轻度疼痛者停用其他止痛药，单以消瘤止痛膏外敷肝区部位，夏季每伏用2～3天，冬季可用6～7天。用药期间常用热水袋置膏药外热熨，以促其渗透。疼痛较重者在外敷的同时加服吗啡缓释片，每天2片，以使其迅速止痛。

【临床疗效】共治疗32例，总有效率96.9%。

【按语】肝癌疼痛，多为瘀毒内积，气血不通所致，即谓"不通则痛"。因而治疗当以破积散结、理气止痛为主，但中晚期患者多有虚损之象，或挟脾虚，或有气阴不足等，若在其他疗法中采取攻伐为主，势必伤其正气，重虚其虚。局部用药，既无胃肠降解和胃肠刺激作用，又可避免药物通过肝脏的首过效应使药效吸收的影响，且无伤正之虞。加之肝癌肿块较表浅，更易使药物直达病所。本膏选用三棱、莪术、乳香、马钱子、阿魏等药行气破血，消积止痛；山慈菇散结消肿；雄黄解毒消肿；大黄通利二便，破瘀散结；麝香、冰片辛香走窜，透皮性强，有行气止痛之功，民间亦多有用冰片调白酒外敷治疗癌痛之说。涂敷本膏时，个别患者局部可出现皮肤发红，起疹瘙痒，揭去药膏后可自行缓解，亦可涂以肤轻松或皮炎平软膏，症状消除后可继续用药。

23. 抑瘤止痛膏

【方剂来源】《山东中医杂志》2009年第12期。

【适应病证】消化道癌症疼痛。

【药物组成】由斑蝥1克（用江米炒黄另研粉后下）、白花蛇舌草、人工牛黄、朱砂、薄荷冰、三七、血竭、人工麝香（另研粉后下）、穿山甲、胆南星、马钱子、洋金花、砂仁、鸡内金各1克；延胡索、党参各2克。

【配制方法】以上共为细粉，与龟板胶、鹿角胶、鸦胆子乳油各2克，按以上的重量的100倍，搅拌均匀为膏，用涂布机做成6厘米×8厘米的布膏100贴（200片），密封备用。

【使用方法】于患者神阙穴和疼痛部位即阿是穴各1贴，每天1次，每次贴敷4～6小时，10天为1个疗程。在贴敷的同时，肿瘤的其他治疗正常进行。

【临床疗效】共治疗16例，完全缓解6例，部分缓解7例，稳定2例，进展1例，总有效率75%。

【按语】鉴于癌性疼痛多由于气滞、血瘀、痰凝、热毒蕴结而致经络不通，不通则痛；同时癌病日久，阴阳气血亏虚，不能荣养脏腑经络，不荣亦痛。故本膏以行气化瘀、化痰散结、清热解毒，补益扶正为组方原则。方中延胡索行气止痛；三七、血竭化瘀消肿止痛；人工牛黄、朱砂、薄荷冰清热解毒，消肿止痛；麝香芳香开窍，消肿止痛；天南星、洋金花、穿山甲、马钱子化痰散结，通络止痛；白花蛇舌草利水消肿，化瘀止痛；鸦胆子乳油能加速癌细胞凋亡；斑蝥可抑制肿瘤细胞生长和分裂，使肿瘤缩小或消失。以上诸药重在行气活血，祛痰化瘀，清热解毒，以通络止痛为主。方中兼用龟鹿二胶大补阴阳，党参补气，砂仁理气健脾，以补益气血，调理阴阳。方中巧用人工麝香和穿山甲，使穿透与攻坚之力相合。载诸药入皮吸收直达病所，共奏消瘤止痛之功。全方补泻结合，虚实兼顾，共奏抑瘤止痛之效。

24. 神农化瘤克癌膏

【方剂来源】《现代中医药》2010年第3期。

【适应病证】癌症疼痛。

【药物组成】白芷、白芥子、川芎各 8 克，川楝子、乳香、延胡索、莪术、姜黄各 10 克，南星、没药、八月札、三棱、夏枯草各 12 克，丹参 15 克。

【配制方法】取上药研成细粉，调匀，装瓶备用。

【使用方法】取药粉 15～20 克，置于容器中，兑入适量凡士林调匀，然后均匀涂于药用纱布上，先将患者肿瘤疼痛部位用温水洗净或用 75% 乙醇擦拭干净，然后将药膏敷贴于疼痛部位，外用胶布固定。每次外敷 8～10 小时，每天 1 次，20 次为 1 个疗程。

【临床疗效】共治疗 30 例，将癌痛分 3 级。一级：主诉轻度隐隐作痛，生活上无干扰。二级：疼痛较明显，要求服用止痛西药。三级：疼痛剧烈，难以忍受，伴有面色苍白等症状。上药敷贴治疗后，一级疼痛 12 例全部消失。二级疼痛完全缓解 4 例，1 例因顾虑较多，情志不畅，外用效果不佳，1 例外用药后疼痛未见缓解。三级疼痛 2 例，疼痛消失 1 例，效果不显 1 例，加用哌替啶等药才能控制。止痛总有效率为 85%。

【按语】癌性疼痛是由于邪毒内陷，致气血凝滞，津液枯竭，经络壅滞，不通则痛。根据目前研究认为癌性疼痛是由癌症本身引起，直接由肿瘤压迫神经及邻近组织，引起组织缺血、坏死，癌细胞浸润到淋巴组织产生炎症和化学致痛物质 5－羟色胺、组织胺、缓激肽、前列腺素等。癌细胞浸润到内脏和血管，引起内脏梗阻、动脉闭塞、静脉瘀血，由于局部充血水肿，刺激胸膜内脏包膜及血管壁神经感受器而致痛。根据《素问·至真要大论》中"坚者削之，客者除之""结者散之，留者攻之"等原则，选用丹参活血祛瘀，凉血解毒以止痛；延胡索可"行血中气滞，气中血滞"，专于止痛；三棱、莪术破血行气消积；夏枯草清肝火，散郁结；生乳香、没药宣通脏腑，疏通经络。全方立足于止痛、抗癌、解毒之本，共奏清热、解毒、抗癌、化瘀、散结、定痛之功。现代中药药理研究表明，丹参、三棱、莪术等对肝癌肿瘤细胞具有直接杀灭或抑制作用，能够提高人体免疫功能，增加单核细胞吞噬活性，以促进清除游离的癌细胞，并能降低血液黏滞度，防止或减少癌细胞转移，白花蛇舌草、蚤休、龙葵等具有明显的抗肿瘤活性；冰片走窜开窍，化瘀止痛，并可增加药物的透皮性，又有一定的抗肿瘤作用。

25. 癌症止痛膏

【方剂来源】《中国实用医药》2008 年第 23 期。

【适应病证】癌症疼痛。

【药物组成】生半夏、生南星、生川乌、生附子各 40 克，马钱子、乳香、没药、大黄、蜈蚣、穿山甲、全蝎、干蟾皮各 20 克，芦根、皂角刺、透骨草各 15 克，山慈菇 30 克。

【配制方法】上药浓煎成膏状备用。

【使用方法】每次取适量敷于疼痛部位，敷药厚度 1～2 毫米，上覆纱布，再覆塑料薄膜 1 层，继以胶布固定，2～3 天换药 1 次。

【按语】中医学认为，癌痛是由正气亏虚、癌毒蕴结、血脉不通所致。本膏方中以生半夏、生南星、生川乌、生附子为主药，温通经络、化痰散结；蜈蚣、穿山甲、全蝎搜邪拔毒；乳香、没药、大黄化瘀解毒；芦根、皂角刺理气止痛，引邪外达；干蟾皮、山慈菇具有抗癌作用；透骨草可增强药物的吸收及渗透作用。诸药合用能起到协同增效止痛的作用。临床观察发现，本膏对减轻癌症晚期患者疼痛有很好的疗效，应用方便，无成瘾性，患者易于接受，可部分替代或推迟阿片类药物的应用，并避免了止痛西药的毒副作用。

26. 天仙止痛膏

【方剂来源】《实用中医内科杂志》2009 年第 9 期。

【适应病证】肝癌疼痛。

【药物组成】天仙子 50 克，白花蛇舌草、夏枯草各 30 克，丹参 10 克，元胡 20 克，蚤休 12 克，三棱、莪术各 15 克，生乳香、生没药各 25 克。

【配制方法】上药浓煎去渣取汁 300 毫升，加入米醋 20 毫升，鲜猪胆汁 100 毫升，再次浓煎熬成糊状，加黄白蜡各 10 克溶化后，放入凡士林 10 克收膏即成。另将冰片 10 克，血竭 5 克研粉，均匀调入药膏中密贮备用。

【使用方法】应用时将药膏均匀涂于敷料上，外敷于肝区即可。敷药范围上至右乳下，下至右肋下或肿大肝脏下缘，左起胸骨左缘，右至右侧腋中线。每次外敷 8～10 小时，每日 1 次，5 次为 1 个疗程，间隔 1 周，可以进行下 1 个疗程。

【临床疗效】共治疗 42 例，完全缓解 32 例，部分缓解 5 例，无效 5 例，总有效率 88.1%。

【按语】肝癌疼痛多因肝气郁结，气滞血瘀，不通则痛，故用天仙止痛膏外敷肝区，以疏肝解郁，理气活血止痛。膏中天仙子、丹参活血祛瘀，凉血解毒以止痛；白花蛇舌草、蚤休、猪胆汁清热解毒以止痛；元胡可行血中气滞、气中血滞，专于止痛；三棱、莪术破血行气消积；夏枯草清肝火，散郁结；生乳香、没药宣通脏腑，疏通经络。全方立足于止痛、抗癌、解毒之本，共奏清热、解毒、抗癌、化瘀、散结、定痛之功。现代中药药理研究表明，天仙子、丹参、三棱、莪术等对肝癌肿瘤细胞具有直接杀灭或抑制作用，能够提高人体免疫功能，增加单核细胞吞噬活性，以促进清除游离的癌细胞，并能降低血液黏滞度，防止或减少癌细胞转移，白花蛇舌草、蚤休等具有明显的抗肿瘤活性；冰片走窜开窍，化瘀止痛，并可增加药物的透皮性，又有一定的抗肿瘤作用。

三、癌症防化疗反应膏敷方

防化疗反应膏

【方剂来源】《山东中医杂志》2011 年第 8 期。

【适应病证】恶性肿瘤化疗时恶心、呕吐等反应。

【药物组成】丁香 15 克，白胡椒 10 克，甘松 15 克，法半夏 10 克，竹茹 10 克，茯苓 15 克。

【配制方法】上药共研细末备用。

【使用方法】将上药用水调成糊状，于化疗前 1 小时敷于脐部，化疗完 12 小时后用清水洗净。

【临床疗效】共治疗 58 例，化疗时无恶心者 30 例，有恶心者 11 例，短暂呕吐者 9 例，呕吐需治疗者 5 例，呕吐难控制者 3 例，总有效率 86.21%。

【按语】恶性肿瘤患者化疗后引起的恶心呕吐是最易出现的不良反应，对恶心呕吐的控制不足会产生一系列相关的并发症，如脱水、电解质紊乱等，不仅影响患者的生活质量，还限制了治疗的疗程和用药剂量。本膏方用公丁香为芳香健胃剂，温中降逆，散寒止痛，且现代药理学研究发现其含有挥发油，主要成分为丁香油酚、乙酰丁香油酚等，能够促进消化，缓解腹部气胀，减轻恶心呕吐；白胡椒归胃、大肠经，《本草纲目》记载其"暖肠胃，除寒湿反胃"；竹茹、半夏皆有温中止呕作用；茯苓健脾胃；甘松开郁醒脾。诸药合用达到健脾和胃、降逆止呕的目的。

第四章　妇产科膏敷集

第一节　月经病膏敷方

一、月经病膏敷方

清代沈金鳌在《妇科玉尺》中说："经贵乎如期，若来时或前或后，或多或少，或月二三至，或数月一至，皆为不调。"月经不调大体上可包括月经先期、月经后期、月经先后不定期、月经过多、月经过少等。对于月经不调类病证，应进行妇科检查，以排除生殖器官器质性病变及妊娠并发症。

1. 调经膏

【方剂来源】《理瀹骈文》。

【适应病证】月经不调。

【药物组成】鲜益母草120克，党参、制丹参、当归、香附、熟地黄、白术、炒五灵脂、生地黄各60克，青皮、陈皮、乌药、柴胡、牡丹皮、地骨皮、川芎、酒芍、半夏、麦冬、黄芩、杜仲、续断、延胡索、红花、川楝子、苍术各30克，没药、炒远志、枳壳、吴茱萸、黄连、厚朴、茴香、木香、木通、肉桂、甘草各15克，炮姜9克，雄乌鸡骨1只（竹刀破腹去毛杂，或用全副骨亦可）。

【配制方法】麻油5000毫升，炸群药至枯，过滤去渣，入黄丹收膏，再将蒸化后牛胶60克搅入即成。

【使用方法】取膏药10～15克，溶开后贴丹田穴。

【注意事项】忌忧愁郁怒，忌食辛辣。虚寒明显者慎用。

【按语】本方有40余味药物组成，全方共奏活血化瘀、益气充营、育阴除热、理气止痛之效。运用本方的主要指征是月经或前或后，经量或多或少，平日五心烦热，经来小腹胀痛，经色鲜红或少暗，挟有血块，脉象弦数或弦涩。

2. 边桂膏

【方剂来源】《中国膏药学》。

【适应病证】妇女月经不调、痛经等。

【药物组成】边桂、生川乌、生草乌、生川附子、干姜、川椒、透骨草、防风、乌蛇、川羌活、全蝎各40克，虎骨、龙骨、乳香、没药、血竭花各20克，生马钱子60克。

【配制方法】用香油5200毫升，将上药熬枯去渣，入樟丹2060克共熬成膏，分摊于布上，每贴重9～15克。

【使用方法】烤贴于小腹。

【注意事项】本方大热大毒，非阳虚寒凝者勿用。

【按语】本方一派温阳散寒，祛瘀止痛之剂，而且具有较大剂量的马钱子，使本方的通络止痛之力大增。运用本方的基本指征是形寒肢冷，月经后期，经来量少不爽，经色暗红有块，经行小腹冷痛或剧痛难忍，得热后疼痛稍缓，舌淡苔白，脉沉紧或沉迟而微。

3. 附桂紫金膏

【方剂来源】《中国基本中成药》（二部）。

【适应病证】由宫寒而致月经后期、月经量少、痛经、闭经、癥瘕等。

【药物组成】附子、防风、杜仲、白芷、五灵脂、独活、当归、川芎、木瓜、没药、木香、肉桂等。

【配制方法】本膏药有市售，天津市药品标准（1978）收入。每张重 10 克、20 克。

【使用方法】温热化开，贴于小腹部，每次 1 张。

【注意事项】忌生冷，避风寒，气血虚弱而无瘀滞者不宜。

【按语】本方系芳香温通、活血行血、调经止痛之剂。运用本方的基本指征是小腹冷痛或绞痛，得热痛减，经行不畅，经色紫暗，脉沉紧或沉迟。这些指征也体现了寒邪凝滞，胞脉瘀滞的病机。

4. 甘露膏

【方剂来源】《中国基本中成药》（二部）。

【适应病证】月经后期、月经过少、痛经、带下、产后腹痛等。

【药物组成】当归、益母草、丹参、白芍、香附、红花、茴香、延胡索、吴茱萸、乌药、艾叶、三棱、莪术、牛膝、胡椒、甘草、没药、附子等。

【配制方法】本品有市售，天津市药品标准（1978 年）收入。每张重 20 克。

【使用方法】温热化开，贴小腹部，每次 1 贴。

【注意事项】孕妇禁贴。

【按语】全方诸药配合，共奏温经散寒、暖宫调经、活血止痛之功。适用于寒凝血瘀，经血不调，寒湿下注之实证。应用本方的基本指征为小腹冷痛，按之痛增，得热痛减，月经不调，舌淡，苔白，脉沉紧或沉涩。

5. 二皮膏

【方剂来源】《中国中药成药处方集》。

【适应病证】月经赶前错后、经行腹痛、腹冷、腹胀等。

【药物组成】大腹皮、生艾叶、生姜、干姜各 60 克，广陈皮、红花、生茴香、当归各 120 克，生三棱、生莪术各 90 克，益母草 240 克。

【配制方法】以上药料用香油 7500 毫升，炸枯去渣，滤净，再熬沸，入樟丹 2700 克搅

匀成膏，另兑广木香末 120 克搅匀即成。

【使用方法】贴脐部。

【注意事项】忌暴饮暴食，忌情志不遂。无气滞血瘀者忌用。

【按语】方中益母草、当归活血养血，调经止痛，为方中主药；大腹皮、陈皮理气消胀；艾叶、生姜、干姜暖气血经脉，温脾胃之阳；红花、三棱、莪术破血祛瘀，消积止痛。诸药配合，共奏活血通经、行气消胀、温经止痛之效。对于因气滞血瘀，寒湿阻滞而致之月经不调、痛经、经行腹胀等有良效。

6. 妇女调经膏

【方剂来源】《中国中药成药处方集》。

【适应病证】月经不调、赤白带下、阴寒腹痛等。

【药物组成】延胡索、益母草、红花、川芎、干姜、苍术、吴茱萸、透骨草、艾叶、薄荷各 30 克，穿山甲、香附、柴胡、小茴香、荆芥、防风各 60 克，生地黄 90 克，巴豆 45 克，牡丹皮、木香、边桂各 15 克。

【配制方法】用香油 5000 毫升浸泡上药，冬七夏三日，熬枯去渣，再熬沸，入炒樟丹 2000 克，搅熬成膏。

【使用方法】将适量膏药摊于布上，微火化开，贴于丹田穴。贴膏药前先用姜片擦净皮肤。

【注意事项】脾虚泄泻者勿用。

【按语】本方以温经通络、理气活血剂为主要组成成分。适用于以下焦虚寒，气滞血瘀为主要病机之月经不调、带下、痛经等。

7. 调经回春膏

【方剂来源】《中国中药成药处方集》。

【适应病证】经血不调，血色不正，血瘀结块，胁胀腹痛。

【药物组成】香附、熟地黄、益母草各 60 克，当归 90 克，大黄、川乌、木香各 42 克，生地黄、肉桂、厚朴、全蝎、白芷、元胡、防风、蓖麻子、杏仁、天花粉、白芍、

黄柏、元参、草乌、川芎、乌药、丝瓜络、丹参各 30 克，穿山甲、桃仁、三棱、莪术、红花、怀牛膝各 18 克，黄连、猪牙皂、槟榔各 24 克，细辛、独活、羌活、枳实各 15 克。

【配制方法】上药用香油 10000 毫升，炸枯去渣，再熬沸，春入黄丹 4140 克，秋入黄丹 4080 克，搅匀成膏。膏成后另兑细料。细料组成：丁香 21 克，肉桂 120 克，冰片 18 克，干姜、乳香、没药、血竭、麝香各 6 克，阿魏 3 克。上 9 味共为细末，每 500 毫升膏油兑药粉 24 克，搅匀后分摊于布上。

【使用方法】微火化开后贴脐。

【注意事项】忌恼怒、生冷。无气滞血瘀征象者慎用。

【按语】调经回春膏由近 50 味药物组成。全方突出了理气活血、祛瘀止痛的重点，细料药中重用肉桂以温营血、助气化、散寒凝。本方对于因气机不利，瘀血内阻之月经不调颇为适宜。

8. 紫河膏

【方剂来源】《中国膏药学》。

【适应病证】女子腰腹冷痛，赤白带下，经血不调，子宫寒冷，腰酸腿痛。

【药物组成】紫河车 1 具，甲鱼 1 个，白花蛇、乌蛇、阿魏、三棱、莪术、红花、桃仁、肉桂各 20 克。

【配制方法】上药用香油 3020 毫升，炸药至枯，去渣再熬，入樟丹 720 克搅匀即成。摊膏药时兑入少许麝香、冰片为佳。

【使用方法】将膏药烤后贴脐上。

【注意事项】孕妇禁用。

【按语】紫河膏内以紫河车为主药，具有强壮作用，实验证明紫河车能促进女性乳腺、生殖器、卵巢的发育，是改善女子生殖生理功能的良药；甲鱼滋阴潜阳，散结消痞；白花蛇、乌蛇祛风通络；三棱、莪术祛瘀败血，散积止痛；桃仁、红花活血化瘀；阿魏消癥除积；肉桂温通血脉。全方共奏育阴助阳、滋补强壮、活血化瘀、温通络脉之功效，对于有先天禀赋不足，或后天元阴元

阳亏耗而致的女子生殖生理功能低下及瘀血内阻病证，如月经初潮过晚、月经后期、月经稀发及痛经、癥瘕积聚等，均有一定疗效。

9. 柴胡膏

【方剂来源】《中国膏药学》。

【适应病证】月经不调。

【药物组成】柴胡、当归、白芍、白术、茯苓、甘草、薄荷各 12 克，乳香、没药各 6 克。

【配制方法】用香油 400 毫升，将上 7 味药炸枯去渣，再入乳香、没药，最后用黄丹 150 克收膏。

【使用方法】贴丹田穴。

【注意事项】阴虚体质忌用。

【按语】柴胡膏系由逍遥散方加入乳香、没药而组成，全方共奏疏肝解郁、祛瘀止痛之功效，适用于以肝郁气滞、血行不畅为主要病机之月经不调患者贴敷。

10. 养血调经膏

【方剂来源】北京同仁堂方。

【适应病证】月经不调。

【药物组成】当归、川附片、小茴香、良姜、川芎、木香各 15 克。

【配制方法】上药用香油 7500 毫升浸泡，炸枯去渣，熬沸入黄丹 3000 克，搅匀收膏。另配细料：青毛鹿茸 240 克，肉桂 300 克，沉香 240 克，混合研成细末。每 500 克膏药兑入细料 9 克，搅匀摊贴。大张药重 21 克，小张药重 13.5 克。

【使用方法】微火化开贴丹田穴。

【注意事项】月经量多及血热者忌用。

【按语】本方功主养血活血，调经止痛。方中当归既能补血又能养血，为调经要药；附子、良姜、小茴香、木香温中理气，散寒止痛；川芎活血通经。细料药中鹿茸能生精髓，强筋骨，壮肾阳，调冲任；肉桂温营血，助生化，散寒凝；沉香温肾纳气，行气止痛。诸药合用，对于下焦虚寒，冲任不足之月经不调有良效。

11. 百效膏

【方剂来源】《中国膏药学》。

【适应病证】月经不调，积聚痞块。

【药物组成】白芷、元参、木鳖子、大黄、赤芍各120克，官桂、当归、生地黄各330克。

【配制方法】用香油7200毫升，将上药炸枯去渣，熬沸入黄丹3000克，搅匀收膏。另兑入细料：阿魏、乳香、没药各60克，共研细末，每500克膏药内兑入细料15克，搅匀摊贴，每贴重4.5克左右。

【使用方法】微火溶开，贴患处及小腹。

【按语】方内药物以养血活血、通经祛瘀为主，适用于瘀血内阻引起的月经后期、痛经、闭经以及腹内痞块等。

12. 逍遥丸膏

【方剂来源】《实用中医内科大膏药手册》。

【适应病证】肝气不疏，胸胁胀痛，头晕目眩，神疲食少，或寒热往来，月经不调，乳房作胀，舌淡红，脉弦而虚。

【药物组成】柴胡、当归、炒白术、白芍、茯苓各100克，炙甘草80克，薄荷20克，生姜100克。辅药：葱白、薤白、韭白、蒜头、干艾、侧柏叶各6克，槐枝、柳枝、桑枝、冬青枝、菊花各24克，苍耳草、石菖蒲、白芥子、莱菔子、大枣各3克。

【配制方法】用麻油2710克将上药浸泡后，上锅熬枯，捞去渣，熬油至滴水成珠，下丹搅匀，再入炒铅粉30克，金陀僧、松香各12克，赤石脂、木香、砂仁、官桂、丁香、雄黄、明矾、轻粉、乳香、没药各3克，拌匀收膏备用。

【使用方法】将膏药化开，贴于两胁或肝俞穴上。

【注意事项】孕妇禁贴。

【按语】此膏所治病证的病机在于血虚肝郁，累及脾土，贴用此膏旨在疏肝理脾，故临床上如慢性肝炎、胃炎、神经衰弱、贫血、慢性肠炎、经前期紧张症等，只要符合上述病机者，均可贴用此膏。

13. 四物汤膏

【方剂来源】《实用中医内科大膏药手册》。

【适应病证】惊惕头晕，目眩耳鸣，唇爪无华，月经不调，崩中漏下，脐腹作痛，血癥硬块，产后诸疾。

【药物组成】当归、熟地黄、白芍各30克，川芎15克。辅药：生姜、葱白、薤白、蒜头、干艾、侧柏叶各6克，槐枝、柳枝、桑枝、冬青枝、菊花各24克，苍耳草、凤仙草、石菖蒲、白芥子、莱菔子、花椒、大枣、乌梅各3克，发团9克，桃枝24克。

【配制方法】用麻油960克将上药浸泡，上锅熬枯，去滓，熬油至滴水成珠，下丹搅匀，再下炒铅粉30克，金陀僧、松香各12克，赤石脂、木香、砂仁、官桂、丁香、檀香、雄黄、明矾、轻粉、降香、乳香、没药各3克，龟板胶、鹿角胶各6克（酒蒸化），拌匀收膏。

【使用方法】将膏药化开，贴于心俞穴、膈俞穴上。

【注意事项】孕妇禁贴。

【按语】此膏具有养血调经的功用，是补血的常用膏药，也是治疗月经病的有效膏药，如月经不调、痛经等均可贴用。

14. 八珍膏

【方剂来源】《实用中医内科大膏药手册》。

【适应病证】气血两虚证，表现为面色萎黄，食欲不振，四肢乏力。

【药物组成】当归150克，川芎75克，白芍100克，熟地黄150克，党参、炒白术、茯苓各100克，甘草50克。辅药：生姜、葱白、薤白、韭白、蒜头、干艾、侧柏叶各30克，槐枝、柳枝、桑枝、冬青枝、菊花各120克，苍耳草、凤仙草、石菖蒲、白芥子、莱菔子、花椒、乌梅各15克，发团45克，大枣15克，桃枝120克。

【配制方法】用麻油5760克将上药浸泡，入大锅内加火熬枯，捞去滓，熬油至滴水成珠，下丹搅匀，再下炒铅粉150克，金陀僧、檀香各60克，雄黄、明矾、轻粉、降香、乳香、没药各15克，龟板胶、鹿角胶各30克（酒蒸化），兑入拌匀收膏备用。

【使用方法】将膏药化开，贴于膻中穴、膈俞穴上。

【注意事项】孕妇禁贴。

【按语】此膏的功用，在于调补气血，治疗失血过多，气血两虚。可用于贫血、再生障碍性贫血、白血病、各种失血、手术后等慢性消耗性疾病，以及妇科月经不调等。

二、痛经膏敷方

凡与月经周期有关而出现的以明显下腹部疼痛为主，不论痛在经期、经前、经后，有规律地发作，以致影响工作及生活者，均属于痛经范畴。西医学之"经前期紧张综合征"等病亦出现痛经现象。

1. 仙茅膏

【方剂来源】《中国膏药学》。

【适应病证】痛经。

【药物组成】仙茅、当归、川芎、白芷、威灵仙、桂枝、官桂、川乌、穿山甲、独活、千年健、木瓜、牛膝、川续断、天麻、地风各30克，麻黄15克。

【配制方法】用香油5000毫升，炸群药至枯去渣，下樟丹成膏时，入黄蜡、松香各90克。另用血竭、轻粉、龙骨、乳香、没药、硫黄、海螵蛸、肉桂、赤石脂各30克，冰片15克，麝香3克，蟾酥9克，共研成细料，每500克膏药兑细料15克。每张膏药重13.5～15克。

【使用方法】将膏药在热水壶上化开，贴丹田穴。

【注意事项】经量过多者慎用，对汞剂过敏者勿用。

【按语】方中温经止痛药居多，活血祛瘀药次之，且通逐中寓有敛固，不致造成经量过多，是一张安全有效的治疗痛经及瘀阻寒凝类病证的膏敷方。

2. 四香痛经膏

【方剂来源】《中医外治法荟萃》。

【适应病证】痛经。

【药物组成】香附、元胡各15克，乳香、没药、红花各12克，丁香、香白芷、肉桂各10克，冰片3克。

【配制方法】上药共为细末，贮瓶备用。

【使用方法】于经期2天取药末2～3克，用白酒调成膏，贴神阙穴，纱布覆盖。药物干燥后可及时加白酒，以保持湿润，亦可更换药物。至月经畅行时拭下。

【注意事项】非寒邪凝滞，气滞血瘀型痛经忌用。

【临床疗效】山东五莲县卫校张洪海医生用本方治疗18例痛经患者，其中辨证属寒邪凝滞者5例，寒凝血瘀者3例，气滞血瘀者9例，均全部治愈。1例初治效果不佳，经再次详细辨证，属肾虚所致痛经，改法治疗后痊愈。

【按语】本方具有温经散寒、理气止痛、活血化瘀之功，对寒邪凝滞，气滞血瘀所致之痛经有较好疗效。

方名为笔者所加。

3. 调经糊

【方剂来源】《穴位贴药疗法》。

【适应病证】月经不调，经期腹痛。

【药物组成】乳香、没药、白芍、丹参、川牛膝、山楂、广木香、红花各15克，冰片（另研）1克，姜汁适量（或用黄酒适量）。

【配制方法】诸药除冰片外，共为细末。

【使用方法】每次取药末30克，以姜汁（或黄酒）适量调成糊状，分别摊涂于神阙穴和子宫穴，上盖纱布，胶布固定，2日更换1次。

【注意事项】在调制药糊时，用姜汁或黄酒不宜过多，以成糊为宜。

【典型病例】史某，32岁。痛经1年多，每遇月经来潮，脐腹剧痛难忍，3天不能参加劳动，痛后血块随经水并下，经量过多。小腹左侧有一积块如鸡蛋大，按之柔软，舌质淡，苔腻，边缘有花剥，脉弦涩。就诊时恰值经期将至。用调经糊贴穴治疗，2天换药1次，换药3次，下次月经来潮诸症减轻，又在月经前贴药3次，再行经时腹痛止，月经正常，小腹左侧积块亦消。

【按语】本方以活血祛瘀、理气止痛为主，用辛温之姜汁（或黄酒）调成药膏后，敷于神阙及子宫穴上，籍冰片芳香之力，故其止痛疗效显著。

4. 阿魏麝香化积膏

【方剂来源】《中国膏药学》。

【适应病证】调经。

【药物组成】乳香、没药、生地黄、独活、阿魏、白芷、天麻、官桂、赤芍、元参、松香各60克，木鳖子30克，麝香3克。

【配制方法】上药除乳香、没药、麝香外，用香油6000毫升熬枯去渣，加黄丹3500克搅匀收膏。

【使用方法】取膏9~12克，微火化开，贴敷肚脐。

【注意事项】无瘀积者勿用。

【按语】此方以祛瘀止痛与软坚散结药物为主，且掺入了独活、白芷、天麻等以祛风胜湿见长的止痛药，扩大了本膏药的适用范围，不仅对瘀阻冲任之痛经有效，而且对湿邪过盛之带下、痞积也有较好疗效。

5. 益桂膏

【方剂来源】《中国膏药学》。

【适应病证】痛经。

【药物组成】益母草、茯苓各9克，肉桂、白术、当归、泽泻、香附各6克，川芎、延胡索各4.5克。

又方：益母草7克，当归、白芍、白术各6克，肉桂、川芎、苏叶各4.5克，炒干姜、炒木香各3克，吴茱萸2.4克。

【配制方法】用香油150毫升，将群药炸枯去渣，下黄丹120克，搅匀成膏。每贴膏药重9~15克。

【使用方法】微火化开后贴丹田穴。

【注意事项】瘀血内阻之重症痛经不宜选用此方。

【按语】本膏药之两张处方组成不同，均有活血调经之益母草，散寒止痛之肉桂，养血活血之川芎、当归，以及补脾化湿之白

术。前方所入其他药物有理气止痛、健脾利湿之功，药性稍偏于凉；后方所添其他药物有温中和胃、暖煦下元之效，药性偏于温热。痛经之脾虚湿盛者用前方最宜，痛经之偏于虚寒者选后方为妥。

6. 葱白熨脐膏

【方剂来源】《四川中医》1989年第3期。

【适应病证】痛经。

【药物组成】葱白5根。

【配制方法】将葱白捣成膏状，置砂锅内炒热。

【使用方法】趁势用纱布将葱白膏包裹后敷脐，早、晚各1次。月经来潮前5天用至月经来潮。可连用3~5天。

【注意事项】炒葱时切勿太过，以葱色不变为宜。

【典型病例】张某，20岁，未婚，1986年2月16日诊。14岁月经来潮，每次行经少腹疼痛不已，屡治不效。证属寒羁少腹胞宫。遂用上法，连用6天月经至，腹未痛，后3个月内每经期前5天即用此法，用至经下。腹未痛，随访1年，未复发。

【按语】葱白辛温，能通阳气而散阴寒，故对阴寒里盛而导致的痛经有显著疗效。

7. 太乙膏（三）

【方剂来源】《串雅内编》《辽宁中医杂志》1990年第4期。

【适应病证】痛经。

【药物组成】元参、白芷、当归、赤芍、肉桂、大黄、生地黄各30克，麻油1000毫升，黄丹360克。

【配制方法】前7味药同麻油入铜锅内煎至黑，滤去渣，再加入黄丹搅匀成膏。

【使用方法】用时取枣大膏药1块，摊于青布上，贴肚脐正中。

【注意事项】无血瘀者不宜使用。

【典型病例】曹某，28岁，1984年12月8日初诊。3月前因适逢经行时与家人斗气，故小腹胀痛。近3月来经量减少，经色紫暗有块，有时呈腐肉片样物，块下疼痛暂缓。

舌质紫暗，舌边有瘀点，脉沉而弦。证属血瘀痛经。遂以中药内服，用药3贴，效微，改用太乙膏贴脐，10日后再换药1次，自此痛经竟未再犯，经色、质、量亦趋正常。

【按语】太乙膏在汪机《外科理例》中也有此记载。方以当归、地黄、赤芍、大黄凉血和营，破瘀行滞，辅白芷、肉桂以畅通气血；用麻油同熬有凉血解毒、止痛生肌之效。本法用于治疗血瘀痛经确有良效。

8. 活血祛瘀膏

【方剂来源】《实用中医内科大膏药手册》。

【适应病证】闭经，痛经，产后瘀滞腹痛，胞衣不下，癥瘕积块，跌打损伤，胸胁疼痛，以及风寒湿痹等。

【药物组成】川芎、乳香、没药各10克，三棱、莪术各15克，姜黄10克，郁金12克，延胡索15克，丹参20克，益母草、茺蔚子各30克，红花、牛膝各12克，土牛膝、桃仁各15克，五灵脂、刘寄奴各12克，鸡血藤15克，水蛭、虻虫各10克，泽兰12克，月季花、凌霄花各6克，苏木10克，王不留行12克，鬼箭羽、鸡矢藤、凤仙子、自然铜、穿山甲、皂角刺各10克，马鞭草12克，干漆、砂糖各10克，酒、醋各30克，狼毒6克。辅药：葱白、韭白各12克，石菖蒲、干姜、炮姜、大枣各6克，乌梅3克。

【配制方法】用麻油1900克将上药浸泡，上锅熬枯，去渣熬油，滴水成珠，下丹搅匀，再下赤石脂、紫石英、陈壁土、枯矾、发灰（煅，俱为末），拌匀收膏备用。

【使用方法】将膏药化开，贴于三阴交穴、章门穴、膈俞穴上。

【注意事项】孕妇禁贴。

【按语】此膏具有通经活血、消散血瘀的功用，故可贴用于血行阻滞不畅，血瘀凝结不散的诸症，然妇女月经过多者、体质虚弱者以及高年之人应慎用。

9. 痛经脐疗膏

【方剂来源】《浙江中医杂志》1980年第11期。

【适应病证】痛经。

【药物组成】山楂、葛根、乳香、没药、穿山甲、厚朴各100克，白芍150克，甘草、桂枝各30克，细辛挥发油、鸡矢藤挥发油、冰片各适量。

【配制方法】先将山楂、葛根、白芍、甘草共水煎两遍，煎液浓缩成稠膏，混入溶于适量95%乙醇的乳香、没药液，烘干后与穿山甲、川朴、桂枝共研细末，再加入适量的细辛挥发油、鸡矢藤挥发油和冰片，充分混合，过100目筛，贮藏备用。

【使用方法】于经前3~5天，用温水洗净擦干脐部后，取上药0.2~0.25克，气滞血瘀者用食醋调膏，寒湿凝滞者用姜汁或酒调膏，敷于脐中，外用胶布固定，待经来痛止或经期第3天去药。

【注意事项】在药品的贮藏当中应严格密封，贮器切勿漏气。

【临床疗效】使用本方法治疗痛经38例，痊愈6例，显效18例，改善9例，无效5例。在有效的33例中，均在用药1次后，腹痛即明显改善。

【典型病例】马某，23岁，未婚。1979年12月25日就诊。自经期浸用凉水后，每次来潮腹痛、恶心已两年。经量一般，色红，时有血块。舌淡，舌苔薄白而滑，脉沉细。证属寒湿凝滞型，予上法治疗3个月，自用药第2个月开始，每次来潮无任何不适感。

【按语】方名为笔者所加。

10. 痛经止痛膏

【方剂来源】《中药鼻脐疗法》。

【适应病证】经期、经行、经后腹痛。

【药物组成】乳香、没药、元胡各15克，冰片1克。

【配制方法】先将前3味药共研细末，入冰片同研和匀，再用益母草30克水煎2次，取液浓缩，和上药末调和成膏备用。

【使用方法】每取药膏10~15克搓成药饼状，贴敷脐中，外用纱布覆盖胶布固定。

于经前 3 天起贴用，经后取下，每日 1 次，可连用 3 个月。

【注意事项】凡经量过多又无瘀血内阻者慎用。

【临床疗效】本方介绍者程爵堂先生用此膏治疗各型痛经 58 例（用药 1 ～ 3 次），痊愈 51 例，显效 5 例，有效 2 例。

【按语】本方具有活血化瘀、理气止痛之功，有良好的调经止痛作用。

11. 五味止痛膏

【方剂来源】郑长松经验方。

【适应病证】痛经及头、牙、腰、腿诸痛。

【药物组成】生乳香、生没药、合欢皮、川乌、草乌各 18 克。

【配制方法】上药共为细末，以生姜汁调膏。

【使用方法】取 10 克摊于布上，贴患处。

【注意事项】无瘀血内阻及寒邪凝滞者勿用。

【按语】本膏敷方是郑长松主任医师临床常用的一张治疗痛经及各种疼痛的经验方，处方中全部药味具有止痛功效，且乳香、没药长于活血，川乌、草乌长于温经，合欢皮兼能安神，对于由瘀阻寒凝所致之疼痛，贴敷本药膏后多数患者可迅速止痛。

12. 痛经 1 号膏

【方剂来源】《山东中医杂志》1993 年第 5 期。

【适应病证】痛经。

【药物组成】小茴香 100 克，肉桂 50 克，吴茱萸 50 克，细辛 30 克，马钱子 50 克，川芎 30 克，麻油 500 克，樟丹 220 ～ 250 克，黄香 100 克。

【配制方法】将马钱子用油砂烫至鼓起而酥脆，除麻油、樟丹外，全部药物粉碎成细粉，过 120 目筛备用。将麻油文火炼至滴水成珠，加入黄香，离火后入樟丹、搅匀至成黄褐色基质。用适量冷水喷洒去火毒后，50℃左右兑入药粉搅匀备用。

【使用方法】将药膏摊贴于裱褙布上，

每张 5 ～ 10 克，用时稍加温，贴于神阙、关元穴，3 日换 1 次。

【注意事项】发热患者及有皮肤破溃者不宜用。

【临床疗效】用本膏药贴治 70 例痛经患者，年龄 15 ～ 50 岁，病程为 1 个月 ～ 22 年，妇科检查排除盆腔内部感染及器质性病变。治愈 51 例，显效 14 例，有效 5 例，总有效率 100%。

13. 发疱膏

【方剂来源】《江苏中医杂志》1990 年第 2 期。

【适应病证】痛经。用于治疗气滞血瘀、寒湿凝滞、湿热瘀阻、气血虚弱、肝肾不足等痛经。

【药物组成】斑蝥、白芥子各 20 克。

【配制方法】两药共研细末，以 50% 二甲基亚砜调成软膏状。

【使用方法】取麦粒大小一团，置于 2 厘米×2 厘米的胶布中心，贴于中极穴或关元穴（两穴交替使用）。每逢经前 5 天贴第 1 次，月经始潮或隐觉腹痛开始则贴第 2 次。2 个月经周期为 1 个疗程。一般贴 3 小时揭去膏药。当时或稍后即出现水疱，逐渐增大隆起，常在 2 ～ 3 天能逐渐干瘪结痂。

【注意事项】如果不慎将水疱擦破，用紫药水涂擦即可。注意局部清洁，一般不会感染，愈合不留瘢痕。

【临床疗效】本组 82 例患者，经发疱治疗后，显效 56 例，有效 18 例，无效 8 例，总有效率 90.25%。

【按语】因用药后局部起水疱，故称"发疱"。

14. 痛经膏（一）

【方剂来源】《中医外治杂志》2004 年第 5 期。

【适应病证】痛经。

【药物组成】小茴香 100 克，胡椒 30 克，肉桂 50 克，吴茱萸 50 克，细辛 30 克，炙马钱子 30 克，三棱 50 克，莪术 50 克，松香 50

克，麻油 600 克，樟丹 250 克。

【配制方法】将上药研成细末，麻油用文火炼滴水成珠，加入松香搅拌，离火加丹搅拌，待冒青烟后，则呈黑褐色，温度降为 80℃ 左右时，兑入药粉，搅拌均匀，用冷水浸泡 48 小时，其中换水 6 次，以去火毒，再将膏药用温水加热熔化，摊于布上，每张 10 克备用。

【使用方法】经前 7 天将膏药外贴于关元穴，3 天 1 次，经来时停用，2 个月经周期为 1 个疗程。

【临床疗效】治疗 80 例患者中，治愈 51 例，有效 18 例，无效 11 例，总有效率 86.25%。

【典型病例】蒋某，女，39 岁。每于经前 3~5 天开始小腹疼痛，局部有冷感，遇寒则疼痛加重，喜热喜按，痛甚则呕吐，四肢有冷感，面色苍白。经来时，血色暗，有血块，舌质淡，苔薄白，脉沉。辨证属寒凝血瘀，气机不畅。给予痛经膏 2 贴，外贴关元穴，3 天换 1 次，7 天后月经来潮，疼痛减轻，月经血块减少，小腹寒凉感消失。又给予痛经膏 2 贴，嘱下次经来 7 天贴于关元穴，至月经来潮时，小腹疼痛消失，经色正常，无血块，其他症状均消失，病告愈。

【按语】痛经，多由情志不舒，肝气郁结，血行不畅；或由寒凝血瘀，阻滞胞脉；或由气血不足，胞脉失养而致。前者属实证，疼痛比较重，常影响日常的生活及工作；后者属虚证，疼痛程度较轻。但在临床中，实证较多见，本方中川芎、三棱、莪术活血化瘀；小茴香行下焦之气；吴茱萸、肉桂、白胡椒温经散寒；炙马钱子、细辛温经通络止痛；松香多含油脂，既能燥湿，又能缓和诸药之性。故本方治疗肝气郁结或寒凝血瘀之痛经，疗效确切。

15. 痛经贴膏

【方剂来源】《河北中医》2005 年第 5 期。

【适应病证】原发性痛经。

【药物组成】当归、川芎、干姜、五灵脂、蒲黄、延胡索、肉桂、桂枝、冰片、樟脑各等份。

【配制方法】上药共研细末，混合均匀，贮瓶备用。

【使用方法】每次取 10 克药末，用适量凡士林调成膏糊状，置于 5 厘米×6 厘米胶布上贴敷关元穴，以纱布固定，每于月经前 5 天开始，24 小时换药 1 次，连续 5 次，3 个月经周期为 1 个疗程。

【临床疗效】共治疗 46 例，痊愈 16 例，显效 17 例，有效 8 例，无效 5 例，总有效率 89.1%。

【按语】原发性痛经主要表现为妇女经期或行经前后出现的周期性小腹疼痛，生殖器官无器质性病变者，又称功能性痛经，多见于青少年女性。痛剧时可致冷汗淋漓，甚至晕厥。中医学认为，本病是由内因（经期及经期前后的生理状态）与外因（致病因素）共同作用，导致子宫冲任气血运行不畅，不通则痛，或失于温煦濡养，不荣而痛引起的。传统辨证以气滞血瘀、寒凝血瘀型为多见，治疗应以温经、理气、化瘀、止痛为主。痛经膏中当归、川芎为阴中之阳药，血中之气药而养营活血行气；干姜、肉桂、桂枝温经散寒；五灵脂、蒲黄、延胡索化瘀止痛。诸药合用，使寒散、气顺、血和、冲任流畅，经血畅行则痛自愈。因关元为任脉和足三阴经的交会穴，具有温阳、补虚、行气、止痛之功效，故将痛经散贴敷于关元穴治疗原发性痛经，取药物及穴位双重疗法之意，既方便安全，又取得了良好的临床效果。

16. 温通活血膏

【方剂来源】《中医外治杂志》2001 年第 5 期。

【适应病证】痛经。

【药物组成】乌药、王不留行各 2 份，皂刺、桂枝、小茴香、香附、干姜、乳香、没药、穿山甲、沉香、艾叶各 1 份，冰片 1/3 份。

【配制方法】上药共研细末，混合均匀，贮瓶备用。

【使用方法】于月经前2～3天开始，取上述药末50克，用白酒调成膏糊状，贴敷关元、神阙穴，纱布覆盖，胶布固定，每天1～2次，3个月为1个疗程。

【临床疗效】共治疗26例，1～2个疗程治愈17例，好转8例，中途中止用药1例。

【典型病例】徐某，44岁，已婚。1994年11月24日初诊。主诉：自月经初潮始，经前、经后小腹部疼痛且逐渐加重，结婚受孕痛止，产后月经来潮时又见腹部不适，但无疼痛。因冬季常野外奔波，故经前常小腹冷痛，多为绞痛，喜温暖，甚时面色青紫、四肢厥冷、恶心呕吐、头痛头晕，口服止痛药不能缓解。严重影响工作和生活，每月请假7天以上，经停痛止，经量少，色暗红有瘀块。曾就诊于多家医院，多次行妇科检查和作B超均无异常，用过多种中西药物均无效。查舌质紫暗，有瘀斑，脉沉涩，现距来潮约10天，给予温经活血膏一剂敷脐，8天后又取本品调膏敷贴于关元周围。至6天后月经来潮腹痛明显减轻，经期能坚持上班。连续治疗4个月，疼痛消除。

【按语】痛经是妇科常见病证，中医辨证属寒凝胞宫，气血不畅者最多。寒性收引，寒凝胞宫，气血凝滞，不通则痛。温经活血膏中乌药、桂枝、小茴香、干姜、艾叶温经散寒止痛；穿山甲、皂刺、王不留行、丁香通经活络止痛；香附、乳香、没药、沉香、冰片活血化瘀，开闭止痛；高度白酒调敷更增其温经散寒、活血通络镇痛之功。脐部即神阙穴，与关元穴隶属任脉，药物敷贴于该部药效直抵胞宫。可通过"药气"和药物对穴位的刺激诱导作用，激发经气，调理脏腑功能，达到治疗目的。

17. 附子止痛膏

【方剂来源】《中国民间疗法》2004年第8期。

【适应病证】痛经，症见妇女行经前后或经期小腹及腰部疼痛难忍等。

【药物组成】炮附子、吴茱萸、红花、细辛、冰片按5：4：3：2：1比例配制。

【配制方法】上药共研细末，过100目筛，贮瓶备用。取紫草500克，研成极细末，倒入1000克烧沸的麻油中搅匀，凉后贮瓶备用。

【使用方法】用前临时将药粉加紫草油调成膏糊状。在月经来潮前3～4天开始直至经净，于每天临睡前将关元穴区用乙醇或碘伏消毒，将调好的药膏涂抹在关元穴区，厚度约1毫米，面积约6厘米×6厘米，以塑料纸覆盖。然后取2000克食盐（最好是粗盐）炒热，装入缝好的毛巾袋中，在关元穴区滚熨约1小时（或可用热水袋汤熨）。最后用收腹带或纱布带缠扎腰腹部，固定关元穴区外敷的药糊，防止其污染被褥，次晨取下，用温水清洗干净腹部即可。每月治疗约10天，部分患者可延长达20天。

【临床疗效】共治疗60例，3个月后痊愈24例，好转30例，无效6例，总有效率90％。

【典型病例】黄某，18岁，高中生，2002年11月25日初诊。自诉15岁月经来潮时开始，每月经前1天至经净后5天，小腹疼痛难忍连及腰骶，同时伴有头痛，恶心，经来量多且有血块。曾经口服中西药物治疗而无效。改用上法治疗第1个月即感疼痛大减，继续治疗至第3个月月经来潮时疼痛完全消失。观察半年未再复发。

【按语】痛经虽有情志所伤、起居不慎及六淫为害等不同病因，但其总病机是冲任瘀阻或寒凝经脉，使气血运行不畅所致，或因素体不足，胞宫失于濡养引起。其病位在冲任、胞宫，变化在气血，治疗原则以调理冲任气血为主。选用任脉之关元穴，其位置正对胞宫，具有补气养血作用，用附子、吴茱萸、细辛等辛热之品温阳散寒，红花活血散瘀，配上有渗透作用的冰片外敷，起到温经散寒、行气活血的作用；用紫草油调敷可加强其活血补血之作用。另用盐熨是取盐之咸味并其温热之性带诸药入肾，达到温肾养血、温补下元的作用。本法对痛经一证，不论虚实均能顾及，冲任得调，经脉畅通，胞宫得养，而疼痛消失。

18. 温经止痛膏

【方剂来源】《江苏中医药》2009 年第 1 期。

【适应病证】原发性痛经。

【药物组成】香附、延胡索、桂枝、肉桂、木香、鸡血藤各等份。

【配制方法】上药共研细末，贮瓶备用。

【使用方法】取药末 30 克，加凡士林 30 克，一起放在塑料碗内，加盖后放入微波炉里加热约 1 分钟，当凡士林熔化后，用压舌板将药物与凡士林一起搅拌成膏状，趁热敷于患者小腹部。在药膏上面加盖一层棉布，棉布外再加盖一层塑料纸（棉布有保温作用，加塑料纸可预防药膏渗透棉布而污染患者衣服），最后用胶布固定。1 小时左右即可去除。

【临床疗效】共治疗 20 例，显效（用药 10 分钟疼痛明显减轻，30 分钟疼痛完全消失者）15 例；有效（用药 30 分钟疼痛明显减轻者）3 例；无效（用药超过 1 小时仍不能止痛者）2 例。总有效率为 90%。

【按语】痛经的病因很多，如气滞血瘀、寒湿凝滞、气血虚弱、肝肾亏损等，青春期少女痛经主要是因气滞血瘀与寒湿凝滞，"通则不痛，不通则痛"，故治疗以活血行气、通经活络、温中散寒为法，用痛经膏外敷，直达病所。方中香附行气疏肝，调经止痛。现代药理研究证实其对受孕子宫或未孕子宫均有抑制作用，使其肌张力降低，收缩力减弱；延胡索行气活血止痛，内服能产生类似吗啡及可待因的效果，显著提高痛阈，有效镇痛；桂枝温经脉、通阳气，桂皮醛有镇痛、镇静及抗惊厥作用，能使血管扩张，改善外周循环；肉桂温经散寒止痛，还有镇静及抗惊厥作用；木香行气止痛；鸡血藤行

血补血，舒经活络。诸药合用，散寒祛痛，通畅气血故痛经自除。

19. 痛经糊膏

【方剂来源】《中医外治杂志》2002 年第 5 期。

【适应病证】妇女痛经。

【药物组成】延胡索 20 克，红花 10 克，食盐 50 克。

【配制方法】上两味药研成粗末备用。

【使用方法】将上药末炒至药物发黄，用麻油调成膏糊状，外敷于脐部，用纱布覆盖其上，固定。另外，将食盐炒热，放于布袋内，外敷脐部。每天 3~5 次。

【临床疗效】共治疗 57 例，治愈 46 例，好转 11 例，总有效率 100%。

【典型病例】杜某，女，18 岁，未婚，于 1999 年 12 月 26 日就诊。自诉行经时小腹坠痛，经量不多，色暗，有凝血块，舌质暗红有瘀点，脉沉弦。时正值经期，故用上述方法治疗，连用 3 个周期，痛经消失，随访 2 年未见复发。

【按语】痛经是因先天禀赋不足，或情志失调，或生活起居不慎感寒等，导致冲任瘀阻或寒凝经脉，气血运行不畅，胞宫经血流通受阻，以致不通则痛，或冲任、胞宫失于濡养，不荣则痛。治以活血化瘀、温经止痛。方中元胡疏经通络，行气活血止痛；红花辛温，活血通经，祛瘀止痛，治疗经闭、癥瘕、瘀血作痛；食盐炒热外敷脐部，可产生热效应，有利于药物有效成分的渗透和吸收，引药入里。诸药合用，共奏活血化瘀、温经止痛之功。

20. 痛经膏（二）

【方剂来源】《中医杂志》2009 年第 6 期。

【适应病证】原发性痛经，表现为月经前后及行经期间，下腹及腰部痉挛性疼痛，严重时伴有恶心、呕吐、肢冷等。

【药物组成】制南星、三棱、莪术、冰片按 3:3:3:1 的比例配制。

【配制方法】上药共研细末，用甘油和

调成膏。

【使用方法】取任脉经穴之中极、关元、气海，局部清洁，取2克药膏贴敷在所选穴位上，外用纱布覆盖，胶布固定。于月经来潮前1周开始贴敷，每日1次，每次6~8小时，贴至痛经消失而停止（一般于月经来潮后第3天停用），3个月经周期为1个疗程。

【临床疗效】共治疗31例，痊愈6例，显效15例，有效8例，无效2例，总有效率为93.55%。

【按语】本膏所用制南星味苦、辛，性温，有毒，有燥湿化痰、祛风解痉、消肿止痛之功；三棱、莪术均味苦、辛，性温，功专破血行气，消积止痛；冰片味苦、辛，性微寒，有开窍醒神、清热止痛之功。现代药理研究表明，冰片是一种有效的透皮促进剂，对皮质激素、去角质剂、抗增生药等多种皮肤外用药都有促进作用。诸药合用，可行气活血，温化寒湿，调经止痛。

21. 痛经外敷膏

【方剂来源】《中医临床研究》2010年第22期。

【适应病证】妇女痛经。

【药物组成】当归、吴茱萸、乳香、没药、肉桂、细辛各50克，樟脑3克。

【配制方法】先将当归、吴茱萸、肉桂、细辛共水煎两次，煎液浓缩成稠状，混入溶于适量95%乙醇的乳香、没药液后，晾干，研细末加樟脑备用。

【使用方法】经前3天取药粉3克，用黄酒数滴拌成膏糊状，外敷脐部，外用护伤膏固定，药干则调换1次，经行3天后取下。每月1次，连续使用，直至治愈或仅有微痛为止。

【临床疗效】共治疗70例，1~2个疗程痊愈51例，3疗程后好转16例，总有效率95.7%。

【典型病例】患者，22岁，已婚，农民。2007年5月初诊。主诉：痛经4年余，月经周期延后。每逢月经来潮小腹冷痛，痛如绞，痛甚呕吐，脘胁作胀，肢冷汗出，得热则减，喜按，经行不畅，经量少有血块，当血块排出后腹痛缓解，如此周期性发作已5年。每月4至6天，需口服索米痛片得以缓解，常影响日常生活而需卧床休息，至月经最后1天方可缓解。询知5年前因经期受寒，复加郁怒而致病。曾经医院检查，未发现异常病变。诊为继发性痛经。临诊适值经前，痛经发作，舌质暗红疹点，苔薄白、脉弦细。证属寒凝气滞血瘀。予温经散寒，化瘀止痛之法。经期用痛经外敷膏敷脐治疗，用药2个疗程，再次月经来潮无不适感，随访半年未复发。

【按语】妇女行经期间或行经前后，发生小腹疼痛或腰部疼痛，甚至剧痛难忍，随着月经周期持续发作者，称为痛经，亦称经行腹痛。此为妇女常见病之一，尤以青年妇女为多见。本病病因多端，无论是因气滞血瘀、风寒湿乘，或是气血虚弱、肝肾亏损，其主要原因是气血运行不畅，导致气滞血瘀，冲任失调。因此治以温经散寒，化瘀止痛之法。方中肉桂，助阳益火以消散阴寒之邪，宣通血脉，以暖四肢百骸；吴茱萸温肝脾肾，去"腹内绞痛"；当归养血和血；细辛温经散寒止痛；乳香、没药活血行气，止痛；樟脑温中止痛，以酒调药能宣行药力；脐为通药气于腹中最速之部位。各药配伍，共奏温经散寒、化瘀止痛之功。

22. 吴萸痛经膏

【方剂来源】《中国社区医师》2008年第8期。

【适应病证】妇女痛经。

【药物组成】吴茱萸、小茴香、肉桂、红花各10克，当归、延胡索各15克，益母草30克。

【配制方法】将上药混合均匀，研成细末过120目筛，高压灭菌后贮瓶备用。

【使用方法】取少许药末，用黄酒调成膏糊状，敷于脐部，用敷料固定，每日用特定电磁波治疗仪（TDP治疗仪）照射20分钟左右，贴药每日更换 1 次，月经前 7 ～ 10 天开始敷用，直到本次月经结束。连续治疗 3 个月经周期为 1 个疗程。

【临床疗效】共治疗 66 例，痊愈 30 例，显效 16 例，好转 14 例，无效 6 例，总有效率 90.9%。

【典型病例】患者，女，16 岁，2005 年 6 月 8 日来诊。12 岁初潮，平素月经规律，周期 28 ～ 30 天，经期 3 ～ 5 天。2 年前因长期住校，受潮受凉后出现痛经，每次经期小腹疼痛剧烈，连及腰酸痛，一般第 1 天疼痛较甚，经色紫暗有块，块下后痛减。痛甚时常伴恶心，呕吐，腹泻，小腹发凉，热后疼痛减轻，面色苍白，脉沉细，舌淡暗，苔薄白。诊断为痛经寒凝血瘀型。用上述方法连续治疗 1 个疗程即治愈。随访 1 年未复发。

【按语】痛经分为原发性和继发性两种，原发性痛经多指生殖器官无明显病变者，继发性痛经多因生殖器官有器质性病变所致，本方仅用于治疗原发性痛经。受各种致病因素的影响，导致冲任瘀阻或寒凝经脉，使气血运行不畅，不通则痛，或冲任、胞宫失于濡养，不荣则痛。其病位在冲任、胞宫，变化在气血，表现为痛症。治疗上以调理冲任气血为主。方中吴茱萸、小茴香、肉桂温经散寒止痛；当归补血活血；延胡索疏肝理气；红花、益母草活血化瘀，调经止痛。全方既能治血行气止痛，又能散寒通百脉。神阙穴是内病外治的最佳穴位，可使药物的有效成分通过皮肤、黏膜等途径吸收到体内，补虚填实，生精益髓，培补元气，调节脏腑阴阳，通达气血，调理血脉。加之 TDP 治疗仪温热效应促进盆腔局部的血液循环，提高组织新陈代谢，使细胞吞噬功能活跃，促进药物的吸收，同时还有消炎、化瘀、止痛作用。

三、闭经膏敷方

发育正常的女子，一般 14 岁左右月经初潮，若年龄超过 18 岁月经仍未来潮，或既往曾有过正常月经而又中断 3 个月以上者称为闭经。前者称为原发性闭经，后者称为继发性闭经，二者均属病理性闭经。妊娠期、哺乳期和绝经期的停经，均属生理性闭经，不作病论。

1. 通经蜣螂膏

【方剂来源】《常见病民间传统外治法》。

【适应病证】气滞血瘀型痛经、闭经等。

【药物组成】蜣螂 1 条，威灵仙 9 克，米双酒少许。

【配制方法】将前两味烘干，研为细末，入米双酒调和成膏。

【使用方法】敷脐部，外用纱布固定。每晚睡前贴敷，第 2 天早上除去，连用 5 ～ 7 天为 1 个疗程。

【注意事项】非气滞血瘀者忌用。

【按语】方中蜣螂破瘀通经；威灵仙辛散善走，可宣可导，通达十二经络，又长于止痛。二药效力益增，故对有气滞血瘀而致之闭经、痛经有一定疗效。

2. 痛经坐药

【方剂来源】《理瀹骈文》。

【适应病证】经闭，干血痨。

【药物组成】萹蓄 6 克，生地黄 4.5 克，胡椒 3 克，巴豆仁 1.2 克。

【配制方法】共研细末，每取 1 克，绵裹用线扎，制成坐药。

【使用方法】纳入阴户，每日 1 次。

【注意事项】忌房事、鱼腥等。

【按语】原著中谓："病轻者臭秽尽出，见鲜血即止；病重者五六日亦下。"

本方原无方名，本名乃笔者所加。

3. 行瘀膏

【方剂来源】《理瀹骈文》。

【适应病证】妇科一切瘀血病证。

【药物组成】大黄 120 克，芒硝 60 克，栝楼根、柴胡、桃仁、当归、生地黄、红花、莪术、穿山甲、川芎各 30 克，乳香、没药、肉桂各 21 克，川乌 9 克。

【配制方法】上药以麻油熬，黄丹收。

另兑入花蕊石 30 克，血竭 15 克搅匀，即得。

【使用方法】贴患处。

【注意事项】气血虚弱者忌用。

【按语】此方具有破血通经功效，适用于瘀血内阻之闭经患者。运用本方的基本指征是经闭不行，或经行量少，色暗有块，经来腹痛，精神抑郁，小腹胀痛或拒按，舌质多紫暗，舌边有瘀点，脉沉弦或沉涩。

4. 龟板膏

【方剂来源】《陕西泾阳大寺膏药处方》。

【适应病证】经闭，经色不正，经行腹痛，经行腰痛等。

【药物组成】龟板 10 个，川牛膝、白术、马钱子、穿山甲、全虫、川乌、草乌、土元、当归、木鳖子、蓖麻子、川附片、阿魏、没药各 120 克，大黄、秦艽、三棱、莪术、黄柏、槐枝各 180 克，巴豆末 75 克，血余 60 克，蜈蚣 1 条，乳香 10 克，麝香 36 克，蛤蚧 1 对，香油 16000 毫升。炒黄丹适量（按时令用）。

【配制方法】木鳖子去壳，秦艽取净，蛤蚧去骨，槐枝、龟板如上数即可。其中除阿魏、麝香、没药研细待膏药熬成晾凉后洒入，麝香研细最后加入外，先将各药先后放入油中炸焦呈黄黑色，龟板先轧成小块，不耐油炸的草药和碎细片宜后加入，不要炸成焦黑。然后滤去药渣，加黄丹熬沸，去火，待稍凉，先后加入阿魏、乳香、没药、麝香，搅匀即成。

【使用方法】贴小腹。

【注意事项】以油炸药时，勿将药物炸成焦炭，以免影响疗效。

【按语】本方以益肾阴而通任脉的龟板为君药，并用大队具有攻逐破瘀类药物，是一张通补兼施的膏敷方。运用本方的基本指征是月经量少，渐至闭经，经来腰腹作痛，经色不正，平日腰膝酸软，头晕耳鸣，舌淡少苔，脉细而缓。

5. 血滞经闭膏

【方剂来源】《常见病验方研究参考资料》。

【适应病证】经闭，腹内血滞痞块。

【药物组成】鲜臭梧桐皮 250 克，阿魏 90 克。

【配制方法】先将臭梧桐皮煎熬去渣取汁，再入阿魏熬成膏，即成。

【使用方法】每次取膏药 10~15 克，摊于布上贴小腹。2~3 天后可更换。

【注意事项】本膏熬制不宜过嫩，否则不便于贴敷。

【按语】一般血瘀经闭用此膏 2~3 天后即能下血，下血后则停用。

6. 通经膏

【方剂来源】《理瀹骈文》。

【适应病证】经后期腹中积冷，临经作痛，寒湿带下，经闭久成痞满，肿胀。凡欲通者均宜。

【药物组成】全当归 15 克，酒川芎、苍术、熟地黄、乌药、半夏、大黄、酒炒白芍、附子、吴茱萸、桂枝、红花各 60 克，羌活、独活、防风、党参、黄芪、白术、山萸肉、白芷、细辛、荆芥穗、秦艽、制厚朴、醋炒香附、生五灵脂、醋炒青皮、陈皮、枳实、苏木、生香附、炒五灵脂、生延胡索、炒延胡索、生蒲黄、炒蒲黄、醋炒莪术、醋炒三棱、姜黄、威灵仙、草果、山楂、麦芽、神曲、槟榔、南星、杏仁、桃仁、菟丝饼、蛇床子、杜仲、续断、熟牛膝、车前子、泽泻、木通、炙甘草、煨甘遂、葶苈子、炒黑丑、巴豆仁、益智仁、大茴香、川乌、五味子、良姜、炒远志、黄连、炮穿山甲、木鳖子、蓖麻子、柴胡各 30 克，炒僵蚕、滑石各 120 克，发团 60 克，皂角 18 克，生姜 60 克，葱白、韭白各 500 克，大蒜头、桃枝各 120 克，槐、柳、桑枝各 240 克，凤仙全株、菖蒲、干姜、炮姜、白芥子、艾叶、川椒、胡椒、大枣各 30 克，乌梅 15 克。

【配制方法】用麻油 12000 克浸泡上药，煎熬去渣，黄丹收，再入雄黄、枯矾、肉桂、丁香、木香、降香、乳香、没药、砂仁、轻粉各 30 克，牛胶 120 克，搅匀成膏。

【使用方法】上贴心口，中贴脐眼，下贴脐下，兼贴对脐两腰。

【注意事项】无瘀血者慎用，对汞剂过敏者忌用。

【按语】本方由百余味药物组成，是一个妇女瘀血内阻病证的通治方，所谓"通治"，就是凡是妇科病证由于瘀血内阻而引起者，都可以贴敷此膏来治疗。何以能以一方通治多种病证，张子和说："夫病之物，非人身素有之也，或自外而入，或由内而生，皆邪气也。邪气加诸身，速攻之可也，速去之可也。"就是说治病首先要考虑祛邪，邪去则正安。本方正是一个通过逐瘀祛邪而治病的膏敷方。

7. 水蓬膏

【方剂来源】《天津市固有成方统一配本》。

【适应病证】血瘀经闭及胸腹积水引起的胀满疼痛，积聚痞块，四肢浮肿，腰背疼痛等。

【药物组成】水蓬花、大黄、当归尾、芜花、大戟、穿山甲、三棱、莪术、秦艽、芦荟、血竭、肉桂各15克。

【配制方法】先将芦荟、肉桂、血竭轧为细粉单放，再将水蓬花等9味药酌予碎断，另取麻油7200毫升，置锅内加热，把水蓬花等9味药加入，炸枯去渣，下丹后去火毒，再将膏油加热溶化，待暴音停止，水气去尽，晾温，兑入芦荟、肉桂、血竭细末搅匀。即可将膏油分摊于布褙上，微晾，向内对折即得。每张膏药重15~24克。

【使用方法】温热化开，贴于小腹或患处。

【注意事项】孕妇禁贴。

【按语】本方具有逐水祛瘀、破血通经之功，对血瘀及水湿内停者确有良效。但方中药性峻猛，非体质虚弱者所能耐受，故使用本膏药时要严格把握适应证，切勿妄用。

四、崩漏膏敷方

崩漏是指经血非时而下，无固定周期，无固定出血天数，出血量严重失常。"崩"与"漏"所指不同，忽然下血，量多汹涌者为"崩"；淋漓不断，量不多但时间长者为"漏"。因两者或病因病机相同，或有因果关系，或者互相演变，或交替出现，故临床统称崩漏。西医学之功能性子宫出血属"崩漏"范畴。

1. 止崩麻仁膏

【方剂来源】《民间灵验便方》黄月庭等编著（外治法分册）。

【适应病证】血崩。

【药物组成】红蓖麻仁15克。

【配制方法】将红蓖麻仁捣成膏状。

【使用方法】将药膏贴百会穴。

【注意事项】血止即洗去药膏。

【按语】以蓖麻仁捣膏贴于百会穴上，在妇产科临床上有广泛的适用范围，以此法治疗妇女血崩，经临床验证确有一定疗效。

2. 补土膏

【方剂来源】《理瀹骈文》。

【适应病证】产后血崩不止、老少血崩。

【药物组成】当归60克，黑荆芥、党参、白术、熟地黄、黄芪、川芎、白芷、炒蒲黄、炒五灵脂各30克，柴胡、升麻、陈皮各15克，乌梅、炮姜各9克。

【配制方法】麻油熬，黄丹收。

【使用方法】贴心口、脐下。

【注意事项】无明显虚象者慎用。

【按语】补土膏系补中益气汤合失笑散加味而成，对中气不足兼见瘀血内阻者尤为适宜。原著中曾指出，方中可加麦冬、五味子、羌活、防风、吴茱萸、水炒黄连、黄柏（炒黑）各6克，伏龙肝、炒蚕沙、阿胶、香附、艾叶各30克，兼白带者加苍术、半夏各30克。

3. 固经膏

【方剂来源】《理瀹骈文》。

【适应病证】经行先期，血虚有热，经行过多，先后不定，经行不止，崩中漏下，湿热带下，五旬后行经（即老妇行经）。

【药物组成】全当归90克，酒炒牡丹皮、柴胡、酒芍、生地黄、黄芩、知母、麦冬、川芎、地骨皮、贝母、黄连各60克，羌活、防风、连翘、薄荷、蔓荆子、紫苏、独活、藁本、细辛、丹参、党参、黄芪、熟地黄、元参、白术、天冬、赤芍、白薇、苍术、山萸肉、山药、枳壳、桔梗、麦芽、郁金、贯众、青皮、陈皮、半夏、胆南星、白芷、升麻、葛根、黄柏、黑山栀子、生甘草、熟牛膝、杜仲、炒续断、桑白皮、椿白皮、樗白皮、秦皮、醋炒元胡、醋炒蒲黄、醋炒香附、黑荆芥、黑五灵脂、地榆炭、炒蒌皮、五味子、五倍子、柯子肉、乌贼骨、煅龙骨、煅牡蛎、炮穿山甲、炒黑蚕沙各30克，龟板、鳖甲各60克，炮姜炭15克，生姜60克，葱白、韭白、大蒜各240克，紫地丁、益母草、槐枝、柳枝、桑枝各240克，白茅根、干荷叶、侧柏叶、霜桑叶、薄荷叶各60克，凤仙草半珠，苍耳草（全株）、艾叶、乌梅各30克。

【配制方法】共用麻油12000毫升，分熬去渣后，并熬丹收，再入陈壁土、枯矾、百草霜、发灰、赤石脂、煅紫石英各30克，牛胶120克，搅匀成膏。

【使用方法】上贴心口，中贴脐眼，下贴丹田，或兼贴对脐、两腰。

【注意事项】血虚有寒者忌用。

【按语】本方由98味药物组成，将凉血祛瘀、益肾固冲、育阴敛营诸法运用于一方之中，切以调冲固经为本，是一张妇科血证的通治方。凡症见月经先期，经来量多，逾期不止，经色深红或紫而黏稠，腰腹胀痛，心烦口渴，小便短黄，大便干结，舌红苔黄，脉数有力者，均可选用。

4. 宁志膏

【方剂来源】《证治准绳》。

【适应病证】妇人因崩漏失血过多而见心神不安，言语失常，不得睡卧。

【药物组成】辰砂（研）、炒酸枣仁、人参、白茯苓（去木）、琥珀（研）各1克，滴乳香3克。

【配制方法】共为细末，每取3克，以浓煎灯心草、红枣汤调和，即为1次用药量。

【使用方法】早、晚各口服药1次。

【按语】原著谓："一方无茯神、琥珀，蜜丸如弹子大，薄荷汤化下一丸。"

第二节 带下病膏敷方

带下是指妇女阴道内流出的一种黏稠滑腻液体，如带绵绵而下。在正常情况下，阴道内产生少量色白或无色、透明、无味之液体，可使阴道保持湿润，有润滑阴道，消除外邪的作用，行经前后及排卵期内排出增多，亦属生理现象。唯有带下之量、色、质、味等出现异常时，方称为带下病。

1. 大蒜止带坐药

【方剂来源】《中医外治法》。

【适应病证】黄带兼阴痒者。

【药物组成】陈大蒜头9克，苦参6克，蛇床子6克，白糖3克。

【配制方法】将上药焙干研末，装入胶囊，每粒重0.5克。

【使用方法】临用前先取葱白8～10根加水煎煮，然后坐浴10分钟，擦干后取胶囊2粒塞入阴道，每晚1次，连用5～10天。

【注意事项】用药期间禁行房事，经期禁用。

【按语】黄带是指阴道内经常流出淡黄色黏稠的液体，甚则色如浓茶汁而有臭味。多因湿盛郁而化热，伤及任带二脉所致，常出现于霉菌、滴虫性阴道炎及盆腔炎。方中大蒜辟秽解毒杀虫，苦参清热燥湿杀虫，蛇床子燥湿杀虫止痒，诸药协同，药简力专，祛毒燥湿，杀虫止痒，安全有效。方名为笔者所加。

2. 双凤膏

【方剂来源】《中国膏药学》。

【适应病证】带下、崩漏等。

【药物组成】防风、海风藤、山栀子、良姜、威灵仙、牛膝、桃仁、熟地黄、柴胡、白鲜皮、全虫、枳壳、白芷、甘草、黄连、细辛、白芍、元参、猪苓、前胡、麻黄、桔梗、僵蚕、升麻、地丁、大黄、木通、陈皮、川乌、生地黄、香附、金银花、知母、薄荷、当归、杜仲、白术、泽泻、青皮、黄柏、杏仁、黄芩、穿山甲、天麻、蒺藜、苦参、乌药、羌活、半夏、茵陈、浙贝母、五加皮、续断、山药、白及、桑白皮、苍术、独活、荆芥、芫花、藁本、连翘、远志、草乌、益母草、五倍子、天南星、何首乌、大枫子各30克。

【配制方法】香油5000毫升，炸群药至枯，过滤去渣，再入黄丹2500克，并加入以下细料搅拌即成。细料组成：乳香、没药、血竭、轻粉、樟脑、龙骨、海螵蛸、赤石脂各30克。

【使用方法】取膏药适量化开，贴脐腹，纱布覆盖，胶布固定。或随证按穴位贴敷。

【注意事项】有明显寒象者慎用，对汞剂过敏者勿用。

【按语】该方用药79味，这也是一般膏药的通例，药味众多的大方粗看似杂乱无章，但也是治疗疑难病症的方法之一。采用此类大方时能收到意想不到的疗效，有深入加以研究的必要。

3. 坐药龙盐膏

【方剂来源】《兰室秘藏》。

【适应病证】赤白带下，脐腹冷痛等。

【药物组成】茴香1克，枯矾1.5克，高良姜、当归尾、酒防己、木通各3克，丁香、木香、炮川乌各4.5克，龙骨、炒盐、红豆、肉桂各6克，厚朴9克，延胡索15克，全蝎5个。

【配制方法】共为细末，炼蜜为丸，如弹子大，锦裹线扎。

【使用方法】纳入阴道，每日换药1次。

【注意事项】下焦湿热者勿用。用药期间禁行房事，经期停用。

【按语】本方系《兰室秘藏·妇人门》方。凡妇人下焦虚冷，脐腹冷痛，五色带下，崩漏淋漓者，均可斟酌应用。

4. 固精保元膏

【方剂来源】《中药鼻脐疗法》。

【适应病证】一切腹痛，痞块，梦遗，五淋，白浊，妇女赤白带下、经血不调等。

【药物组成】党参、黄芪、当归各15克，甘草、苍术、五味子、远志、白芷、白及、红花、紫梢花、肉桂各10克，附子6克。

【配制方法】上药以麻油1000毫升，熬枯去渣，黄丹收膏，加入鹿角胶32克，乳香、丁香各6克，麝香1克，芙蓉膏6克，搅匀分摊。

【使用方法】取本膏适量，分搓成2个药饼，分别贴于丹田及脐上，每日换药1次。

【按语】本方有补益气血、固精保元之功，再加穴位贴药则效力愈增。贴用丹田能调补气机，补肾虚，益元气，振阳固精；贴于脐上（神阙穴）能温健脾阳，调畅气机升降。故本药对于由气血亏虚，肾气不足而致的月经不调、赤白带下及其他病症有良好疗效。

5. 地榆膏（二）

【方剂来源】《证治准绳》。

【适应病证】赤白带下。

【药物组成】地榆500克。

【配制方法】用水1500毫升煎药，去渣后煎至稠汤状即得。

【使用方法】每服10～15克，日服2次。

【注意事项】虚寒明显者忌用。

【按语】地榆性寒而降，长于凉血止血，泻火解毒，昔贤曾有"古者断下多用之"之谓。本膏药对于血分有热之赤白带下，有较好疗效。

6. 摩腰膏

【方剂来源】《丹溪心法》。

【适应病证】妇女带下及虚性腰痛。

【药物组成】附子尖、乌头尖、南星各7.5克，雄黄3克，樟脑、丁香、干姜、吴茱萸各4.5克，朱砂3克，麝香3克。

【配制方法】上药共为细末，炼蜜为丸，如龙眼大。

【使用方法】每用1丸，姜汁化开如粥厚，火上炖热，置于掌中，摩腰上，候药尽粘腰上，烘棉衣包缚定，随即觉热如火，每日1次。

【注意事项】非属虚寒者勿用，夏季慎用。

【按语】方中药性大热，具有温阳强腰、祛寒止带之功效。凡寒象明显的妇女腰痛、带下、宫寒、脐腹冷痛等，均可以摩腰膏治疗。

7. 固精益肾暖脐膏

【方剂来源】《摄生秘剖》卷四。

【适应病证】妇人禀赋气弱，子宫寒冷，不孕，带下，崩漏。

【药物组成】韭子、蛇床子、附子、肉桂、硫黄各30克，川椒90克，麻油1000毫升。母丁香3克，黄丹（飞净）360克，麝香（另研）9克，独头蒜（捣烂）1枚。

【配制方法】将前5味用麻油浸泡半月，入锅内熬枯去渣，入黄丹，再熬至滴水成珠，软硬适中搅匀成膏。

【使用方法】临用时以大红缎摊，膏药面如酒杯口大，将硫黄、丁香、麝香末用蒜捣烂成丸，如豌豆大，按于膏药内，贴脐。

【按语】本方一派温肾助阳之剂，具有温煦丹田、壮肾扶阳功效。凡肾气不足，阳虚内寒为主要病机的妇科病证均可贴敷。

8. 完带汤膏

【方剂来源】《实用中医内科大膏药手册》。

【适应病证】女子带下，色白或淡黄，清稀无臭，面色黄白无华，倦怠乏力，大便稀溏，舌淡苔白，脉缓或濡弱。

【药物组成】炒白术、炒山药各90克，人参18克，炒白芍45克，车前子、苍术各27克，甘草9克，陈皮、黑芥穗、柴胡各6克。辅药：生姜、韭白、葱白、榆白、桃枝各6克，蒜头、柳枝、槐枝、桑枝各24克，苍耳草、益母草、诸葛菜、马齿苋、地丁草各30克，凤仙草6克，花椒、白芥子、石菖蒲各3克，皂角、赤小豆各6克。

【配制方法】用麻油1880克浸泡上药，上锅熬枯，去渣。熬油，滴水成珠，下丹频搅，再下炒铅粉30克，松香24克，金陀僧、生石膏各12克，陈壁土、明矾、轻粉各6克，官桂、木香各4克，牛胶12克（酒蒸化），搅匀收膏。

【使用方法】将膏药化开，贴于关元穴、中髎穴上。

【注意事项】孕妇禁贴。

【按语】此膏具有疏肝健脾、化湿止带的功用，故可治疗因肝郁木横、脾虚湿滞的白带。也可贴治女子生殖系统慢性炎症导致的白带与月经不调。

9. 万应宝珍膏（二）

【方剂来源】《成药全书》。

【适应病证】月经不调，赤白带下，五劳七伤，积聚痞块等。

【药物组成】生地黄、苍术、枳壳、五加皮、莪术、桃仁、山柰、当归、川乌、陈皮、乌药、三棱、川军、首乌、草乌、柴胡、防风、刘寄奴、牙皂、川芎、官桂、羌活、威灵仙、赤芍、南星、香附、荆芥、白芷、海风藤、川续断、藁本、良姜、独活、麻黄（去节）、甘松、连翘各9克。

【配制方法】用麻油2000毫升，入药煎枯，去渣，下净血余60克溶化，再下黄丹900克，熬搅成膏，再下细料搅匀后离火，稍凉后摊涂备用。

细料组成：肉桂、麝香（后入）各3克，附子片、木香各6克，冰片、洋樟、茴香、乳香、没药、阿魏、细辛各9克，共为细末。

【使用方法】治月经不调，赤白带下者，贴关元、尾闾穴；治五劳七伤，筋骨疼痛，负重伤力，腰膝酸软者，贴两膏肓、两肾俞穴；治积聚痞块者，贴患处。

【注意事项】孕妇禁用。

【按语】本方又名保元膏，为专治内伤的膏药，除适用于以上病证外，对中风瘫痪、跌打损伤、风湿风寒、流注瘰疬等，也有一定疗效。《成药全书》言本方"功效之大，难以述尽"。

第三节　妊娠病膏敷方

一、流产膏敷方

凡妊娠 28 周前，胎儿尚未具有独立生存能力即被排出母体，这种情况称为流产。包括先兆流产、难免流产、习惯性流产等。中医学之"胎漏""胎动不安""小产""滑胎"等，均属"流产"范畴。

1. 保胎膏

【方剂来源】《理瀹骈文》。

【适应病证】习惯性流产（防止小产）。

【药物组成】当归、党参、生地黄、杜仲、续断、桑寄生、地榆、砂仁、阿胶各 30 克，熟地黄 60 克，炒蚕沙 45 克。

【配制方法】上药用麻油 750 毫升，将药熬枯去渣，下黄丹 360 克，黄蜡 60 克搅匀收膏。再入煅紫石英、煅赤石脂、煅龙骨各 21 克，搅匀后分摊于布上即成。

【使用方法】头 1 月贴腰眼，7 日换 1 次，过 3 个月后每隔半月换 1 次，10 个月满为止。

【注意事项】本膏药只适用于预防流产，对于已发生流产征兆者，需配合使用其他治疗方法。

【按语】原著中谓："保胎膏一方内有不用赤石脂者。"本方除具有防止流产功效外，对淋证、带下病、血枯经闭与肾虚腰痛等也有疗效，分别将膏药贴丹田、命门等处。

2. 专保小产膏

【方剂来源】《理瀹骈文》。

【适应病证】习惯性流产（防止小产）。

【药物组成】生地黄 240 克，当归、炒黄芩、益母草各 30 克，白术、续断各 18 克，酒芍、黄芪各 15 克，甘草 9 克。

【配制方法】上药用麻油 1000 毫升浸泡 7 日，熬枯去渣，入白蜡 30 克，熬 3～4 沸，加黄丹 420 克，并搅入煅龙骨末 30 克，膏成后分摊于红煅上。

【使用方法】贴丹田穴，14 日换 1 次，将产时每日换 1 次。

【注意事项】肾气不足兼见寒象者忌用。

【按语】本膏药中生地黄用量最大，为方中主药。生地黄功主清热凉血，滋阴降火，故适用于阴虚血热型流产的防治。

本膏药一方无白术，加肉苁蓉。

3. 葆元异验膏

【方剂来源】《集验良方》。

【适应病证】习惯性流产。

【药物组成】当归、黄芩（酒炒）、益母草各 30 克，生地黄 24 克，川芎 18 克，白芍（酒炒）、黄芪、肉苁蓉各 15 克，甘草 9 克。

【配制方法】用麻油 1000 毫升，将上药浸泡 7 日，上锅熬枯去渣，浓缩成膏，加白芷 30 克，再熬 3～4 沸，酌量加入飞东丹收膏，再加飞龙骨 30 克，搅匀，退火 10 余日，用大红布煅摊涂，如碗口大。

【使用方法】贴丹田穴，半月换 1 次。过 8 个月，臻于太和。

【注意事项】气虚及体质过度虚弱者慎用。

【按语】本方与专保小产膏，在处方组成上大致一致，不同的是方中生地黄用量大减，缺白术一味，并易川断为川芎。方中加入川芎后，即以四物汤为基础方，且川芎味薄气雄，性最流通，走而不守，恐有动血损胎之虞，故体质过度虚弱者应慎用。

4. 苏子膏

【方剂来源】《中国膏药学》。

【适应病证】妇人保胎。

【药物组成】苏子（或梗）、党参、黄芪、熟地黄、酒白芍、麦冬、知母、苍术、陈皮、枳壳、半夏（姜汁炒透则不碍胎）、羌活、防风、白芷、炒柴胡、藿香、黑山栀、泽泻、甘草（生炙各半）、砂仁、生姜、竹茹、忍冬藤、地骨皮、桑叶、菊花、艾叶各30克，生地黄、益母草（干者）各120克，川芎（酒洗）、当归（酒炒）、炒杜仲、炒川断、白术、黄芩、制香附、淮山药各60克，薄荷、北细辛各15克，葱白500克。

【配制方法】用麻油4000毫升，将上药炸枯去渣，入丹搅匀收膏。

【使用方法】贴胃脘、脐眼、小腹或背心及两侧腰部。

【注意事项】使用本膏药的同时应结合临床辨证，配合其他疗法施治。

【按语】本方用药达40余味之多，温药凉药兼施，补益固摄与疏达之剂俱用，药物作用范围广，系较为庞大的组方制成的膏药，适用于多种原因引起流产的防治。

5. 安胎主膏

【方剂来源】《理瀹骈文》。

【适应病证】胎漏、子肿、子喘、子痫之肝脾血热，小便带血，胎动不安。

【药物组成】苏梗、香附、酒川芎、酒芍药、陈皮、杜仲、续断、贝母各15克，党参、酒当归各60克，熟地黄90克，酒条芩、淮山药、白术各45克。（一方加黄芪、生地黄各30克）。

【配制方法】用麻油1500毫升，将上药炸枯去渣，入黄丹搅匀收膏。

【使用方法】贴小腹或肾俞穴。

【注意事项】外伤性流产及难免性流产者勿用。

【按语】本方以益肾安胎、固摄冲任类药物为主，兼用理气健脾药物，凡肾气虚怯，气血不足，或兼见血热之属的胎动不安、先兆流产、习惯性流产等，均可贴敷此膏药防治。原著指出下血者加桑寄生、阿胶

各15克；子喘者加马兜铃、桔梗、贝母；子肿者加生姜皮、茯苓皮、大腹皮、陈皮、栀子末调；子痫者加防风、独活、羚羊角屑；止呕定痛加砂仁少许；肝脾血热，小便带血者，加柴胡、黑栀子；胎动不安者，一月用乌雌鸡，十月用猪腰入药。

6. 千金保胎膏

【方剂来源】《北京市中药成方选集》。

【适应病证】由妊娠虚弱，气血不足引起的胎元不固、屡经小产。

【药物组成】当归、黄芩、益母草各300克，白芍、黄芪、肉苁蓉各150克，地黄240克，甘草、龙骨各90克，续断、白术各180克，木香30克。

【配制方法】将龙骨轧成细粉单放，余药酌于碎断，以麻油7200毫升将药料炸枯去渣，取油过滤，以黄丹收膏，兑入龙骨细粉搅匀，分摊于布褙上，微晾，向内对折，每张膏药重15克。

【使用方法】温热化开，贴于脐部。自受孕后开始贴用，每周换药1次。

【注意事项】已发生流产征兆者，应配合其他保胎措施，以备不虞。

【按语】本方以益气养血、益肾安胎为其专功。对于由气血亏虚，肾气不足引起的先兆流产、习惯性流产，有预防和治疗作用。

7. 水火膏

【方剂来源】《理瀹骈文》。

【适应病证】胎动不安。

【药物组成】井底泥、灶心土各适量，青黛少许。

【配制方法】和匀后即成。

【使用方法】敷脐下。

【注意事项】肾虚及气血虚弱者慎用。

【按语】胎动不安是指胎儿频频躁动，腹中疼痛，并有下坠感，甚则阴道有少量出血的病证。水火膏中井底泥长期淹于水中，灶心土久经火焰治炼，二味一水一火，一凉一热，并加入少许具有凉血止血作用的青

黛，对于热扰冲任等因素引起之胎动不安确有凉血安胎之效。

8. 毓麟膏

【方剂来源】《惠直堂方》卷四。

【适应病证】习惯性流产及肾虚腰痛，妇人淋证、带下病和血枯经闭。

【药物组成】人参、桑寄生、生地黄、杜仲、续断、阿胶、砂仁各30克，蚕沙45克，地榆15克，当归、熟地黄各60克。

【配制方法】上药用麻油750毫升浸泡，春五夏三秋七冬十日，慢火熬至药枯去渣，加黄丹60克，飞过红丹360克，搅匀后下紫石英（火煅、醉淬）、煅赤石脂各21克，煅龙骨9克（共为末）。入膏内搅匀，瓷器收贮。

【使用方法】如习惯于3个月堕胎者，先1个月预贴腰眼，7日换1次，保过3个月之期，以后半个月换1次，至10个月满而止。若为治疗淋证、带下病、经闭等，贴肾俞、关元。

【注意事项】血热甚者慎用。

【按语】此方有补气养血、益肾安胎之功，是治疗因气血虚弱，肾虚不固所致流产与其他病证的有效方药。运用本方的基本指征是以往有屡孕屡坠病史，妊娠后胎动下坠，腰部及少腹坠痛，身体疲倦，头晕耳鸣，两腿酸软，面失润泽，舌淡苔白，脉沉无力。

9. 胶艾膏

【方剂来源】《广西中医药》2001年第4期。

【适应病证】先兆流产、习惯性流产。

【药物组成】阿胶、艾叶各等份。

【配制方法】上药共研细末备用。

【使用方法】每次取药末10克，用蜂蜜调成膏糊状，外敷神阙穴，每日2次。

另可配合内服中药汤剂，方用寿胎丸加减：菟丝子、续断、桑寄生、杜仲、黄芪、白芍各15克，黄芩9克，苏梗12克。每日1剂，水煎分2次温服。妊娠反应剧烈者可分多次温服。

【临床疗效】共治疗260例，有效243例，无效17例，总有效率93.46%。

【典型病例】患者，女，37岁。末次月经1997年12月20日。因屡孕屡坠6次，停经35天，阴道少量流血伴腰腹坠胀痛7天，于1998年1月25日入院。中医诊断为胎动不安，滑胎；西医诊断为先兆流产，习惯性流产。入院后给予胶艾膏外敷治疗，配合中药寿胎饮加味内服，阴道流血减少，10天后完全停止，继续用药至妊娠3个月，患者无不适症状。B超检查示中期妊娠宫内活胎，出院，于1998年9月21日足月顺产一女婴。

【按语】肾为先天之本，主藏精、主生殖、系胞胎，肾气的盛衰不仅影响胚胎的形成，还关系到胚胎的生长发育。肾气虚衰是先兆流产的根本原因，补肾安胎是治疗本病的基本原则。神阙穴属任脉，冲任血旺则胎元固，故用胶艾膏外敷神阙穴，既养血止血安胎，又避免因阿胶滋腻碍胃，致土壅木郁，化热伤胎。配合内服寿胎饮加减，针对患者孕后阴血下聚以养胎，阴液不足，阴虚生内热，血热迫血妄行，反又动血伤胎，加用黄芩清热安胎，白芍滋阴养血；肾为先天之本，需赖后天濡养，故方中加入黄芪、白术、陈皮以健脾益气，通过健脾而达补肾安胎之效。外敷内服配合，共奏补肾安胎之效，加之患者配合卧床休息，调畅情志，故能取得很好的疗效。

10. 补肾保胎膏

【方剂来源】《山东中医杂志》2011年第3期。

【适应病证】先兆流产，症见妊娠早期，腰酸腹痛，胎动下坠或伴有阴道少量出血，色暗淡，头晕耳鸣，两膝酸软，精神倦怠，气短懒言。

【药物组成】菟丝子100克，山萸肉50克，女贞子100克，杜仲100克，桑寄生100克。

【配制方法】上药共研细末备用。

【使用方法】清洁双足底，取药末适量，用水调成如桂圆核大小膏丸，贴敷于涌泉穴部位，辅以红外线照射，每日 1 次，每次保留 30 分钟。

【临床疗效】共治疗 104 例，治愈 99 例，无效 5 例，总有效率 95.2%。

【按语】先兆流产属中医学"胎动不安"范畴。中医学认为，本病多因冲任二脉血虚，胎门子户受胎不实所致。治以补肾安胎为主。方用菟丝子补肾助阳而益精气，杜仲补肾强腰安胎止痛，山茱萸滋阴补肾、固冲安胎，桑寄生益气安胎，女贞子滋补肾虚。涌泉穴入肾经，红外线照射起到通经络促循环之作用。涌泉穴外敷本膏能调节冲任气血，固胎气，起补肾助阳、固肾安胎之效，以推动妊娠继续进行。

二、妊娠排尿异常膏敷方

妊娠期间小便不通，或尿意频数，或小便失禁等，统称为"妊娠排尿异常"，或称为"妊娠小便异常"。

1. 葱白膏

【方剂来源】《中药鼻脐疗法》。

【适应病证】妊娠与产后小便不通。

【药物组成】葱白（连须）适量。

【配制方法】捣成膏状备用。

【使用方法】取本膏 10～15 克炒热，用布包裹，趁热反复熨脐，每次约 20～30 分钟，每日 3 次。

【注意事项】炒葱膏时火不宜过急，以葱膏不变颜色为宜。

【按语】葱白膏有较好的通阳利水作用，是一张有效的通利小便佳方。在临床使用中以本方为基础加减变通，颇有效验。如本方加面粉 100～150 克同炒热，入白酒烹之，以纱布包裹成 3 包，分别贴敷脐中、中极穴及与中极穴相对的后腰正中处，冷则取下，再炒再敷，通常敷后患者即感腹内作响，小便随即通利。又如，本方 30 克，加生山栀 5 克，食盐 3 克，共捣烂如泥，搓成药饼，敷

于脐中，按紧，外以蜡纸覆盖，用纱布固定，通常敷后约 1 小时小便即通，若超过 1 小时小便仍未下，可将食盐 150 克，炒后装入布袋中，趁热覆盖在药上，可明显增强疗效。再如，取本膏 10～15 克，加白胡椒 7 粒，共捣烂如泥，敷于脐部，外以纱布覆盖，胶布固定，临床疗效亦令人满意。总之，葱白膏是治疗小便不通的有效良方，临床可随证加减施治。

2. 二子膏

【方剂来源】《万病回春》。

【适应病证】妊娠小便不通、涩痛。

【药物组成】山栀子、冬葵子、滑石各等份。

【配制方法】先取田螺肉 10 克，捣烂如泥，再加入等量上述药粉末共捣成膏，或用生姜汁调和成膏，搓成药饼。

【使用方法】敷于脐中，外盖纱布，胶布固定。如无效可再贴 1 次。

【注意事项】气虚举胎无力者勿用。

【按语】本方具有消炎通利之功，对由湿热蕴结膀胱而引起的妊娠小便不通与涩痛有良好疗效。

3. 通尿膏

【方剂来源】《穴位贴药疗法》。

【适应病证】妊娠小便不通。

【药物组成】葱白适量，炒盐 15 克。

【配制方法】混合，捣融如膏状。

【使用方法】贴神阙穴上，胶布固定，12 小时换药 1 次。

【注意事项】炒药膏时火不宜过急，以葱膏不变色为好。

【按语】本方有通阳利水作用，是一张简便有效的治疗"转胞"的良方。

4. 大蒜通溺膏

【方剂来源】《中级医刊》1990 年第 8 期。

【适应病证】子淋（妊娠小便淋痛）。

【药物组成】大蒜 1 枚，山栀子 3 枚，盐少许。

【配制方法】共捣成膏。

【使用方法】贴脐。

【注意事项】贴敷时间不宜过久，以免局部起疱。

【按语】大蒜辛温，栀子苦寒，寒温并用，凉血辟浊，利湿通淋，对于由实热或湿热等所造成的妊娠小便淋痛，有较好疗效。

5. 固泉贴

【方剂来源】《中医药临床杂志》2007年第6期。

【适应病证】女性压力性尿失禁。

【药物组成】黄芪6份，桑螵蛸3份，金樱子2份，菟丝子2份，肉桂1份，麻油适量。

【配制方法】将上药分别打成粉末，用麻油浸泡，再反复熬制，提炼制备成膏剂备用。

【使用方法】取神阙、关元、气海、双侧足三里、双侧三阴交穴，局部清洁消毒。将固泉膏摊在无菌纱布上，状如铜钱大小，贴于上述穴位上。5天1次，每次贴敷24小时，10次为1个疗程。

【临床疗效】共治疗80例，治愈26例，好转51例，无效3例，总有效率96.2%。

【按语】中医学认为，压力性尿失禁是由于肾气不足，脾气亏虚，膀胱不能约束，气化无权，开阖失常所致。方中生黄芪大补中气，升阳举陷；桑螵蛸、菟丝子补肾助阳，固精缩尿；五倍子收敛元气，固摄下焦；肉桂温补命火，且气香走窜，能宣导百药，引诸药直达病所。诸药合用，共奏温肾补脾、益气缩泉之效。

此外敷贴穴取任脉之神阙、关元、气海，有益气强壮之功效；三阴交为足太阴、少阴、厥阴经之交会穴，功能理脾胃、益肝肾，主治遗精遗尿；足阳明胃经之足三里有健脾益气之功效，为强壮保健之要穴。以上诸穴合取，补脾与温肾相济，有助于津液生化与固摄，膀胱开阖正常，改善排尿功能。

三、胎萎不长膏敷方

胎萎不长是指胎儿在母体内生长发育迟缓，以致孕妇腹形与宫体明显小于正常妊娠月份，经检查胎儿尚存活者。

三才固本膏

【方剂来源】《陈素庵妇科补解》卷三。

【适应病证】妊娠后胎儿存活而生长迟缓之胎萎不长。

【药物组成】天冬、白术各180克，麦冬、黄芩、杜仲各120克，熟地黄、人参各30克，当归240克。

【配制方法】上药捣成颗粒，水煎3遍，每遍1小时，将煎取液合一处再煎，浓缩成稠膏状。另加人乳、牛乳、羊乳各50毫升，白蜜240克，和匀后再熬，至滴水成珠为度。

【使用方法】每服15~30毫升，日服2次，白水送下。

【注意事项】胎动不安者慎用。

【按语】妊娠4~5个月以后，胎儿尚存活，但腹形明显小于正常之属气血虚弱者，适宜于本方调治。本方的主要功效为补气养血，滋养胎元。运用本方的基本指征是孕妇身体羸瘦，面色萎黄或㿠白，头昏心悸，气短懒言，舌质淡嫩，脉细弱无力。

四、胎位不正膏敷方

1. 送子膏

【方剂来源】《中医外治杂志》1994年第1期。

【适应病证】矫正胎儿臀位。

【药物组成】生黄芪500克，当归500克，麦冬300克（去心），川芎300克，熟地黄250克，枳实250克。

【配制方法】将上述药物筛选纯净，置砂锅内加水适量，浸泡4小时，以武火加热至沸，然后以文火煎煮2小时后滤液，药渣再加水煎煮1.5小时后滤液，残渣压榨取汁，把榨汁合并前2次煎液，用纱布滤过，将滤液微浓缩成稠膏，加入等量炼蜜搅拌均匀即可。

【使用方法】将药膏摊涂于白布上，对脐中趁热贴敷，每日更换1次。

【临床疗效】文献报道臀位自然回转率

为 75.7%，本膏矫正率为 92.7%，孕 33～34 周矫正率为 97.8%，所以孕 33～34 周为最佳矫正期。

【典型病例】贾某，第 1 胎，孕 35 周，臀位，胸膝卧位矫正 2 周无效，取送子膏外敷神阙穴，第 1 天孕妇即觉胎动增强，第 4 天复查胎儿已转横位，贴至第 8 天，查胎头转为头位。孕 40 周足月顺产一男婴。

【按语】中医学认为，气顺则胎和，血足则产顺，若气滞血瘀则可引起胎位不正。送子膏是在傅青主"送子丹"的基础上加味改变剂型而成。方中生黄芪补气生血；当归养血和营；熟地黄滋阴养血；川芎和血行气；枳实宽中下气，调理脾胃；麦冬养阴生津。诸药配合使补中有通，补而不滞，气血并旺，周流无阻，胞胎润泽，胎位自然转正。

2. 正胎膏

【方剂来源】《中医外治杂志》2004 年第 2 期。

【适应病证】胎位不正。

【药物组成】当归 15 克，川芎 12 克，白芍 15 克，黄芪 30 克，菟丝子 30 克，羌活 15，艾叶 9 克。

【配制方法】上药研细末，用凡士林调制成膏状备用。

【使用方法】孕妇临睡前，将两贴"正胎膏"分别贴在双膝关节上缘稍内侧的"血海"穴区，至早上揭去，一般贴 5～8 小时，连用 3 晚后，复查胎位。

【临床疗效】在治疗 510 例患者中，用"正胎膏"纠正者 384 例。其中单独首次使用正胎膏的 230 例中，矫正过 209 例；先经膝胸卧位无效后，又用"正胎膏"的 280 例中，矫正过 165 例。

【典型病例】牛某，女，32 岁。孕 30 周，B 超查胎位为臀位。膝胸卧位 2 周后，未纠正；又针灸 5 天后，未纠正；孕妇才同意用"正贴膏"，连用 3 晚后，B 超示为头位。

【按语】用正胎膏纠正胎位与传统的胸膝卧位和针刺至阴穴的治疗相比，具有简便、快捷、舒适无痛、有效率高等特点。"正胎膏"之所以能纠正胎位，是因为它是以中医药理论为基础，以药物归经学说为指导而形成的。中医学认为，孕妇的经、孕、产、乳无不以血为本，以气为用，孕妇气血充盛，冲任调和，方能安胎、养胎。鉴于此，笔者在临床实践中选用益气、活血、养血、调和冲任二脉的中药自制成"正胎膏"。在给药途径上，独选血海穴贴敷，因该穴被历代医家称之为"女子生血之海"，是治疗妇科病之要穴，所属经脉脾经，在此又络于冲任二脉，冲任与胞宫关系密切。通过血海穴这一特定性能来完成药理作用和对穴位的良性刺激调解的双重作用，从而激发脾、任、冲三脉经气，使得孕妇气血充盈，冲任二经脉功能正常，进而达到纠正胎位的目的。

第四节 产褥病膏敷方

一、难产膏敷方

难产即异常分娩。决定分娩是否顺利的主要因素为产力、产道及胎儿。其中任何一个因素异常而其他因素又不能适应时，或表现为产力过弱，或表现为阻力过大，均可使分娩过程受阻，胎儿娩出困难，从而形成异常分娩，亦即难产。

1. 催生膏

【方剂来源】《理瀹骈文》。

【适应病证】难产数日不下，交骨不开。

【药物组成】大龟 1 个（以黑板为佳，约重 1000 克，越多越好）。

【配制方法】用麻油浸泡数日，熬枯去

渣,再将油炼老,下炒黄丹收膏,加炒铅粉
120克搅匀成膏。

又方:大龟板500克,全蛇蜕2条,全
蝉蜕21个,生穿山甲7片,发团60克。麻
油熬,黄丹、铅粉收,入寒水石(半生半
熟)60克,朱砂15克。

【使用方法】临产用以9克膏药摊于纸
上,令产妇平卧安睡,贴脐上,外加敷药。
敷药方组成:车前子60克,当归、川芎各
30克,冬葵子21克,枳壳、白芷、半夏、
白薇各12克。共研细末,入榆面90克,益
元散(由滑石6份,甘草1份,朱砂少许组
成)60克。和匀,每用30克,以姜汁、葱
汁、陈酒、醋调敷。

【注意事项】产力过弱者应配合使用相
应的其他治疗措施。

【按语】此方可安神息力,贴药后应令
产妇平卧,一般睡醒则能自生。

2. 蓖麻巴豆膏

【方剂来源】《常见病中草药外治疗法》。

【适应病证】滞产。

【药物组成】蓖麻子2粒,巴豆1粒,麝
香0.3克。

【配制方法】上药共捣为膏状,即得。

【使用方法】贴脐中并脚心。

【注意事项】胎下随即取下。

【按语】滞产是指胎位正常,羊水已破,
产程超过24小时者。多因初产妇精神过度紧
张,或因产程过长,产妇过度疲劳所致。本
方法在古医籍中早有记载,是一张安全有效
的传统处方。本方与"如圣膏"及《仙拈
集》之"三炒膏"在药物组成上相同,只是
在用量及适应证上略有出入。方名系笔者
所加。

3. 大麻子膏(二)

【方剂来源】《常见病中草药外治疗法》。

【适应病证】滞产。

【药物组成】大麻子适量。

【配制方法】将大麻子剥去皮,捣成膏
状,摊涂于白布上。

【使用方法】贴敷产妇涌泉穴,产后即
取下。每穴可用大麻子膏9克、15克或30
克不等。

【注意事项】产后应立即将膏药取下。

【按语】原著者谓:"一般在敷药后10～
30分钟,可引起规律性的收缩,经3～4小
时后效力减弱。"

4. 天冬坐药

【方剂来源】《上海中医药杂志》1965年
第11期。

【适应病证】滞产。

【药物组成】天冬1支。

【配制方法】取小指大之天冬1支,置于
75%乙醇中浸泡半小时,用开水冲洗,再涂
以20%红汞,去掉两端硬尖。

【使用方法】将处理过的天冬置于子宫
口内。

【注意事项】药物放入的不宜过深。

【按语】原著者谓:"一般半小时后子宫
收缩增强,3.5～6.5小时后宫口全开,胎儿
娩出后5～10分钟胎盘亦娩出。"由此可知,
本方法确能增强子宫收缩能力。但随着接生
技术日益先进,此类方法已鲜少使用。

5. 龟板催生膏

【方剂来源】《中医外治法集要》。

【适应病证】难产。

【药物组成】生龟板240克,麻油500
克,黄丹、铅粉各60克,车前子12克,川芎
10克,当归10克,半夏6克,冬葵子12克,
枳壳、白芷、白蔹各5克,葱汁20毫升。

【配制方法】先将龟板放入麻油内浸3～
5天,倒入锅内加热,炸枯去渣,过滤沉淀,
再将油熬至滴水成珠时,徐徐投入黄丹、铅
粉,搅拌收膏。然后将余药烘干,研为细
末,加入葱汁,麻油调为膏状备用。

【使用方法】先将药糊涂在膏药上面,
敷神阙穴上,覆盖固定。

【按语】本方与《理瀹骈文》之"催生
膏"大体相同,可互相参照。方名系笔者
所加。

6. 巴豆麝香膏

【方剂来源】《胎产秘书》。

【适应病证】难产、横生。

【药物组成】巴豆2粒，麝香0.3克。

【配制方法】巴豆去壳，同麝香研为膏，制成一饼。

【使用方法】贴脐上。

【注意事项】胎儿产下即迅速去药。

【按语】方名系笔者所加。

7. 难产仙方

【方剂来源】《串雅外编》。

【适应病证】难产。

【药物组成】蓖麻子仁（白仁者佳）7粒，麝香0.1克。

【配制方法】共捣烂如泥成膏状，备用。

【使用方法】取药膏用绢布包裹，纳入脐中，胶布固定。

【注意事项】产后即取下药膏。

【按语】通常用药后约1小时左右即可生产。

8. 如圣膏

【方剂来源】《沈氏尊生书》。

【适应病证】死胎不下。

【药物组成】巴豆肉、蓖麻子肉各5克，麝香0.3克。

【配制方法】先将前两味药捣烂如泥，做成药饼，指按饼中心，再将麝香放入饼凹中，摊在绢帛上（凹向上）即成，备用。

【使用方法】患者仰卧床上，取药饼，将凹面对准脐孔贴敷，按紧，外用纱布敷盖，胶布固定。如无效，再贴敷1次，并加敷关元穴。

【注意事项】用药后嘱患者闭目静卧1小时，死胎方可下。

【按语】本方与"蓖麻巴豆膏"之药物组成相同，只是使用方法有异。本方在其他一些古医籍中也有收载，但在药物剂量，使用方法，以及适应证方面略有出入。

9. 下胞膏

【方剂来源】《穴位贴药疗法》。

【适应病证】产后胞衣不下。

【药物组成】蓖麻子（去壳）14粒。

【制作方法】捣融如膏。

【使用方法】将药膏分摊于双涌泉穴上，覆盖固定。

【注意事项】贴药后少顷胞衣即下，胞衣下后，立即将药膏拭去。

【按语】本方使用安全，无明显毒副作用，临证不妨试用。

10. 催衣膏

【方剂来源】《理瀹骈文》。

【适应病证】胞衣不下。

【药物组成】附子15克，牡丹皮、干漆、大黄各30克。

【配制方法】以醋适量熬膏。

【使用方法】贴关元穴。

【注意事项】出血过多者慎用。

【按语】本方行血祛瘀之力甚强，贴敷时间不宜过久，以防增加出血量。

二、产后腹痛膏敷方

1. 生化汤膏

【方剂来源】《实用中医内科大膏药手册》。

【适应病证】产后恶露不行，或行而不畅，夹有血块，小腹冷痛。

【药物组成】当归96克，川芎36克，桃仁24克，炮姜8克，甘草8克。辅药：生姜、葱白、薤白、韭白、蒜头、干艾、侧柏叶各6克，槐枝、柳枝、桑枝、冬青枝、菊花各24克，苍耳草、凤仙草、石菖蒲、白芥子、莱菔子各3克，桃枝24克，发团9克，胡椒、乌梅各3克。

【配制方法】用麻油1170克将上药浸泡，上锅炸枯，捞去渣，熬油至滴水成珠，下丹搅匀，再下炒铅粉30克，金陀僧、松香各12克，赤石脂、木香、砂仁、官桂、丁香、檀香、雄黄、明矾、轻粉、降香、乳香、没药各3克，龟板胶、鹿角胶各6克（酒蒸化、兑入）拌匀，收膏备用。

【使用方法】将膏药贴于关元穴、三阴

交穴上。

【注意事项】孕妇禁贴。

【按语】此膏具有活血化瘀、温经止痛的功用，故可治疗产后的儿枕痛，且对产后有一定的调理作用。现代研究认为，此膏不但能促进乳汁分泌，加速子宫复旧，制止宫缩腹痛，而且有预防产褥感染的作用。在我国许多地区，都有产后贴生化汤膏的习俗，把此膏视为产后必用药。

2. 乌金膏

【方剂来源】《理瀹骈文》。

【适应病证】产后败血为患诸症。

【药物组成】红花6克，熟地黄、赤芍、煨莪术、全当归、炒蒲黄、陈黑豆、干姜、肉桂各30克。

【配制方法】麻油熬，黄丹收。

【使用方法】贴丹田处。

【注意事项】无瘀血者忌用，出血过多者慎用。

【按语】此方具有养血活血、温经止痛之功效。使用本方的基本指征是产后恶露排出不畅，小腹冷痛拒按，得热痛减，四肢不温，舌质暗淡，脉象沉紧。

3. 失笑膏

【方剂来源】《理瀹骈文》。

【适应病证】儿枕痛（产后腹痛）。

【药物组成】蒲黄、五灵脂各60克。

【配制方法】以醋适量，熬膏。

【使用方法】每次取膏药10~15克，温化贴小腹。

【注意事项】无瘀血内阻者禁用，出血量多者慎用。

【按语】此方即为失笑散改外用。方中五灵脂、蒲黄均有祛瘀止痛作用，适用于瘀血内阻之产后腹痛。

4. 牙皂膏

【方剂来源】《中医外治法》。

【适应病证】产后腹痛，恶露不下。

【药物组成】牙皂2.5克，细辛1.5克，葱白3根，生姜3克。

【配制方法】将牙皂与细辛研为细末，和入葱、姜捣烂如泥，以醋或酒调膏。

【使用方法】贴敷印堂穴。

【注意事项】调膏不宜过稀，以免膏汁渗流入目。

【按语】方中诸药俱属辛温，具有温经散寒、行瘀止痛作用。运用本方的基本指征是产后小腹冷痛，得热痛减，面色青白，四肢不温，舌淡苔白，脉象沉紧。这些指征也反应了血为寒凝的基本病机。

5. 桃仁膏（一）

【方剂来源】《产宝》。

【适应病证】产后阴痛烦闷。

【药物组成】桃仁、五味子、枯矾各等份。

【配制方法】后二味研末，桃仁捣烂后拌匀。

【使用方法】贴敷小腹。

【注意事项】贴敷部位宜在关元穴，其用量应视身材大小而定，一般以各15克为宜。

【按语】产后阴户内烦闷作痛与产后腹痛常同时并见，多由气血运行不畅而致。方中桃仁活血祛瘀；五味子补肾涩精；枯矾收敛固涩。本方通达与固涩剂并用，既能使气血运行畅通，又能避免因使用活血药而导致出血过多。

6. 消行膏

【方剂来源】《理瀹骈文》。

【适应病证】产后诸病，消积行瘀。

【药物组成】当归60克，川芎30克，桃仁、姜炭、甘草、红花、元胡、肉桂、五灵脂、香附各15克。

【配制方法】麻油熬，黄丹收。

【使用方法】每取膏药15克，温化后贴丹田处。

【注意事项】无瘀阻者忌用。

【按语】此方有养血活血、温经止痛、消积行瘀之功，凡由瘀阻寒凝所致的产后病证，均可斟酌贴敷此膏，产后腹痛仅是本膏敷方的适应证之一。

三、产后乳汁淤积膏敷方

清凉敷贴膏

【方剂来源】《河北中医》2001年第10期。

【适应病证】乳汁淤积症。

【药物组成】青黛100克，石膏10克，冰片0.5克。

【配制方法】将上药共研细末，用凡士林调成膏糊状备用。

【使用方法】按肿块大小将上膏均匀摊在2层纱布上，敷于患处，胶布固定。哺乳时揭开敷药纱布，温水清洗后适当按摩乳房，待哺乳完毕后再将药敷上，每日更换药膏1次。3日为1个疗程。

【临床疗效】共治疗24例，治愈19例，好转5例，总有效率100%。

【按语】乳汁淤积症，中医学称为"吹乳""吹奶"，是因乳腺腺体分泌乳汁排入导管，导管排出不畅，或未及时哺乳而致乳汁积聚于导管所致的一种病症。主要表现为乳房出现质硬肿块，自觉胀痛剧烈，排乳减少，而无高热，无表皮潮红，无淋巴结肿大，血常规检查无异常改变。本病处理不当可继发乳痈（乳腺炎），故宜及早治疗，使之消散于无形之中。清凉膏方中青黛性味咸寒，归肝、肺、胃经，具有清热解毒、凉血消肿之效；熟石膏性味辛甘、大寒，归肺、胃经，外用具有清热、收敛之功；冰片性味辛苦、微寒，外用清热止痛、防腐止痒，其芳香之气能引药循肝胃之经内行，直达病所。诸药合用，能使淤积之肿块很快消散。

四、产后排尿异常膏敷方

新产后小便不通，或尿意频数，甚则小便失禁者，统称为"产后排尿异常"，或称为"产后小便异常"。所谓产后，亦包括小产、人工流产、半产、引产后发生的排尿异常。西医学之产后尿潴留、产后泌尿系感染、产后尿失禁以及泌尿道和生殖道瘘等，均属本病范畴。本病虽然包括的内容多、范畴广，但其病因病机、治疗原则有相似之处，故合并列之一。

1. 二白通溺膏

【方剂来源】《新中医》1984年第9期。

【适应病证】产后尿潴留。

【药物组成】葱白1~2根，白胡椒7粒。

【配制方法】胡椒研末，入葱白共捣如泥成膏状，搓成药饼备用。

【使用方法】将药饼贴敷脐孔后按紧，外以纱布覆盖，胶布固定。

【注意事项】局部皮肤损伤时勿用。

【按语】葱白与胡椒俱味辛性热，皆有通阳作用，此二味捣膏后敷脐有化气行水之功，故对产后尿潴留有效。方名为笔者所加。

2. 栀蒜膏

【方剂来源】《中药鼻脐疗法》。

【适应病证】产后尿潴留。

【药物组成】独头大蒜1头，栀子3枚。

【配制方法】共捣烂如泥，再加入食盐少许调匀，备用。

【使用方法】将药膏贴敷脐上，纱布覆盖，胶布固定。

【注意事项】体质虚弱者慎用。

【按语】大蒜辛温，可助阳化气；栀子苦寒，能清利湿热。二药并用可行滞利尿，适用于由产后情志不舒，气机阻滞，清浊升降失调而致之产后尿闭。

3. 葱盐熨脐膏

【方剂来源】《中医外治法荟萃》。

【适应病证】产后排尿困难。

【药物组成】食盐60~90克，新鲜葱白60~90克。

【配制方法】先将食盐置锅中炒烫备用；再将新鲜葱白切细捣烂成膏。

【使用方法】将葱膏摊敷于脐上，厚约0.5厘米，直径为10厘米，然后把炒烫的食盐置于上面，以觉有热感为宜，再用纸覆盖，外用布带缠裹固定。每日1次。如得小便后，保留6小时即可除去。

【注意事项】在摊敷葱膏时应厚薄均匀，炒烫之食盐切忌直接接触腹壁，以免烫伤。

【临床疗效】曲阜市人民医院刘晓梅大夫用本方治疗产后尿闭17例，全部获效。

【按语】用本法治疗产后排尿困难，在古今文献中有较多论述。本方法既有烫熨的热力刺激，又有葱、盐的药理作用，还有经络穴位的作用，三者综合为一体，具有行气温阳、通利行水的功能，实为治疗产后尿闭的有效方法。

4. 葱姜蒜通溺膏

【方剂来源】《贵阳中医学院学报》1982年第4期。

【适应病证】产后尿潴留。

【药物组成】葱白10棵，姜皮15克，大蒜2瓣，食盐适量。

【配制方法】加水少许，共捣成膏。

【使用方法】敷肚脐上，用塑料纸或胶布固定，上加热水袋热敷。用药后有热气窜入腹内之感，或稍有不适，如灼痛等，可先将热水袋去掉。

【注意事项】用药排尿后，最好不要马上去药，可继续用至第2次排尿后再去掉药物，以巩固疗效。

【临床疗效】报告者用本法治疗产后尿潴留47例，2小时内排尿者28例，4小时内排尿者43例，6小时内排尿者46例。有效率为97.8%，无效1例，6小时后改用它法。

5. 缩泉膏（一）

【方剂来源】《穴位贴药疗法》。

【适应病证】产后尿频。

【药物组成】肉桂30克，丁香10克，黄酒适量。

【配制方法】共为细末，以黄酒调膏，摊成5分硬币大圆形药饼，厚约0.3～0.5厘米。

【使用方法】敷神阙穴，2日换药1次。

【注意事项】因膀胱损伤引起者忌用。

【按语】方中肉桂与丁香俱主温肾助阳，二药合用以辛温之黄酒调膏敷于脐上，则温肾阳、助气化之效用发挥既直接而又迅速，对于由肾气不固引起的产后小便频数有良效。

6. 智萸膏

【方剂来源】《中草药外治验方选》。

【适应病证】产后尿频。

【药物组成】吴茱萸、益智仁、小茴香各15克，正官桂、面粉各10克，白酒适量。

【配制方法】先将前4味药共研细末，再入面粉和匀，用热白酒调和成膏状，搓成药饼，备用。

【使用方法】将药饼贴脐部，纱布覆盖，胶布固定。

【注意事项】脐孔发痒时将药饼取下。

【按语】本方具有温肾化气、固涩缩溺之功，对于产后肾气不足所致的尿频有较好疗效。

五、产后痉病膏敷方

妇人产后发生四肢抽搐、项背强直，甚则口噤、角弓反张等症者，称为产后痉病。由于发病原因不同，常可分为产后痉风、产后惊风、蓐风等。

1. 防己膏

【方剂来源】《证治准绳·女科·卷五》。

【适应病证】产后中风、四肢筋脉挛急、身体麻痹。

【药物组成】汉防己（去皮）250克、茵芋150克。

【配制方法】上药捣碎，用酒1000毫升浸一宿，取猪脂肪500克，文武火熬制良久，至药枯后去渣，成膏，即得。

【使用方法】将膏药摊在布褙上，贴患者患处，并以热手不住摩膏药。

【注意事项】避风寒，忌生冷。

【按语】防己、茵芋俱能治疗产后中风、四肢挛急与风湿痹痛。早在《千金要方》《外台秘要》中即有用茵芋膏治疗产后中风的记载。本膏药既熬制简便，又安全有效，有推广应用价值。

2. 千风膏

【方剂来源】《理瀹骈文》。

【适应病证】产后惊中诸风。

【药物组成】当归24克、荆芥15克、防风9克、川芎12克、发灰3克、炮姜1.5克、黑豆1撮、葱白3个。

【配制方法】麻油熬，黄丹收。

【使用方法】贴心口、背脊、肚脐。

【注意事项】忌风冷及凉食。

【按语】方中当归、川芎养血活血，祛风止痛；荆芥、防风疏风止痉，散瘀止血；炮姜、发灰温经止血；黑豆治疗风痉；葱白通阳散寒。全方共奏散瘀止血、温经止痛、祛风止痉之效，既能治疗产后惊中诸风，又不悖产后多瘀的基本病机。

3. 卫产膏

【方剂来源】《理瀹骈文》。

【适应病证】妇女产后诸症、中风感寒，以及一切血虚发热、食积瘀滞、疟疾、痢疾、肿胀疼痛、恶露不行、变生怪病。

【药物组成】醋蒸红花120克，酒川芎、酒当归、醋大黄各90克，乌药、吴茱萸、苏木、香附（生炒各半）、蒲黄（生炒各半）、五灵脂（生炒各半）、元胡（生炒各半）、桂枝各60克，党参、熟地黄、白术、黄芪、萸肉、川乌、草乌、苍术、羌活、独活、防风、细辛、炒白芍、炒赤芍、炒牡丹皮、南星、半夏、制厚朴、陈皮、醋青皮、醋三棱、醋莪术、木瓜、苏梗、白芷、炒山楂、炒神曲、炒麦芽、杜仲、川续断、熟牛膝、秦艽、荆芥穗、肉苁蓉、炒枳壳、桔梗、槟榔、鳖血、炒柴胡、杏仁、桃仁、大茴香、良姜、炙甘草、菟丝子、蛇床子、炒远志、柏子仁、熟枣仁、五味子、威灵仙、草果仁、益智仁、白附子、马鞭草、辰砂拌麦冬、车前子、泽泻、木通、木鳖子、穿山甲各30克。生姜、大蒜头各60克，葱白（全用）、韭（全用）各240克，黑小豆、艾叶、干荷叶各120克，鲜凤仙500克（干者60克），胡椒、川椒、干姜、炮姜炭各30克，大枣7枚，乌梅3枚，槐、桑、桃、柳枝各49寸，发团48克。

【配制方法】共用麻油10000毫升，分熬丹收，再加木丁、丁香、檀香、乳香、没药、砂仁、肉桂、百草霜各30克，牛胶120克。

【使用方法】贴心口、背心、脐上及患处。

【注意事项】避风寒，忌生冷。

【按语】本方由百余味药物组成，是一张产后病的通治方。粗看起来，本方组成过于杂乱，细加推敲，本方确实迎合了产后病多虚多瘀的病理机制，无论是冲任损伤，瘀血内阻，还是外淫、饮食与房劳所伤，均可贴敷此膏，对产妇的确具有卫护作用。

第五节　前阴疾病膏敷方

一、女阴瘙痒膏敷方

妇女外阴瘙痒，甚则痒痛难忍，有时波及肛门周围，或时出黄水，坐卧不安，称为女阴瘙痒。虽滴虫性阴道炎、霉菌性阴道炎、老年性阴道炎、外阴白斑、外阴干枯等均可引起女阴瘙痒，但这些病证仍然不能代替女阴瘙痒症。

1. 桃仁雄黄膏

【方剂来源】《医宗金鉴·妇科心法》。

【适应病证】阴中生虫、阴痒。

【药物组成】桃仁（研膏）15克，雄黄（研末）9克。

【配制方法】上两味研匀，贮瓷器内备用。

【使用方法】用鸡肫肝切片，蘸药纳入阴户内。

【注意事项】用此方应注意卫生，避免污染。

【按语】本方以雄黄为主药，具有燥湿

祛风、杀虫止痒之功，是治疗阴中生虫与阴痒的有效方药，但在使用中应注意讲究卫生，以免引发感染。本方在《妇人良方大全》中亦有记载，但主张内服与本膏药并用，其内服药物为龙胆泻肝丸或逍遥散等。

2. 明矾坐药

【方剂来源】《理瀹骈文》。

【适应病证】湿热下注，生虫阴痒。

【药物组成】明矾适量。

【配制方法】将明矾研细，取 1 克裹入绸布或装入空心胶囊内。

【使用方法】纳阴户内。

【注意事项】在坐药制作加工与使用过程中，应严格无菌操作，以免发生感染。用药期间禁行房事。

【按语】明矾酸寒，清热燥湿，杀虫止痒，为治疗湿疮瘙痒之良药。临床观察表明，本方法对湿热下注之阴中生虫瘙痒确有显著疗效。

3. 桃叶止痒坐药

【方剂来源】《常见病验方研究参考资料》。

【适应病证】阴痒。

【药物组成】鲜桃树叶 120 克

【配制方法】将鲜桃树叶捣碎后取汁，将消毒棉球上扎一根粗白线，约 15 厘米长，将棉球浸入汁内。

【使用方法】把用药汁浸过的棉球塞入阴道内，白线留阴道外，每日换药 1 次。

【注意事项】在药浸棉球的制备和放入过程中，应严格注意无菌，以免发生感染。

【按语】桃叶味苦性平，有较好的杀虫止痒作用。曾有报道，鲜桃树叶水煎液冲洗阴道以治疗滴虫性阴道炎，每日 1 次，5 天为 1 个疗程，共治 60 例，其中治愈 54 例。可见本方法不仅有较好的止痒作用，而且对滴虫还能灭活。

4. 青马一四膏

【方剂来源】《裘笑梅妇科临床经验选》。

【适应病证】外阴瘙痒、湿疹。

【药物组成】青黛 30 克，鲜马齿苋 120 克。

【配制方法】先将马齿苋捣烂，入青黛加麻油和匀。

【使用方法】外涂患处。

【注意事项】无热象者忌用。

【典型病例】姚某，37 岁，1960 年 3 月 2 日诊。外阴瘙痒，日夜不休，热则更甚，反复已有 2 年余。冬季严重，夜寐盖被得暖，则外阴部痛痒难忍，弃被而坐略能忍痛痒。检查：外阴湿疹，皮肤变色，呈苔藓化。形体消瘦，面色萎黄，困倦少神，尿频赤，脉象弦涩，苔薄黄，质艳红。西医诊断为外阴瘙痒症。涂以青马一四膏，并用清热解毒汤外洗。7 天后外阴瘙痒疼痛明显减轻，夜寐安睡，精神振作，胃纳增强。继用该法治疗，又加八正散 5 贴，遂愈。

【按语】青马一四膏为裘笑梅医生之师传方。方中马齿苋辛寒，能凉血散热；青黛凉血解毒，为疮疡要药。二药合用，清热解毒，祛湿之痒，对妇人热症之外阴瘙痒、湿疹，疗效满意。

5. 苦参膏（一）

【方剂来源】《赵炳南临床经验集》。

【适应病证】女阴瘙痒症。

【药物组成】苦参面 60 克，祛湿药膏（成分见"白蔹膏"）或凡士林 240 克。

【配制方法】调匀即成。

【使用方法】外敷患处。

【注意事项】忌食辛辣。

【按语】本药膏具有清热燥湿、杀虫之痒之功，对由湿热下注所致之阴痒有较好疗效，若配合内服药物则收效更好。

6. 白果止痒坐药

【方剂来源】《中国传统性医学》。

【适应病证】阴痒。

【药物组成】白果肉 5 枚。

【配制方法】捣烂，做成丸状。

【使用方法】将药丸塞入阴道内，每日 1 次，7 日为 1 个疗程。

【注意事项】本药可在用前加工，不宜

早先加工而后用。

【按语】白果之止带浊之功较强，并有较强的抑制细菌生长作用，适用于带下较多之阴痒患者使用。本方原无方名，今名乃笔者所加。

二、阴道炎膏敷方

当阴道环境酸碱度改变，或局部黏膜变薄破损，抗病力减低时，易被原虫、细菌（包括霉菌）入侵引起炎症，称为阴道炎。临床上常见的有滴虫性阴道炎、霉菌性阴道炎和老年性阴道炎。

1. 阴道炎坐药
【方剂来源】《常见病中草药外治疗法》。
【适应病证】滴虫性阴道炎。
【药物组成】生黄柏、龙胆草、苦参、龙骨各等份。
【配制方法】上药晒干后共研细末，筛去渣，存其细粉，装入"0"号胶囊。
【使用方法】于晚上浴后取1枚塞入阴道深处，每日1次，7天为1个疗程。
【注意事项】用药后禁行房事。
【按语】方中黄柏、苦参、龙胆草，俱有清热燥湿、泻火解毒之功，且苦参又能杀虫止痒；龙骨收敛止带。诸苦配合，局部用药，其作用发挥更加直接，对于滴虫性阴道炎之湿热明显者有较好疗效。本药亦适用于慢性宫颈炎。

2. 灭滴栓（一）
【方剂来源】《福建中医药》1990年第5期。
【适应病证】滴虫性阴道炎。
【药物组成】苦参70克，鲜桃树叶、鲜柳树叶、贯众各50克，蛇床子100克。
【配制方法】将上述5味药加水500毫升，煎煮2次，过滤去渣，再将滤液浓缩至80毫升，另做14个大棉球，以线扎紧，并留线头10~15厘米，经高温消毒后浸入上述浓缩液中泡吸即成灭滴栓。
【使用方法】每晚睡前将1个灭滴栓置于

阴道内，次日晨取出，连续14天为1个疗程。
【注意事项】上栓前以0.1%高锰酸钾溶液洗涤外阴及阴道。
【临床疗效】用灭滴栓治疗滴虫性阴道炎3676例，年龄19~60岁，病程1月~20余年。用灭滴栓1个疗程治疗结果：近期治愈3201例（自觉症状完全消失，检查阴道内炎症消失，其黏膜恢复正常，镜检3次阴道滴虫均为阴性）；好转155例（自觉症状减轻，检查阴道内存在轻度炎症，镜检2次阴道滴虫均为阴性）；无效320例（自觉症状及检查无任何改变）。2年以后将治愈者随机抽样80例做追踪观察，其结果镜检阴性为58例，占72.5%；镜检阳性为22例，占27.5%。

3. 灭滴栓（二）
【方剂来源】《中国基本中成药》二部。
【适应病证】滴虫性阴道炎、滴虫性尿道炎。
【药物组成】桃叶干浸膏。
【配制方法】本药有市售，陕西省药品标准（1985年）收入。本品为栓剂，每粒相当于原生药1.5克。
【使用方法】取本栓1粒，纳入阴户。
【注意事项】用药时禁止性交。
【按语】本品为杀虫消炎剂。临床运用的基本指征是阴道及外阴瘙痒，或见尿频、尿急、尿痛，或妇女带下量多色黄，舌红苔腻，脉滑，分泌物及尿液镜检发现阴道毛滴虫者。

4. 青黄一三坐药
【方剂来源】《哈荔田妇科医案医话选》。
【适应病证】化脓性阴道炎。
【药物组成】青黛5克，黄柏15克。
【配制方法】共研细末，制成片剂，每片重0.5克。
【使用方法】将阴部清洗后，把药片纳入阴道，每次1~1.5克。
【注意事项】用药时须注意清洁卫生。
【按语】本方法对于化脓性阴道炎，及

宫颈癌患者上镭后之阴道炎性反应，效果较好。本方方名乃笔者所加。

5. 黄连膏（二）

【方剂来源】《医宗金鉴·外科心法要诀》。

【适应病证】老年性阴道炎。

【药物组成】黄连、黄柏、姜黄各9克，当归尾15克，生地黄30克。

【配制方法】以香油600毫升，将上药炸枯去渣，下黄蜡120克溶化尽，把油滤净，倾入瓷碗内，以柳枝不时搅拌，候凝为度。

【使用方法】涂患处，每日1次，10天为1个疗程。

【注意事项】涂药前先用0.5%醋酸或1%乳酸冲洗阴道。

【按语】本方原始鼻窍生疮，干燥疼痛，近代将本方用于治疗老年性阴道炎，也取得了良效。

6. 保妇康栓

【方剂来源】《中华人民共中国药典》1995年版一部。

【适应病证】霉菌性阴道炎、宫颈糜烂。

【药物组成】莪术油82克，冰片75克。

【配制方法】将莪术油与聚山梨酯－80（75克）混匀，冰片加适量乙醇溶解，与上述油溶液混合均匀。另取甘油明胶3400克置水浴上溶化，加入上述药液，充分搅匀，灌入栓剂模中，冷却后取出，制成1000粒，即成。

【使用方法】洗净外阴部，将栓剂塞入阴道深部，每晚1粒。

【注意事项】用药期间勿行房事。

【按语】本药能够收入《中华人民共和国药典》，表明了该药有可靠的治疗效果，使用也比较安全。

三、外阴溃疡膏敷方

女性外阴局部红、肿、热、痛，化脓溃烂，称外阴溃疡。有的患者外阴溃疡经久不愈，长期脓水淋漓；也有如蚀者，中医称之为"阴疮""阴蚀"。本病多由外阴炎症发展而来。

1. 马钱子膏（三）

【方剂来源】《常见病中草药外治疗法》。

【适应病证】外阴溃疡。

【药物组成】马钱子适量。

【配制方法】将马钱子放在清水中浸泡数日后，剥去皮，将皮晾干油炸，研成细粉。

【使用方法】使用时加入适量香油，调成软膏状，涂患处，每日1~2次。

【注意事项】因马钱子有剧毒，使用剂量不宜过大，时间亦不宜过长。

【按语】马钱子具有消肿止痛之功，善治痈疽恶疮，故马钱子膏局部外用，对外阴溃疡有效，尤其是对经久不愈之外阴溃疡更为适宜。

2. 水黄膏

【方剂来源】《疮疡全书》。

【适应病证】性病（下疳）。

【药物组成】黄连60克，冰片1克，麝香1克，轻粉1.5克，硫黄末3克。

【配制方法】先将黄连熬煮去渣，浓缩至一大酒杯，调和入后4味药末即成。

【使用方法】敷破溃处。

【注意事项】对汞剂过敏者勿用。

【按语】本方以燥湿解毒之黄连为主药，辅以硫黄攻毒杀虫，轻粉去腐敛疮，麝香活血消肿，冰片清热止痛。诸药配合，对性病之表现为外阴溃疡者有较好疗效。

3. 蜡烛卸

【方剂来源】《疡医大全》。

【适应病证】性病（下疳）。

【药物组成】鸡蛋壳（孵出小鸡者；焙，存性）、黄连、连粉各2克。

【配制方法】上药研极细末，麻油调成膏状。

【使用方法】外敷患处。

【注意事项】对汞剂过敏者勿用。

【按语】鸡蛋壳内含有大量碳酸钙，焙干研细外用有很好的收敛作用，再加黄连燥湿解毒，轻粉止痛去腐，故对下疳有效。

4. 蛤雄冰涂膏

【方剂来源】《中医外治法荟萃》。

【适应病证】外阴溃疡。

【药物组成】蛤粉 3 克，雄黄 3 克，冰片 4.5 克。

【配制方法】上药共研细末，用液体食醋合成药膏。

【使用方法】用药前先清洗患处，然后将药膏涂于溃疡面上，纱布覆盖，每日 2 次。

【注意事项】调制药膏不宜过稀。

【按语】本方有清热解毒、利湿敛疮、止痛之功，系山东邹平中医院李明忠主任医师经验方。多数患者用本药治疗后可以获愈。

5. 治阴蚀膏

【方剂来源】《串雅内编》。

【适应病证】阴蚀（阴户溃疡）。

【药物组成】蚯蚓（炙干为末）3～4 条，葱数茎（火上炙干为末），蜜 1 碗。

【配制方法】先把蜂蜜熬成膏，将药末搅入，搅匀即成。

【使用方法】涂患处或纳入阴户内，每日 1 次。

【注意事项】用药前宜先用清水洗涤外阴。

【按语】蚯蚓清热解毒，葱除肝邪、利五脏、杀百虫毒。合用则清热除湿，解毒杀虫，再以蜂蜜黏和上药，便于纳入阴户内，因其滑润，不臻伤及黏膜，故对治疗阴户溃疡有效。

6. 阴蚀黄连膏

【方剂来源】《赵炳南临床经验集》。

【适应病证】女阴溃疡（阴蚀）。

【药物组成】乳香粉 30 克，青黛面 30 克，黄连膏 240 克。

【配制方法】调匀即成。

【使用方法】外敷患处。

【注意事项】外阴有肿块，坚硬不消，久治不愈之阴寒证阴蚀患者忌用。

【按语】方中黄连膏系以祛湿药膏做基质，另加黄连面调制而成。其配制比例为：黄连面 30 克，祛湿药膏（见白蔹膏）270 克混匀成膏。阴蚀黄连膏，不仅对女阴溃疡有效，对男性阴茎部过敏性溃疡也有一定疗效。

7. 莹珠膏

【方剂来源】《医宗金鉴·外科心法要诀》。

【适应病证】外阴溃疡、杨梅疮、杖疮、臁疮等。

【药物组成】白蜡 90 克，猪脂 300 克，轻粉、樟脑各 45 克，冰片 3 克。

【配制方法】先将白蜡、猪脂溶化，离火候温，入轻粉、樟脑搅匀，侯稍凝，再入冰片末，搅匀成膏。

【使用方法】用药前先以甘草、苦参各 9 克，水煎洗净患处，再外敷药膏。

【注意事项】汞剂过敏者勿用。

【按语】本方是一张治疗外阴疮疡的有效方剂。方中猪脂、白蜡润燥、解毒、敛疮。《日华子本草》谓猪脂可“治皮肤风，杀虫，敷恶疮”。轻粉、樟脑、冰片可去腐生肌，除湿消肿，杀虫止痛。以上药制成的膏药，再配以苦参、甘草煎剂外洗，更增强了治疗外阴疮疡的疗效。

8. 收干生肌膏

【方剂来源】《赵炳南临床经验集》。

【适应病证】女阴溃疡（阴蚀）等。

【药物组成】乳香面、没药面各 30 克，琥珀面 6 克，血竭面 12 克，儿茶面 15 克，水飞甘石面 21 克，祛湿药膏（处方见“白蔹膏“）180 克。

【配制方法】混匀即成。

【使用方法】外敷患处。

【按语】本膏还适用于下肢溃疡（臁疮）、痈与疖破溃后及水火烫伤的清洁肉芽疮面。

9. 黄连甘乳膏

【方剂来源】《赵炳南临床经验集》。

【适应病证】女阴溃疡（阴蚀）等。

【药物组成】黄连粉 30 克，乳香粉 30 克，炉甘石粉 60 克，祛湿药膏（或凡士林）210 克。

【配制方法】混匀即成。

【使用方法】外敷患处。

【注意事项】用药前后勿用水洗患处。

【按语】方中祛湿药膏系赵老临床喜用的膏药基质，组成成分见"白蔹膏"。本药膏还适用于下肢溃疡（臁疮）、脓疱疮（黄水疮）等后期。

10. 紫色溃疡膏

【方剂来源】《赵炳南临床经验集》。

【适应病证】女阴溃疡等。

【药物组成】轻粉、红粉、琥珀、血竭、青黛各 9 克，乳香 45 克，黄连 30 克，煅珍珠面 0.3 克，蜂蜡 90 克，香油 500 毫升。

【配制方法】以上药物前 8 味共研极细末待用，将香油置于火上见数开后，加入蜂蜡搅匀，离火冷却后再加药粉，搅匀成膏。

【使用方法】直接涂抹在创面，或制成油纱条外敷。

【注意事项】此药膏具有一定毒性，若大面积皮损而使用时，应注意汞剂吸收中毒。对于急性炎症性皮损，新鲜肉芽勿用。对汞剂过敏者禁用。

【按语】赵老主要用本膏药治疗阴部溃疡脓性分泌物较多而有坏死组织者。

四、子宫颈糜烂膏敷方

由于炎症分泌物的刺激，宫颈外口黏膜的鳞状上皮细胞脱落，被增生的柱状上皮所覆盖，其表面颜色鲜红，光滑或高低不平，这种改变称为"子宫颈糜烂"。

1. 宫颈糜烂坐药

【方剂来源】《常见病中草药外治疗法》。

【适应病证】子宫颈糜烂。

【药物组成】血竭、桃仁、蒲黄各 90 克，绿豆粉、白芷、甘草、青黛、马勃各 125 克，云香、枯矾、黄蜡、薄荷、芒硝各 60 克，冰片 6 克，松香、五倍子各 30 克、土鳖 3 个。

【配制方法】上药共研细末过筛。生采鲜药：车前草 2500 克，蒲公英 5000 克，败酱草 2500 克，桃仁片不拘多少。以上 4 味浸入香油内陈久（最短须满 100 天），取油调和药末，即可使用。

【使用方法】先用高锰酸钾冲洗阴道，清洁后取消毒棉球（线扎）蘸上药膏，塞入宫颈糜烂处，晚上取出，每日反复 1 次。

【注意事项】在药物贮存与操作使用过程中，要注意讲究卫生，以免发生感染。经期停药。

【按语】原著指出，用本方治疗宫颈糜烂，轻度 3～5 天可愈，中度 1～4 个月痊愈，重度须上药半年左右。由此可知，重度子宫颈糜烂患者须坚持用药，方能获愈。

2. 加味蛤粉坐药

【方剂来源】《常见病中草药外治疗法》。

【适应病证】轻、中、重度子宫颈糜烂。

【药物组成】一方：蛤粉 30 克，樟丹 15 克，冰片 1.8 克，香油适量。

二方：蛤粉 30 克，冰片 3 克，樟丹 15 克，雄黄 9 克，没药、乳香各 3 克，香油适量。

三方：蛤粉 30 克，樟丹 15 克，冰片 3 克，雄黄 9 克，乳香、没药各 3 克，硼砂、硇砂各 0.3 克，香油适量。

【配制方法】以上各方分别研为细末，用香油调成膏状，以备局部敷用。

【使用方法】用时先用 1：5000 浓度的高锰酸钾溶液冲洗阴道后，将药膏涂在带线的消毒棉球里，然后棉球敷在宫颈糜烂面。24 小时后自行取出，3 日后再行第 2 次上药。10～20 次为 1 个疗程。

【注意事项】月经期间停药，用药期间禁行房事。

【按语】以上 3 方均以蛤粉、樟丹、冰片为处方基本成分，视其宫颈糜烂轻重程度之不同而又加用了一些具有解毒杀虫之功的雄黄，去腐生肌的乳香、没药，以及有一定腐蚀作用的硇砂等。其中方一适用于轻度患者，方二适用于中度患者，方三适用于重度患者。本方原著无方名，今名乃笔者所加。

3. 紫草油坐药

【方剂来源】《常见病验方研究参考资料》。

【适应病证】子宫颈糜烂。

【药物组成】紫草60克，香油100毫升。

【配制方法】将紫草放入香油中，浸渍7天。或将香油煮沸，将紫草泡入沸油熬成玫瑰色，即成。

【使用方法】涂于子宫颈外，或用带线棉球塞于阴道内，第2天取出，每日1次。

【注意事项】操作过程中应注意卫生，避免污染。

【按语】紫草有较强的清热解毒作用，以香油浸渍或煎炸而成的紫草油对多种感染性创面有很好的愈合作用，运用于子宫颈糜烂同样有满意的治疗效果。方名为笔者所加。

4. 宫糜膏

【方剂来源】《中国基本中成药》二部。

【适应病证】宫颈糜烂，急性宫颈炎。

【药物组成】黄柏、冰片、轻粉、雄黄、蜈蚣。

【配制方法】本膏药有市售，辽宁省药品标准（1985年）收入。

【使用方法】敷于宫颈糜烂面。

【注意事项】禁口服，月经期停药。

【按语】本方有清热燥湿、化腐生肌、消炎解毒之功，适用于下焦湿热之急性宫颈炎、宫颈糜烂等病证。使用本药的基本指征是小腹疼痛拒按，带下增多，色黄质稠或有臭味，小便黄赤，舌红苔黄腻，脉细数或濡数。

5. 青黄枯矾坐药

【方剂来源】《哈荔田妇科医案医话选》。

【适应病证】宫颈糜烂。

【药物组成】黄柏、枯矾、青黛各等份。

【配制方法】共为细末，贮瓶备用。

【使用方法】以消毒棉球蘸饱药粉，用线系住，纳入阴道深处宫颈糜烂面。晚上用药，次晨取出。如能用喷撒器喷撒患处尤佳。

【注意事项】重度宫颈糜烂，可配合内服药治疗。

【按语】方中枯矾性味酸涩微寒，功主燥湿解毒，杀虫止痒，与黄柏、青黛配合应用，则消炎解毒之力尤著，故对宫颈糜烂有效。本药外用对痈肿疮疡、女阴痛痒、外阴炎症也有良效。方名为笔者所加。

6. 龙葵膏

【方剂来源】《常见病中草药外治疗法》。

【适应病证】子宫颈糜烂。

【药物组成】龙葵适量。

【配制方法】将龙葵洗净切成段，放在锅内加水煮，直到熬成糊状即成龙葵膏。装入消毒瓶内备用。

【使用方法】先将宫颈糜烂面分泌物擦净，取带线的棉球1个，蘸上龙葵膏，对准宫颈糜烂处纳入（棉球的线头要露在阴道外），24小时后自行取出。每周上药1~2次，8次为1个疗程。

【注意事项】治疗期间禁行房事。

【按语】龙葵具有清热解毒和散结的作用，以该药膏局部外用，对于消除局部感染有一定疗效，尤其对带下色黄，或有脓样、血性带下者更为适宜。

7. 乳砂坐药

【方剂来源】《上海中医杂志》1959年第3期。

【适应病证】子宫颈糜烂。

【药物组成】乳香9.9克，冰片10.5克，钟乳石13克，硼砂12克，硇砂10.5克，白矾58.5克，没药9药，雄黄13.2克，血竭7.5克，蛇床子4.2克，广丹45克，儿茶1.8克，麝香1.2克。

【配制方法】将上药研成细末，加蜂蜜、生油120毫升，调和为300丸。

【使用方法】用阴道镜暴露子宫颈糜烂面，以干棉花擦净宫颈部及阴道内分泌物，将丸药置于子宫颈糜烂部，用消毒纱球塞好

（纱球需用线扎），翌日由患者自行取出。每周置药 1 丸，4 周为 1 个疗程。如治疗 1 个疗程未愈者，可继用 2~3 个疗程。

【注意事项】用药后禁止性交及坐浴。用药后有少数病例阴部稍有痒感，或有时疼痛，可每日清洗外阴部，或用 10% 磺胺噻唑鱼肝油乳剂涂外阴部。用药后数日，阴道内有坚韧的块状物脱落，无需恐惧。经期暂停上药。

【按语】本方药性较为猛烈，有较强的腐蚀作用，轻度宫颈糜烂患者，一般不宜使用。今方名为笔者所加。

8. 虎蜂膏

【方剂来源】《浙江中医杂志》1993 年第 7 期。

【适应病证】子宫颈糜烂。

【药物组成】虎杖 180 克，露蜂房、白及各 60 克，白糖 120 克。

【配制方法】以上药物除白糖外，充分砸碎，兑水 2500 毫升浸泡 1 小时后煎煮，煮沸后文火再煎 2 小时，煎液过滤去渣，文火浓缩成 250 毫升，加入白糖，充分搅动溶化即成。其膏呈黄红色稀糊状，备用。

【使用方法】用药前先用温水或 1/5000 高锰酸钾液洗净外阴，在窥阴器下将浸有虎蜂膏的大棉球（如蛋黄大，系以丝线）敷贴于宫颈糜烂处。每晚给药，次日晨起取出。下次放入时用生理盐水棉球轻轻拭去阴道分泌物和坏死组织。10 天为 1 个疗程，不愈者连续进行下 1 个疗程。

【临床疗效】本组 58 例，经治疗 1~3 个疗程后，42 例治愈，14 例好转，2 例无效。

【典型病例】张某，30 岁，教师。1988 年 3 月 18 日就诊。小腹部疼痛 2 年余，近半年逐渐加重，曾服抗菌消炎药物效果不佳。现小腹坠胀不适，隐隐作痛，连及腰骶，经前加重，白带量多，质黏如脓，时见血色，味腥臭。妇科检查：宫颈充血水肿，后唇可见鲜红色乳头状糜烂面，约占半个宫颈，触之有出血现象。诊断：中度宫颈糜烂，慢性

盆腔炎。治疗予口服穿心莲片，每次 5 片，每日 3 次。局部敷贴虎蜂膏药球。治疗 5 天后取出药球时见药球表面附有烂肉样坏死组织，以后逐渐减少，10 天后宫颈局部炎症消失，糜烂面缩小，色红无明显乳头。继续治疗 10 天，妇科检查示宫颈光滑。仍有轻度腰骶酸痛和小腹不适，继服妇炎灵以善后。

9. 妇人生肌膏

【方剂来源】《中医外治杂志》1995 年第 4 期。

【适应病证】单纯型子宫颈糜烂。

【药物组成】黄连 20 克，紫草 10 克，白鲜皮 15 克，炮山甲粉 10 克，当归 30 克，儿茶 10 克，炉甘石 30 克，血竭 10 克，黄蜡 40 克，麻油 300 克。

【配制方法】将黄连、紫草、白鲜皮、当归入麻油中，慢火熬至微枯，以纱布过滤去渣，再加入儿茶、血竭、炉甘石、炮山甲粉化开调匀，入黄蜡微火化开，搅匀成膏。

【使用方法】于月经干净后，将药膏涂于宫颈上，隔 3 日 1 次。

【注意事项】行经期暂停用药，用药期间禁盆浴及房事。

【临床疗效】治疗 97 例患者全部治愈。上药次数最少 1 次，最多者 5 次，平均上药 3 次。

【典型病例】李某，女。孕 2 产 1。行人流术后，带下量较以往明显增多，色黄、质稀、秽味，伴腰骶部酸痛，下肢乏力，每于月经来潮及性交时加重。妇科检查：宫颈糜烂面超过子宫颈面积 2/3，表面覆盖较多脓性分泌物，外表平坦、鲜红，整个宫颈充血、肥大。予妇人生肌膏局部上药，4 次痊愈。

【按语】宫颈糜烂是慢性宫颈炎最常见的一种表现。其病因多为外感湿邪、湿热下注。治应清热解毒，除湿活血，收敛生肌。妇人生肌膏中，黄连、白鲜皮、紫草、穿山甲清热解毒除湿；当归、紫草、穿山甲活血祛瘀；儿茶、炉甘石、血竭、黄蜡活血收敛

生肌。诸药合用，共奏解毒除湿、活血收敛生肌之功效。实为治疗单纯性宫颈糜烂之良方。

10. 儿茶膏

【方剂来源】《浙江中医药》2005 年第 12 期。

【适应病证】妇女宫颈糜烂。

【药物组成】儿茶、明矾各 30 克，冰片 1 克。

【配制方法】上药共研细末，以麻油（或熟食用油）调成膏糊状备用。

【使用方法】于月经干净后 3～5 天用干的消毒棉球擦净宫颈表面黏液，将上膏涂于带线棉球上，并贴敷于子宫颈糜烂面，24 小时后患者自行取出带线棉球。2 天 1 次，10 次为 1 个疗程，经期停药。如症见黄白脓、血性带下者，加蒲公英、白及、苦参、黄芪各 30 克，共研细末外敷；如充血明显者，应加用黄柏 10 克，青黛 3 克，共研末外敷。如不愈者，月经干净后再行第 2 个疗程。

【注意事项】用药初期白带增多，有膜样组织排出为正常现象。用药期间忌性生活，忌食辛辣食品，勤换洗内裤，保持外阴清洁。

【临床疗效】共治疗 62 例，痊愈 21 例，好转 36 例，无效 6 例，总有效率 91.9%。

【按语】宫颈糜烂属中医学"带下"范畴，根据辨证，多为脾虚生湿，湿郁生热下注，或外感湿毒之邪，或外伤瘀血阻滞。儿茶膏中金银花、蒲公英、苦参、黄柏、冰片、青黛均有清热解毒作用，对金黄色葡萄球菌均有抑制作用；苦参有杀虫作用；白及有收敛止血、消肿生肌的作用；儿茶、明矾则有收湿生肌敛疮、止血化腐作用；冰片有止痛作用；黄芪则有益气固表、托疮生肌作用，对各种细菌及病毒有一定抑制作用，提高机体抗病能力。本膏取材便捷，价格低廉，无明显不良反应。

五、子宫脱垂膏敷方

子宫及阴道壁因支持组织损伤，或虚弱松弛，使子宫从正常位置沿阴道下降，低于原来水平者，谓之"子宫脱垂"。古人根据此病阴中有物下坠，或挺出阴道口外的特点，故称之为"阴挺"或"阴脱"等。

1. 阴挺坐药

【方剂来源】《福建中医药》1960 年第 5 期。

【适应病证】子宫脱垂。

【药物组成】雄黄、五倍子各 15 克，铜绿 12 克，煅白矾 180 克，桃仁 30 克。

【配制方法】先将雄黄、五倍子、桃仁研成细末，再将铜绿和煅白矾合研，两者混合（雄黄粉留一半为衣），用蜂蜜 60 克，文火熬至滴水成珠，置臼中捣搓成丸，每丸 12 克，雄黄为衣。

【使用方法】用时将药丸塞入后穹窿、侧穹窿，或膨出最厉害的部分，每次塞 1～2 丸。用药后需全休 2～3 天，以后即可从事轻微劳动。到第 14 天，药丸大部分已被吸收。

【注意事项】凡有胃肠道疾病，子宫颈腐烂、阴道溃疡者禁用此药。

【按语】个别患者使用本药后会觉下部肿胀、烧灼，少数觉有头晕，但无其他不良反应。方名为笔者所加。

2. 蓖麻仁柱

【方剂来源】《常见病中草药外治疗法》。

【适应病证】子宫脱垂。

【药物组成】蓖麻仁 300 克。

【配制方法】将蓖麻仁洗净，捣成半碎状，炒成黄色（避免出油过多），然后制成圆柱状，每柱重 24 克，再用消毒纱布包好。

【使用方法】先将外阴和子宫脱垂部分洗净送入阴道内，将蓖麻仁柱放入阴道，带上消毒纸垫。每日 1 次，5～7 天为 1 个疗程。

【注意事项】体弱及泄泻者慎用。

【按语】运用蓖麻仁治疗子宫脱垂，在中医文献中早有记载，《摘元方》中曾记载以蓖麻仁与枯矾共研细末后安纸上托入的治疗方法。《本草纲目》亦曾说："一产妇子肠不收，捣仁（蓖麻仁）贴其丹田，一夜而上。"可知本治疗方法由来已久。

3. 藜芦膏（一）

【方剂来源】《杂病源流犀烛》。

【适应病证】妇人阴挺（子宫脱垂）。

【药物组成】藜芦适量。

【配制方法】将藜芦研为细末，用猪油脂调膏。

【使用方法】涂患处，每日1次。

【注意事项】体虚及无湿热征象者禁用。

【按语】藜芦苦寒有毒，外用治疗湿热化毒有显著疗效。本方以单方一味亦即取其此功，适用于子宫脱垂之属湿热者，或重度脱垂又复感染湿热毒邪者。

4. 升提蓖麻子膏

【方剂来源】《常见病验方研究参考资料》。

【适应病证】子宫脱垂。

【药物组成】蓖麻子20～50粒。

【配制方法】将蓖麻子（或加入食盐少许）捣如泥即成。

【使用方法】将药膏摊于白布上，贴患者百会穴。

【注意事项】如子宫上收时，赶快把药膏揭下。

【按语】在本方出处还介绍了另外两种蓖麻子的外治子宫脱垂的方法。其一是取生、熟蓖麻子各15克，共捣如泥，做成小圆形薄饼，睡前贴头顶中，加艾粒灸7壮，待子宫收入即去薄饼；其二是取蓖麻子20粒，捣烂摊在纸上成膏药状，贴脐下1寸的阴交穴上（亦有以蓖麻子捣后贴丹田穴者）。本方原无方名，此为笔者所加。

5. 升提蓖麻雄黄膏

【方剂来源】《常见病验方研究参考资料》。

【适应病证】子宫脱垂。

【药物组成】蓖麻仁45克，雄黄4.5克。

【配制方法】共捣成膏状即成。

【使用方法】将药膏之一半贴百会穴上，另一半贴脐中神阙穴上，以纱布包裹，连用2～3日。

【注意事项】贴敷部位有皮损者禁用。

【按语】在本方出处备注中指出，用蓖麻仁加另一味药物治疗子宫脱垂的处方还有：①蓖麻仁7粒，蛇床子120克。将蓖麻仁捣成膏状贴于百会穴，以蛇床子煎汤熏洗外阴部。②蓖麻子30克，麝香0.1克，捣烂后敷贴百会穴或脐部，收上后即去药。③蓖麻仁30克，胡椒3克，共为细末，米醋浸湿，炒热后包脐部，1周后去除。方名为笔者所加。

六、子宫腺肌病膏敷方

消痛膏（二）

【方剂来源】《湖北中医杂志》2009年第9期。

【适应病证】子宫腺肌病。

【药物组成】千年健、追地风、羌活、乳香、没药、血竭、花椒各60克，续断、五加皮、白芷、赤芍、当归尾各120克，艾叶500克，透骨草250克。

【配制方法】上药共研细末，加食醋调成膏糊状，摊涂在30厘米×20厘米纱布上备用。

【使用方法】将上膏放热水袋上暖热，趁热贴敷在患者下腹部，外用绷带固定，上加热水袋热敷40分钟，每天1次。月经干净3天后使用，经期停用。

可同时配合口服中药，非经期口服化瘀消癥汤，药物组成：桃仁、红花、元胡、三棱、土鳖、山楂、五灵脂、莪术、桂枝各10克，当归15克，气虚者加党参15克，炙黄芪10克。经期前1周起服用失笑散加味，药物组成：当归12克，川芎、蒲黄、五灵脂、延胡索、川楝子各10克，血竭、小茴香各6克。服至月经结束后换前方，每日1剂，水煎300毫升，早、晚分服。

【临床疗效】共治疗48例，疼痛完全缓解10例，明显缓解24例，部分缓解12例，

无效 2 例, 总有效率 95.83%

【按语】子宫腺肌病临床症状以痛经为主, 且痛经逐年加剧, 常伴月经失调, 经量增多、经期延长或周期频繁。妇科检查: 子宫呈均匀性增大或有局限结节隆起, 质硬, 有压痛。彩超检查示: 肌层回声不均, 见弥漫性或局限性微小低无回声病灶。本病属于中医学 "痛经" "癥瘕" 范畴。病机为瘀阻冲任, 经血不循常道, 离经之血蓄积于盆腔。离经之血即是瘀血, "血不归经为血瘀"。其病因复杂, 与情志失调、脏腑、气血功能失常以及感邪等因素有关。瘀血内结, 阻滞气机, 气滞血瘀, 不通则痛。离经之血不能及时消散和吸收, 瘀血程度周期性加重, 故疼痛进行性加重。瘀血阻滞经脉, 新血不得归经, 遂致经血量多。因此血瘀是其病理实质, 活血化瘀为治疗本病的基本法则。消痛膏外敷下腹, 保持了中药活血化瘀、软坚散结消癥之功效, 又可借助热力透达腹肌, 加强局部血液循环, 促进盆腔内环境瘀血状态改善, 有利于症状改善和病灶消除。结合口服汤药, 活血消瘕。二法合用既注重整体调整, 又兼顾局部治疗, 故能提高临床疗效。

七、外阴白色病变膏敷方

女子外阴皮肤或黏膜失去正常色泽, 而呈不同程度的变白或粗糙、萎缩状态, 伴有阴部瘙痒、疼痛, 甚则奇痒不堪者, 称为 "外阴白色病变"。以往长期将此病称为 "外阴白斑", 强调其与外阴癌的关系, 甚至被视为癌前病变, 通过大量调查资料表明, 本病的癌变率不高, 仅在有上皮非典型增生时, 可视为癌前病变。

1. 白斑膏

【方剂来源】辽宁中医学院编《妇科学》。

【适应病证】外阴白色病变。

【药物组成】乳香、没药各 9 克, 血竭 6 克, 樟丹 4.5 克, 钟乳石 12 克, 硼砂 6 克, 蛇床子 4.5 克, 儿茶 9 克, 冰片 6 克, 白矾 6 克, 硇砂 4.5 克。

【配制方法】共研细末, 凡士林调膏。

【使用方法】涂患处。

【注意事项】用药期间禁行房事。

【按语】外阴白色病变虽表现于局部, 但也是全身疾病在局部的具体反映。所以, 在外敷药膏的同时配合内服药物, 方可收到满意的疗效。

2. 白斑外敷膏

【方剂来源】上海中医学院方。

【适应病证】外阴白色病变。

【药物组成】炉甘石 30 克, 密陀僧 12 克, 飞滑石 15 克, 煅龙骨、煅石膏、制南星、肥皂荚 (去子、筋) 各 9 克, 枯矾、炮山甲各 6 克。

【配制方法】上药共为细末, 用麻油或凡士林调匀, 消毒处理, 备用。

【使用方法】于每次浴后涂患处, 每日 1~3 次。

【注意事项】经期停用。

【按语】本方清热化湿作用较好, 适用于湿热型外阴白色病变的治疗。

3. 外阴白斑膏

【方剂来源】《中医临床妇科学》。

【适应病证】外阴白色病变。

【药物组成】缘矾、白砒、轻粉、密陀僧各 0.6 克, 破故纸 1.2 克, 五灵脂 1.18 克。

【配制方法】上药共研细末, 用凡士林 30 克调匀备用。

【使用方法】涂患处, 每晚 1 次。

【注意事项】禁入口, 对汞剂过敏者勿用。

【按语】外阴白色病变每以外阴瘙痒为突出临床表现, 此方止痒作用甚佳。

4. 蓼花膏

【方剂来源】《赵炳南临床经验集》。

【适应病证】外阴白色病变。

【药物组成】鲜白蓼花 (纯花、洗净) 5000 克。

【配制方法】加水 4000 毫升，煎煮 3 小时后过滤取汁，再煎煮浓缩，约浓缩至 1500 毫升时，加入等量蜂蜜熬开收贮。

【使用方法】每服 6 克，日服 2 次。

【按语】本方为赵老临证经验方，疗效确切，无明显毒副作用。

八、阴道松弛膏敷方

阴道松弛是指妇女阴道壁弹性降低，收缩功能减退，以致性交时性感降低，对男女双方性高潮均有影响。阴道壁松弛，古称"阴宽"，又称"玉门大"。严重时会出现阴道壁膨出体外，称为"阴户翻出"或"翻花"，其症痛苦万状，疼痛异常，仰卧不能转侧。

1. 硫黄远志坐膏

【方剂来源】《玉房指要》（《见医心方》）。

【适应病证】阴道松弛。

【药物组成】硫黄 15 克，远志 8 克。

【配制方法】上药研为散，贮瓷器中备用。

【使用方法】取药散少许，以绢裹或纱布裹线扎，纳阴道中。

【注意事项】忌食寒凉，房事时应将坐药取出。

【按语】本方原无方名，今名乃笔者所加。

2. 窄阴坐药（一）

【方剂来源】《洞玄子》（见《医心方》）。

【适应病证】阴道松弛。

【药物组成】硫黄、青木香、山茱萸、蛇床子各 8 克。

【配制方法】上药研为细散，贮瓶备用。

【使用方法】取药散少许，以绵帛裹后置阴道中；或将少许药散装入胶囊内，于性交前放入阴户。

【注意事项】本方用量宜小，每次用药一般不要超过 0.25 克。

【按语】方内药性温热，主要适用于阴宽而冷者，用之可令阴急小，交接而快。本方原无方名，今名乃笔者所加。

3. 窄阴坐药（二）

【方剂来源】《古今录验》。

【适应病证】阴道松弛。

【药物组成】青木香 8 克，山茱萸 15 克。

【配制方法】共研细末，贮瓶备用。

【使用方法】临用时取药末少许，以唾液制成小豆大丸，置入阴道深处。

【注意事项】制作药丸时要注意器皿清洁卫生。

【按语】本方原无方名，今名乃笔者所加。

九、阴冷膏敷方

妇女阴中及腹寒冷，性欲淡漠，称为"阴冷"，西医学称为"性欲淡漠"。本病多由肾阳不足，不能温煦下焦，又复感受风寒所致。

1. 温中坐药

【方剂来源】《医宗金鉴》卷四十九。

【适应病证】妇人阴冷，难于受孕。

【药物组成】远志、干姜、吴茱萸、蛇床子各等份。

【配制方法】共为细末，每取 2 克以绵裹线扎。

【使用方法】纳入阴道深处，线头留阴户外，1 日换 2 次。

【注意事项】所用药物与器材均需进行消毒，入房时应将药物取出。

【按语】方中药物暖宫助欲，不仅可以解除阴冷，提高性欲，并且还有助于受孕。

2. 蛇床散坐药

【方剂来源】《金匮要略》。

【适应病证】妇人阴寒。

【药物组成】蛇床子适量。

【配制方法】研为细末，以白粉少许，和药如枣大，绵帛裹包。

【使用方法】纳入阴户，每日 1 次。

【注意事项】所用药物与器材均需进行消毒，入房时应将药物取出。

【按语】蛇床子散是中医古籍中最早记载的"坐药"。蛇床子苦辛性温，能温肝肾而助阳，且燥湿杀虫，对妇女阴中寒湿确有良效。近代研究表明，蛇床子散坐药对阴道炎也有很好的疗效。

3. 助欲坐药

【方剂来源】《中国传统医学》。

【适应病证】女性性欲低下。

【药物组成】巴豆（去油务尽，制成巴豆细霜）2粒，蛇床子、肉桂、矾石、皂荚各5克。

【配制方法】上药共为细末，混合均匀，用蜂蜜或枣肉泥为丸，如小绿豆大。

【使用方法】每用1丸，装小绸袋内，或纱布裹，置于阴道深处。

【注意事项】坐药需经过灭菌处理，用药前应先清洗外阴。忌食寒凉。

【按语】方中诸药药性温热，通过益阳而助欲。本坐药原方名为"阴道坐药方"，今名为笔者所易。

4. 麝香丸坐药

【方剂来源】《御药院方》。

【适应病证】女性性欲低下。

【药物组成】零陵香6克，藿香6克，蛇床子15克，吴茱萸10克，肉桂10克，枯矾10克，木香10克，麝香0.75克，丁香4.5克，冰片4.5克，白芷7.5克，龙骨15克。

【配制方法】上药为细末，炼蜜为丸，每丸重0.7克。

【使用方法】每周1丸，布裹线扎，置入阴道深处。

【注意事项】注意清洁卫生，忌食寒凉食物。

【按语】本方对性欲低下兼见白带清稀，淋漓不断，久不生育者疗效较好。

5. 广嗣丸坐药

【方剂来源】《增补内经拾遗方论》。

【适应病证】女子性欲低下。

【药物组成】沉香、丁香、肉桂、吴茱萸、白及各3克，蛇床子、木鳖子、杏仁、砂仁、细辛各6克。

【配制方法】上药共为细末，制成绿豆大蜜丸。

【使用方法】每用1丸，置入阴道深处，每日1次。

【注意事项】避风冷，忌寒凉，节房事。

【按语】原书谓："情窦不开，阴阳背驰，则以本方纳之户内，以动其欲。庶子宫开，两情美，真元媾和，如鱼得水，虽素不孕者也孕矣。"可知本坐药激情助欲之功较强，且有助于摄精成孕。

6. 春趣宜人膏

【方剂来源】《妇科秘书八种·毓麟验方》。

【适应病证】不孕症，性冷淡。

【药物组成】川附（重48克左右，切片）1个，巴戟天、肉桂、锁阳、肉苁蓉（将米泔水浸去盐味）、当归各6克，母丁香3克，荜芨、吴茱萸、仙茅各4.5克，生地黄9克。

【配制方法】用麻油500毫升，入11味药浸2日，煎枯，去渣后入铅粉240克收膏。后加鸦片、蟾酥、麝香、牛黄、龙骨各6克，离火，用大红缎摊贴。

【使用方法】贴脐。

【注意事项】避风冷，节房事。

【按语】全方以温肾壮阳为主，适用于肾阳不足者使用。方中鸦片可弃之不用。

7. 妇人子门冷坐药

【方剂来源】《外台秘要》卷三十四。

【适应病证】阴冷。

【药物组成】蛇床子1.2克，吴茱萸1.8克，麝香0.1克。

【配制方法】上三味捣散，炼蜜成丸，棉裹，每丸重1克。

【使用方法】纳阴道内。

【注意事项】经期勿用。

【按语】用上药后阴道分泌物常增多，原著指出："下恶物为度。"

十、阴缩膏敷方

阴缩是指前阴内缩，临床表现为外阴内

陷，伴有强直性拘挛疼痛感，小腹部亦出现剧烈疼痛或隐痛，且大多伴有乳房内陷和挛缩痛。

1. 椒盐阴缩坐药

【方剂来源】《哈荔田妇科医案医话选》。

【适应病证】妇女感寒阴缩。

【药物组成】花椒 10 粒，大盐 1 摄（炒热）。

【配制方法】上药布包捣碎。

【使用方法】绵裹如弹子大小，纳入阴道。

【注意事项】切勿感寒。

【典型病例】刘某，30 岁。于风雪之夜，如厕小解，觉寒砭骨，夜半即感周身不适，粟粟畏寒，重依不解，少腹拘急，次第加重。次日早晨骤感阴户紧缩，牵及少腹疼痛，冷汗阵出，四肢厥冷，家人急来迎治。辨证属阴寒客于下部，滞于肝脉。嘱用花椒 10 粒，大盐 1 摄炒热，布包，捣碎，再以绵裹如弹子大，纳入阴中，并以暖水带敷于脐下关元穴处。又予一内服方（略）。次日患者来谢，病已霍然若失。

【按语】方中花椒性味辛热，具有温阳散寒，下气消痰，止痛之功；食盐咸寒，炒热则具温性，炒后外用可温散寒邪，解毒止痛。二药配合则能散风寒，暖下元，止抽痛。

2. 回阳膏

【方剂来源】《寿世保元》卷四。

【适应病证】房事后阴缩腹痛。

【药物组成】白矾（煮）9 克，黄丹 6 克，干姜 15 克，母丁香 10 个，胡椒 15 粒。

【配制方法】上药为末，以醋调匀，即得。

【使用方法】敷于手心（男左女右）后敷脐上，盖被出汗。

【注意事项】勿再受凉。

【按语】本方具有助阳温肾、引火归元之功效，适用于以肾阳虚衰为主要病机者。运用本方的基本指征是阴户内缩，腰背僵直，全身肌肉紧张，冷汗淋漓，遇冷则症状更剧，平素腰膝酸软，头晕乏力，夜尿频数，大便溏薄，舌淡苔白，脉沉迟而弱。

3. 椒白膏

【方剂来源】《中药鼻脐疗法》。

【适应病证】女子阴户或乳头内缩，男子阴茎或阴囊内缩。

【药物组成】白胡椒 15 粒，葱白（连须）适量，百草霜 6 克。

【配制方法】胡椒研末后加入葱白，百草霜，共捣如泥即成。

【使用方法】取上膏适量，搓成药饼，敷于脐上，乳头内缩者加敷乳头，外以纱布覆盖，胶布固定，每日换药 1 次。

【注意事项】避风寒，忌生冷。

【按语】本方有温阳暖肝、散寒缓筋之功，对肝肾阴寒所致之阴缩有效。

十一、产后外阴血肿膏敷方

1. 瘀消散膏

【方剂来源】《浙江中医杂志》1988 年第 8 期。

【适应病证】外阴外伤性血肿。

【药物组成】当归、川芎、赤芍、红花、申姜、制乳香、没药、甘松、血竭、三棱、莪术、羌活、独活、细辛、广丹、山栀等。

【配制方法】共为细末，临用时加温调入硬膏中外贴。

【使用方法】急性外伤者，外阴消毒后用冷水或冰水局部冷敷，丁字带压迫止血，必要时配合止血药，如参三七粉或云南白药撒布创面，治疗 6～12 小时之后，即于局部外贴瘀消散膏。局部有破裂口者，创面用凡士林纱条或抗生素、硫胺类溶液纱条换药，在无创面的血肿部分同时贴瘀消散膏。局部肿块已机化硬结者，立即给予瘀消散膏外贴。一般 3～4 天换药 1 次，后期可 5 天换药 1 次。

【注意事项】药物调入时需要加热，外贴时温度太高易灼伤血肿的表皮，应加以注意。

【临床疗效】本组 13 例外阴血肿中，无破裂口7例，有破裂口4例，血肿机化硬结2例。经用以上方药治疗后，成功率达100%。11例治疗16~20天，换药5~6次后血肿消失痊愈；2例治疗15天后血肿缩小至橄榄核大小，经35~44天痊愈。用药后1例发生局部刺激、感染化脓等现象及其他副作用。

【按语】本方治疗可靠，年龄、已未婚不限。对血肿面积较大的未婚者，家属及本人对手术思想顾虑较重者，以及血肿机化者比较适用本法治疗。

2. 桃仁膏（二）

【方剂来源】《济阴纲目》。

【适应病证】产后外阴肿。

【药物组成】桃仁（去皮尖）、五倍子、枯矾各等份。

【配制方法】先将后2味研细末，再将桃仁研成膏，将药末放膏内调匀即成。

【使用方法】用纱布蘸温盐水洗净患处，取适量膏药涂患处，用消毒纱布覆盖，每日换药2次。

【按语】本方与桃仁膏（一）药味和剂量相同，但证治范围稍异。据《肘后方》载，"桃仁烧研细末外敷"治妇人产后阴肿。另方说五倍子药末外涂，治产后阴伤肿痛。

第六节　妇科杂病膏敷方

一、癥瘕膏敷方

癥瘕是指妇人胞中结块，伴有或胀或痛或满，甚或出血的病证。古人对"癥""瘕"有形质之分，但现今多连称之。包括西医学所指的肿瘤及炎性包块，如子宫肌瘤、盆腔炎性包块、卵巢囊肿、陈旧性宫外孕等。

1. 神效膏

【方剂来源】《回生集》。

【适应病证】痞块。

【药物组成】川白芥子1000克，穿山甲240克。

【配制方法】取桐油1000毫升，入锅先熬半晌，次入穿山甲熬数沸，再次入白芥子，待爆止，滤去渣，入飞净炒黑的黄丹250克，收膏，离火，再入麝香末4克，去火毒7日。

【使用方法】隔水化开贴敷。

【注意事项】摊膏化开时不可用火。月经期禁用。

【按语】方中白芥子辛温，性善走散，豁痰利气，散结消肿，凡阴疽、痰核、结块内藏之病，用之均有良效。穿山甲咸能软坚，可透达经络直达病所，其行瘀散结之力甚强；再加麝香活血消肿，通经达络，可促使痞块消散。方中若加入阿魏（120克）其效益佳。

2. 香槟膏

【方剂来源】《天津达仁堂经验方》。

【适应病证】妇女癥瘕血块等。

【药物组成】香附、槟榔、三棱、莪术、芜荑、莱菔子、青皮、大黄、穿山甲、干姜、巴豆、元胡、使君子、南星各60克、阿魏90克，沉香、木香、丁香、芦荟、硫黄、雄黄各15克，青粉30克，香油5000毫升，樟丹1860克。

【配制方法】将香油熬沸，离火下樟丹搅匀成膏药，再将上药研细末掺入搅匀即成。

【使用方法】摊于布帛上，收贮备用。

【注意事项】孕妇忌贴。

【按语】本方具有理气破瘀、通经导滞、消积止痛、除癥散结之功效，主要适用于妇女癥瘕血块之兼有气滞表现者。运用本方的基本指征是癥块较硬，时大时小，位置固定，胀痛拒按，舌淡红或暗红，脉弦细或弦涩。另外本方还有杀虫消积之功效，对小儿痞块也有一定疗效。

3. 消痞块狗皮膏

【方剂来源】《泾阳大寺膏敷方》。

【适应病证】癥瘕积聚。

【药物组成】良姜、生地黄、枳壳、苍术、五加皮、桃仁、山柰、当归、川乌、陈皮、乌药、三棱、草乌、川军、何首乌、柴胡、防风、刘寄奴、牙皂、川芎、官桂、羌活、赤芍、威灵仙、天南星、香附、荆芥、白芷、海风藤、藁本、续断、独活、麻黄（去节）、甘松、连翘各9克。

【配制方法】用麻油2000毫升，将药炸枯去渣，下黄丹收膏。并加以下细料药：阿魏30克，肉桂、公丁香各15克，乳香、没药各18克，木香12克，麝香1克。掺搅均匀即成。

【使用方法】贴敷肚脐或痞块。

【注意事项】孕妇忌用。

【按语】本方以"消痞块"而命名即可知其功效。方中诸药以温经逐瘀、理气止痛为主，又在细料药中加入较大剂量具有散瘀消痞作用的阿魏，从而使本膏敷方之消除痞块之力大增，大凡妇女癥瘕之属，贴敷此膏多能取得满意疗效。

4. 二龙膏

【方剂来源】北京同仁堂制药厂方。

【适应病证】癥瘕痞块，干血痨症等。

【药物组成】活甲鱼500克，苋菜500克，三棱30克，莪术30克，乳香150克，没药150克，木香6克，沉香135克，肉桂135克，麝香1克，香油7500毫升，樟丹3120克。

【配制方法】用香油先将前4味药炸枯去渣，下樟丹熬成膏药基质；再取乳没及木香共研细末，每1500克膏药基质中兑入细末30克；再将沉香、肉桂、麝香混合研细，每大张贴掺此细料0.3克，中贴掺细料0.18克，小贴掺细料0.09克。

【使用方法】贴肚脐上。

【注意事项】孕妇勿贴，忌生冷油腻。

【按语】方中活甲鱼滋补肝肾，软坚散结；苋菜"能通血脉，逐瘀血"（《滇南本草》语）；三棱、莪术破血逐瘀；乳香、没药化瘀止痛；木香、沉香、肉桂温经散寒，理气止痛；麝香开通经脉壅闭。全方药简力专，消癥散结，温通经脉，是一张治疗妇科癥瘕痞块与干血痨等病证的有效膏敷方。

5. 阿魏膏（一）

【方剂来源】《景岳全书》。

【适应病证】一切痞块。

【药物组成】羌活、独活、元参、官桂、赤芍药、穿山甲、生地黄、两头尖、大黄、白芷、天麻、红花、槐枝、柳枝各15克，木鳖子（去壳）10枚，头发1团。

【配制方法】用麻油1200毫升，将药炸枯，去渣入发，再煎，发化去渣，入樟丹适量。再调入以下药粉：阿魏、苏合油、芒硝、乳香、没药各15克，麝香9克。收膏，摊成膏药。

【使用方法】贴患处。

【注意事项】孕妇忌贴。

【按语】两头尖为毛莨科多年生草本植物红背银莲花的根茎，味辛性热，能散寒止痛。方中群药配伍，具有活血化瘀、软坚散结、通窍开郁、散寒止痛之功效，对于妇女腹内一切痞块均较适宜。由于方中芳香通窍，辟秽化浊药味较多，故对于湿盛者尤为适宜。

6. 化痞膏（二）

【方剂来源】《疡医大全》。

【适应病证】癥瘕痞块。

【药物组成】当归尾、红花、金银花、三棱、莪术、白芥子、胡芦巴、昆布、生地黄、桃仁、血余、大黄、熟地黄、鳖甲、穿山甲各30克，海藻、两头尖、阿魏、蓖麻子、川乌、巴豆仁、黄连、天南星、漏芦、浙贝母、半夏、草薢、大戟、胡黄连、甘遂、凤仙子、芫花、海浮石、阿胶、威灵仙、槟榔、僵蚕、全蝎、血竭、乳香（去油）、粉甘草、蚤休、没药（去油）各9克，土木鳖、番木鳖、独头蒜各30个，蜈蚣30条，水红花子120克，鲜商陆240克，活鲫鱼（250克重）1条，麻油1500毫升，炒黄丹 750 克，麝香 3 克。

【配制方法】上药除没药、乳香、血竭、麝香、阿魏另研收贮，余药用油熬枯去渣，过滤后徐徐下入黄丹，并搅入以上 5 味，即成。

【使用方法】贴患处。

【注意事项】孕妇忌用。

【按语】本方系《疡医大全》卷二十一引刘长随方，在本卷中另外收载一张"化痞膏"方，其药物组成与本方有较大出入，但主治病证相同。本方具有活血化瘀、软坚散结、泻水逐饮、消肿止痛之功效。凡妇女腹有癥块之邪盛而正不衰者，均可贴敷此膏药。对于由于水湿内阻而致病者，如输卵管积水、慢性盆腔炎等病证尤为适宜。

7. 阿魏化痞膏

【方剂来源】《中华人民共和国药典》（1990 年版一部）。

【适应病证】气滞血凝，癥瘕痞块，脘腹疼痛，胸胁胀满。

【药物组成】香附、厚朴、三棱、莪术、当归、生草乌、生川乌、大蒜、使君子、白芷、穿山甲、木鳖子、蜣螂、胡黄连、大黄、蓖麻子、阿魏各 20 克、乳香、没药、芦荟、血竭各 3 克，雄黄、肉桂、樟脑各 15 克。

【配制方法】以上 24 味，除阿魏、樟脑外，乳香、没药、芦荟、血竭、肉桂粉碎成细粉，雄黄水飞或粉碎成极细粉，与上述粉末配研，过筛，混匀。其余香附等 16 味酌予碎断，与食用植物油 2400 毫升同置锅内炸枯，去渣，滤过，炼至滴水成珠。另取红丹 750～1050 克加入油内搅匀，收膏，将膏浸泡于水中。取膏用文火熔化，将阿魏、樟脑及上述粉末加入搅匀，分摊于布上，即得。每张膏油重 6 克或 12 克。

【使用方法】加温软化，贴脐上或患处。

【注意事项】孕妇忌用。

【按语】阿魏化痞膏作为《中华人民共和国药典》收入膏敷方，其安全性及疗效可

靠程度则不必赘言。大凡由气滞血瘀而引起之癥瘕痞块均可贴敷，尤其伴有脘腹疼痛，胸胁胀满者更为适宜。

8. 三建膏

【方剂来源】《张氏医通》。

【适应病证】阴疽歹肉不化，癥瘕冷积等。

【药物组成】天雄、附子、川乌各 1 枚，桂心、官桂、桂枝、细辛、干姜、川椒各 60 克。

【配制方法】上药以麻油浸，春 5 日，夏 3 日，秋 7 日，冬 10 日。煎熬去渣，滤净再熬，徐徐下黄丹，不住手搅，滴水不散为度，分摊布上。

【使用方法】若治阴疽，先以葱汤洗患处，并加银粉少许于膏上，贴患处；癥瘕冷积，加阿魏粉末、麝香少许于膏上，贴患处。

【注意事项】下焦湿热及月经量多者忌用。

【按语】方中所用药物俱属温热之性，具有温经通脉、通阳化气、散寒止痛、破痃癖癥结之功效。运用本方的基本指征是腹有癥块，固定不移，小腹冷痛，喜暖畏凉，月经后期，经量偏少，色紫暗有块，舌淡暗，苔薄白，脉沉细或涩。这些指征体现了寒邪凝阻下焦的基本病机。

9. 独蒜膏

【方剂来源】《中国膏药学》。

【适应病证】痞块血块，癥瘕积聚，小腹胀痛等症。

【药物组成】独蒜头、生川乌、京三棱、生地、木鳖子、白附子、生草乌、莪术、赤芍、蓖麻子、生穿山甲、生大黄、山栀子、川黄柏、当归、官桂、香白芷各 30 克，川黄连 18 克，胡黄连 6 克，蜣螂虫 14 个，大蜈蚣 1 条。

【配制方法】上药用麻油 2500 毫升浸泡一夜，炸至枯黑，去渣滤清，用黄丹（炒透）990 克熬炼收膏。临用时将后 7 味药研

末，和入搅匀（阿魏、樟脑、雄黄各 60 克，血竭、芦荟各 22 克，制乳香、制没药各 12 克），用狗皮摊成膏药。

【使用方法】在暖水壶上化开后，贴于小腹部。

【注意事项】寒盛者忌用。

【按语】本方与阿魏化痞膏在药物组成上大体雷同，只是省去香附、使君子、厚朴 3 味，加用了生地黄、白附子、赤芍、山栀子、黄柏、川连、蜈蚣等 7 味，使本方的解毒泻火、凉血祛瘀之力又增，适用于癥积日久化热，症见带下色黄，质稠而臭，或如脓汁，胸闷烦躁，发热口渴，尿少色黄者贴敷。

10. 三棱膏

【方剂来源】《中国膏药学》。

【适应病证】癥瘕血块积聚，腹胀疼痛等。

【药物组成】三棱、莪术、薏苡仁、山栀子、秦艽各 45 克，大黄、当归各 27 克，川连 12 克，穿山甲 40 片，全蝎 44 个，木鳖 20 个，巴豆 10 粒。

【配制方法】上药用麻油 2000 毫升煎枯，去渣后下黄丹 750 克，收膏。加入阿魏、阿胶、芦荟各 3 克，麝香、乳香、没药各 9 克（共为末），搅匀后分摊狗皮或漂白布上。

【使用方法】将膏药在暖水壶上烘至暖烊，贴于小腹。

【注意事项】孕妇及下焦虚寒者忌用。

【按语】本方具有破癥逐瘀、散结止痛、利水祛湿、解毒除热之功效，对于湿热蕴郁之癥瘕积聚颇为适宜。

11. 蓬莪膏

【方剂来源】《中国膏药学》。

【适应病证】妇女癥瘕血块，腹胀疼痛等。

【药物组成】蓬莪术、三棱、大黄、穿山甲、白芷、木鳖、大麻子、牙皂、山栀子、胡黄连、乳香、没药、巴豆各 60 克，阿魏 120 克，天竺黄、芦荟、血竭、儿茶、轻

粉各 3 克，蜈蚣 15 条，麝香 6 克，冰片 12 克。

【配制方法】先将穿山甲、芦荟、天竺黄、血竭、儿茶、轻粉、蜈蚣、阿魏、乳香、没药、麝香、冰片研细末备用，余药用香油 5000 毫升煎枯去渣，入黄丹熬炼成膏后将细末搅入即成，分摊于布上，每张重 15 ~ 21 克。

【使用方法】将膏药暖开后贴痞块或疼痛部位。

【注意事项】体虚及月经量多者慎用，月经期、妊娠期与对汞剂过敏者忌用。

【按语】方中阿魏用量最大，为主药。本方消癥散结之力甚强，且药性又较为猛烈，大凡身体壮实，可耐受逐伐之癥瘕血块患者，均可贴敷。

12. 导癥囊

【方剂来源】《重庆堂随笔》卷上。

【适应病证】妇女血因寒阻，凝结成癥。

【药物组成】川椒、皂角各 30 克，细辛 45 克。

【配制方法】上药研末。以三角囊大如指者，长 6 ~ 8 厘米，盛所研药末。

【使用方法】将药囊入阴户内，欲小便则取出，小便后再纳。癥化恶血而下，以温汤洗之。

【注意事项】用药期间禁行房事。

【按语】本方具有温经散寒、化痰开闭之效，故治疗妇女血因寒阻、凝结而为癥结者有效。原书注谓："外治法药虽峻，似不比内服者之虑其耗伤元气也。然药皆辛热，必确因寒阻血凝为病者，始为对证。"

13. 阿香膏

【方剂来源】《中国膏药学》。

【适应病证】经行腹痛，妇科痞块及肢体筋骨疼痛。

【药物组成】阿魏、乳香、生山甲、独活、生地黄、没药、白芷、天麻、官桂、赤芍、元参、松香各 60 克，木鳖子 30 克，麝香 3 克。

【配制方法】上药除乳香、没药、麝香外，用香油 6000 毫升炸枯去渣，加黄丹 3500 克收膏。待凉后掺入研细之乳香、没药、麝香，搅匀即成。

【使用方法】慢火化开，痛经者贴肚脐，痞块及其他疼痛贴于患处。

【注意事项】孕妇忌用，经量过多者慎用。

【按语】本方具有逐瘀消癥、通经止痛之功效。对于由瘀血阻滞所致的各种妇科病证，均有一定疗效。运用本方的基本指征是腹有痞块，月经后期，经行腹痛，量少不爽，色暗有块，舌质暗，苔薄白，脉细涩。这些指征亦都体现了瘀血内阻的基本病机。

14. 消痞狗皮膏（二）

【方剂来源】《成药全书》。

【适应病证】癥瘕积聚，痞块血块，腹胀疼痛等。

【药物组成】阿魏 30 克，肉桂 15 克，公丁香 15 克，麝香 3 克，木香 12 克，乳香（去油）18 克，没药（去油）18 克。

【配制方法】上药共为细末，用万应膏药肉（即万应宝珍膏之不加细料者）750 克，隔水燉化，将药末搅入摊膏。

万应膏药肉的制作方法为取生地黄、苍术、枳壳、五加皮、莪术、桃仁、山奈、当归、川乌、陈皮、乌药、三棱、川军、首乌、草乌、柴胡、防风、刘寄奴、牙皂、川芎、官桂、羌活、威灵仙、赤芍、南星、香附、荆芥、白芷、海风藤、藁本、川断、良姜、独活、麻黄（去节）、甘松、连翘各 9 克，用麻油 2000 毫升，入药煎枯、去渣，下净血余 60 克，溶化，再下伟丹 900 克，熬膏，即成万应膏药肉。

【使用方法】用时将此膏在滚茶壶上烘至极热，贴于患处，再用暖手在膏药上揉按。

【注意事项】忌酒色气恼，劳役发物。

【按语】本方系以万应膏药肉调制。以万应膏药肉，加入阿魏消痞散结；肉桂、丁

香、木香温经通络，理气止痛；乳香、没药活血逐瘀，消癥止痛。对于由气滞血瘀为主要病机之癥瘕积聚有较好疗效。

15. 三圣膏（二）

【方剂来源】《丹溪心法》。

【适应病证】积块。

【药物组成】未化石灰 250 克，大黄末 30 克，桂心末 15 克，米醋 200 毫升。

【配制方法】将石灰为末，在瓦上炒微红提出候热稍减，加入大黄末，炒热仍提出，再入桂心末，略炒，以米醋熬成膏。

【使用方法】厚摊烘热，贴患处。

【按语】本方以具有"破瘀攻积"（《医林纂要》）功效之石灰；泄热毒、破积滞、行瘀血之大黄；除冷积、通血脉之桂心相配伍，共奏温经通脉、消癥祛瘀之功，是一张治疗瘀阻寒凝所致积块的简便膏敷方。若配合消癥除积之内服药剂使用，则收效更佳。原著指出："石灰半斤，瓦器炒极热，入大黄末一两，炒红取起，入桂末半两，略烧，入米醋和成膏，摊绢上贴之，内服消块药，甚效。"

16. 灵宝化积膏（一）

【方剂来源】《串雅内编》。

【适应病证】积滞。

【药物组成】巴豆仁、蓖麻仁各 100 粒，五灵脂 120 克，阿魏（醋煮化）、当归各 30 克，两头尖、穿山甲、乳香（去油）、没药（去油）各 15 克，麝香 1 克，松香 750 克，芝麻油 250 毫升。

【配制方法】除乳香、没药、麝香、松香、阿魏之外，余药俱切片浸油内 3 日，用砂锅煎药至焦黑色，去渣，入松香煎一饭时，再入乳香、没药、麝香、阿魏。然后取起入水中抽洗，以金黄色为度。煎时以桃柳枝用手搅匀，勿令枯，用狗皮摊贴。

【使用方法】贴敷患处。

【注意事项】孕妇及月经期忌用。

【按语】方中巴豆仁、蓖麻仁、阿魏消痞块，化积滞，逐水消肿；当归、五灵脂、

乳香、没药活血散瘀止痛；两头尖、穿山甲、松香、麝香通达经络，攻坚破积。诸药协同，共奏活血散瘀、软坚破积之效，对腹内诸积均有一定疗效。

17. 琥珀膏（二）

【方剂来源】《杂病源流犀烛》。

【适应病证】积块、痞块。

【药物组成】大黄、朴硝各30克。

【配制方法】上药为末，大蒜捣膏和匀，制成片状膏。

【使用方法】贴患处。

【注意事项】贴膏药后若发痒或起疱时应及时揭下。

【按语】大黄泻火解毒，活血化瘀；朴硝软坚泻热，消散积聚。二药合用，其泄热推荡之力甚猛，复得大蒜辛温解毒之助，则荡涤积聚之力益强。本方对积聚、痞块之有实热者颇为适宜。

18. 仙传三妙膏

【方剂来源】《良方集腋》。

【适应病证】癥瘕痞块，妇人乳疸等。

【药物组成】千金子、荆芥穗、金银花、明天麻、川大黄、上肉桂、牛蒡子、白附子、海风藤、川黄连、穿山甲、天花粉、刺猬皮、高良姜、黄芩、黄柏、红花、细辛、贝母、苦参、草乌、甘草、防风、牙皂、连翘、鳖甲、巴豆、牛膝、麻黄、苏木、乌药、僵蚕、蓖麻子、白及、桃仁、羌活、黄芪、全蝎、防己、血余、当归、半夏、柴胡、大戟、白蔹各15克，蜈蚣3条，蛇蜕1条，紫荆皮、石菖蒲、独活、赤芍、白芷各60克。

【配制方法】上药切片，用香油6000毫升入大锅内浸7日，再入桃、柳、桑、槐枝各21段，每段长3厘米许，慢火熬至药黑枯色，滤去渣，将锅拭净，再以密绢仍滤入锅内。务要清洁为美，再用文武火熬至油滴水成珠，大约净油止得4800毫升。离火，入上好飞过黄丹2400克，以一手持槐木棍一手下丹，不停地搅匀成膏，再入乳香（去油）、

没药（去油）各24克，血竭、雄黄各15克（共为末）。此4味搅入后，再入木香、沉香、檀香、降香、枫香（即白胶香）、丁香、麝香、藿香各15克，珍珠、冰片各3克（共为末）。徐徐搅入上10味后，再入樟脑15克，即成膏，收贮听用。

【使用方法】每用取药膏6~12克，熔化以后贴敷患处。

【注意事项】孕妇忌用。

【按语】本方用药73种，药物作用面很宽，大凡无名肿毒、痈疽、发背、对口、疔疮、湿痰流注、瘰疬马刀，小儿丹毒，汤火烧灼、蝎螫蜂蛰、金刃所伤、闪腰挫气、大人小儿之五积六聚、男妇之痞块癥瘕等，皆宜用之，完全属于通治类方剂。此类大方研究难度较大，但临床疗效确实，值得研究探讨和推广应用。

19. 安阳精制膏

【方剂来源】《中华人民共和国药典》1995年版一部。

【适应病证】癥瘕积聚，风寒湿痹，胃寒疼痛，手足麻木。

【药物组成】生川乌、生草乌、乌药、白蔹、白芷、白及、木鳖子、关木通、木瓜、三棱、莪术、当归、赤芍、肉桂各24克，大黄、连翘各48克，血竭、阿魏各10克，乳香、没药、儿茶各6克，薄荷脑、水杨酸甲酯、冰片各8克。

【配制方法】以上24味药物，血竭、乳香、没药、阿魏、儿茶粉碎成粗粉，用90%乙醇制成相对密度为1.05的流浸膏，待冷后加入薄荷脑、水杨酸甲酯、冰片，混匀。其余生川乌等16味，加水煎煮3次，第1次、第2次各3小时，第3次2小时，合并煎液，滤过，滤液浓缩至相对密度为1.25~1.30（80℃）的稠膏。与上述流浸膏合并，混匀，另加8.5~9.0倍重的由橡胶、松香等制成的基质，制成涂料，进行涂膏，切成8厘米×9.5厘米小块，即得。

【使用方法】贴患处。

【注意事项】贴积聚块者，忌食不易消化的食物。

【按语】本方属国家颁布《中国药典》方，膏药有市售，在使用时应把握住"寒"与"湿"的病理癥结，不可妄用。

20. 活血消癥膏

【方剂来源】《经验方全集》。

【适应病证】妇女癥瘕、带下；五劳七伤，筋骨疼痛；痈疽发背，跌打损伤。

【药物组成】白芷、紫荆皮、独活、石菖蒲、赤芍各 60 克，高良姜、蜈蚣、刺猬皮、蛇蜕、蓖麻仁、鳖甲、白僵蚕、甘草、海风藤、连翘、天花粉、白及、牛蒡子、大黄、川黄连、白蔹、当归、千金子、血余、金银花、黄柏、穿山甲、防己、猪牙皂、柴胡、川贝母、桃仁、白附子、巴豆、天麻、苦参、荆芥穗、红花、黄芪、桔梗、牛膝、防风、全蝎、麻黄、草乌、肉桂、乌药、羌活、半夏、大戟、苏木各 15 克，桃枝、槐枝、桑枝、柳枝各截 24 段，长 1 寸。

【配制方法】用麻油 6500 克，将上药入油内泡 7 日，入铜锅内熬至药枯，捞去滓，复熬至滴水成珠，撇去底层混浊沉淀的药脚。每净油 500 克下飞过黄丹 240 克，倾入有釉缸内，以槐棍搅冷，再下血竭 12 克，乳香（去油）、没药（去油）各 9.9 克，藿香 13.5 克（此 4 味俱研细）搅匀。又入珍珠、冰片各 3 克，沉香（不见火）14.1 克，麝香 6.3 克，木香（不见火）、松香各 16.2 克，檀香（不见火）18 克，雄黄 16.5 克，搅匀，再入潮脑 9 克，搅匀收膏。

【使用方法】将膏摊于厚纸上贴患处。妇女癥瘕、带下贴脐下。

【注意事项】孕妇禁贴。

【按语】女子子宫肌瘤、卵巢囊肿、盆腔淤血症、盆腔炎、附件炎均可贴用。

21. 乳没消癥膏

【方剂来源】《国医论坛》2009 年第 2 期。

【适应病证】输尿管、卵巢囊肿。

【药物组成】乳香、没药、伸筋草、大黄、紫花地丁、蒲公英、木瓜、路路通各 30 克。

【配制方法】上药加入山西老陈醋 100 毫升及水 2000 毫升，煎沸后煮 40 分钟去渣留汁，浓缩成稀膏状备用。

【使用方法】将上膏摊涂在纱布上，趁温贴敷在小腹部囊肿相应体表部位，外用绷带固定，每日 1 次，每次贴敷 3~5 小时。另可配合内服金银花消癥汤，其组成为：金银花、连翘、败酱草、鳖甲、土茯苓各 15 克，薏苡仁 60 克，乌药、桃仁各 12 克，王不留行 20 克，穿山甲 10 克，三棱、莪术各 8 克。水煎服 2 遍，分 2 次口服，每日 1 剂。

【临床疗效】共治疗 132 例，痊愈 120 例，显效 8 例，有效 4 例，总有效率 100%。

【典型病例】刘某，女，38 岁，职工，2008 年 4 月 26 日就诊。自述小腹部坠胀疼痛以左侧为甚，白带量多色黄腥臭，腰骶部酸困，肢体困倦 2 年，加重 3 个月。妇科检查：子宫后位，活动受限，双侧附件区有明显压痛，左侧附件区还触及 1 个较大囊性包块，活动局限。B 超示子宫 9 厘米 ×7 厘米 ×4.5 厘米大小，内膜线增粗，左侧附件有 7.6 厘米 ×4.5 厘米 ×3.8 厘米大小偏低回声区，边界不清。诊见舌苔厚腻，脉滑。中医诊断为癥瘕，西医诊断为输卵管卵巢囊肿。治宜清热解毒，化瘀消癥。治用乳没消癥膏外敷小腹部，每日 1 次，每次 3 小时。同时内服金银花消癥汤，每日 1 剂，水煎服。2008 年 5 月 1 日二诊：患者用药后自觉小腹部坠胀疼痛减轻，白带量多而稀薄，腥臭味减，大便微溏，舌苔白，脉滑。湿热之毒邪祛有出路，故白带量多，大便微溏，继用上法治疗 10 天。2008 年 5 月 12 日三诊时患者小腹部无不适，白带量少无异味，精神良好，二便通畅，舌淡苔白，脉滑，B 超示子宫 7 厘米 ×5 厘米 ×3 厘米，内膜线居中，附件区无明显异常。

【按语】输卵管卵巢囊肿乃盆腔炎性包

块之一，多由盆腔炎发展而来。输卵管发炎波及卵巢，输卵管与卵巢相互粘连并贯通，炎性液体渗出或输卵管卵巢囊肿的脓液被吸收后由渗出物替代而形成输卵管卵巢囊肿。对此，西医学的抗生素、物理疗法疗效不佳，大多采用手术治疗，患者多难以接受。而中医药对治疗本病有独特的方法及良好的疗效。

本病属中医学"癥瘕"范畴，其病因为湿热之毒内侵，损伤女子胞脉，阻滞气血，气滞血瘀，湿热与瘀血交结而成。本病灶位于人体盆腔内，病位比较表浅，外用药物易达病变部位，局部外敷药加醋适量可使药物渗透性增强，直接作用于病变部位而起到清热解毒、活血化瘀的作用，以促进炎性包块的消散和吸收。内服金银花消癥汤中金银花、连翘、败酱草清热解毒；生薏苡仁、土茯苓祛湿清热，以助解毒排毒；穿山甲、鳖甲、王不留行、桃仁活血祛瘀，消积化癥；三棱、莪术破血消癥；乌药行气止痛，引诸药直达病所。诸药合用，共奏清热解毒、祛湿化瘀、消癥化积之效。如此内外合治，可促进盆腔血液循环，改善组织营养，清除局部充血水肿，促进组织的修复与再生，从而使炎性包块吸收、消散。

二、更年期综合征膏敷方

二仙汤膏

【方剂来源】《实用中医内科大膏药手册》。

【适应病证】更年期综合征，高血压病，闭经，肾阴、肾阳不足的虚火上炎。

【药物组成】仙茅 50 克，仙灵脾 60 克，当归、巴戟各 45 克，黄柏、知母各 36 克。辅药：生姜、葱白、干姜、薤白、韭白、蒜头、干艾、侧柏叶各 6 克，槐枝、柳枝、桑枝、菊花各 24 克，苍耳草、凤仙草、石菖蒲、白芥子、莱菔子、花椒、乌梅各 3 克，发团 9 克，桃枝 24 克。

【配制方法】用麻油 1410 克将上药浸泡，

上锅熬枯，去渣，熬油至滴水成珠，下丹搅匀，再下炒铅粉 30 克，金陀僧、松香各 12 克，赤石脂、木香、砂仁、官桂、丁香、檀香、雄黄、明矾、轻粉、降香、乳香、没药各 3 克，龟板胶、鹿角胶各 6 克（酒蒸化），搅匀收膏。

【使用方法】将膏药贴于肾俞穴上。

【注意事项】孕妇禁贴。

【按语】所贴肾俞穴，为肾气转输之处，有滋补肾阴、强健脑髓、利腰脊、治疗泌尿生殖系统疾病的功效。此膏功用能温肾阳，补肾精，泻肾火，调冲任，是治疗妇女更年期综合征、高血压病的有效膏药，也可用于肾炎、肾盂肾炎、尿路感染、闭经等。

三、不孕症膏敷方

夫妇同居 2 年以上，未避孕而不受孕者，或曾经受孕而又 2 年以上未避孕不再受孕者，称为不孕症。前者为原发性不孕症，后者为继发性不孕症。

1. 调经种子膏

【方剂来源】《河北中医》1987 年第 5 期。

【适应病证】虚寒性不孕症。

【药物组成】炮附子、巴戟天、肉苁蓉、当归、穿山甲、山萸肉、芦巴子、川芎、干姜、细辛、黄芪、肉桂、红花、延胡索、石莲子、白术、党参、熟地黄、牡丹皮、补骨脂、木鳖子、菟丝子、血竭、龙骨、鳖甲各 60 克，麝香 0.6 克，铅丹适量，香油 250 毫升。

【配制方法】上药除血竭、麝香外，共入油内浸泡 3～5 日，然后置火上炸群药至枯去渣，入铅丹收膏，再将血竭、麝香研细搅入即成。

【使用方法】将膏药分摊 3 张，经期过后 2～3 天分别贴于肚脐和双肾俞穴（第 2 腰椎旁开 1.5 寸），以宽布带束之，直至下次月经来潮前 1～2 天揭下，待经期过后，去旧更新再敷。

【注意事项】阴虚有热，经量过多者忌用。

【典型病例】郗某，女，25 岁。1984 年 4 月 20 日初诊。婚后 3 年多未孕。17 岁月经初潮，经行后期，35～45 天一行，量少，色紫黑有块，经前与行经时性情烦躁，腰腹作痛，小腹发凉，乳房发胀，经净缓解。面色不华，舌淡，边尖略紫，苔薄白，脉象两尺沉细而弦。曾多次治疗无效。妇科检查：宫体幼小如枣。治以调经种子膏 3 贴敷用月余，按期行经，于 1984 年 7 月怀孕，顺产一女婴。

【按语】此方为河北省名老中药师王秋芝先生所传授，临床治疗不孕症 30 余例，效验颇著。对属肝郁、痰湿、有热无瘀等原因而导致的不孕，非为所宜。

2. 消通敷脐膏

【方剂来源】《陕西中医》1989 年第 2 期。

【适应病证】不孕症（输卵管不通所致）。

【药物组成】虎杖、菖蒲、王不留行各 60 克，山慈菇、当归、穿山甲、肉苁蓉各 30 克，生半夏、细辛、生附子各 15 克，生马钱子 10 克，乳香、没药、琥珀各 30 克，肉桂、蟾酥各 15 克。

【配制方法】先将前 11 味药水煎 3 次，熬液成浓缩稠膏状，再把后 5 味药研末加入和匀，烘干后研末。

【使用方法】取上药粉 5 克，加白酒、蜂蜜适量、加麝香少许，再加风油精 3～4 滴调匀成膏备用。临用时以肥皂水洗净脐眼，乙醇消毒后，将药膏放入脐眼摊开，再用消毒纱布外敷，胶布固定，然后用红外线（250A）照射 20 分钟（灯距 30～40 厘米），每日再用热水袋外敷脐部 1～2 小时，以增强药物的吸收能力，间日换药 1 次，7 次为 1 个疗程。

【注意事项】月经量多者慎用。

【临床疗效】报告者共治疗 115 例，其中治愈 85 例，有效 18 例，无效 12 例，总有效率达 89.4%。

【典型病例】高某，36 岁，农民。1987 年 2 月 11 日初诊。婚后 13 年未孕，男方精液检查正常。子宫输卵管碘油造影示双侧输卵管伞端阻塞。经期延后 6～8 天，经前乳房胀痛，体胖，脉细弱无力。采用消通敷脐膏 10 次，而后怀孕。于 1988 年 2 月产一女婴，母女健康。

【按语】本方法治疗由于输卵管不通而致的不孕症确有良效。

3. 葱白种子膏

【方剂来源】《四川中医》1989 年第 3 期。

【适应病证】不孕症（宫寒者）。

【药物组成】葱白 5 棵。

【配制方法】捣为膏状。

【使用方法】加热后敷脐。

【注意事项】阴虚有热者忌用。

【典型病例】尚某，女，26 岁。1985 年 10 月 30 日诊。婚后 3 年未孕，月经正常，其夫检查亦正常。白带多且清稀，少腹畏寒，每逢寒冷辄觉胞宫抽痛，舌淡白，脉沉细无力。此乃宫寒不孕。用上法敷 10 次后腹痛止，白带少，已孕，次年生一女婴。

【按语】葱白辛温，能通阳气而散阴寒，故捣膏敷脐对宫寒不孕有一定疗效。

4. 暖脐膏（四）

【方剂来源】《妇科秘书八种·毓麟验方》。

【适应病证】不孕症。

【药物组成】阳起石、蛇床子、香附子、韭菜子、硫黄、麝香、大枫子肉各 1.5 克，土狗（炒，去翅羽）7 个。

【配制方法】共为细末，炼蜜制成豆大膏粒，油纸封藏。

【使用方法】取 1 粒纳脐，用油纸封覆，每日 1 次。

【注意事项】阴虚内热者忌用。

【按语】土狗即蝼蛄。方中诸药协同，共奏温肾助阳、理气行滞、开通经络之效，可将此膏作为宫寒不孕的辅助治疗剂。

5. 固本膏（二）

【方剂来源】《中国基本中成药》二部。

【适应病证】妇女胞宫虚寒之月经不调

及不孕症等。

【药物组成】乌药、白芷、木通、赤芍、大黄、续断、椿根皮、川牛膝、杜仲、附子、锁阳、巴戟天、香附、肉桂、益母草、金樱子、血竭、没药、儿茶、黄丹、植物油等。

【配制方法】本膏药有市售，河南省药品标准（1981 年）收入。每张膏药重 18.5 克或 25 克。

【使用方法】温热化开，贴于小腹部，每次 1 贴。

【注意事项】忌生冷，避风寒。阴虚内热者不宜，阳虚无瘀滞者慎用。

【按语】本方具有温补辛散、活血调经之功，且补中有攻，系补虚温通之剂。适用于元阳虚怯，阴寒内生，胞脉阻滞之证。对于由性腺功能失调而致的子宫出血、慢性盆腔炎、女子不孕、男子精液异常造成的不育症，凡病机与本方功效相吻合者，均可贴用此膏。

6. 姜椒膏

【方剂来源】《中国膏药学》。

【适应病证】痞块癥瘕，妇人血寒，白带清冷，久不孕育，腰腹疼痛。

【药物组成】鲜姜 100 克，花椒 500 克，贯筋 250 克，生草乌、生川乌、三棱、莪术各 60 克，牙皂、桂楠、广木香、母丁香、生马前各 30 克，阿魏 15 克，麝香 3 克。

【配制方法】用香油 5000 毫升，将上药熬枯去渣，入樟丹 2500 克，共熬成膏后搅入麝香，摊于布上。

【使用方法】贴脐部。

【注意事项】湿热内蕴者忌用。忌生冷、寒凉。

【按语】花椒善散阴冷之气，在方中用量最大，为主药，余药亦多具温热之性。全方共奏温经散寒、行滞止痛、破瘀消癥之功。运用本方的基本指征是月经后期，或月经稀发，甚则经闭，经行小腹冷痛，腹内按有癥块，婚久不孕，性欲淡漠，舌淡暗或紫

暗，脉沉细涩。

7. 木香膏（一）

【方剂来源】《中国膏药学》。

【适应病证】宫寒不孕，经血不调，腹痛带下。

【药物组成】木香、当归、川附片、小茴香、良姜、川芎各 300 克。

【配制方法】上药用香油 10000 毫升，炸枯去渣，炼沸，入黄丹 3000 克搅匀即成。并备以下细料：青毛鹿茸 240 克，肉桂 300 克，沉香 240 克，共研细末。每 500 毫升膏油兑药粉 6 克，搅匀摊贴。

【使用方法】微火化开后贴脐上。

【注意事项】孕妇忌贴。

【按语】方中药物具属温热之性，对于下焦虚寒、阳气不足之痛经、闭经、不孕症等均有治疗作用。

8. 种子奇方

【方剂来源】《妇科秘书八种·毓麟验方》。

【适应病证】不孕症。

【药物组成】菟丝子、蛇床子、白及、砂仁、番木鳖子、肉桂、杏仁、川椒、吴茱萸、细辛、母丁香各 9 克。

【配制方法】共为细末，炼蜜为丸，每丸重 1 克。

【使用方法】经净后每取 1 丸纳于阴户内，每日 1 次。

【注意事项】用药前先用清水洗涤外阴，经期停用。

【按语】本方有温经助阳之功，可促使摄精成孕，并可有效地改善性功能。原著谓："候妇人经水净一日，将一丸纳入阴户，半时辰药融化，阴精未尽，心花已开。"笔者在临床上治疗阴冷不孕症时，在服用药剂的同时加施此类功效的坐药，经观察确实可以提高疗效。

9. 子宫内炙丸坐药

【方剂来源】《外台秘要》卷三十三。

【适应病证】不孕症。

【药物组成】麝香（研）0.6克，皂荚（涂酥炙，削去黑皮子）3克，蜀椒（炒出汗）1.8克。

【配制方法】共为细末，炼蜜为丸，如酸枣仁大（约0.3克），置干净密封瓷器内贮存。

【使用方法】以绵裹药丸1粒，线扎，置阴道中，每日换药1次。

【注意事项】觉憎寒，阴道分泌物增多，即抽线出丸落。

【按语】方中皂荚辛温，祛痰开窍除湿；蜀椒善散阴寒，温里止痛；麝香开窍通闭，辟秽化浊。三药合用温通力捷，对于由阴寒内盛，血脉瘀阻，或痰湿阻滞之不孕症有良好疗效。

10. 暖宫种子坐药

【方剂来源】《外台秘要》卷三十三。

【适应病证】子脏偏僻，冷结无子。

【药物组成】蛇床子、芫花各等量。

【配制方法】上药共为细末，用指腹大以帛缝制的布袋装药后线扎。

【使用方法】纳入阴道深处，每日1次。

【注意事项】避风冷。

【按语】方中蛇床子温肾助阳，燥湿杀虫，是治疗女子不孕的常用药；芫花泄水逐饮，有显著的利尿作用，二药并用，对肾阳不足，寒湿阻脉之不孕症有效。

方名为笔者所加。

11. 茱萸丸坐药

【方剂来源】《外台秘要》卷三十三。

【适应病证】妇人阴寒无子。

【药物组成】吴茱萸、蜀椒（去目）各等份。

【配制方法】共为细末，炼蜜为丸，每丸重0.5克。

【使用方法】用帛裹药丸1粒，线扎，置阴道深处。

【注意事项】避寒凉，忌生冷。

【按语】吴茱萸、蜀椒辛温散寒，除湿止痛，二味等份为末制成坐药，可使宫寒得暖，湿浊得化，疼痛可解。凡由宫寒而致之不孕症，且伴有小腹冷痛，带下淋漓者，即可使用本方，每可获立竿见影之效。

12. 乾坤一气膏（二）

【方剂来源】《外科正宗》卷四。

【适应病证】妇女阳虚寒凝，赤白带下，久不受孕。

【药物组成】当归、赤芍药、白附子、白芍药、白芷、生地黄、熟地黄、穿山甲、木鳖子、巴豆仁、蓖麻子、三棱、莪术、五灵脂、续断、肉桂、元参各30克，乳香、没药各36克，麝香9克，阿魏（切薄片）60克。

【配制方法】除后4味药外，余药为粗末，用香油2500毫升浸（春3日，夏5日，秋7日，冬10日），桑柴火熬至药枯，滤去渣，每净油500毫升，入黄丹（水飞）360克，置锅内熬，槐枝搅拌，候膏成撤火，放入阿魏至化尽，再下乳香、没药、麝香搅匀，趁热倾入瓷罐内，备用。

【使用方法】临用时以热汤炖化，以缎绫摊成膏药，贴丹田穴。

【注意事项】无瘀阻者慎用。

【按语】本方具有温阳散寒、益肾通经之功效，对以肾虚宫寒，瘀血内阻为主要病机之经久不孕最为适宜。

13. 化寒通络膏

【方剂来源】《中医外治杂志》2004年第2期。

【适应病证】输卵管阻塞性不孕症。

【药物组成】生水蛭、石菖蒲、当归、浙贝母各60克，路路通30克，地龙、生半夏、生附子、细辛、桂枝各20克，生马钱子10克。

【配制方法】用香油3000毫升浸泡1周，炸透去渣，熬至滴水成珠，下黄丹适量成膏，倒入水中3天拔火毒后，摊布备用，每贴膏药重约20克。

【使用方法】将化寒通络膏外贴子宫穴（位于脐下4寸，旁开3寸，左右各1个，穴位深层是输卵管与卵巢），每穴每周 1 贴，连用 4 周为 1 个疗程（经期停用）。

【临床疗效】化寒通络膏治疗 182 例患者中，用药 1 疗程治愈 23 例，2 个疗程治愈 57 例，3 个疗程治愈 81 例；显效 13 例，无效者 8 例。

【典型病例】林某，女，30 岁。因婚后 6 年不孕就诊。月经净后第 4 天行子宫输卵管碘油造影提示：双侧输卵管间质部阻塞。无结核病史。考虑非化脓性感染造成输卵管阻塞可能性大，拟化寒通络膏外敷双侧子宫穴治疗，每周换药 1 次，共 3 次。经 2 个疗程治疗后。再次造影：双侧输卵管通畅。

【按语】中医学认为，本病的发生主要是痰瘀互结，又因本病常呈慢性发病，且"穷必及肾"，故易出现腰酸痛等肾之外府的症状，又"热则流通"，加温通经脉的药常可收到事半功倍的效果。方中生水蛭咸苦，入血分，善破血逐瘀，力峻效宏；生马钱子在《医学衷中参西录》中谓其能"开通经络……远胜他药"；生半夏化痰消痞，散结止痛；浙贝母最善开郁散结；地龙、路路通通经络；当归活血通脉；石菖蒲利九窍，逐痰消积；生附子大辛大热，可温通一身之阳气；细辛通窍止痛、化痰饮；桂枝温通经脉、助阳化气。

四、盆腔炎膏敷方

盆腔炎有急性、慢性与结核性 3 种，是指妇女盆腔器官发生的炎性病变，包括子宫内膜炎、输卵管炎、卵巢炎、盆腔腹膜炎及盆腔结缔组织炎等。盆腔炎可局限于某一部分，也可几个部分同时发病。急、慢性者多发于已婚妇女，结核性者以未婚或原发性不孕症者为多。

1. 消炎药锭

【方剂来源】《哈荔田妇科医案医话选》。

【适应病证】盆腔炎，宫颈炎。

【药物组成】白矾 57 克，乳香、没药、黄柏 9 克，蛇床子 4.2 克，钟乳石、雄黄各 13.5 克，硼砂 1.2 克，硇砂 0.9 克，儿茶、梅片各 10.5 克，血竭 7.5 克，樟丹 16.5 克，麝香 1.2 克。

【配制方法】以水 2 碗，煮白矾至沸，候略呈稠糊状，再入过 80 目筛的乳香、没药、蛇床子、钟乳石、雄黄、硼砂、儿茶、黄柏等药，并加水 3~5 匙，煮沸入樟丹、血竭细粉，复加水 2 匙，煮沸入麝香、冰片，搅拌制成直径 1.5 厘米、厚 2 厘米之药锭，备用。

【使用方法】宫颈炎患者，可将药锭纳入阴道，贴在宫颈上，再以消毒的带线棉球固定之；盆腔炎患者则纳入左右穹窿部。每 2 日更换 1 次。

【注意事项】用药前先以温水坐浴。用药期间禁止房事，经期禁用。

【按语】原著者指出："若将药制成粉剂，用喷撒器将药直接喷撒宫颈及穹窿部，效果更佳。"方名系笔者所加。

2. 香山膏

【方剂来源】《中国膏药学》。

【适应病证】急性盆腔炎腹痛较重者。

【药物组成】公丁香 10 颗，大茴香、山奈各 1 颗。

【配制方法】将上药研成细粉，取一般膏药基质 9 克，溶化加入细粉，用牛皮纸 4 寸见方，摊药直径 3 寸左右。

【使用方法】贴小腹或腹部压痛明显处，临贴时另加麝香 0.15~0.3 克，若疼痛不重可加樟脑 0.3 克以代麝香。

【注意事项】此方仅止痛效佳，对控制感染无明显疗效。

【按语】本方系南京人民医院经验处方，用于急性阑尾炎腹痛症状的缓解，对妇科盆腔炎症之疼痛，也有较好的止痛效果。

3. 盆腔消炎膏

【方剂来源】《中药鼻脐疗法》。

【适应病证】急、慢性盆腔炎。

【药物组成】当归、白芍、红花各 500 克，生地黄、益母草各 240 克，川芎、牛膝、牡丹皮、桂枝、黄芩、黄柏、刘寄奴、蒲黄、桃仁各 120 克, 郁金、艾叶、乳香、没药、血竭各 90 克, 冰片 9 克, 香油 5000 毫升, 广丹 2100 克。

【配制方法】除乳香、没药、冰片、广丹、血竭外, 其余药物放入香油内浸泡 24 小时, 置火熬煎, 炸枯后过滤去渣, 再加入乳香、没药、血竭、冰片, 溶化后再滤在锅内煎熬, 待滴水成珠时加入广丹收膏。

【使用方法】每取适量膏药加温化开, 分作 2 饼, 令患者平卧, 用温水擦净肚脐和小腹部或少腹部 (痛侧), 先涂香油或风油精, 把药膏趁热贴敷上, 反复 4 次 (约 1 小时), 热敷后再留贴上述部位, 1 日 1 次, 10 次为 1 个疗程。

【注意事项】急性盆腔炎与慢性盆腔炎急性发作或合并脓肿形成者, 需配合抗感染药治疗。

【按语】本方具有凉血解毒、活血化瘀、温通消癥之功, 急、慢性盆腔炎均适宜贴敷。方中不仅使用了凉血解毒药物, 并且还加入了具有温通作用的药物, 如桂枝、艾叶等。一般认为炎症不宜使用温药, 其事实不然, 尤其是慢性盆腔炎形成包块者, 加用温药反而更能改善局部血液循环, 有利于炎症与包块的消散与吸收。

4. 消化膏

【方剂来源】《上海中医药杂志》1987 年第 3 期。

【适应病证】盆腔炎。

【药物组成】炒干姜 30 克, 草红花 24 克, 肉桂 15 克, 白芥子 18 克, 麻黄 21 克, 胆南星 18 克, 生半夏 21 克, 生附子 21 克, 红娘子 3 克, 红芽大戟 3 克, 香油 2500 毫升。

【配制方法】将上药用香油炸枯去渣, 然后按每斤油兑入樟丹 240 克, 即成膏油, 再按每 1 斤半油兑入麝香 4 克, 藤黄面 30 克, 摊成膏药, 大膏药每张重 6 克, 小膏药每张重 3 克。

【使用方法】下腹部疼痛为主者, 用小膏药微火化开后贴归来、水道穴, 两侧穴位交替使用; 以腰痛为主者, 贴命门、肾俞、气海俞、阳关; 以腰骶坠痛为主者, 贴关元俞、膀胱俞、上髎、次髎穴; 有炎症包块者, 用大膏药贴敷于局部皮肤上。一般夏季每 12 小时换药 1 次, 冬季 2 天换药 1 次。12 次为 1 个疗程。逢月经停用。

【注意事项】临床未见有明显副作用, 个别患者因药物刺激可见皮肤发红、作痒, 停药后症状随之消失。

【临床疗效】301 例均单用膏药外敷治疗。近期痊愈 81 例, 显效 130 例, 好转 71 例, 无效 19 例。总有效率为 93.68%

【按语】方中附子、肉桂温肾助阳散寒; 草红花、红娘子活血化瘀; 半夏、白芥子、胆南星温化痰湿, 消肿散结。

5. 化瘀止痛膏

【方剂来源】《中医杂志》1961 年第 4 期。

【适应病证】慢性盆腔炎。

【药物组成】当归 500 克, 白芍 500 克, 红花 500 克, 生地黄 240 克, 益母草 250 克, 乌药 150 克, 川芎 120 克, 川牛膝 120 克, 牡丹皮 120 克, 桂枝 120 克, 黄柏 120 克, 黄芩 120 克, 刘寄奴 120 克, 蒲黄 120 克, 桃仁 120 克, 郁金 90 克, 艾叶 90 克, 乳香 90 克, 没药 90 克, 血竭 90 克, 冰片 9 克, 香油 5000 毫升, 广丹 7000 克。

【配制方法】除乳香、没药、血竭、冰片、广丹外, 其余药物与香油共浸泡 2 小时, 置锅内上火煎熬, 俟药炸枯后, 捞出药渣, 放入乳香、没药、血竭、冰片使溶化, 过滤后, 再熬药油至滴水成珠, 下广丹搅匀收膏。

【使用方法】将药膏加温化开, 令患者平卧, 以温水将患者小腹部擦干净, 擦上一层香油, 把膏药敷上。15 分钟膏药变凉即取下, 再敷一层热膏药, 如此反复换 4 次膏药 (以不烫伤皮肤为度), 即为 1 次。每次热敷以后, 可以再用一贴膏药贴在下腹部, 以加强药力。每日热敷 1 次，10 次为 1 个疗程。

【临床疗效】用本膏热贴 32 例慢性盆腔炎患者，痊愈 16 例，好转 5 例，无效 1 例。其中有包块者 3 例，治疗后包块消失；输尿管积水 6 例，治疗后全获消失。

【典型病例】任某，女，1959 年 7 月 4 日初诊。小腹慢性疼痛已 2 年，月经不调，平时白带多，宫颈正常，宫体后倾，如小鸡蛋大小，活动性差，左侧附件（－），右侧附件有压痛（＋＋），且组织增厚。用化瘀止痛膏热贴，每日 1 次。治疗 15 次后复查，右侧附件疼痛消失，组织增厚消除，无自觉症状。

6. 坤炎膏

【方剂来源】高允旺著《偏方治大病》续编 2005 年 1 月第 1 版 53 页。

【适应病证】慢性盆腔炎。

【药物组成】炮姜 30 克，红花 30 克，附子 20 克，肉桂 20 克，白芥子 15 克，麻黄 20 克，商陆 10 克，大戟 3 克，南星 20 克，半夏 20 克。

【配制方法】将上药用 2500 毫升香油炸枯去渣，然后按每 500 克油放入樟丹 240 克，即成油膏。再按每 500 克油膏放入麝香 2 克，藤黄面 30 克，摊成药膏，每一大张摊药膏 6 克，每一小张摊药膏 3 克。

【使用方法】坤炎膏贴在腹部肚脐以下，背部贴在命门（与脐相对），夏季每天换药 1 次，冬季每 2 天换药 1 次，15 天为 1 个疗程。

【注意事项】月经期停用。

【临床疗效】治疗 1 疗程可收良效。

【按语】慢性盆腔炎临床表现为下腹一侧或双侧疼痛，伴有腰痛或腰骶坠痛，常在劳累或性交后及月经前后加重，伴继发不孕，妇科检查附件增厚，呈条索状压痛或有包块，子宫黏连固定，活动受限。中西药均可控制急性期病情，但对慢性盆腔炎疗效不满意，坤炎膏外敷多收良效，补充了在治疗上的不足之处。

7. 中药膏（二）

【方剂来源】《中医外治杂志》1995 年第 3 期。

【适应病证】盆腔炎。

【药物组成】当归、白芍、红花各 50 克，生地黄、益母草各 30 克，川芎、牛膝、牡丹皮、桂枝、黄柏、黄芩、刘寄奴、蒲黄、桃仁各 15 克，郁金、艾叶、元胡、乳香、乳药、血竭、白芷、薄荷各 10 克，冰片 1 克，香油 600 克，广丹 20 克。

【配制方法】上述药味除乳香、没药、血竭、冰片外，其余药物放入香油内泡 2 小时，置火上煎熬，炸枯后滤渣。再加入乳香、没药、血竭、冰片熔化后再滤。在锅内文火煎熬，至滴水成珠时，加入黄丹，离火置阴凉处放 48 小时，以去火毒，备用。

【使用方法】药膏趁热敷于小腹上，再以电子通疗包敷于药膏上，然后加热（约 1 小时）。热敷后再换 1 次药膏，保留贴腹部，1 日 1 次，10 次为 1 个疗程。

【临床疗效】外用中药膏治疗妇女盆腔炎，疗效显著，总有效率达 97% 以上。

【典型病例】刘某，女，22 岁。自诉产后恶露少，6 日内点滴不下，小腹硬痛，手不能近，按之小腹有鸡蛋大包块，发高烧 39℃ 左右，在外治疗，但症状不见好转。故邀余来诊治。刻诊，望其面色深红，唇舌紫暗而干，苔黄燥。听其语言高昂，呼吸急促，心烦不宁，口苦饮冷，食入即吐，大便不通，小便如茶，身有寒热，阴道不断流出污浊败血，恶臭难闻，按其腹部硬痛有块，其脉象弦滑而数。经外用中药膏 1 周，体温正常，腹部包块缩小，2 周后腹痛消失，腹部 B 超均未见异常。

8. 沙蒿子膏

【方剂来源】《中医外治杂志》2002 年第 6 期。

【适应病证】慢性盆腔炎。

【药物组成】沙蒿子 60 克，蒲公英 30 克，赤芍 12 克，夏枯草 15 克，川楝子、三棱、莪术、乳香、没药、红花、白芷、透骨草、土鳖虫各10克。如有寒者去蒲公英，加桂枝10克，小茴香9克。

【配制方法】上药共研细末，用冷开水调成膏糊状备用。

【使用方法】贴敷于下腹部，约3小时左右，如变干，取下再用冷开水浸渍，再敷患处，可反复使用。如果黏性变小，效果也就会降低。病情不愈，可以继续使用，直到痊愈为止。可配合中药内服：败酱草15克，红藤15克，丹参15克，地丁10克，土茯苓10克，香附9克，元胡10克，黄芪15克，当归12克，赤芍15克。热重者加公英；气滞血瘀重者加红花、桃仁、川楝子；湿热重者加黄柏、薏米；有包块者加海藻、夏枯草；冷痛者去地丁、红藤，加桂枝、乌药。水煎服，10天为1个疗程。

【临床疗效】共治疗52例，痊愈18例，显效22例，好转12例，总有效率100%。

【按语】慢性盆腔炎主要是由于妇女经期、产后及各种手术时，胞脉空虚，外邪乘虚而入，入里蕴而化热，与血搏结而成；或久病成虚，虚实夹杂，寒凝气滞血瘀，又加治疗不及时，病情反复发作，以致形成粘连和包块。药物不易进入，病情反复发作，顽固难愈。中药治以益气活血化瘀、清热解毒、理气止痛、软坚散结为主。方中败酱草、红藤、地丁、土茯苓清热解毒；丹参、黄芪、当归、赤芍益气养血活血；海藻、夏枯草、三棱、莪术散结活血，消肿块。沙蒿子散主要由沙蒿子组成，沙蒿子性平无毒，味甘淡，质黏，有清热解毒、化瘀止痛作用，其效甚速；加入赤芍、三棱、莪术、乳香、没药、夏枯草、土鳖虫，使活血化瘀、理气止痛、软坚散结之力更强。局部外敷，药物吸收快，能迅速发挥作用，促使血液循环加快，改善组织营养，降低毛细血管的通透性，减少炎性渗出，有利于包块的吸收消散。

五、回乳膏敷方

芒硝敷贴

【方剂来源】高允旺著《偏方治大病》续编2005年1月第1版66页。

【适应病证】回乳。

【药物组成】芒硝20～50克。

【配制方法】芒硝粉用凉水搅拌均匀待用。

【使用方法】将搅拌均匀的芒硝粉敷满双侧乳房上，外用白布包上，药干时可洒些凉水，保持湿润，每日更换1次。

【注意事项】敷贴过程中芒硝粉干时可洒些水，务必保持湿润，否则效果差。

【临床疗效】芒硝粉湿敷1～2天可回乳。

【按语】妇女产后乳汁外溢，或因小孩伤亡，或乳腺炎，或因工作需要不能用母乳喂养而急需回乳，用芒硝粉外敷，1～2天即可回乳。

第五章 儿科膏敷集

第一节 时行疾病膏敷方

小儿时行疾病多指传染病而言，因感受时行疫疠之气所致。小儿传染病主要有麻疹、水痘、百日咳、白喉、流行性腮腺炎、小儿麻痹症、流行性脑脊髓膜炎、流行性乙型脑炎等。这些传染病采用内服药物治疗为主，应用膏药外治的不多，本节收集了百日咳的外治膏方有百部黄连膏、百部药膏，白喉的外治膏方有朱砂巴豆膏，小儿麻痹症的外治膏药蠲痹膏等。兹分述如下。

一、百日咳膏敷方

百日咳多发于冬、春两季，是儿童常见的一种传染病。其症状可分为三期：炎症期：初起发热、咳嗽、流涕等，类似感冒；咳嗽期：咳嗽逐渐加重，以夜间为多，呈阵发性咳嗽，咳嗽毕有特殊的鸡鸣样回声；减退期：阵咳逐渐减轻，次数减少，逐步痊愈。本病对儿童健康影响很大。

1. 百部药膏

【方剂来源】《江西医药》1964 年第12 期。

【适应病证】百日咳、肺炎、支气管炎、支气管哮喘。

【药物组成】百部、麻黄、黄连、白及、甘草各90 克，芦根150 根。

【配制方法】将上药加入麻油，文火煎熬，药枯滤渣取油，继续熬煎药油，熬油至滴水成珠，用黄丹收膏即成。每0.5 公斤药料用麻油1.5 公斤，每0.5 公斤药油用黄丹180 克。

【使用方法】取药膏敷贴穴位，盖以纱布，胶布固定，每日换药 1 次，3 日为 1 个疗程。取穴：气户、库房、身柱，治肺炎加贴肺俞。

【注意事项】取穴需正确，药膏面宜大于穴位点，敷药前可作穴位按摩，保持敷药的有效时间。

【临床疗效】按上述方法治疗百日咳、支气管炎、哮喘、肺炎共 571 例，治愈 557 例，有效 6 例，无效 8 例，总有效率为98.6%。

【按语】本膏方具有清热解毒、宣肺化痰之功效，除对百日咳具有较好疗效外，还对支气管炎咳嗽、哮喘、肺炎有效。方中百部、麻黄、白及宣肺化痰止咳，黄连清热解毒，芦根、甘草润肺利咽。百部为止咳要药，对百日咳杆菌也具有较好的抗菌效果，与黄连相配伍，有协同作用，也常用于内服治疗百日咳。芦根性质平和，除能生津利咽外，更能通利肺气，排痰排脓，百日咳为痰阻气逆之症，方中重用芦根，并与麻黄相配伍，能宣通肺气，排痰豁痰。故诸药联合，效力专注，疗效较好。

百日咳一病，虽由时疫之邪引起，但其病位主要在肺，其基本病机与肺系病证的咳嗽、哮喘、肺炎有相似之处，故用于这些病证也有较好疗效。在膏贴穴位的选择上，气户、库房、身柱、肺俞诸穴，均主治咳嗽、气喘之证，相得益彰。

2. 百部黄连膏

【方剂来源】《中草药通讯》1978 年第9 期。

【适应病证】百日咳。

【药物组成】百部、黄连、白及、麻黄、矮地茶、甘草各 90 克，芦根 180 克。

【配制方法】将上药按每公斤药物加麻油 3 公斤的比例，用文火煎熬，至药枯，去渣取药油，再按每公斤药油加入黄丹 360 ~ 400 克，熬制搅匀收膏。

【使用方法】取药膏分别贴于气户、库房、身柱穴位，盖以纱布，胶布固定。每隔 4 日换 1 次药，连续 3 ~ 5 次为 1 个疗程。

【注意事项】将药膏贴穴位后，每日宜在穴位局部作热敷，以助药物的吸收。

【临床疗效】据报道，用此膏药敷贴治疗小儿百日咳 55 例，治愈 44 例，显效 6 例，有效 1 例，无效 4 例。平均治愈时间为 10.8 天，总有效率为 92.7%。

【按语】本方与百部药膏比较，用药增矮地茶一味，其余取穴用法基本相同。增加矮地茶，能加强清热解毒、止咳化痰之功，使整个处方药力更为专注，对百日咳痰火内结者尤为适宜。

3. 百日咳膏

【方剂来源】《江苏中医杂志》1988 年第 7 期。

【适应病证】小儿百日咳。

【药物组成】吴茱萸、生大蒜、细辛、葶苈子、檀香、百部各 10 克，甘遂 5 克，麝香 1 克，猪胆汁或鸡胆汁适量。

【配制方法】取吴茱萸、生大蒜、细辛、葶苈子、檀香、百部、甘遂、麝香研极细粉，装瓶备用。

【使用方法】用时取药粉 10 克，用猪胆汁或鸡胆汁适量调成稠膏状，点穴（强督充任五指点穴法）之后分别贴敷在涌泉、神阙、身柱、膏肓等穴，外用胶布固定，每天贴 8 ~ 12 小时。

【临床疗效】共治疗 93 例。痊愈：典型症状消失，白细胞总数及淋巴细胞正常，无并发症者 86 例。显效：主症大部分消失，白细胞总数及淋巴细胞接近正常，无并发症者

7 例。有效：症状明显减轻，增高的白细胞数及淋巴细胞明显减少，无并发症者 5 例。无效：主症存在，或略减，白细胞总数及淋巴细胞无明显变化，有并发症者 5 例。本组治疗最短 3 次，最长 11 次，平均 5 次。

【按语】强督充任五指点穴法配合穴位药贴可起到强督脉、充任脉、固卫表、利肺气的作用，达到消炎解痉、止咳化痰、增强体质、邪却病愈的目的。

二、白喉膏敷方

白喉是一种急性传染病，一年四季均有发生，以秋、冬两季为多，儿童发病为高。其诊断以局部症状在咽喉或其他部位的黏膜上出现灰白色假膜，不易拭去，强行剥离可引起出血为要点。

1. 养阴清肺膏

【方剂来源】《实用中医内科大膏药手册》

【适应病证】白喉。

【药物组成】一组：大生地黄 30 克，麦冬 20 克，生甘草、薄荷各 10 克，元参 25 克，川贝母、牡丹皮、炒白芍各 15 克。

二组：生姜、葱白、竹叶、侧柏叶、橘叶各 6 克，桑叶、菊花、槐枝、柳枝、桑枝各 24 克，枇杷叶 12 克，凤仙草、百合、莱菔子各 3 克，花椒、乌梅各 1.5 克。

【配制方法】将以上两组药物浸泡于 920 克芝麻油内，冬十秋七春五夏三日，置锅内慢火熬至药枯去渣，熬药油成，下黄丹收存，再下石膏 12 克，青黛、海浮石、蛤粉、硼砂、明矾、轻粉各 3 克，后入牛胶（酒蒸化）12 克，搅匀制成膏，分摊于红布上，折叠备用。

【使用方法】将膏药加温变软，揭开贴于风门穴、中府穴处。

【注意事项】孕妇禁用。

【按语】本膏药是一张清热解毒剂，也是治疗阴虚白喉较为有效的方剂。膏药中生地黄、元参、麦冬、牡丹皮养阴清热，凉血

解毒；甘草生用泻火解毒；川贝母润肺化痰；薄荷达邪；诸药合用，共奏养阴清肺之功。

2. 朱砂巴豆膏

【方剂来源】《福建中医验方》。

【适应病证】白喉。

【药物组成】巴豆（去壳）1 粒，朱砂0.5 克，黑膏药1张。

【配制方法】将巴豆去油研碎，加入朱砂研匀后，置于黑膏中央即成。

【使用方法】取药膏贴于印堂穴上（两眉之间），8~10 小时后取下。

【按语】药膏穴位贴敷后，可使局部皮肤呈现紫色，并起小水疱，且较快滤成大水疱，可将疱刺破，放出疱中液体，涂上 1% 龙胆紫即可。本法应用有助咽喉中伪膜脱落的作用。临床用于白喉病证，在咽白喉或喉白喉伪膜形成初期效果较好，可作为治疗白喉的一种协同疗法。

三、麻疹膏敷方

信石雄黄膏

【方剂来源】《常见病中草药外治疗法》。

【适应病证】麻疹肺炎并发昏迷、抽风。

【药物组成】信石、雄黄各15 克，冰片3 克，斑蝥、白芷、红娘子、山栀子各30克，银朱521 克，轻粉9 克，巴豆仁（不去油）45 克。

【配制方法】上药共研细末，用蜂蜜适量，调成软膏备用。

【使用方法】先将胶布中间剪 1 小圆孔，贴在双侧太阳穴和印堂穴上，每次挑取配制药膏黄豆大 1 颗放在圆孔中，再用胶布盖在上面。每次贴4~6 小时。

【注意事项】此膏严禁内服。揭下膏贴时穴位处涂紫药水以防感染。

【按语】此膏方系沈阳市传染病医院经验方，对麻疹肺炎并发昏迷、抽风有良好效果。

第二节　肺系病证膏敷方

小儿肺系病证主要指感冒、支气管炎（咳嗽）、肺炎、哮喘等。其病因为感受六淫外邪。外邪侵袭人体，首犯肺卫，而见肺卫表证。小儿感冒的病机主要为邪郁肺卫。邪郁肺卫，肺气不宣，则咳嗽；若邪与痰交阻，肺气闭塞，或痰阻肺络，肺气上逆，则发为肺炎、哮喘；所以，肺系病证虽各有不同，却互相联系。

外用膏药治疗小儿肺系病证，经验很多，疗效也很好。尤其对于婴幼儿更为适用。比如初生的婴儿感冒，常表现为鼻塞不通、吃奶不得，应用膏药摩头顶或敷囟门，能达到疏通经络、通窍达邪之功，方便实用。又如应用膏药外敷，治疗肺炎、哮喘，也很有特色。本节收集治感冒的膏方较多，宜辨证选用，如实表膏、苏前膏、银翘膏、退热膏、摩生甘草膏、摩顶膏、香膏、杏仁膏等；治咳嗽（支气管炎）的膏方有气管炎膏、麻黄膏、止喘膏等；治肺炎的膏方有肺炎膏、豆腐次水膏等；治哮喘的膏方有哮喘膏、水菖蒲膏等。

一、感冒膏敷方

感冒是一种呼吸道传染病，一年四季均可发生。其特点是发病急，伴发烧、畏寒、头痛、流涕，咽部充血疼痛为主要症状。

1. 实表膏

【方剂来源】《中医外治法类编》。

【适应病证】风寒感冒证。

【药物组成】羌活、防风、川芎、白芷、白术、黄芪、桂枝、白芍、甘草、柴胡、黄芩、半夏各15 克。

【配制方法】将上药加入麻油，文火煎熬，勿令烧焦，滤取药油，加入黄丹收膏即成。

【使用方法】取药膏涂擦于油纸上，然后贴心脘处并予固定。每日换药1次，连续2～3天。

【按语】方中药物多属辛温之品，具有辛温发汗散寒、解表清热的作用，适用于外感风寒之邪，恶寒发热，无汗等表寒证。本方对体虚汗出之感冒者不宜使用，应用过程中出汗过多则需停用，以免导致汗出虚脱证。

2. 苏前膏

【方剂来源】《中国膏药学》。

【适应病证】小儿感冒、咳嗽。

【药物组成】苏叶、前胡、枳壳、半夏、陈皮、桔梗、茯苓、葛根、木香、甘草、党参各12克。

【配制方法】将上药加入麻油煮熬，勿使药焦，滤去药渣取药油，加入黄丹收膏，装瓶备用。

【使用方法】取药膏摊于油纸上，贴于膻中穴上，盖上纱布，胶布固定。每天1次，连续3～5天。

【按语】方中药物多属辛温之品，具有发表散寒、化痰止咳的作用，适用于感冒、咳嗽属风寒束肺者。

3. 银翘膏

【方剂来源】《中国膏药学》。

【适应病证】风热感冒证。

【药物组成】金银花、连翘、甘草、荆芥穗各12克，桔梗、淡豆豉、薄荷、牛蒡子、淡竹叶各9克。

【配制方法】将上药加入麻油，文火煮熬。滤渣取药油，加入黄丹，用桃树枝搅匀，收膏装瓶备用。

【使用方法】取药膏涂擦于油纸上，敷贴于锁骨切迹上方，天突穴及人迎穴两侧。每日换药1次，连续3～5天。

【按语】方中药物有辛凉宣透、疏风解热、利咽止咳的作用，适用于感冒属风热证及扁桃体炎，急性咽炎等。

4. 退热膏（一）

【方剂来源】《理瀹骈文》。

【适用病证】风热感冒证。

【药物组成】薄荷30克，大黄、当归、赤芍、甘草各15克，炒僵蚕6克。

【配制方法】将上药加入麻油，文火煎熬，勿令烧焦，滤去药渣，留取药油，加入黄丹、六一散收膏即成。

【使用方法】取药膏涂擦于油纸上，敷贴于胸口心脘处，盖以纱布，胶布固定。每日换1次，连续2～3天。

【按语】方中薄荷、僵蚕疏散风邪，大黄苦寒清热，当归、赤芍、甘草养血清热，六一散利湿清热，诸药合用，散热疏风，清泄内火，主治风热表证，亦适用于热病初起者。

5. 摩生甘草膏

【方剂来源】《太平圣惠方》。

【适应病证】小儿新生，肌肤嫩弱，若为风之所中，身体壮热，或忽中风，手足惊掣。

【药物组成】生甘草30克，防风30克（去芦头），白术1克，桔梗1克（去芦头），雷丸75克。

【配制方法】上药捣碎，罗为细末，以不入水猪脂250克，于铫子内。煎令溶，去渣。下前药末相和，不停地搅拌成膏，以瓷器盛之。

【使用方法】每次用1～2克，炙手以摩儿囟上百遍及所患处，每日早晨用之。摩手足心，以避风寒。

【按语】小儿初生，气血未充，肌肤柔弱，腠理虚开，寒温失度，则易为风邪所中。《别录》载雷丸"逐邪气恶风"。方中以防风、雷丸共祛贼风，配白术、甘草健脾益气固表，佐以桔梗宣肺解表。诸药共奏益气固表、御风邪之功。因风邪上受，易犯人体头部，故摩儿头囟以祛在上之风邪。又脾主肌肉四肢，以此膏摩儿手足心，可达健脾益气、祛风通络之效。雷丸有止痉作用，为古代医家习用。如在治痫膏敷方中即常用之，可参阅癫痫膏敷方集。

6. 摩顶膏

【方剂来源】《太平圣惠方》。

【适应病证】小儿口鼻脑闷，吃奶不得。

【药物组成】羊髓90克，当归1克（剉微炒），细辛1克，白芷1克，木通1克，野猪脂90克。

【配制方法】上药，剉碎，先下脂髓于锅中，入诸药，以慢火煎，候白芷色焦黄，药成，以绵滤去渣。以瓷盒内盛，令凝。

【使用方法】每用少许涂顶门上，不住手细细摩之，兼少许入鼻内。

【按语】摩顶膏，即摩于头顶部位的摩膏方。中医学认为，头为"神明之府""诸阳之合"，足太阳膀胱经上额上巅，足厥阴肝经与督脉会于巅，刺激头部，可调节全身功能，讲求不停地的细细摩之，宜在数百遍至数千遍以上，令药入发窍中或觉脑中清凉为度。方中当归、细辛、木通、野猪脂辛散活血，白芷散寒解表，宣口鼻之闷。

7. 香膏

【方剂来源】《千金翼方》。

【适应病证】鼻塞。

【药物组成】当归、木香（亦可用薰草代之）、通草、细辛、蕤仁各0.5克，川芎、白芷各15克，羊髓120克。

【配制方法】将前7味药粉碎，纳入羊髓中合煎。文火熬到白芷色黄，膏成。去渣，盛于瓷器中备用。

【使用方法】摩顶。

【按语】蕤仁即蕤核，甘、温、无毒。常与通草（或木通）、甘草同用以通利头窍。本方诸药辛香走散，对于鼻塞属寒实型的适宜。如小儿身有大热，鼻流黄浊脓涕，甚或溃烂，属肺胃郁热者，以黄芩、栀子代当归、细辛。

8. 杏仁膏（一）

【方剂来源】《圣济总录》。

【适应病证】小儿鼻塞多涕。

【药物组成】杏仁（去除皮尖，炒用）15克，蜀椒（去除闭口者即椒目，炒用）、附子（炒至爆裂，去除皮脐）、细辛（去除苗叶）各0.3克。

【配制方法】上4味，除蜀椒外，剉碎，同蜀椒一起浸入5合醋中，渍药1晚。次日早晨以猪油半斤和入药中，慢火同熬。候附子的颜色变黄时，其膏即成。滤渣，装入瓷瓶中备用。

【使用方法】取膏适量摩头顶，每日3~5次。

【按语】方中杏仁宣肺利窍，去头面之风气；细辛辛散通鼻窍；蜀椒、附子温阳散寒。诸药合用，能使阳气振，鼻窍通。对于小儿经常鼻塞，流清稀鼻涕，量多，属虚寒证者适用。

9. 退热膏（二）

【方剂来源】黄甡经验方。

【适应病证】主治小儿风热感冒所致之发热，以及痄腮、疔疮、溃疡。

【药物组成】雄黄6g，栀子6g，大黄3g。

【配制方法】上药共为细末备用。

【使用方法】每次取药末3~5g，用白酒调成糊状，睡前敷双足涌泉穴，次日起床后揭去。

【按语】本方有清热解毒退热之功，用于小儿风热感冒而致之发热，以及痄腮、疔疮、溃疡疗效较好。

10. 退热膏（三）

【方剂来源】《万病验方大全》。

【适应病证】小儿发热，不拘风寒、积热及时行痘疹，均可应用。

【药物组成】栀子、杏仁、桃仁、枣仁各7个。

【配制方法】将上药捣烂，加面粉和烧酒适量做成药饼备用。

【使用方法】取药饼1个，于睡前贴敷于寸口脉上，用纱布及胶布固定，男左女右，次日揭去。

【按语】一般用药1~2次即可热退气平。

11. 鼻窍通膏

【方剂来源】黄牲经验方。

【适应病证】因风寒外袭所致的小儿鼻塞不通。

【药物组成】天南星 6g，艾叶 1.5g，葱白 3 个。

【配制方法】共捣为泥备用。

【使用方法】取膏外敷于囟门未闭处，可用绷带固定，每日 1 换。

【按语】一般用药 3~4 次即可鼻腔通畅。

12. 石膏膏

【方剂来源】《湖南师范大学学报（医学版）》2009 年第 3 期。

【适应病证】小儿发热。

【药物组成】生石膏、白醋各适量。

【配制方法】将石膏和白醋混合调成膏状备用。

【使用方法】患儿体温在 38℃ 以上时应用，取石膏膏贴敷在曲池和大椎穴上，纱布覆盖，防过敏胶布固定。年龄在 12 个月以内者贴敷时间为 1~1.5 小时，12 个月以上至 36 个月以内者贴敷 2~4 小时，一般贴敷 2.5 个小时。

【按语】本膏用生石膏与白醋调制而成，生石膏可清热泻火，除烦止渴，还能利水，使邪热湿浊从下而解。生石膏用量较大，意在寒凉力专而直清其热。现代药理实验证实，生石膏能抑制机体体温调节中枢的亢进而产生有力的退热作用。醋性味酸苦、微温，具有收敛解毒、散瘀止痛、消积聚之功效。以醋调和石膏，能缓和其寒凉之性，增强石膏清热之疗效。大椎穴为手足三阳经和督脉的会穴，古籍早有"泄大椎退热"的记载。曲池穴属手阳明大肠经，手阳明大肠经与手太阴肺经互为表里，手太阴肺经属肺络大肠，手阳明大肠经属大肠络肺。因肺为华盖，在人体最上部，为娇脏，故外邪侵入人体首先犯肺。采用曲池穴位贴敷治疗，可使药物沿经络直达病所，加快了药物的吸收过程。减少吸收作用过程中不必要的消耗。治疗时注意两个环节：一是高热易致惊，耗损气阴，故迅速退热是治疗关键；二是高热消退后，机体呈气阴两伤之候，故应防止外邪再次入侵，高热消退后应减少生石膏用量，连续贴敷 3 日巩固疗效。

二、支气管炎膏敷方

本病一般先有鼻塞、流涕、咽痛、头痛、畏寒、声嘶等上呼吸道感染的症状。咳嗽为本病的主要表现，开始为干咳，过 1~2 天后有痰，初为黏液，继为黏液脓性痰。治疗不及时，多转为肺炎。

1. 气管炎膏

【方剂来源】《新中医》1982 年第 7 期。

【适应病证】小儿支气管炎。

【药物组成】牙皂 120 克，冬虫夏草 90 克、肉桂 9 克，天南星 9 克，生半夏 9 克，冰片 6 克，铅粉 220 克，芝麻油 500 克。

【配制方法】先将牙皂等前 5 味药放入芝麻油中炸枯成炭，然后捞出去渣，过滤，再将过滤后的芝麻油熬至滴水成珠时约 300℃，入铅粉收膏，离火略停，喷水去火毒后，纳入冰片搅匀，待成形收膏备用。

【使用方法】每次用 1~2 克，贴于膻中穴，3 天换 1 次，9 天为 1 个疗程，一般 1~3 个疗程。

【注意事项】因药物刺激引起局部皮肤发红、发痒，属正常现象。个别因过敏而引起烦躁，周身起药疹时，应立即停药，症状随而自消。

【临床疗效】临床治疗 202 例，近期临床控制 138 例，显效 32 例，占 84.1%，好转 28 例，占 13.8%，无效 4 例，占 2%，总有效率为 90.80%。

【典型病例】宋某，女，4 岁，患支气管炎 3 年，每因受凉感冒即发，发时频咳，吐痰，喘息，夜不能入睡，两肺可闻及湿性啰音，诊为慢性喘息性支气管炎，急性发作，用膏药贴治 3 个疗程，而获痊愈，经随访未复发。

【按语】牙皂辛咸温，能祛痰；冬虫夏草甘温，能化痰且滋补肺肾，二药为主药。肉桂辛甘大热，补阳散寒；生半夏苦辛温，燥湿祛痰；天南星，苦辛温有毒，祛痰解痉；冰片辛苦微寒，芳香开窍，铅粉辛微寒，坠痰收膏。诸药合用，镇咳祛痰，解痉平喘，且辛味多辛温，能发散走窜，穿透力强。所贴之膻中穴位于胸骨线正中，贴治后，经药物的发散走窜，借助俞穴，透入肌肤，再通过经络达到病所。

2. 止喘膏（二）

【方剂来源】《江西中医药》1991 年第 1 期。

【适应病证】小儿毛细支气管炎喘憋。

【药物组成】川乌、草乌、当归、乌药、茯苓、牙皂、白及各 18 克，连翘、白芷、官桂、赤芍、白薇、木鳖子各 24 克，桑枝、枣枝、桃枝、柳枝、槐枝各 15 克。

【配制方法】上药以麻油 3 斤浸一晚，熬焦去渣，入黄丹 1 斤，再熬至如麦色，急以桃棍、柳棍两根搅至滴水成珠，入乳香、没药细末各 12 克收膏摊贴。

【使用方法】贴肺俞穴，2 日换 1 次，7 日为 1 个疗程。

【临床疗效】据报道，临床治疗 100 例小儿毛细支气管炎（另设 100 例为对照组），其中咳嗽、喘憋均有的 100 例，发热 87 例，三四征 81 例，肺部有哮鸣音及细小啰音 100 例，伴心衰 25 例，呼衰 18 例。经治 5～7 天，喘憋、咳喘、三凹征消失，热退，肺部体征消失者为痊愈，共 40 例；喘憋好转，热退，肺部体征基本消失为显效，共 45 例；咳喘好转，热退，肺部啰音减少，某一症未达显效标准为好转共 6 例；治疗 7 天以上，病例未见变化为无效共 9 例，有效率为 91%，显效率 85%，疗效优于对照组 100 例，$P < 0.05$。

【按语】本病多发于冬春之季，多因风寒袭肺，而致宣降失调，气滞痰壅，故喘憋。且寒与痰结滞为阴凝之邪，须温散温通之品，才能散邪开结，复宣降之机，平喘憋。本方药效正与本证相符合。《本经》云川乌、草乌"消胸上痰冷"。《本草》指出，木鳖子散结消痰；肉桂辛热"利肺气"，治"上气咳逆结气"之候；皂荚行痰力峻；乌药辛温开喉间结滞，治风寒"喘急"；当归活血行气，润肺止咳；柳枝除痰祛风；桃枝治喘急；槐枝祛风；桑枝治咳；枣枝止咳；茯苓清胸胁逆气，主"痰壅"，赤芍有治"肺急胀，喘咳"之用；白薇、白芷、连翘祛肺经风热，缓乌药、官桂、牙皂之温燥，诸药共奏祛风散寒、除痰开结之功。

3. 止咳化痰膏

【方剂来源】《中医外治杂志》2002 年第 11 期。

【适应病证】咳喘痰多，适用于支气管炎、肺炎、哮喘等。

【药物组成】枯矾、皂荚各 3 份，牵牛子、杏仁、栀子各 2 份。

【配制方法】上药共研细末。用时以葱白 1～3 根捣烂，加入药末，以醋或鸡蛋清少许调匀即可。

【使用方法】睡前取药膏敷双足心，纱布覆盖，胶布固定，次晨取下。每日 1 次。

4. 止咳膏

【方剂来源】《中医外治杂志》1998 年第 3 期。

【适应病证】小儿急性支气管炎。

【药物组成】麻黄、细辛、五味子、生半夏、生南星各等份。

【配制方法】上药碾成极细末过筛，加入适量樟脑粉后，与凡士林混合拌匀，搓成条状药锭，做成每粒约 3 克的丸药密封备用。

【使用方法】治疗时先用手搓揉双肺俞穴到皮肤发热，微微充血，再将止咳膏贴在双肺俞穴上。每 2 天换药 1 次，2 次为 1 个疗程。

【注意事项】婴幼儿及 6 岁以下儿童药丸减半使用。

【临床疗效】本膏治疗 102 例患儿，76 例痊愈，19 例有效，无效 7 例，总有效率达 93.14%。

【典型病例】罗某，男，2 岁。咳嗽半月。咳嗽频频不止，喉中痰多，饮食下降，精神倦怠。血白细胞 $5.0 \times 10^9/L$，中性 58%，淋巴 42%。听诊双肺呼吸音粗，胸透双肺纹理清晰。经止咳膏肺俞穴贴 1 次后，当晚咳嗽大减，痰也减少。贴 2 次痊愈。

【按语】小儿为纯阳之体，脏腑娇嫩，形气未充，稍有不慎，风寒之邪侵袭皮毛、口鼻，使肺卫不固，肺气失于宣降则发为咳嗽。临床用小青龙汤化裁投治，取效迅速。但小儿服药困难，常常治疗不能如意。而止咳膏正能解决此难题。方中取麻黄外散风寒，内宣肺气而止咳平喘；细辛与麻黄配伍加强外散风寒之力，兼温肺祛痰；五味子味酸收敛，上敛肺气，下滋肾阴以止咳平喘；生半夏与天南星同属温燥化痰之品，为治湿痰寒痰之要药。本膏适用于风寒型急性支气管炎，症见咳嗽、痰多、色白清稀、背寒胸闷、苔腻等。而搓揉背部皮肤有利于药物尽快吸收，还可振奋身体阳气，祛邪外出。

5. 喘息膏

【方剂来源】《中国民间疗法》1999 年第 3 期。

【适应病证】小儿喘息性支气管炎。

【药物组成】麻黄 10 克，细辛 10 克，白豆蔻 6 克，牙皂 6 克，桔梗 6 克，沉香 6 克，白芥子 16 克，冰片 3 克，公丁香 3 克。

【配制方法】上药共研细末，过 100 目筛，贮瓶备用。

【使用方法】主穴取肺俞、定喘。配穴：体虚畏寒者，配大椎、中府；年幼体弱者，配膏肓、足三里；痰多者，配丰隆；咳嗽频繁者，配天突或膻中；咳无力者，加膈俞或气海。方法：先用手指摩擦穴位局部至皮肤发红，然后取适量药末放于麝香壮骨膏上，贴于选定的穴位上，每 3 天换 1 次，每天用热毛巾在贴膏上加热 2 次。连用半个月为 1 个疗程。

【注意事项】如发现敷贴局部皮肤过敏较重者应停用；如局部起疱，应将疱刺破，涂以紫药水以防止感染；敷贴期间及用药后 1 个月内禁洗冷水及食用辛辣刺激性食物。

【典型病例】杨某，男，4 岁。1996 年 2 月 10 日就诊。有喘息性支气管炎史 2 年，近 4 天又发，咳嗽伴喘息，不发热，二便正常。两肺闻及痰鸣音及哮鸣音，无湿啰音。胸片示双肺纹理增粗增多紊乱，无实质性病变。白细胞计数 $1.3 \times 10^9/L$。经用抗生素、地塞米松等药治疗效果不佳，改用膏贴法 2 天后咳喘好转，1 周后基本控制，治疗 1 个疗程而愈。

【按语】本膏治疗小儿喘息性支气管炎见效快，方法简单，无毒副作用，易为小儿所接受。所用药物多为辛温走窜之品，能行气、利湿、化痰、止咳、平喘。贴敷法可使药物持续刺激穴位，疏通经络，调节脏腑功能。肺俞穴属足太阳经，位近肺脏，有宣肺祛风之效；定喘为降气平喘之效穴，故取为主穴。加热敷令毛细血管扩张，助药物通过毛孔进入体内发挥作用。多方配合，集药物、穴位、物理疗法于一体，而能奏效。

三、肺炎膏敷方

肺炎多发于 3 岁以下的婴幼儿，常继发于急性上呼吸道感染、支气管炎、各种急性传染病与慢性消耗性疾病后期，四季皆可发病，以冬、春两季为多。

1. 肺炎膏

【方剂来源】《天津医药》1973 年第 6 期。

【适应病证】小儿肺炎。

【药物组成】天花粉，乳香，没药，黄柏，樟脑，生大黄，生天南星，白芷等量。

【配制方法】将以上药物研成细末，加醋适量，文火煎熬，调成膏状。

【使用方法】取药膏自胸骨上窝，下至剑突，左右为锁骨中线为界；背部上至第 1 胸椎，下至第 8 胸椎，左右以腋后线为界进行敷贴，盖以油纸，再盖纱布，胶布或绷带固定。每隔 12 ~ 24 小时换药 1 次。3 ~ 5 天为 1 个疗程。

【注意事项】敷贴药膏后，保持药物一定的湿度（亦可结合作局部热敷），以助药物的吸收。敷药膏一般为 0.5 厘米厚度即可。

【临床疗效】临床对 3 岁以下患支气管炎的小儿 60 例进行了分组对照治疗。随意设治疗组，用中药肺炎膏敷贴；对照组单用西药治疗。观察结果，应用肺炎膏敷贴治疗对患儿咳嗽、气喘、发绀的症状消退，体温恢复和肺部体征的消失均较西药对照组效果显著，且对肺部啰音密集，病变较局限者，早期应用肺炎膏治疗效果显著。

【按语】方中花粉、黄柏、大黄清热泻火；樟脑、南星化痰；乳香、没药、白芷活血通络。血为气之母，血和则气顺。诸药敷贴胸部，药近病位，以加强清肺通络、化痰平喘止咳作用。适用于急性肺炎痰涎壅盛，喘憋咳嗽，亦可用于迁延性肺炎，肺部啰音不消者。

2. 葶苈消喘膏

【方剂来源】《中医杂志》1994 年第 10 期。

【适应病证】小儿肺炎啰音消失迟缓。

【药物组成】炙白芥子，元胡，细辛，甘遂，东莨菪碱注射液。

【配制方法】将以上 4 味中药按 2∶2∶2∶1 的比例，碾成碎末，混合均匀，密封保存。每次取药粉 5 克以东莨菪碱注射液 0.6 毫克，混合成膏状，以成形略湿为宜，分成 2 等份，每份压成 2 厘米直径的药饼备用。

【使用方法】将以上药饼置于 3.5 厘米 × 3.5 厘米的胶布上，贴敷于穴位上，一般 2 ~ 8 小时局部有痒、烧灼、痛感觉即可取下药饼，个别患者如果反应轻可适当延长贴敷时间。选肺俞、膈俞、百劳、膏肓穴及阿是穴（肺部啰音显著处），每次 2 个穴，2 日 1 次，4 次为 1 个疗程。

【注意事项】贴敷后反应较剧，起水疱时应立即取下，以防造成皮肤损伤。治疗期间停用其他一切药物。如在贴敷穴位的局部出现红、肿、痒、痛或米粒样水疱样反应，用消毒针头刺破后涂以龙胆紫溶液即可。

【临床疗效】用本膏贴敷 80 例，肺部啰音消失时间平均为 4 天，70% 的病例经 2 次以下治疗肺部啰音全部吸收。治疗过程中发现年龄愈小效果愈明显。

【按语】小儿肺炎啰音消失迟缓，是由于肺部炎症趋于慢性，使肺组织充血、水肿，长时间不能缓解，而葶苈类药物主要作用是解除小血管和平滑肌痉挛，改善微循环，使肺组织供血供氧改善，解除支气管痉挛。仿《张氏医通》用哮喘膏预防哮喘发作之意，用本膏贴敷小儿肺炎啰音消失缓慢，方中白芥子具有温肺祛痰的作用，甘遂泄水逐饮，细辛温肺化饮，元胡活血行气，从而促进小儿肺炎啰音的吸收。

3. 豆腐次水膏

【方剂来源】《新医药资料》1971 年第 1 期。

【适应病证】小儿肺炎，支气管炎。

【药物组成】豆腐次水（废水）。

【配制方法】将豆腐次水蒸煮浓缩，熬制至可挑起丝状流膏，再用牛皮纸 2 厘米 × 2 厘米大小制成小药膏即成。

【使用方法】取小药膏敷贴穴位，每次选穴位两对，交替敷贴，每日换药 1 次，连续 5 ~ 7 天为 1 个疗程。

【注意事项】敷贴药膏后，宜观察贴膏药后的局部皮肤有否出现红晕或红疹，有者属皮肤过敏情况，需更换穴位，或可待红晕消失后继续敷贴。

【临床疗效】取药膏敷贴肺俞、天突、膻中、喘息等穴。作者临床治疗小儿肺炎 27 例，痊愈 13 例，显效 1 例，好转 9 例，无效 4 例，总有效率为 85.2%；治疗小儿支气管炎 85 例，痊愈 43 例，显效 1 例，好转 27 例，无效 14 例，总有效率为 83.6%。

【按语】豆腐次水为压榨豆腐时滤下的乳白色的废浆液，经煮熬成膏。其性清凉，具有下痰、通癃闭的功用（《本草纲目拾遗》）。配合主治咳嗽的肺俞、天突等穴，更助止咳化痰之功，故治疗小儿肺炎，支气管炎可取得较好的疗效。

4. 消啰膏

【方剂来源】《光明中医》2010 年第 3 期。

【适应病证】小儿肺炎后期啰音不消。

【药物组成】大黄、赤芍、川芎、葶苈子各 2 份，丁香 1 份。

【配制方法】上药研细末备用。

【使用方法】在其他常规治疗的基础上，将上述药末适量，用开水调成膏糊状，涂于纱布上，敷于背部啰音显著处，外用胶布固定，每日 1 次，每次 2 小时，直至肺部啰音消失。贴敷时可在两层纱布间加用塑料薄膜以避免药物快速干燥。

【临床疗效】共治疗 36 例，治愈 33 例，有效 2 例，无效 1 例，治愈率 91.7%，总有效率 97.5%。

【按语】小儿肺炎啰音消失迟缓系由炎症趋于慢性，使肺组织充血、水肿，局部微循环障碍，炎性渗出物不能及时吸收所致。中医病机特点为正虚邪恋，根据中医理论分析，肺脏局部组织充血是热壅血瘀所致，由于热邪壅滞，致使肺脏局部组织血行不畅，津液输布障碍而停积，从而引起肺脏局部组织瘀血、水肿和渗出。在这种情况下，单纯采用清热宣肺、化痰止咳之品治疗效果往往不佳。因为瘀血不去，阻碍肺脏局部组织津液的输布，使之瘀积难消而渗出不断，虽用祛痰止咳之品治之，因生痰之源未除，故痰仍不断，咳仍不止，啰音不消。唯加活血散瘀之品治之，使瘀血散而脉络通，津液运行无阻而通畅，则肺脏局部组织水肿必然消散而不再渗出，使痰清咳止，湿啰音亦随之消失。

四、哮喘膏敷方

哮喘病是以呼吸急促，喉中有响声为特点的呼吸道疾病。多反复发作，可发于任何年龄，缠绵难愈。

1. 水菖蒲膏

【方剂来源】《中药制剂汇编》。

【适用病证】哮喘。

【药物组成】水菖蒲根 200 克，松香 500 克，洋金花 20 克，干姜 20 克，樟脑 150 克。

【配制方法】先将松香加热熔化后即停止加温，加入樟脑搅拌，再将水菖蒲根、洋金花、干姜研末后加热入，文火煎熬，搅拌均匀即可。

【使用方法】取药膏分别敷贴前胸部（即鸠尾、巨阙、上脘穴处）；后胸背部（即肝、胆、脾、胃俞穴处）。贴药后需在膏药上热敷 20～40 分钟，以助药物的渗透吸收，一般 3～5 天换膏药 1 次，3～5 次为 1 个疗程。

【注意事项】敷贴本药膏后，如出现严重皮疹者，可行睡前敷贴，晨起取下的方法。敷贴膏药后进行热敷时，既要防止烫伤，亦要防止受凉加重病情。

【按语】方中水菖蒲根辛温开窍，化湿和胃；松香、樟脑、干姜温中健脾，化湿开窍；洋金花辛温，止咳平喘。诸药合用，具有芳香开窍、化湿健脾、温肺化痰、止咳平喘的作用。适用于哮喘发作期，寒邪束肺，痰多清稀，舌胖质润，苔白而腻，脉象弦滑者为宜。

2. 咳喘Ⅰ号方

【方剂来源】黄甡经验方。

【适应病证】用于小儿咳、哮、喘属风热者。

【药物组成】桃仁 12g，杏仁 12g，山栀子 12g，胆星 8g，鱼腥草 12g，白芥子 6g。

【配制方法】上药共为细末备用。

【使用方法】每次取 3～5g，姜汁合醋适量调糊，敷双侧肺俞穴，每日换 1 次。

【按语】本方有清肺化痰、止咳平喘之功，用于小儿咳、哮、喘属风热者疗效甚好。

3. 咳喘Ⅱ号方

【方剂来源】黄甡经验方。

【适应病证】用于小儿咳、哮、喘证属风寒者。

【药物组成】麻黄9g，白果9g，细辛6g，五味子9g，白芥子9g，僵蚕9g。

【配制方法】上药共为细末备用。

【使用方法】每次取3～5g，姜汁合醋适量调糊，敷膻中、肺俞穴，纱布覆盖，胶布固定。每日换药1次，痊愈为止。

【按语】本方有宣肺散寒、化痰止咳平喘之功。用于小儿咳、哮、喘证属风寒者有较好的疗效。

4. 吴矾膏

【方剂来源】黄甡经验方。

【适应病证】主治痰饮，咳喘，呕吐。

【药物组成】吴茱萸5g，生白矾10g。

【配制方法】上药共为细末备用。

【使用方法】每次取3～5g，用姜汁合醋适量调糊，睡前敷双足涌泉穴，次日起床后揭去。

【按语】温中降逆，豁痰定喘。用于小儿受凉所致的痰饮、咳喘、呕吐疗效较好。

五、咳嗽膏敷方

1. 安肺膏（一）

【方剂来源】《浙江中医杂志》1993年第1期。

【适应病证】小儿咳嗽。

【药物组成】牙皂150克，冬虫夏草、甘草各6克，生半夏、天南星各15克，葶苈子、茯苓各30克，化橘红20克，生川乌10克，珍珠粉5克，沉香末3克，冰片9克，蛤蚧1对。

【配制方法】上药除珍珠粉、沉香末、冰片外，均入香油内炸枯，过滤去渣，再徐徐地加入黄丹搅匀，以滴水成珠为度，离火后加入余下药物搅匀备用。

【使用方法】将膏药摊在1寸见方的白布上，分别敷贴于双侧肺俞、膻中穴，3日换

1次。

【临床疗效】共总结治疗840例，经3～6天治疗，588例显效；240例有效；12例无效。总有效率达98.02%。

2. 麻黄膏

【方剂来源】《广西中医药》1987年第1期。

【适应病证】小儿风寒咳嗽。

【药物组成】麻油1850克，铅丹500克，70%麻黄粉，30%胡椒粉。

【配制方法】先将70%的麻黄粉，30%白胡椒粉，混合均匀备用。将麻油熬至滴水成珠后，将铅丹放入油中搅拌均匀，再次炼熬至一定的黏稠度，即为膏基料，将膏基料置于多张小块牛皮纸上（每张约2毫升左右），取麻黄、胡椒的混合粉末0.1克，放在每块膏基上，趁热合拢备用。

【使用方法】治疗时，将此膏烘热，贴于患儿背部肺俞穴（第3胸椎棘突旁开1.5寸，但小儿应接近脊椎），咳喘甚或年龄稍大患儿可贴两侧穴位，每日换药1次，症情轻或幼儿可贴1侧或2日换药1次。

【临床疗效】临床治疗288例，年龄3个月～6岁，病程1～25天。其中咳止喘平，余症消失，半年内遇风寒未复发者为治愈，共235例，占81.6%；间有咳嗽或治疗时虽症状消失，但日后遇风寒曾发作者为好转，共42例，占14.6%；症状无改善者为无效，共11例，占3.8%；总有效率为96.2%。3天内治愈164例；5天内治愈56例；好转17例，1周内治愈15例，好转25例，1周后未愈11例。

【典型病例】卢某，男，1岁半。发热，流清涕，时作咳嗽3天，咳甚喘促，不欲饮食2天。咳嗽甚时喘促，涕泪俱出，指纹淡红在气关，证属风寒犯肺，肺气壅遏，宣降失司，用麻黄膏外贴肺俞穴，每日1张，两日后咳止喘平，饮食、活动如常。

【按语】本膏方出自湖北省鄂州市老中医魏北涵祖传秘方麻黄膏，主要用麻黄、胡

椒二味，祛风寒，止咳平喘，药简力专，制作简便。

3. 五倍子散

【方剂来源】《万病回春》。

【适应病证】该方适用于久咳不止者，也可用于自汗、盗汗及腹泻等。

【药物组成】五倍子适量。

【配制方法】将五倍子研为细末备用。

【使用方法】取药末 3~5 克，用姜汁和醋适量调成糊状，睡前敷脐中，纱布覆盖，胶布固定，次日起床后揭去，每日 1 次，连续敷脐 3 次以上。

【按语】本方主要是取其五倍子的收敛作用，对久咳不止、自汗、盗汗及腹泻等，疗效显著。

4. 安肺膏（二）

【方剂来源】《小儿外治疗法》。

【适应病证】对新旧内伤及外感咳嗽均可应用。

【药物组成】牙皂 120g，冬虫夏草 90g，肉桂 9g，生半夏 9g，天南星 9g，铅粉 220g，芝麻油 500g。

【配制方法】按传统炼膏药法炼成油膏。

【使用方法】每次取红枣大小摊于油纸上，贴敷膻中穴，3 天换药 1 次，9 天 1 个疗程。

【按语】一般用药 2~3 次即可收效。由于冬虫夏草药价昂贵，可用紫菀代替，外敷穴位再加双侧肺俞，收效亦佳。

第三节　脾胃病证膏敷方

小儿脾常不足，若乳食失节，或感受外邪，均易致脾胃失健，运化无权，引起呕吐、泄泻、腹痛、厌食等。若日久则可导致积滞、疳证。甚则气滞血瘀，腹中积聚，形成癖疾、癥瘕。应用膏方外治，历代医家积累了丰富的经验，本节收集治疗小儿脾胃病证的膏方，有治泄泻腹泻膏、肉果膏、十香暖脐膏、车金膏、五倍子膏、暖脐膏等，有治厌食、积滞的灵宝化积膏、五积六聚膏；有治疳证的肥儿膏、儿疳膏；治癥瘕、癖积的红花膏、阿魏膏，以及治腹痛的洪宝膏等。

一、泄泻膏敷方

本病以大便稀和次数增多为主要症状，是婴幼儿的常见病，对小儿健康影响较大。一般而言，由胃肠道感染引起的腹泻病情较重，时间也长；由饮食不当，气候影响而致的腹泻，病情较轻，病程也短。

1. 腹泻膏

【方剂来源】《赤脚医生杂志》1979 年第 8 期。

【适应病证】小儿腹泻。

【药物组成】白胡椒、干姜各 6 克，鲜姜、葱白各 3 克，香油或豆油 500 克，黄丹 250 克。

【配制方法】将上 4 味药放入油中炸枯，去渣取药油，再文火炼油至滴水成珠，放入黄丹收膏，然后置膏冷却到粘手，摊于纸上，制成 200 贴膏药。

【使用方法】取药膏 1 贴，烘烊后贴于患儿脐部，隔日换药 1 次。

【注意事项】应用本药膏敷脐，膏药以大于脐眼为宜，以封住脐眼为好，敷贴后可作局部热敷。

【临床疗效】临床治疗小儿腹泻 1100 余例，均获较好的疗效，一般敷贴 1 次，即可获愈。

【按语】方中胡椒、干姜温中祛寒，健脾止泻；生姜、葱白辛温散寒，通阳祛湿止泻。诸药如法熬煎制膏，具有温中散寒、祛湿止泻作用，尤其适用于寒性腹泻症。

2. 肉果膏

【方剂来源】《中国膏药学》。

【适应病证】腹泻。

【药物组成】肉果 30 克, 木通 120 克, 泽泻、猪苓、苍术、高良姜、川厚朴、肉桂各 60 克。

【配制方法】将上药放入麻油炸枯, 过滤去药渣, 取药油后加入黄丹熬沸, 搅拌成膏, 装瓶备用。

【使用方法】取药膏摊于油纸上, 敷贴脐部。每天 1 次, 连续 3~5 天。

【按语】本方温中化湿, 理气消胀。适用于寒湿泄泻证。也可用于因寒湿内蕴、气滞瘀阻之腹胀、腹痛等证。

3. 十香暖脐膏 (一)

【方剂来源】《全国中药成药处方集》。

【适应病证】泄泻。

【药物组成】生附子、干姜、吴茱萸、小茴香、川楝子、韭菜子各 60 克, 生大蒜 20 头, 川椒 180 克。

【配制方法】将上药加入麻油中熬煮, 药物炸枯时滤过去渣, 取药油熬沸加入黄丹搅匀成膏药油, 每 750 毫升膏药油中加入肉桂末 126 克, 公丁香末 26 克, 麝香 10 克, 广木香末 36 克, 搅拌调匀, 装瓶备用。

【使用方法】取药膏 6~12 克, 摊于油纸上, 敷贴于脐部, 盖上纱布, 胶布固定, 每天 1 次, 连续 3~5 天。

【按语】方中药物具有温中散寒、理气止痛的作用, 适用于寒邪中阻所致的肚腹疼痛, 腹泻腹胀。敷贴药膏后, 若加温敷, 疗效更佳。

4. 车金膏

【方剂来源】《黑龙江中医药》1991 年第 1 期。

【适应病证】湿热泻、伤食泻。

【药物组成】炒车前子 30 克, 炒鸡内金 30 克。

【配制方法】将两味药共研为细末, 装瓶备用。用时取药末适量加蛋清和如膏状即成。

【使用方法】取膏适量贴于脐中, 再用纱布和胶布固定。隔日换药 1 次, 5 次为 1 个疗程。

【注意事项】配膏时药末与蛋清的比例要掌握好, 不要过稀, 以防贴膏时膏药溢出。

【临床疗效】单以此膏贴脐治疗湿热泻患儿 34 例, 伤食泻患儿 18 例。结果治愈 37 例, 好转 13 例, 无效 2 例。总有效率为 96.2%。

【典型病例】陶某, 男, 2 岁, 1987 年 8 月 20 日来诊, 因饮食过饱致腹痛腹泻, 经某医院用抗生素等静脉滴注治疗 3 天, 效果不显。症见面黄体瘦, 口渴喜饮, 小便短而黄, 肛周色红, 泻出便味秽臭, 苔黄腻, 脉滑数。大便镜检: 脂肪球 ++++。证属湿热俱盛, 内蕴肠胃。治宜清热利湿。即用车金膏贴脐, 外贴 3 次后腹泻次数明显减少, 大便基本成形, 贴 5 次痊愈。

【按语】小儿腹泻系儿科常见病。其病机主要是脾胃功能失调, 水湿不化。车金膏中, 车前子性味甘寒, 有清热利湿、止泻明目之功效。鸡内金性味甘平, 有健脾胃、消积滞之功效。实验证明, 鸡内金含有胃激素, 能促进胃腺分泌, 增强运动及其排空功能, 从而增强胃的功能。车前子有利尿、抗菌、止泻等作用。二药合用, 相得益彰, 故收良效。

5. 速得效小膏药

【方剂来源】《安徽中医学院学报》1989 年第 4 期。

【适应病证】小儿泄泻。

【药物组成】肉桂、白头翁、马齿苋、小茴香各等份。

【配制方法】上药烘干, 研末, 麻油炼丹后加入药粉收膏, 每张药膏重 3 克。

【使用方法】用时将膏药文火烘化后, 贴敷于神阙穴处。3 日内效果不明显者更换 1 次。

【临床疗效】单用速得效小膏药治疗小儿泄泻 200 例, 痊愈 100 例, 好转 93 例, 总有效率为 96%。

【按语】本方理气化湿，清热解毒，寒温并用，适用于各型腹泻。若湿热显著者，可增大白头翁、马齿苋用量；若寒湿明显者，可增大肉桂、茴香用量，并可适量增加丁香、吴茱萸。

6. 五倍子膏（三）

【方剂来源】《江西中医药》1981 年第 3 期。

【适应病证】小儿腹泻。

【药物组成】五倍子 15 克，枯矾 10 克，黄蜡 30 克。

【配制方法】先将五倍子、枯矾研细末，越细越好，将黄蜡置于小锅内加温熔化，再入五倍子、枯矾末，边放边搅，搅匀后待凉备用。

【使用方法】用时先用温水将脐眼洗净，取膏药约 1 克，放于 4 厘米 × 4 厘米胶布上，文火化开，贴于脐眼上，每日 1 贴，并热敷 2 次，以利药物吸收。

【典型病例】叶某，女，2 岁，患痢疾用庆大霉素治疗 8 日，脓血消失，但每日大便仍为 10 余次，呈水样，镜检仅有少数白细胞，即用该膏贴脐，次日大便减为 4 次，贴 3 次即愈。

【按语】方中五倍子、枯矾收涩燥湿，贴脐热敷，敛肠止泻。适用于久泻不愈或泄泻无度属脾胃阳虚者。

7. 暖脐膏（五）

【方剂来源】《中国膏药学》。

【适应病证】腹泻，腹痛，呕吐，疝证。

【药物组成】当归 200 克，大茴香 200 克，小茴香 200 克，白芷 200 克，肉桂 100 克，乳香 100 克，没药 100 克，木香 100 克，沉香 100 克，母丁香 100，麝香 15 克，香油 7500 克，黄丹 3200 克。

【配制方法】将上药共研成细末，加入香油，文火煎熬，再入黄丹搅匀收膏，每张膏药基质为 25 克，以油纸为底作膏备用。

【使用方法】取药膏 1 张，用文火化开，敷贴脐部，并以热水袋熨之，2～3 天换药 1 次，1～2 次为 1 个疗程。

【注意事项】敷药治疗期间，避风寒、忌油腻生冷食物。

【典型病例】袁某，男，10 岁 2 个月，1993 年 7 月 12 日就诊。因食冰棍引起腹泻，在附近诊所治疗，经服中药、西药和打针（用药不详），腹泻稍减。近两天又因食油腻食物，腹泻又增，且伴呕吐，腹痛。症见患儿面色苍白，精神倦怠，四肢欠温，腹胀腹软，口不干渴，舌淡苔薄，脉象濡滑。检查：心肺未见异常，腹软，未触及包块，肠鸣音稍亢。大便检查：淡黄色，红细胞（－），白细胞 2～3 个/视野，脂肪球 ＋ ＋。诊断：泄泻（中医），单纯性消化不良（西医）。用本药膏敷脐，如法热熨，换药 2 次，泻止呕停，饮食稍增，腹不作痛而痊愈。

【按语】方中大小茴香、丁香芳香辛热，暖胃止痛；当归、白芷、肉桂养血温中和胃；乳香、没药、木香、沉香、麝香行气止痛。诸药合用温中和胃，行气止痛，暖脾止泻。适用于小儿脾胃虚寒所致腹泻、腹痛、呕吐等。

8. 十香暖脐膏（二）

【方剂来源】《中国膏药学》。

【适应病证】积滞、腹痛、腹泻。

【药物组成】肉果 90 克，木通 200 克，泽泻 100 克，猪苓 100 克，苍术 100 克，高良姜 100 克，厚朴 100 克，肉桂 100 克、香油 2500 克，黄丹适量。

【配制方法】将上药加入香油，文火煎熬，待药熬枯去渣取药油，然后加入黄丹收膏即成。

【使用方法】取药膏敷贴脐部，敷药后并用热水袋热熨，每 2～3 日换药 1 次，换药 2～3 次为 1 个疗程。

【注意事项】敷药期间，应用热熨时注意热水袋温度，以免烫伤。忌生冷食物。

【按语】方中肉果、高良姜、肉桂辛热，温中暖脾；苍术、厚朴苦温，燥湿健脾；泽泻、猪苓、木通利湿健脾。诸药合用，温中暖脾，散寒止痛，祛湿止泻。适用于寒湿困脾，寒凝肠腹之疼痛、腹泻、积滞病证。

9. 止泻膏

【方剂来源】《山东中医杂志》1985年第5期。

【适应病证】婴儿慢性腹泻。

【药物组成】炒苍术、炒白术、车前子、茯苓、煨诃子、炒薏仁各10克，吴茱、丁香、胡椒、炒山楂各6克。

【配制方法】将上药共研细末，取适量用香油调和，分成如花生米大小备用。

【使用方法】将上述药膏1粒，塞脐窝中，上用胶布固定。每日1换，2～3次即愈。

【注意事项】此为祖传秘方。

【临床疗效】曾观察治疗30余例患儿，治愈率达95%以上。

10. 暖脐散

【方剂来源】黄明志经验方。

【适应病证】因食寒饮冷所致泄泻，脘腹胀痛，或脾胃虚寒所致的泄泻腹痛。

【药物组成】白胡椒30g，炒苍术30g，大砂仁10g，公丁香10g，吴茱萸5g，上肉桂5g。

【配制方法】上药共为细末，贮瓶备用。

【使用方法】每次3～5g，姜汁醋加热调糊，敷脐中，纱布覆盖，胶布固定，每日1次。

【按语】本方有健脾和胃、温中散寒、理气止痛之功能，对于脾胃虚寒所致的泄泻有较好的疗效。

11. 健脾和胃膏

【方剂来源】《浙江中医杂志》2004年第1期。

【适应病证】小儿胃肠功能紊乱。

【药物组成】炒神曲、炒麦芽、炒莱菔子、炒鸡内金、炒山楂各10克。加减：兼有乳食停滞者，加陈皮6克，酒大黄5克；脾胃虚弱者，加党参、山药各10克，白术6

克；脾湿中阻者，加扁豆、薏苡仁各10克；大便稀溏者，加苍术10克，诃子6克；恶心呕吐者，加法半夏、藿香各6克。

【配制方法】上药共研细末，混合均匀，贮瓶备用。

【使用方法】取上述药末加淀粉1～3克，用开水调成膏糊状，纱布包裹于临睡前敷于患儿脐部，再以绷带固定，次晨取下，每日1次，5次为1个疗程。不愈者，间隔1周，再行第2个疗程。在敷脐的同时，加用益智仁、吴茱萸、杜仲、艾叶各10克，冰片5克，共研细末，做成约8厘米×8厘米的布袋，喷白酒少许后敷肾俞穴。

【临床疗效】共治疗64例，1个疗程后痊愈48例，好转14例，无效2例，总有效率96.9%。

【按语】健脾和胃膏外敷，能健脾和胃，对改善小儿胃肠功能紊乱疗效突出，是一种较为理想的治疗方法。

12. 吴萸止泻膏

【方剂来源】《中国民间疗法》2000年第6期。

【适应病证】小儿腹泻，症见患儿每日大便4～9次，质稀，化验均有脂肪球、白细胞，个别患儿大便中有脓细胞。

【药物组成】吴茱萸、黄柏、木香、白芍各20克，黄酒适量。

【配制方法】将以上4味药研为细末备用。

【使用方法】待患儿睡眠时，用加温的黄酒将上述药末调成膏糊状，趁热敷于脐部，外用纱布包扎固定，每24小时换药1次，直至痊愈。

【临床疗效】共治疗57例，治愈51例，有效6例，总有效率100%。

【按语】小儿腹泻系由湿浊郁积或脾肾虚寒所致。膏中吴茱萸、黄酒能温肾阳、逐虚寒；黄柏能清热燥湿，为治疗下焦湿热之要药；白芍能缓急止痛。四药配伍，温中焦以散寒，燥下焦以止泻，缓里急以止痛，加之黄酒协同，故起到较好的止泻效果。

13. 复方腹泻乳膏

【方剂来源】《中国民间疗法》2004 年第 2 期。

【适应病证】婴幼儿秋冬季腹泻。

【药物组成】吴茱萸 100 克，丁香 100 克，肉桂 50 克，白术 100 克。

【配制方法】前 3 味药经水蒸气蒸馏提取挥发油备用。在药渣中加入白术煎煮制成煎剂，并浓缩成稠浸膏备用。

将上述中药浸膏与十二烷基硫酸钠 2.5 克、甘油 12.5 克、尼铂金乙酯 0.75 克、蒸馏水 150 毫升加热溶解为水相；将双嘧达莫（潘生丁）药粉 25 克及上述所得挥发油与 GD－9022 14 克、鲸蜡醇 50 克、白凡士林 100 克加热熔为油相。两相 70℃混合搅拌至冷凝即得。

【使用方法】先用温热生理盐水清洁脐部，将自制复方腹泻乳膏 3～5 克敷于脐部，范围约 3 厘米×3 厘米，用纱布覆盖，胶布固定，每日 1 次，3 次为 1 个疗程。

【临床疗效】治疗 66 例，治愈 52 例，好转 11 例，无效 3 例。无明显不良反应发生。

【按语】婴幼儿秋冬季腹泻 80% 为轮状病毒感染，双嘧达莫能抑制病毒复制，诱导机体产生干扰素，增强机体免疫力，从而发挥抗病毒作用。本病大便稀薄，为脾胃虚寒、水湿不化之证。吴茱萸、丁香、肉桂、白术辛热燥湿，温中散寒，可改善临床症状，恢复脾胃功能。

婴幼儿皮肤角质层薄，皮肤水合状态较高。脐部无脂肪组织，两侧有腹下静脉动脉丛，并有丰富的毛细血管网，再加上双嘧达莫有扩张血管作用，能增加腹膜面积及其通透性。应用渗透力较强的乳剂型，有利于药物的吸收和转运。

14. 暖脐止泻膏

【方剂来源】《新中医》2004 年第 9 期。

【适应病证】婴幼儿秋季腹泻。风寒泻，症见大便色淡，带有泡沫，无明显臭气，腹痛肠鸣，或伴鼻塞，流涕，身热，舌苔白腻，脉滑有力。湿热泻，症见泻如水样，每天数次或数 10 次，色褐而臭，可有黏液，肛门灼热，小便短赤，发热口渴。舌质红，苔黄腻，脉数。

【药物组成】风寒泻用暖脐止泻膏（药物组成：吴茱萸、肉桂、干姜各 6 克，丁香 3 克，五倍子 4 克、黑胡椒、附子各 5 克）。湿热泻药用清热止泻膏（药物组成：葛根 6 克，苦参 10 克，木香 2 克）。

【配制方法】以上两型分别将诸药研成细末，混匀密封。小于 6 个月者每次 2 克，6～12 个月者每次 2.5 克，大于 12 个月者每次 3～6 克，将药末加植物油调成糊状，制成直径约 3 厘米的圆形药膏。

【使用方法】敷于脐部，胶布固定，每天换药 1 次，3 天为 1 个疗程。

【临床疗效】共治疗风寒泻 56 例，治愈 33 例，好转 1 例，无效 4 例，有效率 92.86%。治疗湿热泻 40 例，治愈 22 例，好转 15 例，无效 3 例，有效率 92.5%。

【按语】暖脐止泻膏方中吴茱萸疏肝下气，助阳止泻；肉桂温脾阳，散寒止痛；丁香辛温，温中降逆，温肾助阳；五倍子收敛固涩；干姜温中散寒，助脾胃阳气；黑胡椒、附子温补脾肾燥湿，具有壮火散寒、固涩止泻功效。清热止泻膏方中葛根解表清热，生发脾胃清阳之气，并有止泻之功；苦参清热燥湿；木香行气止痛，实肠止泻。神阙穴为任脉之要穴，为十二经脉之总枢。外用药物贴敷脐部由经络循行速达病所，达到治病目的。

15. 暖脐膏（六）

【方剂来源】《浙江中医药大学学报》2003 年第 5 期。

【适应病证】婴幼儿泄泻。

【药物组成】丁香、吴茱萸、川椒各等份。

【配制方法】上药共研细末，以菜油适量调成糊状备用。

【使用方法】清洁患儿脐部，取暖脐膏适量外敷，纱布覆盖，胶布固定，24小时换药1次，3次为1个疗程。少数患儿胶布过敏，可用皮炎平软膏外涂，严重者停用本法。

【临床疗效】共治疗120例，治愈68例，显效39例，有效12例，无效11例，总有效率90.83%。

【按语】膏中丁香、吴茱萸、川椒等性热辛香走窜，能散寒邪、消阴气。以之敷脐，药效直达病所，可以生火补土，暖胃和中，健脾止泻，能迅速调整脾胃功能而取得良好的治疗效果。

16. 暖脐膏（七）

【方剂来源】《中医杂志》2001年第2期。

【适应病证】婴幼儿腹泻。

【药物组成】艾绒30克，肉桂、炮附子、干姜各10克，小茴香9克，苍术6克，木香、草果、吴茱萸、黄连各3克，丁香1.5克。

【配制方法】上药共研细末，装瓶备用。

【使用方法】清洁患儿脐部，取上药粉适量，用生理盐水调成膏糊状，敷于脐部，纱布覆盖，胶布固定并轻轻按摩片刻。每日换药1次，4天为1个疗程。1个疗程不愈者，休息数日后可继续贴敷下1个疗程。

【注意事项】发热者慎用。忌食生冷油腻之物。可进食米粥或淡盐汤以护胃气。患儿脐部皮肤破溃、糜烂者不宜使用。贴后脐部皮肤出现皮疹水疱者应停止使用。

【临床疗效】共治疗200例，48小时后，治愈156例，好转39例，无效5例，总有效率97.5%。

【典型病例】王某，男，1岁，1989年8月6日初诊。患儿腹泻稀水样便3天，每天10余次，小便短少，口不渴，经西药复方苯乙哌啶、诺氟沙星治疗2天，效果不显。体温37.2℃，营养不佳，轻度脱水，皮肤弹性差，双眼窝轻度凹陷，心率80次/分，律齐，

两肺呼吸音清，腹呈舟状，无压痛，肝脾未触及，舌淡红，苔白腻，指纹青色。大便检验：脂肪球（＋），白细胞2～3个/高倍视野。令患儿敷暖脐膏，次日大便正常而愈。

【按语】方中黄连苦寒泄热，调胃润肠，燥湿止泻，为治泻要药；吴茱萸温中散寒止痛，主治腹痛、腹泻、呕吐、木香行气止痛，调肠运滞，健中消食；肉桂温肾助肠，散寒止痛；苍术气味雄厚，燥湿运脾。全方苦温并投，寒热并施，芳香渗透，寒热湿食虚皆可用之，尤对病程较长之腹泻，使用本法效果更为显著。

17. 消食止泻膏

【方剂来源】《中国社区医师·医学专业》2011年第15期。

【适应病证】因伤食引起的小儿腹泻。

【药物组成】山楂、麦芽、神曲、山药、吴茱萸、党参各5克，鸡内金10克。

【配制方法】将以上药物烘干研细粉，过200目筛后密封备用。

【使用方法】清洁患儿脐部，每次取上药粉5克，用醋调成糊状，置于医用胶布中央，敷于脐部。每日1次，每次6～8小时。更换药物时要注意清洁皮肤，观察皮肤有无药物过敏现象，过敏者停止使用。

【临床疗效】共治疗348例，显效254例，有效66例，无效28例，总有效率91.95%。

【按语】小儿腹泻是小儿多发病、常见病之一。伤食型腹泻属于中医学"泄泻""积滞"范畴中一个临床分型。多因小儿脾常不足，运化力弱，饮食不节。若调护失宜，乳哺不当，饮食失节，皆能损伤脾胃，发生泄泻。如《素问·痹论》所说："饮食自倍，肠胃乃伤。"西医诊断为消化不良性腹泻。消食止泻膏中山楂消积化滞、行气散瘀而止泻止痛；麦芽、神曲、鸡内金消食健胃，和中止泻；山药益气养阴，固涩止泻；吴茱萸具有温中止泻、和胃降逆、疏肝健脾之功效。近代药理研究表明，吴茱萸具有双

向调节胃肠功能活动、止吐止泻、保护胃黏膜、降低胃液酸度的作用。党参健脾益气，可兴奋神经系统，增进新陈代谢，促进消化，可抑制应激引起的胃排空加速。药理实验证明，麦芽、山楂、鸡内金消食化积，能提高胃蛋白酶活性。用醋调成糊状，取其具有收敛之意。诸药合用，消食健脾，温中止泻。

18. 散寒止泻膏

【方剂来源】《现代中西医结合杂志》2004 年第 17 期。

【适应病证】小儿腹泻。

【药物组成】丁香 2 克，白胡椒 2 克，车前子 6 克，肉桂 4 克。

【配制方法】上药共研细末备用。

【使用方法】清洁患儿脐部，取散寒止泻膏 3 克，用水调匀成膏状，敷于脐部，外用纱布覆盖，胶布固定。每日更换 2 次，3 天为 1 个疗程。

【临床疗效】共治疗 53 例，治愈 35 例，显效 18 例，总有效率 100%。

【按语】脐中为神阙穴，主治胃肠炎之寒证，此法药穴相应，故疗效满意。

19. 止泻三膏

【方剂来源】《山东中医杂志》2009 年第 10 期。

【适应病证】小儿腹泻。包括湿热泻，症见泻痢如注，或便泻黄水，粪色深黄，臭昧异常，常伴发热，烦躁口渴，或泻如蛋花汤水样便，小便不利，呕恶，食欲不振，舌质红，苔黄，脉数；伤食泻，症见粪便稀溏，杂有残渣和乳块，气味酸臭如败卵，嗳气纳呆，常伴呕吐，腹痛，腹胀，舌质淡，苔白腻，脉滑有力；脾虚泻，症见病程较长，泄泻常反复发作，时发时止，大便稀溏或完谷不化，食后泄泻，面色萎黄，神疲倦怠，睡时露睛，舌淡，苔白，脉无力。

【药物组成】湿热泻方药组成：葛根 30 克，黄芩 15 克，黄连 15 克，滑石 10 克，木香 10 克，苍术 10 克。

伤食泻方药组成：山楂 10 克，神曲 10 克，谷芽 10 克，麦芽 10 克，炙鸡内金 10 克，莱菔子 10 克。

脾虚泻方药组成：党参 10 克，白术 15 克，茯苓 10 克，山药 10 克，陈皮 l0 克，肉桂 6 克。

【配制方法】以上药物按证型分别研粉备用。

【使用方法】每次辨证取药 20 克，用醋调成药饼，敷于患儿神阙穴（脐部），用纱布覆盖，胶布固定，24 小时换药 1 次，3～5 天为 1 个疗程。

【临床疗效】共治疗 198 例，其中湿热泻方 75 例，伤食泻方 78 例，脾虚泻方 45 例，分别痊愈 50、49、23 例，有效 22、24、13 例，无效 3、5、9 例，总有效率为 96%、93.6%、80%。

【按语】小儿腹泻是因外感六淫、乳食不节、脾胃虚弱引起的胃肠功能紊乱，多发生于夏秋季节。在明确辨证的基础上，分别采用清肠解热、化湿和中，或消食化积、理气降逆，或健脾助运的方法敷脐治疗，方法简便，疗效显著，患儿及家长易于接受。

20. 干姜黄连膏

【方剂来源】《山东中医杂志》2009 年第 8 期。

【适应病证】小儿慢性腹泻，症见大便性状改变，呈稀便、水样便；大便次数比平时增多，每日 5～10 次不等；大便常规可见脂肪球（＋～＋＋），白细胞（－），含奶瓣及未消化食物残渣，大便培养均为阴性；病程 2 周至 2 个月。

【药物组成】干姜、黄连、藿香、五倍子、肉桂、吴茱萸以 4：4：4：2：2：2 的比例进行配方。

【配制方法】上药共研细末，装瓶备用。6 个月以下者每次用 1.5 克，6～12 个月者每次用 3 克，大于 1 岁者每次用 3～6 克。

【使用方法】先常规消毒脐部，取药粉加温醋（将米醋加热）调成软膏状，均匀敷于脐部，外用纱布固定，再用热水袋置于纱布上约 1 小时（以温热为度）。每日用药 1 次，5 日为 1 个疗程。

【临床疗效】共治疗 89 例，显效 57 例，有效 30 例，无效 4 例，总有效率 97.7%。

【按语】中医学认为，泄泻为脾胃运化功能失调所致。神阙穴是养生之源，培元固本、回阳救逆是神阙穴的主要功能，故对脐部外敷施药，通过脐部皮肤吸收而达脏腑。方中干姜能温中散寒，助脾胃阳气；吴茱萸、肉桂散寒止痛，助阳止泻；藿香祛湿健脾。全方共奏温中补火、祛湿止泻之效。

21. 宝宝脐贴膏

【方剂来源】《中国民间疗法》2002 年第 8 期。

【适应病证】小儿腹泻。

【药物组成】石榴皮 25 克，肉桂、砂仁各 15 克，荜茇、干姜各 10 克。

【配制方法】上药共研细末，混合均匀备用。

【使用方法】取药末 5～10 克，用温开水调成糊状，贴于患儿脐部，以纱布覆盖，胶布固定。每日换药 1 次，6 日为 1 个疗程。

【典型病例】共治疗 62 例，1 个疗程痊愈 41 例，好转 13 例，无效 8 例，总有效率 87.1%。

【按语】方中 5 味药均有抑菌、止泻、温中、散寒、通血脉、除积冷等功效。通过脐部给药避免了腹泻时口服药物吸收率低及肝内代谢破坏，并克服了药味辛辣，局部刺激大而小儿难于服用等弊病。

二、小儿痢疾膏敷方

泻痢平膏

【方剂来源】黄甡经验方。

【适应病证】用于小儿湿热泻、湿热痢。

【药物组成】苦参 30g，黄连 15g，木香 10g，薤白 10g。

【配制方法】上药共为细末备用。

【使用方法】每取药末 3～5g，白酒调

糊，睡前敷双足涌泉穴，次日起床后揭去。

【按语】本方有清热利湿止泻之功，临床治疗湿热所致的泻痢有效。

三、小儿便秘膏敷方

1. 便秘膏

【方剂来源】黄甡经验方。

【适应病证】治疗积滞内热而致的便秘。

【药物组成】生大黄 5g，芒硝 5g，木香 3g。

【配制方法】上药共为细末备用。

【使用方法】取药末 3～5 克，睡前用蜂蜜调成糊状敷脐，晨起揭下，每日 1 次。

【按语】本方有清热导滞通便之效，临床治疗小儿积滞内热之便秘疗效甚好。

2. 泻热膏

【方剂来源】《陕西中医》2002 年第 1 期。

【适应病证】小儿便秘。

【药物组成】黄芩、黄连、黄柏、山栀各 15 克，甘草 3 克。

【配制方法】将上药烘干，共研细末，用新鲜鸡蛋清调成膏糊状备用。

【使用方法】临睡前将上膏敷于患儿双脚涌泉穴，直径为 4 厘米大小，用棉纸敷盖，胶布固定，次日晨取下，每晚 1 次，连续 5 天为 1 个疗程。

【临床疗效】共治疗 60 例，痊愈 56 例，显效 4 例，总有效率 100%。

【典型病例】陈某，女，2 岁。大便干结两月余，每 2～3 天大便 1 次，质硬难行，小便黄短，夜间磨牙，口中秽气重，纳食不香，烦躁不安，舌红苔腻。给予泻热膏外敷双足涌泉穴，每晚 1 次，2 天后大便质软，易解出，5 天后，大便 1 天 1 行，夜间磨牙、口中秽气消失。

【按语】小儿脏腑娇嫩，为稚阴稚阳之体，由于外感热邪或饮食不当，食滞积热，脾胃湿热内蕴，热郁化火，或热病后火盛阴伤，肠胃积热，津液受劫，故大便干燥，小便短黄，舌红苔腻。膏中黄连、黄芩、黄柏具有清利三焦之火，山栀具有苦寒泻火之功，诸药配伍共奏清热泻火之功，治疗小儿大便干结，其效果显著。

四、小儿腹胀膏敷方

小儿腹胀膏

【方剂来源】《中国社区医师》2008 年第 2 期。

【适应病证】小儿腹胀。

【药物组成】大葱白、麸片、食醋、碎食盐、白萝卜。

【配制方法】取麸片 50 克，食醋 20 毫升，碎食盐 10 克，放入锅内炒至麸片微黄为度，再放入 1 ~ 2 厘米大葱白 7 ~ 10 个，白萝卜片 30 克，切碎，稍加热至葱白变软既成，混匀捣成膏糊状备用。

【使用方法】清洁患儿脐部，贴敷上膏，外用纱布固定。1 岁以内者可分 8 ~ 10 次，1 ~ 3 岁者分 5 ~ 7 次，3 岁以上者分 3 ~ 5 次，每隔 6 ~ 8 小时更换 1 次。

【临床疗效】共治疗 56 例，外敷 3 次治愈 45 例，外敷 3 ~ 6 次好转 7 例，外敷 6 次无效 4 例，总有效率 92.8%。

【按语】小儿腹胀有多种原因，可并发于多种疾病之中，多因患儿肠胃功能发育不完善，疾病及药物刺激致肠道排泄功能紊乱所致。大葱白具有通阳散结作用，食盐能温暖脾肾，二者合用具有温补脾肾、散结软坚的功效；更配麸片、白萝卜、食醋以消导食滞、行气泻浊于下，以减轻肠道负担，恢复肠功能。诸药共奏温补脾肾、行气、消食导滞、泻浊之功，使肠道功能尽快恢复，从而小儿腹胀速愈。

五、积滞、厌食膏敷方

积滞，俗成积食，多由饮食过饱或过食油腻生冷之物，损伤脾胃运化功能，胃气失降，食积中焦，致腹满、嗳气、厌食等。

厌食，即婴幼儿闻食气则摇头或闭口拒食，恶心甚至呕吐。多由过食或其他疾病损伤胃气所致。治宜减食消导为法。

1. 五积六聚膏

【方剂来源】《中国膏药学》。

【适应病证】积滞。

【药物组成】莪术、阿魏、三棱、桃仁、红花、赤芍、丹参、乳香、没药各 9 克，木鳖子 15 克，麻油 500 毫升。

【配制方法】将上药加入麻油中炸枯，去渣取药油再熬沸后加入黄丹 180 克，熬至成膏，每用 30 ~ 60 克药膏摊于白布上即成。

【使用方法】取药膏 1 张，热烘烊化后，再以麝香、冰片各 0.15 克，研末，放入膏药中搅匀，敷贴于脐部。每天 1 次，连续 3 ~ 7 天为 1 个疗程。

【按语】方中药物消积导滞，行气化瘀，适用于小儿积滞证，亦用于疳证脾虚挟积者。若腹中因气血壅滞导滞痞结肿块，如肝脾肿大，也可应用。

2. 灵宝化积膏（二）

【方剂来源】《当代中药外治临床大全》。

【适应病证】积滞、腹痛、疳证、厌食。

【药物组成】巴豆 100 粒，蓖麻仁 100 粒，五灵脂 200 克，阿魏 50 克，当归 50 克，穿山甲 25 克，没药 25 克，麝香 3 克，松香 750 克，芝麻油 250 克，乳香 25 克。

【配制方法】先取上药放入芝麻油中浸泡 3 天后，用砂锅煎煮药物至金黄色，滤渣取药油后，加入松香，再煎 30 分钟左右，并边煎边用桃柳枝搅匀，再入麝香调制成膏，并用油纸作底做成膏药（每张膏药量为 10 克）即成。

【使用方法】取药膏 1 张，火烘烊打开，敷贴肚脐。敷贴后每日须热熨 1 ~ 2 次，以助药气深入。3 ~ 5 天换药 1 次，2 ~ 3 次为 1 个疗程。

【注意事项】敷药治疗期间，忌油腻生冷食物。

【按语】方中巴豆辛热，泻下寒积；乳香、没药辛温，穿山甲咸寒，活血化瘀，通经消肿；五灵脂、松香苦温，活血化瘀，燥湿杀虫；麝香辛温，活血散结；当归甘温，阿魏苦寒，活血养血，润肠通便；蓖麻仁、芝麻油调肠通便。诸药合用行气通腹，化积消滞，适用于小儿乳食停积所致积滞、腹痛、厌食、疳证、腹泻等属实证者。

3. 吴萸丁香膏

【方剂来源】《新中医》1974 年第 1 期。

【适应病证】小儿消化不良。

【药物组成】吴茱萸 30 克，丁香 6 克，胡椒 20 粒，凡士林适量。

【配制方法】上 3 味药共研细末，每次取药粉 1.5 克，与凡士林调和备用。

【使用方法】将上药敷脐部，纱布覆盖，胶布固定，每日换药 1 次。

【临床疗效】用本膏治疗小儿消化不良 55 例，一般敷治 1～2 次可痊愈。

【典型病例】袁某，女，2 岁。患儿因腹泻，排蛋花样大便，1 日 7～8 次，同时伴有腹痛，不思饮食。经用此方，1 次痊愈。

4. 脐膏

【方剂来源】《江苏中医杂志》1984 年第 5 期。

【适应病证】小儿食积。

【药物组成】莱菔子、阿魏。

【配制方法】莱菔子研末，阿魏合调。

【使用方法】敷于伤湿解痛膏之上，外贴神阙穴。

【按语】结合内治，对小儿食积效果较佳。

5. 一善膏

【方剂来源】《普济方》。

【适应病证】小儿脾证，成人一切风气、气积、食冷积，气块和有形之痈疽、疔毒、疔肿、杖疮。

【药物组成】木通、黄芪、羌活、川芎、生大黄、桃仁、白芷、连翘、元参、防风、木鳖子仁、当归、乳香、没药各 60 克。

【配制方法】除乳香、没药、当归外，余药皆锉为粗末。用麻油 2250 克浸泡、煎

熬，下炒黄丹 720 克，用柳枝不停地搅拌。丹不可老，火不要猛，候丹变黑色，滴水不散为度。稍冷，下乳香、没药、当归末再搅匀，慢火熬养 1 时许，停火收膏，置冷水中出火毒 1 晚，蛤粉养之。摊于布或厚纸上备用。

【使用方法】小儿脾证者贴脾俞穴、足三里穴，余症贴患处。

【按语】小儿脾证当包括积滞、厌食、腹痛等。

6. 清解消食膏

【方剂来源】《中医外治杂志》2002 年第 11 期。

【适应病证】小儿厌食，虚烦内热，大便干结，腹胀腹痛等。

【药物组成】青黛、厚朴各 3 份，丁香、芒硝各 2 份，冰片 0.5 份。

【配制方法】上药共研细末，用时以蛋清或米饮少许调成药膏。

【使用方法】取药膏适量敷脐，外用纱布覆盖，胶布固定，1 日换 1 次。

7. 小儿醒脾膏

【方剂来源】《中国针灸》2005 年第 2 期。

【适应病证】小儿厌食症，症见长期见食不贪，食欲不振，甚至拒食者。

【药物组成】木香、砂仁、莱菔子、神曲、枳实各等份。

【配制方法】上药共研细末，混合均匀备用。

【使用方法】用时取 5 克左右药末，用醋调成膏糊状，外敷脐部，纱布覆盖，胶布固定。每天换药 1 次，连续 5 天为 1 个疗程。

【临床疗效】共治疗 144 例，显效 98 例，好转 35 例，总有效率 92.4%。

【按语】小儿厌食症是儿童常见病之一，在城市儿童中发病率较高，大多数是由于父母过分溺爱，恣意投其所好，乱投零食，养成挑食、偏食的习惯；或家长缺乏育婴保健知识，片面强调给予高营养的滋补食物，超

越了小儿正常脾胃运化能力，造成脾失健运，胃纳呆滞，导致厌食症的发生。长期食欲不振，易造成脾胃功能的失调，影响生长发育。小儿醒脾膏中以木香、砂仁醒脾开胃；神曲、莱菔子理气消滞；枳实通腑除积。诸药合用共奏健运脾胃、消食除积之功。神阙穴位于肚脐之中，为先天之根蒂，后天之气舍，隶属于任脉，与督脉、冲脉"一源而三歧"，三脉经气相通，与脏腑密切相连。所以将醒脾散外敷于神阙穴，既可以通过药物不断刺激穴位，起到疏通经络、调理脏腑功能的作用，又可以使药物渗透通过经脉输布深入体内，直达脏腑经气失调之病所，起直接的治疗作用。

8. 运脾开胃膏

【方剂来源】《陕西中医》2008 年第10 期。

【适应病证】儿童厌食症。

【药物组成】苍术、炒麦芽、焦山楂、鸡内金、砂仁、陈皮、木香、阿魏按10 ∶ 10 ∶ 10 ∶ 3 ∶ 3 ∶ 6 ∶ 6 ∶ 3 比例配制。

【配制方法】上药共研细末，贮瓶备用。

【使用方法】清洁患儿脐部，取上药粉6克，用醋调成膏状，敷于脐部，外用肤疾宁敷贴，1 天换药1 次，连敷5 天为1 个疗程。

【临床疗效】共治疗68 例，治愈40 例，好转24 例，无效4 例，总有效率94.12%。

【典型病例】周某，女，5 岁，2005 年6月19 日初诊。家长代述患儿于半年前因饮食不当致腹泻，经治疗病情缓解，但食欲不振，见食不贪，甚至拒食，若强予饮食则易泛恶，曾口服消食片、胃酶合剂等均未奏效。症见患儿面色少华，精神欠佳，形体偏瘦，大便溏烂，日行1 ~ 2 次，舌质淡，苔薄白，脉细。体重16.2 公斤。诊断为厌食症，脾胃不和型。按上法治疗，敷药1 个疗程后，患儿食欲增强，精神好转；继续敷药1 个疗程，患儿主动觅食，食量恢复至正常水平，病告痊愈。6 个月后随访，患儿面色红润，神情活泼。体重18.5 公斤。

【按语】厌食症是指长期的食欲减退或丧失，是儿科常见的一种慢性消化功能紊乱症。中医学认为，胃司受纳，脾主运化，脾胃调和，方能知饥欲食，食而能化。《灵枢·脉度》说："脾气通于口，脾和则口能知五谷矣。"因小儿脏腑娇嫩，脾常不足，若饮食不当，盲目投以肥甘厚味，或贪食生冷煎炸之品，或饮食偏嗜，饥饱无度，均可造成脾胃损伤，运化功能失常，产生厌食。其症状表现多与脾胃功能失调有关。治疗当以运脾开胃为主。方中苍术味微苦，气芳香而性温燥，功能醒脾助运，疏泄湿浊，为运脾之要药，故《本草逢源·苍术》说："凡欲运脾，则用苍术。"砂仁味辛，性温，能行气调中而助消化，为醒脾开胃之要药；木香、陈皮味辛苦，性温，能理气开胃，助中焦之运化；山楂、麦芽、鸡内金为消食开胃之药；阿魏味辛苦，性温，辛则走而不守，温则通而能行，故能消积开胃；醋为辛窜之品，既可温中助阳，启发脾中阳气，又可助药物透皮吸收。诸药配伍，使脾胃调和，脾运复健，则胃纳自开。

9. 董氏开胃膏

【方剂来源】《辽宁中医杂志》2002 年第10 期。

【适应病证】小儿厌食症。

【药物组成】胡黄连、陈皮、枳壳各3克，三棱、莪术各6 克，谷芽9 克。

【配制方法】上药共研细末，贮瓶备用。

【使用方法】每晚取10 克，用醋调成膏糊状，敷贴于神阙穴及命门穴部位，晨起除之。连续4 周为1 个疗程。

【临床疗效】共治疗170 例，其中痊愈（食欲明显增加，达到同年龄健康儿进食量，身高、体重增加）77 例，占45.3%；好转（食欲增加，身高、体重增加不显著）80 例，占41%；无效（厌食情况未见改变）13 例，占7.7%。总有效率92.3%。

【按语】小儿厌食症病因各异，现今多由于家长过分宠爱，饮食过分精细，或食过量的零食，致使脾胃功能紊乱，由挑食、偏食而导致厌食。神阙穴与命门穴平脐，位于任脉，与冲脉交合，并和全身诸经百脉相通。将药物敷于上述 2 个穴位，药味的气味可以随气血而流动，到达全身的各部，从而发挥治疗疾病的效果。以董氏开胃膏外敷神阙穴与命门穴，能理气消食，健脾开胃。膏中以胡黄连为主药，清热燥湿，专治湿热疳积，腹膨汗淋之实证；三棱合莪术行气破血，散结除胀，二药同用，消食健脾开胃；陈皮、枳壳行气宽中，使脾胃气机升降得调，纳运相配；谷芽消食和中养胃。诸药合用，理气消食，健脾开胃，以消为补。脾胃功能正常，饮食自能常复。

本病在调治过程中，还需家长的密切配合，做好饮食护理，营养搭配，否则用药无功。要禁忌一切肥甘炙煿，限制各类零食，尤其是营养零食，如巧克力、奶油及高级糕点、饼干等。小儿膳食务必以质地清淡、营养齐全、容易消化吸收为前提。

六、腹痛膏敷方

腹痛，常指脐周围疼痛。多由饮食失宜，食积下焦，或受寒冷，或由虫积所致。有虚实寒热之别，腹痛绵绵不甚，喜按揉，得食则减者为虚；腹痛且兼胀、恶食、拒按者为实；腹痛清冷，喜温食，得热则减者为寒；腹痛、面赤、口渴、溺黄者为热。治宜辨证施药。注意排除各种急腹症。

1. 洪宝膏（二）

【方剂来源】《河南医学院学报》1959 年第 6 期。

【适应病证】急性阑尾炎（腹痛）。

【药物组成】天花粉 180 克，黄柏、生南星、生草乌、生川乌、生甘草、赤芍、陈皮各 60 克，生大黄、姜黄各 90 克，僵黄、黄芩、藤黄各 10 克，白芷、樟脑、冰片各 30 克，薄荷冰、制乳香、制没药各 15 克。香油、猪油各 1000 克，黄蜡 150 克。

【配制方法】将上述药物研成细末，混合调匀。再将香油、猪油、黄蜡文火煎沸后，加入上药末，去火搅拌待凉至 60℃ 左右，加入乳香、没药末，再进行搅拌，最后加入薄荷冰、樟脑、冰片，拌匀收膏即成，装瓶备用。

【使用方法】取药膏调匀于油纸上，敷贴在腹痛部位（右下腹部），范围稍大于压痛部位，盖以纱布，胶布固定，每天换药 1 次，连续 7 天为 1 个疗程。

【注意事项】敷贴本药膏后，宜密切观察病情发展情况，如急腹症腹痛、呕吐等症状不能及时改善者，应考虑中西结合治疗或外科手术治疗。敷贴药膏后，需注意局部皮肤的反应情况，如有过敏现象，宜停止敷本药膏。

【临床疗效】临床应用本药膏敷贴治疗 31 例急性阑尾炎患儿，经西医协助诊断，而作保守性治疗观察，结果 31 例患儿全部治愈，最短时间为 3 天，最长时间为 31 天，平均治疗时间为 6.5 天，收到较好的疗效。

【按语】方中花粉、藤黄、南星、川乌、草乌消肿解毒；黄柏、黄芩苦寒清热；赤芍、姜黄、大黄、陈皮行气活血，祛瘀消肿；僵蚕、白芷消肿排脓；樟脑、冰片、薄荷、乳香、没药活血消肿，散瘀止痛。诸药合用，具有行气活血、祛瘀消肿、排脓止痛的作用。本方制膏剂外敷，适用于急性阑尾炎无严重性并发症者。

2. 理气祛痛膏

【方剂来源】《现代中西医结合杂志》2002 年第 11 期。

【适应病证】小儿肠痉挛。

【药物组成】干姜、川椒、草豆蔻、枳壳、木香、焦三仙、鸡内金、元胡各 20 克。

【配制方法】上药共研细末，以蜂蜜、食醋调和成膏状备用。

【使用方法】清洁脐部，取理气祛痛膏 20 克，置于无菌纱布上，贴敷于脐部，每日 2 次，3 天为 1 个疗程，期间不使用阿托品等止痛药。

【临床疗效】共治疗 86 例，显效 61 例，有效 17 例，无效 9 例，总有效率 90%。

【按语】中医学认为，肠痉挛性腹痛的原因有二，一为腹部中寒，二为乳食凝滞。因寒而致者，多由护理不当，脐腹为风寒所侵，搏结肠间，加之小儿胎气怯弱，以致寒凝气滞，经络不通，不通则痛；乳食凝滞者多由乳食塞滞肠中，气机受阻，郁而不通，升降失常，以致脐腹疼痛，小儿脾胃虚弱，在饮食不当时更易影响受纳运化，而致气滞不通。若食滞蕴热，结于肠胃，亦可影响气机通畅，发生脐腹疼痛。

本方治疗原则为温中散寒，调理气机，通腑导滞。木香、枳壳可消积散滞，行气止痛，疏肝气和脾胃；元胡可止痛；草豆蔻温胃散寒，健脾燥湿；焦三仙、鸡内金健胃消积；生姜、川椒散寒止痛。本组理气祛痛膏治疗肠痉挛总有效率为 90%，说明理气祛痛膏确为治疗小儿肠痉挛的一种简捷、经济、有效的方法。

3. 术芍散

【方剂来源】《山东中医杂志》2010 年第 11 期。

【适应病证】小儿功能性再发性腹痛。

【药物组成】使用中药颗粒剂：白术、枳实、延胡索各 1 包（相当于原生药 10 克），干姜、吴茱萸、白芍各 1 包（6 克）。

【配制方法】上药和匀装入小纱布袋中备用。

【使用方法】清洁脐部，将备好的纱布药袋敷贴在脐部，每次贴敷 20 小时，每日换药 1 次，7 天为 1 个疗程。因颗粒剂吸湿性强，能自行潮解，外敷时无须添加赋形剂，要注意现用现配。

【按语】功能性再发性腹痛的病因尚未完全明了，西医学认为其与自主神经功能紊乱、胃肠动力功能失调，以及精神心理障碍有关。中医学认为，本病属"胃脘痛""腹痛"范畴，病机多属中焦虚寒、脾阳不振，致脏腑失于温养，脉络凝滞，腹痛反复发

作。故治宜温里行气。术芍散方中白术、吴茱萸、枳实等不但具有镇痛、缓解胃肠平滑肌痉挛之功效，还可兴奋胃肠平滑肌，增强胃肠动力，从而减少腹痛的复发。

七、疳证膏敷方

疳证指面黄肌瘦，肚腹膨隆，时发潮热，心烦口渴，精神萎靡，尿如米泔，食欲减或嗜食异物的小儿慢性病。多由断奶后饮食失调，脾胃损伤或虫积所致。

1. 肥儿膏

【方剂来源】《理瀹骈文》。

【适应病证】疳证。

【药物组成】黄芪、茯苓、白术、炙甘草、厚朴、槟榔、山楂、麦芽、神曲、陈皮、木香、益智仁、砂仁、山药、莪术、使君子、川楝子、胡黄连、芜荑各 15 克，朱砂 3 克。

【配制方法】将上药加入麻油熬，黄丹收，朱砂拌，膏成。

【使用方法】取药膏敷贴肚脐，盖以油纸、纱布，用胶布固定。每日换药 1 次，连续 7～10 天为 1 个疗程，敷贴 3～5 个疗程。

【按语】方中药物益气健脾，行气化积，消食和胃。为标本兼治药膏，适用于疳证虚实相兼，脾虚挟积者。能促进脾胃运化吸收功能。

2. 儿痞膏

【方剂来源】《理瀹骈文》。

【适应病证】小儿腹大青筋暴露，身热肉瘦，牙疳口臭，腹痛虫积。

【药物组成】党参、白术、当归、生地黄、胡黄连、枳实、青黛、芦荟、青皮、陈皮、三棱、莪术、胆南星、大黄、巴豆、黑丑、白丑、苦楝根、木香、槟榔、木鳖、全蝎、龙胆草、山楂、神曲、五灵脂、僵蚕、明雄、炮穿山甲、蟾皮、皂角、柴胡、地骨皮、黑山栀、轻粉、元参、羚羊角各 30 克。

【配制方法】麻油熬，黄丹收；再下朱砂 6 克，石膏、滑石各 200 克搅匀即成。

【使用方法】取药膏摊于油纸上，贴肚脐。

【按语】此乃疳积之证，虚实夹杂。本方攻补兼治，一方面化积导滞消痞，一方面健脾助运，杜绝积滞来源。

3. 疳积膏

【方剂来源】《新中医》1981年第8期。

【适应病证】小儿疳证。

【药物组成】桃仁、杏仁、生山栀各等份，冰片、樟脑少许。

【配制方法】将前3味药研末，加入冰片、樟脑拌匀贮藏瓶内。

【使用方法】取药末15～20克，用鸡蛋清调拌成膏状，敷于双侧内关穴，用纱布包扎，24小时后去之。如需再敷贴，中间间隔2～3天。

【典型病例】吴某，女，3岁。胃纳欠香1月余，偏食香甜，口渴欲饮，但饮不多，面色萎黄，形体略瘦，毛发易脱，精神欠佳，烦躁好哭，时有低热，日轻暮重，腹微胀，大便干稀不调，舌苔白腻。用疳积膏敷贴内关穴，3日后复诊，诸证大减，胃纳已增，精神亦佳，低热悉除，腹胀消失。再外敷1次，1周后随访，上症已愈，疗效满意。

【按语】用本膏敷治疳证初、中期，一般1次见效，少数患儿2次，最多不超过3次即愈。

4. 化痞反正膏

【方剂来源】《惠直堂经验方》。

【适应病证】诸般痞块积聚，寒热腹痛，胸膈痰饮；小儿大肚疳疾；妇人经水不通，血瘕等症。

【药物组成】川乌、草乌、半夏、红芽大戟、芫花、甘草节、甘遂、细辛、姜黄、山甲、狼毒、牵牛、威灵仙、巴豆仁、三棱、莪术、枳壳、白术、水红花子、葱白头、鳖甲、红苋菜、白芍、沙参、丹参、白及、贝母各30克，藜芦60克，干蟾4只。

【配制方法】用麻油2500克，浸以上药7日，上锅加火熬枯，去渣，秤油，每500克药油下金陀僧240克，次下黄蜡60克，熬后离火，用豆腐泔水浸揉3次，再用井水抽拔一度，以去辣味。复上火不住手搅成膏，待温下阿魏60克（炙，研末；或用赤石脂研亦可），搅匀后，瓷器收贮。

【使用方法】将膏化开，用狗皮摊贴，每贴重15克，贴于患处，15天换1次。

【注意事项】孕妇禁贴。

【按语】《惠置堂经验方》著者陶承熹经验，用此膏病重者不过3贴即愈。

5. 疳积敷膏

【方剂来源】《中国社区医师》2004年第11期。

【适应病证】小儿疳积证。

【药物组成】桃仁11枚，杏仁9枚，生山栀11枚，红枣7枚，皮硝10克，葱白头7根。

【配制方法】上药共捣碎，加适量面粉，1枚鸡蛋清及白酒若干，将其调成糊状备用。

【使用方法】敷于脐部，用纱布覆盖，胶布固定，24小时后取下。

【按语】脐部为人体元气归藏之所，有健运脾阳、和胃调肠、温化寒湿、散结导滞、回阳固脱、理气止痛之功。脐部皮下无脂肪，且表皮薄，筋膜与腹壁直接相连，是前腹最薄弱处，两侧腹壁下静脉周围布满着丰富的血管网，这种结构特征有利于热量或药物等渗透吸收，作用直接迅速。方中桃仁、杏仁、栀子、红枣、皮硝具有温脾助运、和胃调肠、散结导滞之功。上述药物通过神阙穴渗透和经络传导，发挥药效，从而改善脏腑功能，获效颇佳。

八、癖积、癥瘕膏敷方

癖积，是饮水不消之病。《诸病源候论·癖食不消候》曰："此由饮水集聚，聚于膀胱，遇冷热相搏，因而作癖。"

癥瘕，指腹内结块的疾患。以结块不易推动，痛有定处为"癥"；聚散无常，痛无定处为"瘕"。

1. 红花膏

【方剂来源】《医宗金鉴·幼科心法要诀》。

【适应病证】腹中痞块、癥瘕证。

【药物组成】没药 15 克，血蝎、麝香、阿魏各 9 克，当归、赤芍各 3 克，水红花料 1 捆。

【配制方法】先以水红花料煎汁，去渣，熬膏 1 碗备用。再将其余的药物研为细末，入膏内搅匀即成。

【使用方法】使用时取膏适量摊于纱布上，贴于患处，用胶布固定。

【按语】本方辛香走窜，行气活血化瘀之力强。对积聚新成，正气尚旺，气滞血瘀型适宜。

2. 阿魏膏 （二）

【方剂来源】《保婴撮要》。

【适应病证】腹中癖块、积聚。

【药物组成】羌活、独活、元参、官桂、赤芍、穿山甲、生地黄、两头尖、大黄、白芷、天麻各 15 克，槐枝、柳枝、桃枝各 9 克，红花 12 克，木鳖（去壳）10 枚，乱发（如鸡子大）1 团。

【配制方法】将上述药物研为细末，与香油 1120 克放在一起煎熬，待颜色转黑时，滤去药渣，加入乱发煎化，再加入黄丹一起熬制，待熬至软硬适中时，复加入芒硝、阿魏、苏合香油、乳香、没药各 15 克，麝香 6 克，调和均匀，膏即成。

【使用方法】取合适体位，洗净患处，铺以半指厚朴硝，用纸盖上，以热熨斗熨烫，待朴硝熔化后，贴上膏药。如果是疳积，则在朴硝中加入芦荟末同熨。

【按语】小儿积聚是指胁下腹内结聚痞块，或感胀满，或觉疼痛的病证。古代有癥瘕、疢、癖、痞块等病。其中结块明显，固定不移，痛有常处的称为"积"；痞块隐约，聚散无常，痛无定处的称为"聚"。小儿积聚的病变颇为复杂，有脾虚、湿滞、食结、痰阻、寒凝、气滞、血瘀、虫聚等不同的证候。治疗积聚的要点在于掌握好"攻""补"两个方面的关系。早期可攻，中期攻补兼施，晚期则宜补。

阿魏一物，有草木两种，均极臭。《本草纲目》记载："辛、平、无毒。功能杀诸小虫，去臭气，破癥积，下恶气，去邪毒。"曾有云："阿魏无真却有真，臭而止臭乃为珍。"本方用药皆攻逐之品，对积聚初起，正气尚盛者适宜。

第四节　　杂病类膏敷方

本节收集了治疗小儿贫血、痫证、慢脾风、囟陷、耳聋、鼻塞、疝气、伤筋等病证的外治膏方。多数为传统古方，也有现代研制之方。

一、贫血膏敷方

血者，心主之，脾统之，肝藏之。经云："中焦受气取汁变化而赤，是谓血。"血乃水谷所生，脾胃所化。治本之法当以健脾强胃为先。

1. 缺铁性贫血穴位敷贴

【方剂来源】《上海中医药杂志》1990 年第 9 期。

【适应病证】小儿缺铁性贫血。

【药物组成】党参、苍术、白术、茯苓、黄芪、丹参、骨碎补、陈皮、使君子、莱菔子、丁香、肉桂、冰片等。

【配制方法】制成药膏。

【使用方法】敷贴取穴：血海、足三里、三阴交、膈俞、神阙、气海、中脘，每次选 4 个单侧穴位，每穴上敷药直径约 1 厘米，外复消炎止痛膏贴牢。隔 3 天换药，每周换药 2 次，10 周为 1 个疗程，共敷药 20 次。另外每天加服小剂量硫酸亚铁 0.15 克。

【临床疗效】本组 92 例，治愈 80 例，好转 9 例，无效 3 例，有效率为 96.74%。

【按语】此膏参考《理瀹骈文》中的"健脾膏"研制而成，具有益气健脾、活血养血、行气消积的作用。

2. 生血膏

【方剂来源】《上海中医药杂志》1992 年第 1 期。

【适应病证】婴幼儿缺铁性贫血。

【药物组成】党参，白术，茯苓，黄芪，丹参，陈皮，丁香，肉桂，莱菔子。

【配制方法】上 9 味药按正常比例量用量多少称药，加入麻油煎煮，去渣滤过，再文火熬制成膏，装入瓷瓶中备用。

【使用方法】选用血海、气海、足三里、三阴交、神阙等穴位。每次选贴 4 个单侧穴位，每穴敷药的直径约 1 厘米，胶布贴牢。隔 3 天换药 1 次，连贴 9 周，共敷药 20 次为 1 个疗程。

【注意事项】两侧单穴轮换使用，贵在坚持。

【临床疗效】据报道，以本法膏贴治疗与中药糖浆口服（药物基本相同）及硫酸亚铁口服三组对照。结果显示，膏贴组 131 例，治愈 32 例，好转 96 例，无效 3 例，有效率为 97.7%；中药口服组 52 例，治愈 5 例，好转 43 例，无效 4 例，有效率为 92.31%；硫酸亚铁口服组 72 例，治愈 17 例，好转 42 例，无效 13 例，有效率为 81.94%。

【按语】膏贴治疗婴幼儿缺铁性贫血，具有无创痛和无副作用的特点，易于为小儿接受，值得研究使用。

二、痫证膏敷方

古人成人称癫，小儿称痫，其实则一，后世称"痫证"。因发病时卒然昏倒，口吐白沫，四肢抽搐，声如羊鸣，故俗称"羊痫风"。一般片刻即能苏醒，症状亦消失，但常反复发作。多由肝肾阴亏、阳升风动、痰火上涌、经络闭阻所致。

1. 雷丸膏

【方剂来源】《太平圣惠方》。

【适应病证】小儿痫证及百病伤寒。

【药物组成】雷丸 0.3 克，甘草 0.3 克，防风 30 克（去芦头），白术 1 克，桔梗 0.6 克（去芦头），莽草 30 克，川升麻 30 克。

【配制方法】上药为末，以猪膏 1 片，先入铛，慢火煎令熔，后下药末，柳箆不住手搅成膏，绵滤，入瓷盒盛之。

【使用方法】蘸膏摩小儿项及背上。

【按语】小儿痫病发作时，或口眼相引，目睛上窜，或手足瘈疭，或背脊强直，或颈项反折，有风痫、惊痫、食痫 3 种。此膏适用于风痫，方中诸药皆为祛风解表止痉、益气固表之品。

另外，雷丸一药，今人习用于杀虫驱蛔。但古人认为其是治癫痫要药。《药性论》指出雷丸"主癫痫狂走"，值得进一步研究。

2. 丹参摩膏

【方剂来源】《太平圣惠方》。

【适应病证】小儿惊痫，发热。

【药物组成】丹参 15 克，雷丸 15 克，猪膏 60 克。

【配制方法】上药研细，猪膏入银器中，先煎，然后纳诸药。煎七上七下，膏成，绵滤渣，用瓷盒盛之。

【使用方法】蘸膏适量摩小儿身，1 日 3 次。

【按语】小儿惊痫，因心气不足，外受惊吓，神气内动，血脉不定所致。方中以丹参养心安神，通窍活血，以雷丸定痛止痫，组方简明力专，以治惊痫之证。

3. 大黄膏

【方剂来源】《太平圣惠方》。

【适应病证】小儿诸痫。

【药物组成】川大黄 1 克，雄黄 0.6 克，丹参、黄芩各 0.3 克，生商陆 30 克，雷丸 15 克，附子 15 克（去皮脐生用），猪脂 500 克。

【配制方法】上药，捣碎，以猪脂先入锅中，以文火煎令熔，以绵滤过后下诸药末，煎令七上七下，去渣，细研雄黄下膏中，搅令凝，盛于瓷器。

【使用方法】热灸手，每次用1~2克摩儿囟及掌中背胁部。

【按语】本方治诸痫，从方剂组成来看，应以治疗实证者为宜。

三、慢脾风膏敷方

慢风膏

【方剂来源】《理瀹骈文》。

【适应病证】慢脾风。

【药物组成】黄芪、党参、炮附子各30克，炒白术60克，煨肉蔻仁、酒炒白芍、炙甘草各15克，丁香10克，炮姜炭6克。

【配制方法】将上药加入麻油煎熬，勿令烧焦，滤药渣，留取药油，加入黄丹收膏，装瓶备用。

【使用方法】先用肉桂末掺于脐上，敷上药膏，然后用米汤调灶心土盖于药膏上，再敷上纱布，胶布固定，每日换药1次，连续7~10天。

【按语】方中药物温中健脾，实脾抑木，适用于慢脾风属脾肾阳虚者。

四、囟陷膏敷方

1. 乌附膏

【方剂来源】《活幼心书》。

【适应病证】囟门陷凹。

【药物组成】绵川乌（生用）、附子（生用）各15克，雄黄6克。

【配制方法】上3味药共研为细末。取适量的生葱切细，杵烂后加入药末中，同煎煮，去渣，再熬成膏。

【使用方法】取适量摊于纱布上，贴于囟陷处。宜每天早晨空腹时贴用，每日换药1次。

【注意事项】生川乌、生附子为辛烈之品，且有毒性，不宜久用。

【按语】小儿囟陷常与先天肾气不足有关。《保婴撮要·解颅·囟填·囟陷》云："肾气怯则脑髓虚而囟不合。"方用川乌、附子补火壮阳，雄黄除脑中浊气，生葱为引入脑。

2. 龟龙封囟散

【方剂来源】黄明志经验方。

【适应病证】小儿解颅证。

【药物组成】寒水石30g，炉甘石30g，雄黄6g，冰片3g，生龟板50g，白及片10g。

【配制方法】上药共为细末备用。

【使用方法】取药末3~5克，用热醋调成糊状，敷于囟门未闭或头颅缝处，每日1换，10天为1个疗程。

【按语】临证50余载，运用该方配合内服药，愈儿无数。

五、耳聋膏敷方

甘草膏

【方剂来源】《幼幼新书》。

【适应病证】耳聋，聍耳。

【药物组成】甘草、黄芩、黄连、川芎、白芷、藁本、当归各90克，附子30克。

【配制方法】上8味研为细末，和猪油2000克同煎，三上三下，待白芷色黄，去渣，膏成。

【使用方法】取膏涂于耳周。

【按语】聍耳，又称脓耳、耳漏。是指小儿急性与慢性中耳化脓性炎症。因小儿咽鼓管具有平、直、短、宽的特点，易受鼻咽腔来的浊邪侵犯，所以本病多发于婴幼儿。

本方辛苦寒合用。黄连、黄芩清热燥湿解毒；白芷、藁本、川芎、当归辛散，气血并走，消肿排脓止痛；少佐附子，以其辛烈来引经疏通耳道；甘草调和寒热诸药，使这两方面能起协同作用。对于聍耳余毒未尽者尤为适宜。

适应病证中所指的耳聋，是讲小儿患聍耳时，耳道被脓液阻塞所致的听力障碍。

六、鼻塞膏敷方

1. 辛夷膏

【方剂来源】《普济方》。

【适应病证】小儿鼻塞。

【药物组成】辛夷叶30克，细辛、木通、香白芷、木香各15克，杏仁（去皮尖）0.3克。

【配制方法】以羊髓、猪油各60克，同诸药相和，入锅中文火熬成赤黄色。候冷，入龙脑、麝香各3克，拌匀成膏。

【使用方法】每用时，取适量膏药涂于小儿头顶上。

【按语】鼻塞为儿科常见病症，可见于感冒、急性或慢性鼻炎、鼻窦炎等多种疾病。中医治疗应辨表里寒热虚实及何经病变，依证施治，同时适当加上一些通鼻窍的药物。膏贴治疗鼻塞，易于为小儿接受，是一条行之有效的方法。

方中辛夷叶能散风寒，利鼻窍，为治鼻塞的要药，归肺、胃二经。白芷辛温，亦归肺、胃经，具有解表、燥湿、排脓等功效，为治疗鼻渊头痛的要药。细辛宣通鼻窍力强，木香行气，杏仁宣肺去风气，龙脑麝香开窍，木通通窍活络。诸药合用，辛香宣散，能使表寒解，里寒散，鼻窍通，对于表里寒邪瘀滞的鼻塞证均可使用。

2. 羊髓膏（三）

【方剂来源】《圣济总录》。

【适用病证】鼻塞。

【药物组成】羊髓、熏陆香各90克。

【配制方法】将熏陆香粉碎，加入羊髓，以文火煎熬成膏，去渣，装入瓷瓶中备用。

【使用方法】取适量摩背，直至鼻通。

【按语】熏陆香即乳香。《梦溪笔谈》云："熏陆，即乳香也；熔塌在地上者，谓之塌香。"乳香香烈走窜，能祛风活血，通络开窍，可散一切留结，故可用于邪毒瘀滞或气血瘀滞之鼻塞。

3. 木香膏（二）

【方剂来源】《圣济总录》。

【适应病证】鼻塞。

【药物组成】木香、零陵香各30克。

【配制方法】将两味药捣为细末，以适量猪油混入药末中，同熬成膏。

【使用方法】每用时，取适量涂于头上，每日2次。

【注意事项】不能多用、久用，多用则易作喘，以其能耗散真气也。

【按语】零陵香即香草，其草芳馨，辛散上达通鼻窍。单用能治鼻痫，消鼻中息肉。木香为三焦气分药，能开上焦肺郁，理中焦气滞。二药均为芳香之品，能理气开郁，宣畅肺脾，辟秽化浊，通窍达邪，故合用之，治疗因外感或气滞的内郁引起的鼻塞之证。

《梦溪笔谈》云："零陵香，本名蕙，故之兰蕙是也，又名薰，唐人谓之铃铃香，亦谓之铃子香，谓花倒悬枝间如小铃也。至今京师人买零陵香，须择有铃子者。铃子，乃其花也。文士以湖南零陵郡，遂附会名之，后人又收入《本草》，殊不知《本草》正传自有薰草条，又名蕙草，注释甚明，南方处处有，《本草》附会其名，言出零陵郡，亦非也。"

4. 鼻炎散

【方剂来源】黄甡经验方。

【适应病证】小儿鼻渊，鼻窍不通，流清浊涕，遇风寒加重等。

【药物组成】鹅不食草3g，细辛3g，板蓝根9g，冰片1.5g，白芷3g，辛夷3g，麝香0.3g。

【配制方法】上药除冰片、麝香外，研为细末备用。用时取上述药末，以蜂蜜和大葱（捣泥）调和，加入冰片、麝香调匀，制成铜钱大药饼。

【使用方法】取药饼外敷鼻梁及迎香穴，睡前贴敷，晨起揭下，6天为1个疗程。

【临床疗效】用药2～3个疗程后，治愈

率可达 70% 。

七、口疮膏敷方

1. 口疮膏

【方剂来源】《新中医》2006 年第 12 期。

【适应病证】小儿乳蛾，症见高热、咽痛拒食、扁桃体肿大或伴脓点溃疡。

【药物组成】吴萸、黄连、黄芩、连翘以 2∶1∶2∶2 比例称药。

【配制方法】上药共研极细末混合备用。

【使用方法】在应用抗生素治疗的基础上，每天临睡前取药粉 20 克左右，用醋适量调成稠膏糊状，外敷于双足心涌泉穴处，再贴以肤疾宁固定，于次晨起取下。每天 1 次，3 天为 1 个疗程，可连用 2 个疗程。若体温高于 38℃者，行对症退热处理。

【临床疗效】共治疗 178 例，均治愈。

【按语】小儿乳蛾，相当于西医学的急性扁桃体炎、化脓性扁桃体炎、疱疹性口腔炎等疾病。中医学认为，小儿为纯阳之体，每遇外邪侵袭或内伤饮食等易从阳化热化火，且现今小儿平素喂养多为膏粱厚味，胃火偏盛，内热上蒸，易引起咽喉疼痛甚则糜烂化脓。故临床治疗多以清热解毒为主。

口疮膏中吴茱萸味辛、苦温，《本草纲目》曰："咽喉口舌生疮者，以茱萸末醋调贴二足心，隔夜便愈，其性虽热，而能引热下行，盖亦从治之义。"黄连、黄芩善清心脾积热，泻胃火，解毒疗疮；连翘解表兼清气分，使里热由表而解。组方吴茱萸、黄连配伍（2∶1）比例不同于左金丸（3∶1）的配方，增加黄连的剂量，又配合黄芩、连翘，清热效果增强。二者一寒一热，引火下行，泄心脾积热，既泻虚火，又增实火，扩大了其治疗范围。用醋调外敷于双足心涌泉穴，既能清心泻热，更有釜底抽薪，引热下行、引火归元之意。在应用抗生素治疗的基础上，加用口疮膏外敷涌泉穴治疗小儿乳蛾，其退热、咽痛消失、脓点溃疡消散及进食时间均短于单纯抗生素治疗，提示口疮散

能有效改善患者症状，加速疾病向愈，且外用无苦寒败胃之弊。

2. 小儿口疮膏

【方剂来源】《中医外治杂志》2009 年第 2 期。

【适应病证】小儿口疮。

【药物组成】吴茱萸 15 克，生大黄、胡黄连各 6 克，胆南星 2 克。

【配制方法】上药共研细末，混合均匀，贮瓶备用。

【使用方法】将适量陈醋烧开，取上药 3～5 克，与醋调成膏糊状，敷于双侧涌泉穴，外用医用敷贴固定，1 天换药 1 次。可配合用鸡蛋油（将鸡蛋 4～6 个煮熟取黄，将蛋黄放铝勺内用文火炼出油即得），涂抹口疮局部，每日 3～4 次。

【临床疗效】共治疗 38 例，治愈 30 例，好转 8 例，总有效率 100%。

【按语】口疮系口腔黏膜上皮的损伤，西医称之为口腔溃疡，是小儿常见的口腔疾病。其发病原因很多，如心脾积热、胃火上蒸、阴虚火旺、脾虚湿盛等。本膏中吴茱萸归脾、胃、肝、肾经，引火下行；生大黄味苦、性寒，泻火解毒，调中化食，安和五脏，主治疮疡、赤肿；胡黄连味苦、性寒，解热健胃；胆南星清热解毒，燥湿。涌泉穴归足少阴肾经，诸药敷于此，可泻火解毒、解热下行，引火归元，故疗效显著。配合鸡蛋油局部涂敷，有解热、收敛生肌之效，为血肉有情之品，对溃疡面的愈合起到良好的促进作用。

3. 吴萸小茴膏

【方剂来源】《中国民间疗法》2001 年第 12 期。

【适应病证】小儿口疮。

【药物组成】吴茱萸、小茴香各 10 克。

【配制方法】上药共研细末备用。

【使用方法】将上述药末用米醋调成膏糊状，睡前外敷足心，男左女右，纱布包扎，次晨取下，每晚 1 次。

【临床疗效】共治疗 120 例，1 次治愈者 51 例，2 次治愈者 67 例，3 次治愈者 3 例，总有效率 100%。

【按语】小儿口疮为临床常见病，西医多采用局部用药或口服药，患儿往往不能配合。笔者应用吴茱萸加小茴香外敷足心。方法简单，无痛苦，患儿易接受，且无副作用，疗效佳。口疮复发后再用同法治疗，一般仍可有效。

八、疝气膏敷方

1. 麝香膏

【方剂来源】《中医杂志》1965 年第 12 期。

【适应病证】小儿疝气。

【药物组成】麝香 1 克，阿魏 9 克，芒硝 6 克，普通膏药 25 克（亦可用凡士林）。

【配制方法】将膏药放在小铜勺中熔化后，加入阿魏、芒硝熔化拌匀，再将药膏平摊在 3 寸见方的油纸上，最后将麝香匀撒在药膏上面即成。

【使用方法】取此药膏贴敷在患处。每日换药 1 次，连续 7～10 天。

【典型病例】吴某，男，9 岁。腹股沟疝，阴囊直径 7 厘米，表面光滑，左侧睾丸为右侧 2 倍，不能行走。敷本药 4 天肿痛消退，治疗 8 天告愈。

【按语】应用本法治疗小儿疝气，临床应排除外科手术指征，宜在密切观察下进行使用。本方亦可应用于治疗睾丸炎症。

2. 阴囊水肿贴膏

【方剂来源】《新中医》1999 年第 1 期。

【适应病证】小儿阴囊水肿。

【药物组成】干姜、高良姜、细辛、肉桂、荜茇、公丁香、白胡椒、荔枝核、小茴香、苍术各 15 克。

【配制方法】上药研细末和匀，过 100 目筛备用，加葱白、生姜各 10 克切片捣拌，兑入黄酒 30 克，精面粉 100 克，调成稠膏状备用。

【使用方法】将上膏摊在纱布上敷贴阴囊水肿处一晚，白天去之，每晚敷贴 1 次。如皮肤有红肿溃烂渗出者忌用此法。

【典型病例】夏某，9 岁。因感冒咽痛伴发热 2 天，经服抗生素及退热片后好转。时隔 1 日，又冒雨受凉后，出现小腹坠痛，阴囊水肿 1 周来院就诊。检查：神清，咽无充血，扁桃体不大，但面容痛苦，身形如寒，饮食尚可，唯小便及阴囊部透亮如水囊状，有坠胀感，局部皮肤无红肿及渗出溃破，经用上方敷贴 1 剂后，隔 2 日复查，精神好转，阴囊水肿大消，已无坠胀感，再敷贴 1 剂，病瘥，随访 3 年未见复发。

【按语】小儿阴囊水肿，又名小儿囊脱，有湿热与寒湿之分，临证时要加以区别，如湿热之毒，注入下焦，症见阴囊肿大，坠下不收。严重时阴囊皮肤溃烂，阴核有欲坠之势。治宜清热解毒，兼以化湿。本例为寒湿之邪侵于下焦，加之肝脉虚寒，寒自内生而积于阴络，流入阴囊所致。治疗以温经散寒，化湿消肿为法。使用外敷法有利于药力的挥发渗透，直达病所，促进局部水肿消散吸收，起到事半功倍之疗效。

3. 吴萸回疝膏

【方剂来源】《中医外治杂志》2001 年第 5 期。

【适应病证】小儿斜疝。

【药物组成】吴茱萸、食醋各适量。

【配制方法】将吴茱萸研细末，用食醋调成膏糊状备用。

【使用方法】先将疝块回纳至腹股管皮下环，吴萸回疝膏敷环口及四周，环口上压直径 2 厘米左右硬币 1 枚，绷带固定。隔日换药 1 次。

【临床疗效】共治疗 30 余例，均治愈。

【典型病例】王某，男，18 个月。因换衣服时家长发现患儿左下腹有一肿块就诊。外科诊为腹股沟斜疝，嘱 3 天后手术治疗，家长焦急且惧手术，转治于中医。查患儿腹股沟处有一梨形肿物，柔软，肤色正常，无压痛，可回纳腹腔，站立屏气则下降至阴囊。察其面黄发枯，瘦弱神萎，苔薄白质淡红，脉细弦，此乃肝肾不足，脾弱气虚之象。予补中益气丸内服，吴萸回疝膏外治，方法同上。2个月后疝块不复出现。随访1年未见复发。

【按语】小儿斜疝多由肝肾不足，中气下陷，常因哭闹用力或寒凝气滞而诱发。吴茱萸性辛热，具有温通厥阴、助阳益肾、化滞止痛之功，外用可促使疝气治愈。

九、小儿脱肛膏敷方

提肛膏

【方剂来源】《中医外治杂志》2008年第3期。

【适应病证】小儿脱肛。

【药物组成】酸石榴皮、乌梅炭、枯矾、五倍子各20克。

【配制方法】上药共研细末，过120目筛，混合均匀，贮瓶备用。

【使用方法】患儿大便后，用温水洗净脱出物，取上述药末适量，用温开水调成膏糊状，涂敷在脱出物上，并使之缓慢复位，动作要轻，15天为1个疗程。

【临床疗效】共治疗22例，1个疗程治愈6例，2个疗程治愈10例，3个疗程治愈5例，基本治愈1例。

【典型病例】王某，男，3岁，2006年12月5日就诊。自诉2个月前因腹泻1周致肛门肿物脱出，近日因天气变寒病情加重。查体：肛门脱出物不能自行还纳，黏膜柔软，充血，水肿，呈放射状，色淡红，无出血。诊断为直肠脱垂。以上法治疗1个疗程后痊愈。随访1年未见复发。

【按语】小儿处于生长发育时期，骨盆腔内支持直肠的组织发育尚不完全（骶骨弯曲尚未长成，肛管与直肠尚未成角，直肠呈笔直状态）。若因久咳久泻，或营养不良，易诱发直肠脱垂。本疗法中石榴皮涩肠止泻；乌梅炭敛肺下气涩肠；枯矾性专收涩，

敛泻止血；五倍子酸涩收敛，固脱。诸药合用有标本兼治的作用，用治小儿单纯性脱肛，疗效肯定。

十、筋伤膏敷方

万金膏

【方剂来源】《保婴撮要》。

【适应病证】筋骨损伤疼痛。

【药物组成】龙骨、鳖甲（炙）、苦参、乌贼骨、黄柏、黄芩、黄连、白及、猪牙皂角、白蔹、厚朴、草乌、川乌、木鳖子仁、当归、白芷、乳香（另研），没药（另研）各15克，槐枝、柳枝各4寸长21条，清油2000克，黄丹750克（炒过净）。

【配制方法】以上药物，除乳香、没药、黄丹外，将其余诸药置于清油内慢火煎煮。煎至颜色转黑，滤去药渣，加入1000克黄丹，不停地搅动。待颜色转黑，滴水成珠，不粘手时，加入乳香、没药再搅动。如太硬，复加入清油适量。候软硬适中、不粘手时，其膏即成。

【使用方法】每用时，取适量摊于纱布上，贴于患处，胶布固定。

【按语】本方熔活血祛瘀、温通经络、清热燥湿解毒等多种药物为一炉，能达到瘀去新生、筋复骨合的目的。《寿世保元》一书中此方用于各种疮疡，亦效。

十一、小儿脑积水膏敷方

1. 皂角膏（二）

【方剂来源】《新医药学杂志》1976年第3期。

【适用病证】小儿脑积水。

【药物组成】皂角1500克，艾叶60克，麝香0.9~1.5克。

【配制方法】选择胖大无虫蛀的皂角，去籽研碎，与艾叶共放锅内，加水7500克，武火煎煮2小时，然后用纱布过滤。将滤液加热浓缩，不断搅拌，当药液表面起大花时，要不断用小铁铲铲动药液和铁锅的接触

面，以免黏稠的药液在铁锅上粘连过多。浓缩至用筷子蘸药液扯出 3~5 寸长的黏条时，将锅离火，稍冷后，放入麝香，搅拌均匀，装入瓷质容器内备用。

【使用方法】先将患儿的头发剃去洗净，将皂角膏均匀地涂敷于整个头部，颅缝和前囟涂药要厚些，用白布将整个头部包扎严密，最后用胶布缠绕白布边缘 2 周固定。每 2 个月更换膏药 1 次，共用 3~5 次。

【注意事项】膏药涂上后，患儿可出现哭闹不安，但一般不需处理，1 周后小便增多，3 周后可见疗效。夏季敷药后，偶或引起某处头皮糜烂渗液，但不影响继续治疗。可用剪刀将化脓处的白布剪开，排出渗液，并用紫药水涂创面 2 次，当天再用皂角膏涂敷原处。敷膏时注意不要使药膏进入患儿眼内，以免腐蚀眼睛。

【临床疗效】本膏为民间验方，用以治疗 2 例小儿脑积水，均治愈。

【典型病例】靳某，男，5 岁。患儿生下 3 个月时，其父母发现孩子头颅增大，颅缝分裂，前囟紧张饱满，头皮静脉怒张，眼睛突出，眼白增多，眼光朝向下方，呈落日状。晚上熟睡后，患儿的右腿不停地抖动。6 个月后患儿头颅与日俱增，颈项不能支持，叩击头部呈破罐声，诊断为先天性脑积水。患儿 9 个月时开始用皂角膏敷头部治疗，初敷药时，患儿哭闹不安，2 天后安静如常，1 周后尿量增多，3 周后目光下视改善，晚上熟睡后右腿停止抖动，2 个月后头颅停止增大，上述临床症状逐渐减轻，前后共敷皂角膏 1 年 2 个月。现在患儿智力、体质发育良好，除头颅稍大外，其他方面和同年龄的健康儿童比较，几无差别。

【按语】皂角辛散走窜，开窍祛痰，熬膏涂敷有散结消肿的功效。艾叶祛痰、透达经络。麝香走窜，能通诸窍之不利，开经络之壅遏。

2. 脑积水敷贴膏

【方剂来源】《现代康复》2001 年第 5 期。

【适应病证】小儿脑积水。

【药物组成】Ⅰ号方：防风、胆南星、柏子仁各等份。

Ⅱ号方：五倍子 30 克，乌梅 150 克。

【配制方法】以上 2 方分别研细末，混合均匀备用。

【使用方法】先对患儿进行推拿治疗，以按揉、摩、点、擦、捏脊、旋推、运法为主。取穴：气血亏损、肾气不充之虚证，取华佗夹脊、颈夹脊、命门、足三里、绝骨、肾俞、太溪、百会、哑门、风府、肾经、脾经等穴。气火上炎之实证，取大椎、身柱、太冲、三阴交、华佗夹脊、颈夹脊、曲池、清天河水、清小肠、掐小天心。寒气凝聚之实证，取华佗夹脊、颈夹脊、足三里、命门、肾俞、推三关、揉外劳、腹等穴。操作以颈夹脊穴、华佗夹脊穴为主，反复用点法按揉数次，然后根据辨证选穴，施按揉之法，从上至下，由背及腹、四肢顺序而下，各穴位按揉数分钟，每日 1 次，每次治疗约 30 分钟，30 天为 1 个疗程，坚持治疗 1 年左右。

每次推拿完毕，外敷消水膏。先用Ⅰ号方：取药末用鲜猪苦胆 1 个（小的 2 个），破开。以胆汁调成膏糊状，敷于囟门裂开处，以骨缝面积大小为准，每天换药 1 次。半个月后改敷Ⅱ号方：将乌梅肉用醋蒸趁热捣烂如泥，入五倍子粉拌匀，加醋适量调成膏糊状，敷于囟门处，每日换药 1 次。Ⅰ、Ⅱ号方每半个月交替使用，并配合功能锻炼。

【临床疗效】共治疗 43 例，多数病例均较前有明显好转。

【按语】推拿配合中药外敷治疗先天性脑积水，患儿都有不同程度的进步，有的可达到临床治愈。患儿不仅临床症状得到了改善，而且功能也得以明显康复。分析其治疗该病的机制主要有以下两方面。一是推拿手法与穴位的有机配合，对整体功能的调节起了非常重要的作用，同时患儿的体质及抗病能力也得到了增强。二是手法和药物的局部直接治疗作用，通过手法的长期局部刺激，可以改变患儿头颅的内能，反射性地加速脑脊液的循环、吸收及排泄，还可加快脑血流，促进受压脑组织的代谢，加快病灶吸收。外敷中药有收敛封髓的功能，直接渗透入囟门裂开处，帮助囟门闭合和脑脊液的吸收。

3. 脑瘫膏

【方剂来源】《成都医药》2001 年第1 期。

【适应病证】小儿脑性瘫痪。

【药物组成】脑瘫Ⅰ号膏组成：山药、怀牛膝、巴戟天、菟丝子、仙茅、杜仲、淫羊藿、酸枣仁、远志、当归、石菖蒲、防风、僵蚕各 100 克，鹿角霜 150 克，肉桂20 克。

脑瘫Ⅱ号膏组成：党参、白术、山药、菟丝子、怀牛膝、当归各 100 克，陈皮、川芎、升麻、柴胡各 50 克，肉桂 20 克、黄芪300 克，鹿角霜 150 克。

【配制方法】以上 2 方分别共研细末，混合均匀，各分成 25 克/包备用。

【使用方法】小儿脑瘫，中医学分为"五迟""五软"。五迟证用脑瘫Ⅰ号膏，五软证用脑瘫Ⅱ号膏。每次用药粉 25 克，以温水加乙醇调敷背俞穴。每日 1 次，每次约 10 小时左右，20 天为 1 个疗程。同时每天采用Bobath 康复训练法及穴位按摩对患儿治疗 1 次，每次 30 ~ 40 分钟。

【临床疗效】共治疗 24 例，康复 3 例，显效 5 例，有效 15 例，无效 1 例，总有效率 95.8%。

【按语】脑性瘫痪简称脑瘫，是围生期多种病因引起的非进行性中枢运动障碍。我国患病率为 2‰ ~ 4‰，其症状始于婴儿期，主要表现为中枢性瘫痪。临床分为痉挛型、弛缓型、徐动型和共济失调型。中医学认为，本病属"五迟""五软"范畴。五迟即指立迟、行迟、发迟、齿迟、语迟。五软则指头颈软、口软、手软、脚软、肌肉软。临

床上五迟以发育迟缓为特征，五软以痿软无力为主症，二者均为生长发育障碍所致。五迟病因多属先天禀赋不足，肝肾亏损；后天失养，气血虚弱所致，故治疗以补肾养肝为主，辅以养心安神。五软也为先天禀赋不足或后天调护不当，以致脾胃亏损，气血虚弱，筋骨肌肉失于濡养所致。其治疗法则是健脾补肾，益气养血。

脑瘫Ⅰ号膏由右归丸化裁而来，方中山药、怀牛膝、鹿角霜、巴戟天、菟丝子、仙茅、杜仲、淫羊藿以补肝肾、强筋骨；当归、酸枣仁、远志、石菖蒲能养血益神开窍；防风、僵蚕祛风止痉以缓解患者肌肉痉挛，辅以肉桂温脾阳、助肾阳。现代临床研究发现，活血药有助于补肾方剂疗效的提高，有"补肾需活血"的认识，肾虚则易瘀，肾虚多有瘀。故方中选用牛膝、当归除取其补肝肾、养血作用外，还取其活血化瘀之功效，以提高全方之疗效。

脑瘫Ⅱ号膏由补中益气汤加减而来。方中党参、黄芪、白术、山药补脾益气；鹿角霜、牛膝、菟丝子补肝肾，强筋骨；升麻、柴胡升举阳气；当归、川芎补血活血；肉桂温脾阳、助肾阳。脾胃得健、肝肾精足、气血充盛，五软之症状可得以改善。

十二、小儿血管瘤膏敷方

水晶膏

【方剂来源】《新中医》。

【适应病证】小儿血管瘤。

【药物组成】石灰末 15 克，白碱 6 克，糯米 50 粒。

【配制方法】取净茶杯 1 个，将石灰末放入杯内，白碱以适量开水溶化倒入，高于石灰 2 指为度，再将糯米撒于灰上，以碱水渗之，陆续添加，泡一昼夜，将米取出，捣烂成膏，装瓶备用。

【使用方法】使用时将局部洗净，75% 乙醇消毒，然后用胶布一块，视瘤体大小，将胶布中间剪一洞，贴于患处，使瘤体暴露于

外，胶布块周围贴牢，避免水晶膏侵蚀瘤体周围组织，将水晶膏敷涂于瘤体上约 1~2 毫米厚，上面再用胶布 2 层固定，2 日后将胶布全部取下，可见血管瘤体成凹形黑色创面，再以消毒敷料包扎即可。

【典型病例】杜某，男，1 岁半，出生后半月发现左下腹部有麦粒大之红斑，其母未在意，日后渐增大，曾到两家医院诊治，均需手术切除，其母疼子未接受，于 1987 年 4 月 6 日来院诊治。检查：瘤体稍隆起，色紫红，质软，有 2.5 厘米 × 2.3 厘米大。采用水晶膏如法治疗 1 次，2 周后痂落而愈。随访 2 年未见复发。

【按语】本膏药首见于《医宗金鉴》，主治面部黑痣。后人用治寻常疣、鸡眼有良效。作者用治小儿血管瘤收效甚佳。结痂后不宜过早揭去，待创面平复自行脱落，不留瘢痕。本膏药有感染少、无出血等优点。

十三、遗尿膏敷方

1. 固脬膏

【方剂来源】《中医杂志》1984 年第 6 期。

【适应病证】小儿遗尿证。

【药物组成】麻黄 32 克，益智仁 16 克，肉桂 16 克，五倍子 16 克。

【配制方法】将上药共研细末，混合均匀，每次取 10 克，临睡前用食醋调成糊状备用。

【使用方法】用 75% 的乙醇棉球消毒脐部，再放入调好的药糊，用塑料布覆盖，外包纱布，胶布固定。24 小时取下，间隔 24 小时再如法敷用，连敷 4 次之后，隔 1 周敷脐 2 次，时间同前。连续 2 周以巩固疗效。

【注意事项】患儿少气自汗，方中可再加党参；畏寒肢冷者，可加炮附子；伴见其他症状者，可随症加减药物。

【典型病例】陈某，女，9 岁。自幼患遗尿症，白天排尿正常，无尿频及失控感。每年尿床 1~2 次，梦中排尿不易叫醒，患儿及家长甚感苦恼。曾用中西药及针灸治疗，未见显效而来诊。诊见形体消瘦，面色㿠白，舌苔薄白，脉象沉细，纳差、多梦、便溏。此乃脾肺气虚，肾气亦虚，膀胱失约而致。用本膏贴敷脐部 8 次而愈。随访 2 年未复发。

【按语】治愈病例中，少则用药 3 次，多则 10 次而愈。

2. 加味生姜膏

【方剂来源】《江苏中医杂志》1984 年第 2 期。

【适应病证】遗尿。

【药物组成】生姜 30g（捣烂），炮附子 6 克，补骨脂 12 克。

【配制方法】共研细末，合为膏状。

【使用方法】填入脐中。外用无菌纱布覆盖，胶布固定。5 天换药 1 次。

【按语】用此法治疗下元虚寒的遗尿患儿 25 例，换药 2~6 次不等，痊愈 20 例，显效 3 例，无效 2 例。

3. 遗尿粉

【方剂来源】高允旺著《偏方治大病》续编 2005 年 1 月第 1 版 54 页。

【适应病证】遗尿症。

【药物组成】覆盆子 60 克，金樱子 60 克，菟丝子 50 克，五味子 30 克，补骨脂 60 克，仙茅 60 克，桑螵蛸 50 克，肉桂 30 克。

【配制方法】上药共研细末，装瓶备用。

【使用方法】取遗尿粉 1 克，装满患者肚脐眼，滴 1~2 滴白酒，敷上暖脐膏，同时冲服遗尿粉，每次 3 克，每日 1 次，可用白糖调味，脐部每日换药 1 次，5~7 次为 1 个疗程。

【注意事项】贴敷后可用热水袋热敷脐部，以助药力发挥。若无暖脐膏可用棉花或 3 层纱布覆盖，外加塑料薄膜，胶布固定即可。

【临床疗效】1 个疗程可治愈 92% 以上。

【按语】中医学认为，遗尿是肾气不足，下元虚寒，使膀胱不能制约水道所致，治疗应温化肾气，提运中气，补益中元，才能尿缩止遗。

4. 硫黄泥膏

【方剂来源】高允旺著《偏方治大病》续编2005年1月第1版54页。

【适应病证】遗尿症。

【药物组成】硫黄90克，大葱根7棵。

【配制方法】大葱根切开和硫黄捣碎为泥。

【使用方法】每晚睡前用乙醇消毒肚脐及四周，将硫黄药泥摊在肚脐周围，纱布盖上，再用绷带绕腰缠紧固定，每天1次，病情好转隔2天用1次。

【注意事项】次日晨取下绷带，保持干净，以备再用。此法配合抗遗尿汤有较好疗效。

【临床疗效】5次见效，10次以上可巩固疗效。

【按语】抗遗尿汤：益智仁30克　枳壳20克，茯苓40克　白术20克，升麻6克，龙骨30克，牡蛎20克，水煎服。本方与硫黄泥膏合用疗效可达98%。

5. 遗尿膏（一）

【方剂来源】黄牲经验方。

【适应病证】主治肾气虚、肾阳虚型遗尿。

【药物组成】硫黄3g，五倍子3g，五味子3克。

【配制方法】上药共为细末备用。

【使用方法】每次取药末3～5克，用姜汁和适量醋调成糊状，睡前敷脐，纱布覆盖，胶布固定，次日起床后揭去。

【按语】本方有温肾固精、涩尿止遗之效。治小儿肾气虚、肾阳虚型遗尿收效甚佳。

6. 遗尿膏（二）

【方剂来源】《中医外治杂志》2002年第11期。

【适应病证】遗尿症、尿频症。

【药物组成】五倍子、五味子、石菖蒲各3份，麻黄、肉桂各1份。

【配制方法】上药共为细末，用时以酒醋各半少许调药末成膏。

【使用方法】临睡前以膏敷双足心，纱布覆盖，胶布固定，次晨取下，每晚1次。

7. 缩泉膏（二）

【方剂来源】《中国中医药信息杂志》2005年第10期。

【适应病证】小儿遗尿。

【药物组成】五倍子、吴茱萸、小茴香、补骨脂、附子各等份。

【配制方法】上药共研细末，混合均匀备用。

【使用方法】取上药粉约20克，用温开水调成膏糊状，外敷神阙、涌泉（双侧）穴，用胶布固定，每晚睡前进行敷贴，次日晨起时将药取下，如有敷药处起红疹者可改用植物油调敷，10天为1个疗程。

【临床疗效】共治疗64例，痊愈45例，有效16例，无效3例，总有效率95.3%。

【典型病例】患者某，男，7岁，于2002年9月25日来诊。有遗尿病史3年，时好时发，期间经检查已排除其他器质性疾病，发育正常。曾服中药治疗，效果不佳。近12个月来，经常在睡觉时特别是在梦中尿床，多则1夜3次，少则1夜1次，几乎每夜均发作，神疲体倦，舌质淡红，苔薄白，脉沉细。予缩尿膏外敷神阙、涌泉（双侧）穴。5天后复诊，诉有时无遗尿或每晚遗尿1次，继续用以上方法治疗1个疗程，遗尿隔日或隔2日1次，后又经1个疗程的巩固治疗，1年后随访未见复发。

【按语】小儿遗尿多因肾气不足，下元虚冷，不能温养膀胱，膀胱气化功能失调，闭藏失职，不能制约水道所致。《诸病源候论》曰："遗尿者，此由膀胱虚寒，不能约水故也。"故在治疗上以五倍子、吴茱萸、小茴香、补骨脂、附子以温肾健脾、缩泉涩精，全方具有调补心肾、健脾益肺、固精止涩、缩小便的作用。取肾经之涌泉、任脉之神阙穴外敷，则下元虚冷得以温煦，膀胱的制约能力得以恢复，遗尿可止。本法操作简便，免去患者服食汤药之苦，患儿及家长均容易接受。

此外，在治疗过程中，应特别注意对患儿的护理工作，如在饮食上应忌生冷苦寒之品，睡前2小时少饮水及饮料，夜间家长可唤醒排尿1次，对年长儿则应多给予宽慰，帮助其克服紧张情绪，消除自卑感，树立战胜疾病的信心。

8. 遗尿膏（三）

【方剂来源】《中国中医药信息杂志》2004年第6期。

【适应病证】儿童遗尿症。

【药物组成】补骨脂2份，黄芪2份，桑螵蛸2份，麻黄1份。

【配制方法】上药共研细末，贮瓶备用。

【使用方法】清洁脐部，每次取3克药粉，以生姜汁调成饼状，敷于脐部，纱布覆盖，胶布固定。3天换药1次，连用15天。

【临床疗效】共治疗106例，痊愈78例，好转24例，无效4例，总有效率96.23%。

【典型病例】患者，男，12岁，学生，于2002年2月12日来诊。其祖母代诉：患儿尿床达8年，每夜尿床1~3次，尿量较多，伴午睡遗尿，曾在当地医院用中西药物、针灸及民间土方等法治疗，效果不佳。体检：一般情况可，尿常规正常，诊断为功能性遗尿。采用本法治疗1次后，减为间隔1~3天尿床1次，继续治疗5次告愈，后经半年随访无复发。

【按语】遗尿的最主要病因为肾气不足，肺脾气虚。肾气不固，则膀胱失约；肺脾气虚，则不能制水。西医学认为，遗尿症与大脑皮质及皮质下中枢的功能失调有关。脐中神阙穴是任脉要穴，任脉总领人一身之阴经，上联心肺，中经脾胃，下达肝肾，为经气的汇海。在神阙穴施治，可补命门之火，助一身阳气，通经络以化气生血、健脾强肾、坚固元气。遗尿膏中补骨脂性温入肾经，有补肾壮阳、固精缩尿的功效；黄芪补益脾肺之气；桑螵蛸温补涩敛，补肾助阳，

温暖下元；麻黄中含有麻黄碱，对中枢神经有兴奋作用，使患儿易醒；生姜汁温中散寒，又对局部穴位有刺激作用。诸药合用，共奏补肾壮阳、固精缩尿的功效。

9. 黄芪五乌膏

【方剂来源】《中国当代医药》2010年第7期。

【适应病证】小儿遗尿。

【药物组成】黄芪10克，五味子8克，何首乌12克。

【配制方法】上药共研细末，用食醋调成膏状备用。

【使用方法】先运用温补脾肾、升阳固涩、兼补肺气原则进行推拿，主要手法为捏法、按法、摩法、点法、揉法；具体为背部捏脊10分钟。并同时重按肺俞、脾俞、三焦俞、膀胱俞、命门穴，腹部点上脘、中脘、下脘穴。按中带揉5分钟；摩揉少腹300次，先掌摩后掌揉；点按三阴交或按中带振2分钟，每天1次，10次为1个疗程，每个疗程间隔3~5天。推拿完毕，用上述药膏敷于脐部，每晚1次，10天为1个疗程。

【典型病例】患者，男，7岁，遗尿史4.5年，每日遗尿，甚则一夜数次；白天排尿正常，没有排尿困难或剩余尿现象，平素爱出汗，挑食明显，易患外感，舌淡体胖，苔薄白。患儿曾在多家医院服汤药以及针灸治疗，均因患儿拒绝服药和害怕疼痛拒绝针灸导致治疗失败。此患儿属肺脾气虚，下元虚寒，故采用温补脾肾、升阳固涩之推拿手法，每日进行背部捏脊及腹部点按上脘、中脘、下脘、天枢、气海，压神阙，摩揉少腹等方法治疗1次，同时外敷上述药方，10天为1个疗程，连用2个疗程后遗尿次数明显减少，食欲增加，自汗现象减少，4个疗程后患儿遗尿现象消失，后随访2年未复发。

【按语】本病为下元虚寒或肺脾两虚，导致膀胱气化不利，闭藏失职，不能制约水道，而为遗尿。故治疗需采用温补脾肾、升阳固涩的推拿手法来治疗，背部捏脊的同时

配合重按肺俞、脾俞、膀胱俞、三焦俞、命门等穴位，可以起到通调水道、补肺益肾的功效，掌揉下腹更可以温补下元，同时点按三阴交穴位进一步通调水道，诸法合用，可以健脾补肾，益气固本，约束水道。配合补肾益气固涩的中药外敷肚脐，而脐中为神阙穴，与任督二脉相通，联络十二经脉、五脏六腑、四肢百骸，是给药的理想通道，而黄芪偏于补气，五味子长于收涩，何首乌最善补肾。诸药协同作用，可直达病所。同时对家长和患儿进行鼓励，建立患儿的自信，最终达到良好的治疗效果。

10. 益肾膏

【方剂来源】《湖北中医杂志》2002 年第9 期。

【适应病证】小儿遗尿。

【药物组成】肉桂 2 克，覆盆子、益智仁、芡实、五味子、炙龟板各 6 克，公丁香 1 克。

【配制方法】上药共研细末备用。

【使用方法】睡前用清水调成膏糊状，敷于脐部和命门穴，外用纱布覆盖胶布固定，每晚 1 次，夜敷昼去。

【典型病例】共治疗 60 例，显效 34 例，有效 18 例，无效 11 例，总有效率 86.6% 。

【按语】中医学认为，肾气不充，气化不足，下元不能固摄，膀胱约束无权，易导致小儿遗尿症发生。治疗应以滋补肾源、温阳化气、固摄缩尿为原则。益肾膏方中丁香、肉桂温肾助阳；益智仁温肾缩尿；五味子、五倍子补肾固涩；覆盆子、芡实益肾缩尿止遗，全方共奏温肾固摄之功。现代药理研究表明，益智仁、覆盆子具有抗利尿的作用；五味子能改善人体中枢的功能及感受器的感受性能。

11. 遗尿脐贴膏

【方剂来源】《中国民间疗法》2001 年第7 期。

【适应病证】儿童遗尿。

【药物组成】桑螵蛸、煅龙骨、煅牡蛎、五味子组成。

加减：肺脾气虚见面白无华，少气懒言，自汗气短，舌质淡苔薄白，脉细者，加黄芪、升麻；肾阳虚见面色无华，精神不振，畏寒肢冷，腰膝酸软，小便清长，舌淡苔薄，脉细者，加仙灵脾、菟丝子；肾阴虚见形体消瘦，腰酸乏力，小便短赤，舌红苔薄，脉细微数者，加黄柏、知母。

【配制方法】上药各 10 克，晒干研细末，过 120 目筛，混合均匀，置密封容器中备用。

【使用方法】清洁脐部，每次取上药适量，用醋调成膏糊状，填于脐中，以填平为度，外贴麝香虎骨膏，每日 1 次。20 小时后揭去。10 天为 1 个疗程，间隔 3 ~ 5 天后可再给第 2 疗程。

【临床疗效】共治疗 31 例，一般患儿在用药 3 ~ 6 天后夜间睡熟后较易叫醒，遗尿次数减少，多数在用药 10 天后停止遗尿。经用药 5 ~ 15 天，28 例痊愈，遗尿已被控制，停药后夜间可自行起床排尿；2 例好转，偶尔遗尿或遗尿次数较治疗前减少一半以上；1 例无效。

【典型病例】王某，女，8 岁，1996 年 6 月 10 日初诊。自幼起即有遗尿，每夜尿床 1 ~ 2 次，多在后半夜，患儿睡熟后不易叫醒，面白无华，精神萎靡，纳食不香，进食量少，稍活动即汗出，身高体重尚属正常，舌质淡苔薄白，脉细。此乃脾肺气虚，膀胱气化不全所致。即按上法敷脐治疗。用药 3 天后已不每夜尿床，1 周后未再尿床，10 天后停药。随访至今未再发。

【按语】遗尿与肺脾肾和膀胱的功能关系密切，并与心肝两脏及三焦功能有关。尿液能贮藏于膀胱而不泄漏，是依赖肾气的固摄作用。小儿多因发育不健全，肾精不足，肾气失固，脾气虚弱，而致肾脾肺功能失调，使膀胱气化功能不全，开阖失司而遗尿。故其治疗应培补脾肾，清心宁神，固摄止遗。选用桑螵蛸温补肾阳，固摄精气；煅龙骨、牡蛎收敛心神，涩精止遗；五味子敛肺滋肾，涩精止遗，宁心安神，生津敛汗。

诸药合用，则气化行，水津流布正常，膀胱受约而遗尿止。若遇肝经郁热，疏泄太过，膀胱不藏所致的遗尿，则不宜使用本法。

神阙穴（脐部）为后天培元固本，开窍复苏之要穴，功能温通元阳，开窍复苏，运肠胃气机，化寒湿积滞。敷脐之中药多气味俱厚，能激发腧穴功能。敷脐之外，再以芳香窜透之麝香虎骨膏贴封固定，其芳香走窜之性可促进药力渗透。

12. 董氏止遗膏

【方剂来源】《浙江中医杂志》2008 年第 10 期。

【适应病证】小儿遗尿症。

【药物组成】肉桂、益智仁、芡实、五味子、覆盆子各 3 克。

【配制方法】上药共研细末备用（或用中草药颗粒剂）。

【使用方法】将上述药末加醋调成膏糊状，外敷于患儿脐部和命门穴。每晚 1 次，夜敷昼去。治疗 2 周为 1 个疗程，治疗期间停用其他药物。嘱患儿睡前 2 小时内不饮水及流质，并排空小便后入睡；让患儿白天多饮水或流质，鼓励憋尿，延长排尿时间，使膀胱充分充盈，容积扩大，锻炼膀胱功能。

【临床疗效】共治疗 60 例，1 个疗程后显效 33 例，有效 18 例，无效 9 例，总有效率为 85%；治疗后 3 个月随访，显效 30 例，有效 18 例，无效 12 例，总有效率为 80%。

【按语】小儿遗尿多因肾气不足，气化功能减弱，下元不能固摄，膀胱约束无权所致。历代医家均认为本病多系虚寒所致，所以治疗应以滋补肾源、温阳化气、固摄缩尿为原则。董氏认为，下元本虚偏于阳弱是本病的根本，治疗以助阳固元为大法。本膏方中肉桂温肾助阳，益智仁温肾缩尿，五味子补肾固涩，覆盆子、芡实益肾缩尿止遗，全方共奏温肾固摄之功。故治疗本病疗效突出。

十四、小儿盗汗膏敷方

1. 敛汗膏

【方剂来源】黄明志经验方。

【适应病证】主治盗汗。

【药物组成】五倍子（焙）30g，生龙骨 30g，朱砂 3g。

【配制方法】上药研极细末备用。

【使用方法】每次取 3~5g，陈醋加热调糊，睡前敷脐中，纱布覆盖，胶布固定，次日起床后揭去，连续敷脐 3 次以上。

【按语】本方有凉血敛汗、育阴潜阳之功，尤其适用于睡中汗出，心肾虚热型患儿。经长期观察，该方对腹泻夜惊等症亦有一定疗效。

2. 除烦止汗膏

【方剂来源】《中医外治杂志》2002 年第 11 期。

【适应病证】佝偻病，烦躁多汗、盗汗症。

【药物组成】生栀子 3 份，杏仁 1 份，大黄 1 份，五倍子、五味子各 3 份，冰片 0.5 份。

【配制方法】共研细末。用时以葱白 1~3 根捣烂，加入药末，以醋或鸡蛋清少许调匀即可。

【使用方法】临睡前以药膏敷足心，每晚 1 次。

3. 五倍止汗膏

【方剂来源】《按摩与导引》2001 年第 1 期。

【适应病证】小儿多汗症。

【药物组成】五倍子、公丁香、肉桂、细辛、吴茱萸各等份。

【配制方法】上药共研细末，混合均匀，贮瓶备用。

【使用方法】取上述药末 20 克，用食醋调成稠膏状，做成 3 枚贰分硬币大小的薄饼，分别贴敷在脐部和双足涌泉穴上，外用麝香止痛膏固定。每日 1 次，连用 1 周。为防止脱落，可让患儿穿袜子睡觉，如局部皮肤出现水疱、破损等，应暂停用药，待其结痂后再贴敷。

【临床疗效】共治疗 52 例，全部治愈。

【典型病例】患儿姜某，男，12岁。年前因患感冒发烧，治愈后就开始出现盗汗症状。由于盗汗，小孩身体较弱，面色萎黄，形瘦。曾考虑为肺结核病而多次摄片、痰检等，均未发现结核杆菌及阳性体征，遍服中药、玉米须、甘蔗梢、凤凰衣及民间单方等，收效甚微。其汗出多时，浸湿床铺，甚为苦恼。1999年3月中旬，采用中药穴位贴敷法。贴药1次，汗出明显减少。连续贴药1周，盗汗消失，精神转佳，后经家人调养，已面色红嫩，形体健壮，至今未发。

【按语】小儿汗症一般多为病后体虚，营卫不调，元阳外越，腠理不闭所致。五倍止汗膏中公丁香、肉桂、吴茱萸等芳香辛热之药振奋元阳，五倍子味酸，固涩止汗。神阙（肚脐）、涌泉穴均为固元培本、温补元阳、疏利气机之要穴。再加上肚脐周围皮下脂肪组织最少，血运丰富，药物易于渗透吸收。配以辛温香窜之麝香止痛膏固定，更可促使药物吸收，共奏温通元阳、调和营卫而固表止汗之效。

4. 三黄止汗膏

【方剂来源】《按摩与康复医学》2010年上期。

【适应病证】小儿盗汗。

【药物组成】黄连、黄柏、黄芩各30克，煅龙骨、五倍子各15克，朱砂5克。

【配制方法】将前5味共研细末，朱砂另研水飞后入，混合均匀，过100～120目筛，贮瓶备用。

【使用方法】取上药3～5克，用醋调成膏糊状填满脐中，外用纱布覆盖，胶布固定。敷贴时间晚6时至次日早晨6时，隔日1次，连敷3次。然后每周如法敷药1次，连续敷2周，以巩固疗效。

【典型病例】李某，男，6岁。盗汗近半年余。平时营养欠佳，形体消瘦，手足心自觉潮热，五心烦热，口干舌燥喜饮，夜寐不宁，便干如羊粪，舌质红，脉细数。脉症合参，属脾胃阴虚内热型，热灼心液，迫津外

泄。根据中医学"热则寒之"旨治之。取上述药末以食醋调敷神阙穴。敷2次盗汗减少，3次汗止。后以鲜石斛露内服，调理而愈。

【按语】小儿盗汗的辨证分型，虽有心虚而阴气不敛，心热火盛伤于阴分等不同的证型，但古今医家用药外贴脐眼治疗常可取效。脐名神阙穴，位于脐正中，是中医用药的一条秘密通道，中医学认为其内联十二经脉、五脏六腑及四肢百骸，并有引汗下行之功效。西医学研究提示，脐部无皮下脂肪组织，药物易渗透。方中黄芩、黄连、黄柏苦寒泄热，引汗下行；煅龙骨、五倍子滋阴敛汗；朱砂引诸药入心安神。全方共奏清热固表、引汗下行之效。此法简便易行，儿童极易接受，无痛苦，无副作用，疗效确切。

5. 五倍子膏（四）

【方剂来源】《山东中医杂志》2000年第11期。

【适应病证】自汗、盗汗等多汗症。

【药物组成】五倍子3克。

【配制方法】将五倍子研为细末备用。

【使用方法】取五倍子粉用食醋适量调成膏糊状，敷于脐部神阙穴，外盖纱布固定。盗汗者夜用昼取，自汗者昼用夜取，自汗盗汗兼有者昼夜24小时皆敷，每日1次，5天为1个疗程，疗程间休息2天继续用药。

【临床疗效】共治疗50例，治愈16例，好转32例，无效2例，总有效率96%。

【典型病例】患者，男，6岁，1999年11月5日就诊。住院诊断为两肺上中浸润型肺结核，进展期。白昼汗出淋漓，动则尤甚，夜寐汗出湿衣，面色㿠白无华，伴全身乏力，舌淡，少苔，脉细。证属气阴两虚之肺痨证，而以自汗、盗汗为主症。遂以五倍子膏外敷神阙穴，1天后自汗盗汗症状明显减轻。3天后消失。

【按语】中医学认为，汗证有虚实二端。实者有外感热邪或湿热内蕴等因，虚者有自汗、盗汗之别。自汗多因气虚不能固表，玄府不密，津液外泄所致；盗汗多见于阴虚内

热证，或气阴两虚证，因入睡之时，卫阳入里，肌表不固，虚热蒸津外出，故睡时汗出；醒后卫阳复归于表，肌表固密，虽阴虚内热，也不能蒸津外出，故醒后汗止。若气阴两虚，临床常自汗、盗汗并见。五倍子性味酸、涩，具有收敛止汗作用。西医学认为，五倍子含有大量鞣质，与汗腺、消化腺接触，可使腺体表面细胞蛋白质变性或凝固，使腺体分泌减少，从而抑制汗腺分泌。另外，食醋味酸，也有收敛固涩之功。总之，五倍子膏敷脐，通过经络作用，能调和阴阳，固本培元，固涩止汗。

十五、小儿流涎膏敷方

1. 滞颐膏

【方剂来源】黄犇经验方。

【适应病证】小儿流涎，无论脾胃积热及脾胃虚寒证，均可运用。

【药物组成】吴茱萸6g，胆南星4g。

【配制方法】两药共为细面备用。

【使用方法】取药末3～5克，用热醋调成糊状，睡前敷双足涌泉穴，次日起床后揭去。

【按语】一般用药3～6次即可收效。

2. 益脾膏

【方剂来源】黄犇经验方。

【适应病证】小儿流涎，涎多清稀，时多时少，面黄，大便不实等脾胃虚寒证。

【药物组成】益智仁5g，白术5g，车前子5g。

【配制方法】上药共为细面备用。

【使用方法】将药末用热醋调成糊状，敷于神阙穴上，以纱布覆盖，胶布固定，每日换1次。

【按语】一般用药3～6次即可收效。

3. 萸连膏

【方剂来源】《山东中医杂志》2003年第1期。

【适应病证】小儿流涎。

【药物组成】吴茱萸、胡黄连各6克。

【配制方法】上药共研细末，混合均匀，加适量食醋、面粉调成膏糊状，贮瓶备用。

【使用方法】晚睡前清洁患儿足心，外敷上膏，纱布固定，晨起取下，次夜再行。

【临床疗效】共治疗30例，治愈24例，有效6例，总有效率100%。

【按语】小儿口角流涎多因营养过丰，饮食不节，致使脾胃受损，热蕴心脾，或孕妇过食辛辣炙煿煎炸油腻之品，胎热内盛，蕴积心脾所致。脾开窍于口，在液为涎，脾脏积热循经上蒸，廉泉不能制约，故见口涎不断，质黏，口臭。心经有热，则烦躁不安，夜间眠差，易哭闹；心热移于大肠、膀胱则见大便干、小便短黄。舌尖红、指纹紫均为内有郁热之征。萸连膏中吴茱萸味辛苦，外敷足心能引火下行，胡黄连苦寒则直清内热。

十六、新生儿硬肿症膏敷方

1. 硬肿软化膏

【方剂来源】《中华护理杂志》2000年第1期。

【适应病证】新生儿硬肿症。

【药物组成】肉桂6克，丁香9克，川乌、草乌、乳香、没药各7.5克，当归、红花、川芎、赤芍、透骨草各15克。

【配制方法】上药共研细末，混合均匀，加入凡士林1000克调成膏糊状，贮瓶备用。

【使用方法】在西药治疗的基础上，待患儿体温恢复到36℃以上时，取上膏适量，加温溶化，涂敷在消毒纱布上，敷于硬肿处，胶布固定，每日定时换药1次，直至痊愈。

【临床疗效】共治疗60例，硬肿消退天数较西医方法治疗明显缩短，疗效满意。

【按语】新生儿硬肿症属中医学"血瘀证"范畴，《黄帝内经》曰："寒邪客于经络之中，则血泣，血泣则不通。"其认为寒邪可引起血瘀证，治当活血化瘀；温阳散寒，行气通络。硬肿软化膏中肉桂除积冷、通脉络；丁香温中散寒；川乌祛寒温中止痛；草乌散寒消肿；乳香调气活血；没药散血祛瘀；当归和血；川芎行气；赤芍消肿；红花、透骨草均能活血通络。本膏外敷，药力直达病所，中西结合，内外同治，标本兼顾，简便易行，易被患儿及家长接受，但要注意保温。

2. 乳没十味膏

【方剂来源】《时珍国医国药》2001 年第5 期。

【适应病证】新生儿硬肿症。

【药物组成】乳香、没药、川乌各 8 克，肉桂 6 克，丁香 9 克，当归、红花、川芎、赤芍、透骨草各 15 克。

【配制方法】上药共研细末，混合均匀，加凡士林 500 克，调成膏糊状备用。

【使用方法】取上膏适量，涂敷在纱布棉花垫上加温包敷在硬肿面，给予保暖，防止烫伤，每 2 天换药 1 次。

【临床疗效】共治疗 100 例，显效 59 例，有效 34 例，无效 7 例，总有效率 93%。

【按语】新生儿硬肿症是由寒冷损伤、窒息缺氧等引起的疾病。在发生硬肿症的病理过程中，毛细血管通透性增加及微循环障碍，这可能与肾上腺皮质激素水平低有关。当体温下降后，血流缓慢，血液浓缩，黏稠度增加，使得微循环瘀滞，从而导致弥漫性血管内凝血，凝血因子的大量消耗促使 DIC 发生。《黄帝内经》中提到寒邪客于经络之中，则血泣，血泣则不通，故认为寒邪可引起血瘀证。膏中川芎、川乌、乳香、没药等均可活血化瘀，温肾健脾；肉桂温中散寒；当归补血活血消肿。外敷本膏可改善动脉痉挛和微循环障碍，增加硬肿肢体血流量，且凡士林本身具有防止体温失散的物理特性。中药还可以通过皮肤吸收入血，起到全身治疗作用。

3. 硬肿外敷膏

【方剂来源】《河南中医》2001 年第3 期。

【适应病证】新生儿硬肿症。

【药物组成】丹参 15 克，川芎、红花各6 克，当归、桃仁各 10 克，赤芍 12 克，肉桂 2 克。

【配制方法】上药共研细末，加医用凡士林 30～50 克，搅拌混合成膏状备用。

【使用方法】用时将上膏加温至 37℃左右，均有涂敷在硬肿皮肤处，厚约 2～3 毫米，外用纱布包裹。轻度每日换药 1 次，中、重度者每日换药 2～6 次，疗程 3～5 天。

【临床疗效】共治疗 34 例，显效 24 例，有效 8 例，无效 2 例，总有效率 96%。

【按语】新生儿硬肿症属中医学"五硬""胎寒""血瘀"范畴，病因病机为小儿元阳虚弱，寒凝经络，气血瘀滞。《医学纲目》云："小儿胎中有寒，生下不能将护，再伤于风，其候面色青白，四肢逆冷，手足颤动，口噤不开，乃胎寒之故。"西医学认为，其与寒冷、感染、早产、新生儿体温调节中枢不完善等有关。

硬肿外敷膏中丹参、红花、当归、川芎、桃仁等有活血化瘀、破瘀生肌、活血止痛、散寒消肿通络之功，并佐肉桂温通阳气，从而加速血流，改善血液循环，可使凝聚之血小板解聚，起到抗凝作用。硬肿症时肢体血流量减少，表层血管处于收缩状态，新生儿皮肤薄嫩，用活血药加凡士林外敷局部，可助药力渗透皮下，促进局部血液循环，增加血流量，改善毛细血管通透性，发挥中药温通经络、调和气血之功，从而改善硬肿部位血液供应，使硬化脂肪变软，起到良好的治疗作用。

十七、小儿夜啼症膏敷方

安神膏

【方剂来源】《河北中医》2002 年第8 期。

【适应病证】小儿夜啼，惊惕，夜寐不安，幻视，幻听，梦游。排除高热、惊厥、癫痫。

【药物组成】 朱砂 0.5 克，五倍子

1.5 克。

【配制方法】上药共研细末，贮瓶备用。

【使用方法】清洁脐部，将上述药末用老陈醋调成膏糊状，外敷脐上，胶布固定，10～20 小时取下，每日换药 1 次。

【临床疗效】共治疗 123 例，3 日内症状消失 50 例，1 周内症状消失 60 例，2 周内症状消失 13 例，总有效率 100%。

【按语】小儿有脏腑娇嫩、形气未充、心气虚、胆气弱、肾气亏、神气怯弱的特点。如乍视异物，乍闻异声，或看电视、电影等恐惧画面，均可导致小儿暴受惊吓，而致惊惕、夜啼、夜寐不安，甚至梦游、幻视幻听现象的发生，因此需以安神定志法治之。安神膏方中朱砂为重镇安神药，有镇静催眠作用；五倍子可治小儿夜啼，两药配合，药少而力专，使患儿神安意静，诸症消失。通过观察，年龄越小，治疗效果愈明显。神阙穴为人体经络总枢，经气汇海，并通过奇经八脉统领全身经络，联系五脏六腑。因其是腹壁关闭最晚和最薄处，有利于药物的渗透吸收，药效可以直达病所。本方法见效快，无副作用，患儿易于接受。

第六章　皮肤科膏敷集

皮肤，是被覆人体表面，直接与外界接触的部分，有保护、感觉、分泌、排泄和呼吸等功能。它外为毛发的载体，内受肺气的熏泽，是人体的外卫。发挥着"卫外而卫固"的功能，保护机体的肌肉、筋脉、骨骼、脏腑各组织、器官的安全。凡风、寒、暑、湿、燥、火六淫害人，皮肤皆首当其冲，当此之时，表实则拒邪毒于腠理之外；倘若表虚，则外邪乘虚而入，引发各种疾病。同时皮肤自身也常发生各种病症，因此对皮肤的保健十分重要。

皮肤的排泄与呼吸功能是靠汗毛孔来实现的，汗毛孔的这种沟通内外的功能，也是治病给药的途径之一，膏药的药效就是靠它来传递的。

第一节　病毒性皮肤病膏敷方

一、带状疱疹膏敷方

带状疱疹是一种由病毒引起，以皮肤始起红斑，继起簇集性水疱，伴烧灼样疼痛，每多缠腰而发为特征的急性皮肤病。根据发病特点，有"缠腰火丹""串腰龙""蛇串疮"等名称。此病多发于春秋季节，好发于成年人。

1. 半夏膏（一）

【方剂来源】《新中医》1981 年第 2 期。

【适应病证】带状疱疹。

【药物组成】生半夏9 克，生南星12 克，雄黄6 克，半边莲12 克，白芷12 克，冰片3 克，菜油适量。

【配制方法】将以上 6 味中药研细过筛，充分混合均匀，与菜油调和成膏状备用。

【使用方法】将膏药敷涂患处，每天用药3～4 次，一般 1 天后症状减轻，3 天后症状大减，逐渐痊愈。

【典型病例】刘某，女，8 岁。身体右侧后背及腋下发疹 5 天，诊断为带状疱疹。用半夏膏 8 小时后疼痛大减，1 天后患儿高兴玩耍，3 天后疱疹干燥而逐渐脱落。

【按语】本膏中生半夏外用疗疮，生南星外用散结消肿止痛。合而共奏清热解毒、消肿止痛之效。

2. 紫金锭膏

【方剂来源】《新中医》1987 年第 7 期。

【适应病证】带状疱疹。

【药物组成】紫金锭片、季德胜蛇药片、板蓝根注射液、白蜡（黑蜡亦可）。

【配制方法】病灶范围在 3 平方厘米者，用紫金锭、季德胜蛇药片各 1 支，研极细末，加板蓝根注射液 4 毫升，白蜡 10 毫升，冷开水适量，调成膏状备用。（病灶范围大者按比例加量）。

【使用方法】用消毒棉签涂敷患部，每日 4～5 次。

【典型病例】曹某，女，40 岁。1986 年10 月 5 日突然右胸疼痛，继之 4、5 前后肋间起密集成簇、大小不等的水疱，基底紫红斑，充血，周围轻度红色浸润，用上药后半小时内止痛，3 天痊愈。

【按语】用本膏敷治 10 例带状疱疹，一般 2 小时内止痛，4 天内痊愈。

3. 五妙水仙膏

【方剂来源】《新中医》1987 年 11 期。

【适应病证】带状疱疹。

【药物组成】《医宗金鉴》水晶膏去糯米加五倍子、紫草。

【配制方法】由江苏省淮阴中药厂生产的中成药。

【使用方法】将药膏涂布于神经疼痛区域及红斑、水疱、皮疹上每日 1 次，连续 3 天；如未愈，隔天 1 次。涂膏后保留药膏于皮疹上，不必洗。如水疱破损，膏应涂布于创面旁，不可直接涂于破损部，以免药物刺激引起腐蚀作用加重疼痛和愈后留瘢痕。

【注意事项】严禁药膏入眼。

【临床疗效】用本膏敷治 20 例带状疱疹均治愈，对神经痛症状控制明显。

【典型病例】欧某，女，29 岁。右腰背出现红斑，密集水疱，疼痛 10 天。诊为带状疱疹。以五妙水仙膏涂敷患处，每日 1 次。次日复诊疼痛消失，红斑消退，部分水疱吸收干涸。用药 3 次，全部水疱干涸结痂而愈。

【按语】本膏药具有消炎解毒、去腐生新、收敛杀菌的功效。

4. 三黄二香膏

【方剂来源】《新中医》1987 年第 2 期。

【适应病证】带状疱疹。

【药物组成】生大黄、黄柏、黄连各 30 克，乳香（制）、没药（制）各 15 克，细茶叶适量。

【配制方法】将以上 5 味中药共研细末，将细茶叶泡浓汁适量，与药末调成糊状备用。

【使用方法】使用时将药膏外敷疱疹处，干则易之。

【典型病例】徐某，女，21 岁，1979 年 7 月 21 日初诊。5 天前右腰部突然出现成批集簇水疱，渐次增多，刺痛甚剧，寤寐不安，经在外治疗不效，诊见右腰部（腰椎 1～2 节段处），右侧腹部及后背可见大片成簇密集水疱，皮肤灼红疼痛，不敢碰触，舌绛，苔净，脉象弦细。用三黄二香膏外敷患

处，即日痛止眠安，2 天后结痂，4 天全消而愈。

【按语】用本膏一般 1～2 日后结痂，疼痛消失；4～6 日痊愈。膏中三黄清热泻火解毒；乳香、没药消肿生肌，活血止痛；配以茶叶而奏功。

5. 二黄膏

【方剂来源】《新中医》1992 年第 3 期。

【适应病证】带状疱疹。

【药物组成】雄黄、大黄各 15 克，柏树枝 50 克，冰片 3 克，麻油适量。

【配制方法】将柏树枝烧灰，与雄黄、大黄共研极细末，麻油放在勺中用火加热，待沸后倒入上药混合之药末中，凉后加入冰片徐徐搅拌成膏备用。

【使用方法】将患处暴露，用药膏均匀地涂于皮损处，以补足皮损为度，外用敷料包扎，每日早、晚贴敷 1 次。

【注意事项】换药时应将旧膏去净。

【典型病例】叶某，男，56 岁，干部，1990 年 5 月 13 日来诊。见右侧胁肋至背部起簇集水疱，面积 3 厘米×7 厘米，灼热痛甚，诊为带状疱疹，即敷该药，3 天后疼痛消失，皮损结痂而停用外敷药，5 天后痂落而愈。

6. 黛连膏

【方剂来源】《山东中医杂志》1984 年第 2 期。

【适应病证】带状疱疹。

【药物组成】黄连、黄柏、片姜黄各 9 克，当归尾 15 克，生地黄 30 克，香油 360 克。

【配制方法】用香油将上述药物炸枯，去渣。下黄蜡 120 克（冬季用 80 克），溶化后过滤，倾入干净容器内备用。

【使用方法】临用时取膏 20 克加青黛粉 1 克，均匀外敷患处，上用无菌纱布包扎。

【按语】曾用本膏治疗带状疱疹 16 例，一般 1～3 天疼痛缓解，3～5 天水疱消退而愈。

7. 特效蛇丹膏

【方剂来源】《江苏中医杂志》1989年第8期。

【适应病证】带状疱疹。

【药物组成】黄连30克，七叶一枝花50克，蜈蚣20克，明雄黄60克，琥珀、明矾各90克。

【配制方法】先将蜈蚣放入烘箱内烤黄，然后分别取上药研为细粉，经100目筛选过，混匀装瓶备用。

【使用方法】取药粉适量，用麻油调成糊状，即成本膏，使用时先在皮损处以生理盐水清洗局部，并用灭菌棉球揩干，然后将本膏涂布在灭菌纱布上敷贴患处，胶布固定，每日换药1次。

【临床疗效】经用本药膏治疗560例，均在5天内治愈，平均治愈天数为2.7天。其中1天治愈者70例，占12.5%；2天治愈者315例，占56.25；3天治愈者140例，占25%；4天治愈者28例，占5%；5天治愈者7例，占1.25%。

8. 疱疹膏

【方剂来源】《浙江中医杂志》1991年第11期。

【适应病证】带状疱疹。

【药物组成】雄黄、白矾各10克，乳香、没药各5克，冰片少许。

【配制方法】将上药研细贮瓶备用，用时取饱和生石灰水的上清液50毫升，香油50毫升，两者充分搅拌成乳状，加入药粉调成膏状。

【使用方法】外涂患处，无须包扎，每日1～2次。一般1次痛止，2～3天即可痊愈。

【典型病例】王某，女，36岁，前天右胁部出现不同程度的刺痛灼热，瘙痒难忍，昨天局部出现数群大片状丘疹。疱疹成带状分布，前到脐部，背到脊柱前，患处基底红晕明显，疱疹间皮色如常，刺痛难忍，坐卧不安。伴有低热恶寒、乏力、食欲不振等症

状，舌质红，苔黄腻，脉弦数。遂用疱疹膏涂之，1次后痛止，2日结痂，3日而愈。

【按语】方中雄黄燥湿解毒，乳香、没药活血行瘀，白矾、石灰水燥湿收敛，冰片清热止痛，香油润肤生肌，合用而收良效。

9. 生肌玉红膏（四）

【方剂来源】《浙江中医杂志》1993年第6期。

【适应病证】带状疱疹。

【药物组成】当归、白蜡各60克，白芷15克，轻粉、血竭各12克，甘草36克，紫草6克，芝麻油500克。

【配制方法】先将当归、白芷、紫草、甘草入油内浸3日，大勺内煎滚，入血竭化尽，次入白蜡，微火化开。用圆口茶杯4个，预炖水中，将膏分作4处，倾入杯内，候片刻，下研细轻粉，每杯3克，搅匀。

【使用方法】将膏均涂纱布上，敷贴患处，每日2次，并用生理盐水清洗患处，疱疹未破或已破均可应用。

【临床疗效】3年来共治疗132例，一般用药1～5天内痊愈，无毒副作用。

【典型病例】李某，男，56岁。1991年3月2日初诊。左侧胸胁及背部起簇集状水疱疹，小如米粒，大如绿豆，呈带状排列，疱液澄清透明，自觉刺痛，诊断为带状疱疹。给予上法治疗，疱疹逐渐干缩，结痂，3日候痊愈。

10. 五黄膏

【方剂来源】《常见病中草药外治疗法》。

【适应病证】带状疱疹。

【药物组成】黄连9克，当归15克，黄柏9克，生地黄30克，姜黄9克，黄蜡125克，麻油375克。

【配制方法】上药除黄蜡外，共浸泡于麻油内1日夜，用文火熬至药枯，去渣滤清，加入黄蜡，文火徐徐收膏。

【使用方法】用时加30%雄黄粉调匀，外敷患处，每日1换。

【注意事项】敷贴此膏期间，忌食辛辣

与饮酒。

【按语】此膏不论带状疱疹的初期与后期，均可应用。

11. 紫草二黄膏

【方剂来源】《山东中医杂志》第 18 卷 1999 年第 3 期 134 页。

【适应病证】带状疱疹。

【药物组成】紫草 90 克，雄黄、黄柏、明矾、血竭各 60 克，滑石粉 200 克，香油 1000 克，凡士林 200～300 克。

【配制方法】将黄柏研细末，过 120 目筛，雄黄、明矾、血竭研成细末。用香油浸泡紫草 3 天，上锅熬枯，过滤去渣，加入凡士林（夏季用 300 克，冬季用 200 克），使溶化，降温后加入滑石粉充分搅拌，依次加入黄柏、雄黄、明矾、血竭粉，搅拌均匀成膏，装筒备用。

【使用方法】用 1‰新洁尔灭消毒皮损处，并挑破脓疱，用生理盐水冲洗。将紫草二黄膏涂在无菌敷料上，敷于皮损处，绷带、胶布固定，隔日换药 1 次。

【注意事项】孕妇禁用。

【临床疗效】治疗 28 例，病史 2～14 天，皮损在躯干部 23 例，四肢部 5 例。治疗结果：28 例全部治愈，重者敷药 3～5 次，轻者 2 次，一般在敷药 1～2 小时疼痛减轻，24 小时症状明显好转。敷药 1 次烧灼刺痛感减轻，疮面收敛，3 次后结痂，自觉症状消失。

【按语】此膏具有清热解毒、渗湿收敛、活血止痛的功效，故涂敷之疗效可靠。

12. 疱疹散

【方剂来源】《新医药学杂志》1978 年第 3 期。

【适应病证】带状疱疹等。

【药物组成】野菊花 30 克，桑螵蛸 24 克，龙胆草 12 克，蛇蜕 15 克，大黄 15 克，栀子 15 克，青黛 15 克，没药 15 克，白芷 15 克，苦参 30 克，煅石膏 30 克，冰片 15 克。

【配制方法】将上药分别研为细末（冰片、青黛后研），混合均匀，瓶装密封备用。

【使用方法】将上药粉用植物油调糊，每次上药时，先将患处常规消毒。

【注意事项】如局部出现感染，最好配合使用消炎药。

【临床疗效】用上方治疗带状疱疹患者 65 例，一般在 2～5 天治愈，最多 9 天。重症患者可加服本药末，每日 2 次，每次 9 克。

【按语】带状疱疹是一种常见皮肤病，多由湿热入侵皮肤，气血瘀滞，发于皮肤而成，本方具有很好的清热解毒、利湿的功能，因此能取得较好疗效。

13. 大黄紫草膏

【方剂来源】《中医外治杂志》2003 年第 2 期。

【适应病证】带状疱疹、湿疹、痈疖，无名肿毒，烧烫伤，慢性皮肤溃疡。

【药物组成】大黄 30 克，紫草 50 克，当归 25 克，生地黄 25 克，黄柏 15 克，黄连 10 克。

【配制方法】上药入麻油内浸泡，夏 2 日、冬 4 日，加热至沸，不断搅动，后用文火将药物炸枯，以表面色黑、内部色深褐为度，过滤去渣，再将黄蜡入药油中熔化，等药油略温（50℃以内）时，放入冰片 8 克，搅匀，置清洁容器中待凝备用。

【使用方法】取药膏涂于患处包扎，夏季每日 1 次，冬、春、秋季则隔日换药 1 次。

【典型病例】许某，女，10 岁。左肋下灼热、疼痛，伴小水疱 3 天。左肋下小水疱，沿肋间神经分布，其间皮肤色红，无发热，纳寐可。诊断为带状疱疹。给予大黄紫草膏外用，半小时后，疼痛减轻，共治疗 6 天痊愈。

【按语】大黄紫草膏方中以大黄、紫草为主药。大黄泄热毒，行瘀血、破积滞；紫草凉血活血，清热解毒；黄连、黄柏清热燥湿，泻火解毒；生地黄甘寒，凉血养阴；当归活血止痛；冰片散郁火，消肿止痛；麻油、蜂蜡解毒润肤生肌。诸药合用，清热解毒，利湿消肿，收敛生肌。

炎、敛疱止痛的功效，从而发挥其治疗作用。

19. 九味清凉膏

【方剂来源】《四川中医》2002 年第 4 期。

【适应病证】带状疱疹。

【药物组成】蜈蚣 3 条，雄黄 10 克，枯矾 4 克，青黛 12 克，冰片 5 克，黄柏、白芷各 12 克，紫草 6 克，侧柏炭 5 克。

【配制方法】蜈蚣焙干，加上其余药品共研细末贮存。

【使用方法】用时取麻油、蜂蜜（各半）适量，将药末调成膏糊状。将患部常规消毒后，用无菌棉签蘸取药糊均匀地涂于疱疹部位，外盖以塑料薄膜，用医用胶布固定。每日涂敷 2 次。用药过程中应保持局部清洁、干燥，严防摩擦、手抓；应停用其他内服、外敷药，忌食酒类及辛辣食品。

【临床疗效】共治疗 41 例，涂敷 4~8 次痊愈者 29 例，9~13 次治愈有 9 例；显效 3 例，总有效率为 100%。

【典型病例】龚某，女，76 岁，农民。2000 年 10 月 21 日颈项左侧出现红斑，继而水疱成簇，疼痛灼热，犹如火燎，终日烦躁不安，夜难入睡。经多处治疗，病情未见改善，于 2000 年 11 月 7 日来我院求治。症见左侧颈项疱疹，簇集性水泡，轻度糜烂渗出，灼热疼痛，奇痒难忍，夜间尤重。经采用九味清凉膏如法敷治 1 天后，局部灼热痛痒感明显减轻。敷药 4 天后，干燥结痂。7 天后，症状完全消失而痊愈。

【按语】带状疱疹，是由水痘－疱疹病毒感染所引起的急性疱疹性皮肤病，中医学称为"缠腰火丹""蛇串疮""火带疮"等病名，俗称"蜘蛛丹"。本病为湿热毒邪引起的气滞血瘀湿阻，故以糜烂渗出、红斑灼热疼痛为特点。治宜疏通经络、清热利湿解毒、止痛止痒。九味清凉膏方中蜈蚣、雄黄、白芷祛风解毒止痛；雄黄与枯矾合用即为二味拔毒散，专治红肿痛痒；青黛清热凉血、解毒消斑；黄柏具有清热燥湿、泻火解毒的作用；冰片清热止痛；侧柏叶祛风湿，清热凉血止血；紫草具有凉血活血、解毒透疹之功。辅以润燥、止痛、解毒之蜂蜜和润燥、解毒、生肌之麻油为赋形剂。合而共奏清热解毒、祛风除湿、凉血止痛之功效，故临床用之每获良效。

二、扁平疣膏敷方

扁平疣是发生在青年男女面部及手背等处的一种常见皮肤病，俗称"扁瘊"，属于一种病毒性皮肤病。

1. 消疣膏

【方剂来源】《食物自然疗法》。

【适应病证】治疗扁平疣等病。

【药物组成】鲜丝瓜花 2~5 朵，食盐少许。

【配制方法】5~9 月采集鲜丝瓜花，与食盐相和，捣烂。

【使用方法】涂搽面部扁平疣上，以发热为度。多搽效果更好，水分干后弃去。

【注意事项】搽之前如能用针挑破疣表面，其效果更佳。

【典型病例】赵某，女，28 岁。1987 年 10 月 8 日初诊。面部、手背出现扁平皮疹，历时半年余。曾用利巴韦林、板蓝根等药治疗未效。扁平皮疹不断增多。诊断为扁平疣。外用消疣膏治疗，1 周后消退。

【按语】面部扁平疣，是青年常患的面部皮肤病。中医学认为，扁平疣主要由热毒蕴阻于肌肤之内所致。本方单以丝瓜花一味，清热解毒，药简力专，制作简单，可作为夏季治疗扁平疣的简便方。

2. 矾香膏

【方剂来源】《浙江中医杂志》1995 年第 6 期。

【适应病证】寻常疣与扁平疣。

【药物组成】明矾 100 克，降真香 50 克，旱莲草 30 克。

【配制方法】先将 3 药焙干研末过 100 目

筛，混合均匀，再加药用凡士林200克，调匀即成。

【使用方法】用时将局部皮肤常规消毒，用三棱针刺破疣的基底部，如遇到母疣（初起为针头或米粒大小丘疹，逐渐增大至黄豆、豌豆大小，表面呈乳头状突起），则用刀片削过表面角质，点破出血，再用矾香膏涂于患处，每天外涂1~2次，7天为1个疗程。如果2个疗程仍未治愈，在第3个疗程前，再用三棱针针刺，方法同上。

【临床疗效】本组68例。经1个疗程治愈（疣全部消失）8例，显效（50%~75%疣消失）18例，有效（25%~50%疣消失）27例，无效15例；经2个疗程治愈45例，显效7例，有效8例，无效8例；经3个疗程治疗，则全部治愈，治愈率为100%。

【典型病例】周某，男，19岁。1992年11月10日初诊。患处手背手指见米粒、绿豆大丘疹多颗已年余，3颗已黄豆大，1颗如豌豆大。近半年内足背部、膝盖部先后出现多个黄豆大小的疱疹，局部皮肤灰褐色，表面呈乳头状突起，粗糙不平呈刺状，触之坚硬，无疼痛，境界清楚。有母疣5个，3个呈裂隙状；子疣达50余个，排列不规则，呈播散状。经三棱针及刀片点刺、削平，外涂矾香膏1个疗程，子疣多数脱落，2个疗程后疣全部消失。

第二节　细菌性皮肤病膏敷方

一、脓疱疮膏敷方

脓疱疮，俗称"黄水疮"，是一种具有传染性的化脓性皮肤病。可发生于体表的任何部位，以头、面及耳后部最为常见。初起皮肤上起粟粒样小疱，四周略呈细晕，多伴有瘙痒，抓破则有黏稠黄水流出，甚则浸淫成片，故又称"浸淫疮"。今亦称多发性毛囊炎。

1. 消疮膏

【方剂来源】《本草原始》。

【适应病证】头面黄水疮，旋耳疮，羊胡疮。

【药物组成】雄黄、明矾、松香、桃丹各10克，凡士林100克。

【配制方法】先将雄黄研末，再加松香，后加桃丹共研细末，与凡士林调成软膏。

【使用方法】用时将药膏涂布患处，并用指头轻轻揉搽片刻，每日1~2次。

【注意事项】应每日换药，保持局部清洁，同时忌辛辣、海鲜等食物。

【典型病例】赵某，女，7岁。额、面颊部脓疮，瘙痒，历时1周。始因蚊虫叮咬，局部搔破引发脓疮，不断增多，曾用多种抗生素内服、外搽，效果不显。脓疮仍未控制。检查：额、面颊部散在性大小不等黄色脓疱，基底潮红，伴脓痂，部分皮疹已破溃流黄水，表皮糜烂，舌苔薄黄，舌质红，脉细数。诊断为脓疱疮。拟方清热解毒法。内服五味消毒饮，外用消疮膏，日敷1~2次。经治疗2日后，症情明显好转，3日后痊愈。

【按语】本方中雄黄为杀虫解毒要药，配明矾、松香等收敛固涩。故能针对病因，直达病所，获取佳效。

2. 硫黄膏（一）

【方剂来源】《中医外科学》。

【适应病证】用于疥疮、脓疱疮、癣病等。

【药物组成】硫黄5~20克，乙醇适量，凡士林加至100克。

【配制方法】硫黄研末，调乙醇如糊状，再搅入凡士林调成膏。

【使用方法】外涂患处。

【注意事项】用时稍用力揉擦患处，疗效更好。

【典型病例】张某，男，12岁。左手背

皮肤始出现水疱，迅速变为脓疱。3 日后胸背部亦出现脓疱，且有蔓延发展趋势。刻下症：手背、胸腹、后背皆出现黄豆大小水疱，脓疱多处，尚有脓痂、糜烂、流黄脓水等，舌苔薄白，脉细数。证属暑湿蕴阻。拟清暑解毒利湿，清暑汤合金银花解毒汤化裁。外用硫黄软膏，每日 3 次。并嘱其勤洗澡更衣，经治疗 2 日后，脓疱消失。

【按语】硫黄软膏用于杀疥灭虫，解毒消疹，确有功效。不过各书中配伍各异。《中医皮肤病学简编》中硫黄 20 克，猪脂 80 克（凡士林亦可）；《全国中成药处方集》中硫黄膏（灭疥膏）为硫黄粉 120 克，石灰块 120 克，加水煮 1 小时，取滤液 500 毫升，再熬至深红色澄清液，加入花生油，搅成黄色稍厚液为度。均用于疥疮、诸癣。而《外科证治全书》的硫黄膏为硫黄、白芷、天花粉、水粉各 15 克，全蝎 1 枚，芫青 7 个（去头足翅），蝉蜕 5 个，则用于酒齄鼻、粉刺等，与上膏有别。

3. 樟丹膏

【方剂来源】《疡科纲要》。

【适应病证】用于游风湿注、黄水疮、脓疱等。

【药物组成】氧化锌 25 克，东丹 50 克，凡士林 225 克，樟脑、冰片适量。

【配制方法】用杵成膏，樟冰用量须视痒之轻重酌入，太多则痛，太少则效弱。

【使用方法】用时须洗涤净脓水，再涂此膏，每日 1 洗 1 换。

【注意事项】切勿将本膏药沾涂于口唇等部位。

【典型病例】苏某，男，10 岁。腹部出现脓疱 10 日。腹部始痒，搔破后发生水疱，渐变为脓疱，逐渐增多。检查：腹部可见黄豆大小脓疱多处，伴有脓痂、糜烂等皮损，舌苔黄腻，脉细数。诊断为脓疱疮。治拟清热解毒利湿法。龙胆泻肝丸合六神丸内服，外用樟丹油膏，2 日后痊愈。

【按语】本膏中有解毒止痒药组成，如氧化锌、东丹、樟脑等，故适用脓疱疮中瘙痒明显者。

4. 明柏膏

【方剂来源】《山东中医杂志》1992 年第 6 期。

【适应病证】多发毛囊炎。

【药物组成】侧柏叶 30 克，明矾 10 克，鸡蛋 2 个。

【配制方法】将侧柏叶洗净，加明矾共捣烂，再加鸡蛋清调成膏状备用。

【使用方法】将毛囊炎局部用温开水洗净后，贴敷明柏膏，上面用塑料纸及纱布包扎，每日换药 1 次，一般 2～4 次后即愈。

5. 青黛黄柏膏

【方剂来源】《新中医》1982 年第 4 期。

【适应病证】黄水疮（脓家疹）。

【药物组成】青黛 150 克，黄柏 120 克，薄荷 150 克，冰片 6 克，人中白 90 克，黄连 45 克，硼砂 60 克，香油适量。

【配制方法】将上药研为细末，用香油或菜油调成膏状备用。

【使用方法】患处用 75% 乙醇棉球消毒，然后涂敷以上药膏，覆盖消毒纱布，胶布固定，隔日换药 1 次。

【临床疗效】本膏为家传秘方，经临床应用 50 余年，一般 2～4 次即可治愈。

【典型病例】聂某，男，18 岁。面部起黄豆大脓疱，抓破流黄水，糜烂 1 月余，曾用抗生素、磺胺类药治疗无效。于 1979 年 4 月 12 日来诊，诊断为黄水疮。经用青黛黄柏膏敷治，2 次治愈。

6. 松矾膏

【方剂来源】《江苏中医杂志》1991 年第 3 期。

【适应病证】黄水疮。

【药物组成】枯矾 30 克，松果 50 克（焙炭研末）。

【配制方法】取香油适量调成糊状，现制现用。

【使用方法】用温开水清洗患部后，根

据患部大小剪取消毒纱布，涂上松矾膏敷贴后用橡皮膏固定，每日换 2 次。

【按语】松果炭解毒收敛，祛瘀排脓；枯矾收敛燥湿，生肌敛疮。二者合用，共奏解毒敛疮之奇效。若小儿年龄小，宜适当减少枯矾用量。

7. 四黄膏

【方剂来源】《常见病中草药外治疗法》。

【适应病证】脓疱疮。

【药物组成】黄连 3 克，大黄、黄柏、黄芩各 12 克，黄蜡 30 克。

【配制方法】用麻油将上药浸泡 1 昼夜，上锅用文火熬至药枯，去渣滤清，再用文火徐徐收成膏备用。

【使用方法】涂擦患部，每日 2 次，直至病愈。

【注意事项】敷药期间忌食辛辣之物，毛巾等日常生活用品应洗烫消毒。和患者接触后要洗手。

【按语】此病即俗称"黄水疮"。

8. 脓皮膏

【方剂来源】《浙江中医药》1978 年第 3 期。

【适应病证】脓疱疮、毛囊炎、疖等。

【药物组成】青黛 60 克，煅石膏 120 克，滑石 120 克，黄柏 30 克，冰片 15 克，黄连 15 克。

【配制方法】各药研细末，和匀备用。

【使用方法】对皮肤渗液多者，用 1：5000 的高锰酸钾或茶汁清洗后，撒上药粉。对皮肤干燥结痂者，用麻油调药末搽，夏秋季可用丝瓜叶汁调搽。

【注意事项】如有发热等全身症状，可配用抗菌消炎的中西药物。

【典型病例】刘某，男，8 岁，1998 年 7 月 12 日初诊。近 1 周来，鼻、额、口周等处不断出现红色丘疹、脓疱、渗液、脓痂。在某医院诊断为脓疱疮。内服青霉素 V 钾片、外用红霉素软膏治疗 3 天，皮疹不断扩大、增多，手背亦出现类似皮疹。检查：面部及手背等处约黄豆大小的红斑丘疹、水疱、脓疱、脓痂等皮损。治拟清热解毒，利湿消疹法。脓皮膏外敷，每日 3 次。内服中药，经治疗 1 周后，皮损消失而愈。

【按语】本方由清热解毒、利湿等中药组成，且能止痒。对于脓疱疗效较好。如渗出明显者，也可用本方煎水外洗，待渗水减少后使用更佳。

9. 乳没膏

【方剂来源】《中医杂志》2002 年第 4 期。

【适应病证】脓疱疮（黄水疮）。

【药物组成】乳香、没药各 1 份，猪油 4 份。

【配制方法】先将猪油熬沸，将乳香、没药轧碎慢慢放入沸油中，使两药完全融化，然后自然冷却成膏。

【使用方法】涂药前可先用 3% 双氧水清洗疮面，以除去脓痂为度，然后将上膏涂于疮面上一层，无须包扎，每日早、晚各 1 次，渗液多者可用 4 次，3 天为 1 个疗程。

【临床疗效】共治疗 102 例，1～3 天治愈 14 例，4～6 天治愈 50 例，7～9 天治愈 35 例，未愈 3 例，总有效率 97.06%。

【典型病例】王某，女，5 岁，学生。头面潮红，出现丘疹水疱、脓疱，逐渐糜烂、结黄色痂，并逐渐增多。已病休 1 周，患者要求在本门诊治疗，经外敷乳没膏 5 天，症状完全消失，返校学习。

【按语】本法采用 3% 的双氧水，清创局部，清除脓液，有利于药物发挥作用。现代药理研究证实，乳香、没药主要含树脂、树胶、挥发油，有灭菌消炎、防腐消肿、止痛收敛的作用，使已溃破的表面不再受炎性渗出物的侵袭和腐蚀。猪油有软化痂皮、解毒生肌的功效。乳没膏外敷治疗脓疱疮可抗菌消炎，减轻局部瘙痒，促进疮面的吸收而治愈，且愈合不留瘢痕，复发病例再次用药仍有效。

10. 芦荟白药膏

【方剂来源】《社区医学杂志》2005 年第

9 期。

【适应病证】小儿脓疱疮。

【药物组成】芦荟 50 克，云南白药 20 克。

【配制方法】将芦荟捣成泥，与云南白药混合成膏。

【使用方法】用 3%过氧化氢棉球擦洗患处，对疱大未破者，可用无菌针头刺破疱壁，用无菌棉球吸干脓液，勿使疱液溢至正常皮肤。有痂皮应及时除去（黏着紧密者勿强行剥离），然后将芦荟白药膏涂敷在患部，加盖无菌敷料，每日 3 次。

【临床疗效】共治疗 66 例，显效 60 例，有效 6 例，总有效率 100%。

【按语】脓疱疮好发于颜面四周及四肢暴露部位，抓破后易造成蔓延，反复发生，使病程延长。有些患儿还可并发急性肾炎、猩红热等。芦荟白药膏敷贴患部，有止痒、防止抓破而致疱液外溢的作用。其中的芦荟有清热活血的功效，对金黄色葡萄球菌有一定的抑制作用；云南白药有解毒、消肿、散瘀等功效，二者合用可促进脓疱痊愈，缩短病程，其疗效明显优于传统的治疗方法，且方法简便、费用低廉、无毒副作用。

二、丹毒膏敷方

丹毒为一种突然皮肤鲜红成片，色如涂丹，迅速蔓延的急性炎症。发于头面为"大头瘟"，发于腰胯为"内发丹毒"，发于小腿足部者为"流火"，新生儿丹毒为"赤游丹"，发无定处称为"游火"。本病是由链球菌引起的皮肤炎症，多发于小腿或面部。

1. 清热消肿膏

【方剂来源】《临诊一得录》。

【适应病证】用于丹毒及痈肿坚硬未成脓期。

【药物组成】芙蓉叶 30 克，赤小豆 30 克，制乳香 18 克，制没药 18 克，炙山甲 15 克，全蝎 6 克，凡士林 500 克。

【配制方法】上药共研细末，调入凡士林内。

【使用方法】外敷患处，每日 1 换。

【注意事项】熬药前可用三棱针点刺患处，再用本膏外敷，收效更好。

【典型病例】王某，男，18 岁。右侧足背部红肿疼痛，发烧 1 天。始感右足背部疼痛，未注意。1 天前突然开始寒热，右足背红肿明显，并向小腿蔓延，舌苔薄白，脉弦数。诊断为丹毒。治拟凉血解毒，利湿清热。龙胆泻肝汤内服。外用清热消肿膏，1 周后肿痛消退而痊愈。

【按语】本膏如去山甲，加生大黄 15 克，青黛 6 克，配成 20%凡士林软膏，则清热解毒之力强，主治阳证痈肿、急性乳腺炎、热疖等。

2. 黄连膏（三）

【方剂来源】《医宗金鉴》。

【适应病证】用于疮疡阳证者。

【药物组成】黄连 9 克，当归 15 克，黄柏 9 克，生地黄 30 克，姜黄 9 克，麻油 360 克，黄蜡 120 克。

【配制方法】上药除黄蜡外，浸入麻油内，24 小时后，用文火熬煎至药枯，去渣滤净，再加入黄蜡，文火徐徐收膏。

【使用方法】用时涂抹患处，或涂于纱布上外敷。

【注意事项】宜每日换药 1 次。

【典型病例】王某，男，64 岁。7 日前开始发冷发烧，前额部及两侧眼皮红肿，鼻梁部肿胀，中央起水疱，有少量渗液。纳少，乏力，便结尿赤，舌红绛，脉洪数。诊断为颜面丹毒（大头瘟）。治拟清热凉血，解毒护阴，清瘟败毒饮加减，外用黄连膏，1 周后病愈。

【按语】本膏类似验方很多，如《临诊一得录》的黄连膏由黄连 15 克、黄柏 60 克、松香 60 克、黄蜡 75 克、香油 500 克组成；《文琢之中医外科经验论集》的黄连膏由黄连 1 份、生绿豆粉 2 份、凡士林 7 份组成。两方均有清热解毒、消肿止痛之功，比较三方，本方活血消肿止痛功能优于上两方。

3. 升麻膏（一）

【方剂来源】《太平圣惠方》。

【适应病证】小儿一切丹毒，发无常处，体热如火烧。

【药物组成】川升麻、川大黄、川芒硝、栀子仁、寒水石、景天草、蛇衔、蓝叶、生地黄、芭蕉根、梧桐皮、羚羊角屑各15克。

【配制方法】上药细剉，以竹沥浸1晚，第2日滤出，放入锅中，用腊月猪脂500克，于慢火上熬一食久，趁热，以绵滤去渣，候冷成膏，以瓷盒盛。

【使用方法】膏成后，即取适量摩患处。并以膏如枣核大，竹沥调服。

【按语】小儿诸丹毒，由风热毒气客于腠理，热毒搏于血气，蒸发于外，皮上热而赤，如丹涂之状。西医学称为皮肤网状淋巴管炎症，丹毒热毒重，发病急，病程短，治疗以清热解毒利湿为主，方中以川升麻、川大黄、山栀、寒水石、景天草、蛇衔、蓝叶、芭蕉根、梧桐皮等苦寒清火解毒之剂为主，再酌与养阴息风之生地黄、羚羊角。若毒气入腹，病情加重，又与大黄、芒硝通腑泄热截断病之发展趋势。

4. 升麻膏（二）

【方剂来源】《圣济总录》。

【适应病证】小儿遍体赤游丹毒肿痛。

【药物组成】升麻2两，犀角（镑成片）、射干、黄芩、栀子仁、元参各30克，赤芍、大黄、羚羊角（镑成细片）、蓝实各50克，大青叶15克，生干地黄61克。

【配制方法】将以上12味药剉为细末，以猪油1250克，文火同煎，不停地搅拌，熬制成膏，去渣装入瓶中。

【使用方法】取膏摩于肿处，不拘多少，以瘥为度。

【按语】丹毒是皮肤网状淋巴管炎症。其中发生于颜面者，称"抱头火丹"；发生于下肢者，称"腿游风"，又称"游风"；游走无定者，称"赤游丹"。治以清热解毒为

大法。抱头火丹者，兼以疏风；下肢丹毒者，兼以利湿。

本方有大队清热解毒药，甚至用到犀角、羚羊角，因此对小儿遍体赤游丹毒肿痛有效。蓝实即蓼蓝的果实，能治肿毒。

5. 升麻膏（三）

【方剂来源】《太平圣惠方》。

【适应病证】小儿诸毒肿。

【药物组成】川升麻、白蔹、漏芦、川芒硝、黄芩各60克，川大黄50克（剉碎微炒），蛇衔草90克，接骨草120克，栀子仁30克。

【配制方法】上药均细剉，用酒浸1晚后，以猪脂1500克，煎诸药，色焦黄，膏成，以绵滤去渣，倾于不津器中。

【使用方法】取膏适量，涂于毒肿处。

【按语】小儿毒肿之候，与风肿不同。多伴有恶寒、高热、面赤。若邪毒盛，则入腹，心烦闷而呕逆，气急腹满。方中以升麻、白蔹、漏芦、黄芩、山栀、接骨草、蛇衔草清热解毒为主，又配大黄、芒硝通腑热之品，腑气通降，毒肿清解则病情向愈。接骨草，又名"落得打"，能祛风除湿，解毒消肿，活血散瘀，有人曾将其制成100%注射液治多发性疖肿有良效。

6. 拔毒膏（三）

【方剂来源】《永乐大典》医药集。

【适应病证】丹毒赤肿及颊腮肿痛。

【药物组成】黄柏30克，寒水石30克，石膏15克，生甘草15克，黄芩15克。

【配制方法】将上药粉为细末，醋调即成。

【使用方法】敷于赤肿处，或用水调匀，涂于患处。

7. 硝冰散

【方剂来源】高允旺著《偏方治大病》续编2005年1月第1版64页。

【适应病证】丹毒。

【药物组成】芒硝40克，冰片3克。

【配制方法】上药和匀研末，装瓶封口备用。

【使用方法】按病变大小，取适当纱布1块，将硝冰散撒在纱布中央约0.5厘米范围内，把纱布四边折叠包好，敷于病灶处，用胶布固定，每2～3天更换1次。

【注意事项】如果高烧必须配合使用抗生素治疗。

【临床疗效】对未成脓的外科感染有效率可达95%以上。

【按语】硝冰散治疗丹毒、急性乳腺炎、淋巴管炎、静脉炎、蜂窝织炎等均有一定疗效，对未成脓者外科感染效果最佳。

8. 水调丹毒膏

【方剂来源】《中医外治杂志》2010年第6期。

【适应病证】丹毒。

【药物组成】黄柏、煅石膏各等份。

【配制方法】将上药干燥，研磨成粉，过120目筛，混匀，置于干燥器皿内备用。

【使用方法】将水调丹毒膏药粉用凉开水调成糊状，敷于患处约0.2厘米厚，范围大于红肿范围2～3厘米，干则用凉开水淋洒，以保持药物湿润。每日换药1次。

【典型病例】林某，68岁，因发热伴右小腿红肿胀痛3天，经门诊以"丹毒"收入院。3天前无明显诱因出现发热，T38.5℃，继而右小腿红肿胀痛不适，就诊于社区门诊并予抗生素治疗（具体不详）。2天后热退，但右小腿红肿不消，胀痛，表面皮肤光亮，扪之灼热烫手，触痛明显，行走不便，便秘，小便短赤，舌质红，苔黄腻，脉弦滑。既往有足癣史30年。血常规：白细胞计数$9.3 \times 10^9/L$，中性粒细胞71.6%。予水调丹毒膏外敷，1日2次，以清热解毒，凉血止痛，抗炎。10天后患者右小腿皮肤红肿消失，无明显触痛；复查中性粒细胞百分比为68.5%，痊愈出院。

【按语】丹毒是由于素体血分有热，外受火毒，火侵脉络，热毒搏结，郁阻肌肤而发。或因皮肤黏膜有破损（如搔抓后鼻黏膜或耳道或头皮破伤、皮肤擦伤、脚湿气的糜烂、毒虫咬伤、臁疮等），毒邪乘隙侵入而发。凡发于头面者多挟有风热，发于下肢者多挟有湿热。症见初起有突然恶寒发热、头痛骨楚、纳食不香、便秘溲赤等全身症状。随之局部皮肤见小片红斑，迅速蔓延成大片鲜红，稍高出皮肤表面，边界清楚，压之皮肤红色减退，放手即恢复，表面紧张光亮，摸之灼手，肿胀压痛明显，属于阳证疮疡。本证以外受湿热火毒为本，红肿热痛为标，治当以清热解毒、凉血化湿、消肿止痛为主，采用水调丹毒膏外敷，经皮肤吸收，直达病灶。膏中黄柏味苦性寒，有很强的清热解毒作用；煅石膏辛甘，性大寒，外用有清热收敛之力，二者合用，以寒治热，具有清热解毒、消肿散瘀、凉血止痛作用，从而使之红肿消散，达到消散化瘀止痛的目的；用凉开水作调和剂，较油类等调和剂性凉，作用迅速，清热解毒力强，用之方便快捷。

第三节 霉菌所致皮肤病膏敷方

一、体癣膏敷方

癣是一种由浅部霉菌（真菌）感染所引起的浅部霉菌病。癣病具有广泛性发病的特征，是常见皮肤病之一。

1. 癣油膏

【方剂来源】《医学心悟》。

【适应病证】用于一切癣疮、痔疮。

【药物组成】百部、白鲜皮、蓖麻子、鹤虱、生贯仲各30克，黄蜡60克，明雄黄30克，麻油1000克。

【配制方法】先将前6味药入麻油煎枯去渣，再将油熬至滴水成珠，加入黄蜡，待蜡化尽，离火，将雄黄末加入搅匀，冷后放冷水中去火毒。

【使用方法】用时将油膏涂擦患处，每

日数次。

【注意事项】患处破溃或有红肿热痛者，易并用抗生素软膏。

【典型病例】陈某，男，52岁。双手掌皮肤干燥、皲裂5年。曾在某医院诊为鹅掌风，使用华陀膏、克霉唑、脚癣一次净等药治疗均无疗效。每到夏天加重。拟方杀虫止痒、润肤法。予外用癣油膏，每日2次外搽，擦后用塑料薄膜封包后休息。半月后，皮损消失，手掌皮肤恢复如常。

【按语】该药膏鹤虱、百部、雄黄等均有良好杀虫之功，麻油、蓖麻有润肤止痒作用，故有除湿、止痒、祛风之效。

2. 雄黄软膏

【方剂来源】《外科学验方》。

【适应病证】用于手足癣、白疕及慢性皮肤病。

【药物组成】雄黄10克，氧化锌10克，羊毛脂30克，凡士林100克。

【配制方法】上药共调成软膏备用。

【使用方法】直接将药膏涂于患处。

【注意事项】口、唇、肛门周围慎用。

【典型病例】蒋某，男，35岁。足趾处时有水疱，痒甚3年。每年夏季足趾处痒较剧，常搔破流水。已用多种药物治疗，均无效。现双足趾处密集性小水疱，成群分布。拟杀虫止痒法。予外用雄黄软膏，每日3次外擦，经治疗半月痊愈。

【按语】本膏治疗水疱型和鳞屑角化型手足癣，效果较佳。

3. 疯油膏（一）

【方剂来源】《外科学》（中医本科五版教材）。

【适应病证】治鹅掌风、牛皮癣、慢性湿疹等皮肤皲裂，干燥作痒者。

【药物组成】轻粉4.5克，飞辰砂3克，麻油120毫升，黄蜡30克。

【配制方法】上药研细末，先以麻油煎微滚，加入黄蜡再煎，以无黄沫为度，取起离火，再将药末渐渐投入，调匀成膏。

【使用方法】直接涂患处。

【注意事项】如皮损处破损，搽药宜薄涂。

【典型病例】张某，女，45岁。双手掌皮肤干燥作痒，皲裂已10年。每年冬季手掌即干燥、皲裂，严重时渗血、疼痛。曾用达克宁软膏、尿素软膏、维生素E等，均无奏效。痛苦不堪。拟方杀虫止痒，润燥止痒。予外用疯油膏，日涂2次，用后至炉火反复熏至10分钟左右。约1个月后，皮损恢复如常而痊愈。

【按语】本膏药中轻粉、东丹、飞辰砂均有良好的杀虫止痒功能，有明显抑制霉菌之效；麻油、黄蜡润肤较好。故用于皮肤干裂、痒剧者尤为适宜。另有风杨膏，为本膏100克中加入水杨酸5克调匀即成，功效与风油膏同。

4. 白矾膏

【方剂来源】《太平圣惠方》。

【适应病证】小儿癣，痒痛不止。

【药物组成】白矾灰、川大黄末各0.3克，硫黄、铁粉各3克，绿矾15克。

【配制方法】上药同研为末，以米醋1升，熬如黑锡，盛于瓷器中。

【使用方法】膏成后即取适量涂于患处。

【按语】小儿癣，由风邪与血气相搏于皮肤之间不散而成，现代有秃疮、子母癣、风癣3种。秃疮，是生于小儿头部的一种皮肤真菌病，分为白癣、黄癣及黑点癣。子母癣又称"玫瑰糠疹"，是一种轻度浅在性急性红斑鳞屑性皮肤炎症，常见有一较大"母斑"，之后陆续出现较小的"子斑"。风癣为面部单纯糠疹，面部非特异性鳞屑性皮肤病。均为风热相搏，血燥生风所致，宜外用祛风燥湿、杀虫止痒之药。

5. 雌黄膏

【方剂来源】《太平圣惠方》。

【适应病证】小儿癣，瘙痒不止。

【药物组成】雌黄（细研）、黄连（去须）、黄柏（剉细）、蛇床子、芜荑、藜芦

（去芦头）、硝石、莽草、苦参（剉细）各15克，松脂90克，杏仁30克（汤浸去皮别研如膏）。

【配制方法】上药捣为散，以腊月猪脂250克，和松腊煎令溶，先下杏仁，次下诸药，搅匀，煎成膏，收于不津器中。

【使用方法】先以米泔水洗净疮，拭干取膏适量摊涂于纱布上，贴于患处。胶布固定每日1次。

【按语】小儿癣，包括头癣、体癣、股癣、手足癣等，多为风邪侵袭（真菌感染）皮肤腠理，挟湿郁而化热。方中黄连、黄柏、蛇床、苦参清热燥湿去痒；雌黄解毒杀虫，芫黄、藜芦、硝石燥湿祛风，兼清热之功；莽草辛温，有毒，祛风消肿，多用于癣疥、秃疮等。据《本经》载，莽草"主头风，痈肿，乳肿，疝瘕除结气，疥瘙。杀虫鱼"。《药性论》谓："主头疮白秃，杀虫。"

6. 摩风膏（一）

【方剂来源】《普济方》。

【适应病证】小儿遍体疥癣作痒。

【药物组成】苦参、沥青、芫黄、黄蜡各3克，巴豆（去壳）5粒，轻粉1.5克、麻油15克、全蝎2个。

【配制方法】将上药与麻油同煎，待巴豆焦时，滤过去渣，入轻粉和匀即成。

【使用方法】每用时，取膏涂于疥癣上。

7. 乳香膏（三）

【方剂来源】《普济方》。

【适应病证】小儿疮、癣。

【药物组成】沥青30克，黄蜡30克，麻油120克，黄丹（另研）30克，枯白矾（研）30克，乳香（另研）15克，没药（研）7克，轻粉6克。

【配制方法】先将沥青、黄蜡、麻油3味药一同炼开，滤过去渣，备用。再将后5味药研细，加入前3味药的药汁中，同熬，不停地搅拌，熬至5～7沸，去渣、候冷，装入瓷瓶中。

【使用方法】每用时，取膏涂于疮、癣

上，每日2～3次。

【按语】沥青即松脂。轻粉即铅粉。本方所用药均能杀菌。

8. 清解效灵膏

【方剂来源】《浙江中医杂志》1991年第9期。

【适应病证】奶癣。

【药物组成】吗啉呱、呋喃唑酮、雄黄、黄精、黄柏各25克，珍珠粉20克，炉甘石、防风、血竭、硫黄、青黛各15克，轻粉、冰片各5克。

【配制方法】将上药分别研成细粉，过200目筛，然后和匀，加入药用凡士林300克和适量甘油，反复搅拌调匀后装入常规消毒瓶内备用。

【使用方法】先用50%生理盐水洗癣痂，再将适量药膏涂在癣痂上面，用手反复摩擦，直至看不见油迹为度，每日2次，20日为1个疗程，1个疗程未愈可连续使用。

【注意事项】治疗期间乳母及患儿忌食辛辣之品。

【临床疗效】治疗40例患者，其中干性型12例均愈，湿性型治愈21例，好转5例，无效2例。

【按语】诸药有清热解毒、杀虫止痒、收敛生肌等作用。

9. 盐山曼枫膏

【方剂来源】《医学衷中参西录》。

【适应病证】顽癣。

【药物组成】鲜曼陀罗熬膏（全株皆可用，量视癣面积大小而定），鸦蛋子细末（去皮研细）。

【配制方法】将上两味调和作膏即成。

【使用方法】用温盐水洗患，使癣外变软，取膏药涂敷即可。

【按语】张锡纯曰："此为和平方。"

10. 顽癣灵软膏

【方剂来源】《山东中医杂志》第15卷1996年第12期542～543页。

【适应病证】皮肤真菌病，如体癣、手

足癣、股癣。

【药物组成】大枫子肉 75 克，硫黄、雄黄各 50 克，轻粉 45 克，松香 75 克。

【配制方法】将上药研细，过 100 目筛，混合均匀备用。将大枫子肉研极细末。取液状石蜡 50 克，凡士林 655 克加热，兑入大枫子细末搅匀，待温度降至 50℃左右再将上药粉兑入，充分拌匀，收膏备用。夏、秋季节气温高时可不加液状石蜡。

【使用方法】用顽癣灵软膏涂擦患处，1 日 3 次，10 天为 1 个疗程。

【注意事项】孕妇禁用。配制时药物禁与金属器具接触，以防发生化学反应。凡士林加热至 50℃左右再加入药粉，防止有些药物因温度过高而发生化学反应。

【临床疗效】共治疗 65 例患者，病程最短 10 天，最长 20 年；手足癣 21 例，股癣 6 例，体癣 28 例。均选自有典型的临床表现且刮取皮损部位的皮屑镜检证实有真菌感染，治疗前 2 周内未使用全身或局部抗真菌药物者。10 天为 1 个疗程，每疗程随访 1 次，并行真菌检查，共随访 3 次。结果显示，治愈 48 例，未愈 17 例，治愈率为 74%。其中有 1 例用膏后患处出现微红、轻度瘙痒、灼热，1 小时左右症状自行消失，其余未见不良反应。

【典型病例】男，46 岁，患足癣 10 年，1995 年 7 月 8 日就诊。两足趾间起水疱，浸渍发白，奇痒难忍。皮损镜检真菌阳性。涂敷顽癣灵软膏后立时止痒，10 天后痊愈。

【按语】皮肤浅部真菌病，是由风热湿邪侵袭皮肤，郁久风盛生虫所致。膏中大枫子祛风燥湿，攻毒杀虫；硫黄、雄黄祛风燥湿，解毒杀虫；轻粉辛寒攻毒杀虫；松香燥湿拔毒生肌；合而共奏祛风燥湿、止痒杀虫之功。

11. 楮叶软膏

【方剂来源】《中医外治杂志》1998 年第 5 期。

【适应病证】浅部真菌病。

【药物组成】楮叶 500 克，甘油单硬脂酸脂 120 克，液状石蜡 50 克，硬脂醇 50 克，甘油 50 克，十二烷基硫酸钠 3 克，氮酮 12 克，尼泊重乙酯 1 克，蒸馏水适量。

【配制方法】取处方量楮叶，加 75% 乙醇渗漉提取，收集 8 倍量渗漉液，漉液减压回收乙醇至无醇味，浸膏加甘油 50 克，十二烷基硫酸钠 3 克，80℃水浴恒温，用高剪切混合乳化机搅拌 15 分钟作为水相。另取甘油单硬脂酸脂 120 克，液状石蜡 50 克，硬脂醇 50 克，尼泊重乙酯 1 克，氮酮 12 克，置烧杯中，80℃水浴加热溶化，作为油相。将油相倒入水相中，并不断搅拌至冷凝即得。

【临床疗效】楮叶软膏治疗浅部真菌病 32 例，痊愈率达 93.75%。

【典型病例】李某，女。主诉颈部右侧皮肤瘙痒 1 周。查体：颈右侧有一约 2 厘米 ×2 厘米大小的圆形皮损区，边界清楚，布满密集小丘疹，上有脱屑。镜检有絮状表皮藓菌。将楮叶软膏适量涂于患处，每日 3 次，1 周后，皮疹渐退，皮损消失，镜检真菌（－）。

【按语】本方源于民间经验，楮叶软膏主药为楮叶，又名"构叶"，为桑科植物构树的叶，性甘味凉，无毒。《本草纲目》载："去风湿肿胀……，癣疮。"可见楮叶有清热止痒、治癣之功效。

二、头癣（秃疮）膏敷方

1. 紫草膏（三）

【方剂来源】《普济方》。

【适应病证】头疮。

【药物组成】紫草（捣末）60 克，马肠根（捣末）30 克，杏仁（去皮）30 克，吴茱萸（捣碎）30 克，雄黄（细研）30 克，麻油 240 克。

【配制方法】先煎麻油令沸，下杏仁、吴茱萸徐煎，2～3 沸后，滤过去渣。次下紫草、马肠根药末。再煎 5～7 沸，去渣。继续煎熬，看稀稠适中时，入雄黄末搅匀，膏成。

【使用方法】先以盐水洗净患处，拭干，涂膏。

【按语】头疮即秃疮，是生于小儿头部的一种皮肤真菌病。西医学称为"头癣"，分白癣、黄癣及黑点癣3种。黄癣即中医学所称的"肥疮"。白癣中医学称为"白秃"。中药外治法在治疗秃疮中具有很好的作用。

紫草味甘咸而气寒，入心包络及肝经血分，能凉血活血解毒，治头疮。马肠根、杏仁、吴茱萸、雄黄均有解毒疗疮之功效。现代药理研究表明，紫草能抑制多种真菌。杏仁含苦扁桃油，有驱虫、杀菌作用。另外吴茱萸1∶3水浸剂对奥杜益小芽孢癣菌等11种皮肤真菌有不同程度的抑制作用。

2. 如圣黑膏

【方剂来源】《普济方》。

【适应病证】头疮、白秃。

【药物组成】豆豉250克，龙胆草、芜荑各0.3克。

【配制方法】将3味药以湿纸包裹，再裹以泥巴，火煅存性，研为细末。以清油250克，煎熬至120克时，下药末，搅匀，膏成。

【使用方法】将小儿头发剃光，涂膏，此治白秃之法。凡小儿耳轮生疮极痒者，临睡时涂1遍，极验。

【按语】本方重用黑豆豉，以其能疗恶疮，黑能生发。少佐龙胆草、芜荑解毒杀虫止痒。立法巧妙，堪配如圣黑膏之名。

3. 水银膏

【方剂来源】《太平圣惠方卷第九十·治小儿头疮诸方》。

【适应病证】小儿头疮。

【药物组成】水银30克，胡粉30克（入少水与水银同研令星尽），松脂120克，猪脂90克。

【配制方法】先煎猪脂令消，去渣，下松脂，再下水银、胡粉，不停地以柳枝子搅令匀，膏成去火，倾于瓷盒内。

【使用方法】洗净疮，试干，取适量膏涂于疮上，每日2次。

【按语】胡粉又名粉锡、铅粉，味甘辛，性寒，有毒。可消积杀虫，解毒生肌，治疥癣、口疮、丹毒、烫伤等。配以水银、松脂攻毒杀虫，燥湿止痒，诸药相须为用，杀虫疗疮作用显著。

4. 鸡子膏

【方剂来源】《太平圣惠方》。

【适应病证】小儿头疮，白秃疮。

【药物组成】新鸡子7枚（去壳），腻粉15克，麝香0.3克（细研），妇人油头发1团（如鸡子大）。

【配制方法】先将鸡子入铫子内熬，再下发令消，以绵滤过，入腻粉、麝香、搅令匀，以瓷盒盛。

【使用方法】先洗净疮，试干，再取适量膏涂于疮上。

【按语】小儿因头疮、白秃疮、伤及气血而致发不生，方中新鸡子性甘平滋阴润燥，养血生发；腻粉（即汞粉，轻粉）解毒杀虫，燥湿止痒；配以麝香，乱发活血散结，促使头疮痊愈，阴血充足，进而发生。

5. 松脂膏（一）

【方剂来源】《幼幼新书》。

【适应病证】白秃及癣。

【药物组成】松脂15克，清油60克，天南星、川乌、腻粉各0.3克，黄蜡15克。

【配制方法】将天南星、川乌粉碎、同松脂、清油、黄蜡同煎。边熬边搅，待3~5沸后，膏成，去渣。

【使用方法】涂于患处。

【按语】白秃及癣均由皮肤真菌感染引起。松脂松树之津液精华，为外科常用药，对恶疮、头疮、白秃及癣均有很好的治疗作用，为历代医家所重视。腻粉即水银粉，与川乌、天南星、黄蜡均有解毒疗疮之功，故本方对白秃及癣适宜。

6. 松脂膏（二）

【方剂来源】《太平圣惠方》。

【适应病证】小儿白秃疮，诸癣。

【药物组成】松脂 0.5 两，黄蜡 30 克，清油 60 克，杏仁 30 克（汤浸去皮别研如膏），天南星、川乌头（去皮脐）、腻粉各 0.3 克。

【配制方法】上药捣末，先取油蜡入于瓷器内，以慢火溶之，后下诸药末，和搅令匀，熬 3~5 沸，膏成候冷。

【使用方法】取膏药适量，涂于患处，每日 2 次。

【按语】白秃疮，由风邪袭入头皮腠理结聚不散，或由接触传染而致，西医学又称为"头癣"。方中天南星辛苦温，燥湿祛风；杏仁宣通肺气，祛风降气；川乌祛风湿力强，适用于风毒挟湿，风毒结聚型头癣；再配以外用药松脂、黄蜡、腻粉使秃疮初起即消或已成即溃。

7. 松脂膏（三）

【方剂来源】《太平圣惠方》。

【适应病证】小儿头疮，经年不瘥。

【药物组成】川大黄、剉苦参、胡粉、黄芩、水银各 30 克，松脂、去须黄连各 45 克，白矾 15 克，蛇床子 1 克。

【配制方法】上药捣末，以腊月猪膏和研水银星尽，以瓷瓶盛装。

【使用方法】取药膏适量，涂于头疮上。

【按语】小儿头疮者，因脏腑有热，热气上冲于头，而复有风湿乘之，湿热相搏于气血，而变生疮也。方中大黄、苦参、黄芩、黄连均为清热燥湿之药，蛇床子清热燥湿止痒，白矾、松脂、水银均为清热燥湿止痒之品，诸药合用热清湿除，气血通畅而疮愈。

8. 雄黄膏（一）

【方剂来源】《太平圣惠方》。

【适应病证】小儿头疮经年不瘥，瘥而复发。

【方剂组成】雄黄、雌黄均细研，黄柏、黄芩、姜黄、白芷、当归、木香各 30 克。

【配制方法】上药除雄黄、雌黄外，均细剉，用头醋浸 2 晚。以猪脂 500 克煎，候白芷色赤黄、膏成，去渣，入水银 1 两，以钵子掌中研令星尽，入膏内，搅均匀，再入雄、雌黄等末，又搅之，用瓷盒盛。

【使用方法】先以成浆水洗疮令净，拭干，以膏药适量涂之。

【按语】浆水为粟米加工，经发酵而成的白色浆液，具有调中和胃、化滞止渴之功，味甘酸性凉，外用可清凉解毒敛疮。该方中雄黄、雌黄燥湿杀虫；黄柏、黄芩清热燥湿；姜黄、当归、木香辛香理气活血；诸药配伍，对小儿头疮经年不瘥，或瘥而复发有一定的疗效。

9. 藜芦膏（二）

【方剂来源】《太平圣惠方》。

【适应病证】小儿头疮久不瘥，痒不生痂。

【药物组成】藜芦、去须黄连、细研雄黄、黄芩、松脂各 60 克，白矾 150 克（烧令汁尽）。

【配制方法】上药除雄黄、松脂外，共捣为末，以猪脂 500 克，入铫子内，熬令消，绵滤过，入药末，煎稀稠合适，入雄黄、松脂。搅均匀，膏成，以瓷盒盛。

【使用方法】先以桐树白皮、天麻、甘草各 1 两，煎汤，放温，洗疮令净，拭干。再取上膏适量，摊于纱布上，敷于疮上。

【按语】小儿头疮，痒不生痂，先以桐树白皮、天麻、甘草祛风燥湿止痒。据《药性论》载，桐皮"治五淋，沐发去头风，生发滋润"。再以上膏燥湿杀虫解毒，方中藜芦、雄黄、松脂、白矾均为解毒杀虫、燥湿止痒疗疮之剂。配黄芩、黄连清热燥湿，湿去虫消，结痂而愈。

10. 乌喙膏

【方剂来源】《幼幼新书》。

【适应病证】头风，小儿头发不生。

【药物组成】乌喙、莽草、石斛、续断、皂荚（去皮、实）、泽兰、白术各 60 克，辛夷仁 30 克，柏叶 0.5 升，猪油 3 升。

【配制方法】前 9 味药，以苦酒浸渍 1 晚，纳入猪油煎。候沸时，下黄土一把。如此 3 次，膏成。去渣，收入铜器中。将铜器理于地下，30 天后取出备用。

【使用方法】先将小儿头发刮净，取适量涂于头上，每日 3 次。

【按语】头风为病证名，见《诸病源候论·头面风候》，有以下两种解释。

（1）头风指头痛经久不愈，时作时止者。明代方隅《医林绳墨》云："浅而近者，名曰头痛；深而远者，名曰头风。"多因风寒或风热侵袭，痰瘀郁遏头部经络所致。可见于青光眼、偏头痛、血管神经性头痛、脑肿瘤等多种疾病。

（2）头风为头部感受风邪之症的总称，包括油风（可致头发脱落不生）、头痒多屑、眩晕、口眼㖞斜等病症。

乌喙即乌头，与莽草均具有极强的祛头面风气的作用。本方攻补兼施，具有祛风活血胜湿、脾肾双补的作用，适用于各型头风证型，为治头风、头发不生的通用方。

熬膏时 3 次加入黄土、且膏成后埋于地下 30 天方取出备用。如此做法，以其能得土地之气而能生发。

11. 川楝子膏（一）

【方剂来源】《中医杂志》1962 年第 9 期。

【适应病证】秃疮。

【方药组成】川楝子（剖开、去核、取肉、焙、存性）15 克，熟猪脂油（或凡士林）32 克。

【配制方法】将川楝子研极细末，与熟猪脂油（或凡士林）共调拌成膏状备用。

【使用方法】先将残余毛发全部清除，再将脓、血痂疤彻底洗净（用食盐水洗或明矾水亦可），拭干后涂上药膏，用力摩擦使润透，每日清洗、换药，局部暴露，不戴帽子不用绷带包扎。

【注意事项】用本膏期间，不要用其他药物。本膏无副作用。

【临床疗效】曾用本膏敷治 25 例，轻者 2～5 日治愈，重者 10～15 日治愈。

【典型病例】患者，男，10 岁，于 1961 年 11 月 20 日来诊。其母代诉：剃头后，头顶生白痂，奇痒，脱发，即成秃疮 2 年余。检查：身体较瘦弱，疮生头顶，约占头部 1/2。治疗予外敷川楝子膏，每日涂敷 1 次，12 日即痊愈。迄今未见有复发。

12. 硫楝松枣膏

【方剂来源】《中医外治杂志》2004 年第 4 期。

【适应病证】小儿头癣。

【药物组成】升华硫 12 克，川楝末 12 克，松香 12 克，红枣炭 12 克，枯矾 1.5 克，广丹 1.5 克，花椒 2 克。

【配制方法】上药研细末，取适量以凡士林调匀。

【使用方法】治疗前先剃去患处头发，再用肥皂水洗头后，涂药膏，每日 1 次。

【注意事项】必须坚持治疗，忌用手搔抓。对患儿生活用品如毛巾、枕套、被单等进行消毒，以防再感染。剃下头发要烧掉。本药膏只在发际部使用。

三、手足癣膏敷方

1. 润肌膏（二）

【方剂来源】《浙江中医杂志》1985 年第 4 期。

【适应病证】手足癣。

【药物组成】当归、黄蜡各 15 克，紫草 3 克，香油 120 克。

【配制方法】将当归、紫草放入香油内浸泡 24 小时，再将药物和香油同熬至药枯焦为度，将香油用布滤出，去药渣保留香油，最后将香油再熬，入黄蜡化尽，倾入瓷器中，候冷，收贮。

【使用方法】待冷后涂擦患处。涂擦后用文火烘烤患处 5～15 分钟，或以双手对搓，或以手对搓其足，务使药力内透。如有感染者，则不要用力擦。

【注意事项】如有角化者，先用白矾、地骨皮各 30 克，煎水趁热温洗患处，直至其角化处变软后，拭干，再涂擦润肌膏。如有瘙痒者，以生姜切片蘸润肌膏擦之。如有感染者，当配以黄连解毒汤合五味消毒饮内服。

【临床疗效】毕明义用治手足癣 250 例，经连续用药 30～50 天，痊愈 194 例，显效有 43 例，好转有 10 例，无效有 3 例。

【典型病例】于某，男，42 岁，1973 年 3 月 10 日初诊。10 年前即感双足部潮湿多汗，继之双足第 3、4 趾缝间发痒，出现粟粒状水疱，搔破后，浸溃黄稠脓水，臭味难闻。2 年后自觉左手掌心及大鱼际处发痒，继之出现水疱，大者如小豆，小者如粟，初呈紫红色，每因发痒而致搔抓，搔抓后则水疱增大，疱壁透明而呈水样，将水疱挤破，则流出黄色稠液，随之结痂，鳞屑迭起，初则如麸片，继之成片脱落，露出潮红而娇嫩的手掌面，此时手掌的皮肤皱纹增宽，出现皲裂疼痛，屈伸不利，初擦华佗膏可稍有好转，继擦则无效，又改用灰黄霉素药水、鹅根药水等药外涂，醋酸铅外洗，皆不见好转。症为手癣，属中医之鹅掌风，给予白矾、地骨皮各 30 克煎外洗，并擦润肌膏，连用 7 天后来诊，手掌皮肤已变软，新的鳞屑不再出现，原有鳞屑亦消退，嘱如法再用药 1 个月，病灶已消除。追访至今未复发。

【按语】润肌膏源于明代陈实功《外科正宗·白秃疮门》，后《医宗金鉴》用以治疗白屑风、汗疱疹和鹅掌风。

润肌膏在日本广为流行使用，称为紫云膏。《汉方治疗百话摘编》云其适应证可归纳为 3 个方面，所治病证甚广。

2. 枫砒膏

【方剂来源】《山东中医杂志》第 15 卷 1996 年第 9 期 424 页。

【适应病证】鹅掌风（以手足居多）。

【药物组成】木鳖子肉、大枫子肉各 30 克，间苯二酚 3 克，紫草 10 克，白砒霜 5 克，猪油 60 克。

【配制方法】将猪油用文火加热化开，放入白砒霜，炸至黑色，去白砒霜，再加入紫草，炸紫草至枯，去紫草，将油冷却候用。然后将木鳖子肉、大枫子肉、间苯二酚与被炸过的白砒霜共磨极细末，再兑入候用的猪油，搅匀成膏。

【使用方法】用枫砒膏搽患处，每日 2 次，每次搽后用米糠火烤患处半小时以上。

【注意事项】用膏治疗期间，患病手不要接触泥水，要戴手套。

【临床疗效】治疗 102 例，痊愈 78 例，占 76.5%；好转 20 例，占 19.6%；无效 4 例，占 3.9%，总有效率 96.1%。最短治疗 10 天，最长治疗 45 天。

【按语】鹅掌风病名，出自《外科正宗》。本病包括西医学的手癣、手部慢性盘状湿疹、汗疱疹和剥脱性角质松解症，但以手癣居多。

3. 神奇脚气膏

【方剂来源】《中医外治杂志》2001 年第 6 期。

【适应病证】足癣。

【药物组成】芒硝 30 克，鸦胆子 30 克，冰片 30 克，白矾 50 克，雄黄 30 克，煅炉甘石 30 克，凡士林 500 克。

【配制方法】将上药碾成细粉，过 200 目筛，用 500 克凡士林调和均匀，装瓶备用。

【使用方法】先用 2% 热盐水泡洗患脚 30 分钟，擦干后再涂药膏，并用手反复揉擦，使药力直达病所。1 天 2 次。此法多适合干燥脱屑型和水泡型足癣。

若为湿性渗出糜烂感染者，照上方去凡士林，制成散剂，取药粉 30 克，倒入 1000 毫升开水中冲化，浸泡患脚 30 分钟，擦干，撒药粉于糜烂面上，1 天 2 次。

【注意事项】治疗期间，忌饮酒和辛辣食物。

【临床疗效】治疗 100 例患者，轻者治疗 1 周，重者治疗半月而愈，有效率达 100%。

【典型病例】吴某，70 岁。患糜烂型足癣多年，双足趾糜烂，覆以白皮，渗液黏稠，将表皮揭去，基底呈鲜红色，密布针尖大小孔，渗液腥臭，痛痒钻心，时抓出血，寝不安宁。先用散剂泡洗和外用药 1 周，后以膏剂治疗。1 天 2 次，半个月康复。

【按语】神奇脚气膏除治足癣外，对治疗脚汗、脚臭、手癣以及湿疹瘙痒，同样奏效。方中芒硝外用清热消肿；鸦胆子为凉血解毒之要药；冰片清热解毒，消肿止痛，祛腐生新，消炎止痛；白矾燥湿解毒，止血定痛，善治痈疽、疔毒恶疮；雄黄解毒疗疮，杀虫止痒；炉甘石收湿止痒，防腐生肌；凡士林润燥养肤。诸药合用，共奏清热解毒、消肿止痛、杀虫止痒、燥湿防腐、润肤生肌之效。

4. 大蒜白矾膏

【方剂来源】《中国民间疗法》2006 年第 10 期。

【适应病证】手掌脱皮（手癣）。

【药物组成】大蒜 1 头，白矾适量。

【配制方法】将大蒜去皮，与白矾一起共捣成膏状备用。

【使用方法】清洁手掌，将上膏涂敷患处，每日 2 次，5 ~ 7 天可痊愈。

【典型病例】患者，女，40 岁，2005 年 5 月就诊。10 年前始双手掌脱皮，遇水更甚，不能洗衣做饭。曾用多种外搽药治疗效不佳。查体：双手掌有大小不等、形状不规则脱皮数十处，时有瘙痒。确诊为手癣。经上方外涂 5 天痊愈，随访 1 年未复发。

【按语】手癣多由真菌感染引起。中医学认为，本病多从外而起，由风湿毒邪侵于肌肤而成。治宜解毒杀虫止痒。大蒜含有挥发油，主要成分为大蒜素，对葡萄球菌、链球菌、痢疾杆菌、白喉杆菌及皮肤真菌等均有抑制作用。白矾味酸性寒，能燥湿收敛，杀虫止痒，对多种革兰阳性、阴性球菌和杆菌有抑制作用。二者合用，解毒消肿、燥湿收敛、杀虫止痒之功更卓著。外敷局部用药

借渗透作用直达病所，使毒邪得以清解而收效。

四、甲癣（灰指甲）膏敷方

1. 川楝子膏（二）

【方剂来源】《浙江中医杂志》1987 年第 8 期。

【适应病证】甲癣。

【药物组成】川楝子 10 枚。

【配制方法】川楝子加水捣膏，加适量凡士林调匀。

【使用方法】厚涂患指（趾），外用纱布包，胶布固定，2 天后更换，直至痊愈。

【典型病例】唐某，双手患甲癣已 10 年，指甲变形增厚，高低不平，无光泽，用本方包敷 2 次即愈。

【按语】川楝子苦，寒，有小毒，能行气止痛，杀虫，疗癣。

2. 凤仙膏

【方剂来源】《中国社区医师·医学专业》2010 年第 8 期。

【适应病证】灰指甲。

【药物组成】凤仙花适量。

【配制方法】将凤仙花捣烂，用 30% 冰醋酸或米醋调成膏糊状备用。

【使用方法】将凤仙膏外敷在灰指甲上，用无菌纱布或创可贴覆盖，每日换药 1 ~ 2 次。换药之前用小刀刮除病甲变脆部分。

【临床疗效】共治疗 50 例，显效 28 例，有效 18 例，无效 4 例，总有效率 92%。

【按语】灰指甲相当于西医学的甲真菌病，具有长期性、广泛性、传染性的特征。起初甲床微痒，继之则指甲变色，甲板高低不平，失去光泽，逐渐增厚，或蛀空而残缺不全或变脆，常有甲床分离。中医学认为，本病的发生多因生活、起居不慎，外感湿、热、虫毒或相互接触传染，感染浅部真菌，诸邪相合，郁于腠理，淫于皮肤所致。凤仙花性味甘、温，有小毒，功能活血通经，祛风止痛，外用解毒。用治闭经，跌打损伤，

瘀血肿痛，风湿性关节炎，痈疖疔疮，毒蛇咬伤，手癣（孕妇禁用）。用凤仙膏外敷治疗灰指甲方法简单，经济实用，无不良反应。

第四节　虫类所致皮肤病膏敷方

一、疥疮膏敷方

疥疮是由疥螨引起的传染性皮肤病。多发于冬季。常见于指间、手腕、肘窝、腋窝、腹股沟等皱褶部位，呈针头大小的丘疱疹或水疱，甚痒。

1. 雄黄膏（二）

【方剂来源】《太平圣惠方》。

【适应病证】小儿疥疮瘙痒，搔之成疮，脓血不止。

【药物组成】雄黄、雌黄各 30 克（细研），乌头 1 枚，松脂、乱发各 0.3 克。

【配制方法】上药除雄黄、雌黄外，以炼成猪脂 500 克，于铛中煎，下乌头、松脂、乱发，候乌头色黑，乱发消尽，膏成，以绵滤去渣，入雄、雌黄搅令匀，盛于不津器中，候冷。

【使用方法】取膏药适量，涂于患处，每日 3 次。

【按语】小儿疥疮，多由疥虫引起的接触性传染性皮肤病，好发于皮肤较薄而柔嫩之处，如指间、手腕及肘部屈侧、腋窝前后、外阴部、脐部周围及大腿内侧等，重者遍及全身。局部可见针头或粟粒大小丘疹及水疱性丘疹，瘙痒，有脓血。本膏方用雄黄、雌黄杀虫止痒。《本草经》云雌黄：“味辛平。主治恶疮头秃痂疥，杀毒虫虱，身痒，邪气，诸毒。”再以乌头、乱发温经活血，体表肌肤温润，气血通畅，则疥疮易愈。

2. 臭黄膏

【方剂来源】《太平圣惠方》。

【适应病证】小儿胎中受风，长后，或身体生疥，瘙痒不止。

【药物组成】臭黄 0.6 克，硫黄 0.3 克，葱白 1 茎（细切）。

【配制方法】上药研细，用清油 30 克，入锅子内，熬令热，下少许蜡及葱白，次下硫黄、臭黄搅匀，膏成，以瓷盒盛之。

【使用方法】膏成后即取膏药适量涂于患处。

【按语】小儿胎中感受风邪，或长大后感染疥虫，引起全身瘙痒不止。方以葱白发汗祛风寒，硫黄、臭黄杀虫止痒。《名医别录》云：“硫黄，杀疥虫。”本方药简力专，杀虫力强。

3. 新疥膏

【方剂来源】《浙江中医杂志》1993 年第 3 期。

【适应病证】疥疮。

【药物组成】硫黄 20 克，轻粉、樟脑各 2 克，冰片 5 克，水杨酸 1 克，泼尼松片 50 毫克，凡士林 70 克。

【配制方法】先将硫黄、轻粉、樟脑、冰片、水杨酸、泼尼松片一起放在乳钵中研成极细末，倒在调膏板上，加入凡士林拌匀即可。

【使用方法】用前洗澡，换上旧布内衣，将其药膏直接涂于患处，用手掌在局部轻轻地搓擦 1~2 分钟，使皮肤翕翕热感，每晚 1 次。

【注意事项】家庭患者，需同时治疗，防止交叉得病。患者的衣褥需烫洗日晒，防止重复感染。本品有一定的毒性，忌入口眼。小儿酌情加大赋形剂，以减低药物的浓度。

【临床疗效】应用新疥膏治疗后，观察 15 天，没有新的皮损出现，方确认痊愈。其治愈率达 100%，其中 1~2 天治愈 81 例，3~4 天治愈 246 例，5~6 天治愈 123 例，7

天治愈50例，无1例复发。

【按语】方中硫黄、轻粉同用具有较强的杀灭疥虫能力；冰片、樟脑芳香疏风止痒，诱迫疥虫外出；泼尼松解毒、消炎、抗过敏，减低毒副作用；水杨酸开泄腠理，引药直达病所。数药合用，药力峻猛，渗透力强，故疗效迅速。

4. 巴豆膏

【方剂来源】《浙江中医杂志》1989年第10期。

【适应病证】疥疮。

【药物组成】巴豆、猪板油。

【配制方法】将巴豆炒去油，加适量猪板油，共捣成膏。

【使用方法】先用花椒水洗净患处，再用巴豆膏外搽，每日早、晚各1次。

【典型病例】王某，男，22岁，菜农，1986年10月21日就诊。3月前见两手指缝起散在性、针尖大红色丘疹，瘙痒，抓破流水。初以湿疹治疗，曾用肤轻松软膏治疗，无效。继而渐及腕侧、腋部、腰腹股部，且双侧对称，剧痒，夜间及遇热尤甚，常彻夜难眠，虽抓破，亦难遏止。诊见患处有抓痕、血痂，并见有弯曲不规则性的浅黑色线纹，苔白腻，脉濡数。诊断为疥疮，证属风湿毒邪，浸淫肌肤，治宜消风止痒，杀虫解毒。药用巴豆膏外搽。2日后，瘙痒止，丘疹消，继用2日而愈。

【按语】巴豆性味辛，热，有大毒，可用于疥癣恶疮等症，局部外用可促使痈肿溃破及蚀疮。

二、蜂蝎螫膏敷方

1. 半夏膏（二）

【方剂来源】《山东中医杂志》1991年第4期。

【适应病证】蝎螫伤。

【药物组成】半夏适量。

【配制方法】将半夏研成细末，加香油适量调成糊状备用。

【使用方法】以螫伤点为中心，用半夏膏均匀涂抹，面积超过肿胀部位外0.5厘米即可，每日换药1次。

【注意事项】2次换药仍有肿痛者为无效。

【临床疗效】自1982至1989年用本膏治疗蝎螫伤47例，其中36例1次治愈，10例2次治愈，1例无效。

【典型病例】王某，男，14岁，1987年6月4日初诊。右手食指被蝎螫伤2小时，局部肿胀，疼痛难忍，涂抹半夏膏后2小时疼痛明显减轻，次日肿痛消失而愈。

2. 祛风解毒膏

【方剂来源】《中国临床医生》2003年第4期。

【适应病证】蜂螫反应，症见风湿性关节炎蜂螫疗法后局部红肿、瘙痒、荨麻疹等。

【药物组成】冬青叶、紫花地丁各300克，青蒿200克，薄荷150克。

【配制方法】上药分别洗净、烘干、研细、过筛、消毒，分别贮瓶后密封备用。

【使用方法】常规取药按冬青叶粉10克，紫花地丁粉7克，青蒿粉5克，薄荷粉3克，混合均匀，用30℃～40℃温开水调成膏糊状，敷于患者红肿皮肤上，厚度为0.2厘米，用绷带包扎，每4小时换药1次，4次为1个疗程。

【临床疗效】共治疗50例，显效36例（2～3个疗程后，皮肤红肿、瘙痒、荨麻疹消失），有效12例（3～4个疗程后，皮肤红肿、瘙痒、荨麻疹部分消失），无效2例（4个疗程后，皮肤红肿、瘙痒、荨麻疹无改变），总有效率96%。

【按语】青蒿芳香清热透络，引邪外出；冬青叶清热解毒且黏性强；薄荷疏散风热；紫花地丁清热解毒凉血；共奏疏风散邪止痒、消肿止痛之功，外敷局部简单，方便易行，且不降低蜂毒在体内治疗效果。

第五节　物理性皮肤病膏敷方

一、冻疮膏敷方

冻疮是一种寒冷季节局部因受冻而引起的皮肉损伤的疾病。多发于青少年，以手、足、耳朵处易发生。是冬季常见的一种皮肤病。

1. 独胜膏（一）

【方剂来源】《医宗金鉴》。

【适应病证】冻疮，兼可预防。

【药物组成】独头蒜。

【配制方法】将独头蒜捣烂备用。

【使用方法】若预防用，可于6月中取独头蒜杵烂，日中晒热，涂于冻疮发生之处，即于日中晒干。若治疗用，敷于患处约10分钟，或觉患处发热作痛时除去，并用温水洗净。

【注意事项】涂擦后忌接触水，以免减轻药效。如局部皮肤破损勿用。

【典型病例】刘某，女，28岁。双手部每年冬季发生冻疮5年，有时破溃，疼痛，化脓，痛苦不堪。近日来，双手又出现红斑、丘疹，遇冷疼痛，舌质紫，脉紧。拟温经散寒，活血通络法。予内服当归四逆汤，外用独胜膏。经治疗1周后，痊愈。

【按语】本方仅1味独头蒜，味辛辣，善能活血通络，改善患处血液循环，祛寒胜湿，对于冻疮，用之能收较好效果。

2. 冻疮膏（一）

【方剂来源】《房芝萱外科经验》。

【适应病证】冻疮，多形性红斑等。

【药物组成】肉桂15克，紫草15克，麝香3克，熟地黄15克，黄柏30克，炒苍术30克。

【配制方法】上药共为细末，用适量凡士林调成软膏。

【使用方法】将冻疮膏涂于冻疮处。

【注意事项】患处宜用温水洗浴后，再涂，效果更好。

【典型病例】周某，女，17岁。双足部冬季易出现冻疮，历时3年。曾使用多种中西药治疗均无效。平时怕冷，腰酸，舌苔薄白。拟方补肾祛寒、活血通络法。予金匮肾气丸合当归生姜羊肉汤内服，外用冻疮膏。半月后，冻疮康复而愈。

【按语】冻疮由寒湿阻滞经脉，血行不畅引起。冻疮膏中肉桂、麝香能辛温散寒通络，黄柏、苍术燥湿，共用可补肾通络，祛寒温经，用于冻疮尤为适宜。

3. 柏叶膏

【方剂来源】《圣济总录》。

【适应病证】冻疮。

【药物组成】柏叶（炙干为末）90克，杏仁（去皮尖，捣碎如泥）20枚，麻油90克，头发如鸡子大1团，盐（研细）0.3克，乳香（研细）1.5克，黄蜡15克。

【配制方法】先将麻油与蜡煮沸，即下诸药，以头发熔化为度，其膏即成。

【使用方法】每用时，先以小便洗净患处，拭干，涂上膏药，宜厚，再以软帛包裹，勿令空气得入。如脚、指相掩处，尤须多用此膏。开始每日换药1次。稍愈后，3～4日换药1次。

【按语】冻疮是人体遭受低温侵袭引起的局限性炎症损害。小儿气血未充，肌肤不实，更易罹患此病。治当温经散寒，活血通络。本方具有活血消肿、止痛止痒的作用。其中炙干的柏叶末性温，具有活血止痛、敛湿生肌的作用；乳香行气活血，去腐生肌，消肿止痛；头发为血之余，能消瘀血；杏仁润肤消肿；盐即食用盐，功能定痛止痒，长肉补皮肤。如果同时内服当归四逆汤则可加速其痊愈的过程，且可达到防止复发的目的。

4. 冻疮膏（二）

【方剂来源】《浙江中医杂志》1983年第1期。

【适应病证】冻疮溃烂。

【药物组成】肉桂2克，炙乳香、炙没药各10克，冰片、樟脑各2克。

【配制方法】上药分别研细后拌匀，调入适量凡士林即成。

【使用方法】使用时，先用萝卜汤或淡盐水清洗溃烂面，再将此膏涂患处，2～3天1次，一般2～3次可愈。

【临床疗效】治疗25例，收效满意。

5. 鹅膝冻疮膏

【方剂来源】《江苏中医杂志》，1987年第2期。

【适应病证】冻疮。

【药物组成】王不留行、枸杞子各15克，鹅膝（鹅尾尖部）3个，蜜10克。

【配制方法】枸杞子烘脆（勿碳化）与王不留行分别研细末。将鹅膝熬油，去渣后兑入蜜，待凉，拌入上药末，调成膏。

【使用方法】外搽患处。用前皮肤需热水洗拭，用后复加保暖措施。

6. 冻疮膏（三）

【方剂来源】《山东中医杂志》第19卷2000年第9期568页。

【适应病证】冻疮。

【药物组成】乳香、没药、三七各等份。

【配制方法】将上药研成极细末，储瓶备用。用时取10克药末，将山莨菪碱30mg研细，与适量消毒凡士林调和均匀制成膏。

【使用方法】轻度冻疮，将药膏涂于患处，揉擦患处至红热；中重度冻疮，将药膏涂于患处即可。每日外敷4～5次，每个疗程5天。

【注意事项】孕妇禁用。

【临床疗效】共治疗56例，其中轻度38例，中度12例，重度6例。痊愈（局部红肿痒痛消失，水疱结痂脱落，溃疡面愈合）55例；显效（红肿、青紫明显减轻或水疱大部

分消失）1例。轻度冻疮一般1～2天消肿，中度3～4天消肿，大部分1个疗程治愈。6例重度患者，1例于3个疗程后显效，未再继续治疗，其余5例均于3个疗程内痊愈。

【按语】冻疮乃因气血虚弱或阳气不足，外寒侵袭，阻塞经络以致气血瘀滞。膏中乳香、没药、三七活血化瘀，消肿止痛，祛腐生肌；山莨菪碱可解除血管痉挛，改善微循环，使皮肤温度升高。

7. 四石散软膏

【方剂来源】《中医外治杂志》1996年第1期。

【适应病证】冻疮溃烂。

【药物组成】赤石脂50克，炉甘石60克，滑石40克，煅石膏40克，凡士林500克。

【配制方法】上药研细末，过100目筛，将凡士林加热熔化，与药末充分搅匀成膏。

【使用方法】将药膏涂于患处，用消毒纱布包扎，5天为1个疗程。

【临床疗效】治疗250例，150例1个疗程治愈，72例2个疗程治愈，28例3个疗程治愈。

【典型病例】张某，女。患冻疮20年，每次溃烂持续2个月，待天气转暖时愈合。查右手背4/5大片溃烂，并有脓性分泌物，自觉疼痛。敷四石散软膏1个疗程后，手背仅存直径1.5厘米的溃疡面，再用1个疗程痊愈。

【按语】冻疮为冬季常见病，多由阳气不达，复感寒邪侵入，气血运行不畅，凝聚肌肤而成。本方4味药均有收湿敛疮的作用，赤石脂、炉甘石另有生肌之效，制成软膏更有保护创面的作用。

8. 冻疮乳膏

【方剂来源】《中医外治杂志》1999年第6期。

【适应病证】冻疮。

【药物组成】细辛、川椒、桂枝、秦艽、白芷、三七、生大黄、丹参各25克，生甘

草、樟脑各 50 克。

【配制方法】先将上药（除樟脑外）用水适量浸 1 天，煎后去渣、过滤，取药液 610 毫升。将油相（硬脂酸 100 克，凡士林 200 克）和水相（三乙醇胺 10 毫升，甘油 50 毫升，中药液 610 毫升）分别盛入两个容器中，同时加热至 70℃～80℃，待两相温度相等时，将油相慢慢倒入水中，边倒边搅拌，然后加入预先研细的樟脑末，搅拌，冷却后即成淡黄色半固体状冻疮乳膏。

【使用方法】将药膏涂于患部，反复涂揉 3～5 分钟，每日 3 次。

9. 防冻膏

【方剂来源】《中医外治杂志》2001 年第 3 期。

【适应病证】复发性冻疮。

【药物组成】药用红尖辣椒 12 克，红花 20 克，三七 25 克，肉桂 30 克，干姜 30 克，细辛 15 克，当归 50 克，樟脑 50 克，红参 60 克，麻油 750 克，蜂蜡 180 克。

【配制方法】先将前 7 味药纳油内浸 3 天，文火炸至焦黄微枯，滤油去渣。取药油微火加热至约 100℃时入黄蜡化尽，然后将药油离火，用桑树枝边搅边放入研成极细的樟脑末和人参末，冷却后将药膏控出，反复充分调匀，备用。

【使用方法】取膏适量，涂于患处，并进行局部按摩。每日 2 次，并注意局部保暖。

【临床疗效】临床用本膏治疗 344 例患者，痊愈 244 例，无效 8 例，总有效率 97.67%。

【典型病例】李某，女。自诉其面颊、手背几年来冻伤反复发作，故来我院治疗。嘱其用防冻膏局部涂擦按摩 1 周，并加强局部保暖、防护。观察用药有效，局部症状消失，继续用药至天气变暖停药。第 2 年又用 1 个疗程后痊愈，随访 3 年未复发。

【按语】防冻膏方中干姜、肉桂回阳温经，散寒止痛；红辣椒、细辛祛风止痛散寒；红花、樟脑活血化瘀，通经和络；当归、人参、麻油、蜂蜡补气血，润肌肤，濡养调和局部血脉。诸药合用，共奏回阳温经、祛风散寒、补气养血、活血祛瘀、消肿止痛、滋养濡养之功效。

二、手足皲裂疮膏敷方

手足皲裂是发生手足皮肤处，深浅不等，长短不一的裂隙，好发于工人、农民、家庭妇女等成年人或鹅掌风患者。

1. 润肌膏（三）

【方剂来源】《外科正宗》。

【适应病证】用于秃疮、白屑风、皮肤皲裂等。

【药物组成】当归 15 克，紫草 3 克，麻油 120 克，黄蜡 15 克。

【配制方法】先将前 5 味与麻油同煎，入黄蜡化尽，倾入碗中，待冷擦患处。

【使用方法】将膏涂擦于皲裂处，并用力揉擦，务使渗透到皮肤内。

【注意事项】冬季使用要注意避免污染衣物。

【典型病例】周某，男，65 岁。双手掌每到冬季即干燥皲裂，严重时渗血、疼痛。初用治癣药膏涂擦，未效，局部干燥明显，皲裂愈加严重。刻下症见双手掌多处皲裂，干燥明显，粗糙，舌苔薄，脉细。证属阴血不足，肤失所养，拟方养血滋阴，润燥祛风法。用防风丸内服，外用润肌膏外涂，每日 3 次，1 周后病愈。

【按语】此膏是在神效当归膏 3 味药中加紫草而成润肌膏，随后日本学者华冈青州又在陈氏润肌膏 4 味中加入猪脂，而名紫云膏，并记载入其门人整理的《疡科秘灵》附录中。其实《医宗金鉴》的润肌膏中，早就在陈氏润肌膏中加了奶酥油。该膏有滋润肌肤、凉血活血、止痉止痒、消肿祛腐、生肌长肉的功效，是促进肉芽生长，加速创伤愈合的理想外用药膏。

2. 沃雪膏

【方剂来源】《文琢之中医外科经验论文

集》。

【适应病证】用于手足冻疮，皮肤皲裂及脉管炎患者之肢趾作冷者。

【药物组成】麻油2500克，黄蜡120克，松香90克。

【配制方法】先将麻油熬开，去油末，待油炼老后入松香，化开后离火加黄蜡，搅匀使冷。

【使用方法】直接涂擦患处。

【注意事项】使用前温洗浴患处，再涂擦药效更好。

【典型病例】刘某，男，72岁。双足、小腿皮肤每年冬季即干燥，皲裂，既痒且痛。经维生素E治疗，效不显。近来天气寒冷，气候干燥，皮肤干燥尤为厉害，伴口干，舌苔薄白，脉细。拟方养血润燥祛风法。予当归饮子内服。外用沃雪膏，每日2次，5日后，皮损消失。

【按语】本方以麻油、黄蜡组成，二药皆可润燥，祛风止痒，配成膏剂既可治病，又可作为护肤用品。

3. 白杨膏

【方剂来源】《实用中医外科学》。

【适应病证】治一切皮肤病皲裂干燥脱屑。

【药物组成】尿浸石膏90%，制炉甘石10%，水杨酸5克，适量黄凡士林。

【配制方法】将尿浸石膏煅熟研粉，再加入制炉甘石粉和匀，以麻油少许调成药膏，再加入黄凡士林（配制此膏时用药粉约3/10，油类约7/10）。上述药膏每100克，加入水杨酸5克搅匀成膏。

【使用方法】擦患处，每日2~3次。

【注意事项】擦药前应洗净患处，再用温水溶后使用。

【典型病例】赵某，女，76岁。1983年4月5日初诊。双手掌宿疾鹅掌风，每到冬天皮肤干燥、粗糙，严重时皲裂、出血、疼痛，接触水后尤重。经尿素膏治疗无效，舌苔薄白，脉细。拟养血润燥法，予六味地黄

丸内服，外用白杨膏，半个月后皲裂消失。

【按语】尿浸石膏、炉甘石均有良好的生肌功能，麻油、凡士林润燥作用较强，水杨有促进角质生成作用。各药合用，可达润燥祛风、活血养血、生肌收口之功。

4. 蜂蜜猪油膏

【方剂来源】《新中医》1979年第6期。

【适应病证】手足皲裂。

【药物组成】猪油30克，蜂蜜70克。

【配制方法】将猪油30克煎沸，冷却后与蜂蜜调匀，装瓶备用。

【使用方法】先将患处用热水浸泡10~30分钟，使角质软化，去掉污垢。如角质过厚可剪去或刮掉。然后外敷上药膏，每天2次，睡前必须治疗1次。一般3天可愈。

【典型病例】曾某，女，41岁。患足部皲裂多年，每年冬天必发。双脚跟部和跖部共有6条皲裂，长达1~3厘米，深达真皮，所见皲裂的基底部鲜红，冲洗时有出血。患者自觉疼痛，运动时尤剧。使用蜂蜜猪油膏治疗，1天后症状大减，3天而愈。并嘱患者每年冬季每晚用温盐水洗脚，洗后搽上油膏，2年来未见复发。

【按语】本膏中蜂蜜与猪油有滋润皮肤、防止干燥的作用。在未干裂前或皲裂治愈后，常用热水浸洗，并搽蜂蜜猪油膏，有预防和防止复发的作用。

5. 当归紫草膏

【方剂来源】《新中医》1983年第1期。

【适应病证】手足皲裂。

【药物组成】当归、紫草各60克，忍冬藤10克，麻油500克。

【配制方法】将上药共浸麻油内，浸泡24小时后，文火煎熬至药枯焦，滤出药渣，留油待凉成膏状备用。

【使用方法】用棒蘸膏涂患处，每日数次，至愈为止。

【典型病例】沈某，女，26岁。于1979年底患病，多次往外地诊治，诊为手足皲裂症，曾服养阴润肤中药数剂，西药维生素，

外用油膏类均无效。1980 年 4 月 3 日初诊：双手掌、指端、足底及足趾部均布纵横深浅不等的裂隙，手伸握深痕有血出，生活不能自理，体重明显减轻。用当归紫草膏外涂两料，历经月余痊愈。1 年后随访未见复发。

【按语】手中皲裂于秋末冬初常见，由于寒冷风燥所迫，以致血脉阻滞。血脉阻滞，乃致热之源，故形成肌热，使肌肤失于濡养，而渐枯渐槁。膏中当归有逐瘀血、生新血之功；忍冬藤有清热解毒兼清经络风热作用；紫草凉血解毒，善清血分热；麻油有润肤作用。故本膏具有祛瘀生新、清热凉血解毒之功。

6. 皲裂膏（一）

【方剂来源】《浙江中医杂志》1988 年第 2 期。

【适应病证】手足皲裂。

【药物组成】当归、生甘草各 30 克，姜黄 90 克，紫草 10 克，轻粉、冰片各 6 克，麻油、蜂蜡适量。

【配制方法】将前 4 味药在麻油中浸泡 7 天，然后在炉火上熬至诸药枯黄，离火去渣滤过，再加入轻粉、冰片（预先研末），最后入蜂蜡熔化调匀，分装备用。

【使用方法】用时将患处用温水洗浴至软，擦干后，用皲裂膏涂擦，每天 2～3 次。

【注意事项】治疗期间禁用碱性肥皂和冰水洗手。

【临床疗效】本方治疗手足皲裂 454 例，痊愈 337 例（皲裂消失，接近正常皮肤）；有效 109 例（皲裂显著变浅，范围缩小 1/2 以上）；无效 8 例。

【典型病例】朱某，女，48 岁，农民。两手掌裂口 17 年。病起产后过早手浸冷水，次年入冬即手掌干燥无汗，渐起裂纹，疼痛出血，两手伸屈受限。用本方后裂纹变浅，半月后裂纹全消，有汗，皮肤变薄而愈。

7. 复方地龙护肤脂

【方剂来源】经验方。

【适应病证】皮肤皲裂症，并对脸面部皮肤粗糙亦有较好疗效。

【药物组成】珍珠粉 1.2 克，广地龙粉 6 克，煅月石 1.8 克，白凡士林 21 克。

【配制方法】广地龙洗净，晒干，低温干燥后研细粉过 120 目筛，密封在容器内。用文火烧煅月石至白色泡沫状，以疏松为度，冷却后研成细末与地龙粉、珍珠粉和匀，配入凡士林，加温 80℃左右，调匀后取出冷却，装盒备用。

【使用方法】用药前，以温开水洗净皲裂处并擦干，然后取药脂少许，擦于患处，每日 2 次。

【注意事项】用药期间，应避免接触碱性物品。

【典型病例】张某，女，35 岁。2002 年 12 月 3 日初诊。双手粗糙、干燥，冬天皲裂、疼痛，时而渗血。曾用尿素膏、维 A 酸膏等药治疗，效果不佳。近来皮疹较前加重。检查：双手掌皮肤干燥、粗糙，皲裂口长短不一。诊断为皮肤皲裂。治法宜养血滋阴润燥。予六味地黄丸，1 日 2 次，每次 6 克；维生素 E 内服，1 日 2 次，每次 1 粒；外用复方地龙护肤脂。半个月后，皮疹好转，嘱继续治疗半个月以巩固疗效。

【按语】此方系潘纲等验方，现已制成"珍珠药物护肤霜"出售。

8. 羊脂滑石膏

【方剂来源】《中医外治杂志》1999 年第 3 期。

【适应病证】皮肤皲裂。

【药物组成】羊脂油、滑石粉（3∶1）。

【配制方法】将 3 份羊脂油熔化后，加入 1 份滑石粉搅拌均匀，冷却后即成。

【使用方法】涂擦皲裂皮肤，每日 2～3 次。

【临床疗效】治疗 790 例，痊愈 786 例，显效 4 例。

【典型病例】胡某，女。因手足搅拌石灰致每年秋冬季手足皲裂达 30 多年，皲裂处疼痛、出血，严重影响生活，用羊脂滑石膏外涂，1周即愈。以后未见复发。

【按语】笔者从几十年临床经验中摸索出用羊脂油可滋润肌肤，营养皮肤血管，促进裂口愈合，解除疼痛；滑石粉性沉重，有燥湿化毒、行积滞、逐瘀血、清热降火之功；二者合用确有事半功倍之效。

9. 皲裂膏（二）

【方剂来源】《中医外治杂志》2000年第3期。

【适应病证】皮肤皲裂。

【药物组成】荆芥15克，防风15克，桃仁10克，红花10克，当归20克，乳香15克，没药15克，紫草12克，白及20克。

【配制方法】将上药置250克猪油中，以文火煎熬至枯，过滤去渣备用。

【使用方法】将膏涂擦于裂口处，每天3~5次，3天为1个疗程。

【注意事项】涂膏前将患处角皮用温水泡软，刮去。治疗期间忌用碱性肥皂及冷水洗患处。

【典型病例】王某，男。皮肤皲裂5年，双手掌指端处皮肤粗糙、增厚、局部红肿，有深浅不一裂纹，基底部呈鲜红，溢血伴灼痛。涂本膏治疗5天疼痛锐减，7天血止肿消，半年后裂口生肌愈合。

【按语】皮肤皲裂好发于手掌、指尖、足跟、足侧等角质较厚的部位。中医学称之为"鹅掌风"。笔者筛选众多药物，以养血润肤、祛风止痒、生肌止痛为原则组成皲裂膏。方中荆芥、防风祛风止痒，止血止痛；桃仁、红花活血祛瘀，逐腐生新；当归补血活血，消肿止痛，排脓生肌；乳香、没药活血消肿止痛，消炎生肌收敛；紫草凉血活血消肿；白及收敛止血，化瘀消肿生肌；猪油可滋润肌肤，减轻局部疼痛，能促进生肌长皮，加速疮面愈合。各药组合，共奏养血润燥、生肌敛口之效。

10. 忍冬防裂膏

【方剂来源】《中医外治杂志》1998年第5期。

【适应病证】皮肤皲裂。

【药物组成】香油4000克，忍冬藤350克，生草乌150克，川芎145克，冰片125克，白及118克，当归152克。

【配制方法】上药浸泡于香油内24小时左右，加热至270℃，炸枯去渣，继投入适量液状石蜡搅匀化开，放冷即成膏，后按净重15克分盒装。

【使用方法】将膏药加温化开，局部皮肤清洁后涂敷，包扎固定，每日换药1次。

【临床疗效】治疗100例患者，痊愈72例，显效18例，无效4例。

【典型病例】詹某，男。由于长年酸碱刺激，而使两手掌心和指屈面皮肤干燥、皲裂，每至冬春季节，裂隙深达皮下，渗血不止，疼痛难忍。用"忍冬防裂膏"4周治疗。第1周明显无渗血，第2周疼痛消失，第3周皮损消退，第4周瘢痕消失。嘱其再治疗60天巩固疗效。随访3年，未见复发。

【按语】皮肤皲裂多发于冬春季节，多见于手足及面部等体表暴露部位，多因寒冷刺激使局部皮肤寒凝血滞，筋脉失于濡养而现干枯，进而出现皲裂，甚则肌肤出血。方中忍冬藤具通络活血之效，配伍当归补血润燥，生草乌散寒止痛，白及止血消肿生肌，冰片祛腐生肌，川芎活血行气。

11. 手足皲裂膏

【方剂来源】《黑龙江医药》2001年第3期。

【适应病证】手足皲裂症。

【药物组成】荆芥、防风、红花、桃仁、当归各9克，猪油250克。

【配制方法】将上药入猪油中煎枯去渣，冷却成膏备用。

【使用方法】将上膏均匀敷涂患处，敷涂次数随机。严重者先用热水浸泡，再用刀片削薄过厚的角质层，然后涂药。平时要加强患处保温，不用碱性较强的肥皂，尽量避免水渍及接触脂溶性、吸水性物质。如觉手足皮肤过于干燥，可擦冷霜、甘油等保湿。

【临床疗效】共治疗 45 例，用药 3 天痊愈 21 例，4～5 天痊愈 12 例，7 天痊愈 8 例，好转 4 例，总有效率 100%。

【按语】手足皲裂是皮肤科常见的病证。在寒冷季节从事露天作业及接触脂溶性、吸水性或碱性物质的人员中多见。手足皮肤尤其是掌跖部角质层较厚，无皮脂腺，冬季汗液分秘较少，又缺乏皮脂滋润，因而皮肤容易干燥。再加上各种机械性、物理性的摩擦和刺激，化学性和生物性因素的刺激，酸碱有机溶媒的脱脂作用等，使角质层增厚及皮肤弹性和韧性减低，当局部活动或牵引力较大时，即引起皮肤皲裂。其病程缠绵，常发生于秋末和冬季，不易自愈，反复发作者多见。

本病属中医学"皲裂疮"范畴。其病因病机多由肌热、骤被寒冷风燥所逼，以致血脉阻塞，肤失濡养，肌肤渐枯渐槁引起。本膏能养血润肤，活血化瘀，祛风止痒。膏中红花含脂肪油，称红花油，桃仁亦含脂肪油，用于皮肤具有保湿功能，可防止皮肤、毛发干燥，从而使皮肤润滑，富有弹性；荆芥、防风、当归中含有挥发油，能促进局部血液循环而护肤敛疮，达到治疗目的。

三、乳头湿疹与皲裂膏敷方

乳头湿疹是乳头、乳晕部糜烂、渗出、结痂等急性湿疹样多形性损害，乳头皲裂常与乳头湿疹同时并见，俗称"乳头风"。此病不独授乳困难，而且易为细菌侵入而引起化脓性乳腺炎、淋巴管炎等疾患。

1. 姜柏软膏

【方剂来源】《中国膏药学》。

【适应病证】乳头皲裂、湿疹。

【药物组成】姜黄、黄柏各 15 克，川连 9 克，归尾 60 克，生地黄 30 克。

【配制方法】上药以菜油 360 毫升浸一昼夜后煎枯去渣，再入黄丹 120 克，溶化成膏。

【使用方法】调敷患处。

【注意事项】哺乳前需将药膏拭下，并进行清洁后方可哺乳。

【按语】方中生地黄清热凉血；当归、姜黄活血止痛；黄连、黄柏清热燥湿，泻火解毒；诸药用菜油熬制成膏，可使肌肤濡润，湿去疹消，皲裂愈合。

2. 三石膏

【方剂来源】《新中医》1974 年第 6 期。

【适应病证】乳头皲裂。

【药物组成】炉甘石、花蕊石、寒水石各 9 克，冰片少许。

【配制方法】将上三石共研细末，加入冰片末少许，和匀贮密封避光瓶内备用。

【使用方法】用时以茶油调为膏状，涂患处，每日 2～3 次或更多。

【注意事项】哺乳前将药膏洗掉，哺乳后再行涂敷。

【按语】方中三石可收湿敛疮，止血消肿；冰片止痛，茶油润燥。合调为膏外敷，对于乳头皲裂有较好疗效。

3. 红枣猪油蜂蜜膏

【方剂来源】《实用中医乳房医学》。

【适应病证】乳头皲裂。

【药物组成】红枣 1000 克，猪油（香油亦可）、蜂蜜各 500 克。

【配制方法】先将红枣洗净去核，以适量清水煮沸 1 小时，装纱布袋内挤压取汁，再将枣汁熬稠，放入猪油、蜂蜜，以文火熬炼，不停搅动，防止焦化，除泡沫，装入容器内，冷却成膏备用。

【使用方法】口服，每日 3 次，每次 1 羹匙，饮适量凉水或温开水促其溶化。同时在每次喂奶后，以此膏涂乳头皲裂处。

【注意事项】便溏者忌服。

【按语】方中红枣健胃理脾，猪油滋阴润燥，蜂蜜清热止痛，共调之，其味正甘美，安全易行，疗效可靠。

4. 白蔹膏

【方剂来源】《赵炳南临床经验集》。

【适应病证】乳头湿疹及一切渗出性皮肤病。

【药物组成】白蔹面 60 克，祛湿药膏（或凡士林）240 克。

【配制方法】调匀即成。

【使用方法】外涂患处。

【注意事项】无湿或属阴者禁用。

【按语】本膏组成中的祛湿药膏是赵老医师的一张经验方，由苦参 120 克，薄荷、白芷、苍术、大黄、鹤虱草各 90 克，防风 60 克，威灵仙、荆芥穗、连翘各 120 克，白鲜皮 150 克，大枫子 300 克，青黛面 18 克，白蜡 3600 克，香油（或豆油）10000 毫升组成。制作时先把群药（青黛除外）碾碎，放入油内浸泡一昼夜，后用文火炸至焦黄，过滤去渣，离火，称其重量，趁热兑入白蜡。春秋季节每斤药油兑蜡 120 克，冬季兑蜡 90 克，夏季兑蜡 150 克。青黛后下，每斤药油兑 1.5 克，搅拌均匀冷却即成祛湿药膏。本方具有清热除湿、润肤去痂之功。赵老医师常用做皮肤科外用药膏基质。

5. 芝麻贝母膏

【方剂来源】《浙江中医杂志》1984 年第 7 期。

【适应病证】乳头皲裂。

【药物组成】黑白芝麻各 20 克，川贝母 10 克。

【配制方法】黑白芝麻研细，川贝研细。二药混合过筛备存。

【使用方法】用时视患处大小，取药粉适量与香油调成泥糊状，涂敷于患处，每日 2 次。若流血、渗液者，先用药粉干撒于创面，待脓水收敛后再涂敷。一般 3 日后见效，约 1 周痊愈。

【注意事项】治疗期间，适当减少哺乳，或患侧停乳。

【典型病例】杨某，女，24 岁，1982 年 8 月 15 日诊。产后左乳皲裂、流血，疼痛难忍，不敢哺乳。经用红霉素软膏和其他消炎药外用未愈。按上法治疗 5 日后痛止，7 日而愈。

四、鸡眼膏敷方

鸡眼多因穿窄鞋远行或摩擦，使跖底、趾缘发生黄白色圆锥角栓，如钉嵌入，根深肉内，顶起硬刺。疼痛，步履艰难。

1. 鸡眼膏

【方剂来源】《中医皮肤病学简编》。

【适应病证】鸡眼。

【药物组成】生姜（捣用汁）30 克，生石灰 30 克，碱面 30 克。

【配制方法】上药共捣如泥装瓶备用。

【使用方法】将鸡眼膏敷在患处，用胶布保护周围皮肤。

【注意事项】敷药数天后，如局部疼痛，应立即揭开换药，务使鸡眼去除。

【典型病例】谭某，男，35 岁。两足出现鸡眼，行走疼痛，经手术后又复发。检查：双足底可见黄豆大小鸡眼 5 个，压痛阳性。经鸡眼膏治疗 2 周痊愈，经随仿未再出现。

2. 拔核膏

【方剂来源】《江苏中医杂志》，1984 年第 2 期。

【适应病证】鸡眼。

【药物组成】蜈蚣 30 条，乌梅 9 克。

【配制方法】共研细末，装入瓶内，加入茶油或香油（以油盖药面为宜）浸泡 7~10 天，和匀即可。

【使用方法】以 1% 温盐开水浸泡患部 15~25 分钟，待粗皮软化后剪掉粗皮（以见血丝为宜）取适量药膏外敷，用纱布包扎。每 12 小时换药 1 次。3 天为 1 个疗程，可连用 3 个疗程。

【临床疗效】经治 87 例，痊愈（3 年以内未复发、用药在 10 天以内者）71 例；有效（3 年以内有复发、用药在 10 天以内者）15 例；无效 1 例；总有效率为 98.9%。

3. 乌梅膏

【方剂来源】《中国民间疗法》2000 年第 10 期。

【适应病证】鸡眼。

【药物组成】乌梅 100 克，食醋 50 克。

【配制方法】将乌梅用盐水浸泡 24 小时，

去核加食醋捣烂成膏糊状备用。

【使用方法】用热水清洗浸泡患足 3 ~ 5 分钟后，将乌梅膏涂于病变部位，厚约 2 毫米，用塑料布覆盖，胶布固定。每日换药 1 次，5 天为 1 个疗程。

【临床疗效】共治疗 50 例，痊愈 47 例，症状减轻 3 例，总有效率 100%。

【按语】本法简便经济，治疗中患者无痛苦，易于接受。乌梅中的有效成分可直接渗透入患处深部，抑制角质异常增生，但其机制有待进一步研究。

五、瘢痕疙瘩膏敷方

瘢痕上有大量组织增生，谓之瘢痕疙瘩，类似于中医文献中的"肉龟疮"。大多续发于手术、刀伤、烫伤等外伤痊愈之后。

1. 瘢痕止痒软化膏

【方剂来源】经验方。

【适应病证】主治增殖性瘢痕。

【药物组成】五倍子、威灵仙、牡丹皮、泽兰、薄荷脑、冰片、樟脑、水杨酸甲酯、二甲基亚砜等。

【配制方法】先将橡皮切条轧成薄片后，放入汽油内浸泡，使其充分溶胀，在打胶筒内与氧化锌、羊毛脂、凡士林、汽油等打匀成浆，另将五倍子、威灵仙、牡丹皮、泽兰等药物以乙醇回流提取，减压浓缩成浸膏，与其余药物分别加入打胶筒内，共同搅匀成膏浆，压滤后，涂布于胶布，挥去溶剂，内衬薄膜，切成 7 厘米 × 10 厘米大小的膏片即成。

【使用方法】用时按瘢痕范围剪取膏药，撕去表面薄膜，粘贴于瘢痕表面，每 2 天换 1 次；四肢部位可用纱布带加压包扎。

【注意事项】治疗过程中，如局部出现丘疹、水疱或局部发痒，提示过敏，应立即停用。

【临床疗效】曾治疗 302 例瘢痕疙瘩，有效率在 80% 以上。

【典型病例】李某，女，24 岁。右后背

痤疮愈合一瘢痕历时 1 年。曾用瘢痕灵治疗近 2 个月，未效。刻下瘢痕处时痒，有增大趋势，舌苔薄白，脉细。拟活血化瘀，软坚法。瘢痕止痒软化膏外贴，3 个月后瘢痕变小而消退。

【按语】本膏系上海第二医学院第九人民医院外科在"黑布膏"的基础上改进而成。本方原来资料没有剂量。

2. 鸦胆子仁软膏

【方剂来源】《中医外科外治法》。

【适应病证】用于瘢痕疙瘩。

【药物组成】鸦胆子仁 30 克，凡士林 70 克。

【配制方法】鸦胆子仁研碎后调入凡士林中，搅拌均匀。

【使用方法】使用时，先将胶布剪成病灶大小的洞粘上，再敷上药膏，上面盖纱布固定，2 日换 1 次。

【注意事项】眼、面部使用时，要注意避免损伤正常皮肤。禁用于黏膜等部位。

【典型病例】刘某，男，26 岁。左颌下因痤疮，留下增生性瘢痕，逐渐增大，甚为痛苦。曾用"瘢痕膏"治疗月余无效。检查：右颌下可见 1.5 厘米 × 2 厘米瘢痕，肤色，隆起于皮肤表面，质地较硬，舌苔薄，脉弦。拟方活血软坚法。予内服消肿片，外用鸦胆子仁软膏，经治疗月余，瘢痕逐渐变小而消退。

【按语】鸦胆子仁软膏中主要成分为鸦胆子，因其具有轻度腐蚀作用，从而对皮肤表面增生性组织有良好的治疗作用。

3. 黑布药膏

【方剂来源】《疮疡外用本草》。

【适应病证】面部瘢痕。

【药物组成】黑醋 5000 毫升，蜂蜜 375 毫升，五倍子 1250 克，蜈蚣 20 条，冰片 6 克。

【配制方法】蜈蚣焙研为末，五倍子、冰片分别研为细末。将醋置平底砂锅内，炭火加热，或水煮 1 小时。入蜂蜜再煮 10 ~ 15

分钟。用小粗罗缓缓筛入五倍子粉，边筛边搅，文火煮 10 ~ 20 分钟，待稍凉，加蜈蚣末及冰片末，搅匀成膏，贮瓶备用。

【使用方法】先用茶汁清洁局部瘢痕处，将上药涂于上处，然后以黑布盖之，半小时即粘牢，每日换药 1 次。

【注意事项】涂药时，勿触及健康皮肤，以免药膏损伤健康皮肤。换药时，若不易揭下，先以茶汁闷湿后再揭。治疗瘢痕病程较长，因此使用本方宜连续治疗。治疗期间，应忌酒类及酸辣等刺激物，以免资助热毒，影响疗效。

【典型病例】刘某，男，23 岁，1993 年 7 月 4 日初诊。左颈侧瘢痕 10 年。年少时局部曾开水烫伤，经当时治疗，创口愈口，遗留瘢痕，约 3 厘米 × 2 厘米，隆起皮肤。曾用多种药物治疗，未能消退。予黑布药膏外贴治疗 1 月，瘢痕即开始缩小，2 月后瘢痕终于消失。

【按语】古人认为瘢痕的产生，是风热毒气冲注肌肉，尚未全散而成。本方蜈蚣善搜经络之风邪；冰片能搜风，开窍通经，散郁热火毒；五倍子集散瘀解毒、软坚消肿于一身；蜂蜜滋润皮肤；诸药合用，能起到强有力的祛风散热、解毒散瘀、软坚消肿的作用，对于因风热毒邪而形成的瘢痕有很好的治疗作用。

4. 减瘢膏

【方剂来源】《幼幼新书》。

【适应病证】瘢痕。

【药物组成】马齿苋汁 1 升，猪油 90 克。

【配制方法】上 2 味，文火熬成膏。

【使用方法】取膏涂于瘢痕上。

【按语】李时珍曰："马齿苋所主诸病，皆取其散血消肿之功也。"马齿苋灭瘢痕，亦取其消瘀散结的功效。同时可配合煎汤外洗。

5. 楝实膏

【方剂来源】《圣济总录》。

【适应病证】小儿疮疖、痘疹愈后，遗留瘢痕者。

【药物组成】楝实（去核炒用）、槐子各 30 克。

【配制方法】将两味药捣碎，加入猪油、鹅油各 120 克，同煎，煎至 10 ~ 20 沸后，去渣，装入瓷瓶中。

【使用方法】取适量涂于瘢痕上，每日 2 次。

【按语】楝实即川楝子，槐子即槐角，二药清降泄热，去余毒。猪油散宿血，通血脉，且与鹅油均有润皮肤的功效。4 药合用，对痘疹疮疖愈后，遗留余毒、瘢痕之轻症，有一定的作用。

6. 加味黑布膏

【方剂来源】《中医皮肤科诊疗学》。

【适应病证】瘢痕疙瘩，肉样瘤，囊肿性痤疮，蕈样肉芽肿等。

【药物组成】五倍子、乌梅（煅存性）各 500 克，金头蜈蚣 15 条，陈醋 2500 克，蜂蜜 180 克。

【配制方法】将陈醋置砂锅内放在火上熬开 30 分钟，加入蜂蜜同煎至沸，用铁筛把五倍子粉慢慢筛入，边筛边按同一方向搅拌，筛完后改用小火熬成膏。离火，再兑入蜈蚣粉、冰片、乌梅炭粉，均匀收膏备用。

【使用方法】用黑色密纹布将药膏涂 2 ~ 3 毫米厚，贴于患处，同时外盖同等面积的塑料薄膜封闭，3 ~ 5 天换膏 1 次。

【注意事项】孕妇禁用。

【按语】此膏具有破瘀软坚的功用，故上述疾患只要坚持贴敷，即能收效。

7. 瘢痕软化膏

【方剂来源】《中医皮肤科诊疗学》。

【适应病证】瘢痕疙瘩等。

【药物组成】氧化锌、明胶、甘油各 500 克，五倍子 750 克，蜈蚣 10 条，冰片及樟脑适量。

【配制方法】将氧化锌、明胶、甘油加水 500 ~ 1000 毫升，制成氧化锌软膏备用。再将五倍子、蜈蚣、冰片、樟脑研细末，密封备用。

【使用方法】临用时先将30克落得打、15克五倍子加水煮沸，先熏后洗。再将软膏加热融化，加入药粉调匀，涂瘢痕1层即用纱布包裹，如此涂用3层，最后用绷带加压包扎。1周更换1次，连续5次为1个疗程。

【注意事项】孕妇禁用。

【按语】此膏具有软皮散结的功用，原载于《新医药学杂志》（《中医杂志》曾一度更为此名）。

六、漆疮膏敷方

柳枝膏

【方剂来源】《普济方》。

【适应病证】漆疮四肢壮热。

【药物组成】垂柳枝150克，苦参60克，黄芩30克。

【配制方法】上药共研为细末。每用3匙，以水2碗，煎至1碗，滤过去渣。碾入好墨半匙，拌匀，再熬成膏。

【使用方法】每用时取少许膏药，涂于疮上。

【按语】漆疮为病名，出自《诸病源候论》，又名"漆咬"，因禀性畏漆，感受漆气而发。多发生在暴露部位，接触的皮肤突然红肿，起小丘疹及水疱，抓破则糜烂流水；重者可遍及全身，并见形寒、发热、头痛等全身症状。治宜清热解毒。

常曰："迎风摆柳。"垂柳枝行风木之气，能祛风止痒，消肿止痛；黄芩、苦参清热解毒；如熬膏不便，亦可用3味药煎汤外洗。柳叶亦有治漆疮的作用，所以熬膏时也可加入柳叶或采新鲜柳枝时不去叶。

七、放疗性皮肤并发症膏敷方

倍连膏

【方剂来源】《山东中医杂志》2004年第2期86~87页。

【适应病证】放射性外照射治疗后皮肤并发症反应Ⅰ度（红斑、干燥、脱屑）、Ⅱ度（水疱、糜烂）、Ⅲ度（溃疡）。

【药物组成】五倍子、黄连各150克，姜黄、当归、紫草各60克，黄柏30克，大黄120克，黄蜡200克，凡士林200克，血竭（研面）30克，樟脑60克，麻油2500克。

【配制方法】用麻油将前7味药炸枯，捞去渣，离火，后将血竭、樟脑置放油中，再加入黄蜡、凡士林，搅匀，置冷即成软膏。

珍珠散药物组成及制法：珍珠、象皮、炉甘石各30克，血竭、煅石膏各24克，麝香0.9克，硇砂24克，三七粉30克。上药共研极细面，封存备用。

【使用方法】放疗后并发皮肤反应Ⅰ度者，用倍连膏局部外涂敷，每日2~3次；并发皮肤反应Ⅱ度者，局部消毒后，用1次性灭菌注射器抽出疱内渗液，外涂敷倍连膏，每日2~3次；若已形成糜烂，清创后直接涂用倍连膏，每日2~3次；并发皮肤反应Ⅲ度者，清洁创面后参用珍珠散，外厚涂倍连膏后消毒纱布固定，隔日换药1次。7天为1个疗程，连用3个疗程。

【注意事项】若放疗后患者体质明显下降，影响创面修复，可配合服用养阴益气补血中药，内外结合治疗，直至溃疡面愈合。

【临床疗效】观察27例，治愈23例，有效4例，总有效率为100%。经观察此膏对机体具有良好的耐受性，局部及全身无任何不良反应。

【按语】放疗之热力作用于人体，热毒侵及皮肤，日久经络阻塞，气血运行障碍，肌肤失养。严重者热毒炽盛，肉腐而成溃疡。其病机为热毒外侵，气血凝滞。此膏中黄连、黄柏、大黄泻火解毒；姜黄、当归、紫草活血散瘀，消肿止痛；五倍子、黄蜡、血竭收涩，生肌敛疮；樟脑散瘀止痛。软膏涂敷，隔离创面，避免二重感染，缓释疗效，作用持久。对并发皮肤Ⅲ度反应者，溃疡面久不收口，加用祛腐生肌之珍珠散，膏与散并用，加速疮面愈合。

第六节 过敏性皮肤病膏敷方

一、湿疹膏敷方

湿疹是由多种内、外因素引起的真皮浅层及表皮炎症。本病病因复杂，一般认为与变态反应有关。临床表现为瘙痒剧烈，糜烂渗出，结痂等。本病具有多形性损害、对称分布、自觉瘙痒、反复发作、易演变成慢性等特点。中医学又称之为"湿疮"。

1. 连柏湿疹膏

【方剂来源】《中医皮肤病学简编》。

【适应病证】慢性湿疹。

【药物组成】黄连31克，黄柏31克，白芷31克，轻粉3克，冰片3克。

【配制方法】前3味药，共研为细末，再加后2味研匀，最后加蛋黄油调成油膏，外用。

【使用方法】将上药膏均匀涂敷在患处。

【注意事项】急性湿疹渗出明显不宜使用。

【典型病例】王某，男，32岁。两足背及腘窝发生红色丘疹，瘙痒剧烈。口干渴，尿色深黄。每年2～3月即复发，迄今已连续5年。查体：两足背、腘窝处皮肤干燥，有淡红色丘疹，并有瘙痒，溃烂成片，脂水浸淫，舌苔薄白，根被黄苔，脉浮大有力。诊为慢性湿疹。拟清热除湿，祛风止痒。予荆芥、防风、连翘各4克，苍术6克，生地黄、苦参、白鲜皮、银花、牛蒡子各9克，甘草3克。水煎服，每日1剂；兼外用连柏湿疹膏治疗，渐愈。

【按语】该膏燥湿止痒作用较强，用于亚急性湿疹、慢性湿疹效果较佳。阴虚者不宜使用。

2. 湿疹膏（一）

【方剂来源】《朱仁康临床经验集》。

【适应病证】婴儿湿疹或亚急性湿疹，渗水不多者。

【药物组成】青黛60克，黄柏末60克，氧化锌620克，煅石膏末620克，麻油620克，凡士林930克。

【配制方法】先将青黛入乳钵内研细，加入黄柏研和，加氧化锌研和，煅石膏研极细，最后加入凡士林、麻油调和成膏。

【使用方法】薄涂患处。

【注意事项】急性湿疹渗液明显勿用。

【典型病例】朱某，女，32岁。近1个月来先于脸颊部皮肤潮红、脱屑、瘙痒，逐渐扩大，并延及颈部、手背。经肤轻松软膏治疗，效果不显。脉弦细，苔薄。拟参苓白术散加味水煎服5剂。兼外用湿疹膏涂搽治疗而愈。

【按语】该膏治疗湿疹属水疱、渗液不多者。

3. 皮湿膏

【方剂来源】《朱仁康临床经验集》。

【适应病证】用于急性、亚急性湿疹。

【药物组成】地榆末620克，煅石膏620克，枯矾30克，凡士林1270克。

【配制方法】将前3味药研极细末后，调入凡士林内，外敷患处。

【使用方法】薄涂患处。

【注意事项】凡士林过敏者不宜使用。

【典型病例】蔡某，男，33岁。两小腿出现湿疹5年。反复发作，近日又复发，流水糜烂，瘙痒异常。刻下症见局部片状糜烂及浅在溃疡，少许渗出，舌苔黄腻，脉弦。予龙胆泻肝汤内服，外用皮湿膏，每日2次。经治疗，1周后痊愈。

【按语】本膏中地榆能收湿止痒，石膏清热，枯矾燥湿，故可收湿、清热、止痒。

4. 保肤膏

【方剂来源】《中医杂志》1962年第10期。

【适应病证】湿疹。

【药物组成】煅石膏60克，白及30克，密陀僧20克，轻粉15克，枯白矾9克，香油或凡士林适量。慢性湿疹者，加红粉9克。

【配制方法】将以上5味药共研为极细末，用香油或凡士林调成50%的膏状备用。

【使用方法】先将脓水用消毒棉球擦净，然后把保湿膏涂抹患处，每天涂抹3～5次。

【注意事项】忌用湿水或肥皂水洗涤。禁食鱼虾及辛辣食物。

【典型病例】朱某，女，3个月，1961年1月26日入院。其母代诉：患儿于1960年12月中旬突然发热，哭闹，持续2天后，发现两耳流黄水，后来耳廓及面部出现疹子，先起红色丘疹，而后发展成水疱，擦破流黄色液，以后形成黄痂，近来向下蔓延，现在两上肢及下肢均有上述改变。检查：面部右侧潮红糜烂，渗出黄色液量多，两耳廓皮肤肥厚，有黄色痂皮，外耳道有少量稀液，头部有散在指甲大发赤区，上附鳞屑，两上臂、肩头及两下肢大腿内侧有丘疹并糜烂和部分结痂病损区。诊断为婴儿湿疹。治以保肤膏涂于湿疹面，每日4次。涂药后当晚瘙痒已止，患儿能安静入睡。次日检查：糜烂面已结痂，经治3天，水疱完全消失，鳞屑痂皮脱落，皮肤恢复正常。

【按语】本膏中煅石膏、白及、密陀僧除湿热、润肤肌、长肌肉，配轻粉、枯矾以解毒、杀虫、止痒，再加入适量之红粉，对于慢性湿疹皮肤增厚、苔藓化或腐溃难脱者，有迅速化溃生新之功。

5. 湿疹膏（二）

【方剂来源】《江苏中医杂志》1980年第1期。

【适应病证】湿疹。

【药物组成】硫黄、蛇床子各500克，烟膏、大枫子仁各440克，黄柏、枯矾各220克，花椒250克。

【配制方法】上药共研细粉，以100目筛过筛，再以凡士林480克调成软膏备用。

【使用方法】先以洗方浸泡患处半小时后外搽此膏，每日2～3次。（洗方：百部、花椒、黄柏、马齿苋、艾叶、明矾加水煎煮3次后泡洗患处，每日2～3次。剂量按患处大小而定）。对于少数较为严重的患者，尚需配合中药内服，一般痒甚（风甚）者以消风散（从《医宗金鉴》方）加减；发于上半身（热甚）者以防风通圣散（《外科正宗》方）合二妙散（《丹溪心法》方）加减；发于下半身（湿甚）者以三妙丸（《医学大词典》方）合萆薢化毒汤（《疡科心得集》方）加减；发于前后二阴及臀部、少腹部（肝经湿热甚）者以龙胆泻肝汤（《局方》）加减。

【注意事项】治疗期间禁饮酒，忌食辛辣、葱、蒜等，忌用烫水冲洗患处，以免加重病情或愈而复发，同时内穿或患处污染的衣袜应每日换洗，以防重复感染。

【临床疗效】经治疗110例患者，痊愈102例，好转5例，未愈3例。其中3天痊愈的32例，5～10天痊愈的43例，10天以上痊愈的27例。

6. 朱黄膏

【方剂来源】《江苏中医杂志》1980年第1期。

【适应病证】婴儿湿疹。

【药物组成】朱砂3克，黄连、黄柏各5克。

【配制方法】上药共研细末，加入凡士林适量调和为膏。

【使用方法】每日2～3次涂敷患处。

【临床疗效】治疗婴儿湿疹10余例，均获痊愈。

【按语】婴儿湿疹多由胎毒之火邪上炎客于肌肤所致，因而治疗着重于泻火解毒。朱黄膏中用黄连泻火解毒，黄柏清热利湿，朱砂解毒杀虫，三者配伍药少力专具有清热泻火、解毒杀虫之效。

7. 硫黄膏（二）

【方剂来源】《浙江中医杂志》1983年第8期。

【适应病证】婴儿湿疹。

【药物组成】黄连、黄柏各 30 克，硫黄 5 克。

【配制方法】取黄连、黄柏，加水 200 毫升，文火煎 40 分钟，过滤去渣，入硫黄搅拌，再加入冷霜 100 克，加温调糊即成。

【使用方法】用时涂抹患处，每日 2～3 次。一般只需均匀涂抹即可，不要用力涂擦。可以连续使用，以皮损痊愈为止。

【注意事项】硫黄有毒，一般以不超过冷霜用量的 5% 为宜，否则，可产生红肿、瘙痒等副作用。

【临床疗效】共治 70 例，治后 54 例痊愈，12 例有效，4 例无效。治愈时间为 3～20 天，平均 8.4 天。

【按语】本方用硫黄杀虫止痒，黄连、黄柏清热燥湿、泻火解毒。

8. 湿疹软膏

【方剂来源】《上海中医药杂志》1990 年第 6 期。

【适应病证】婴幼儿湿疹。

【药物组成】浮萍、连翘、牡丹皮、徐长卿、黄柏、地丁草、金银花、乌梅、丁香、苦参、白鲜皮。

【配制方法】先将上药放入带下口的容器内，加适量蒸馏水浸泡 5 天后放出药汁，用纱布粗滤后再用滤纸精滤，将所得滤液浓缩到 550 毫升左右作为水相，并在其中加入三乙醇胺 10 毫升、硼砂 5 克、甘油 80 克。再取十八醇 100 克、白凡士林 200 克、液状石蜡 60 克、羟苯乙酯 5 克，混合组成油相。然后将油、水两相同时分别加温至 78℃～82℃，在不断地搅拌下将油相部分徐徐加入到水相中，充分搅拌至凝成膏，再放入适量的樟脑、冰片、香精于其中，再行搅拌均匀即可。

【使用方法】先用金银花、艾叶煎水清洗患处，每日上、下午各洗 1 次，洗后涂擦本膏。

【注意事项】治疗期间禁食鱼、虾、蟹、鸡、豆制品、莴苣、韭菜等食物。不能用过热的水及碱性强的肥皂洗患处。

【典型病例】张某，男，7 月龄。面部、两耳、颈、胸血疹结痂，瘙痒不安。外院诊断为婴儿湿疹，几经治疗无效。后经友人介绍来寻治。先用金银花、艾叶煎水清洗患处，每日上、下午各洗 1 次，洗后涂擦湿疹药膏。治疗 2 周即痊愈。患儿现已 5 岁，未见复发。

【按语】此药膏有清热解毒、散风凉血、收敛止痒、除湿护肤的效果。

9. 复方硫脑膏

【方剂来源】《河北中医》1986 年第 6 期。

【适应病证】婴儿湿疹。

【药物组成】硫黄 6 克，樟脑 2 克，大枫子仁 6 克，生杏仁 3 克，轻粉 3 克。

【配制方法】上药共为细末，加猪油适量共捣为糊状，用时涂患处。

【使用方法】外涂，每日 2～4 次，以皮损痊愈为止。

【注意事项】用药期间，不能用碱肥皂水洗，哺乳母亲禁食鱼虾及刺激性食物。

【临床疗效】临床用于治疗 42 例，男 27 例，女 15 例，年龄 1～2 岁，病程 3 天～6 月。10 天～3 个月者多见，占 31 例。湿疹分别分布于头面部、四肢、耳廓及颈项，或头面、四肢、臀部混合。其中皮疹完全消退瘙痒消失，皮色正常者为痊愈，共 30 例；皮损大部分消退，瘙痒减轻者为显效，共 9 例；连续用药 7 天症状无效者为无效，共 3 例。治愈时间为 3～18 天，平均 7 天。

【典型病例】岳某，男，5 个月，百日后两颊及颈部布满皮疹，患部皮肤潮红，脱屑，头皮可见黄痂，曾口服氯苯那敏，外用肤轻松软膏及中药膏剂外涂但停药即发。近年来，症状未见好转，甚则因瘙痒啼哭不宁。现两颊部可见散在边缘不清的暗红色斑片，表面有针头大小的丘疹和水疱，并有轻度糜烂和少量渗出，头皮可见油腻性黄痂，予硫脑膏局部外涂，2 天后湿疹渐见消退，头皮黄痂部分脱落 5 天后退尽，症状消失，随访半年，未见复发。

【按语】婴儿湿疹是婴儿常见皮肤病，中医学又称为"胎毒疮""奶癣"等，多因风湿热邪蕴阻肌肤所致。本膏取用硫黄、樟脑、大枫子、轻粉均为祛风燥湿、解毒杀虫之有效外用药，对一般抗过敏皮肤软膏无效之顽固性复发性皮肤湿疹，有一定疗效。

10. 仙滑麻油膏

【方剂来源】《四川中医》1990 年第 10 期。

【适应病证】婴儿阴部湿疹及皮肤破损。

【药物组成】仙鹤草 60 克（研细末过 100 目筛），滑石 40 克（水飞粉末），麻油 150 克。

【配制方法】将仙鹤草末和滑石粉浸泡在麻油内 24 小时后置文火上加热搅匀，沸后 5 分钟，冷却，装瓶备用。

【使用方法】每日清洗患处后，取膏外涂。

【注意事项】减少局部摩擦刺激。

【典型病例】黄某，男，3 个月。患儿阴囊两侧有粟米大小的红色疹子，其中一部分皮肤已擦破并有液体渗出，用仙滑麻油膏外涂，并嘱每日温水清洗患处。2 天后湿疹开始消退，4 天后破损皮肤结痂而愈。

【注意事项】药物一定不能粗糙或含有杂质，在运用时，需将药膏擦散，以免药膏干后结块，擦伤皮肤。

【按语】婴幼儿皮肤细嫩，使用尿布粗糙，遗尿后未能及时更换等，很容易造成阴部皮肤擦伤破损或尿道口、肛门周围炎症和湿疹，此膏以仙鹤草清热解毒、消肿（抗炎）为主，据药理分析，该药具有广谱抗菌作用，配滑石能清热吸湿，并可减少局部摩擦。本膏润滑不腻，起保护作用。

11. 轻粉丹朱膏

【方剂来源】《常见病中草药外治疗法》。

【适应病证】慢性湿疹、鹅掌风、银屑病等皮肤皲裂、干燥作痒者。

【药物组成】轻粉 4.5 克，东丹 3 克，飞辰砂 3 克。

【配制方法】上药共研细末。用麻油 125 克煎微滚，下黄蜡 30 克再熬，以无黄沫为度，取锅离火，再将上药末渐渐下入，调匀成膏。

【使用方法】涂敷患处，每日 2 次。

【注意事项】孕妇禁用。涂敷此膏，应避免搔抓和不良刺激，不宜水烫或用肥皂洗涤；勿饮浓茶，忌食刺激性食物如醇酒、辛辣食品与羊肉、鱼虾等发物。

12. 琥珀二乌糊膏

【方剂来源】《中医皮肤科诊疗学》。

【适应病证】遗传过敏性皮炎，表现为皮疹对称发生在肘窝、腘窝、踝侧，局部肥厚、粗糙，状如苔藓，搔破有少量渗出，时轻时重。

【药物组成】五倍子 45 克，琥珀、草乌、川乌各 15 克，寒水石 30 克，冰片 6 克。

【配制方法】上药共研细末，用凡士林按 30% 浓度调膏备用。

【使用方法】涂擦患处，每日 3 次。

【注意事项】孕妇禁用。

【按语】此膏用于遗传过敏性皮炎成人期有少量渗出时更佳。

13. 地榆二苍糊膏

【方剂来源】《中医皮肤科诊疗学》。

【适应病证】遗传过敏性皮炎。

【药物组成】黄柏、苍术、苍耳子各 18 克，地榆 36 克，薄荷脑 3 克，冰片、轻粉各 1.5 克。

【配制方法】上药共研细末，用凡士林按 30% 浓度调和成膏备用。

【使用方法】涂擦患处，每日 3 次。

【注意事项】孕妇禁用。

【按语】此膏有除湿散风、杀虫止痒之功。可用于遗传过敏性皮炎成人期有少量渗出者。

14. 复方黄连霜

【方剂来源】经验方。

【适应病证】用于婴儿湿疹。

【药物组成】黄连粉 15 克，青黛 10 克，枯矾 10 克，冰片 3.5 克，泼尼松 150 毫克。

【配制方法】将上药共研细末，加冷霜或市售雪花膏搅匀制成 100 克备用。

【使用方法】用时将膏药薄涂于患部，1 日 1 次。

【注意事项】本方中含有泼尼松，不宜大面积和长期使用，以免吸收引起副作用。

【典型病例】王某，女，3 岁。1996 年 5 月 12 日初诊。头皮、手部红斑、丘疹、渗液、瘙痒，哭闹不安。曾使用过皮康王、尤卓尔等药膏，皮疹时好时坏。检查：头皮、手背、上肢等处可见大小不等的红斑、丘疹、水疱、糜烂、渗滋水、黄痂。诊断为婴儿湿疹。予外用复方黄连霜，经治疗 10 天后，皮疹明显好转。效不更方，继续治疗 5 天后皮疹全部消失。

【按语】本方为河南王天样验方。本药有疗效显著、无副作用、不污染衣服、复发率低等优点。

15. 吴柏膏

【方剂来源】《中医外治杂志》1996 年第 2 期。

【适应病证】阴囊湿疹。

【药物组成】吴茱萸 80 克，黄柏 80 克，苦参 60 克，枯矾 20 克，醋精适量。

【配制方法】上 4 味研极细末，过 120 目筛，混匀，用凡士林调成膏状。

【使用方法】外敷患处，每日 2～3 次。

【临床疗效】共治疗 86 例，其中治疗 2～5 次痊愈 32 例，6～10 次痊愈 49 例，显效 5 例。

【典型病例】徐某，男。自述阴囊瘙痒 3 年余。常因饮酒、食用辛辣物而潮湿加重。反复发作，发作时阴囊肿胀，奇痒难忍。检查：阴囊肿胀，局部皮肤粗糙变厚、潮红、丘疹满布，搔破处有黄色液渗出，舌红苔黄腻，脉弦滑。诊断为阴囊湿疹。证属湿热下注型。治以清热燥湿，用自拟吴柏膏外敷患

处，每日 3 次（用药前先温水清洗患处），用药当天瘙痒明显减轻，3 天后临床症状消失，续用 5 天病愈，2 年内未复发。

16. 湿疹膏（三）

【方剂来源】《中医外治杂志》2002 年第 1 期。

【适应病证】局限性湿疹。

【药物组成】苍术 30 克，黄柏 30 克，青黛 30 克，轻粉 10 克，滑石 30 克，龙骨 30 克，冰片 10 克。

【配制方法】上药研末，加凡士林调敷。

【使用方法】敷膏至患处，每日换药 1 次，10 次为 1 个疗程。

【注意事项】若外敷 2 个月效果不显，则换用西药。

17. 地栀膏

【方剂来源】《中医外治杂志》2004 年第 6 期。

【适应病证】慢性苔藓样湿疹。

【药物组成】地榆 20 克，栀子 12 克，地肤子 20 克，轻粉 3 克，夏枯草 20 克，防风 12 克，苦参 20 克，丹参 20 克，桃仁 20 克，红花 20 克，甘草 6 克。

【配制方法】将以上诸药碾成粉末，与凡士林混合制成膏。

【使用方法】首先将上药水煎后湿敷皮损部位，每日 2 次，湿敷 20 分钟左右，3～5 天后改用"地栀膏"涂在皮损处，用塑料纸包裹，隔 1～2 天换药 1 次，直至痊愈。

【临床疗效】通过 1～3 个月对 60 例患者治疗中，52 例痊愈，8 例明显好转。

【典型病例】毛某，男。右下肢小腿伸侧反复痒 32 年，加重 10 年，皮损增厚。经用地栀膏治疗 3 个月痊愈。

【按语】中医学认为，湿疹多为久病反复发作，阴气被耗，局部气血失和，凝滞肌肤，郁久化热，肌肤失养而发病。地栀膏既有凉血功效，同时含有丰富的维生素 A，可促使皮肤新陈代谢。方中夏枯草软坚散结；苦参清热燥湿；丹参、红花、桃仁凉血散结

化瘀；甘草调和诸药。用塑料纸包裹促进药物有效成分吸收渗入皮内，增加功效。经临床验证，本膏药治疗皮损疗效肯定，见效快捷。

18. 猪胆姜黄膏

【方剂来源】《中国民族民间医药杂志》2001 年第 5 期。

【适应病证】阴囊湿疹。

【药物组成】猪苦胆 1 个，姜黄 3 克，老鹳草 20 克，苦瓜 30 克。

【配制方法】将上药一同捣烂，用面粉调成膏糊状备用。

【使用方法】用清洁温水洗净患处，将药膏外敷患处，每天 1 次，每次 30 分钟，治疗 15～20 天为 1 个疗程。

【注意事项】注意清洁卫生，忌房事。用药期间避免搔抓和不良刺激，不宜水烫或肥皂洗涤，以免加重病情。皮肤破损时先用纱布垫于破损皮肤上，然后敷贴药物。配合服用维生素及抗过敏止痒剂。

【临床疗效】共治疗 16 例，症状消失皮损恢复正常者 11 例；症状减轻，皮损面减小和程度减轻者 3 例；皮损及症状没有得到控制者 2 例。

【典型病例】陈某，男，37 岁，驾驶员。患阴囊湿疹 5 月余，于 1997 年 7 月初来诊。自诉阴囊奇痒，搔抓，影响工作及休息，精神不振，平素出汗较多，曾用"外洗药"及"药膏"治疗，疗效不佳。检查：阴囊及会阴部丘疹和苔藓鳞屑样皮损，色暗红。采用上述方法治疗。15 天后治愈。嘱患者注意卫生习惯，1 年后随访，未再复发。

【按语】阴囊湿疹，中医学称为"肾囊风"，是因风湿热邪客于肌肤和血虚生风、生燥，肌肤失养所导致的一种难治的过敏性、炎症性皮肤病。临床上大多为慢性或亚急性鳞屑性藓花肥厚皮疹，剧痒。用本膏治疗疗效突出，膏中猪苦胆苦寒，寒能胜热、滑能润燥、苦能入心，又能去肝胆之火。现代药理研究认为，其有抑菌、消炎、抗过敏

作用；姜黄除风热，消痈肿，有理气活血、通络止痛作用；老鹳草祛诸风皮肤发痒，攻散诸疮肿毒，主治痘疹疥癣等；苦瓜清热解毒，治丹火毒气、恶疮结毒、芝麻疔疮痛痒难忍者。诸药合用，相辅相成，该方药源广泛、价格低廉、简便实用、疗效肯定。

19. 祛湿膏

【方剂来源】《现代中西医结合杂志》2002 年第 9 期。

【适应病证】各型肛门湿疹。

【药物组成】氧化锌、淀粉各 250 克，枯矾 10 克，大黄 50 克，千里光 30 克，冰片 5 克。

【配制方法】将上药合并研粉过 100 目筛，分次加入已溶化的凡士林，调成膏糊状即可。

【使用方法】用 1‰新洁尔灭棉球消毒肛周，将祛湿膏均匀地涂在无菌纱布上覆于肛周，胶布固定，每日换药 1～2 次。

【临床疗效】共治疗 86 例，急性湿疹全部治愈，亚急性湿疹治愈 10 例、显效 6 例，慢性湿疹显效 8 例、无效 2 例，总有效率 97.67%。

【典型病例】患者，男，40 岁。就诊前半年始肛门潮湿、瘙痒，喝酒及食辛辣后加剧。肛门局部检查：肛周皮肤潮红、肿胀，并见散在小米粒大小的丘疹。诊断为急性肛门湿疹，予祛湿膏外敷，每日 2 次，并嘱其忌口。2 天后复诊，症状明显减轻，肛周皮肤肿胀已消，皮肤潮红、丘疹有所缓解。按前法治疗 3 天后，症状完全消失，皮损亦消失，再继续巩固换药 1 个疗程，其后未再发作。

【按语】氧化锌为物理性防光物质，但有收敛、抗菌、干燥、止痒、吸附作用，能与油脂中的游离脂肪酸生成油酸锌及脂肪锌，可保护皮肤，也可通过毛囊吸收到细胞内，促进核酸和核蛋白的合成，参与细胞能量代谢，起到促进组织修复的作用，故以本品为主药。方中枯矾性寒、味酸，具收敛燥

湿止痒、止血杀菌、润肤生肌之功；冰片行气活血，清热凉血；大黄泻火凉血，清热利湿，活血祛瘀；千里光清热解毒，凉血生肌。故祛湿膏可收敛燥湿、清热解毒、止痒杀菌、润肤生肌，能促进肛周渗液的吸收及皮肤弹性的恢复，对肛门湿疹疗效独特。

二、荨麻疹膏敷方

荨麻疹多见于小儿，为散在的丘疹水疱，风团样损害，瘙痒剧烈，多见于蚊虫、臭虫、跳蚤、螨虫等叮咬后引起，也可能与肠道寄生虫、食用某些食物有关。

1. 肤毒膏

【方剂来源】《中医验方汇选》。

【适应病证】用于蚊虫蜇伤、秃疮、湿疹、黄水疮、痱子等病。

【药物组成】水银（煅灰）、硫黄粉各30克，枯矾12克，樟脑15克，枪药（水湿研细）500克，凡士林360克。

【配制方法】先用铅21克，放锅内化开，再投入水银化匀，凉则凝块，研为细末，后加枯矾、硫黄粉、樟脑、枪药共研极细，再与黄凡士林调匀成膏。

【使用方法】用时以花椒1撮，白矾1小块，投入盒内，开水冲泡洗患处，擦干后再抹此药。每日抹药1次，洗1次。

【注意事项】用药时，少用药多揉擦，搓至不见黑为度。此药用后，有破口者，则毒水淋漓，无破口者立刻止痒，重者10天左右可愈。此药避免接触口鼻眼部位。

【典型病例】赵某，男，10岁。近来躯干、颈项多处出现梭形风团，瘙痒剧烈，经阿司咪唑、止痒洗剂治疗无效，影响睡眠、学习，舌苔薄，脉弦。外用肤毒膏3日而愈。

【按语】此膏为雷国庆大夫之秘方，系由多年临床研究而来，在石家庄一带颇负盛名，疗效极好。治愈者颇多，值得推广，为顽湿顽痒之皮肤病有效成方之一。

2. 脱敏膏

【方剂来源】《上海中医药杂志》1995年第10期。

【适应病证】小儿慢性荨麻疹。

【药物组成】川芎、羌活、肉桂、地龙。

【配制方法】烘干粉碎过80目筛，装瓶备用。

【使用方法】临用时取药粉12克，陈醋适量调膏，加凡士林少许（以防药膏干裂结块），分摊于6块3厘米×4厘米的无毒塑料薄膜纸上，贴于血海、风市、曲池（均为双穴）穴位，胶布固定。12小时去药，冬季加用艾灸，每穴悬灸5分钟。3日贴1次，连贴4次为1个疗程，停药观察。

【临床疗效】治疗96例，痊愈45例，显效26例，有效21例，无效4例，总有效率95.92%。

【典型病例】张某，男，6岁。全身起扁平疙瘩，瘙痒，反复发作3月余。每次服西药（抗组织胺类）即消，隔几天又发。本次发作已3天，经服氯苯那敏及静脉注射葡萄糖酸钙，仍不能控制发作。检查：全身遍布红色丘疹，小如绿豆，大如指头，瘙痒难忍，抓痕条条。舌质红，苔薄黄，脉浮数。即用上药如法贴之，贴后2小时瘙痒止，半日内皮损全消，2日未出现新疹，又如法贴敷2次，至今未复发。

【按语】方中羌活、地龙祛风清热（地龙有抗过敏作用），川芎、肉桂活血温经，四药合用使风祛、血活、肤洁、痒止。

3. 消疹药糊

【方剂来源】《小儿外治疗法》。

【适应病证】丘疹性荨麻疹。

【药物组成】苍耳子、防风、地肤子、威灵仙、白矾各10克、南通蛇药片（市售中成药4片）。

【配制方法】上药共研细末，再加入南通蛇药片研匀备用。

【使用方法】用时根据皮疹多少，取药粉加适量白酒或75%乙醇，调成稀糊状，外涂患处，每日3~4次。

【注意事项】皮疹局部破溃或糜烂不宜

使用。

【典型病例】杨某，男，5 岁。2004 年 4 月 12 日初诊。颈部、上肢、胸背可见大小不等的风团，上布小水疱，部分皮疹已破溃。自觉瘙痒。其家中养狗，小孩平时喜欢抱狗玩。检查：胸背、上肢、颈部等处均可见绿豆到黄豆大小的风团、水疱、糜烂。诊断为丘疹性荨麻疹。予外用消疹药糊，经治疗 5 天后，皮疹全部消失。

【按语】本方中既有止痒、消炎的苍耳子、防风、地肤子、威灵仙等中药，又有收敛固涩的白矾，加南通蛇药片能解毒，配合比较合理。

第七节　神经功能障碍性皮肤病膏敷方

一、皮肤瘙痒病膏敷方

皮肤瘙痒病是一种皮肤瘙痒剧烈，搔抓后起抓痕、血痂、皮肤变厚、苔藓样变等皮损的常见皮肤病。

1. 燥湿止痒膏

【方剂来源】《中医外科外治法》。

【适应病证】用于皮肤病，不论干、湿、瘙痒难忍者均可用。

【药物组成】苦参 30 克，白芷 24 克，防风 15 克，苏叶 30 克，苍术 24 克，大黄 24 克，鹤虱草 24 克，威灵仙 30 克，僵蚕 30 克，白鲜皮 36 克，五倍子 36 克，紫草 45 克，海桐皮 30 克，地肤子 30 克，大枫子肉 75 克。

【配制方法】上药共为细末，用香油 2000 克放锅内煮沸，入白醋 500 克溶化，再调入以上药面，搅匀成膏。

【使用方法】用时将药膏敷搽患处，1 日 2 次。

【注意事项】使用时应尽量避免污染口眼等黏膜处。

【典型病例】赵某，男，59 岁，1987 年 3 月 23 日初诊。皮肤阵发性瘙痒 5 年。曾用乌蛇止痒丸治疗无效。刻下症见皮肤抓痕，血痂遍布，部分皮肤苔藓化、粗糙，舌苔薄，脉弦紧。拟方搜风活血，养血止痒。予内服祛风止痒汤，外用燥湿止痒膏，1 月余后皮疹消失。

【按语】该膏中含祛风止痒之要药，如大枫子、苦参、地肤子等，同时伍以白鲜皮、防风等药，有较强的搜风止痒、燥湿功能。

2. 复方硫黄软膏

【方剂来源】《中医外科外治法》。

【适应病证】燥湿、杀虫、止痒。治皮肤瘙痒症、奶癣等病。

【药物组成】硫黄 20 克，雄黄 10 克，水杨酸 5 克，硼酸 5 克，冰片 1 克；松节油 10 毫升，凡士林加至 100 克。

【配制方法】先将硫黄、雄黄、水杨酸、硼酸和冰片分别研末过筛，放在乳钵中研匀后，加入熔融的凡士林，再加入松节油即得。

【使用方法】使用时将软膏均匀涂搽患处，每天 2 次，直至痊愈。

【注意事项】使用时尽量勿将药膏涂抹在口、眼等部位。

【临床疗效】曾用本膏治疗 312 例皮肤瘙痒症、奶癣等患者，均获临床痊愈。一般 3～5 天可见效。

【按语】本方为刘孝经验方。如皮肤渗出液较多者，可先用 0.02% 呋喃西林溶液湿敷 1～2 天，尔后用本膏。

3. 生肌玉红膏（五）

【方剂来源】《中医外治杂志》1999 年第 1 期。

【适应病证】瘙痒性皮肤病。

【药物组成】当归 60 克，紫草 10 克，甘草 40 克，血竭 12 克，白芷 15 克，白蜡 60

克，轻粉 12 克，雄黄 12 克，麻油 500 毫升。

【配制方法】将当归、紫草、白芷、甘草入油内浸 24 小时，慢火熬至微枯，纱布滤清；将油煎滚，入血竭化尽；再入白蜡，微火化开，倒入罐内，待稍凉，放入研极细末的冰片、雄黄，搅匀备用。

【使用方法】外涂患处，1 天 1 次，7 天为 1 个疗程。

【临床疗效】治疗 160 例中，治愈 120 例，好转 40 例。

【按语】瘙痒性皮肤病的病机为血虚生风，湿毒浸淫，血瘀阻络。本着中医异病同治的原则，治以养血活血、祛风化湿杀虫，取得了较好疗效。本膏组成是由《医宗金鉴》的生肌玉红膏加雄黄而成，方中当归补血润燥，活血止痒；血竭散瘀止痛，止血，生肌敛疮；白芷祛风燥湿，消肿排脓，润肤止痒；诸痛痒疮皆属于火，故用紫草凉血解毒；轻粉、雄黄外用攻毒杀虫；甘草调和诸药，减缓轻粉、雄黄之毒副作用，外用药物直达病所，缩短了治疗时间。

二、神经性皮炎膏敷方

神经性皮炎是一种以阵发性剧痒及皮肤苔藓样变为特征的慢性炎症性皮肤病。因其顽固难愈，皮损厚且坚，状如牛领之皮，中医学又称为"牛皮癣"。

1. 玉黄膏（二）

【方剂来源】《朱仁康临床经验集》。

【适应病证】神经性皮炎等病。

【药物组成】当归 30 克，白芷 9 克，姜黄 90 克，甘草 30 克，轻粉 6 克，冰片 6 克，蜂白蜡 90～125 克。

【配制方法】先将前 4 种药浸泡麻油内 3 天，然后放置炉火上熬至枯黄，离火去渣，加入轻粉、冰片（预先研末），最后加蜂蜡溶化（夏加 125 克，冬加 90 克），搅调至冷成膏。

【使用方法】薄涂患处。

【注意事项】伴有感染易加抗生素软膏。

【典型病例】杜某，女，39 岁。颈部皮疹已 3 年有余。始于前颈斑块状皮损，痒，越抓越厚，逐渐发展，曾涂多种药膏，贴膏，均不见效，晚上瘙痒剧烈，睡眠不安，皮损处干燥粗糙，舌苔红，苔薄白，脉弦滑。予防风通圣丸加减，内服中药 20 余剂。外用玉黄膏涂搽，每日 2 次，皮损渐变软，消失而愈。

【按语】该膏特别适用于局部皮损干燥、粗糙，皮损瘙痒等。

2. 癣证熏药油膏

【方剂来源】《赵炳南临床经验集》。

【适应病证】神经性皮炎、慢性湿疹等皮肤病。

【药物组成】苍术、黄柏、苦参、防风各 9 克，大枫子、白鲜皮各 30 克，松香、鹤虱草各 12 克，五倍子 15 克。

【配制方法】上药经减压后干馏成焦油物质，用凡士林或祛湿药膏制成 5%～10% 油膏。

【使用方法】外敷患处。

【注意事项】急性湿疹伴有渗出不宜使用。

【典型病例】曹某，女，36 岁。颈部、双下肢皮肤粗糙、瘙痒 1 年余。患处始有瘙痒，经搔抓后，局部渐变厚、粗糙。瘙痒晚间为甚，夜不安卧，经多种药物治疗无效。舌苔薄白，脉沉涩。全虫、赤芍、蛇床子、厚朴、炙甘草各 9 克，干生地黄 15 克，白鲜皮 30 克，浮萍 6 克，陈皮 8 克，水煎服，共服药 9 贴。外用癣证熏药油膏，半月后，瘙痒停止，皮损消失。

【按语】本方始由癣证药方演变而来，具有良好的祛风止痒、除湿杀虫功效。

3. 京红粉软膏

【方剂来源】《赵炳南临床经验集》。

【适应病证】用于神经性皮炎、银屑病静止期、胼胝等皮肤病。

【药物组成】京红粉 45 克，利马锥 15 克，凡士林 24 克。

【配制方法】前2味药研细末后，调入凡士林之中，搅匀即成。

【使用方法】外敷患处。

【注意事项】对汞过敏者禁用。本膏使用过程中，如出现红斑、丘疹、水疱等反应时，应及时停药。

【典型病例】侯某，男，67岁。小腿处皮肤散发片状、肥厚、粗糙皮损伴搔痒10余年。患者经多种药物治疗，均效果不佳。查体：双下肢小腿处肥厚性皮损，苔藓化明显，表面粗糙，周围抓痕，血痂遍布，舌苔薄白，脉弦。内服药予全虫、黄柏、猪苓各9克，丹参、干生地黄、生槐花各15克，白藓皮、刺蒺藜各30克，威灵仙、金银花各18克，水煎服。外用京红粉软膏，共治疗2周余，皮损全部消失。

4. 痒疹膏

【方剂来源】《中国名医名方》，中国医药科技出版社出版。

【适应病证】皮炎、湿疹、疥疮、皮肤瘙痒症，皮肤真菌感染之鹅掌风等。

【药物组成】硫黄2000克，氧化锌1000克，轻粉100克，冰片50克，麝香10克，蛇脂2000克。

【配制方法】将前5味共研细末，过120目筛，加入蛇脂（用蛇之脂肪经慢火熬煎炼出之油，以眼镜蛇之脂最佳）充分搅拌成膏。

【使用方法】先洗净患处，再涂痒疹膏，每日2~3次，至愈为止。

【注意事项】敷药期间忌食鱼虾。

【按语】本膏具有消炎解毒、止痒杀虫之功效。

5. 巴枫皮炎膏

【方剂来源】《江苏中医杂志》1982年第2期。

【适应病证】神经性皮炎、顽癣、疥疮等。

【药物组成】红升丹30克，轻粉30克，大枫仁36克，升药底36克，巴豆10克，信石5克，柳酸15克，苯酚120滴，凡士林240克，鱼肝油适量。

【配制方法】将大枫子仁、巴豆仁共碾成泥状，用鱼肝油将其余药粉混合调成软膏状，然后将二者充分搅拌混匀，与凡士林加热溶解混合，再慢慢加滴苯酚，调匀（必须在调匀成膏后加滴苯酚，否则药膏颜色会变紫暗）。

【使用方法】用指头蘸药膏少许（每1个手掌大的皮损面积，只能用4~5个米粒大小的药膏即够），涂擦患处，以不见药膏为度，每天用药1次。

【注意事项】本方只适用于慢性干燥性的神经皮炎，如为急性或有炎性渗出的皮肤病，则不适宜。切不可过量使用，若用量过多，反易刺激皮肤，导致继发皮损，病情控制后，仍须隔日或隔3日擦药1次，症状消失后，可改为每周擦药1次，以巩固疗效。如果加入50%的消炎膏（市售药品）稀释后，涂擦慢性湿疹及疥疮等皮肤病，止痒的效果也很好。

【按语】本方中所有药品均为强有力的杀虫止痒药，故止痒效果甚为敏捷，擦药3~4天，自觉症状即可消失，且无不良臭味。本方名是编者据药所定。

6. 复方硫砒软膏

【方剂来源】《上海中医药杂志》1985年第7期。

【适应病证】神经性皮炎。

【药物组成】硫黄、砒石（炒）各50克，全蝎20克，大力子35克，蝉蜕、三七各25克，麝香0.6克。

【配制方法】上药共为细面，取药20克，凡士林加至100克，混合均匀，配成20%凡士林软膏。

【使用方法】用时将软膏少许涂于纱布上面，敷于患部并妥善包扎，每天1次，或2~3天换1次。

【注意事项】如用药过多，局部易形成疱疹反应。治疗期间，禁食辛辣刺激性食物。

【典型病例】徐某，男，40岁，干部。双臂内侧近肘关节处皮肤苔藓样改变，呈圆形约3厘米×3厘米，瘙痒不适已半年。用硫黄软膏外敷1周后好转，2周而愈。

【按语】硫黄解毒杀虫，止痒燥湿，配合砒石腐蚀攻毒，引药达表；全蝎、大力子、蝉蜕疏风散结，通络息风，佐以三七、麝香活血散瘀，引药渗透，行血中之滞。本品有燥湿散寒、活血解毒之功，虽有毒性，但临床应用，未发现任何不良反应。

7. 复方墨旱莲膏

【方剂来源】《新医药学杂志》1974年第6期。

【适应病证】水田性皮炎。

【药物组成】鲜墨旱莲8000克（干品3000克），明矾75克，凡士林适量。

【配制方法】将鲜墨旱莲捣烂挤汁（干品煎汁浓缩），置锅内浓缩至500毫升，加明矾溶解后，再加凡士林至1500克（加少许冰片更好），另加苯甲酸5克防腐，调匀后置容器备用。

【使用方法】若用于预防，则在下田前将药膏涂于四肢接触泥水的皮肤，收工后洗净皮肤再涂1次。若用于治疗，则将局部洗净，伤口处理干净，再将药膏涂患处，每日2~4次。无破溃化脓者不需敷料包扎。

【临床疗效】用本膏治疗水田性皮炎138例，治愈率98.5%。对红斑丘疹及小水泡者，涂药2次即可痊愈；对糜烂渗液者涂药2~3天亦可痊愈，无副作用。本膏预防水田性皮炎，效果亦佳。有350人四肢皮肤上涂上本膏后下水作业，均未发生水田性皮炎；另50人未涂药者均发生皮炎。

【典型病例】吕某，男，成人。7月底下稻田拔草作业5天，自觉手指足趾间有灼热瘙痒感，继之手足、背部、踝部等处满布红色丘疹，诊断为稻田性皮炎。给予外涂复方墨旱莲软膏2次后痒止，次日斑疹完全消失。患者病期一直坚持工作，愈后坚持涂药预防，未再复查。

8. 黑油膏

【方剂来源】《中医皮肤科诊疗学》。

【适应病证】皮肤瘙痒症，神经性皮炎，皮肤淀粉样变。

【药物组成】煅石膏、枯矾、轻粉、煅龙骨各30克，五倍子、寒水石各60克，蛤粉、冰片各6克，薄荷脑45克。

【配制方法】将上药研细，用凡士林按25%的浓度，和匀调成膏，瓶贮勿泄气，备用。

【使用方法】薄薄而稍用力涂擦局部损害，1日3~5次。

【注意事项】孕妇禁用。

【按语】此膏具有散风止痒的功用，适合于神经性皮炎皮疹局限者。

9. 康复硬膏

【方剂来源】《中医皮肤科诊疗学》。

【适应病证】局限性神经性皮炎，局限性慢性湿疹，结节性痒疹。

【药物组成】大枫子、制马钱子、苦杏仁各30克，川乌、草乌、全蝎、斑蝥、蜈蚣、硇砂各15克，麻油750克。

【配制方法】用麻油将上药炸枯，过滤去渣，炼油至滴水成珠，下黄丹适量搅匀收膏，浸入冷水中去火毒，摊在纸上备用。

【使用方法】视皮损面积决定贴膏大小，3~5天换1次。

【注意事项】孕妇禁贴。

【按语】此膏具有散风止痒、软坚散结的功用。

三、斑秃（油风）膏敷方

本病因突然头发脱落，头皮鲜红光亮，故名油风，相当于西医学的斑秃。本病可发于任何年龄。

1. 千金翼生发膏

【方剂来源】《外台秘要》。

【适应病证】油风等。

【药物组成】乌喙、莽草、续断、皂荚

（去皮、子）、泽兰、竹叶、细辛、白术各60克，辛夷、防风各30克，柏叶（切）120克，杏仁、松叶各90克，猪油1500毫升。

【配制方法】以上14味，先以米醋渍1晚，以脂煎三下三上，去渣膏成。

【使用方法】涂发及头皮上。

【注意事项】敷药时忌吹风。

【典型病例】曹某，男，23岁，1983年7月15日初诊。头顶部毛发脱落3个月。3个月前毛发始脱落，逐渐发展。曾用生发酊、养血生发胶囊治疗，均无效。且伴有头昏、失眠多梦。诊断为斑秃。拟方养血补肾生发法。予千金翼生发膏治疗1月余，毛发全部生长，恢复如初。

【按语】侧柏叶有养阴补血祛痰的功效，猪油滋养皮肤，故上二药可以生发养发。余药通经活络，祛风胜湿，助其毛发生长。

2. 生发附子松脂膏

【方剂来源】《外台秘要》。

【适应病证】斑秃、全秃等毛发不长病。

【药物组成】附子、松子各60克，蔓荆子120克。

【配制方法】上3味捣筛成细末，以乌鸡脂调和，放瓷器内，密封，放阴凉通风处，百日后，用马鬐膏调和而成。

【使用方法】用上药膏涂搽落发处。

【注意事项】勿使药膏搽于颜面。

【典型病例】张某，男，32岁。头顶毛发脱落半年。伴头昏，多梦，纳差。经胱氨酸治疗无效。舌苔薄白，脉细缓。拟方健脾养血，安神，补肾生发。予内服补中益气汤合六味地黄丸，外用生发附子松脂膏，1个月后毛发长出而愈。

【按语】附子性味甘热，具有回阳补火、散寒祛湿的功能；松脂为松科植物油松或其同属植物树材中的松脂，其性味苦温，入肺经主皮毛，有祛风燥湿、舒筋通络的功能；蔓荆子性味苦辛、凉，《药性论》曰其能长须发，乌鸡脂和马鬐膏均为生发长发的良药，上3味药炮制后能治疗肾阳不足，筋脉

失养，皮毛枯槁之发不生。

3. 青莲膏

【方剂来源】《太平圣惠方》。

【适应病证】血虚之眉、毛发不生。

【药物组成】莲子草汁600毫升，生巨胜油200毫升，牛乳200毫升，甘草60克细剉。

【配制方法】上药相和，于铛内以慢火煎之，才似鱼眼沸，便搅之勿住手，直至沫尽为熟，澄清滤去渣，放入玻璃瓶中，盖紧。

【使用方法】于睡前，低枕仰卧，每鼻孔内点5滴青莲膏，约6~7遍。良久起床，有唾须唾，却勿得吞咽。如此治疗，可使白发变黑，脱发再生。

【注意事项】忌生蒜、萝卜、辛辣物。

【典型病例】陈某，女，25岁。头部毛发脱落1年。头顶部毛发脱落，以秋季为甚，伴月经较多，腰酸软，舌苔薄白，脉细。拟补肾生发法。养血生发丸内服，青莲膏配合治疗2个月，毛发恢复生长。

【按语】本方中莲子草性味甘平，善补血，能生发；牛乳、甘草等药补肾。故用于脱发可养血补肾，生发养发。

4. 复方硫黄膏

【方剂来源】《新医药学杂志》1976年第2期。

【适应病证】圆形脱发。

【药物组成】20%硫黄软膏，生半夏15克，松节油适量。

【配制方法】将生半夏研成细粉末，与硫黄软膏、松节油共调匀成糊状备用。

【使用方法】将膏涂于脱发处，每日2次。

【按语】用本膏涂治脱发30例，一般涂药1周左右，新发即陆续长出。

5. 凤凰衣膏

【方剂来源】《中医皮肤科诊疗学》。

【适应病证】油风（斑秃）。

【药物组成】凤凰衣、雄黄、硫黄各15克，炮甲珠9克，滑石粉、猪板油各30克。

【配制方法】先将诸药研细末，用猪板油调和，然后兑入适量猪苦胆汁，共调成软膏，收贮备用。

【使用方法】取膏适量，用纱布包好，外擦患处，每日2~3次。

【注意事项】孕妇禁用。

【按语】此膏有促进头发生长的作用。

四、头皮痒膏敷方

1. 莲子草膏

【方剂来源】《中国养生大成》转引自《外台秘要》。

【适应病证】头皮痒，脱白屑，脱发，白发。

【药物组成】莲子草汁1190克，松叶、青桐树白皮各120克，枣根白皮90克，防风、川芎、白芷、辛夷、藁本、沉香、秦艽、商陆根、犀角屑、青竹皮、细辛、杜若、蔓荆子各60克，零陵香、甘松香、白术、天雄、柏白皮、枫香各30克，生地黄汁2975克，生麻油2380克，猪鬃脂595克，马鬐膏595克，熊脂1190克，蔓青子油595克。

【配制方法】上述30味，切细，以莲子草汁与生地黄汁浸泡两昼夜，如无莲子草汁加地黄汁1190克浸药。置锅内微火煎熬，加入猪脂、马鬐膏、熊脂、生麻油、蔓青子油和煎，九上九下，熬至白芷色焦黄，以纱布绞去渣即成膏。

【使用方法】先以好泔沐发后，用本膏涂敷头发，不断揉摩，用布包头发，次晨洗去膏。或用枣根白切细60克，加水1900克煎至600克，去渣，洗头发，然后涂敷本膏更佳。

2.《崔氏》松脂膏

【方剂来源】《中国养生大成》转引自《外台秘要》。

【适应病证】头皮痒脱屑，脱发，鼻塞头旋。

【药物组成】松脂、白芷各120克，天雄、莽草、踯躅花各30克，秦艽、独活、乌头、辛夷、甘松香、零陵香、香附、藿香、甘菊花各30克，蜀椒、川芎、沉香、牛膝、青木香各90克，松叶60克，杏仁120克（去皮，捣碎），苦酒1480克，生麻油5350克。

【配制方法】上21味，切碎，以苦酒1480克浸渍1昼夜，置锅内加入麻油，微火熬令酒气尽，去渣收膏备用。

【使用方法】临睡前将膏涂敷头发，以手摩之，然后用布包裹，次晨洗去，每日1次，以愈为度。

3.《延年》白屑长发膏

【方剂来源】《中国养生大成》转引自《外台秘要》。

【适应病证】头皮痒，脱白屑，脱发。

【药物组成】蔓荆子、附子（去皮）、泽兰、防风、杏仁（去皮）、零陵香、藿香、川芎、天雄、辛夷各60克，沉香30克，松脂、白芷各60克，马鬐膏、松叶（切）、熊脂各30克，生麻油2380克。

【配制方法】上17味，以苦酒渍1昼夜，置锅内加入麻油，慢火煎熬，三上三下，熬至白芷焦黄为度，过滤去渣，膏成收贮备用。

【使用方法】将膏涂敷头发及头皮上，以手揉摩之，每日2~3次，至愈为止。

第八节 皮肤附属器疾病膏敷方

一、脂溢性皮炎膏敷方

白屑风因白屑层层飞扬而得名，相当于干性脂溢性皮炎，以青壮年居多，或在乳儿期发生。

1. 摩风膏（二）

【方剂来源】《必用全书》。

【适应病证】头风白屑等。

【药物组成】黄芪、杏仁、当归、白芍、

白芷、甘草、藿香、白檀香、茯苓香、白附子、白及、白蔹各 30 克。

【配制方法】上药以清香油 1500 毫升，浸五七日，银石器熬黄色，用绵子滤过，入黄蜡 120 毫升，再熬成膏，柳篦子不断搅令冷。

【使用方法】外搽头皮白屑较多处。

【注意事项】搽膏前应先洗头后再用。

【典型病例】施某，女，23 岁，头皮发痒，白屑脱落明显，伴少许毛发随之脱落。曾用多种洗发精洗涤无效。舌苔薄白，脉细。拟方养血活血法。予首乌丸内服，外用摩风膏，治疗 2 周痊愈。

【按语】本方治白屑风，以调理气机、和调阴阳为主。其中祛邪之药不多，力亦不强，主以当归、白芍、杏仁、檀香等调和气机、气血，使气血周流不壅，头面得养，则头屑不生。

2. 润肌膏（四）

【方剂来源】《增订医宗金鉴外科》。

【适应病证】白屑风，肌肤燥裂者。

【药物组成】香油 120 克，奶酥油 120 克，当归 15 克，紫草 3 克。

【配制方法】将当归、紫草入油内，浸 2 日，文火炸焦去渣，加黄蜡 15 克溶化尽，用布滤倾碗内，不时用柳枝搅冷成膏。

【使用方法】每次用少许，每日擦 2 次。

【注意事项】搽药时须将白屑洗净，揉搽该膏于头皮之上。

【典型病例】丁某，男，25 岁。近月来，头皮发痒，头屑较多。经某院诊断为脂溢性皮炎，用复方硫黄膏、希尔生药液治疗无效。头屑不断增多，舌苔薄，脉涩。拟方养血祛风润燥法。予防风通圣丸内服。外用润肌膏治疗，1 月余后白屑减少而消失。

【按语】本方以润肌肤为其主要作用。香油甘凉，润燥、解毒、生肌；奶酥油甘平或微寒，补五脏，益气血，止渴、润燥，对于皮肤干燥皲裂者用之辄效。复与活血养血之当归、凉血解毒之紫草配伍。本膏对于化

燥伤阴，气血不畅之头风白屑自有良效。

二、痤疮（粉刺）膏敷方

面部生丘疹如刺，能挤出白色碎米样粉汁，故名粉刺。本病好于青春发育期的男女青年，成年后的男士亦发。

1. 芙蓉膏（三）

【方剂来源】《简明医彀》。

【适应病证】治疗粉刺、酒齄鼻、雀斑等面部疾病。

【药物组成】防风 10 克，零陵香 10 克，藁本 60 克，白及 30 克，白附子 30 克，花粉 30 克，绿豆粉 30 克，僵蚕 30 克，白芷 30 克，甘松 15 克，山柰 15 克，茅香 15 克，皂荚适量（肥大者佳）。

【配制方法】将皂荚去皮筋，并上药研细为末，白蜜和匀，贮瓶密封备用。

【使用方法】随时涂搽面部皮损处。

【注意事项】使用时要均匀涂擦，不宜涂抹过多。

【典型病例】张某，男，23 岁，1995 年 7 月 18 日初诊。口鼻周围复出现脓疱 4 余年。10 年前开始于鼻部出现小红丘疹，渐后向颊及口唇周围发展，伴有小脓疱，皮肤油腻明显，经用过氯苯甲酰治疗无效，舌质红，苔黄腻。诊断为痤疮。拟清热、利湿、活血法。予内服黄连上清丸，外用芙蓉膏，经月余治疗而愈。

【按语】本方的特点在于既有防风、藁本、白及、白附子、白芷、僵蚕以祛除面部风邪，又有零陵香、茅香、山柰、甘松芳香避秽，通络，散郁；更配以皂荚去油腻，蜂蜜润肤，组合得当，涂擦于面，既能治疗雀斑、粉刺、酒齄鼻，又芳香宜人，若加少量朱砂以红颜，则美容效果更佳，本方药味芳香，宜密贮于瓶中，以免香气散逸。因方中含有肥皂荚，故尤宜于油性皮肤之人。

2. 红膏

【方剂来源】《太平圣惠方》。

【适应病证】治疗痤疮、酒齄鼻等病证。

【药物组成】朱砂 30 克，麝香 3 克，牛黄 3 克，雄黄 1 克。

【配制方法】上药研为细末，和匀，以洁白猪脂和为膏，密贮瓶中备用。

【使用方法】薄涂面部痤疮处。

【注意事项】本方含有麝香，故孕妇禁用。

【典型病例】刘某，男，21 岁，1994 年 12 月 15 日初诊。脸部出现痤疮伴囊肿 3 年。3 年来面部经常出现痤疮，开始起黑头粉刺，面部油多发亮，并起脓疱及囊肿，痒疼相兼，挤出脓后形成瘢痕疙瘩，时轻时重，缠绵不断，屡治无效。舌质红绛，脉弦滑。诊断为囊肿性痤疮。治拟凉血清热，消痰软坚。方用四物汤合龙胆泻肝汤加减，外用红膏外涂，渐愈。

【按语】本方治疗粉刺的主要药物是牛黄和雄黄。二味均具祛风、清热、解毒之效；麝香芳香通络，有助于祛风清热之效。朱砂与猪脂可润泽皮肤。由于本方有朱砂，故有一定的化妆美容效果，可常敷。原方中麝香、牛黄量达 15 克之多，二者均为名贵中药材，一般人难以承担，故酌减为 3 克。

3. 羊胆膏

【方剂来源】《普济方》。

【适应病证】治疗粉刺。

【药物组成】羊胆汁 90 克，猪脂 90 克，细辛 1 克。

【配制方法】将羊胆汁入猪脂内搅匀，细辛磨为细粉，3 药合煎，至膏软硬适中，候冷备用。

【使用方法】睡前洗面后涂之，次晨以温米泔水洗去。

【注意事项】该膏味稍苦，应避免涂搽唇周。

【典型病例】谭某，女，19 岁，学生，1995 年 4 月 18 日初诊。面部油腻，时有丘疹 3 年。面颊及额部油腻光滑发亮，伴以粟粒大小丘疹，顶见黑头，少许脓疱，曾用希尔生等药治疗无效，舌苔薄黄腻。脉滑数。

诊断为痤疮。拟方清泄肺胃积热法。予枇杷清肺饮加减，外用羊胆膏治疗，1 月余后，皮疹全部退尽。

【按语】该方的主药为羊胆汁，苦寒无毒，有清火解毒之功，《备急千金要方》谓其"主诸疮"，可预防和治疗面部痤疮，使面部洁净。胆汁主要含胆酸，对油脂有较强的乳化效果，故该方虽使用猪油，但因被乳化，故在使用时没有油腻感。胆汁施用于油性皮肤，可乳化皮肤油脂，使灰尘等含菌物不在皮肤上沉积，起到洁净面部皮肤的作用。

4. 黛黄膏

【方剂来源】《中医外治杂志》2003 年第 4 期。

【适应病证】痤疮。

【药物组成】山慈菇 30 克，青黛 10 克，黄柏 10 克，大黄 10 克，硫黄 5 克。

【配制方法】以上药物共研细末，加入 105 克凡士林中调匀，装瓶备用。

【使用方法】每晚睡前温开水洗脸后，将药膏涂于面部患处。上覆消毒纱布块，次日清晨用茶叶水将药膏洗去。每晚 1 次，7 天为 1 个疗程。

【临床疗效】127 例患者中，涂药 4 次治愈 25 例，5 次治愈 37 例，7 次治愈 42 例，8 次治愈 15 例，10～15 次治愈 6 例，好转 2 例（瘢痕疙瘩性痤疮，病程较长）。总有效率达 100%。

【典型病例】蒋某，男。面部反复红斑丘疹 6 年。症见丘疹顶端有脓疱，米粒至豌豆大小，炎症明显，诊断为脓疱性痤疮。经上法治疗 6 天而愈，随访半年未复发。

【按语】痤疮是毛囊皮脂腺的慢性炎症。多数认为与雄性激素、皮脂腺和毛囊内微生物密切相关，也有与饮食、环境因素及精神因素有关。中医学称之为"肺风粉刺"。方中山慈菇、黄柏、青黛、大黄、硫黄合用，达到清热解毒、凉血散结、抗菌消炎的目的。临床观察，本法治疗多种类型的痤疮效果均较好。

5. 消痤膏

【方剂来源】《云南中医中药杂志》2009年第5期。

【适应病证】面部痤疮。

【药物组成】黄连、黄柏、黄芩、大黄、丹参、皂角刺各30克，夏枯草、蒲公英、白鲜皮、牡丹皮、淮山药、栀子各20克，紫草、百部、当归、白芷、白花蛇舌草各15克。

【配制方法】上药共研细末，贮瓶备用。

【使用方法】先用温水清洗面部，平卧于治疗床上，用碘伏严格消毒后，用粉刺针压出脓点及粉刺，将囊肿中的脓汁及脂性分泌物压出。将上述药末用开水调成膏糊状，冷却至微温后敷于面部，其上用保鲜膜覆盖，保留30～45分钟后洗净。每日1次，7天为1个疗程，每治疗2个疗程后，停敷面膜2天。女性患者在月经期，不用粉刺针按压，直接敷药膜。治疗期间均不口服或外用其他药物。嘱患者饮食清淡，忌辛辣、香燥、油腻之品及甜食。每日用温水洗脸不少于3次。女性患者治疗过程中禁止使用彩妆，不必停用护肤品，但需尽量简单，忌用油腻的霜剂。

【临床疗效】共治疗250例，痊愈176例，显效53例，有效15例，无效6例，总有效率97.6%。

【按语】痤疮好发于面部，是一种损容性皮肤病。其病因是多因素综合作用的结果，不良的生活、饮食习惯可能成为其发生的诱因。皮损包括白头粉刺、黑头粉刺，继而形成炎症性红丘疹与脓疱，破溃吸收后形成色素沉着与小凹性瘢痕。用消痤膏外敷，药物经皮肤直接吸收，起效快，副作用少，易于坚持。特别是针对色素沉着、囊肿、炎性结节有较好疗效。同时嘱患者改变不良的饮食及生活习惯，可以起到事半功倍的作用，且不易复发。本膏用黄连、黄柏、黄芩、大黄、蒲公英、淮山药清热燥湿，泻火解毒；紫草、牡丹皮、栀子、丹参、当归活血化瘀，清热凉血消痈；白花蛇舌草、白芷、皂角刺、夏枯草消肿、散结、排脓；白鲜皮、百部清利湿热，止痒。全方共奏清热解毒凉血、托里透脓散结之功效。

6. 平痤膏

【方剂来源】《中国美容医学》2000年第5期。

【适应病证】面部多发性痤疮。

【药物组成】苦参500克，赤芍、冬瓜皮各120克，元参60克，白僵蚕、白附子、白芷、茯苓、藁本各30克，青木香、益母草各15克，黄连10克。

【配制方法】将上药稍加粉碎，加冷水2000毫升浸泡10分钟，用文火煎沸1小时，滤净去渣，将煎液浓缩至稠膏状，入冰片、滑石粉各5克，搅匀，冷藏备用。

【使用方法】清洁面部，用消毒细针将成熟的粉头仔细清理掉，然后将平痤膏涂敷于暗疮分布处，1小时或更长时间后用清洁纱布蘸生理盐水洗净。1周之内每晚或隔晚需温水洗面后涂1次，时间至少1小时。4周为1个疗程，可连续用2～3个疗程。亦可配合中药内服。用药期间，停用香皂及化妆品，面部出现紧绷感时可轻揉按摩。平时多饮水，多吃新鲜蔬菜和水果，禁用辛辣刺激性食物。

【临床疗效】共治疗36例，痊愈23例，好转11例，无效2例，总有效率94.3%。

【按语】痤疮，中医学又称为"酒刺""面疱""肺风粉刺"等，因过食肥甘厚味，致脾胃湿热内蕴上蒸，或肺经蕴热，外受风邪，或冷水渍洗，使血热蕴结，凝滞于面而形成。平痤膏中选苦参、黄连清热燥湿，祛风杀虫，抗菌消炎；赤芍、元参清热凉血，祛瘀散结；白僵蚕、白附子、白芷、藁本，祛散面部风湿；冬瓜仁、滑石、茯苓润肤白面除湿；青木香消火毒、通滞气；益母草活血；冰片清热通络走窍。全方共奏祛风清热解毒凉血、润肤活血功效，用治面部痤疮收效较好。

三、酒齇鼻膏敷方

酒齇鼻因鼻色紫红如酒渣而得名。本病多见于中年以后的男女或嗜酒之人。

1. 腊脂膏

【方剂来源】《外科启玄》。

【适应病证】治酒齇鼻等症。

【药物组成】大枫子仁9克，木鳖子6克，水银9克，枯矾粉1.5克，潮脑（原方是轻粉，因已有水银，故改用潮脑）。

【配制方法】各研细末，和匀，用腊月猪油调成糊状（或米用植物油亦可）。

【使用方法】将药膏摊于纱布之上，敷贴患处，每日调换1次；或用纱布一层包裹药膏，擦于患处，每日2～3次。

【注意事项】初擦时如局部稍有反应，仍可继续使用，经3～4天后即能适应。

【典型病例】赵某，男，42岁，1993年7月8日初诊。鼻部粗糙，潮红时已3年。鼻部皮肤每遇寒风刺激及饮酒后，发红。表面油腻光滑，可见毛细血管扩张，经多种中西药物治疗均告无效。舌苔薄腻，脉滑。诊断为酒齇鼻。拟方凉血清热，和营祛瘀法。予内服龙胆泻肝汤。外用腊脂膏，经1月余治疗红斑消退。

【按语】本膏使用时应薄涂，同时应忌食油腻和辛辣刺激食品。

2. 硫槟软膏

【方剂来源】《瑞竹堂经验方》。

【适应病证】祛风散郁，治疗酒齇鼻。

【药物组成】硫黄、槟榔等份，片脑少许。

【配制方法】上药为细末，贮瓶备用。

【使用方法】取药末，以少量蓖麻油和调，绢包涂搽面部，每日搽之。

【注意事项】使用本方时，应避免药物进入口、眼、鼻。

【典型病例】李某，男，38岁，1994年12月15日初诊。鼻及周围皮肤弥漫性潮红5年。患处时潮红，油腻明显，情绪激动及出汗时尤为明显。曾用甲硝唑、黄连上清丸等药治疗均效果不佳。舌苔薄白，脉细滑。拟方清热利湿，活血化瘀法。予硫槟散膏外涂，1月余后痊愈。

【按语】硫黄杀虫抑菌，为治疗疮疡的常用药；槟榔"主一切风"（《日华子本草》）；片脑即冰片，通诸窍，散郁火，消肿；蓖麻油既能拔病气外出，又可润肤。合而用之，有祛风散郁、拔毒杀虫的功效。对酒齇鼻有较好的治疗作用。

3. 木兰膏

【方剂来源】《刘涓子鬼遗方》。

【适应病证】治疗酒齇鼻、粉刺等病。

【药物组成】木兰皮30克，防风30克，白芷30克，青木香30克，牛膝30克，独活30克，藁本30克，当归30克，芍药30克，杜衡30克，辛夷30克，川芎30克，细辛30克，麝香0.5克，附子1克。

【配制方法】除麝香、白芷外，余药切碎，以腊月脂560克，微火煎令白芷色黄，去渣，下麝香末，搅匀，候冷备用。

【使用方法】每日3次，涂患处。

【注意事项】因方中麝香通窍，而有堕胎作用，故孕妇忌用。

【典型病例】王某，男，43岁，1995年4月24日初诊。面部鼻及周围皮肤潮红斑片，上布痤疮样丘疹和小脓疱，大小不一，伴有明显毛细血管扩张，形如红丝缠绕，自觉轻微瘙痒，皮色由鲜红逐渐变为紫褐，舌苔薄白，脉弦。拟方清热利湿，活血化瘀消斑法。外用木兰膏治疗2月后痊愈。

【按语】《神农本草经》说："木兰皮，主身有大热在皮肤中，去面热赤疱酒渣。"此方用木兰命名，其意显而易见。

4. 二子水银膏

【方剂来源】《浙江中医杂志》1991年第11期。

【适应病证】酒齇鼻。

【药物组成】大枫子、木鳖子、樟脑粉、核桃仁、蓖麻子、水银各等份。

【配制方法】诸药研成细末，加水银调成糊状。

【使用方法】局部清洗后，取二子水银膏薄薄涂上1层，晚上用药，次日早晨洗去，隔日1次，连用2周为1个疗程。

【注意事项】使用时忌饮酒及食辛辣之品。初次用药时，皮损发痒症状可能加重，以后逐渐好转，乃至痊愈。

【典型病例】马某，男，42岁。患本病12年，皮损除鼻尖部外，鼻翼部、颊部及前额部均延及。皮肤科多次治疗无效，经用本方治疗，用药3次告愈，至今未发。

【按语】方中大枫子、樟脑、水银均有攻毒杀虫作用；木鳖子通络散结；核桃仁、蓖麻子润肤调和诸药，故有良好效果。

5. 百部苦参膏

【方剂来源】《新中医》1983年第8期。

【适应病证】酒齄鼻。

【药物组成】百部、苦参、雷丸、雪花膏。

【配制方法】将百部、苦参、雷丸各研成极细粉末，然后以5∶2∶2的比例混合，搅匀后取药粉15~20克，与雪花膏80~85克混合，制成15%~20%的百部苦参膏。

【使用方法】每晚睡前，用硫黄皂清洗面部，然后外搽上膏，次日早晨洗去。20天为1个疗程，可连用2~3个疗程。

【注意事项】在初用本药数天，皮损症状可加重，以后逐渐好转，乃至痊愈。

【典型病例】李某，男，48岁。患酒齄鼻20余年，皮损除鼻尖部外，鼻翼、颊部、颏部和前额均受累，曾到中山二院皮肤科诊治，诊为酒齄鼻。10多年来，遍治无效，经用上法治疗3个疗程而愈，至今未发。

【按语】由于百部、苦参、雷丸不但可杀灭毛囊脂螨，且具有除湿解毒作用，故对酒齄鼻合并化脓者亦可应用。

6. 脂银膏

【方剂来源】《新中医》1988年第4期。

【适应病证】酒齄鼻。

【药物组成】陈猪脂油、水银、硫黄、大黄4味等份适量。

【配制方法】陈猪脂油即猪板油上品，以挂在房梁风吹至少1年为度，时间越长越好。水银用唾液放器皿内研开呈细小颗粒。硫黄、大黄二味粉碎过罗为极细末混匀。将猪板油用微火化开，将混匀的硫黄、大黄细面放入油中，等温凉不结时再把水银倾入药油液中搅拌成膏，贮瓶备用。

【使用方法】冬季用温水香皂洗净患部，每日早、晚2次涂脂银膏，至愈。夏季用温水肥皂，洗净患部，每日早、晚2次涂脂银膏，至愈。

【注意事项】用本膏治疗期间，禁辛辣、忌饮酒与房事。

【典型病例】赵某，男，55岁。患酒齄鼻9年，有嗜酒之癖，证属三期鼻赘疣型。先后用0.5%普鲁卡因注射法、磷酸氯奎长期内服法、硫黄霜、硫黄白色洗剂外涂以及中药内服均无效，故于1981年3月前来就诊。以前法治疗半月，忌辛辣酒色。并嘱每日服大黄苏打片，每日3次，每次3~4片。治疗1月余，近10年顽疾告愈。

【按语】酒齄鼻是胃肠有热，熏蒸于肺，风寒外袭，气滞血瘀为患。常嗜酒则生胃热，熏肺叶，而显鼻部，故称酒齄鼻。其病机则为肺胃有热，肠胃功能紊乱，内分泌功能失调。本膏经20余年临床应用，效果颇佳。方中硫黄、水银、轻粉是杀死毛囊蠕行螨的特效药，其杀菌力较强，用药5~10天即见效应。配以猪板油起固定药物、妙杀菌虫之用。大黄苦寒泄热，配大黄苏打片则清肠胃之热，泻肺经之火，共奏治顽疾之效。

7. 蠕形螨膏

【方剂来源】《中医外治杂志》2003年第2期。

【适应病证】酒齄鼻。

【药物组成】升华硫（硫华）1克，轻粉0.05克，水杨酸1~1.5克，中华牙膏或两面针牙膏10克。

【配制方法】先将轻粉、水杨酸研成细粉，加入升华硫调匀，然后掺入牙膏，搅拌成膏状备用。

【使用方法】清洁患处，涂敷上膏，每日1~2次，10天为1个疗程，忌食辛辣食物。

【临床疗效】共治疗6例，1个疗程治愈2例，1个半疗程治愈2例，4个疗程治愈1例，有效但未坚持治疗1例。

【典型病例】刘某，女，46岁，1998年4月9日来诊。素日好食辛辣和热饮。初期鼻和两颊部发生对称性红斑，每到炎夏外界环境温度增高时面颊红肿，自觉灼热，反复发作鼻翼部、鼻尖及面颊出现浅表如树枝样毛细血管扩张，鼻头持久性发红，患处常有皮脂溢出，伴有轻痒，鼻部及两颊出现丘疹、脓疱，由于患处毛囊口的扩大，丘疹时重时轻，影响美观，来门诊医疗。螨虫膏每日外涂1~2次，内服三黄片3片，每日3次，肠溶红霉素1~2克，用药4个疗程而愈。

【按语】酒齄鼻，中医学称为"红鼻"，春、夏季症状明显，多发于30岁左右青年，以患处皮肤潮红、毛细血管扩张及丘疹、脓疱，伴有轻痒为特点。寄生在毛囊或皮脂腺内的蠕形螨（毛囊虫），如治疗不当或不及时，易侵入肌层，经年不愈。特别是病程较长者，外敷药膏内服药片效果更佳。

蠕形螨膏中升华硫外用后能形成硫化氢和五硫黄酸，具有杀菌、杀寄生虫、软化表皮的作用，用治酒齄鼻、痤疮、脂溢性皮炎；轻粉辛寒，杀菌杀虫；水杨酸促使角质溶解，剥脱有病的表皮；红霉素抑制螨虫；三黄片清热凉血，活血化瘀；药物牙膏辛凉止痒。诸药协同，内外兼治，清热、凉血、活血、化瘀、杀虫、止痒、剥脱，疗效持久，收效更佳。

第九节　色素障碍性皮肤病膏敷方

一、白癜风膏敷方

白癜风是以皮肤变白、大小不同、形态各异的局限性斑片而得名。本病好发于青年，偶见于儿童。

1. 摩风膏（三）

【方剂来源】《证治准绳》。

【适应病证】治白癜风等。

【药物组成】硫黄、密陀僧、腻粉、乳香、白僵蚕（炒）、杏仁（去皮）各等份。

【配制方法】上药各为细末，研匀，酥调成膏。

【使用方法】用时以生布包裹摩擦患处，每日4~5次。

【注意事项】如擦后，白斑处破溃，应待创面痊愈后，再使用。

【典型病例】叶某，男，18岁。3年前始见额部白斑，不断发展扩大，曾用白斑酊、地塞米松霜等药治疗，均无效。目前白斑仍继续扩大。舌苔薄白，脉细弦。拟养血祛斑法。予白癜风丸内服，摩风膏外治。经治疗2个月后，白斑终于消失。

【按语】本膏中硫黄、密陀僧等解毒；乳香、白僵蚕等祛风活血；诸药共用，具有解毒活血、祛风化斑之功。

2. 高粱膏

【方剂来源】经验方。

【适应病证】白癜风。

【药物组成】高粱醋500毫升，鸡子清3个，白芷末9克，冰片3克。

【配制方法】先将蛋清与醋同搅极匀，静置1夜再搅匀1次，用文火煮1小时左右，成糊状为度。下火，筛入白芷与冰片，边搅边筛，再于火上煮沸即成。

【使用方法】用时先以布蘸黄酒涂敷患处，使皮肤发红，然后以上药薄涂其上，任其自干，不必包扎，每日早、晚各1次。

【注意事项】因方中含食醋，有一定的

刺激，故眼周，口腔周围慎用。

【典型病例】邵某，女，15 岁。左手背皮肤白斑 3 月。开始局部为一处白斑，渐发展，经用白癜灵酊治疗 1 月余，斑未消失，仍在发展。舌苔薄白，脉弦。拟方活血养血祛风法。予防风通圣丸合六味地黄丸内服，外用高粱膏治疗，2 个月后，白斑消失。

3. 苦参膏（二）

【方剂来源】《圣济总录》。

【适应病证】清热除湿，治疗白癜风。

【药物组成】苦参、食盐等份。

【配制方法】上药捣末，以酒 500 毫升，煎至 200 毫升左右，入药搅匀，慢火再煎成膏。

【使用方法】每次用时，先用清洁纱布擦患处令赤，取膏涂之。

【注意事项】纱布揩擦不能使皮肤擦破，微红即可。

【典型病例】赵某，女，28 岁。左颊部白斑 1 年。开始约为绿豆大小白斑，经白蚀丸，白蚀药水治疗，白斑未消，近几月白斑已扩大到鸽蛋大小。舌苔薄白，脉弦细。拟方养血利湿化斑法。予苦参膏外涂，约 2 个月后，白斑缩小而消退。

【按语】湿热所致白癜风常见于青年人，多发颜面，日晒或遇热，肤痒尤重，严重影响面容。本方即为此而设，方以苦参清热燥湿，配伍食盐除热止痒，既可消除病因，又可缓解症状。

二、面部黄斑膏敷方

面部黄褐斑是一种色素代谢异常而沉着的皮肤病，多分布在额、眉、鼻颊及唇上等部位。色斑呈淡褐色或深褐色，呈对称性，大小不等，形状不规则，多数界限清楚，如蝴蝶状，故俗称"蝴蝶斑"。古人称本病为"黚黯""面黑黚""䵟黑斑""面尘"等。本病多发生于妊娠期的妇女，中年以后的男子，或因肝病、结核及其他慢性病也可发生。

1. 杏仁膏（二）

【方剂来源】《圣济总录》。

【适应病证】面部黄褐斑。

【药物组成】杏仁（烫浸，去皮、尖，双仁）45 克，雄黄、瓜子、白芷各 30 克，零陵香 15 克，白蜡 90 克。

【配制方法】除白蜡外，并入乳钵中研令细，入油 250 毫升并药置锅内，以文火煎之，候稠凝，即入白蜡，又煎搅匀，贮瓷器中。

【使用方法】每日浴面后涂药。

【注意事项】忌郁怒。

【按语】原著谓："每日先涂药，后敷粉，可大去黚（音 gan）黯。"

2. 羊髓膏（二）

【方剂来源】《圣济总录》。

【适应病证】面黚黯。

【药物组成】殺羊胫骨髓 60 克，丹砂（研）15 克，鸡子白 2 枚。

【配制方法】先将羊骨髓与丹砂，入乳钵中，研令极细，以鸡子白调和令均，入盒中盛。

【使用方法】每用时以浆水洗面，后涂之。

【注意事项】恶膻味者忌用。

【按语】羊骨髓具有润泽肌肤之功；丹砂系常用之美容药物；鸡子白既含有丰富的蛋白质，又含有肌肤必需的氨基酸，是润肤养颜之佳品。三者合用，对于养颜去暗有一疗效。

3. 丹砂膏

【方剂来源】《圣济总录》。

【适应病证】面黚黯。

【药物组成】丹砂（研细）30 克。

【配制方法】将研细之丹砂，入白蜜少许更研如膏，入盒中盛。

【使用方法】每至临卧涂面，明旦以浆水洗之。

【注意事项】丹砂内含汞量较多，凡对汞剂过敏者勿用。

【按语】丹砂系养颜之品，白蜜更润泽肌肤，二味调和外用确有驻颜之功。

4. 柿叶膏

【方剂来源】《中医临床妇科学》。

【适应病证】面部黄褐斑。

【药物组成】柿树叶 30 克，凡士林 30 克。

【配制方法】将柿树叶晒干研细末，和凡士林调匀，即得。

【使用方法】每晚睡前搽于患处，次日早晨洗去。

【按语】本方原无方名，今名为笔者所加。

5. 面脂

【方剂来源】《千金翼方·卷五·妇人面药第五》。

【适应病证】面部皱𪗙黑皯等。

【药物组成】丁香 3 克，零陵香、土瓜根、桃仁（去皮）、白蔹、白及、栀子花、沉香、防风、当归、辛夷、麝香（研）、川芎、商陆各 90 克，白芷、葳蕤、菟丝子、甘松香、藿香各 4.5 克，蜀水花、青木香各 60 克，茯苓 4.2 克，木兰皮、藁本、白僵蚕各 75 克，冬瓜仁 120 克，鹅脂、羊髓各 150 克，羊肾脂 100 克，猪胰 6 具，清酒 500 毫升，生猪脂 300 克。

【配制方法】上 32 味，切，以上件酒挼猪胰脂，于脂中浸药 1 晚，以炭火煮数沸，白纸黄绵滤贮器中。

【使用方法】涂面部。

【注意事项】煎煮时间宜稍长些。

【按语】皱𪗙（cun yan 音"村眼"）之"皱"系指皮肤干裂脱皮，"𪗙"系指黑痣、黑色斑；"皯"是指面色枯焦黝黑。以上病症均是本方的主要适用范围。

6. 防风膏

【方剂来源】《圣济总录卷第一百一·面体门》。

【适应病证】面皯𪒟。

【药物组成】防风（去叉）、藁本（去苗土）、辛夷、芍药、当归（切、焙）、白芷、牛膝（切、焙）、商陆、细辛（去苗叶）、密陀僧（细研）、川芎、独活（去芦头）、葳蕤、木兰皮、蘼仁各 60 克，杏仁（烫浸去皮尖）、丁香、鸡舌香、零陵香、真珠屑、麝香各 30 克，油 500 克，蜡（炼过者）120 克，獐鹿髓（如无，猪骨髓亦得）、牛髓（如无，脂亦得）各 500 克。

【配制方法】上 26 味，先将髓以水浸令白取出，除真珠屑、麝香外，余药并剉碎，次将油、髓、蜡入锅中熬过入诸药，用文火煎之，若白芷黄色，量稀稠得所，以新绵滤去渣，方将真珠屑、麝香别研为细末，入前汁中，熬成膏，贮瓷器内。

【使用方法】临卧涂面上，旦起以温水洗去。

【注意事项】尽量避风吹日晒。

【按语】本方药味较多，部分药物资源稀少，且价格昂贵，难以配齐，这里加以介绍仅供临床参考。

7. 白附子膏

【方剂来源】《圣济总录》。

【适应病证】面皯𪒟。

【药物组成】白附子、青木香、丁香、商陆根、密陀僧（研）各 30 克，细辛、羊脂、金牙各 90 克，酥 15 克。

【配制方法】上药味捣筛为散，酒 1500 毫升浸 1 晚，煮取 500 毫升，去渣纳酥，煎成膏。

【使用方法】夜涂面上，旦起温水洗去。

【注意事项】忌风吹日晒。

【按语】浸泡药物所用之酒，以发酵酒为宜，勿选用蒸馏酒。

8. 五白膏

【方剂来源】《中医临床妇科学》。

【适应病证】面部黄褐斑。

【药物组成】白及、白附子、白芷各 6 克，白蔹、白丁香各 4.5 克，密陀僧 3 克。

【配制方法】上药研极细末，每次取少许搅入鸡蛋清或白蜜内调成稀膏，即得。

【使用方法】晚睡前先以温水浴面，后将此膏涂患处，次日早晨洗净。

【注意事项】宜密闭收贮，勿泄气。

【按语】方中诸药皆为古今美容祛斑方中常用药物，不仅疗效可靠，而且制备使用也比较简便，值得推广应用。

9. 橙核白面膏

【方剂来源】《外科寿世方》。

【适应病证】治疗面部黑斑。

【药物组成】橙核不拘多少。

【配制方法】用鲜橙核，除去外层硬皮，研极细使成膏。

【使用方法】夜卧涂面，每日1次。

【注意事项】橙核要新鲜，勿用变质腐败者。

【典型病例】刘某，女，32岁，1994年7月5日初诊。面颊部出现褐色斑片2年。自生产后，面颊部开始出现色素斑片，逐渐扩大增多，经六味地黄丸等治疗均未见效。舌苔薄白，脉弦。予外用橙核白面膏，经2个月治疗后，色斑消失。

【按语】橙核即橙子的种仁，食用橙子的时候搜集种子。橙核为芳香之品，能祛风避秽，活血通络，经络畅通则血液荣润于面。现代科学研究证实，橙核主要含脂肪油、蛋白质，可滋养、润泽皮肤，起到美白作用。

10. 檀香膏

【方剂来源】《太平圣惠方》。

【适应病证】治疗面部黄褐斑等。

【药物组成】白檀香15克，紫檀香15克，白附子15克，杏仁15克，香附子15克，马珂15克，白蜜适量。

【配制方法】诸药共捣为末，白蜜和匀贮瓶备用。

【使用方法】临睡前洗净脸，用药膏涂面，次晨以温水洗净。

【注意事项】该膏的使用应持之以恒，方能取效。

【典型病例】赵某，女，38岁，1993年5月4日初诊。面颊部出现黄褐斑点5年。始见颊部少许色素斑，后逐渐发展扩大，延及额部，伴月经不调，舌苔薄白，脉细数。拟方养血补肾化斑法。予逍遥丸内服，外用檀香膏，经治疗1月余，黄褐斑片渐趋消失。

【按语】白檀香科植物檀香的心材，含挥发油，气香，味辛性温，许多方中均有此药。《本草纲目》谓其治"面生黑子，每月以浆水洗拭令赤，磨汁涂之"。紫檀香为豆科植物紫檀香的心材，气味芳香，具散郁、消肿、止血、定痛、香肤之功，常用以治肿毒。马珂正名为"珂"，是蛤蜊科动物凹线蛤蜊的贝壳，古人多用于消目中翳膜，故说明其有活血祛瘀的作用。香附行气活血去斑，白附子、杏仁为祛风白面，润肤之品。诸药合用，蜜和为膏，不失为美容作用强、效果好的方剂。

11. 润肤去斑膏

【方剂来源】《普济方》。

【适应病证】治疗面部黑斑。

【药物组成】乌梢蛇60克，猪脂适量。

【配制方法】将乌梢蛇烧灰为末，以猪脂调和，贮瓶备用。

【使用方法】每晚临卧薄涂面部，次晨清水洗去。

【注意事项】夏天使用应放置阴凉处，以免变质腐败。

【典型病例】杨某，女，28岁，1989年11月23日初诊。面部黄褐色斑片，逐渐扩大增多，曾用多种药物医治，均未见效，近来斑片逐渐发展，甚为痛苦，舌苔薄白，拟方养血滋肾化斑法。予内服六味地黄丸，外用润肤祛斑膏，经治疗2个月后，色素斑终于消失。

【按语】乌梢蛇善于搜风通络，猪脂润肤又作赋形剂，本方药效专一，组方简便实用，可作为常用的美容方剂。

12. 丹白膏

【方剂来源】《中国民间疗法》2000年第8期。

【适应病证】面部黄褐斑。

【药物组成】白芍、白芷、白茯苓、白僵蚕、白菊花、丹参、牡丹皮各等份。

【配制方法】上药共研细末，过 100 目筛，混合均匀，贮瓶备用。

【使用方法】取上述药末 15 克，加入适量鸡蛋清或黄瓜汁调成膏糊状。根据皮损大小，将上膏均匀涂于患处，保留 20～30 分钟后，清水洗去，每日治疗 1～2 次，20 日为 1 个疗程。

【临床疗效】共治疗 107 例，2 个疗程后治愈 57 例，好转 44 例，无效 6 例，总有效率 94.3%。

【按语】黄褐斑多因肝郁气结，气滞血瘀致血瘀颜面，或脾气不足，气血不能润泽颜面所致。治宜运脾疏肝，凉血活血。膏中白芷、白茯苓健脾理气；白芍、白菊花疏肝解郁；白僵蚕祛风散结；丹参、牡丹皮活血凉血。诸药共奏消斑祛瘀之功。用膏外敷色斑处，药力直达病所，祛风通络之力更强，使面部气血运行通畅而色退斑消。

三、雀斑膏敷方

雀斑，以面部状若芝麻散在，如雀卵之色而定名。本病多发于青春期后的少女，亦有儿童期即开始发病者，多有遗传倾向。

1. 雀卵面斑膏

【方剂来源】《摘玄方》。

【适应病证】治疗雀斑。

【药物组成】鸬鹚骨烧灰，白芷研为细末，二药和以猪脂，贮瓶备用。

【使用方法】每晚薄涂面部，次晨温水洗去。

【注意事项】该膏治疗雀斑时间应足够长，短期无效。

【典型病例】江某，女，29 岁，工人，1992 年 11 月 4 日初诊。面颊部遍布雀卵色斑点 5 年。无明显不适，逐渐增多，曾用亮肤霜，换肤膏治疗均告无效。诊断为雀斑。拟方祛风清热化斑法。予外用鸬鹚膏涂擦，

半年后痊愈。

【按语】鸬鹚广布我国各地，古方中均谓其骨可治雀卵面斑，但未说明其道理。可能是其性凉而能清热之故。白芷为古代美容祛斑之要药，现在证实其美容机制在于能抗酪氨酸酶而减少黑色素的形成。猪脂润肤。三药共用，共奏祛风、去斑、除皯之效。

2. 润面红颜膏

【方剂来源】《备急千金要方》。

【适应病证】治疗面部雀斑，鼾黑斑，黄褐斑。

【药物组成】猪胰 5 具，芜菁子 60 克，栝楼子 150 克，桃仁 90 克

【配制方法】先将猪胰洗净血水，以酒和上药，加温至猪胰熟，捣为膏，贮瓶备用。

【使用方法】每晚临睡前涂敷面上，次日早晨温水洗去。

【注意事项】原方谓应"慎风日"，意在减少面部风吹日晒，以免影响疗效。

【典型病例】苗某，女，36 岁，1994 年 2 月 18 日初诊。面部色素斑点历时 10 余年。曾运用激光等法，色素斑点终未能消褪，夏天色斑加深。诊断为雀斑。外用润面红颜膏治疗 2 个月余，色斑消褪。

【按语】本方的特点是重在润养面部以达到美容的目的。其中猪胰是民间妇女滋润手面、防止皲裂的常用药；桃仁、栝楼子均富含脂肪油，具有润养面部的作用，且桃仁尤能活血，取以白酒通血脉，能促进面部血液循环，有利于药物有效成分的吸收；芜菁子能清除面部之热邪；五药合用，具有清热活血、润肤防裂的作用，对面部的疾患如雀斑、鼾黑斑、黄褐斑亦有一定的治疗作用。

3. 茯白膏

【方剂来源】《补辑肘后方》。

【适应病证】治疗雀斑等病。

【药物组成】茯苓、白石脂各等份。

【配制方法】上药研为末，白蜜和匀，贮瓶备用。

【使用方法】涂擦面部，每日3次。

【注意事项】涂用本膏前，应用温水溶洗5分钟后，其效更佳。

【典型病例】尚某，女，21岁，1993年3月25日初诊。面部雀斑10余年。始在面颊部少许色素斑点形成，后逐渐增多，虽经多种药物治疗，但雀斑点仍未消失。外用茯白膏治疗半年，大部雀斑点消失。

【按语】白石脂为硅酸盐类矿物，又名白陶土、高岭土，一般药物书上仅载其内服之功用，现在证实其能美白皮肤，国内外普遍使用于增白面部皮肤。民间有单用一味白石脂为末，水调敷面，去面上皱纹。且茯苓亦能除䵟，本方极为简便实用。

4. 祛斑膏

【方剂来源】《浙江中医杂志》1985年第9期。

【适应病证】雀斑。

【药物组成】糯米30粒，生石灰半酒杯，碱面6克。

【配制方法】先将碱面用温水溶化，然后倾入石灰内拌匀成泥状，以伏杯不泻为度，再将糯米扎入石灰泥内1/2，将酒杯伏在潮湿净地上，待12小时后糯米已熟，收上半部熟米调匀成膏。

【使用方法】用时可取针挑此膏涂雀斑上。

【注意事项】涂上后稍有痒痛感，约10分钟可消失。3日内斑痣可自行脱落，不留瘢痕。

【按语】石灰辛，温，有毒，外用适量可腐蚀赘疣、黑痣。本膏需在医师指导下运用。

四、黑痣膏敷方

黑痣在《诸病源候论》中即有记载。《外科正宗》说："黑子，痣名也，此肾中浊气，混滞于阳，阳气收缩，结成黑子，坚而不散。"即是西医学所说的色素痣。

黑痣膏

【方剂来源】《普济方》。

【适应病证】除黑痣。

【药物组成】藜芦150克。

【配制方法】用水1大碗，淋藜芦灰，取灰汁于铜器之中，以重汤煮成膏。

【使用方法】以针挑破痣处点之。

【注意事项】注意保护痣周围皮肤，勿使受损。

【典型病例】花某，女，19岁，1993年10月8日初诊。左侧面颊部芝麻大小黑色痣一枚，逐渐增大，已3年余。曾用冷冻治疗未效，家长要求中药治疗。经黑痣膏治疗2周后，黑痣消失，无任何痕迹。

【按语】藜芦，古方多用作催吐之药。在此则起祛风止痒、去恶肉、除黑痣的作用，且效果较好。原书谓："点之者不过两次，神验。"重汤，又叫隔汤，即将盛水之器皿坐放于大盆之滚汤中煮，达到使水汽慢慢蒸发的效果。

第十节　其他皮肤病膏敷方

一、脱发膏敷方

1.《广济》生发膏（一）

【方剂来源】《中国养生大成》转引自《外台秘要》。

【适应病证】脱发，白发。

【药物组成】莲子草汁595克，熊白脂60克，猪鬐膏60克，生麻油60克，柏白皮170克，山韭根170克，瓦衣170克。

【配制方法】将柏白皮、山韭根、瓦衣切细。上7味以铜器煎之，候膏成去渣，收贮备用。

【使用方法】每日梳头时涂抹本膏，尤以脱发处、白发处宜涂后按摩之，至愈为度。

2.《广济》生发膏（二）

【方剂来源】《中国养生大成》转引自《外台秘要》。

【适应病证】脱发。

【药物组成】细辛、防风、续断、川芎、皂荚、柏叶、辛夷各35克，寄生66克，泽兰、零陵香各70克，蔓荆子120克，韭根汁170克，桑根汁595克，竹叶190克，麻油2300克，白芷190克。

【配制方法】将上药切细，以苦酒、桑根汁、韭根汁浸渍一昼夜，置锅内入麻油，微火煎熬至白芷色焦黄，过滤去渣，瓶贮备用。

【使用方法】以上膏涂敷头发，用手揉摩之，每日2~3次，至新发生出为止。

3.《古今录验》风痒白屑生发膏

【方剂来源】《中国养生大成》转引自《外台秘要》。

【适应病证】脱发，头皮痒，脱白屑。

【药物组成】乌喙、莽草、细辛、续断、石南草、辛夷、皂荚、泽兰、白术、防风、白芷各60克，柏叶、竹叶各30克，猪脂150克，生麻油3000克。

【配制方法】上13味，用苦酒浸渍一昼夜，置锅内，下猪脂、麻油慢火煎熬，候白芷色焦黄，滤去渣，收膏备用。

【使用方法】先洗头发后，涂敷本膏，用手揉摩，用布包裹，次晨洗去。每2~3日敷涂1次，至愈为度。

4.《千金》生发膏

【方剂来源】《中国养生大全》转引自《外台秘要》。

【适应病证】脱发。

【药物组成】胡麻油595克，雁脂60克，丁子香、甘松香各45克，吴藿香、细辛、花椒各60克，泽兰、白芷、牡荆子、苜蓿香、大麻子各30克，川芎、防风、莽草、杏仁（去皮）各90克，竹叶15克。

【配制方法】上16味，切细，以醋浸泡一昼夜，置锅内文火煎熬，三上三下，熬至白芷色焦黄膏即成，滤去渣，收贮备用。

【使用方法】每日以本膏涂脱发，并以手按摩之，以愈为度。

5. 三圣膏（三）

【方剂来源】《御药院方》。

【适应病证】血虚风燥脱发，鬓发髭脱落。

【药物组成】生黑附子、蔓荆子、柏子仁各15克，乌鸡脂适量。

【配制方法】上药共为细末，用乌鸡脂肪调和，捣研千下，于瓷盒内密封，百日始能取出。

【使用方法】涂于髭发脱落处。

【注意事项】涂膏期间，忌食辛辣醇酒之物。

【按语】蔓荆子"主发秃落"，"能长髭发"；柏子仁配当归治脱发有效；乌鸡脂益阴养血；黑附子"引补血药入血分，以滋养不足之真阴"，故涂用此膏可治血虚风燥所致的脱发。

二、头发变黄、变白膏敷方

1. 黑发膏

【方剂来源】《中国养生大成》转引自《外台秘要》。

【适应病证】头发变黄，头发变白。

【药物组成】黄芪、当归、独活、川芎、白芷、白芍、莽草、防风、辛夷、生地黄、藁本、蛇衔各30克，薤白20克，麻油2000克，马䶉膏1000克。

【配制方法】将上述药物切细，与麻油置锅内微火煎熬，至白芷焦枯，过滤去渣，收膏备用。

【使用方法】先将头发洗净，以上膏涂敷头发，摩擦均匀，每隔日涂敷1次。

2. 莹肌膏

【方剂来源】《御药院方》。

【适应病证】毛发乱长茸散，频剃复生不尽。

【药物组成】乳香 6 克（研），沥青 60 克。

【配制方法】上两味用慢火同化开，入香油一起煎沸，硬软得所，收贮备用。

【使用方法】临卧涂患处，明晨用温淡浆水洗去。涂贴此膏后，次晨茸毛随膏药退掉，莹净再不复长。

【注意事项】使用时要温度适宜，避免灼伤皮肤。

【按语】此膏中的沥青，不是提炼石油的渣质，而是中药松香，为松科植物马尾松或其相同植物干中取得的油树脂，经蒸馏除去挥发油后的遗留物，有祛风、燥湿、排脓、拔毒、生肌、止痛的功效。此膏名莹肌，即有使皮肤莹净光洁之意。可作为脱毛剂，亦可用于多毛症。

三、牛皮癣膏敷方

牛皮癣是一种反复发作的慢性皮肤病。古籍又称"白疕"。古人以其外形粗糙且上覆白色干燥鳞屑类似牛颈项部之皮肤状，故名"牛皮癣"。后有人改称"银屑病"，其实不如牛皮癣形象、明确，言简意赅，并不失传统，保持古今划一。故本书仍沿用旧名。

1. 白疕膏

【方剂来源】《国医论坛》1993 年第 4 期。

【适应病证】银屑病、神经性皮炎等皮肤病。

【药物组成】大枫子 30 克，苯甲酸 15 克，水杨酸 15 克，黄柏 30 克，冰片 10 克，狼毒 10 克，白矾 30 克，硫黄 20 克，血竭 20 克。

【配制方法】上药均为细末，用凡士林调成 20% 软膏，调和而成。

【使用方法】外擦患处，每日 1～2 次。

【注意事项】银屑病处于进行期，或为红皮病和脓疱型者均不得使用。

【典型病例】刘某，男，34 岁。1989 年 3 月 5 日初诊。双侧下肢红斑、鳞屑 10 余年。经用多种药物治疗效果不显。近来皮疹瘙痒较剧，鳞屑明显。平素喜欢酒，体质肥胖。查见双下肢红斑、丘疹、鳞屑，呈紫褐色，浸润肥厚，苔藓化，边缘清楚，舌苔薄白，脉弦。拟祛风活血、解毒止痒法。予白疕膏外用，每日 2 次。同时禁食辛辣刺激性食物。经治 1 个月后，皮疹消褪约 50% 左右，继续用药至半年，皮疹完全消失，随访未再复发。

【按语】本膏中大枫子、狼毒、硫黄祛风解毒消疹；冰片、白矾清热凉血止痒；黄柏清热燥湿；血竭活血化瘀；苯甲酸抗真菌及寄生物；水杨酸为角质促成剂（含量在 3% 以下）。上药合用，能够祛除肌肤邪毒，搜风止痒，活血化瘀，促使表皮细胞生长，抑制细胞异常与分裂，从而达到祛邪消疹之目的。

2. 三黄一椒膏

【方剂来源】北京中医学院外科验方。

【适应病证】用于银屑病、慢性湿疹以及其他干癣、剧烈难忍者。

【药物组成】大黄 9 克，雄黄 9 克，硫黄 9 克，胡椒 12 克，凡士林 120 克。

【配制方法】上药共为细末，与凡士林调和成膏。

【使用方法】用时薄涂患处。

【注意事项】银屑病处于进行期禁止使用。

【典型病例】邵某，女，38 岁。头皮躯干部、四肢出现皮疹、鳞屑 10 余年。始见头皮鳞屑较多，伴瘙痒，逐渐加重。经某医院诊断为银屑病，使用多种药物均未痊愈。刻下症见头皮、胸背、四肢均出现红斑，上布白色云母状鳞屑，搔抓后尤甚，强行剥离后基底色红且有筛状出血点，脉沉缓，舌质淡。拟养血润肤，健脾利湿法。予参苓白术散加减，外用三黄一椒膏，经治疗 2 个月，皮疹全部消失。

【按语】本膏以大黄、雄黄、硫黄、胡椒组成，有较好的燥湿杀虫、祛风止痒功能，适用于银屑病静止期的患者。

3. 清凉膏（二）

【方剂来源】《赵炳南临床经验集》。

【适应病证】银屑病、多发性红斑、烧烫伤、冻疮等炎症性干燥脱屑性皮损。

【药物组成】当归30克，紫草30克，大黄面4.5克，香油500克，黄蜡120克。

【配制方法】以香油泡当归、紫草2天后，用微火熬至焦黄，离火将油滤净去渣，再入黄蜡加火熔匀，待冷后加大黄面（每斤油加大黄4.5克），搅匀成膏。

【使用方法】外涂患处。

【注意事项】用前宜将皮疹处白屑刮除再涂擦。

【典型病例】刘某，女，30岁。四肢红斑、鳞屑3年。曾用西药及雄黄膏治疗，效果不显，皮疹逐渐扩展。刻下症见四肢大小不等红斑，上覆较厚白色鳞屑，表面干燥，瘙痒较甚，舌苔薄，脉缓。拟养血清热，润燥养血法。予清银丸内服2个月，外用清凉膏涂擦，每日2次，1日后，皮疹明显减少，最终皮疹消失而愈。

【按语】本膏以大黄和当归、紫草配成，故能清热解毒，凉血活血，尤其适用于银屑病进行期。

4. 疯油膏（二）

【方剂来源】《山东中医杂志》1986年第4期。

【适应病证】牛皮癣。

【药物组成】轻粉15克，雄黄30克，东丹4克。

【配制方法】上药共研细末，先将麻油250克，入锅煎沸，入黄蜡50克，煎至无黄沫后，将锅离火，再将药末渐渐投入调成膏即成。

【使用方法】将疯油均匀地涂于患部一薄层，然后用电吹风烘患部，每日1次，每次约25分钟。

【注意事项】烘毕即可将药膏擦去，不必再加涂药物。

5. 736 软膏

【方剂来源】《新医药学杂志》1978年第6期。

【适应病证】寻常型银屑病。

【药物组成】1号膏：红升30克，黄升30克，血竭30克，冰片90克，琥珀30克，炉甘石90克，凡士林500克。

2号膏：红升60克，血竭30克，冰片90克，凡士林500克。

3号膏：红升60克，血竭30克，冰片45克，凡士林500克。

【配制方法】将各号膏之药物，分别研成极细粉末，过120目细筛，再依各号组成均匀混合，各加入凡士林500克，调成膏状，装入密闭的匣子备用。

【使用方法】将膏涂于皮损上，反复搓擦，务使药膏均匀渗入皮损组织。每日2次涂药，如沐浴后涂药，则取效较快。肘、膝等易摩擦部位或成大片的皮损，在反复涂擦药膏后，再在皮损上涂一薄层药膏，用4~6层纱布包封，可加快取效速度。

【注意事项】极少数患者，在皮损附近，因搓擦或药物刺激，出现"同形反应"，可继续用药，此反应数日内即可消失，对疗效并无影响。

【临床疗效】用本膏治疗寻常型银屑病128例，治愈率为53.9%，总有效率为96.39%，无明显副作用，复发皮损多不严重，复发后及时再用该药仍多有明显疗效。

【按语】本膏中的红升，其作用机制主要是通过汞离子，直接抑制表皮细胞的代谢，延缓或阻断表皮细胞的过度增值；血竭的作用机制主要是通过活血化瘀，活跃皮损局部微循环，消除皮损局部病理性产物的淤积。

6. 紫连膏

【方剂来源】《中医皮肤科诊疗学》。

【适应病证】急性银屑病（牛皮癣），尿布皮炎，擦烂红斑，Ⅰ~Ⅱ度烫伤等。

【药物组成】紫草30克，黄连15克，麻

油1000克。

【配制方法】将紫草放入麻油中，文火熬枯去渣，下黄连末，黄蜡适量，溶化成膏备用。

【使用方法】取膏涂擦患处，每日3～5次。

【注意事项】敷膏期间，忌食腥发动风的食物。

【按语】此膏具有清热解毒、安抚退斑的功用，银屑病皮疹初起呈点滴状，或色红呈地图状，并有红皮病倾向阶段，贴用此膏效佳。

7. 黑红膏

【方剂来源】《中医皮肤科诊疗学》。

【适应病证】银屑病，皮疹顽固，鳞屑较多阶段。

【药物组成】黑豆油软膏60克，红粉30克，凡士林500克。

【配制方法】上3味拌匀成膏备用。

【使用方法】先从小面积薄薄涂擦，无不良反应，再大面积经常涂擦。

【注意事项】忌食腥发动风的食物。孕妇慎用。

【按语】此膏功用，祛瘀止痒，可用于顽固牛皮癣的损害。

8. 红粉膏

【方剂来源】《中医皮肤科诊疗学》。

【适应病证】残留小片银屑病。

【药物组成】红粉1.5克，黑豆油软膏7.5克，凡士林60克。

【配制方法】凡士林溶化后，离火，将红粉慢慢筛入，搅匀，再加入黑豆油软膏调匀，收膏备用。

【使用方法】薄薄涂敷患处，每日2～3次。

【注意事项】部分患者对汞有过敏反应，应停用；口唇、外阴处禁用。

【按语】此膏具有祛瘀除毒的功用，残留小片银屑病患者，坚持治疗即可痊愈。

9. 牛皮癣膏药

【方剂来源】经验方。

【适应病证】治松皮癣。

【药物组成】方一：雄黄60克，硫黄60克，洋樟60克，枯矾60克，明矾60克，红矾（红砒）30克。

方二：荆芥、防风、苦参、斑蝥、白芷、甘草、大黄、当归、槟榔、瓦松、花椒、生地黄、茴香、番木鳖、蛇床子、全蝎、蝉衣各60克，蜈蚣12条，红矾30克，土槿皮60克，巴豆60克，苍术600克。

【配制方法】方一配制方法：共研细末备用。

方二配制方法：以上各药用麻油5000毫升浸泡，春浸5天，夏3天，秋7天，冬10天，熬煎去渣，熬至滴水成珠，再将熟油称准，每500毫升熟油加炒透广丹240克（冬天改180～210克），搅匀收膏。

【使用方法】将膏摊于纱布上，随患处大小敷贴，贴7天为1次，3次为1个疗程。在第1次敷贴时，将方一药粉均匀地散在膏药上，烘热摊上，第2、3次不撒药粉。

【注意事项】皮损在皱折处，不宜使用。长期使用要注意不良反应。

【典型病例】陈某，男，32岁，1998年12月8日初诊。四肢皮肤起红斑、鳞屑伴瘙痒6年。曾在当地治疗，皮疹越来越多。检查：四肢皮肤红斑、鳞屑，浸润肥厚，边缘清楚。诊断为银屑病（斑块型）。拟方清热解毒，活血化瘀，软坚散结。予内服消银丸，外用牛皮癣膏药。经治疗半年后皮疹消退约90%左右，未见发展。

10. 银屑膏

【方剂来源】《中医外治杂志》1999年第4期。

【适应病证】银屑病。

【药物组成】蜈蚣10条，斑蝥20个，硫黄15克，狼毒50克，轻粉9克，冰片5克，蜂蜡40克，麻油200克。

【配制方法】将蜈蚣、斑蝥、硫黄、轻粉、冰片分别研细末，过100目筛，混匀。取麻油放于铁锅内加热至150℃，加入狼毒饮片炸至枯黄色，捞去药渣，过滤后加入蜂蜡，使之融化，然后离火，待油温降至60℃，边搅边拌入药粉至冷凝成膏。

【使用方法】将患处洗净，把银屑膏涂于纱布上，敷于患处，每日1次，2天为1个疗程。

【临床疗效】治疗寻常型银屑病10例，6例治愈，3例有效，1例无效。

【典型病例】赵某，男。6个月前两小腿内侧皮肤瘙痒，有大量白屑脱落，皮损呈苔藓状。用银屑膏治疗20天后，皮损已愈大半，瘙痒明显减轻，继用1个疗程，痊愈。随访半年未复发。

【按语】银屑病又称"牛皮癣"，病情复杂，缠绵难愈。其病因病机是风毒外袭，郁阻肌肤，导致营卫不和，肌肤失养。治疗时重在祛邪。方中诸药多为有毒之物，长于祛风解毒，能发挥"以毒攻毒"之效，因外用故不伤正气。

11. 癣消皮俊膏

【方剂来源】《中医外治杂志》2002年第6期。

【适应病证】寻常型银屑病。

【药物组成】斑蝥3克，芒硝25克，儿茶15克，苦参10克，枯矾10克，轻粉15克，雄黄10克，油牛皮25克，冰片15克。

【配制方法】将上药研细末，用凡士林调成膏状。

【使用方法】将膏抹于患处，每日1~2次，起疱即停。一般情况下，痂掉后癣即消，若癣不退，可如法再抹药。

【临床疗效】治疗200例患者，治愈162例，好转30例，无效8例。

【典型病例】罗某，51岁。患银屑病15个月。症见全身斑块，上覆较厚鳞屑，四肢伸侧尤多，瘙痒。诊断为寻常型银屑病。施以癣消皮俊膏外涂。因其癣块面积大，嘱其分块涂拌。涂药处3~5天陆续起疱。停药后，先后结痂，痊愈，接着涂其他患处。约1个月，全身癣块消失，至今未复发。

【按语】中医学认为，银屑病与风、寒、热、湿、虫有关，致使营卫失和。本药膏有祛风燥湿、清热解毒、杀虫止痒之功，且能祛除病因滋生条件，使之不复发。方中苦参祛风杀虫，清热解毒；芒硝清热消肿；儿茶收湿敛疮，生肌定痛，杀虫止痒；冰片消肿止痒；雄黄性温祛寒，杀虫止痒；斑蝥既有杀菌作用，又能通过发疱将病根彻底消除。

四、中毒性皮炎膏敷方

汉防己膏

【方剂来源】《太平圣惠方》。

【适应病证】风毒，筋脉拘急。

【药物组成】汉防己30克，野葛45克，犀角屑30克，莽草60克，川乌头（去皮脐）、吴茱萸、川椒（去目）各30克，丹参45克，踯躅花60克，升麻、干姜、附子（去皮脐）各30克，白芷45克，当归、桔梗、巴豆（去皮心）、雄黄（研细）、蛇衔、防风（去芦头）、鳖甲各30克。

【配制方法】上药切细用绵裹上，用醋139克浸1晚，用猪脂1500克，慢火熬至药色枯黄，膏成，绞去滓，盛瓷盒中备用。

【使用方法】取膏适量，摩所患处。

【注意事项】孕妇禁用。

【按语】此膏可用于中毒性皮炎及血管痉挛。

五、寻常狼疮膏敷方

金素膏

【方剂来源】《中医皮肤科诊疗学》。

【适应病证】寻常狼疮未溃阶段。

【药物组成】枯矾6克，雄黄10克，凡士林84克。

【配制方法】将枯矾、雄黄研极细末，与凡士林调和均匀成膏备用。

【使用方法】取药膏适量，外敷患处，每日1次。

【注意事项】孕妇禁用。

【按语】膏敷期间不能搽化妆品，更不

能做面膜。

六、麻风病膏敷方

冬青膏

【方剂来源】《中医皮肤科诊疗学》。

【适应病证】麻风病足底溃疡。

【药物组成】毛冬青150克，冬青子100克，凡士林750克，黄蜡适量。

【配制方法】将两味药浸入凡士林中，小火煎熬至药枯，去渣，离火，放入黄蜡搅拌，收膏备用。

【使用方法】将膏药敷贴足底溃疡处，用纱布包扎固定，每日换膏1次。

【注意事项】每次换膏去掉的药膏与纱布，应彻底消毒处理。

【按语】麻风病，肾受邪则发生足底溃疡，进而出现脏腑虚损。此膏具有活血、补虚、生肌的功用，故足底溃疡者贴之收效。

七、急性发热性嗜中性皮肤病膏敷方

玉露膏

【方剂来源】《中医皮肤科诊疗学》。

【适应病证】急性发热性嗜中性皮肤病，表现为皮疹初起为扁平隆起的红色斑片，边缘清楚而陡峭，表面呈乳头状或粗颗状的丘疱疹、水疱、脓疱以及结痂，但无糜烂或溃疡；部分斑块中央渐退而有鳞屑与色素沉着，周围则呈离心性扩大，宛如环状红斑。常伴有发热，关节、肌肉疼痛和全身不适等，愈后又常复发。

【药物组成】芙蓉叶1000克，凡士林5000克。

【配制方法】将凡士林溶化，加入芙蓉叶，小火煎熬至焦黑为度，滤去渣，加黄蜡适量，均匀，冷凝凝膏。

【使用方法】取膏涂敷患处，每日1次。

【注意事项】贴敷膏药期间，忌食辛辣与醇酒之物。

【按语】此膏具有清热解毒、润肤生肌的功用。适用于急性发热性嗜中性皮病时间稍久的患者。

八、硬皮病膏敷方

五枝膏（二）

【方剂来源】《实用中医内科学》。

【适应病证】皮痹（硬皮病）。

【药物组成】桃枝、柳枝、桑枝、槐枝、榆枝各1尺（切碎），乳香、没药、羌活、千年健、三七、鸡内金各15克，香油500克。

【配制方法】用香油将上药炸至焦黄，去渣，熬油至滴水成珠，兑入黄丹搅匀，收膏备用。

【使用方法】将膏药化开，摊于油纸上，贴于患处，上盖纱布固定，每日换膏药1次。

【注意事项】孕妇禁贴。

【按语】此膏更适用于皮肤顽厚范围较大的硬皮病患者。

九、鹅掌风膏敷方

养血生肌润肤膏

【方剂来源】《中医外治杂志》2000年第1期。

【适应病证】鹅掌风。

【药物组成】当归、红花、白及、紫草、苦参、白鲜皮、荆芥、防风各20克，轻粉15克，硫黄25克，蜂蜡100克，猪脂200克，香油500克。

【配制方法】除轻粉、硫黄、蜂蜡、猪脂外，其余药物全部浸入香油内浸泡1周，然后把药和油全部置于锅内加入猪脂，文火熬至蜂脂熔化，离火降温至60℃左右时，再把轻粉、硫黄研细末，加入药油内拌匀，冷却后收膏备用。

【使用方法】将药膏涂于患处，另用艾叶点燃，将患处置于艾火上烘烤，每日1次，每次15分钟，10天为1个疗程。

【临床疗效】治疗60例中，1个疗程治愈10例，2个疗程治愈16例，3个疗程治愈29例，好转5例。总有效率达100%。

【典型病例】王某，女。双手掌部皮肤

角化增厚，皮肤干燥皲裂、疼痛，且有痒感，病程1年余，经用上法治疗2个疗程痊愈。随访1年未复发。

【按语】中医学认为，鹅掌风由于足阳明胃经火热，血燥生风，外受寒凉所致；或时疮余毒未尽，久则皮肤枯厚，皲裂不已，不能荣养皮肤而成。方中当归、红花、白及、蜂蜡养血活血，生肌止痛；苦参、白鲜皮、荆芥、防风清热解毒，祛风燥湿；硫黄、轻粉具有杀虫攻毒之功效。再加火烘疗法，达到药到病除之目的。

十、尖锐湿疣膏敷方

木贼膏

【方剂来源】《河北中医》2004年第7期。

【适应病证】尖锐湿疣。

【药物组成】木贼草200克。

【配制方法】适量水煎2遍，将滤出液加热浓缩成膏糊状，将无菌纱布条在药膏中浸泡3天后即可使用。

【使用方法】清洁消毒患处，将含药纱布条外敷患处。每日最少用3次，如有条件可多敷几次，2~3周为1个疗程。本法适用于湿疣不超过黄豆粒大小者，大于黄豆粒者应在切除或电灼基础上加用本膏外敷。

【临床疗效】共治疗78例，治愈74例，无效4例，总有效率94.9%。

【按语】生殖器尖锐湿疣是人乳头状瘤病毒感染所引起的性传染性疾病，可能是引起阴茎癌的诱发因素，所以要高度重视。单纯采用手术切除和电灼方法复发率高，另外有些小湿疣根本无法发现。对于小湿疣和湿疣术后加用木贼膏外敷可以减少复发。木贼草味苦性平，有利湿清热作用。现代研究表明，木贼草含有大间荆碱、阿魏酸和胸腺嘧啶。其中，大间荆碱和阿魏酸有干扰病毒RNA合成的作用，可以抑制病毒生长，而消灭病毒。故木贼草膏外敷治疗尖锐湿疣疗效满意。

第七章 五官科膏敷集

第一节 眼目疾病膏敷方

一、急性结膜炎膏敷方

1. 拈痛膏

【方剂来源】《中国中医药学会全国学术会议论文精选》，中国科学技术出版社出版。

【适应病证】急性结膜炎。

【药物组成】炒甘石、明矾、冰片、蜂蜜适量。

【配制方法】将以上前3味药研极细末，其比例为3：2：1，与蜂蜜和匀，制成膏状，装瓶密闭备用。

【使用方法】取敷料7厘米×5厘米大，共4层，将适量药膏置于敷料3、4层之间，摊平，敷于患眼，用胶布固定，隔日换1次。

【临床疗效】用本膏敷治200例，初发期1次即愈，一般2~3天可见成效。

【典型病例】何某，男性，32岁，1989年5月10日初诊。左眼痒痛3天，伴畏光难睁、眵多，就诊时左眼胀痛，热泪刺痒，眵多黄稠，伴头痛、发热。检查：体温38℃，眼结膜红肿，球膜充血。诊断为急性球结膜炎。给予拈痛膏外敷。5月12日复诊诸症明显减轻，体温37℃，睑、球结膜充血明显好转，换药1次。5月14日复诊，症状消失，临床痊愈。5天后随访无复发。

【按语】急性结膜炎病位在肺卫所主之白睛，故诊断为太阴表实证，治疗应从手太阴肺经着手。本膏方中的3味药归肺经，炉甘石虽系石体仍属沉中之浮，故能达表上巅，散肺胃痰火之结；冰片清热解毒，芳香走窜，载药直达病所；明矾清热消炎。三者合用具有清热解毒之功。

2. 明眸膏

【方剂来源】《中医外治法简编》。

【适应病证】风热证。

【药物组成】苍术、柴胡、龙胆草、苦参、元参、生地黄、赤芍、当归尾、川芎、荆芥、防风、麻黄、白芷、细辛、薄荷、大黄、芒硝、黄连、黄芩、黄柏、黑山栀、茺蔚子、五倍子、决明子、蓖麻子、羌活、连翘、芙蓉叶、胆南星、木鳖子、桃仁、杏仁、蝉蜕、蛇蜕、木贼草、穿山甲片、石菖蒲、红花、乳香、没药各30克，羚羊角24克，犀角6克，丁香3克。辅药：槐枝、桑枝、柳枝、桃枝、枸杞根、竹叶、菊花各250克，生姜30克。

【配制方法】用麻油3700克浸上药后，上锅熬枯，去滓，熬油至滴水成珠，下黄丹搅匀，离火，再入生石膏末、松香末、黄蜡各120克，羊胆2枚，搅匀收膏备用。

【使用方法】将膏药化开，摊于油纸上，参冰片少许，贴两侧太阳穴上。

【注意事项】孕妇禁贴。

【按语】肝开窍于目，故肝经风热上攻于眼者均可贴用此膏。

二、红眼病膏敷方

清眸膏

【方剂来源】《上海中医药杂志》1995年第1期。

【适应病证】红眼病、白涩症、翳（各种角膜病变）、障（轻度的晶状体浑浊）。

【药物组成】金银花、板蓝根各 500 克，羊胆 1 枚、牛胆 1 枚、戎盐（或用氯化钠），硼砂、硼酸各 10 克，冰片 20 克，麝香 2 克，蜂蜜 500 克，芦荟 10 克，羟苯乙酯 0.2 克（0.05%）。

【配制方法】金银花、板蓝根煎汤取汁 1500 毫升，羊胆 1 枚，放入玄明粉 5 克，阴干或干燥箱烘干，牛胆 1 枚，放入玄明粉 5 克，阴干或干燥箱烘干。上二胆如制作不便，可用人工牛黄 10 克，戎盐（或用氯化钠）、硼砂、硼酸、冰片研末后入，后依次入麝香、芦荟，蜂蜜收膏，加用羟苯乙酯即成。

【使用方法】直接点涂于患眼下睑结膜囊。

【注意事项】芦荟可起黏稠作用，与蜂蜜协同，适当加减，黏稠度由制剂者掌握。

【临床疗效】12 年统计白涩病（慢性结合膜炎、结膜角膜干燥性病变等）126 例，1 周后，充血、干涩、干燥等症状消失，平均治愈疗程为 46 天。翳者，配合内服，治愈好转平均疗程 97 天。老视、初期老年性白内障者，配合滋肝补肾药内服，好转平均疗程为 125 天，此外，应用于干燥综合征 28 例，疗效佳。

【按语】金银花、板蓝根清热解毒，退红消翳。羊胆、牛胆苦寒无毒，清火、解毒、明目。氯化钠、硼酸、硼砂主要在于调整渗透力，使接近中性。麝香、冰片芳香能窜，渗入眼细胞组织力强，促进房水循环。蜂蜜有营养结膜角膜组织，消除炎性水肿的作用，尚有杀菌防腐作用，芦荟加强防腐作用，调整黏固度。

三、瞳神缩小症膏敷方

开瞳膏

【方剂来源】《上海中医药杂志》1995 年第 1 期。

【适应病证】瞳神缩小症、瞳神干燥症（前部葡萄膜炎）。

【药物组成】麻黄、洋金花各 300 克，天仙子 500 克，戎盐（氯化钠）18 克，硼砂、硼酸各 10 克，冰片 20 克，麝香 2 克，蜂蜜 500 毫升，芦荟 10 克，羟苯乙酯 0.2 克（0.05%）。

【配制方法】麻黄、洋金花、天仙子煎汤取汁 1500 毫升，戎盐（氯化钠）、硼砂、硼酸、冰片研末后入，后依次入麝香、芦荟，蜂蜜收膏，加用羟苯乙酯即成。

【使用方法】直接点涂于患眼下睑结膜囊。

【注意事项】本药是治疗瞳神缩小症、瞳神干燥症的烈性外点药，风变内障（青光眼）患者禁用。

【临床疗效】点眼 15 分钟后开始瞳孔散大，20~25 分钟达极度，持续 1~5 天，经 7~10 天作用消失。

【按语】麻黄通九窍，调血脉，其主要成分为麻黄碱，可使瞳孔扩大。洋金花大毒，通关利窍，麻醉止痛，其主要成分为东莨菪碱，有散瞳、麻痹眼调节及抑制腺体分泌的作用。天仙子又名莨菪子，有毒，可止痛定痫，其主要成分为莨菪碱、阿托品及东莨菪碱，有散瞳、升高眼压及调节麻痹的作用。三物协同，开瞳清浊。冰片、麝香有芳香开窍、渗透力强、增强开瞳作用。

四、青光眼膏敷方

抗青膏

【方剂来源】《上海中医药杂志》1995 年第 1 期。

【适应病证】五风变内障（青光眼）、瞳神散大（其中包括肌无力瞳孔等）。

【药物组成】丁公藤 500 克，原槟榔 500 克、蜂蜜 500 毫升，戎盐（氯化钠）18 克，硼酸、硼砂各 10 克，猴枣散（1 分装）3 支，冰片 20 克，麝香 2 克，芦荟 10 克，羟苯乙酯 0.2 克（0.05%）。

【配制方法】先将丁公藤、原槟榔煎汤取汁 1500 毫升，随后依次入戎盐（氯化钠）、硼酸、硼砂、猴枣散、冰片研末、麝香研末、芦荟，下蜂蜜收膏，加用羟苯乙酯即成。

【临床疗效】点眼15分钟开始产生缩瞳，同时眼压下降，45分钟达极度，作为青光眼、肌无力瞳孔的常规用药。

【按语】丁公藤中含有生物碱，能减少视疲劳，使瞳孔缩小、眼压降低。槟榔破积，行水，治一切风，下一切气，其主要成分为槟榔碱，与毛果芸香碱相似，可使瞳孔缩小，降低眼压。两药协同，奏效更速。猴枣散、麝香、冰片的香窜之力增加渗入房水屏障之力。氯化钠、硼砂、硼酸可调整酸碱度接近中性，使组方更合理。

五、麦粒肿膏敷方

双天膏

【方剂来源】《新中医》1981年第8期。

【适应病证】麦粒肿。

【药物组成】天花粉、天南星、生地黄、蒲公英各等份，食醋和液状石蜡适量。

【配制方法】将以上4味药焙干研成细末，用食醋和液状石蜡调成膏状，经高压消毒后备用。

【使用方法】根据麦粒肿的大小，用不同量的双天膏，涂在纱布或胶布上敷贴局部，每日换药1次。

【临床疗效】用本膏治疗麦粒肿143例，均用药1~5次痊愈。

【典型病例】焦某，右上睑麦粒肿黄豆大小，红肿范围1厘米直径。发病第1天，立即用双天膏贴敷20多小时，次日肿痊愈。

【按语】麦粒肿是一种外眼常见病，一年四季均可发生，尤以夏秋季节，天气炎热时多发。本病多因外感风热邪毒或辛辣炙煿，脾胃蕴毒，致营卫失调，气血凝滞，热毒上攻，壅阻于胞睑而成。双天膏中天花粉清热泻火，消肿排脓；天南星散结消肿止痛；生地黄清热凉血；蒲公英清热解毒。

六、缘睑炎膏敷方

凤凰油膏

【方剂来源】《山东中医杂志》第21卷2002年第6期355页。

【适应病证】溃疡性睑缘炎。

【药物组成】熟鸡蛋黄2枚，黄连粉3克。

【配制方法】将熟鸡蛋黄放在铜勺内以文火炒至焦黄油出，用干净纱布滤出油，将油与黄连粉调和均匀，制成膏备用。

【使用方法】用温盐水擦洗睑缘，嘱患者轻闭眼，医者轻拉上下眼睑，使眼睑暴露，用棉签将凤凰油膏涂于溃疡性睑缘部，每日或隔日1次。

【注意事项】注意勿渗入眼内。

【临床疗效】治疗26例，男11例，女15例；单眼16例，双眼10例，共36只眼；年龄最大63岁，最小9岁，平均36岁；病程最短6天，最长9个月，平均24天。36只眼，最少涂1次，最多涂4次，平均2次，全部治愈。随访1年，未见复发。

七、霰粒肿膏敷方

1. 胆南星膏

【方剂来源】《山东中医杂志》第19卷2000年第9期557页。

【适应病证】小儿霰粒肿。

【药物组成】胆南星20克，陈醋适量。

【配制方法】将胆南星研粉，用醋调和成膏备用。

【使用方法】将膏药涂敷于霰粒肿表面皮肤上，每日1次，7天为1个疗程。并配合局部热敷，早、晚各1次。

【注意事项】忌食辛辣食物。

【临床疗效】共治疗观察36例，40只眼，其中单眼32例，双眼4例；年龄最小1.5岁，最大6岁，平均3.5岁。经1~2个疗程（平均10天）治疗，痊愈（霰粒肿消失，肿块正对睑结膜处无任何痕迹）36只眼；好转（霰粒肿缩小，但仍可触到小肿块，肿块正对睑结膜处仍可见到紫红色或灰白色）3 只眼；无效（症状无变化）1 只眼。总有效率 97.5%。

【典型病例】男，2 岁，1998 年 4 月 18 日就诊。患儿右眼皮肤上长一肿块，不红不痛，多家医院皆诊为霰粒肿，并动员手术摘除，家长不同意，故来我院诊治。眼科检查：右上眼睑内有一黄豆大小肿块，皮色正常，触之硬，按之不痛，与皮肤不粘连，肿块正对睑结膜处呈暗红色，无破溃。诊断为霰粒肿（右）。予胆南星膏涂于肿块表面皮肤上，每日 3 次，早、晚局部热敷各 1 次。经治疗 1 周肿块完全消失，病愈。

【按语】霰粒肿，中医学称为"胞生痰核""胞睑肿核""目疣病"，是由脾胃蕴热与痰湿互结于胞睑而成，治疗应化痰散结。此膏具有化痰散结之功，故涂敷有效。

2. 金黄散油膏

【方剂来源】《时珍国医国药》2001 年第 3 期。

【适应病证】麦粒肿及蜂窝组织炎。

【药物组成】大黄、黄柏、姜黄、白芷、青皮各 50 克，胆南星、厚朴、冰片各 20 克，天花粉 10 克，红花、密蒙花各 30 克，刺蒺藜 60 克，凡士林 4000 克。

【配制方法】上药除凡士林、冰片外，共研细末，混合，过 80～100 目筛，然后把药末摊放净面白纸上（1 毫米厚），用紫外线距药末 1～1.2 米照射 30 分钟。另将凡士林溶解，把药末不断倾入凡士林中，按顺时针方向边搅拌边加入，待凡士林即将成膏固状时，加入冰片粉调成膏状，密贮待用。

【使用方法】用 0.25% 氯霉素眼药水清洁结膜囊后，涂入四环素可的松眼膏，然后取金黄散油膏 1 克，贴敷眼皮患处，加敷料包盖。每天换药 1 次，一般不用其他药物治疗，重者适当给予青霉素肌内注射或配中药内服，必要时切开排脓。

【典型病例】（1）李某，女，7 岁。右眼红肿 3 天就诊，右上睑皮肤红肿，外眦部可触及硬结，压痛阳性，相应部位睑结膜充血。诊断为右上睑内麦粒肿。给予金黄散油膏外敷。第 2 天换药，硬结触之较前变松，局部红肿较前减轻。第 3 天换药红肿硬结全部消失。

（2）张某，男，38 岁。左眼红肿疼痛伴头痛 2 天就诊。左眼上睑皮肤红肿，睫毛根部可见小脓点，局限性红肿，硬结压痛。诊断为左上睑外麦粒肿。给予金黄散油膏外敷。第 2 天换药，红肿及硬结变软。第 3 天换药局部出现黄色脓头，脓溃而愈。局部给予氯霉素及四环素可的松眼膏外用。1 周后复诊，伤口痊愈未留瘢痕。

【按语】中药贴敷不受某种药物的限制，1～2 味均可。对老年、儿童、重症患者及不便口服用药者，采取此法较为理想。临床可用不同的敷料（如酒、醋、蛋清、净土、糖、茶水、盐水等）直接外贴敷或穴位贴敷；亦可依据病情采用冷敷、热敷等。如使用得法，不但简便易行，且能提高疗效。

第二节　耳朵疾病膏敷方

一、耳廓假性囊肿膏敷方

芙蓉膏（四）

【方剂来源】《山东中医杂志》1986 年第 4 期。

【适应病证】耳廓假性囊肿。

【药物组成】芙蓉叶、大黄、黄连、黄芩、黄柏、泽兰各 80 克，冰片 2 克。

【配制方法】上药共为细末，与适量药用凡士林搅匀即成。

【使用方法】用时将药膏敷于患处，用纱布将耳廓包好，2～3 天换药 1 次。

【按语】耳廓假性囊肿，又称浆液性软骨膜炎，是一种软骨膜的无菌性炎性反应，其主要临床表现为耳廓外侧面局限性隆起的"囊性"肿块。用本膏治疗2~4次即愈。

二、外耳道疖肿膏敷方

消炎膏（三）

【方剂来源】《浙江中医杂志》1991年第7期。

【适应病证】外耳道疖肿。

【药物组成】乳香、没药、血竭、儿茶各6克，朱砂1.5克。

【配制方法】将乳香、没药麸炒去油，与余药共研细末，加适量蜂蜜调匀成膏。

【使用方法】用药棉制成粗细合适的棉栓，涂上消炎膏后塞敷患处，每日或隔日换药1次。

【注意事项】一般无须配用抗生素，仅少数病例需配用。对已溃破有肉芽形成者，不能缩短愈合时间。

【临床疗效】共治疗197例，一般于用药次日患处肿痛明显减轻，用药3次肿痛基本消除；有效139例，无效58例。

【按语】消炎膏有明显的消肿止痛作用，且对将成脓者能使脓肿局限。

第三节　鼻疾病膏敷方

一、鼻炎膏敷方

1. 黄连膏（四）

【方剂来源】《浙江中医杂志》1987年第7期。

【适应病证】鼻前庭炎。

【药物组成】黄连、黄柏、羌黄、黄蜡各10克、当归17克，生地黄33克，麻油40克。

【配制方法】将上药放入麻油中用文火炸枯，过滤去渣，加黄蜡微火熔化尽，候冷装瓶备用。

【使用方法】温开水擦净鼻腔后，用消毒棉签蘸膏少许外涂，每日3~4次。

【临床疗效】经用本方治疗30例，痊愈25例，好转4例，无效1例。

【典型病例】解某，女，46岁。感冒3天，鼻塞流涕，涕止后鼻腔干燥难忍。检查：鼻前庭皮肤弥漫性红肿。诊断为鼻前庭炎。用黄连膏外涂3天，症状完全消失而痊愈。

2. 鼻炎膏

【方剂来源】《山东中医杂志》第20卷2001年第4期。

【适应病证】过敏性鼻炎（变态反应性鼻炎），表现为鼻痒、鼻塞、打喷嚏、流鼻涕。

【药物组成】公丁香、吴茱萸、肉桂、白芥子、细辛、甘遂、延胡索各等份。

【配制方法】将上述药物烘干后分别碾成细粉，过100目筛，密封、恒温保存备用。

【使用方法】临用时用生姜汁将适量药粉调成膏状。急性发作期，取大椎穴、陶道穴、定喘穴、肺俞穴、肾俞穴、风府穴；慢性迁延期者，取肺俞穴、脾俞穴、肾俞穴、定喘穴、膻中穴；两者兼有者，两组穴位交替选用。先用0.75%碘酒皮肤常规消毒，用消毒后的梅花七星针叩刺选穴如1分硬币大小，至皮肤发红或微似出血为度，将适量的药膏均匀涂于消毒的约3厘米×3厘米的纱布上，贴在选穴上，胶布固定。24小时除去。治疗时间是每年夏天初、中、末伏各贴敷1次，连续3年为1个疗程。

【注意事项】孕妇禁用。

【临床疗效】100例随机分为两组。治疗组60例用鼻炎膏穴位贴敷，常见性36例，季节性24例，辨证属肺脾气虚者34例，肺肾气虚者26例。其中治愈16例，显效21例，好转21例，无效2例，愈显率61.67%，总有效率为96.67%。对照组40例口服鼻炎康，每次 4 片，每日 3 次，20 天为 1 个周期，3 个周期为 1 个疗程，治愈 5 例，显效 10 例，好转 16 例，无效 9 例，愈显率为 37.5%，总有效率为 77.50%。经统计学处理具有极显著性差异（$P < 0.005$），治疗组疗效明显高于对照组。

【按语】过敏性鼻炎，其病机主要为气虚不固，感受外邪侵袭。治疗应以补气壮阳固本为法。根据"春夏养阳"的中医学理论，在每年夏日三伏天治疗，此时正值自然界阳气隆盛时期，人体阳气亦向外宣通开发。通过此膏穴位贴敷，借助自然界及药物之阳气，以强壮患者自身的阳气，从而提高机体的抵抗力和免疫力，将外邪驱除体外。此膏具有温补肺、脾、肾之阳气，利气活血通窍的作用，故贴敷后效果佳良。

3. 过敏性鼻炎膏

【方剂来源】《中医外治杂志》2004 年第 3 期。

【适应病证】过敏性鼻炎。

【药物组成】麻黄、熟附子、白芥子各 30 克，细辛 15 克，辛夷 40 克，苍耳子 50 克，冰片 20 克。

【配制方法】上药共研细末，混合均匀，贮瓶备用。

【使用方法】取上药 50 克，加生姜 50 克（捣烂如泥），共和匀调成膏糊状后加热，分敷于背部（肺门、肺俞），头顶部（百会、囟门），药物固定后，再用电吹风热吹膏药，每次 10 分钟，热敷 2～12 小时后嘱患者除去膏药，每日或隔日 1 次，7 次为 1 个疗程，重者连用 5～7 个疗程。

【注意事项】少数患者敷药后局部发红（以背部多见）、微痒或有小水疱属正常反应，重者可暂停敷药，或患处作相应一般处理；根据患者体质及全身情况，若有实热内蕴或炎症明显者，可按中医辨证施治、内服中药或西药对症处理。

【临床疗效】共治疗 30 例，治愈 22 例，好转 8 例，总有效率 100%。

【典型病例】杨某，女，37 岁，农民。反复鼻塞声重，鼻腔发痒，时有头昏痛，前额部重，每因受凉感冒后加重，嗅觉明显减退，严重时香臭不闻。查体：双侧鼻腔黏膜肿胀、苍白，咽喉部充血。询问病史，过敏性鼻炎已 4 年余，曾服中西药以抗炎、脱敏等法及药物滴鼻，效均不佳。改用本膏药穴位敷贴治疗 5 次后鼻塞症状明显减轻，连用 5 个疗程后症状体征消失，鼻功能恢复正常。随访 1 年鼻炎未再复发，并很少感冒，再来要求用膏药贴敷以巩固疗效。

【按语】过敏性鼻炎，属中医学"鼻鼽"范畴，以多次反复感冒为诱因，其病机为外邪入侵肌腠，肺之窍鼻失和，机体抗病力减低所致。膏药穴位外敷是中医的传统治法，通过药物直接作用于经穴，药效渗于皮下，进入血液循环而发挥作用。刺激背、头部穴位可提高丘脑—垂体系统的功能，激发人体的调节作用，使体内抗体形成，增强抗病的免疫力。中医学认为，温热芳香药有温通经脉、宣通肺卫之气、开窍的功能。方中麻黄、附子、细辛、白芥子温经祛风；苍耳子、辛夷、冰片清热解毒开窍。诸药外敷，达到开通诸窍经络、驱除鼻病之邪，而达治病目的。

4. 变应性鼻炎膏

【方剂来源】《中医外治杂志》2011 年第 1 期。

【适应病证】变应性鼻炎，症见鼻痒、喷嚏、鼻塞、流清涕等。

【药物组成】白芥子 6 克，甘遂 3 克，延胡索 6 克，白芷 10 克，麻黄 10 克，辛夷 10 克，细辛 3 克，黄芪 10 克，补骨脂 10 克。

【配制方法】上药共研细末，混合均匀，用鲜生姜汁调成膏状，避光密封贮藏备用。

【使用方法】取穴：大椎、肺俞（双）、脾俞（双）、肾俞（双）。治疗时取一元硬币大小的药饼，放在脱敏橡皮膏上贴敷于相应穴位上。于每年初、中、末伏的任意一天贴敷，每次贴敷 8 小时为 1 个疗程，可贴敷3～

5 个疗程。

【临床疗效】共治疗 350 例，治愈 95 例，显效 126 例，有效 90 例，无效 39 例，总有效率 88.86%。

【按语】变应性鼻炎，属中医学"鼻鼽""鼽嚏""鼽水"等范畴。三伏天穴位贴敷治疗过敏性鼻炎是根据中医学"春夏养阳"以及变应性鼻炎属肺系疾病且庚日又对应肺的原理。取大椎、肺俞、脾俞、肾俞等穴，通过药物辛温作用及三伏天毛孔腠理疏松，易使药物直达病所，从而起到温通经络、调整脏腑阴阳平衡、调节整体内部自稳系统、改善过敏体质的作用。大椎穴属督脉，总督一身之阳，是手足三阳经与督脉的交会穴，其内可通行督脉，外可走流于三阳，既能调节本经经气，又可调节六腑经气，功能清泄诸阳邪实热，通督解痉，肃肺宁心。肺俞穴属足太阳膀胱经，主治咳嗽、鼻塞等，有宣肺通窍之功。脾俞、肾俞穴为背俞穴，为先后天之本，共补变应性鼻炎先天禀赋不足之效。本膏用白芥子、细辛、白芷、辛夷、麻黄、延胡索辛温通窍；黄芪益卫固表，补气升阳；补骨脂补肾助阳；甘遂泄水逐饮，与上述诸药补中有泻，共奏通鼻窍之功。诸药贴诸穴，共奏温经散寒、开鼻窍、调气血、扶正祛邪、改善免疫功能之功效。

二、鼻衄膏敷方

大蒜大黄膏

【方剂来源】《中国民间疗法》2003 年第 8 期。

【适应病证】鼻衄（鼻出血）。

【药物组成】紫皮大蒜 50 克，大黄粉 15 克。

【配制方法】将大蒜去皮，与大黄粉共捣成稠膏状备用。

【使用方法】将上膏摊在纱布上，敷于患侧足底涌泉穴，双侧鼻衄不止者涂敷双侧涌泉穴。

【临床疗效】共治疗 26 例，经贴敷 15 ~

30 分钟后，全部止血。一般敷贴 5 分钟后即可见衄血明显减少。

【按语】本法即时止血效果良好，但出血停止后，还应根据病因采取相应措施，以防复发。

三、鼻息肉膏敷方

鼻息肉膏

【方剂来源】《河南中医》2002 年第 3 期。

【适应病证】鼻息肉。

【药物组成】石膏 40 克（火煅），知母、泽泻、滑石、茯苓各 10 克，明矾 20 克。

【配制方法】将上药共研细末备用。

【使用方法】取上述药末适量，用温开水调成膏糊状，用棉棒蘸取少许药膏涂敷于息肉之上（以覆盖息肉表面为度），或将药末直接吸入鼻孔内（对正常鼻黏膜无不良反应），每日 3 ~ 4 次，一般 10 天后息肉开始萎缩，20 ~ 40 天息肉自行脱落。

【临床疗效】共治疗 196 例，临床治愈 194 例。

【典型病例】李某，男，55 岁，转业干部。因双侧鼻息肉在部队行手术 5 次，转业后又进行 2 次手术均复发，两侧息肉将鼻孔堵满，整天用口呼吸，对治疗失去了信心，用中药外敷 35 天后，一侧息肉脱落，37 天后另一侧息肉脱落，嗅觉渐恢复，追访 5 年未见复发。

【按语】本病多由肺经湿热，壅结鼻窍所致；或素嗜炙焯厚味，致使湿热内生，上蒸于肺，结滞鼻窍而成；或鼻窍受风湿热邪侵袭，致肺经蕴热失于宣扬，湿热渐积鼻窍，留伏不散，凝滞而成息肉。本方选用石膏、知母清肺之热，加泽泻以祛湿解毒，滑石利湿解暑热，茯苓加强利水湿作用，明矾解毒、燥湿、清热。以上药粉敷于息肉表面，药物从局部吸收，遍布全身，进而起到全身治疗，治标又治本，彻底解除鼻息肉手术后复发率高之弊端。

第四节 口、唇、齿疾病膏敷方

一、唇风膏敷方

1. 黄连膏（五）

【方剂来源】《浙江中医杂志》1981年第3期。

【适应病证】唇风。

【药物组成】黄连、黄柏、姜黄、当归各9克，生地黄30克。

【配制方法】上药用菜油360克，浸7昼夜后，文火将药炸枯，捞去渣再用纱布把油滤净，下黄蜡120克，熔化尽，倾入瓷皿内以柳枝不时搅之，候凝收贮。

【使用方法】用时取少许，外搽于局部即可。

【按语】唇风初起唇部黏膜红肿发痒，继则皲裂、干燥、脱皮。往往经年累月，缠绵难愈。单用黄连膏外搽，颇获良效。黄连膏方出《医宗金鉴》。

2. 桃仁膏（三）

【方剂来源】《山东中医杂志》第20卷2001年第2期75页。

【适应病证】唇风，表现为口唇红肿痒痛，干燥，大便干，舌质红，苔黄腻，脉滑数。

【药物组成】桃仁10克，研细末，锅内炼猪大油20毫升。

【配制方法】将猪油熬热，趁热加入桃仁细末，搅匀，放冷成膏备用。

【使用方法】用时涂患处，每日3次。

【注意事项】孕妇禁用。

【典型病例】女，6岁半，因口唇干燥、痒痛1周就诊。就诊时患儿不时用舌头舔唇部，自诉口唇干燥、痒甚、略痛，大便干。查体：患儿唇部红肿，舌质红，脉滑数。诊为唇风，用桃仁膏外涂治疗，3天而愈。

【按语】过食辛辣厚味，脾胃湿热内蕴，复受风邪外袭，风热相搏，引湿热之邪循经上蒸，结于唇，致唇部气血凝滞。治风先治血，血行风自灭。膏中桃仁活血化瘀，润肠通便；猪油润滑、软化皮肤，黏稠度适宜。二者制成软膏，有良好的涂展性，易吸收、渗透，可促进病变部位的血液循环，加快血流速度，血行气亦行，气血凝滞缓解，唇风即愈。

3. 黄连膏（六）

【方剂来源】《中医外治杂志》1996年第4期43页。

【适应病证】顽固性唇风。

【药物组成】黄连、黄柏、姜黄各10克，当归尾15克，生地黄30克。

【配制方法】将药入500克香油内，慢火炸枯，去渣滤净，趁热下黄蜡120克，搅拌化尽冷却后外涂患处，不拘次数，干后即涂。

【使用方法】取黄连膏50克加热熔化，掺入乳香、没药投细粉末各3克搅匀，稍凉加冰片3克搅匀。候凉外涂，用药1周余。

【典型病例】俞某，男，67岁。下唇破裂红赤、肿疼9个月，曾服用维生素C、维生素B、牛黄解毒片、外涂红霉素软膏、可的松软膏等多种药物均无效。来诊时破裂溃烂面已波及整个下唇，肿胀红赤，伴少许渗血，并有结痂、疼痛均甚。说话进食都很困难，口苦心烦，睡眠不安，舌红，苔黄腻，脉弦稍数。既往有乙型肝炎、肝硬化腹水病史，每周需予人血白蛋白治疗两次，并常服用含人参、黄芪、鹿角胶、巴戟等中药，诊为唇风，方选黄连膏。

【按语】本例患者，久羁积、鼓胀，气滞血瘀，横逆乘脾，水湿内聚，津液失布，脾虚血燥，加之常服人参、鹿角胶等温热之品，日久化燥伤津，燥热循经上熏口唇肌膜，故唇干裂溃破、渗水流血，热蕴血瘀故赤肿而疼。黄连膏原为《医宗金鉴》方。黄连、黄柏泻火解毒；姜黄活血止痛，《本草纲目》载其辛苦大寒，能除风热、消痈肿；生地黄滋阴凉血润燥；当归活血养血生肌；麻油滋养肝肾，生肌长肉；蜂蜡甘温外用收敛，生肌止痛。诸药合用具泻火解毒、活血养血、润燥祛风之功。加乳、没以增活血止痛、生肌之功，加冰片以增解毒防腐、止痒止痛之功。

二、口腔溃疡膏敷方

1. 溃疡膏

【方剂来源】《新中医》1987 年第 4 期。

【适应病证】口腔溃疡、下肢溃疡、上肢溃疡、其他溃疡。

【药物组成】茄子 100 克，地龙 25 克，猪头骨 30 克，侧柏叶 20 克，灯心草 15 克，冰片 10 克。

【配制方法】经霜打后的茄子（个小为佳品）切片晾干（如急用烘干也行）研细。把地龙、侧柏叶烤干、焙黄后研细。将猪头骨放炉灶内煅透，灯心草直接用火烧成炭后共研细。取冰片用乳钵研细再加入以上药粉混搅均匀，过筛后密封备用。用食油或蜂蜜调和成膏。

【使用方法】将以上药膏涂敷溃疡处，每天上药 2 ~ 3 次。

【临床疗效】经 54 例的临床敷治，一般 5 ~ 6 天上药即可痊愈。

【典型病例】（1）汪某，女，8 岁。患口腔溃疡 3 处，服药治疗无效，疼痛难忍，用溃疡膏涂敷患处，治疗 3 天痊愈。

（2）郑某，男，19 岁。左小腿外侧溃疡常流水，经 1 个多月的治疗无效，用溃疡膏治疗 6 天痊愈。1 年后随访无复发。

【按语】本膏有清热解毒、消肿止痛的功效，无副作用。

2. 釜底抽薪散

【方剂来源】《中级医刊》。

【适应病证】小儿口疮、口糜、鹅口疮、滞颐等。

【药物组成】吴萸子 15 克，胡黄连 6 克，生南星 3 克，西大黄 6 克。

【配制方法】上药共为细末备用。

【使用方法】每次取 3 ~ 5 克，用姜汁和醋适量加热调糊，睡前敷双足涌泉穴，次日起床后揭去。

【按语】该方首见于《中级医刊》，原本用于疳腮，黄氏运用该方治疗小儿口疮、口糜、鹅口疮、滞颐等疗效良好。本方有引热下行、引火归元之功能，这与《灵枢始终篇》中"病在上者取之下，并在头者取之足"的治则一致。

3. 细辛散

【方剂来源】《卫生家宝》。

【适应病证】小儿口疮（顽固性）。

【药物组成】细辛适量。

【配制方法】将细辛研为细末备用。

【使用方法】取药末 2 ~ 4 克，用姜汁和醋适量调成糊状，睡前敷脐中，纱布覆盖，胶布固定，次日起床后揭去，每日 1 次，连续敷脐 3 次以上。

【按语】该方用于反复发作的顽固性口疮，可取得良效。

4. 归元贴膏

【方剂来源】《中医外治杂志》2004 年第 1 期。

【适应病证】复发性口疮。

【药物组成】吴茱萸、细辛、肉桂。

【配制方法】上三药按 2∶1∶1.5 的比例称重，以醇提法提取有效成分制成浸膏，按每千克浸膏加入冰片、薄荷脑、樟脑各 100 克，水杨酸甲脂 150 克，调匀，再加入适量的橡胶、松香等基质制成涂料，最后进行涂膏、切段、盖衬加工成药物胶布，每片 4 厘米×4 厘米，约含生药 2 克。

【使用方法】每晚临睡前，将膏药贴于双侧涌泉穴，每日换药 1 次，一般用药 4 ~ 5 天。对于病程较长者，可适当延长敷贴天数，以巩固疗效。

【临床疗效】治疗 96 例患者，52 例痊愈，好转 42 例，无效 2 例（因未支持治疗）。

【典型病例】徐某，女，32 岁。口疮反复发作 10 余年。在本科就诊时口疮已历半年余，予归原贴膏，1 周后溃疡愈合，1 年后随诊未复发。

【按语】口疮，又称"口腔溃疡"，历代医家多从心脾积热论治，临证口疮又有虚火、实火之辨。而外治专家吴震西所制的归元贴膏在组方上兼顾虚之火热。方中细辛能散浮热；吴茱萸引热下行，善治"喉舌生疮"；而肉桂不仅能温煦肾阳，又能降除上扰之虚热，合而共奏除热降火之功，因而对心脾积热及虚火上炎之口疮均有疗效。方中加入冰片薄荷脑、樟脑可增加药物的透皮吸收作用，提高疗效。此外口疮的发生不仅关乎心脾，而且与肾密切相关。故本文选取足少阴肾经之井穴，即涌泉穴敷贴归元贴膏，除药物通过皮肤吸收发挥作用外，并能通过经络传导，调整机体阴阳，达到治疗口疮的目的。

5. 吴茱细辛膏

【方剂来源】《浙江中西医结合杂志》2010 年第 1 期。

【适应病证】顽固性口腔溃疡。

【药物组成】吴茱萸、细辛各 3 克。

【配制方法】上药共研细末备用。

【使用方法】将上述药末用醋调成膏状，敷于两足涌泉穴，外用纱布覆盖，胶布固定。每天贴敷 16 小时，休息 8 小时，6 天 1 个疗程。

【临床疗效】共治疗 14 例，显效 3 例，有效 10 例，无效 1 例，总有效率 93%。

【按语】老年人多肾阴不足，阴虚则内热，熏蒸于上，或肾阳不足，阴寒盛于下，虚阳上浮生热，均可发生口疮。涌泉为足少阴肾经之井穴，肾经"循喉咙，挟舌本"而联系于口，故取涌泉穴敷药治疗。吴茱细辛膏外敷涌泉治疗口疮为吴震西老中医之经验方。《本草纲目》载："吴茱萸，其性虽热，而能引热下行，咽喉口舌生疮者，以吴茱萸末醋调贴两足心，移夜便愈。"细辛能散浮热、亦即火郁发之之义。吴茱细辛膏外敷涌泉，取细辛散浮热、吴茱萸引热下行，使上浮之虚阳下潜本宅，标本兼治，以获疗效。

三、龋齿痛膏敷方

1. 复方大黄膏

【方剂来源】《山东中医杂志》1995 年第 1 期。

【适应病证】龋齿痛，肝胃火牙痛。

【药物组成】大黄 30 克，白及 30 克，白蔹 30 克，雄黄 10 克。

【配制方法】将以上药物共研细末，装瓶内备用。

【使用方法】取上药 10 克（小儿酌减），加食醋少许，调成膏状，敷贴于患侧地仓、颊车穴连线与手阳明大肠经在面颊部循行线的交点处，上盖一层薄膜，再敷上纱布，用胶布固定，24 小时后取下。

【按语】本膏中大黄苦寒，入脾、胃、大肠经，能清热泻火，用治火邪上炎之牙龈肿痛；白及苦甘涩，微寒，可有收敛止血，消散痈肿之功；白蔹苦辛、微寒，可清热解毒，敛疮生肌；雄黄辛甘温，能解毒杀虫。诸药合用，共奏清热消肿止痛之效，适用于肝胃火牙痛、龋齿痛。

2. 犀栀膏

【方剂来源】《中医外治法简编》。

【适应病证】心火舌上生疮、舌燥裂、舌尖出血、舌硬及咽喉牙齿耳面肿痛。

【药物组成】黄连、栀子、生地黄、麦冬、当归、赤芍各 15 克，犀角、薄荷、生甘草各 7.5 克，元参、连翘、桔梗各 15 克，升麻、葛根各 7.5 克。

【配制方法】用麻油 720 克浸药，上锅熬枯，去渣，熬油至滴水成珠，下丹频搅，离火，加入铅粉适量，拌药收膏备用。

【使用方法】临用时将牛黄清心丸 1 粒研碎，与药膏适量搅匀，摊涂心口及患处。

【注意事项】忌食辛辣上火食物。

【按语】心开窍于舌，心火上炎故出现舌上病变；胃肺胆热上熏，故出现咽喉牙齿耳面肿痛。此膏具有清心肺胃胆、泻火的功用，故上述病症贴之收效。

3. 固齿白玉膏

【方剂来源】《清宫医案》。

【适应病证】胃热牙宣，风火牙痛。

【药物组成】定粉 6 克，五色龙骨 6 克，珠子 6 克，麝香 0.3 克。

【配制方法】上药共研细末，入黄蜡 30 克，熔化候冷，捏成饼，摊于连四纸上，剪成条备用。

【使用方法】贴于患处。

【注意事项】孕妇禁贴。

【按语】膏中定粉即铅粉，为黑铅与豆粉、蛤粉炼制而成的白色粉末，亦称宫粉、胡粉、白粉、光粉、杭粉等，有杀虫疗疮、化瘀止血止痛的功用，因有小毒，故多作为膏贴剂使用。

四、干槽症膏敷方

1. 青黛膏

【方剂来源】《新中医》1983 年第 9 期。

【适应病证】干槽症（拔牙后感染并发症）。

【药物组成】青黛粉 1 份，氧化锌粉 1 份，丁香油适量。

【配制方法】将以上两味药粉放于调药板上，加入丁香油混合制成糊膏剂，下颌拔牙窝用稍稀些，上颌拔牙窝用可用稍稠些。

【使用方法】将拔牙窝用 3% 双氧水或生理盐水清洗、拭干，在防湿的条件下，用水门汀充填器将青黛膏轻轻放入拔牙窝内。

【注意事项】在上颌拔牙窝填青黛膏时，应让患者头部尽量向后倾斜，待膏稍凝后，再闭口，次日复诊。

【临床疗效】治疗 45 例干槽症，平均愈合时间为 5.6 天。

【按语】干槽症为拔牙后常见的感染并发症，其症状为拔牙后 2～3 天有自发性剧痛，检查时，发现拔牙窝内没有正常血块充盈，或窝内空虚而骨质外露，或污秽腐臭，触痛明显，病程延续 10～15 天。本膏具有促进愈合过程，减少疼痛，缩短治疗时间，防止感染、解毒、吸湿等作用。

2. 牙痛膏

【方剂来源】《中医外治法简编》。

【适应病证】牙痛，骨槽风，口噤觉腮内热，阳证及一切风热证。

【药物组成】羌活、防风、麻黄、荆芥穗、薄荷、升麻、甘草、半夏、黄芩、连翘、牡丹皮、射干、僵蚕、茵陈、大黄、生地黄、独活、川芎、白芷、当归、赤芍、葛根、黄连、草蔻仁各 15 克，细辛 60 克，黑丑 60 克。

【配制方法】用麻油 1450 克将上药熬枯，去渣，熬油至滴水成珠，下丹频搅，离火，入生石膏 120 克拌匀，收膏备用。

【使用方法】将膏药化开，摊在油纸上，贴于患侧颊部。

【注意事项】孕妇禁贴。

【按语】手阳明经脉入下齿中，足阳明经脉入上齿中，牙床尤为胃经脉络所绕，胃火上炎故牙痛。

五、颞下颌关节紊乱综合征膏敷方

五倍子膏（五）

【方剂来源】《浙江中医杂志》1987 年第 10 期。

【适应病证】颞下颌关节紊乱综合征。

【药物组成】五倍子、醋。

【配制方法】取五倍子细粉适量与醋调成膏状，摊于牛皮纸上，约 0.3 厘米厚。

【使用方法】用时先取麝香 20 毫克，置于患侧颧髎、颊车穴位上（每穴 10 毫克）再敷五倍子膏，以胶布固定。贴敷 48 小时以上，方可更药。

【典型病例】易某，男，51 岁，教师。症见张口艰难，咀嚼时右颊部胀痛，查右侧颞下颌关节区压痛明显，关节有弹响，髁突运动度明显降低，口型异常，开口1横指。X线平片示骨质无改变，关节间隙有变异。诊为右颞下颌关节紊乱综合征。即予维生素B₁封闭和理疗1周，无明显效果。改用五倍子膏外敷。敷药2次后，诸症明显减轻，开口2横指半，共敷药5次，病告痊愈。为巩固疗效，服药6剂，其组成为人参须、当归、白术各9克、茯苓、制半夏各15克，僵蚕、天麻、川芎各6克，防风10克，制附子3克。随访半年未复发。

【按语】麝香有活血散结、消肿止痛之功效；五倍子外用，有解毒、消肿、收湿、敛疮、止血作用，合而用之，相得益彰。

六、喉癌膏敷方

消结散

【方剂来源】高允旺著《偏方治大病》续编2005年1月第1版67页。

【适应病证】喉癌。

【药物组成】明矾1.5克，火硝1克，硼砂2克，黄柏1克，白芷1克，冰片1.5克，甘草1克，薄荷1克，牛黄0.1克。

【配制方法】先将明矾、火硝、硼砂、白芷研细末，再加黄柏、甘草、薄荷共研，最后加冰片研至无声，备用。

【使用方法】将少许消结散放在硬纸上，用塑料小细管，缓缓地将药吹入喉部即可，每日2~3次。

【按语】喉癌分乳头型、结节型、溃疡型3类，中医学称之为"烂喉风""缠喉风"，晚期出现嘶哑、失音，又称"喉痹"，在颈部及颌下出现硬结肿物，对溃破者可用消结散治疗。

第八章　冬病夏治膏敷集

"冬病夏治"是指传统"伏九贴"中"三伏贴"而言，是将冬天或者是感受风寒好发的疾病，选择在夏天，即自然界阳气最旺盛之时治疗。这些疾病发生的根本，在于机体的阳气受损，尤其是肺、脾、肾阳气不足。"夏治"是指夏至后三伏天期间通过中医传统方法生发阳气，培本固元，借自然界之旺盛阳气使机体内的阳气强壮，增加其固表驱寒之功能，驱散未退之寒邪，恢复阴阳平衡，减少其在秋冬季的发作次数或减轻发作程度，乃至不再发病，这就是冬病夏治。

该治疗方法的理论思想早在《内经》中就有所论述。如《素问·四气调神大论》中记载："夫四时阴阳者，万物之根本也，所以圣人春夏养阳，秋冬养阴，以从其根"。根据中医学"春夏养阳"这一理论思想，加上"择时治病"及"不治已病治未病"等理论，选在"伏天"即阳气最旺盛的时间，人体阳气亦为最旺盛之时，通过应用冬病夏治膏药贴敷等中医治疗手段，调节人的脏腑功能，强壮人体脏腑阳气，可明显增强体质，增加机体抵御疾病的能力，达到祛除病邪之效果。

目前，冬病夏治法多用于反复呼吸道感染、支气管炎哮喘、慢性支气管炎、慢性阻塞性肺病、变应性鼻炎、痹证（风湿性关节炎和类风湿关节炎）、老年畏寒证以及属于中医脾胃虚寒等疾病的预防和治疗。

第一节　内科膏敷方

一、支气管哮喘膏敷方

1. 咳喘膏（一）

【方剂来源】《山东中医学院学报》1992年第6期。

【适应病证】慢性支气管炎。

【药物组成】咳喘膏：白芥子200克，元胡60克，半夏60克，细辛100克，丁香60克，肉桂60克，甘遂100克，沉香100克，南星60克，黄芪100克，罂粟壳60克。

冰片散：冰片500克，麝香10克。

【配制方法】将咳喘膏的11味药共研细粉，临用时加姜汁适量，蜂蜜少许，调成糊状，做成2分硬币大、厚约5毫米的药饼备用。

将冰片散的两味药共研为细粉备用。

【使用方法】取肺俞（双）、心俞（双）、膈俞（双）、至阳穴，乙醇消毒，涂凡士林，加冰片散少许，将药饼贴敷于穴位上，胶布固定。然后放磁疗器磁疗20分钟。根据患者的自我感觉（背部灼热感）确定取下药饼时间。一般6~8小时即可。每年初、中、末伏各贴敷1次，连贴3年。

【注意事项】敷贴本膏药时，如背部灼热感重甚或难忍时，应立即取下药饼。

【临床疗效】用本膏药贴治113例，总有效率94.6%。

【按语】本膏敷方中白芥子辛温入肺，辛散利气，通经络，温通祛寒；半夏、胆南星燥湿祛痰，解痉镇咳，治咳先治痰，故以半夏、胆南星为主；姜汁、细辛等祛痰止咳化饮，有缓解支气管痉挛和抑菌作用；甘遂攻逐痰饮；沉香降逆气，纳肾气，降逆平喘；丁香温肾助阳，泄肺而降逆气；罂粟壳敛肺止咳；肉桂温中补阳，通血脉，又有平喘作用；元胡活血理气，通经络；麝香通行十二经；冰片通诸窍，散郁火，抑菌作用明显；黄芪补气升阳，固表止汗。现代研究证明，可明显提高患者细胞诱生干扰素的能力。

2. 贴敷法防治哮喘

【方剂来源】根据《张氏医通》《浙江中医杂志》1984 年第 8 期。

【适应病证】防治哮喘。

【药物组成】（1）虚寒型：麻黄、桂枝、细辛、五味子、杏仁、远志、半夏、黄芪子、甘遂等。

（2）痰热型：麻黄、杏仁、石膏、黄芩、桑白皮、白芥子、甘遂等。

【配制方法】（1）虚寒型：药物共研末，以姜汁和丸如弹子大。

（2）痰热型：药物共研末，以猪胆汁和丸如弹子大。

【使用方法】（1）虚寒型：将药丸用膏药贴敷于华盖、膻中、膏肓（双）、膈俞（双）。

（2）痰热型：将药物用膏药贴敷于华盖，或中（双）、大椎、肺俞（双）。

【注意事项】贴敷时间每年有 2 个时节，即伏天的夏至至大暑，腊月的冬至至大寒。每个时节贴敷 3 次，每次间隔 1 周。连贴 2 年以上为 1 个疗程。

【典型病例】周某，女，55 岁。发病 50 年，好发于冬季。症见咳嗽痰多，偶带鲜血，气喘不能平卧，便坚，舌苔薄黄，脉滑数。曾用西药激素仅暂获缓解。证属痰热型哮喘，用上法贴敷 3 年后基本控制，咳、喘均改善，原来每日咳痰 1 杯，现已消除。

【临床疗效】按上法防治资料较完整的有 172 例，其疗效分述如下：病程在 5 年以下者 28 例，其中 17 例显效，4 例好转，2 例有效，5 例无效。病程在 5 年以上至 20 年者 101 例，其中 56 例显效，25 例好转，11 例有效，9 例无效。病程 20 年以上者 43 例，

其中 20 例显效，6 例好转，7 例有效，4 例无效。总有效率达 89.6%。

3. 麝冰消喘膏

【方剂来源】《浙江中医杂志》1989 年第 11 期。

【适应病证】哮喘。

【药物组成】麝香、冰片、公丁香、白芥子、橘红、生半夏、细辛、甘遂、元胡、肉桂、生姜。

【配制方法】（1）提取液及基质等制备：将麝香、冰片、公丁香 3 味药研成细粉，混匀备用。另取芥子、生半夏、细辛、肉桂、甘遂、元胡、橘红、生姜（捣汁）8 味药中含有挥发性成分的部分中药，用蒸馏法提取挥发油备用。再将其余未提取挥发油的药物加入上述残渣中，用水醇法制成提取液，取此提取液制成乳膏基质备用。

（2）成品的制备：取乳膏基质，加入挥发油，及麝香、冰片、公丁香 3 味药所合的细粉，混匀即得。本品为淡黄色的乳膏，并可见少量而均匀散在的棕褐色粉末细粒，气芳香，味辛辣而苦。每支规格为大支 7 克、小支 1 克。密闭，避光，置阴凉干燥处。其制备符合《中国药典》（1985 年版第一部，附录 12 页）软膏剂项下有关的各项规定。

【使用方法】取软膏贴于大椎、肺俞（双）、心俞（双）、膈俞（双）穴位上，每穴位 1 克，儿童酌减。每年夏季外贴 3 次，每隔 10 天 1 次，每次 2 小时，一般需连续治疗 3 个夏季。

【注意事项】在使用本品时，局部皮肤出现灼热感，发红或灼痛，属于正常现象。若皮肤发痒，则要考虑皮肤过敏，情况较重要停药，并予对症处理。

本品系走窜之品，孕妇禁用。贴药后 24 小时内忌洗冷水，并应避风寒，外贴期间及贴药后 1 个月内，应忌烟、酒及刺激性食物。

【典型病例】陈某，男，40 岁，干部。患者 4 年来每逢秋冬季节哮喘发作，胸闷气喘，倚息不能平卧，喉中"呼呼"作响，如

闻水鸡声。伴咳嗽、痰白清稀，每次发作需经西药抗炎、平喘等对症处理方能缓解。1987 年夏季接受"麝冰消喘膏"外贴治疗后，经四季寒热温凉的考验，哮喘未再发作，感冒亦明显减少。

【临床疗效】用试制成的麝冰消喘膏治疗哮喘 43 例，治疗后 1 年，对全部病例进行追踪随访，观察近期疗效，获得显效者 13 例，好转者 22 例，无效者 8 例。

4. 咳喘膏（二）

【方剂来源】《山东中医杂志》第 20 卷 2001 年第 7 期 405 页。

【适应病证】慢性支气管炎免疫功能低下。

【药物组成】白芥子、延胡索各 10 克，细辛、罂粟壳、皂荚各 8 克，半夏、地龙、丁香、沉香、肉桂各 5 克，黄芪 20 克。

【配制方法】将上药混匀粉碎，用生姜汁、凡士林适量调成膏备用。另加入适量二甲基亚砜作为透皮剂。

【使用方法】将膏药制成直径 1 厘米大小的药饼，置于定喘穴（双）、肺俞穴（双）、膏肓穴（双）、膻中穴上，用 3 厘米×3 厘米的塑料纸覆盖，外用胶布固定，6~12 天取下。初、中、末伏各贴 1 次，每次间隔 10 天，3 次为 1 个疗程。

【注意事项】孕妇禁贴。

【临床疗效】共治疗 37 例慢性支气管炎患者，平均 56 岁。病程最长 33 年，最短 9 年，平均 14 年。单纯型 18 例，喘息型 19 例，继发阻塞性肺气肿 25 例，肺源性心脏病 4 例。入伏前至立冬未用过免疫增强剂。观察指标：于初伏贴穴前及立冬后 10 天内各测定 1 次血清 IgA、IgG、IgM。治疗结果：治疗前 IgA0.48，IgG9.40，IgM1.66；治疗后 IgA2.30，IgG9.50，IgM1.73。经统计学处理，治疗前后 IgA 差异非常明显，IgG、IgM 无显著性差异。

【按语】提高慢性支气管炎患者的免疫力，预防感冒是控制病情的重要环节。当 IgA 降低时，容易发生上呼吸道感染，从而

引起慢性支气管炎发作。本组病例，通过夏季膏贴穴位治疗后，血清 IgA 较治疗前明显增高，具有统计学意义。IgG、IgM 较治疗前变化不明显。从而证实了咳喘膏贴穴治疗慢性支气管炎，是通过提高血液中 IgA 浓度、增强呼吸道免疫力、减少感冒而实现的。

5. 消喘膏（二）

【方剂来源】《医药产业资讯》2006 年第 20 期。

【适应病证】寒性哮喘。

【药物组成】炒白芥子、延胡索各 2 份，甘遂、细辛各 1 份。

【配制方法】将上药烘干粉碎，过 80 目筛，装瓶密封备用。

【使用方法】取药末 3 克，用生姜汁适量调成膏状，摊于 4 厘米×5 厘米塑料薄膜或敷料上，分别贴于肺俞（双）、膈俞（双）、心俞（双）穴位上，用防过敏胶布固定，2~4 小时去药。每年三伏天的初、中、末伏各贴药 1 次，或伏天隔 10 天贴药 1 次，连贴 3 年为 1 个疗程。

【注意事项】在烘炒白芥子时的火候是能否取得较好疗效的关键，炒之过轻则药性猛烈容易使皮肤起疱，造成患者痛苦；炒之过久，则容易失去药性，起不到走窜透皮的作用。适宜火候是炒至香气大出，用手捏之即碎为宜。

【按语】贴膏时要注意随时观察和护理局部，去掉药膏后局部微红稍有温热感则无须处理，皮肤颜色很快就恢复正常；若大片潮红、热痛，或有米粒大小红疹者，立即用 75% 乙醇棉球擦洗可减轻疼痛，防止起疱。个别体质特别敏感的患者或贴药时间过长者，揭去药膏后局部发红、灼热、疼痛，停半天或 1 天后即起水疱，可局部消毒后，用注射器抽取疱液或用无菌剪刀剪破疱壁，放出疱液，涂炉甘石洗剂，使其干燥结痂；或用生肌玉红膏薄涂于消毒敷料上盖贴，每日换药 1 次，一般 1 周可愈。

6. 冬病夏治哮喘膏

【方剂来源】《上海针灸杂志》2011 年第

2 期。

【适应病证】慢性气管炎，支气管哮喘等。

【药物组成】白芥子 50 克，延胡索 50 克，细辛 25 克，甘遂 25 克，麝香 2.5 克。

【配制方法】上药共研细末，加入麝香杵匀，用姜汁调成糊备用。

【使用方法】选穴：肺俞、心俞、膈俞（均为双侧）。清洁所选穴位，取膏 2～3 克涂在穴位上，外用纱布覆盖，胶布固定。4～6 小时去药，10 天治疗 1 次，共治疗 3 次，一般连续贴 3 年为佳。

【典型病例】（1）患者，女，55 岁，2004 年 7 月 14 日初诊。咳嗽痰多 20 年。20 多年来每年 9 月至次年 4 月咳嗽发作频繁，加重 10 年，发作时咳嗽剧烈，咯大量白痰，动则气短。平时易感冒，畏寒，肢冷，腰酸，腿软，时有心悸，多汗，饮食差，体力衰弱，曾用中西医药物，效果不显。刻下症见神疲倦怠，语声低微，身体瘦弱，舌淡，苔薄白，脉沉细。中医诊断为咳嗽（肺肾阳虚，寒痰伏肺证）。西医诊断为慢性气管炎。治拟扶正祛邪，温阳散寒。于夏季伏天接受冬病夏治消喘膏穴位贴敷治疗，取穴肺俞、心俞、膈俞（均为双侧），头伏、二伏、三伏各贴 1 次，每次贴敷 4～6 小时。患者当年贴药后很少感冒，仅次年 1 月发作咳嗽 1 次，经治疗 7 天而愈。随访 2 年未再复发。

（2）患者，男，14 岁，2006 年 7 月 28 日初诊。哮喘间断发作 5 年余，加重 1 周。患者 5 年前因受凉后出现哮喘，曾用中西药治疗，症状反复，多因着凉或遇灰尘及异样气味诱发。近 1 周来喘憋明显，每到晚上张口抬肩不能平卧，轻微咳嗽，痰白量少，喉中哮鸣，胸憋甚，唇干舌燥，精神欠佳，睡眠不实，纳差，二便正常，舌淡苔薄黄少津，脉数。患者有家族遗传史，其父哮喘病 20 多年，曾在前年伏天应用冬病夏治消喘膏治疗，病情好转。中医诊断为哮喘（实证，实邪阻肺，肺气上逆），西医诊断为过敏性

哮喘。治拟温阳散寒，降逆平喘。取肺俞、心俞、膈俞（均为双侧），予冬病夏治消喘膏贴敷治疗，每次贴敷 6 小时。10 天治疗 1 次，共贴敷 3 次。1 次贴敷治疗后哮喘发作明显减轻，晚上已能平卧入睡。贴 3 次后，哮喘诸证缓解。随访 3 年，在次年 3 月因受凉后引发哮喘发作，经针灸治疗 1 周缓解。连贴 3 年，患者哮喘逐渐治愈。

【按语】冬病夏治消喘膏不仅可以治疗呼吸系统疾病，还可治疗其他慢性反复发作性疾病。对于这类受凉即容易发作的疾病，其病机上均有脾、肺、肾阳气不足，从而有形实邪（痰饮）在体内停留，当外界诱因诱发体内伏邪，即出现疾病发作。治疗上，治本（即强壮机体阳气）是治疗的关键所在，体现了中医辨证论治中"治病求本"及"异病同治"的诊疗思想。

7. 冬病夏治膏

【方剂来源】《中国社区医师·医学专业》2010 年第 31 期。

【适应病证】支气管哮喘。

【药物组成】白芥子、甘遂各 2 份，麻黄、细辛、延胡索、紫石英各 1 份。

【配制方法】上药除麝香外，共研细末，过 80 目筛，用老生姜汁调成糊状，贮瓶备用。将麝香 1 克，置于干净青霉素空瓶中，用玻璃棒轻轻捣碎，加入 5 毫升 95% 乙醇，隔着玻璃纸塞紧瓶塞，振荡摇匀，制得暗红色的麝香酊。外包黑色塑料布避光备用。取 10 毫升一次性针管 1 具，将乳头端齐 0 刻度处用刀片环割，磨平备用。

【使用方法】患者取端坐位，擦干汗液，取肺俞、膏肓、脾俞、肾俞、天突、大椎穴位。用玻璃棒蘸适量麝香酊涂抹在所选穴位上。把加工好的针管推杆向回拉 1～2 毫米，断端向下挤压药膏，制成 1 片约 1 平方厘米的药饼，将药饼贴敷在涂有麝香酊的穴位上，外贴 1 片稍大于药饼的类圆形油纸，再用 5 厘米×5 厘米防过敏胶布固定，每次固定约 8～10 小时，反映不强者可延长至 12 小

时。每年初伏、中伏、末伏当天各贴敷1次，每年治疗3次，连贴3年完成治疗。

【临床疗效】共治疗57例，痊愈18例，显效21例，有效9例，无效9例，总有效率84.2%。

【按语】麝香是冬病夏治膏中的重要成分，具有抗炎、抗菌、调节免疫等作用，传统贴敷法将麝香与其他药粉混合使用，用量大，成本高，给患者带来经济负担。用麝香酊点穴替代传统使用方法，取得与传统冬病夏治膏同样的疗效，可明显减少患者哮喘发作次数，改善生活质量。

二、慢性支气管炎膏敷方

1. 辛芥膏

【方剂来源】《山东中医杂志》1986年第6期。

【适应病证】慢性支气管炎。

【药物组成】初伏、中伏用药：细辛、甘遂、白芥子、生元胡、生半夏各0.6克，樟脑0.3克，冰片0.06克，胆矾0.06克；末伏用药：上药加附子0.09克，川椒0.06克。以上为成年人3次用药量。

【配制方法】将细辛、甘遂、白芥子、生元胡、生半夏共研细末，再将樟脑、冰片、胆矾与上药混合，研成细末，加鲜姜汁醋少许，调成膏状，用药前1天配成。

【使用方法】将膏药摊在3厘米×3厘米大小胶布的中心处，贴在肺俞（双）、心俞（双）、膈俞（双）、璇玑、膻中穴上，8～12小时即除掉。贴后如局部有烧灼或疼痛感，可提前取下；局部如有发痒、发热舒适感，可多贴几小时。每10天贴1次（即初、中、末伏各贴1次），共贴3次。发病时或症状缓解期均可应用。一般连贴3年为1个疗程。

【注意事项】在晴天中午前后贴为佳，阴雨天贴效果较差。贴药后不宜过多活动，以免药物移动，影响疗效。

【临床疗效】曾用本膏药治疗100例慢性支气管炎患者，93例贴药1年生效，其中痊愈14例，显效50例，有效29例。

【按语】本膏药对虚寒型、痰湿型、痰热型的慢性支气管炎均有效，而以平喘效果最为显著。

2. 药饼

【方剂来源】《浙江中医杂志》1986年第7期。

【适应病证】慢性气管炎。

【药物组成】细辛、白芷、白芥子、甘遂、轻粉各等份。

【配制方法】将上药研细末，用蜂蜜调成糊状，做成蚕豆大圆饼。

【使用方法】选定穴位后，用生姜片擦令热，置饼穴上，外用敷料固定。每次贴24～48小时，每隔3～4天用药1次，10次为1个疗程，可连用2～3年伏天。

选穴法：从肺俞开始，依次往下厥阴俞、膏肓、心俞、督俞、膈俞、肝俞、胆俞、脾俞、胃俞。每次贴1穴，左右成对。严重者，可加贴天突、膻中各1次。

【注意事项】敷贴处有时出现发热发痒，或有小量水疱，停用后自愈。

【临床疗效】本组139例，伏天用药饼外贴治疗的病例1年后统计疗效，对照治疗前后冬季发病程度进行比较。结果显示，临床控制110例，显效17例，好转6例，无效6例，总有效率95.68%。其中虚寒型和痰湿型疗效较好，有效率分别达到100%和96.8%。

【按语】本方有温通阳气、宣肺化痰的作用。选择伏天敷贴，有利于药物吸收，发挥药效。本法能增强机体抗病能力。中医学"冬病夏治"的经验，值得进一步研究。

3. 辛遂洋膏

【方剂来源】高允旺著《偏方治大病》续编2005年1月第1版45页。

【适应病证】气管炎。

【药物组成】细辛10克，甘遂12克，洋金花10克。

【配制方法】上药共捣碎成膏。

【使用方法】将白胶布剪成3.3厘米见方大小，取辛遂洋膏2克放在胶布中心贴在脐部，隔3天贴1次，10次为1个疗程。

【注意事项】以冬病冬治，冬病夏治为原则，每年入暑第1天开始贴敷或每年冬至第1天贴敷。

【临床疗效】一般贴敷6～10次有效。

【按语】通过穴位、皮毛、经络而起到宣化肺气、平喘止咳的作用，在贴敷前须用清水洗净穴位，否则效果不佳。

4. 消咳平膏

【方剂来源】高允旺著《偏方治大病》续编2005年1月第1版46页。

【适应病证】老年慢性支气管炎。

【药物组成】延胡索30克，细辛30克，白芥子30克，甘遂1.5克，丁香1.5克，肉桂1.5克。

【配制方法】上药共研细末，加姜汁和大蒜捣碎调成膏状。

【使用方法】将药膏贴于大椎穴、定喘穴、膈俞穴上。用胶布固定，24小时取下，隔3天贴1次。

【注意事项】从夏天入暑第1天开始贴敷。

【临床疗效】贴敷18次，冬天可不发病。

【按语】本方是冬病夏治的良方，在入暑第1天开始使用，第1、2敷连用，经观察到冬天发作率只占10%左右，大部分咳痰喘诸症减轻。

5. 痰饮膏

【方剂来源】《陕西中医》2008年第10期。

【适应病证】慢性支气管炎。

【药物组成】干姜、花椒、细辛、桂枝、川乌、附子各12克，肉桂24克，铅丹适量。

【配制方法】按常规方法配制成膏。

【使用方法】从初伏开始，选双侧肺俞、膻中穴，局部清洁，取膏药3克，摊在小块辅料上，贴敷所选穴位上，胶布固定，48小时后去掉，间歇24小时重复贴敷，直至末伏结束。

【临床疗效】对慢性支气管炎迁延期伏天贴敷后统计，单纯型和喘息型的显效率分别为48.54%和27.83%；随访2年观察疗效，单纯型和喘息型临床治愈率分别为41.74%和40.2%，总有效率分别为86.4%和85.56%。

【按语】慢性支气管炎在慢性迁延期和缓解期多属中医学"痰饮""咳嗽""喘证"范畴。究其原因，多属体质虚弱，卫外不固，感受外邪，闭阻于肺，肺失宣肃，凝聚为痰，痰伏于内，胶结不去，引发本病。本方附子与干姜均补肾温中，温肺化饮，合用可加强助阳之功，以温散肺寒而化痰饮；肉桂辛温通阳，温补命门而通畅气血；细辛温肺化饮，宣鼻通窍；桂枝温化水湿，祛除痰饮，且与附子配伍以温经通络；花椒为纯阳之物，既能温中健脾，又能入肺散寒以治咳嗽；川乌散寒之力峻猛，以祛肺之寒邪；铅丹解毒止痒，以消除诸药外敷之弊端。诸药合用共奏温中健脾、温补肾阳、化痰止咳之功效。中医学有"冬病夏治""春夏养阳""内病外治"的理论，所选的外贴穴位肺俞、膻中是主治咳嗽、气喘的要穴。在伏天阳气旺盛之时，选用温通透达之品穴位外敷，使内外相应，气运相调，气血注输流畅，水饮、痰湿、寒邪得以消散，达到治疗效果。

三、过敏性鼻炎膏敷方

冬病夏治鼻炎膏

【方剂来源】《上海针灸杂志》2011年第2期。

【适应病证】过敏性鼻炎等。

【药物组成】白芥子50克，延胡索50克，细辛25克，甘遂25克，麝香2.5克。

【配制方法】上药共研细末，加入麝香杵匀，用姜汁调成糊备用。

【使用方法】取大椎、风门（双侧）、肺俞（双侧）穴位。局部清洁，取膏2～3克涂在穴位上，外用纱布覆盖，胶布固定。

4~6 小时去药，10 天治疗 1 次，共治疗 3 次，一般连续贴 3 年为佳。

【典型病例】患者，女，30 岁，2005 年 8 月 12 日初诊。过敏性鼻炎反复发作 4 年。患者 4 年前出现过敏性鼻炎，遇冷空气打喷嚏，流涕，伴有双眼痒涩，每于 9 月份发作频繁，因遇凉出现，饮食正常，睡眠正常，时有头蒙感，舌边尖红，苔薄白，脉沉弦。中医诊断为鼻鼽病（风寒束肺证），西医诊断为过敏性鼻炎（变应性鼻炎）。治拟散寒清肺，通鼻窍。当时患者正值发作期，在大椎、双侧风门、双侧肺俞处贴冬病夏治消喘膏，贴药到 4 小时后打喷嚏、流鼻涕、头晕及眼痒症状完全缓解。经二伏、三伏连续贴敷治疗，1 年后随访，仅有 1 次复发，1 周后自愈。

【按语】本膏是治疗呼吸系统疾病的冬病夏治膏药，用于治疗过敏性鼻炎等慢性反复发作性疾病效果良好。对于这类受凉即容易发作的疾病，其病机上均有脾、肺、肾阳气不足。治疗上，治本（即强壮机体阳气）是治疗的关键所在，体现了中医学辨证论治中"治病求本"及"异病同治"的诊疗思想。

第二节　外科膏敷方

一、膝关节炎膏敷方

1. 冬病夏治通痹膏

【方剂来源】《上海针灸杂志》2011 年第 2 期。

【适应病证】膝关节炎及各种关节疼痛（痹证）等。

【药物组成】白芥子 50 克，延胡索 50 克，细辛 25 克，甘遂 25 克，麝香 2.5 克。

【配制方法】上药共研细末，加入麝香拌匀，用姜汁调成糊备用。

【使用方法】清洁疼痛部位，取膏适量外涂，外用纱布覆盖，胶布固定。4~6 小时去药，10 天治疗 1 次，共治疗 3 次，一般连续贴 3 年为佳。

【典型病例】患者，女，36 岁，2007 年 7 月 16 日初诊。双膝关节疼痛 7 年。患者 7 年前因产后足部受凉出现双膝关节疼痛，关节局部增粗变形，活动受限，行动困难，阴雨天诸症加重，饮食正常，睡眠正常，二便正常，舌淡红，苔薄黄，脉沉细。中医诊断为痹证（寒湿凝滞证）。治拟温阳祛风，散寒止痛。在膝关节周围贴敷冬病夏治消喘膏，药厚 0.5 厘米，用塑料薄膜包好固定贴 8 小时，待局部有温热感，夏季三伏天，共贴 3 次，连贴 3 年。第 1 年关节疼痛减轻，能下地行走，第 2 年关节疼痛消失，第 3 年关节活动受限明显好转，走路基本正常。

【按语】本膏是治疗外科疾病冬病夏治膏药，用于治疗膝关节炎及各种关节疼痛（痹证）等慢性反复发作性疾病效果良好。对于这类受凉后容易发作的疾病，其病机上均有脾、肺、肾阳气不足，从而有形实邪（痰饮）在体内停留，当外界诱因诱发体内伏邪，即疾病发生。治疗上，治本是治疗的关键所在，体现了中医学辨证论治中"治病求本"及"异病同治"的诊疗思想。

2. 历节夏治膏

【方剂来源】《中国实用乡村医生杂志》2008 年第 2 期。

【适应病证】历节风（风湿性关节炎）。

【药物组成】肉桂、干姜各 200 克，白胡椒、细辛各 100 克，公丁香 50 克，蜂蜜 800 克。

【配制方法】上药除蜂蜜外，把诸药研为细末，再把蜜熬成膏，将药末纳入蜜膏内拌匀，摊在白布上备用。

【使用方法】在初伏第 10 日开始贴患处，以绷带裹住，到三伏末日时解开。若贴后患处有湿热感和奇痒，则属正常现象，经过这个阶段，病情即将好转。另外，也可配合其他方法进行治疗。

【按语】本膏选用药物均有祛风除湿、通经活络之功效。通过穴位经络或者局部给药，可以同时发挥药物和穴位的双重作用。药物通过透皮吸收，在局部达到一定的血药浓度，并且刺激局部经络穴位，发挥最大的全身药理作用。夏季三伏为人体经络气血旺盛之时，此时配合穴位药物敷贴，可达到最佳疗效。

3. 消炎通痹膏

【方剂来源】《中医杂志》2005 年第 4 期。

【适应病证】膝关节骨性关节炎。

【药物组成】透骨草、伸筋草各 30 克，苏木、海桐皮各 20 克，桑枝、威灵仙各 15 克，红花、鸡血藤、白芷各 12 克，乳香、没药、川乌、草乌、秦艽、当归各 9 克。每剂药可连续应用 2 ~ 3 天。

【配制方法】上药共研细末备用。

【使用方法】三伏天时，将上药用开水调成膏糊状，装入纱布袋中，趁热敷贴患处，每日 2 次，每次敷贴 30 分钟至 1 个小时。二次敷贴时可将药包放笼上蒸热，待温度适宜时敷贴。也可将上药不粉碎，直接入锅内加水煎煮 40 ~ 50 分钟，趁温用毛巾蘸取药液外敷患处，每次 30 ~ 40 分钟，每日 1 ~ 2 次。每治疗 7 天休息 2 天，21 天为 1 个疗程。

【按语】本病是常见的慢性关节病，为一种非特异性炎性疾病。临床上以关节疼痛、肿胀、活动受限为主要表现，一般冬春和秋冬交界时期症状较重，夏季较轻。伏天人体阳气充盛，筋膜松弛，药物易于深入病所，故可在每年夏季（7 ~ 8 月）进行中药敷贴治疗。

二、冻疮膏敷方

1. 夏治冻疮膏

【方剂来源】《中医外治杂志》2011 年第 2 期。

【适应病证】冻疮。

【药物组成】白芥子、甘遂各 80 克，桂枝、丁香、延胡索、百部、杏仁、五味子、沙参、桔梗、白芷各 50 克，细辛 35 克，南星、半夏、肉桂、洋金花、沉香、麻黄各 30 克。

基质：麻油 247 毫升，松香 1238 克，蜂蜡 186 克，氮酮 31 毫升。

【配制方法】煎煮：将配方中不需要保持生药药性的药物置于锅内，用 5 倍的水浸泡 24 小时，这样药物中的有效成分容易煎出来，用砂锅煎药。第 1 次煎药，用 1：5 的水；第 2 次煎药用 1：3 的水；第 3 次煎药用 1：1 的水。先以文火加热，武火烧开，水烧开后，再以文火熬 1 小时。如此反复煎 3 次，残渣压榨取汁。将所有的药液合并，静置 2 小时（热天要适当缩短），用过滤器滤净。

浓缩：将上述滤液置适当蒸发器中，先以武火加热至沸，捞出浮沫，药液变浓后改为文火，保持微沸，不断搅拌，防止焦化，浓缩至稠膏状时，取少许滴于滤纸上检视，以无渗润水迹为度。此为传统上所说的"清膏"。

粉碎：将处方中的细料和需要保持生药药性的药物粉碎，过 100 目筛，备用。

熬膏药：将麻油、蜂蜡倒入锅内，然后加入松香煮沸。直至松香完全溶化，做滴水成珠试验，加入"清膏"，等"清膏"全部吸收。此时加入药粉，不停搅拌，直至膏药变成黑色，做老嫩试验，下氮酮，搅拌均匀后离火，待温度下降到 70℃ 时再摊膏。所用的膏药布以不透油为好，建议选用无纺布不干胶加防渗圈、防渗膜的膏药布，还可以用压面机将膏药压成薄片，用膏药模具压取所需要的大小，制成大小厚薄一致的膏药。

【使用方法】先清洁所贴部位皮肤，再用生姜将所贴部位皮肤擦红，根据病变部位大小选择适当型号的膏药。揭去膏药衬纸，贴在相应的穴位上，用手捂 2 分钟，不需要用火烤，在人体热力的作用下，膏药表面遇热软化，会紧紧地吸附在皮肤上。贴膏药时不洗浴，不吃发物。膏药不渗不流，不污染衣物，方便清洁。每年三伏天贴敷，3 年为 1 个疗程。

【注意事项】膏药所贴穴位应无毛发，有毛发者须将毛发剃去才能贴。孕妇禁用。皮肤溃烂的地方禁贴。冬病夏治穴位贴敷 2 ~4 小时为宜，一般不超过 24 小时，避免膏药连续对皮肤发生刺激。贴上膏药后如出现药疹，轻症揭去膏药后可自行消失，重症可擦抗过敏的药膏，待药疹消失后再贴。使用膏药时可配合其他疗法协同治疗，以提高疗效。冻疮膏药冬病夏治可以起主导作用。

【典型病例】龚某，女，47 岁，2007 年 7 月 5 日初诊。自诉从 15 岁开始，每年冬天面部及双手发生冻疮。面颊部及双手手背每到冬天就开始红肿疼痛，遇热痒甚，有水疱、糜烂，次年天气暖和后愈，愈后不留瘢痕。诊断为面颊及双手背Ⅱ度冻疮。采用冬病夏治，穴位贴敷，用冻疮膏药贴膻中、神阙、中极、关元、三阴交（双）。24 小时后将膏药揭下。7 月 15 日（初伏）、7 月 25 日（中伏）、8 月 4 日、8 月 14 日（末伏）各贴冻疮膏药 1 次，全年共贴 5 次。2007 年冬天未发生冻疮，2008 年、2009 年连续冬病夏治穴位贴敷，亦未发生冻疮。

【按语】冻疮"一年发病，年年复发"，治疗上以温经散寒、养血活血为基本大法。冻疮膏方中白芥子、甘遂、桂枝、丁香、玄胡、细辛、南星、半夏、肉桂、洋金花、沉香、麻黄、百部、杏仁、五味子、沙参、桔梗、白芷具有祛痰通络、温经散寒、宣通腠理之功能。三伏天穴位贴敷冻疮膏药，是借三伏天阳气旺盛之时，人的皮肤血液循环较为旺盛，汗腺毛孔扩张，皮肤呼吸通畅，药物贴在特定的穴位上，其成分容易被吸收，达到调理表皮与内脏的平衡，发挥其祛邪治病的目的。

2. 冬病夏治冻疮膏

【方剂来源】《中国美容医学》2010 年第 3 期。

【适应病证】冻疮冬病夏治。

【药物组成】独头大蒜 3 份，肉桂 1 份，丹参 1 份，苍术 1 份。

【配制方法】将肉桂、丹参、苍术共研细末备用。

【使用方法】每年头伏、中伏、末伏的第 1 天开始治疗。将上述药末与独头大蒜共捣成膏状，再用适量凡士林调成稀糊。将药糊涂布于各冻疮好发部位后，最好蒸汽熏蒸涂药处 20 分钟左右，每日 1 次。每 10 次为 1 个疗程，共治疗 3 个疗程。在敷贴本膏的同时，可配合中药外洗、内服等方法治疗，效果更好。

【按语】冻伤是人体遭受低温侵袭，导致气滞血瘀甚至血凝，出现肌肤、肢体受损的一种疾病。中医学认为，本病的发生为机体阳气虚弱，遭受寒邪侵袭，卫外不固，阴寒之邪深入肌肤而致气血运行不畅，肌肤失养，凝滞脉络而发。冬季人体阳气处于节律变化低谷，即便施治其收效也难尽人意。夏季人体阳气处于高峰，加之夏季皮肤毛孔扩张。体内阴寒之气易于解除，如此时应用温阳发散、活血化瘀的药物贴敷、外擦、内服，乘其势而治之，可以鼓舞正气、疏通筋脉、使人体阴阳平衡，肌肤筋脉得以濡养温煦，提高皮肤的防寒能力，增强皮肤的肌体抵抗力及皮肤的致密度，避免寒冬再发。大部分患者施治后不再出现冻疮，只有少数人到了冬季轻微复发，一般不需处理，可以自然恢复。

3. 独胜膏（二）

【方剂来源】《时珍国医国药》2000 年第 10 期。

【适应病证】冻疮。

【药物组成】丹参 200 克，细辛、桂枝各 35 克，大蒜泥 500 克，阿托品针剂 120 毫克、樟脑 12.5 克。

【配制方法】将 4 味中药共研细末，过 120 目筛，加入大蒜泥中，同时加入阿托品及适量水调成膏状。

【使用方法】于发病的次年夏季三伏天，把药物涂满上个冬季发生皮损及症状处，并将涂满药膏的部位置于 PTC 暖气机前热风轻吹 30 分钟，待皮肤自然冷却至正常体温，于清水下洗去药物。1 天 1 次，连续治疗10 次。

【临床疗效】共治疗 260 例，治愈 37 例，有效 183 例，无效 40 例，总有效率 84.6%。

【按语】冻疮为临床上常见病。中医学认为，本病为寒邪侵袭腠理肌肤，卫阳闭束，气血凝滞，经脉瘀阻，腐肌败血而生。对于发作期的冻疮，目前尚无治愈的特效药物，根据“冬病夏治”的原理，在夏季毛孔开张之时，对冻疮部位进行治疗，易起到温经通络、调和营卫之功效。独胜膏中丹参活血化瘀；细辛、桂枝温经通阳，祛风散寒；大蒜性味辛温，有消肿解毒之功；阿托品可改善微循环障碍；樟脑辛热，芳香走窜，可起到温散引经的作用。用暖气机热风轻吹，可促进皮肤对药物的进一步吸收，增强疗效。诸药合用，共奏补阳益火、温经通脉之功，对于寒冷季节所发的冻疮起到了积极而有效的防治作用。

三、皮肤病膏敷方

1. 冬病夏治荨麻疹膏

【方剂来源】《中国美容医学》2010 年第 3 期。

【适应病证】荨麻疹。

【药物组成】白芥子、延胡索各 2 份，甘遂、细辛各 1 份。

【配制方法】将药物烘干，共研细末，过 100 目筛贮瓶备用。

【使用方法】取上述药末，与生姜汁混合（药末和生姜汁的比例大致为 10 克：10 毫升），拌匀调成膏状，药膏直径为 1.3 厘米，厚度约 0.3 厘米，取适量药膏摊涂在 5 厘米×5 厘米贴敷纸中心部位，贴敷于大椎、风门、肺俞、膈俞、肝俞、曲池、血海穴

上。成人每次贴敷时间为 4～6 小时，儿童相应缩短。如局部有烧灼感或疼痛，可以提前取下。如贴后局部有发痒、发热舒适感，可多贴几小时，待药膏干燥后取下。贴敷时间以每年三伏天的头伏、中伏、末伏的第 1 天中午时分为佳。每年贴敷 3 次，需连续贴治3 年。在敷贴本膏的同时，可配合中药外洗、内服等方法治疗，效果更好。

【按语】荨麻疹是常见的过敏性皮肤病，俗称“风疹块”，是由于皮肤黏膜小血管反应性扩张及渗透性增加而产生的一种局限性水肿反应。中医学称之为“瘾疹”，其急性者多因先天禀赋不足，又食鱼虾等荤腥动风之物；或因饮食失节，胃肠食滞，饮酒过量，复感风邪，郁于皮毛腠理之间而发病。慢性荨麻疹多因情志不遂，肝郁不舒，郁久化热，伤及阴液，或因有慢性疾病，平素体弱，阴虚内热，加之风邪外袭，内不得疏泄，外不得透达，郁于皮肤腠理之间，邪正相搏而发病。荨麻疹初发多属实证，久病则多为虚证，而风邪是本病的主要因素。盛夏三伏，阳气旺盛，人体各器官和组织处于活跃和开放状态，有利于药物为透皮吸收，在此时施以穴位贴敷、中药浸泡、内服，可达到调升人体阳气、驱散伏寒之邪、预防冬季发病的目的，体现了中医学“天人相应”“顺时治疗”“未病先防”的思想。

2. 硬皮病夏治膏

【方剂来源】《中国美容医学》2010 年第 3 期。

【适应病证】硬皮病。

【药物组成】白芥子、斑蝥各等份。

【配制方法】上药共研细末备用。

【使用方法】将上述药末用 50% 二甲基亚砜调成软膏。贴敷时取麦粒大小的药膏，放置于 5 厘米×5 厘米贴敷纸中心，贴敷于大椎、肺俞、膈俞、脾俞穴及患处，贴敷时间在每年头伏、中伏、末伏的三伏天里，择其中午时分，5 天贴敷 1 次，3 次为 1 个疗程，必要时可连续贴敷 2～3 个疗程，连续贴

治3年。成人每次贴敷的时间为3小时，儿童相应缩短。一般去除药膏后即起水疱，逐渐干瘪结痂。水疱不可擦破，若破则用紫药水涂抹。注意局部清洁，一般不感染，不留瘢痕。在敷贴本膏的同时，可配合中药外洗、内服等方法治疗，效果更好。

【按语】硬皮病是以局限性或弥漫性皮肤及内脏器官结缔组织纤维化、硬化及萎缩为特点的结缔组织病，其主要特点为皮肤、滑膜、骨骼肌、血管和食道出现纤维化或硬化。硬皮病在中医学中多属"皮痹""虚劳"范畴。其发病机制为脾肾阳虚，卫外不固，腠理不密，加上风寒湿邪乘虚而入，阻于经络肌表血脉之间，以至气血运行不利，营卫失和，出现皮肤硬化如革状。筋失所养，则口眼开阖不利，手僵足挺，重则状如尸蜡。盛夏三伏天，阳气隆盛，人体肌肤腠理疏松，呈开放状态。有利于药物透皮吸收，在此时施以穴位贴敷、中药浸泡、内服等方法施治，能更好地温补脾肾之阳，促进皮肤血液循环，改善皮肤状况，起到事半功倍的治疗效果。

第三节　儿科膏敷方

一、支气管哮喘膏敷方

1. 小儿哮喘夏治膏

【方剂来源】《中国中西医结合儿科学》2009年第2期。

【适应病证】防治小儿支气管哮喘。

【药物组成】Ⅰ号方：白芥子、元胡、甘遂、细辛、麝香。Ⅱ号方：丁香、砂仁、苍术、白术、黑胡椒。

【配制方法】将上两方分别粉碎为极细末，各自和匀贮瓶备用。

【使用方法】临用前用鲜姜汁调成饼状。选取肺俞、心俞、膈俞为主穴，天突、膻中为配穴。常规消毒后，将Ⅰ号方药饼贴敷在以上各穴，用胶布固定。Ⅱ号方药饼贴敷在神阙穴上，根据肌肤柔嫩不同，Ⅰ号方药饼贴敷1~3小时，Ⅱ号方药饼贴敷12小时左右。于夏季三伏天贴敷，初伏开始，每天贴敷1次，贴满三伏天为1个疗程，可连用3疗程。

【临床疗效】共治疗55例，临床控制17例，显效17例，好转16例，无效5例，总有效率91%。

【按语】支气管哮喘是当今世界威胁公共健康最常见的慢性肺部疾患，被世界医学界公认为四大顽症之一。哮喘可发生在任何年龄阶段，但是大多数患者开始发病年龄在5岁之前，3岁以前发病的占50%。因此，积极防治小儿时期哮喘对防治成人哮喘有着重要意义。

中医学对支气管哮喘的研究有着系统的理论和丰富的临床经验，对哮喘的扶正祛邪治疗与西医缓解期全身免疫调节和抗感染治疗有着相通之处。其认为"哮喘之因壅塞之气，外有非时之感，膈有胶固之痰"，"哮喘之因是痰饮内伏"，"喘有夙根"，本病之所以难以根治，可能与内伏痰饮夙根有关。伏天暑气当令，人体腠理疏松，汗孔开放，哮喘痰饮大多不发，是根治夙根的最好时机。针对哮喘患儿肺虚、脾虚、肾虚和伏痰进行整体辨证治疗，方用丁香辛温归脾、胃经，温经散寒；砂仁行气温中，化湿醒脾；苍白术温中燥湿健脾；黑胡椒温中下气消痰。通过补肺固表、扶脾益肾、化痰活血等扶正祛邪法改善患儿的全身免疫紊乱，阻断免疫紊乱导致的气道炎症和高反应，其疗效在临床实践中得到了充分的肯定。

2. 止喘膏（三）

【方剂来源】《浙江中医杂志》2009年第6期。

【适应病证】小儿支气管哮喘。

【药物组成】炙白芥子、延胡索各2份，

甘遂、细辛、肉桂各1份。

【配制方法】上药共研细末，用生姜汁调成糊状备用。

【使用方法】取肺俞（双）、心俞（双）、膈俞（双）、膻中穴，清洁消毒，取上膏2克贴敷在所选穴位上，直径约1厘米左右，外用麝香壮骨膏固定，一般每次贴2～4小时，最长不超过6小时。

【注意事项】如局部有烧灼感、疼痛明显者可提前取下；若局部出现水疱，可用艾条灸之，防止感染。贴治时间分别于每年夏季初伏、中伏、末伏的第1日上午，亦可在伏期内随到随贴，每伏1次，连贴3年为1个疗程。期间若发病按常规治疗。贴敷后皮肤有明显色素沉着为正常反应；过敏性皮肤或瘢痕皮肤以及以往贴敷中出现大水疱者，敷药后有灼热疼痛感觉时，立即取下药膏；戒生冷、辛辣、海鲜及易致化脓食物；贴敷当天避免冷水浴。

【临床疗效】共治疗70例，痊愈28例，显效26例，有效10例，无效6例，总有效率91.42%

【按语】冬病夏治穴位敷贴，一方面借助夏季阳气升发，人体阳气有随之旺盛趋势，使体内凝寒之气容易疏解；另一方面又可以为秋冬储备阳气，以祛除内伏阴霾之邪，达到扶正固本的目的。止喘膏中白芥子降气化痰；细辛、生姜辛温化饮；肉桂温肾散寒；甘遂苦寒逐水，宣通肺气；借助麝香镇痛膏芳香走窜助药渗透、吸收。诸药合用，共奏温经通络、调和气血、解痉平喘之功。肺俞、心俞、膈俞均为脏腑精气输注于背部的腧穴，具有宣肃肺气、健脾化湿、益肾纳气之功；膻中为气之会穴，有补益肺气、降气平喘之功。各穴合用，共奏扶正培本、化痰平喘之效。临床观察发现，冬病夏治穴位贴敷能有效缓解症状，减少发作次数，使正气恢复，能有效地预防哮喘的发作。

3. 冬病夏治贴膏

【方剂来源】黄明志经验方。

【适应病证】主治哮喘、咳嗽、鼻炎等呼吸道顽固性疾病。

【药物组成】生白芥子30g，熟白芥子30g，延胡索10g，细辛10g，甘遂15g，麝香1g。

【配制方法】上药除麝香外共为细末。用时取上述药末，以生姜汁调和，加入麝香调匀成糊状。

【使用方法】取膏外敷肺俞、大椎、膻中等穴，纱布覆盖，胶布固定。

【按语】冬病夏治，即每逢三伏季节进行治疗。本方有温肺散寒、豁痰平喘之功，连续3年治疗取得显效。

4. 吴氏发疱膏

【方剂来源】《中医杂志》2011年第4期。

【适应病证】小儿哮喘。

【药物组成】斑蝥、白芥子各20克。

【配制方法】上药分别研末，混合均匀，以30%二甲基亚砜调成膏状贮瓶备用。

【使用方法】取米粒大小软膏置于2厘米×2厘米胶布中心贴于相关穴位。第1组穴位：定喘、肺俞、天突；第2组穴位：肾俞、足三里、身柱。两组穴位交替贴敷，7～10天贴1次，共贴4次，每次贴2～3小时，至局部皮肤轻度起疱，最长时间不超过3小时，注意保持局部皮肤干燥清洁，避免破损，局部水疱在1周左右均能结痂痊愈。可联合舒利迭吸入治疗。

【临床疗效】共治疗40例，临床控制22例，显效13例，有效3例，无效2例，总有效率95%。

【按语】三伏天气候炎热，体内阳气最盛，人体腠理开泄，所用药物容易由皮肤进入穴位，通过经络传注到达相应脏腑而发挥作用。敷肺俞可散肺中留伏之寒邪，又可补益肺气；敷定喘、天突可祛痰止咳平喘；敷肾俞可温肾纳气；敷足三里可健脾和胃，调中理气；敷身柱可强身健体抗外邪。斑蝥有毒，不宜口服，采用穴位贴敷不仅减少了毒副作用，还具有穴位刺激作用，使所用药物更好地吸收。在特定时期使用特定药物通过特定穴位吸收，具有温经通络、涤痰逐瘀、利气散结的作用，使痰去瘀化，并能调节肺脾肾功能，从而减少和控制哮喘发作。

5. 哮喘伏贴膏

【方剂来源】《中医儿科杂志》2010 年第 7 期。

【适应病证】哮喘缓解期。

【药物组成】白芥子 25%，麻黄、肉桂各 12.5%，防风、葛根各 11.25%，皂角、细辛各 10%，甘遂 10.5%。

【配制方法】上药共研细末，和匀备用。膏药要现用现配，临用时用香醋稠膏，搓成小药丸，每丸含原生药 1.5 克。

【使用方法】取双侧肺俞、定喘、膏肓和大椎、膻中、天突穴（穴位可交替使用）中的 5 个穴位，局部清洁消毒，将上述药丸贴敷在所选穴位上，外用胶布固定。夏季入伏日起，每 5 天贴 1 次，共贴 6 次。贴敷时间为病程 2 年以下者 1 小时，3~7 年者 2~3 小时，8~12 年者 4~5 小时，12 年以上者 6 小时。如局部有灼热或疼痛感，视个体差异可提前取下。一般均在哮喘缓解期使用，连贴 3 年为 1 个疗程。贴敷当天忌食辛辣之品。穴位贴敷后如患儿皮肤局部发红，极少数患儿起少量水疱，一般不需处理。偶见水疱较多者可涂龙胆紫药水，愈后皮肤暂时有色素沉着，但会缓解消退，一般不会留有瘢痕。

【临床疗效】共治疗 1 年 500 例，显效 150 例，有效 182 例，无效 168 例，总有效率 66.4%；连续治疗 2 年 420 例，显效 185 例，有效 151 例，无效 81 例，总有效率 80%；连续治疗 3 年 280 例，显效 106 例，有效 146 例，无效 28 例，总有效率 90%。

【按语】中医学认为，哮喘的发病机制在于痰饮留伏，遇到诱因，一触即发，反复不已。西医学认为，哮喘是由气管和支气管对各种刺激和变应原的反应性增强，气道产生广泛狭窄为特征的疾病。治疗上主要以抗炎和激素为主，即使在哮喘的缓解期及稳定期仍强调使用糖皮质激素减轻变态反应性炎症，从而控制哮喘的发作。中医治疗哮喘着眼于整体观念，重视发挥人体的潜能，在哮喘缓解期采用扶正固本的治疗方法，是影响变态反应的重要环节，从而使患者逐步摆脱哮喘的发作，也是中医学"不治已病治未病"的具体体现。

二、小儿反复上呼吸道感染膏敷方

伏九膏

【方剂来源】《中国中医药信息杂志》2010 年第 3 期。

【适应病证】小儿反复呼吸道感染。

【药物组成】延胡索、白芥子、细辛、甘遂等。

【配制方法】上药按一定比例研成细末，用生姜汁调成糊状制成药饼，置于 3 厘米×3 厘米纱布上，中间点适量麝香而成伏九膏。于每年三伏、三九天进行穴位贴敷，现用现配。

【使用方法】取穴：双侧定喘、肺俞、膏肓。贴时清洁穴位，将配好的伏九膏贴于穴位上，胶布固定。每次贴 0.5~2 小时，视患儿皮肤腠理厚薄而定。夏季入伏日起，每 10 天贴 1 次，共贴 3 次。冬季入九日起，每 9 天贴 1 次，共贴 3 次。连贴 3 年为 1 个疗程。

【注意事项】贴敷后皮肤有色素沉着为正常现象；皮肤无反应并不影响疗效，可适当延长贴敷时间。皮肤对药物特别敏感、过敏或瘢痕体质，或既往用药时局部出现水疱者，用药后有灼热疼痛感觉时，应立即取下药膏。局部出现少量小水疱，严禁抓挠，一般无须处理；水疱较多者可外涂龙胆紫。贴敷期间忌食生冷、海鲜及辛辣刺激性食品。

【临床疗效】共治疗 240 例，显效 121 例，有效 96 例，无效 23 例，总有效率 90.42%。

【按语】小儿反复呼吸道感染属中医学

"咳嗽""喘证"等范畴。本病多因正气不足，卫外不固，造成屡感外邪，邪毒久恋，稍愈又作，往复不已之势，正与邪的消长变化，导致本病反复发作。故本病的发生，不在邪实而在于正虚。治疗时，急性期祛邪为主，迁延期扶正祛邪，恢复期当固本为要，使"正气存内，邪不可干"，以达到减轻病痛、减少发病的目的。采用伏九膏穴位贴敷防治本病，是以"急者治标，缓者治本""冬病夏治，夏病冬防""子午流注，适时开穴"理论为依据，取每年的夏季三伏、冬季三九进行穴位贴敷治疗，以固本扶正，调节脏腑功能，提高机体抗病能力。本病以阳气不足之虚寒证多见，根据"寒者热之"的原理，伏九膏所用药物多属辛温香燥之品，以祛除肺中寒饮伏邪。其中白芥子温化伏痰，宣通肺气；甘遂苦寒逐饮，利大肠以宣通肺气；延胡索辛散温通，活血利肺气；细辛、生姜温散透达而宣肺；麝香辛香走窜，开窍通络以利药物吸收。而所选腧穴为双侧的肺俞、膏肓、定喘，其中肺俞、膏肓可散寒邪、补肺气，定喘可利肺气而止咳平喘。

每年夏季三伏进行穴位贴敷，其作用机制为在人体阳气处于1年中最盛之际，借助自然界阳气最旺之时，两阳相加以彻底根除体内寒凝之邪，扶正固本，以防疾病反复发作；而冬季三九期间气候寒冷，也是人体阳气最弱的时候，此时应用温热药物对穴位予以适当刺激，是对人体阳气的补充与促进，是对本病治疗的延续。

第九章　保健膏敷集

1. 延缓衰老膏

【方剂来源】《实用中医内科大膏药手册》。

【适用病证】体弱早衰，老年前期和老年期预防疾病，增进健康，延缓衰老。

【药物组成】一组：仙茅、银杏、僵蚕、松塔、石菖蒲、葛根、国桐、莲子、牡丹皮、蔷薇、连翘、黄芩、川芎10克，菟丝子、补骨脂、麻仁、元参、钩藤、山楂各12克，槐米、黄精、玉竹、党参、黄芪各15克，何首乌30克，芡实20克，红花、砂仁、肉桂各6克。

二组：干姜、葱白、韭白、艾叶、侧柏叶各6克，槐枝、柳枝、桑枝、冬青枝、鲜菊花、桃枝各24克，莱菔子、大枣、乌梅各3克，发团9克。

【配制方法】将以上两组药物浸泡于1620克芝麻油内，冬十秋七春五夏三日，置锅内慢火熬至药枯去渣熬药油成，下黄丹收存，再入炒铅粉30克，密陀僧、松香各12克，赤石脂、木香、砂仁、官桂、丁香、檀香、雄黄、明矾、轻粉、降香、制乳香、没药各3克，后入龟板胶、鹿角胶（酒蒸化）各6克，拌匀制成膏，去火毒，分摊于红布上，折叠备用。

【使用方法】将膏药加温变软，揭开，贴于腰阳关穴、关元穴、足三里穴等处。

【注意事项】孕妇慎贴。

【按语】本膏敷方一组药中仙茅温肾壮阳，祛寒除湿，补命门而兴阳道，除寒湿而暖腰膝，健运脾土，增进食欲；菟丝子补肝肾，有健身防老作用；银杏平痰喘止带浊；槐米凉血止血，降血压，有增强毛细血管抵抗力、改善血管壁脆性、防止脑血管破裂的

功效；何首乌养血益肝，固精益肾，健筋骨，乌须发；补骨脂温补肾阳，治疗下元虚冷；芡实益肾固精，健脾止带，有延长细胞寿命之功能；黄精补中益气润肺，可治疗糖尿病，防止动脉粥样硬化及肝脏脂肪浸润；麻仁润肠通便，滋养补虚；玉竹养胃生津，滋阴润肺，抗老防衰；党参补脾肺，益气以补血，能增强机体抵抗力，增强体质；黄芪补气升阳，固表止汗，具有强心和保护肝脏作用，能提高抵抗能力；川芎活血止痛，直接扩张周围血管、调整血压。诸药合用，共奏抗衰老、提高生命能力、延年益寿之功。二组药能开泄肌腠，引药入里，加强渗透和吸收。

所贴之腰阳关穴调补肾气，利腰膝；关元穴培肾固本，补益元气；足三里为全身强壮穴之一，有调和气血、强健脾胃的作用。

2. 五养保真膏

【方剂来源】《疡科选粹》。

【适应病证】可用于养精神、益血气，存真、益阳、固精、抗老防衰。

【药物组成】粉甘草120克，官桂、菟丝子（酒煮极烂，捣成饼为末）、远志（酒浸1晚，晒干为末）、虎骨（酥炙黄）、鹿茸（酥炙黄）、蛇床子（酒浸1晚，焙干）、锁阳（酥炙）、厚朴、元参、淮生地黄（酒浸1晚，焙干）、淮熟地黄（同上）、当归（酒洗）、天冬（去心）、麦冬（去心）、防风、茅香、赤芍（酒浸洗）、白芍（酒浸洗）、白芷、北五味子、谷精草、杜仲（盐酒拌炒，去丝）、荜芨、木香、车前子、紫梢花、川续断、良姜各18克，黄蜂（按：量缺）、穿山甲（锉，以皂灰炒为末）、骨碎补各6克，地龙（炙）、杏仁（去皮尖）各12克，蓖麻

仁（去壳）二百粒，大附子（2个）60克（面裹火煨，去皮脐），木鳖子（去壳，研，纸裹压去油）40个，肉苁蓉（红色者，酒浸去甲，焙）21克，桑枝、槐枝、桃枝、李枝各7寸嫩枝。

【配制方法】将芝麻油1500克与甘草置铜锅内，用桑柴火慢熬数沸后，下诸药，熬枯去滓，再熬药油至滴水成珠。每500克药油，徐徐下黄丹240克，慢火煎熬，以桑枝、槐枝不停地搅，勿使丹沉底，候青烟冒起，膏即成，视老嫩得中停火，入炼过松香250克、黄蜡180克（以药油500克为比例），搅匀放冷，待膏凝结后，连锅埋入泥土中3日取出，用另外的锅烧滚水顿药锅在上，隔汤烫融，以桑枝、槐枝、柳枝不停地搅拌300～500遍出火毒，入以下药末：麝香、蟾酥、霞片（疑鸦片）、阳起石、白占各18克，丁香、乳香、广木香、雄黄、龙骨、沉香、晚蚕蛾、硫黄、血竭、赤石脂、桑螵蛸、没药各12克，黄芪（蜜炙为末）9克。上药各为细末，渐渐投入膏中，搅拌匀和，即投膏入冷水中，掐成15克一饼，摊涂在丝布上，叠合备用。

【使用方法】将膏药用水泡软，不用火烘，贴前心则养血，贴后心则养气，贴腰眼则益肾固元。贴膏药之前，先搓摩"消息响道丸"于腰肾上。消息响道丸方药组成及制法为肉桂、蛇床子、川乌、马兰花、良姜各15克，丁香、韶脑、木鳖子（去壳）各7.5克。研为极细末，炼蜜为丸，如弹子大，黄丹为衣。每用1丸以生姜汁化开，先将腰眼用温水洗净后，将此药涂腰肾上，令人以手搓摩，往来千遍，药尽方止，然后将膏药贴上。初贴7日忌房事，以后欲行房，又以膏9克摊于帛丝上，于当日早间封脐上，房事毕即去脐上膏。腰肾上膏药，需常贴之。

年龄在20～30岁者，血气强壮，腰上用膏12克，脐上用膏6克；40～50岁者血气稍弱，腰上用药15克，脐上用药9克；60岁以上者血气较弱，腰上用药21克，脐上用

药15克。要在变通合宜。

【注意事项】孕妇慎用。

【按语】本膏敷方尚可兼治咳嗽吐痰，色欲过度，腰腿疼痛，行步艰难，下元不固，胞冷精寒，小便频数，遗精白浊，吐红鼻衄等。

3. 鹿茸养元膏

【方剂来源】《钱存济堂丸散全集》。

【适应病证】可用于助阳，养气安神，调营和卫，固本保元。

【药物组成】天冬、紫梢花、甘草、川续断、熟地黄、牛膝、菟丝子、远志、虎骨、淡苁蓉、杏仁、番木鳖、谷精草、麦冬、蛇床子、大附子、生地黄、官桂各9克。

【配制方法】上药用花生油1120克置锅内慢火熬至药枯去滓，下黄丹240克，入以下药末：人参、鹿茸、母丁香、雌黄、雄黄、阳起石、没药、乳香、鸦片灰、木香、蟾酥、沉香、龙骨、赤石脂各9克，蛤蚧1对，制松香120克，后入麝香9克，拌匀制成膏，去火毒，每取9克摊红布上，折叠备用。

【使用方法】将膏药加温变软，揭开待稍温，贴于神阙穴上，或贴腰眼处，1个月换1次。

【注意事项】孕妇慎贴。

【按语】本膏药常用之可却病延年，尚可治男女忧思、抑郁、色欲劳倦、诸虚百损、阳痿阴弱等。

4. 熊油虎骨膏（二）

【方剂来源】《慈禧光绪医方选议》。

【适应病证】可用于补肾强筋，壮骨活血，除湿祛风。

【药物组成】首乌、草乌、文蛤、川断、大黄、枳壳、栀子、川乌、羌活、桃仁、苦参、黄芩、益母草、海风藤、白鲜皮、灵仙、元参、白芷、荆芥、青皮、生地黄、藁本、木通、苍术、僵蚕、芫花、金银花、良姜、茵陈、麻黄、秦皮、前胡、甘草、黄柏、知母、乌药、山甲、牛膝、蒺藜、杜

仲、远志、薄荷、升麻、防风、杏仁、山药、泽泻、当归、贝母、苍耳子、香附、地榆、陈皮、白术、南星、连翘、黄连、白及、独活、白芍、大枫子、柴胡、桔梗各15克，熊油240克，虎骨500克，桑寄生6克，天麻、红花各30克，桃条、柳条、榆条、槐条各5条。

【配制方法】将以上药物浸泡于5000克芝麻油内，冬十秋七春五夏三日，置锅内慢火熬至药枯去渣，下黄丹2500克收膏，再入麝香、冰片各7.5克，肉桂、丁香各30克，血蝎、乳香、没药各3克，搅匀制成膏，分摊于红布上，折叠备用。

【使用方法】将膏药加温变软，揭开贴于肾俞穴、阳陵泉穴、血海穴等处。

【注意事项】孕妇慎贴。

【按语】本膏敷方具有祛风除湿、活血、壮骨强筋、益肾之功效，使风湿去，血脉和，筋强骨健，肾气充实，自能益寿延年，延缓衰老。

5. 大补延龄膏

【方剂来源】《外治医说》。

【适应病证】本膏调和五脏，配合阴阳。凡气血两衰所致之证，皆可用之。

【药物组成】一组：党参、丹参、元参、黄芪、白术、木通、生地黄、熟地黄、酒川芎、酒当归、酒白芍、川乌、萸肉、白芷、山药、羌活、防风、柴胡、秦艽、苍术、厚朴、青皮、陈皮、乌药、杏仁、香附、附子、贝母、生半夏、生南星、枳实、牡丹皮、地骨皮、桑白皮、菟丝子、蛇床子、杜仲、牛膝、川续断、炙甘草、破故纸、川黄柏、知母、锁阳、巴戟、胡桃仁、五味子、天冬、麦冬、炒枣仁、柏仁、炒远志、肉豆蔻、吴茱萸、大茴、灵仙、覆盆子、川楝子、车前子、泽泻、益智仁、川连、黄芩、黑山栀、大黄、桂枝、红花、木鳖、蓖麻仁、炮山甲、金樱子、五倍子、龙骨、牡蛎各30克。

二组：生姜、干姜、葱白、韭白、蒜

头、艾叶、侧柏叶各60克，槐枝、柳枝、桑枝、冬青枝、鲜菊花各240克，苍耳草、凤仙草各1株，石菖蒲、白芥子、莱菔子、花椒、大枣、乌梅各30克，发团90克，桃枝240克。

【配制方法】将以上两组药物浸泡于1000克芝麻油内，冬十秋七春五夏三日，置锅内慢火熬至药枯去滓，下丹收膏，再入铅粉5000克，密陀僧、松香各120克，赤石脂、木香、砂仁、官桂、丁香、檀香、雄黄、明矾、轻粉、降香、制乳香、没药各30克，后入龟板胶、鹿角胶（酒蒸化）各60克，拌匀制成膏，分摊于红布上，折叠备用。

【使用方法】将膏药加温变软，揭开贴前胸与后背上。

【按语】常贴用本膏药可治气血两衰。气血充盛，五脏调和，阴平阳秘，则可益寿防老。

6. 毓麟固本膏

【方剂来源】《慈禧光绪医方选议》。

【适应病证】可用于补肾固精，温精散寒，益气养血，容颜光彩，体健身轻，乌须黑发，诸疾不生。

【药物组成】杜仲、熟地黄、附子、肉苁蓉、牛膝、故纸、续断、官桂、甘草各120克，生地、大茴香、小茴香、菟丝子、蛇床子、天麻子、紫梢花、鹿角各45克，羊腰1对，赤石脂、龙骨各30克。

【配制方法】将以上药物浸泡于4000克芝麻油内，冬十秋七春五夏三日，置锅内慢火熬至药枯去滓，熬药油成，下黄丹1440克收存，再入雄黄、丁香、乳香、沉香、木香、没药各30克，麝香0.9克，阳起石1.5克，拌匀制成膏，分摊于红布上，折叠备用。

【使用方法】将膏药加温变软，揭开，男子贴肾俞穴（双）各一张，女子贴神阙穴处，15天换1次。

【注意事项】节制房事，勿受寒过劳。

【按语】本膏敷方尚可治阳痿、早泄、男性不育（无精子、精子过少或发育不良）。

7. 益寿延龄膏

【方剂来源】《山东省膏贴疗法学术经验交流会资料汇编》。

【适应病证】男子房劳过度，阳痿早泄，梦遗滑精，婚后不育，五淋尿浊，五更泄泻，失眠多梦，腰痛耳鸣，自汗盗汗；女子月经不调，赤白带下，子宫虚冷，久不受孕等。

【药物组成】鹿茸、人参、白术、当归各20克，茯苓、白花蛇、补骨脂、川芎、白芍、熟地黄、肉苁蓉、骨碎补、附子、杜仲、羌活、桑寄生、龙骨、龟板、千年健、金樱子、川牛膝各15克，黄芪25克，川断、木瓜、山药、仙茅各12克，菖蒲、地风、红花、甘草、巴戟、广木香各10克。

摊膏药时另加小料，即肉桂15克，公丁香10克，沉香6克，各研成极细末，再将麝香3克，冰片6克同研细粉，与上药末混合同入瓷瓶收贮备用。每30克一贴膏药加此小料0.6克左右。

【配制方法】将前32味中药加入5000克香油内泡之，浸泡时间以春五夏三秋四冬十日为宜。泡足日期，倾入铁锅内，用鲜柳枝不停地搅拌，文火熬之。至药枯去渣，滤净，再称准净药油，文火熬之。熬至药油滴水成珠停火，再加入炒研极细的樟丹，用罗筛徐徐加入油内收膏。下丹时勿一次下足，因药油经加热量继续消耗，再下丹时要看准火候与丹数。收膏时倾入水中，取出不断扯拔，捏之软硬适度，贴之黏性好，不滑，揭之无油膏为宜。

【使用方法】先将丹田穴、肾俞穴皮肤以温水洗净，膏药用慢火烤软揭开，将膏内所附药面均匀，贴于丹田穴、肾俞穴处。

【注意事项】孕妇忌用。

【典型病例】（1）赵某，女，26岁，1938年5月15日诊。婚后5年未孕，症见头晕目眩，肢体倦怠，心悸怔忡，失眠多梦，月经失调，或前或后，色暗而淡，伴赤白带下，大便溏泄，腰腹疼痛，喜温喜按。舌质淡红，苔薄白，脉象浮而无力。诊断为不孕症。辨证为脾肾阳虚，气血双亏。处方予益寿延龄膏10贴，如法用之，佐服八珍汤3剂。同年8月5日复诊，自云月经至期未来潮。脉症合参已孕，后足月顺产一男婴。

（2）黄某，男，28岁，1940年3月5日诊。婚后6年未育，伴头晕目眩，心悸失眠，多梦健忘，阳痿早泄，间有梦遗，腰痛肢倦，舌质淡，苔薄，脉象浮而无力。诊断为不育症。辨证为心脾肾虚。处方予益寿延龄膏10贴，如法贴之，佐服十全大补汤15剂。同年7月15日来言其妻已孕。

【按语】益寿延龄膏是山东省枣庄市台儿庄区人民医院张春亭老医师自创方药。其功能补气养血，益精填髓，扶元助阳，强筋壮骨，益寿延年。主治五劳七伤，脾肾双亏，气血两虚所致诸病。

8. 高氏万应膏

【方剂来源】《山东省膏贴疗法学术经验交流会资料汇编》。

【适应病证】寒痰咳喘，胸膈满闷。胃脘冷痛，恶心呕吐；外感风寒头痛；癥瘕积聚。胁肋胀痛，腹痛，泄泻；风寒湿痹，腰腿痛，肩背臂痛；妇女痛经、经闭等。

【药物组成】当归、苍术、川乌、草乌、细辛、荆芥、防风、川芎、羌活、天麻、石斛、麻黄、全蝎、白芷、赤芍、枳壳、桔梗、干姜、桂枝、茯苓、厚朴、陈皮、半夏、附子、甘草、白术、姜黄、青皮、川军、皂角、杏仁、黄连、枳实、五灵脂、威灵仙、黑丑、穿山甲、蝉蜕、桃仁、红花、木鳖子、蓖麻仁、草果、苏子、良姜、益智仁、茵陈、川楝子、木通、猪苓、木瓜、杜仲、川牛膝、甘遂、芫花、大戟、大腹皮、天花粉、浙贝母、葛根、蒲黄、神曲、麦芽、山楂、郁金、三棱、莪术、槟榔、柴胡、白丑、葶苈子、藿香、薄荷、白芥、破骨脂、莱菔子、川椒、小茴香、蛇床子、乳香、没药、降香、朱砂各 10 克，公丁香、胆南星、轻粉各 5 克，蜈蚣 5 条，香附、元胡、僵蚕各 15 克，党参、赤石脂、枯矾、雄黄、赭石各 20 克，桑树枝、槐树肢、侧柏松树枝、生姜、大蒜、葱白各 30 克，麻油（花生油亦可）2000 克，樟丹 1000 克。

【配制方法】先炒黄丹，过 80～100 目筛。朱砂、轻粉、赤石脂、枯矾、雄黄、石膏、赭石共为极细末，备用。将麻油和余药同置锅内炸枯，过滤去渣。再熬油，炼至滴水成珠时下丹，分两次下，以免火旺走丹，用木棒不停搅之。见油色黑褐时，取少许滴冷水中，待凉用手捻之，以不黏手为度。离火再下朱砂等药末，用木棒搅匀即可。将膏徐徐倾入冷水盆中，不断换水候凉，制成每膏坨净重 25 克，备用。

【使用方法】外感风寒头痛者，从膏药中取如花生米大两块，用布摊两小贴，贴两太阳穴上，再将大膏药贴膻中穴，卧床覆被发汗。寒痰咳喘，胸膈满闷者，贴定喘、脾俞、肾俞、膻中等穴。脘腹冷痛，恶心呕吐者，贴上脘、中脘、下脘、脾俞、胃俞等穴。每次选 2～3 穴，交替使用。癥瘕积聚者，贴患处。胁肋痛者，贴上脘穴及胁部。腹痛吐泻者，贴脐部、大肠俞及小腹两侧。风寒湿痹，腰腿痛，肩背臂痛者，贴患处。痛经、经闭者，贴肚脐及小腹两侧。

【注意事项】孕妇禁用。贴时有效期为 5～6 天，每周换 1 贴。个别患者贴膏几日后，皮肤局部起小水疱作痒，无妨，亦可隔日再贴。

【典型病例】（1）蔡某，女，21 岁，未婚。痛经 5 年，每次行经量少不畅，色黑有块，少腹冷痛，喜热按，舌苔白腻，脉象弦紧。证属寒湿客于胞中。治拟温经散寒，和血调经。取万应膏贴肚脐、肾俞及小腹两侧。每经水将行前 6 日贴，经行 3 天后取下，连用 3 周，痊愈。

（2）高某，男，4 岁。冬令感受风寒，表现为恶寒，发热，头痛，鼻流清涕，咳嗽痰鸣，痰白质稀，舌苔白腻，脉象浮紧。证属风寒束表，肺失肃降。治拟宣肺解表，化痰止咳。取万应膏贴两侧太阳穴、膻中穴、天宗穴，发微汗，24 小时后，热退身凉，头痛缓解，咳喘减轻，连用万应膏 8 天即愈。

【按语】高景芝，山东长岛县人，自云此方系其曾祖手抄本方，家传四世。万应膏，顾名思义，万病皆应。膏方用药多达百味有余。其药性偏温热，功偏攻散，以寒证实证为宜。功能祛风散寒，涤痰逐饮，开郁理气，活血化瘀，温中和胃止痛，兼治内科、妇科、儿科多种疾病。

9. 预防感冒膏

【方剂来源】《江苏中医杂志》1983 年第 3 期。

【适应病证】预防和治疗感冒。

【药物组成】地榆提取物、大蒜泥各 10 克，食醋精 10 毫升，冰片 4 克，薄荷 2 克，加羊毛脂、凡士林、香料适量。

【配制方法】共捣为膏。

【使用方法】涂鼻。

10. 延年益寿膏

【方剂来源】《慈禧光绪医方选议》。

【适应病证】经络寒湿，风吹冷振，寒湿脚气，痿软痹证，腰痛腿痛，百节酸痛，跌打损伤，高坠落马，伤筋动骨，瘀血不散，诸虚无力，五劳七伤，先天不足，或后天失养，脾肾虚寒，精神短少，行步无力，耳鸣蝉声，面黄肌瘦，腹大鼓胀，男子诸虚不足，妇人经血不调，崩漏带下。

【药物组成】附子、肉桂各 90 克，法半夏 30 克，陈皮 30 克，羊腰 3 对，虎骨 240 克，吴茱萸（盐水炒）、花椒、白附子、小茴香各 30 克，白术 30 克，苍术 60 克，艾绒 30 克，当归（酒洗）90 克，破故纸 60 克，生香附 45 克，川芎 45 克，杜仲（盐水炒）120 克，续断 30 克，巴戟天 30 克，黄芪、党参、香附（炙）各 45 克，酒白芍 30 克，五加皮 45 克，益智仁 30 克，蒺藜 45 克，川

楝子 30 克，桂枝 30 克，鹿角 240 克，茯苓
60 克，川草薢 30 克，肉豆蔻 45 克，菟丝
子、干姜、茵陈各 30 克，胡桃仁 60 克，公
丁香 30 克，生姜 90 克，五味子 30 克，枸杞
子 60 克，大葱头 90 克，砂仁、甘草各 30
克，天生磺 90 克，干鹿尾 3 条，胡芦巴、川
乌各 30 克。

【配制方法】用麻油 750 克将上药物炸
枯，去渣，熬油至滴水成珠，下飞净黄丹
2800 克，搅匀收膏。

【使用方法】将膏药贴命门穴，或贴神
阙穴上。贴膏药期间戒劳累与气恼，忌食寒
凉动风之物。

【注意事项】孕妇禁贴。

【按语】此膏又名益寿膏，膏中以温阳
补肾药居多。阳气在人身中具有重要作用，
肾藏元阴元阳，培补肾元，可以强身益寿。

11. 培元益寿膏

【方剂来源】《慈禧光绪医方选议》。

【适应病证】肝肾虚损，筋骨失荣，经
络不畅。

【药物组成】天生磺 18 克，厚附子 15
克，川椒 30 克，熟地黄 30 克，蛇床子、韭
菜子各 18 克，远志 12 克，当归 18 克，黑芝
麻 30 克，菟丝子、牛膝、虎骨各 15 克，川
羌活 12 克，茅苍术 18 克，续断 12 克，桑枝
30 克，麝香 3 克（研面后入），天仙藤、片
姜黄、肉桂（研面后入），鹿茸（研面后入）
各 15 克。

【配制方法】用麻油 4000 克，浸上药 10
日，熬枯去渣，再熬至滴水成珠，兑入黄丹
600 克，搅匀离火，待温，入肉桂、鹿茸、
麝香，用槐柳枝不停地搅匀，收膏备用。

【使用方法】摊贴于腰脊、骨节、脐
腹处。

【注意事项】孕妇禁贴。

【按语】此膏具有温补肝肾、强壮筋骨、
疏通经络的功用。贴于命门、神阙等穴上，
以达到培元益寿的目的。

12. 舒肝利肺和脉膏

【方剂来源】《慈禧光绪医方选议》。

【适应病证】肝气郁滞，胸胁胀痛，筋
脉失和。

【药物组成】生香附 30 克，独活、麻黄、
僵蚕各 12 克，小青皮 24 克，生山甲 18 克，
片姜黄 15 克，川郁金 18 克，宣木瓜 30 克，
当归 30 克，生白芍 18 克，抚芎 15 克，透骨
草 24 克，乳没 18 克，续断 24 克，五加皮 18
克。

【配制方法】用香油 2000 克将药炸枯，
去渣，入黄丹令其老嫩合宜，收膏听用。

【使用方法】将麝香 0.15 克撒于膏药上
贴肩井穴、肺俞穴上。

【注意事项】孕妇禁贴。

【按语】此膏具有行气活血之功，重用
香附，旨在舒肝解郁，理气止痛；稍佐麻
黄，宣利肺气以通经络。

13. 解郁舒肺和脉膏

【方剂来源】《慈禧光绪医方选议》。

【适应病证】肝气郁滞，胸胁胀痛，痰
郁络阻。

【药物组成】生香附 18 克，僵蚕、石菖
蒲各 15 克，苏梗、白芥子、橘络各 12 克，
全当归 30 克，青皮、赤芍各 15 克，丹参 18
克，片姜黄 15 克，桑枝 30 克，透骨草、鸡
血藤各 24 克。

【配制方法】用香油 1500 克，将药炸枯，
滤去渣，兑入黄丹熬至老嫩合宜，收膏
听用。

【使用方法】摊贴肺俞穴处。

【注意事项】孕妇禁贴。

【按语】此膏与前膏立法相同，但此膏
侧重化痰通络，仍寓解郁之意。

14. 保元固本膏

【方剂来源】《清宫医案》。

【适应病证】脾肾不足，肠胃功能失调。

【药物组成】党参、炒白术、鹿角、当
归、香附各 45 克，川芎、炙附子、独活、干
姜、川椒、杜仲、鳖甲、荜茇、草果仁、白
芍各 30 克，生黄芪 45 克，肉桂、沉香、丁
香各 9 克。

【配制方法】用麻油 1500 克，将药炸枯，去渣，熬油至滴水成珠，入飞尽黄丹 560 克，再将肉桂、沉香、丁香研细末，候油冷，加入搅匀成坨，重 120～150 克，候去火气再摊贴。

【使用方法】膏成 3 日后方可贴用，贴于神阙穴上。

【注意事项】孕妇禁贴。

【按语】此膏具有脾肾双补、肾阴阳同治的功效，是光绪 6 年 5 月 21 日御医为慈禧太后兼顾先后天之本拟方熬制。

15. 七白膏

【方剂来源】《御药院方》。

【适应病证】润泽面部，防皱，退面部皯黯。

【药物组成】白芷、白薇、白术各 30 克，白茯苓 9 克，白及 15 克，白附子、细辛各 9 克。

【配制方法】上药共为细末，用鸡蛋清调和，成膏，捏如人小指状，阴干，用油纸包扎备用。

【使用方法】每夜洗净面部，将膏用温浆水于瓷器内磨汁，涂于面部。

【注意事项】次晨可将膏涂洗去。

【按语】上述 6 味白药，加上鸡蛋清，故名七白膏。此膏有滋润、营养皮肤之功，能渗透皮肤内层，使细胞处于滋润状态，延缓皮肤细胞的衰老，起到防皱、退斑、美容作用。

16. 保精膏

【方剂来源】《中医外治法简编》。

【适应病证】肾精不固。

【药物组成】鳖甲 1 个，熟地黄 240 克，酒制菟丝子、酒洗肉苁蓉各 120 克，天冬、麦冬、生地黄、山药、续断、炒杜仲、巴戟天、车前子、枸杞子、山茱萸、茯苓、五味子、党参、柏子仁各 60 克，黄连、当归、白芍、远志、枣仁、覆盆子、金樱子、地骨皮、益智仁、茴香、石菖蒲、川椒、甘草、泽泻、黄柏、知母、龙骨、煅牡蛎、骨碎补各 30 克。

【配制方法】用麻油 5900 克，先熬鳖甲，炸枯去渣，入上药熬枯，去渣，下丹频搅，离火，加赤石脂 120 克搅匀，收膏备用。

【使用方法】将膏药化开，贴双肾俞穴上。

【注意事项】贴膏药期间，忌饮酒，戒房事。

【按语】肾精不固则固之，故此膏中选用多味固肾涩精之药；肾精不固则亏虚，故膏中选用较多补肾填精之品。

17. 大黄减肥膏

【方剂来源】《求医问药》2011 年第 6 期。

【适应病证】腹形肥胖症。

【药物组成】大黄适量，黄酒少许。

【配制方法】将大黄研成细末备用。

【使用方法】用热毛巾将腹部敷热。将大黄用黄酒调成膏糊状，涂抹在腹部的皮肤上，外用纱布覆盖。将装有约 50℃ 热水的热水袋放在此药膏上热敷 10 分钟，可每天热敷 2 次。每天换药 1 次，1 个月为 1 个疗程。

【典型病例】郭某，男，39 岁。体形较胖，腹部赘肉很多。曾用运动、节食等方法减肥，都因无法长期坚持而收效甚微。后经一老中医介绍，每天用大黄膏外敷，1 个月后取得了很好的疗效。

【按语】大黄是一种具有清热解毒、活血化瘀功效的中药，临床使用率很高。研究发现，大黄有促进肠蠕动和胆汁分泌，加速甘油三酯、胆固醇的溶解使脂肪细胞体积缩小的作用，在治疗腹型肥胖症方面效果较好。一般来说，为了达到减肥的效果，腹型肥胖症患者使用大黄膏的量应以用药后每天排便 2～3 次为度。在使用大黄膏后若每天都排出水样便，则应适当地减少此药的用量。值得注意的是，脾胃虚弱者、孕妇及哺乳期女性应慎用大黄。

膏方索引

八画

编　后

　　一个人，当生命快要结束之前，总留一些拂之不去的病痛和遗憾。病痛的原因概括起来大致有三，即气血不通、经络不通、脏腑不通。"不通则痛，通则不痛"的道理，似乎容易被人理解。遗憾的是，在几十年甚至百年人生的旅途中，为什么没有拿出足够的时间去研究自己。到后来唯一能听指挥的是自己赖以生存和生活的双手，以及在医生、家人面前发出阵阵叹息和悲哀。直到两只手也不听指挥了，那就是生死离别的临近。从手的触摩病痛，到探索可以替代仅用双手来抚摩病痛而进化了的膏敷、膏摩疗法，人类积累了无数的经验和教训，如何将这些经验和教训集中在一起，这是我在晚年日夜萦怀、时刻惦记的事情。当我打开行囊，检查有哪些事还没做完、哪些要说的话需要用文字交代的时候，第一个想到的就是这部靠大家的智慧凝集在一起的《中国膏敷疗法》一书的出版。

　　22年的时间过去了，从1990年5月，在南京市召开第四次全国中医儿科学术会议闭幕式上，我提出上、中、下三部给药方法，到山东省膏敷疗法学术经验交流会在安丘市召开，时任山东省卫生厅副厅长的我，在会议第一天的讲话中提出要编写《中国膏敷疗法》一书的设想。不到一年的时间，中医儿科界的同道们，为解决小儿"服药难"问题，将儿科的敷脐疗法、贴敷脚心疗法广泛地运用于临床，有的还编写了专著。山东老乡朱连学同志，凭着他那股山东人所具有的倔犟性格，在山西晋城办起了全国唯一的一份《中医外治法杂志》。在这期间，我们互相勉励，互相支持，为打造这一外治法的交流平台，他日夜操劳。从先办试刊号，到改办正式刊物，他克服一切困难，不知疲倦、夜以继日地工作，积劳成疾，最后因脑溢血献出了他宝贵的生命。也就在这一年，济南军区东方制药厂推出东方活血膏，获中国人民解放军特需药品的第一个硬膏制剂，（92）［军卫药证字Z–01号］荣获全军科技进步二等奖，第三年产值即达8600万，结束了当时国内没有一个硬膏剂品种、年产值达千万元的历史。从起草编写大纲，到组织人员编写，从频繁地调动，到确定我生活的归宿之地，漫长的岁月，经常激起我心律加快的是这部改了又改、添了又添的膏敷疗法书稿，似乎怎么改、怎么添，都难以包罗历史在这一领域中的发现、发明和创造。先后三易其稿，始成今日的面貌。在我应邀第五次到澳洲讲学期间，我带上了书稿，利用讲学之余，从头到尾又修改了一遍，并请在墨尔本的澳籍华人著名书法家廖蕴山先生题写了书名。

　　当今世界上困扰着人类医疗保健事业的主要三大难题，第一是尚有大量疑难病未能攻克，仍在危害着人类的生命健康；第二是药源性疾病的日益增多，很多药物在为人类驱除疾病的同时，又损害着人类的健康；第三是医疗费用的不断急剧上涨，已使人类总数80%以上收入较低的人们不堪重负，从而使很大部分人失去了接受医疗保健的权利。

　　人类社会的发展，往往是曲折的，也是在不断的反思中前进的。"回归自然"的呼声已成为时代的潮流。美国学者卡尔·萨根曾指出：人类在社会进步中，"抛弃了许多固有的古代传统"，但被抛弃的"恰巧就包容着我们正在寻求的替代方案中的因素"，而这些"适应性强的因素"，"它们是经历了几千年痛苦的社会进化过程才积累起来的"。膏敷，作为我国人民几千年来医疗实践发展起来的中药剂型，我们有权利很好地继承，没权利不加试用地说三道四、横加指责。它也像人类所掌握的一切科学技术那样，只要人类不灭亡，就永远不会灭亡，也永远不会是完美的，而是要随着人类的进步而不断地改进完善，这就是我们对待继承与创新的看法。

其实继承与创新就只有一步之遥，在继承的前提下，只要你肯动脑筋、想办法，在别人走过的路上来回多走几趟，你就会发现有很多新鲜事物在向你招手。大家都知道，小儿"肌肤柔嫩，气血未充，脾胃虚弱，筋骨未坚"，对某些膏敷赋形剂的基质容易过敏。下面补充介绍儿科新型无铅、无油脂膏药的制作，供作临床应用中参考。

一、设备

粉碎机一台，100目筛（以不锈钢制佳）1个，不锈钢锅1个。

二、蜂蜜的选择

蜂蜜以纯真无假的枣花蜜、槐花蜜为佳，因为蜂蜜的好坏直接影响膏药的性质。蜂蜜真伪鉴别：

（1）眼看（色泽）：色浅光亮透明、黏稠适度为优，若成暗褐色或黑红色、光泽暗淡浑浊为劣。

（2）鼻闻（气味）：有浓厚的纯正天然花香气，无杂味为优，如有可疑异味则为劣。

（3）口尝（味道）：清爽、细腻、味甜为优，如入口绵润、味甜而腻，口感麻辣为劣。

（4）手感：结晶黏而细腻，用手指捻无粗糙感为优，如手捻有粗糙感为劣。

（5）实验（掺假）：①掺白糖、红糖透明度较差，较浑浊，花香味差。掺白糖色浅，掺红糖色深，有糖水味。一份蜂蜜、四份冷开水、$3 \sim 5$ 滴 $5\% \sim 10\%$ 硝酸银搅匀，如出现絮状物则为掺假。②掺饴糖甜味差，无鲜甜感。一份蜂蜜、一份冷开水、五份95%乙醇搅匀，如出现絮状物则为掺饴糖。③掺淀粉、面粉、玉米粉的蜂蜜色泽浑浊，味道不够。先取5g蜂蜜置试管中，然后加入 $20 \sim 30$ml 的冷开水加热，最后滴入 $2 \sim 3$ 滴的碘酒，如呈现出蓝色、紫色则为掺假。取一份蜂蜜、二份冷开水、四份95%乙醇混匀，静置一昼夜如有杂质沉淀则为掺假。④掺重金属，取一勺蜂蜜、一份绿茶、四份开水，泡开。因茶中含单宁与重金属发生化学反应，若出现灰、褐、黑色等颜色，颜色越深说明污染越重。

三、基质的制备

将蜂蜜放于不锈钢锅中，加热除去水分，熬制到颜色呈红色，表面翻腾着棕色大气泡，滴入清水中呈球状不散，再加入蜂蜡溶化即可。蜂蜜与蜂蜡的比例为 $10 : 3 \sim 4$。夏日蜂蜡可多放，冬日可少放。

四、制作过程

（1）取已粉碎好的药粉加入制好的基质中，边加热边搅拌均匀。基质和药粉的比例为10:8。

（2）离火，趁热将细药粉和透皮剂加入，搅拌均匀收膏。

（3）趁热将膏药做成临床所需的厚度和大小适宜的膏药片，放入膏药纸中即成。密封，加放一层玻璃纸。置阴凉处保存。

五、无铅、无油脂膏药的优点

（1）蜂蜜具有良好的黏附性，又有很好的滋润皮肤的作用，对皮肤无刺激，不易发生过敏现象。同时蜂蜜又有解毒止痛的药理作用。

（2）制作工艺简单，易掌握，无污染，无毒性及不良反应。

另外，据观察，黑膏药在药油熬至搅动时有微黏感，取几滴滴入 $25℃ \sim 30℃$ 的清水中，以入水成珠、稍散复聚为准，然后将炒干或晒干、过筛后的一级樟丹缓缓加入，搅拌均匀，文火熬至丹熟，每公斤药油以加入 $290 \sim 320$ 克樟丹为宜，这样熬出来的药膏光亮黏润，可达到贴之即粘、揭之即起的效果，且能长期保存。传统的"一丹二油"之说不适于批量工业化生产。同时为确保膏药的疗效，含乌头碱的附子、川乌、草乌等最好生用；味厚气浓的药品如细辛、川芎、当归、藁本等宜单放；冰片、乳香、没药、血竭、樟脑、儿茶、明矾、石膏等宜粉碎成细粉；自然铜、朱砂、雄黄等宜研成极细粉，离火待冷后搅入。其余的药材予以粉碎，按1∶3加水，泡一夜，然后加入麻油同置锅内，文火熬至无水，按夏二秋三冬五日期浸渍，入樟丹在油内搅匀，收膏，凝聚收坨，浸泡于冷水中6～10天，每天换水2次，去火毒。然后文火溶化，加入上述细粉搅匀，摊贴即得，是应注意的关键之处。

　　该书的出版，是在我步入78岁高龄的时候，受到了原中共中央宣传部部长、国务院副总理，已故去的老一辈无产阶级革命家，时年83周岁的陆定一同志，及中华人民共和国卫生部副部长、中国红十字会常务副会长，目前尚健在的老朋友顾英奇同志的题词鼓励。回顾自己的一生，走过了许多坎坷不平之路，感慨万千，心情十分激动。在晚年有限的生命中，我将努力去实践二位领导同志的题词，生命不息，诊病不止，鞠躬尽瘁，死而后已。感谢吴少祯社长、责任编辑白极同志，对该书的出版给予的支持和关怀。感谢远在澳洲的澳籍华人著名书法家廖蕴山先生，早在10年前就为该书题写了书笺。

　　限于主编的水平及阅历，书中难免有错误和不妥之处，敬请海内外同道不吝指正。

时年七十八岁于鸢都百寿堂中医药人才培训中心